Ferdinand Hueppe

Gesundheitslehre und Gesundheitspflege

Handbuch der Hygiene

Verlag
der
Wissenschaften

Ferdinand Hueppe

Gesundheitslehre und Gesundheitspflege

Handbuch der Hygiene

ISBN/EAN: 9783957008206

Auflage: 1

Erscheinungsjahr: 2016

Erscheinungsort: Norderstedt, Deutschland

Hergestellt in Europa, USA, Kanada, Australien, Japan
Verlag der Wissenschaften in Hansebooks GmbH, Norderstedt

HANDBUCH DER HYGIENE

VON

FERDINAND HUEPPE.

Vorwort.

Die Hygiene hat sich als Gesundheitslehre und Gesundheitspflege eine sichere Stellung in der Wissenschaft und im öffentlichen Leben errungen. Ihrer Entwicklung entsprechend musste die Hygiene ihr Material vielen und verschiedenartigen Gebieten entnehmen und dies machte sich auch in den Darstellungen unserer Lehr- und Handbücher geltend. Im Anschlusse an die Physiologie trat die persönliche Gesundheitspflege in den Vordergrund, beim Ausgange von chemisch-physikalischen Studien wurden die örtlich-zeitlichen Bedingungen der Gesundheitsstörungen bevorzugt, während die pathologischen Untersuchungen die Krankheitserreger of recht einseitig voranstellten. Die Hygiene ist aber nicht blos angewandte Physiologie oder Chemie, sie ist kein Anhängsel der Bakteriologie.

Die Hygiene hat sich vielmehr ihre Aufgaben selbst aus ihren Bedürfnissen zu stellen und hiernach zu entscheiden, was sie für sich von Physiologie, Chemie, Bakteriologie und anderen Wissenszweigen gebrauchen kann und nehmen muss, gerade so wie es die anderen Wissenschaften auch machen. Nur so kommt man zu einer Hygiene nach hygienischen Gesichtspunkten, zu einer besseren Abgrenzung des sonst scheinbar unübersehbaren Materials und zu einer leidlichen natürlichen Gruppirung desselben.

Leitend ist für uns dabei das Suchen nach den Ursachen der Gesundheitsstörungen und nach den Mitteln zu deren Verhütung und Bekämpfung in einer streng naturwissenschaftlich-energetischen Auffassung der Aetiologie. Nur auf diese Weise lässt sich die Mystik der Ontologie, deren Reste noch die moderne Medicin entstellen, endgiltig beseitigen.

In diesem Bestreben ist das vorliegende Werk aus meinen Vorträgen unter immer strengerer Prüfung und Sichtung hervorgegangen und ich darf deshalb hoffen, dass es trotz vorhandener guter Werke eine wirkliche Lücke ausfüllt, welche mir von den Studirenden, von Aerzten, Gesundheitsbeamten und Technikern jedes Semester als bestehend geklagt wird.

In dieser meiner naturwissenschaftlichen Auffassung der Gesundheitslehre stehen nicht mehr die örtlich-zeitlichen Bedingungen, nicht mehr die Bakterien einseitig im Vordergrunde. Alles dies wird nach Gebühr und Verdienst voll gewürdigt. Aber der Mensch selbst tritt mit seinen angeborenen oder erworbenen und beeinflussbaren Anlagen und mit seinen Kulturbedürfnissen wieder zielbewusst in den Vordergrund, wobei jedoch die energetische Auffassung des Kausalzusammenhanges einen wirksamen Schutz gegen anthropozentrische Verirrungen bildet.

Auf diese Weise wird die Hygiene auch zu einer aufbauenden Gesundheitspflege, welche die lange vernachlässigte Rassenhygiene zu berücksichtigen gestattet. So kann die Hygiene als eine anthropologische Wissenschaft der Medizin und den anderen Naturwissenschaften mit Dank und Zinsen zurückgeben, was sie von ihnen entlehnen musste.

Je früher sich der Studirende und Arzt damit vertraut macht, um so nützlicher wird es ihm im praktischen Leben sein, in dem er sonst recht unliebsame Erfahrungen über die Vermittlerrolle machen kann, die der Medizin zwischen Naturwissenschaften und sozialen Fragen zufällt.

Die Hygiene ist aber auch als Gesundheitspflege eine volkswirtschaftliche Brauchskunst, ein wichtiger Zweig des Staats-Sozialismus und auch hierauf musste bei passenden Gelegenheiten verwiesen werden. Wenn man sich mit den Ausübungen seiner hygienischen Pflichten auch meist nicht beliebt macht, so darf der Arzt doch nicht übersehen, dass ihm durch die Hygiene ein Zuwachs an Können zufällt, der grösser ist, als das, was er zum Praktizieren lernen muss. Die unaufhaltbaren sozialen Aenderungen, denen der ärztliche Stand sich nicht entziehen kann, werden durch die Hygiene wesentlich gemildert und zum Nutzen der Gesammtheit geleitet. In diesem Sinne dürfen wir vielleicht dem prophetischen Worte von Descartes vertrauen, wenn er den Aerzten die Herrschaft der Welt in Aussicht stellte.

Bei der leider noch recht ungenügenden naturwissenschaftlichen Vorbildung der Mediziner musste ich darauf verzichten, die technischen Seiten mathematisch darzustellen, und bei der zu geringen Uebung im Lesen von Plänen und Zeichnungen musste ich mich damit begnügen, dieselben, die mir zum Teil von einigen unserer besten Gesundheitstechniker in liebenswürdiger Weise zur Verfügung gestellt wurden, teilweise nur schematisch wiederzugeben. Für Techniker dürfte darin vielleicht kein Nachteil liegen, weil dieselben diese Dinge in ihren besonderen Darstellungen finden, während sie dort die allgemeinen Gesichtspunkte nicht im Zusammenhange antreffen. Vielleicht lässt sich aus den vorliegenden Darstellungen entnehmen, dass das Entwerfen oder Ausführen eines Assanirungswerkes doch nicht alles enthält, was zu einer zeitgemässen Hygiene gehört, die ein kollegiales Zusammenarbeiten von Hygiene und Gesundheitstechnik erfordert.

Prag, September 1898.

Inhalts-Uebersicht.

I. Abschnitt.

Zur Geschichte der Hygiene.

Bewusste Massnahmen zum Schutze, zur Erhaltung, Steigerung und Wiedergewinnung der Gesundheit sind stets der Ausfluss einer deutlich entwickelten Kultur. Versuche zur wissenschaftlichen Begründung derartiger, an Kultur und Kultusformen sich anschliessenden Massnahmen setzen ausserdem Anfänge einer wissenschaftlichen Medizin voraus.

Die ältesten Kulturvölker, bei denen wir eine praktische Gesundheitspflege treffen, die Inder und Aegypter, haben dieselbe vorwiegend als Teil des Kultus entwickelt, und im Kampfe gegen Gesundheitsstörungen spielen die vernünftigsten Massnahmen oft keine so grosse Rolle wie Opfer und Gebete der Priester. Neben der Hygiene als Teil des Kultus entwickelte sich deshalb auch überall etwas Hygiene als Teil der Medizin und Verwaltung.

Gemeinsam ist den ältesten Bestrebungen, ihrer Entstehung in warmen Klimaten entsprechend, die Sorge für persönliche Reinlichkeit, für Waschungen und Bäder. Aber selbst in diesen Fällen erscheint die moralische Reinlichkeit als das ursprüngliche. So finden wir bei den Juden im Todtenzimmer ein Glas Wasser stehen als Miniatur-Styx, den die Lebendigen zwischen sich und die Todten legen. Das Wasser des Styx oder der Hölle scheidet die Lebendigen von der Gefahr der Geister der Verstorbenen. Das Aussprengen von Wasser, das Waschen und Baden hilft zunächst gegen die Geister und vertreibt sie. Das Wasser im Glase dient dann aber auch zur Reinigung der Angehörigen, weil die Berührung mit der Leiche unrein macht.

An die Reinlichkeit schliesst sich das Gebot nicht zu voluminöser Nahrung, die Vermeidung gewisser Nahrungsmittel und das Gebot der

Mässigkeit. Manche sonderbare Speiseverbote haben eine totemistische Grundlage. Die Marktpolizei hat mehr die Aufgabe, für richtiges Mass und Gewicht zu sorgen, als hygienische Gesichtspunkte in unserem Sinne zu wahren. In Indien wurden sogar Beamte zur Prüfung der Reinheit der Wasserbehälter und der richtigen Verteilung des Wassers angestellt. Die Blatternimpfung wurde in Indien als Vorbeugungsmassregel gegen eine gefährliche Seuche, die Pocken, geübt, und die Kinder wurden beim Drohen ansteckender Krankheiten abgesondert

In Aegypten entwickelte sich die Wasserversorgung sowohl als die Entfernung der Abfallstoffe zum Teil im Anschlusse an die regelmässigen Nilüberschwemmungen. Im Anschlusse hieran bildeten sich die ersten gewaltigen Zentralanlagen aus, die zum Teil noch jetzt bestehen und für die Wasserkultur noch heute mustergiltig sind. Es entwickelte sich eine Strassen- und Haushygiene und schliesslich der Beginn eines Krankenhauswesens wenigstens für das Militär.

Die Gesundheitspflege der Israeliten wurde durch den Hamiten Moses nach den in Aegypten bewährten Vorbildern durchgeführt und blieb auch später in den Händen der auf Aegypten unmittelbar zurückzuführenden Leviten. Auch die Lagerhygiene und die Bauordnungen waren örtliche Anpassungen ägyptischer Vorbilder. Die mit Aussatz Behafteten wurden abgesondert. Die Bedeutung der israelitischen Hygiene liegt für uns darin, dass sie uns lange Zeit allein und auch jetzt noch sehr schön die grossartigen originellen Schöpfungen der Aegypter vermittelte, wenn die betreffenden Schriften auch nur verhältnismässig späte Darstellungen sind.

Auch bei den Griechen lässt sich vielfach ein Zusammenhang mit alten Kultusvorschriften nachweisen. Aber Solon und Lykurgos verstanden es, diese Anfänge von Hygiene unmittelbar in den Dienst des Staates zu stellen und dadurch weiter zu entwickeln. Für immer ist diese Seite der griechischen Kultur durch eine planmässige Pflege der Körperübungen gekennzeichnet, die sich aus der ursprünglichen Agonistik zur Athletik und schliesslich zu der bewunderungswürdigen Gymnastik entwickelte, welche in engste Beziehung zur Erziehung und Vaterlandsverteidigung trat.

Schon die Pelasger der mykenischen Periode haben in der Argolis, die Phygier in Troja die Technik der Wasserversorgung hoch entwickelt, indem sie Zisternen in Kalkmörtel herstellten, Quellen fassten, selbst Tunnels zur Leitung von Quellen durch Felsen trieben. Die Minyer verstanden es, den Kopaïssee durch ein grossartiges Entwässerungssystem trocken zu legen, was erst der allerneuesten Technik von Neuem gelang. Die Hellenen bauten Brunnen in hartgebrannten Thonröhren oder in zusammengesetzten Thonringstücken; ferner leiteten sie Quellen weithin in Tunnels durchs Gebirge. Die einzige Hochdruckleitung des Alterthums war mittelst Bronze- oder Bleiröhren in Pergamon gebaut worden. Im Allgemeinen ist die griechische Wasserleitung dadurch ausgezeichnet, dass sie unterirdisch geführt ist, um das in den trockenen Gegenden wertvolle Wasser vollständig zu gewinnen und in der ursprünglichen Frische zu erhalten. Eine Badeeinrichtung, welche den Schilderungen Homer's entspricht, findet sich in Tiryns. In Athen hatte schon Pisistratos eine Kanalisation zur Entfernung der Abfallsstoffe eingerichtet. Hippokrates und Diodor haben zuerst den Versuch gemacht, die Beziehungen von Boden, Wasser und Luft zu den Seuchen zu begründen, und sie haben dieses wichtigste Problem über die Krankheitsursachen zuerst klar für die Wissenschaft vorgezeichnet. Die Pest des Thykydides lehrte die Gefahren der Uebersättigung des Bodens für die Bildung von Miasmen und für die Brunneninfektion kennen. Aristoteles hob die Bedeutung von Luft und Wasser für die Gesundheit hervor.

Die Perser hatten einen steinernen Damm durch das Bett des Kuran gelegt und leiteten das so aufgestaute Wasser durch einen Tunnel der Stadt Shuster zu. Demnach war bereits vor den Römern die hygienische Technik des Alterthums schon auf einer sehr hohen Stufe.

Bei den Römern ist der Ausgang der gleiche. Aber bei ihnen tritt noch früher und klarer die Beziehung zum Staatsbedürfnisse vorherrschend in den Vordergrund. Aber die praktischen Staatsmänner machten auch alles allein; von Beziehungen zur Wissenschaft, zur Medizin ist nichts zu erkennen. Galen's Abhandlung über den Gesundheitsschutz beschäftigt sich nur mit persönlicher Gesundheitspflege; ähnlich giebt Soranus, der ausgezeichnete Methodiker, eine Darstellung der Hygiene des Wochenbettes und des Kindesalters. Vitruv stellte erst später die bestehenden Einrichtungen in einer Bauordnung zusammen. Die Leistungen der rohen Erfahrung waren aber doch so bedeutend, dass Dionys von Halikarnass erklären konnte, dass er den Grund zur Grösse des römischen Volkes in seinen Wasserleitungen, öffentlichen Strassen und den Kloaken erkenne. Die in den Tiber geleiteten Kloaken hatten allmälich den Fluss stark verunreinigt, ohne dass dieser Uebelstand behoben werden konnte. Nach dem Neronischen Brande wurde eine bessere Bauordnung vorgeschrieben. Die Entfernung der Unratstoffe aus den Häusern in die Kloaken erfolgte zum Teil durch Wasserklosets.

Die Missstände in den alten Grossstädten werden verständlich, wenn man erfährt, dass in Babylon drei- bis vierstöckige Häuser, in Rom Häuser mit einer Fronthöhe von 70 römischen Fuss, also mit sieben Stockwerken, in Byzanz von hundert Fuss, etwa 10 Stock, vorkamen. Dabei war die Strassenbreite oft nur 5 bis 7 m, so dass in Rom der Wagenverkehr auf die Abend- und Nachtstunden beschränkt werden musste.

In Germanien hatten die Römer zum Schutze gegen die Kälte zum Teil Luftheizungen, zum Teil Heizungen des Fussbodens durch das Wasser der Thermen eingeführt. Die Drainage der Hügel in der Kampagna arbeitete der Versumpfung der Umgebung Roms erfolgreich entgegen. Wie gross das Bedürfnis und Verständnis für hygienische Einrichtungen war, geht wohl daraus hervor, dass Staatsmänner und Feldherren sich durch Anlage von öffentlichen Bädern oder Wasserleitungen die Volksgunst zu gewinnen und zu erhalten suchten. Spätere Ausartungen können die gesunde Grundlage dieser Arbeiten nicht herabsetzen.

Wie in Sparta und Athen, so war auch in Rom die Prostitution geregelt.

Der Zusammenbruch des römischen Reiches während der Völkerwanderungen drängt alle diese Errungenschaften zurück, wenn dieselben damit auch keineswegs sofort vernichtet wurden. Das sich jetzt entwickelnde neue Kulturelement, das Christenthum im Sinne der herrschend gewordenen römischen Auffassung, suchte in diesem Uebergangsstadium zunächst keine der neuen Staats- und Nationalitätenbildungen zur Weltbesiegung zu befähigen, sondern es suchte seine nächste Aufgabe in der Weltflucht, wodurch der Untergang der alten Kulturelemente noch beschleunigt wurde. Dazu kam, dass das oströmische Reich sich von dem furchtbaren Schlage der sogenannten justinianischen Pest nicht erholen konnte, womit der Niedergang des Hellenismus endgiltig besiegelt war.

Die ersten Versuche innerhalb des Christenthums und der neuen germanischen und germanisch-romanischen Staatswesen zu hygienischen Massnahmen zu gelangen, knüpften an Reste der römischen Einrichtungen an. Der Ostgothe Theodorich, der Langobarde Rothar, der Franke Karl stellten den römischen Armenärzten vergleichbare öffentliche Gesundheitsbeamte an. In wesentlicher Erweiterung der nur zur Sklavenbehandlung bestimmten Valetudinarien und der Militärhospitäler der älteren Völker, besonders der Römer, entwickelte das Christenthum das Armen- und Krankenwesen, so dass sich daraus allmälich ein wirkliches Krankenhauswesen ausbildete. Der Franke Childebert begründete das Hôtel Dieu in Lyon, Basilius von Cäsarea das Wunderwerk der „Basilias“. Im Kampfe um das heilige Grab entstanden dann die Ritterorden, welche allmälich in der ganzen Christenheit Hospitäler gründeten, von denen viele noch heutzutage dem Namen nach bestehen.

Die Regelung der Prostitution wurde überall versucht und die verheerenden Züge der wohl erst aus Westindien eingeschleppten Syphilis führten überall zum bewussten Einschreiten der Behörden und damit zu Verordnungen. Die Isolirung der Aussätzigen in Leproserien erfolgte im Sinne der alten Lehren. Die neuen Städtegründungen und die Wiederbenützung der alten Städte erfolgten nirgends nach den von Vitruv aufgestellten Regeln, sondern nach Gutdünken in Form von „krummen Anlagen der Strassen, wo jeder nur sein Plätzchen und seine Bequemlichkeit im Auge hatte“ (Goethe). In den Häusern begann sich erst spät etwas Hygiene zu entwickeln, wie z. B. die Patrizierhäuser in Augsburg erkennen liessen. Es entstanden Vorschriften über den Abstand von Aborten von den Brunnen und über die Entfernung der Abfallstoffe, so in München schon 1370 und in Nürnberg seit dem 14. Jahrhundert. Dieses Wenige ging im dreissigjährigen Kriege verloren.

Paris erhielt sein erstes Strassenpflaster 1184, aber erst seit 1395 wurde es durchgeführt, die Unratstoffe nicht einfach nach dem berühmten Vorbilde der Frau Xantippe auf die Strasse zu schütten unter dem Zurufe an die Passanten „Kopf weg“. In Edinburgh bestand diese schöne Einrichtung bis 1750. Augsburg erhielt sein erstes Pflaster 1415. In Paris wurde seit 1131 versucht, das Herumlaufen der Schweine in den Strassen zu verhindern; in Berlin wurde es erst 1681 verboten. Die erste Reinigung der Stadtgräben auf öffentliche Kosten erfolgte 1408 in Augsburg, die Reinigung einer Stadt zuerst in Paris 1609. Leider führte die zunehmende Unsittlichkeit und die Syphilis eine Sperrung der früher fleissig benutzten öffentlichen Bäder herbei, womit allmälich das Verständnis für körperliche Reinlichkeit ganz verloren ging, und sich eine gewohnheitsmässige Unreinlichkeit ausbildete. Die Zunahme des Verkehrs führte im Mittelalter zu Veränderungen und Verbesserung in der Ernährung und zu einer Art Marktpolizei.

Wichtiger aber als dies alles wurde die Pest. Diese Not lehrte zuerst wohl beten, als dies sammt Wallfahrten und Opfern aber nichts half, endlich auch arbeiten, nachdenken und vorbeugen. Im Verfolgen dieser Seuche lernten die Aerzte die Kranken wissenschaftlich beobachten und besonders in Italien wurden die Vorstellungen über die Ansteckung immer schärfer entwickelt. Besonders Fracastoro erwarb sich grosse Verdienste. Im Zusammenhange damit entstanden in Italien und später auch in anderen Ländern Versuche zur Desinfektion mit Schwefel- oder Chlorräucherungen, zu Sperren und Quarantainen und im Anschlusse daran entwickelte sich eine Organisation des öffentlichen Gesundheitswesens, welche mit der Entwickelung der Medizin Hand in Hand ging und nicht wie im alten Rom nur von der Verwaltung geregelt wurde. In Preussen wurde bereits 1694 ein das Medizinalwesen regelndes Edikt erlassen, welches 1725 erweitert wurde. Oesterreich erlangte besonders durch van Swieten eine mustergiltige Grundlage für sein Sanitätswesen. Defoe machte Vorschläge zur Unfallsversicherung der Arbeiter, die erst mehr als 200 Jahre später verwirklicht wurden. Ramazzini schrieb 1701 seine klassische Gewerbehygiene. John Graunt begründete 1662 die Mortalitätsstatistik, Halley entwarf 1693 Vitalitätstabellen; im nächsten Jahrhunderte begründeten Toaldo, Nehr, Süssmilch die Gesundheitsstatistik genauer und die Anfänge der Nationalökonomie entstanden. Verschiedene Zweige der Medizin, wie die Diätetik und die Lehre von der Kinderpflege, beschäftigten sich unmittelbar mit hygienischen Aufgaben.

Die Epidemiologie wurde wesentlich gefördert, als man neben den auffallenden pestilentiellen Fiebern die Faulfieber experimentell zu studieren begann. Hierbei stellte, um nur einiges herauszugreifen, Sydenham die Lehre von den specifischen Krankheiten und vom Genius epidemicus auf; er meinte, dass im Blute von einmal erkrankt gewesenen Menschen Gegengifte gegen das ursprüngliche Krankheitsgift vorhanden sein müssten.

Helcher erkannte, dass bei der Pest neben der unmittelbaren Ansteckung auch Aussenverhältnisse wichtig waren, Roederer und Wagler beschrieben die anatomischen Darmveränderungen beim Schleimfieber (Abdominaltyphus), Pringle machte mustergiltige Beobachtungen und Versuche über Wechselfieber, Faulfieber und Desinfektion und brachte das alte von Diodor aufgestellte ätiologische Problem der Abhängigkeit der Fieber von Trockenheit und Grundwasserstand wieder in den Vordergrund. Das Gefängniswesen versuchte John Howard zu reformieren und die Krankenhäuser, die schon längst aufgehört hatten Valetudinarien zu sein und nach Leibnitz zu einem „seminarium mortis“ und „thesaurus infectionis“

geworden waren, wurden von Fauken, Pringle und Howard verbessert.

Interessant ist es, dass ganz unabhängig von den genannten Bestrebungen der alten Welt sich auch in der neuen Welt einzelne Völker zu den Anfängen der Gesundheitspflege hindurch gearbeitet hatten. So fand Cortez 1519 in Tenochtitlan (Mexiko) bei den Azteken Hospitäler, Invalidenhäuser und eine sehr sorgfältige Anlage der zahlreichen öffentlichen Aborte. In Peru hatten die Inka Thalsperren mit Schutzwällen von 25 m Stärke am Grunde herstellen lassen. Die Wasserleitungen, deren Wasserabgabe geregelt war, übersetzten auf Pfeilern Felseinschnitte, Bäche und Thäler.

In Europa gaben besonders die Kriege auch Anlass zu weiteren Verbesserungsvorschlägen, von denen jener bemerkenswert ist, dass im 18. Jahrhunderte vor mehreren Schlachten für diese ein Schutz der Verwundeten verabredet worden war, und die preussischen Militärärzte Baldinger und Schmucker sprachen zur Zeit des siebenjährigen Krieges im Anschlusse an diese ungenügenden Versuche Ansichten aus, die sich mit den Endzielen der von Dunant 1862 angeregten Genfer Konvention von 1864 deckten, der jetzt alle Kulturstaaten beigetreten sind.

Die neben der Pest und Syphilis wichtigste Seuche des Mittelalters, die Pocken, wurden vorbeugend behandelt seit Lady Montague 1717 das von Indien ausgegangene und allmälich über den ganzen Orient ausgebreitete Volksmittel der Variolation, des Pockens, dem Westen vermittelt hatte und Jenner zu Ende des Jahrhunderts die zufällig beobachtete Wahrnehmung der Schutzkraft der Kuhpocken zu demselben Zwecke verwendete. Durch Jenner wurden diese zufälligen Beobachtungen in ausgezeichneten Untersuchungen zu der segensreichen Massregel der Vaccination ausgebildet.

Alle diese Versuche theoretisch und praktisch weiterzukommen, bewegten sich im Rahmen der überkommenen Organisation. Während des vorigen Jahrhunderts machten sich aber in der Verwaltung neue Strömungen geltend, die auf eine Trennung der Polizei von der Verwaltung hinausliefen. In diesem Sinne trennte zuerst J. P. Frank 1791 die Staatsarzneikunde und Hygiene von der gerichtlichen Medizin und fasste das ganze damalige Wissen über Gesundheitspflege in seinem „System einer vollständigen medizinischen Polizei“ zusammen. Wie unter den Encyklopädien der damaligen Zeit Haller's Physiologie oder Vieth's Encyklopädie der Leibesübungen, so war auch diese Encyklopädie Frank's mehr als eine blosse Zusammenstellung und einige Kapitel, wie das über Schulhygiene, sind auch noch heute von Bedeutung. Mit Rücksicht darauf, dass nur die Erziehung zur Gesundheit Sicherheit für die Zukunft bietet, muss auch die von Basedow und Rousseau angeregte Erziehungsreform mit den aus derselben hervorgegangenen Philantropinen in Deutschland als eine hygienische That ersten Ranges angesprochen werden. Besonders gilt dies deshalb, weil in diesen Anstalten neben dem Verstande auch der Charakter ausgebildet und die Körperübungen zuerst wieder umfassend, zielbewusst und planmässig betrieben wurden und der Handfertigkeit, der Gymnastik und den Spielen täglich mehrere Stunden gewidmet waren. In Dessau war es, wo an spärliche Ueberlieferungen anknüpfend Simon die neue Turnkunst seit 1776 begründete, während Guts Muths sie in Schnepfenthal ausbildete. Guts Muths schrieb 1793 seine „Gymnastik für die Jugend“, der sich 1794 Vieth's Encyklopädie der Leibesübungen anschloss, auf die 1796 Guts Muths' noch jetzt wiederholt aufgelegtes Spielbuch folgte. Was in der Welt irgendwo an planmässigen Körperübungen in Schule und Volk besteht, knüpft unmittelbar oder mittelbar an Guts Muths an: In Deutschland Jahn, in Dänemark Nachtegall, in Schweden Ling, in Italien Young, in Frankreich Amoros, in der Schweiz und England Clias, in Griechenland Pagon.

Wenn trotz dieser vielen, zum Teil für immer grundlegenden Arbeiten und praktischen Versuche J. P. Frank's grosses Werk zu Ende des vorigen und zu Anfang dieses Jahrhunderts nicht den unmittelbaren Einfluss auf den Gang der Entwickelung der Gesundheitspflege gewann, den es verdiente, so lag dies in formeller Beziehung wohl an den politischen Wirren und Kriegen. Inhaltlich dürfte der Grund zum Teil darin liegen, dass die Hilfswissenschaften der Hygiene, besonders die Chemie und Technologie selbst erst in den ersten Anfängen begriffen waren, zum grössten Teil aber wohl an dem Gange, den die Medizin zunächst einschlug. Durch Bichat auf das Studium der Gewebe hingewiesen, verlernte die Medizin die Beziehungen zur Aussenwelt weiter zu entwickeln und schliesslich sie überhaupt zu begreifen. Die inneren Verhältnisse des menschlichen Organismus traten einseitig in den Vordergrund, so dass schliesslich in Virchow's Zellularpathologie die äusseren Einflüsse fast ganz entfernt erscheinen.

Trotz alledem sehen wir aber um die Wende des Jahrhunderts eine wesentliche Verbesserung aller gesundheitlichen Verhältnisse eintreten: es stellt sich ein regelmässiger Ueberschuss der Geburten über die Todesfälle in den Städten ein, die Opfer der Epidemien nehmen mehr und mehr ab. Die gewaltige Sozialreform in Frankreich brachte zum ersten Mal eine gewisse Zusammengehörigkeit der Kulturvölker zum Bewusstsein und wirkte damit trotz aller anfänglicher Greuel für die Zukunft für alle Staaten und Völker befreiend. Die napoleonischen Feldzüge trugen nicht nur Schrecken, sondern auch Bildungselemente überall hin und ermöglichten besonders durch Anlage der seit den Römerzeiten in Vergessenheit geratenen Chausseen einen regen Verkehr und lenkten denselben zum Teil in neue Bahnen. Dampfschiffe und später Eisenbahnen setzten das Begonnene fort. Trotz der grossen Kriegslasten stellte sich bald in Folge der geänderten, alle Kräfte anspannenden Sozial- und Verkehrsverhältnisse und trotz aller Hemmungsversuche eine Zunahme des Wohlstandes ein, der das Bedürfnis für grössere Reinlichkeit und Behaglichkeit zeitigte. Alles dies blieb aber zunächst dem Ermessen des Einzelnen überlassen, das Anwachsen der Städte zu wirklichen Grossstädten führte nicht direkt zu Massnahmen der öffentlichen Gesundheitspflege.

Erst die gewaltigen Verheerungen durch die „Polizei der Natur" (Pruner), durch die Weltseuche unseres Jahrhunderts, die Cholera, riefen das Verlangen nach Untersuchungen über die Gründe solcher Gesundheitsstörungen und nach Massnahmen zur Abhilfe und Vorbeugung wach. Diese Ermittelungen gingen von England aus, wo Simon und Farr die Grundlagen zu der ersten Organisation des Sanitätswesens auf der Basis der Medizinalstatistik und der Hygiene entwickelten. Die Erkenntnis, dass es „vermeidbare" Krankheiten giebt, ist der dauernde Gewinn dieser Forschungen. In Deutschland machte Pettenkofer seit 1854 Untersuchungen über die Cholera und erweckte in nachhaltiger Weise das Verständnis für die Aussenverhältnisse der Seuchen. Aehnlich wirkten die trostlosen Militär-Sanitätsverhältnisse während des Krimkrieges, die durch die Anregungen, welche sie Miss Nightingale und Parkes zu ihren Arbeiten boten, der Hygiene zu dauernden Ermittelungen verhalfen. Virchow's Untersuchungen über den Hungertyphus in Oberschlesien 1848 zeigten die Bedeutung der Unkultur und des sozialen Elendes für die Seuchenausbreitung in erschreckendem Lichte. Forschungen von Mühry über die geographische Verbreitung der Krankheiten, denen sich Beobachtungen an den Seuchenherden durch Stamm und viele, besonders englische Militär- und Marineärzte, und die klassischen Darstellungen von A. Hirsch anschlossen, erweiterten das Verständnis der Epidemien und Pandemien und deren Beziehungen zum Menschen, aber auch zu dessen sozialen und kulturellen Bedingungen und zur Aussenwelt.

Die Fortschritte der Naturwissenschaften gestatteten, viele Einzelabschnitte wie Ernährung, Boden, Wasser, Luft, Heizung, Ventilation experimentell in Angriff zu nehmen. Den ersten Zusammenhang brachten Parkes und Pettenkofer in dieses Vielerlei, indem sie das ihnen notwendig Erscheinende methodisch zusammenfassten und neben theoretischen Vorlesungen auch praktische Uebungen in der Hygiene einführten und damit unsere heutige Methode des Unterrichtes begründeten. Inzwischen machten auch die biologischen Wissenschaften grosse Fortschritte, und besonders durch Henle, Helmholtz, Pasteur, Cohn und Naegeli entwickelte sich die Mikrobiologie und Mikroparasitologie, und Koch gelang es schliesslich, auf diesem Wege eine Methodik zu begründen, durch welche die Mikrobiologie ganz unmittelbare Beziehungen zur Hygiene gewann, welche diesen neuesten Abschnitt ganz besonders kennzeichnen.

Nach den Lehren der Geschichte ist die Hygiene eine Folge der Kultur und steigt und fällt in ihrer Wertschätzung und Bedeutung mit Zu- und Abnahme der Kultur. Die Vorteile der Kultur werden leider nur durch allmälich sich steigernde Misstände erkauft, deren Abstellung schliesslich die Mittel des Einzelnen übersteigt. Die Selbstsucht findet damit praktisch eine Grenze, wo sie, auch ohne Religion und Humanität vorzuschützen, zur Einsicht einer gewisseen Solidarität aller Menschen gezwungen wird, und diese einfache Zwangslage führt sicherer zur Einkehr und zur Abhilfe als aller Humanitätsdusel. Oeffentliche Misstände verlangen öffentliche und allgemeine Massnahmen und zu deren Durchführung öffentliche Mittel von Staat und Gemeinde. Mit diesen klaren Forderungen, deren Richtigkeit jetzt niemand mehr ernstlich bestreiten kann, hat die Hygiene zuerst und längst eine Art Staatssozialismus in einem vernünftig beschränkten Sinne vertreten und als praktisch durchführbar hingestellt und dieses Ziel so energisch verfolgt, dass wir jetzt Staatsmänner anerkannt und geehrt finden, die nur mit Würde die Verdienste tragen, die sich längst in England Simon, Farr, Parkes, in Frankreich Levy, in Deutschland Virchow, Reich, Stamm, Pettenkofer erworben haben. Dem durch die Angst vor der Sozialdemokratie akut in die Erscheinung getretenen Staatssozialismus war die Sozialhygiene bahnbrechend vorangegangen. Als Naturwissenschaft sollte die Hygiene gesichert sein gegen die Allerweltsideen der Sozialdemokratie, weil es in der Natur keine Gleichheit, sondern nur Ungleichheiten giebt, sowohl bei Individuen als auch bei Völkern. Diese Momente dürfen auch bei der Entwickelung der derzeitigen öffentlichen Gesundheitspflege nicht verkannt werden. Dadurch entsteht die neue Aufgabe, die Forderungen der Sozialhygiene mit denen einer ebenso notwendigen Rassenhygiene in Einklang zu bringen, weil wir nur auf diese Weise von einer bloss vorbeugenden zu einer positiven, aufbauenden Hygiene kommen können.

Die Hygiene ist als eine soziale Kunst durch die soziale Not hervorgerufen, sie muss und wird deshalb immer Sozialhygiene sein oder sie wird nicht sein. Aber die Sozialhygiene der älteren Richtung hat in Ermangelung sicherer Grundlagen oft gar zu stark in Redensarten gearbeitet, wie sie jetzt nur noch in Volksversammlungen und Parlamenten üblich sind. Die rohe Erfahrung, wie sie den gewaltigen Zentralanlagen der Aegypter und Römer und neuerdings denen der Engländer zu Grunde liegt, bewegt sich in Kreisen und erschöpft sich. Nur die „experimenta lucifera“ der Naturwissenschaft gewährleisten steten Fortschritt. In dieser Erkenntnis liegt der grosse und grundsätzliche Fortschritt, den besonders die deutsche Forschungsmethode angebahnt hat. Aber die wissenschaftliche Hygiene muss auch immer wieder den Anschluss an die sozialen Aufgaben suchen und finden. Darin liegt auch ein gewisser Schutz gegen das Ueberschätzen wissenschaftlicher Versuche, die stets einen gewissen Tageskurs haben und durch Autosuggestion leider bisweilen zu einem blossen Thatsachenkult führen, der erstickend und betäubend wirken kann. Zur Sicherung des wissenschaftlichen Fortschrittes gehören hygienische Institute, die jetzt in der ganzen Welt nach deutschen Vorbildern eingerichtet werden und die Gesundheitslehre und Gesundheitswirtschaft in gleichem Masse im Auge zu behalten haben. In der allgemeinen Wertschätzung der Hygiene nähern wir uns allmälich wieder den alten römischen Auffassungen. Während die römischen Staatsmänner grosse hygienische Anstalten bauten, erklärte der englische Politiker Lord Palmerston den Schmutz für einen Gegenstand am unrechten Orte, und Disraeli meinte 1873 vor der Wahl: „Die Verbesserungen des Gesundheitszustandes des Volkes ist diejenige soziale Aufgabe, welche allen anderen Aufgaben voranzugehen hat, und welche in erster Linie die Aufmerksamkeit des Staatsmannes und Politikers jeder Partei in Anspruch nehmen muss.“ Im Parlamente erklärte er später von Neuem: „Die öffentliche Gesundheit ist die Grundlage, auf welcher das Glück des Volkes und die Macht des Staates beruht.“ Auch auf dem Kontinente gehört jetzt öfter vor den politischen Wahlen das Versprechen von hygienischen Verbesserungen fast überall zu den zugkräftigsten Agitationsmitteln aller Parteien, die nach den Wahlen mit ebenso rührender Uebereinstimmung in den Parlamenten die Sachen gehen lassen, wie es Gott gefällt.

Den bureaukratischen Völkern des europäischen Kontinentes macht die Organisation des Gesundheitsdienstes oft grosse Schwierigkeiten, weil die von jeder Sachkenntnis unberührte Auffassung des in der Verwaltung einseitig herrschenden Juristen sich nicht zur nüchternen Sachlichkeit aufschwingen kann, dass die hygienischen Fachleute als Medizinalbeamte ebenso mit Selbstständigkeit und dem Rechte des Eingreifens ausgerüstet werden müssen, wie verantwortliche juristische Beamte. Preussen, welches einst mit der Organisation des Gesundheitsdienstes bahnbrechend voranging, hat in Folge dessen jetzt die schlechteste Sanitätsverfassung der Welt, dann kommt Frankreich, während Sachsen, Bayern, Baden, Oesterreich einen viel besser organisierten Sanitätsdienst haben, und England sein ganzes Sanitätswesen auf die öffentliche Gesundheitspflege begründet hat.

Die Hygiene hat ihr Ausgangsmaterial von allen Seiten zusammentragen müssen. Den ersten Klärungsversuch hat I. P. Frank unternommen. Später haben Parkes und Levy das Material gesichtet in einer Weise, wie sie sich in den meisten französischen und englischen und einigen deutschen Lehr- und Handbüchern wiederfindet. Mehr im Anschlusse an die Physiologie hat Rosenthal das Material bearbeitet, ohne in der Gruppierung den Mangel eines inneren Zusammenhanges zu beheben. Trotz seines Versuches, zu einem leitenden Grundsatze vorzudringen, hat Flügge die Hygiene als Anhang der Bakteriologie dargestellt. Geigel hat versucht, das Material philosophisch durchzuarbeiten. Leider geht er dabei von einer Ansicht über Gegensätze zwischen öffentlicher und privater Gesundheitslehre aus, die höchstens vom Standpunkte einer Rechtsphilosophie berechtigt, aber naturwissenschaftlich mehr als dürftig begründet ist. Sein Versuch enthält deshalb nur das analytische Material, während das synthetische nicht einmal angedeutet ist.

—

Litteratur.

Zur Geschichte:

H. Haeser: Grundriss der Geschichte der Medizin. 1884. Lehrbuch der Geschichte der Medizin und der epidemischen Krankheiten. I.—III. 1882.

A. Hirsch: Ueber die historische Entwickelung der öffentlichen Gesundheitspflege. 1889.

F. Hueppe: Zur Rassen- und Sozialhygiene der Griechen im Alterthum und in der Gegenwart. 1897.

M. Schottelius: Die Aufgaben der öffentlichen Gesundheitspflege und ihre geschichtliche Entwickelung. 1890.

Lehr- und Handbücher, welche jetzt gangbar oder historisch bemerkenswert sind:

J. Arnould: Nouveaux éléments d'hygiène. 2. Aufl. 1889.
A. Bouchardat: Traité d'hygiène publique et privée. 2. Aufl. 1882.
Dujardin-Beaumetz: L'hygiène prophylactique. 1889.
J. P. Frank: System einer vollständigen medizinischen Polizei. 1791 ff.
C. Flügge: Grundriss der Hygiene. 4. Aufl. 1897.
Geigel: Handbuch der öffentlichen Gesundheitspflege. 2. Aufl. 1875. 3. Aufl. ist erschienen als Band von:
Handbuch der Hygiene und der Gewerbekrankheiten, herausgegeben von Pettenkofer und Ziemssen. 1882 ff.
Handbuch der Hygiene von Weyl. 1892 ff.
Handwörterbuch der öffentlichen und privaten Gesundheitspflege; herausgegeben von Dammer. 1891 ff.
M. Kirchner: Grundriss der Militärgesundheitspflege. 1891 ff.
Levy: Traité d'Hygiène publique et privée. 6. Aufl. 1879.
E. A. Parkes: A Manual of Practical Hygiene. 8. Aufl. von Notter. 1891.
A. Proust: Traité d'hygiène. 2. Aufl. 1881.
Rochard: Encyklopédie d'hygiène et de médicine publique. 1890 ff.
Rosenthal: Vorlesungen über öffentliche und private Gesundheitspflege. 2. Aufl. 1890.
Roth und Lex: Handbuch der Militär-Gesundheitspflege. I.—III. 1872—77.
Rubner: Lehrbuch der Hygiene (als Neubearbeitung von Nowak entstanden) 5. Aufl. 1895.
Sander: Handbuch der öffentlichen Gesundheitspflege. 2. Aufl. 1885.
Uffelmann: Handbuch der Hygiene. 1890.

Kurze Repetitionsbücher:

E. Cramer: Hygiene. 1896.
Gärtner: Leitfaden der Hygiene. 2. Aufl. 1896.
Hirt: System der Gesundheitspflege. 4. Aufl. 1889.
L. C. Parkes: Hygiene and public health. 1889.
Prausnitz: Grundzüge der Hygiene. 3. Aufl. 1897.

Gute allgemein verständliche Werke:

Erismann: Gesundheitslehre für Gebildete aller Stände. 3. Aufl. 1885.
Gesundheitsbüchlein (des K. Gesundheitsamtes). 4. Aufl. 1895.
Reimann: Gesundheitslehre auf naturwissenschaftlicher Grundlage. 1887.
Sonderegger: Vorposten der Gesundheitspflege. 4. Aufl. 1893.

Wichtigere Zeitschriften:

Annales d'hygiène publique et de médecine légale.
Annali d'Igiene.

Archiv für Hygiene.
Centralblatt für allgemeine Gesundheitspflege.
Gesundheits-Ingenieur.
Hygienische Rundschau.
Monatsschrift für Gesundheitspflege.
Revue d'hygiène et de police sanitaire.
Vierteljahrsheft für öffentliche Gesundheitspflege.
Uffelmann-Wehmer's Jahresbericht über die Fortschritte und Leistungen auf dem Gebiete der Hygiene.

II. Abschnitt.

Sind Gesundheitslehre und Gesundheitspflege notwendig und wie kann man dieselben gegen Nachbargebiete abgrenzen?

Wenn ich es zunächst ganz allgemein als Aufgabe der Hygiene bezeichne, die Ursachen der Gesundheitsstörungen und Krankheiten zu ermitteln und auf Grund dieser Ermittelungen diese Störungen zu verhüten und, soweit dies nicht mehr möglich ist, diese Störungen zu bekämpfen, so hat man diesen Bestrebungen den Vorwurf gemacht, dass dadurch die natürliche Auslese der Kräftigen beeinträchtigt würde und die Schwächlichen im Kampfe ums Dasein begünstigt würden, dass also das Endergebnis der Hygiene notwendig eine Verschlechterung der Menschheit sei. Ganz entgegengesetzer Ansicht sind jene Humanitäts-Phantasten des ewigen Friedens, welche die spartanische Erziehung der Kräftigsten im Militarismus für das gerade Gegenteil einer Schulung der körperlichen und geistigen Fähigkeiten des Menschen halten. Diese guten Leute behaupten, dass die Kriege grade die Jungen, Starken und Tüchtigen vernichten, so dass die Fortpflanzung des Volkes und der Rasse den Alten, Schwachen und Krüppeln überlassen sei, dass dadurch statt natürlicher Zuchtwahl eine künstliche Entartung herbeigeführt werde. Sie vergessen aber, dass die Auslese nicht durch die jetzt seltenen Kriege, sondern durch die Rekrutirung und die militärische Ausbildung erfolgt. Dass durch das Gegenteil der militärischen Schulung und durch die ewige Friedensmilde, welche aus lauter Humanität um jeden Preis Alle am Leben zu erhalten suchen muss, die Schwächlichen im Sinne der ersten Ausführungen erst recht zur Fortpflanzung gelangen müssten, wird ausserdem dabei übersehen. Trotz entgegenstehender Begründung kommen schliesslich beide Gegner der hygienischen Bestrebungen zum gleichen Resultate. Aber die Gründe sind nur Scheingründe.

Auch in Zeiten rein spartanischer Naturauslese, die durch Aussetzen schwächlicher Kinder und Beseitigen der Alten oft künstlich gefördert wurde, traf diese Auslese nur die herrschenden Kriegerklassen, während das übrige, zur gewöhnlichen Arbeit nötige, oft rassenfremde Volk der Hörigen und Sklaven so strenger Auslese nicht unterworfen sein konnte. Die Reihen dieser seelisch und körperlich Besten wurden dann durch die Kriege, die früher viel grausamer und häufiger waren, so gelichtet, dass in allen alten Kulturstaaten von Zeit zu Zeit die höchsten Stände der thatsächlich Besten der reinen Rasse durch Massenschübe aus dem ohne besondere Auslese gebliebenen und meist nicht rassereinen Volke ergänzt werden mussten. Nach der Schlacht bei Cannae wurde der auf 123 Köpfe zusammengeschmolzene römische Senat durch einen Pairsschub von 177 Plebejern ergänzt; nach der Schlacht bei Chaeronea wurden zur Verteidigung Athens 20000 Metöken und Sklaven zu Vollbürgern ernannt. In Deutschland sind zwischen 1000—1200 die alten edelfreien Geschlechter auf eine so kleine Zahl von Dynasten oder Freiherrngeschlechter zusammengeschrumpft, dass von da ab die zum Teil aus dem Hörigenstande hervorgegangenen Angehörigen des Ministerialadels, die Grafen und Ritter die alten Herrengeschlechter ergänzen. Ob ein Volk spartanische Auslese hält oder nicht, die Thersites-Naturen sind immer besser geschützt als die Achilles-Naturen, die sich auf allen Gebieten mit ihrer ganzen vollen Persönlichkeit für die Sache und für ihr Volk einsetzen.

Aber auch die schroffste Naturauslese bringt nur jene körperlichen und seelischen Anlagen zur Ausbildung und Vererbung, die zu den besonderen Anforderungen taugen. Mit dieser Ausbildung wird nicht notwendig ein Schutz gegen die kleinsten Feinde erfordern, die dem Natur- und Kulturmenschen in Form von Seuchen drohen. Die baltisch-thrakischen arischen Heldenvölker, die um Trojas Besitz rangen, ächte „blonde Raubtiere“ und Uebermenschen, erlagen in Massen den fernhin treffenden Pfeilen Apollos; die ostgothischen Helden unter Wittich wurden vor Rom von Seuchen dezimirt; die oft mehr als spartanisch ausgewählten Indianer Nordamerikas wurden von den Pocken vernichtet und die gewiss in harter Schule ausgelesenen Eskimos erliegen der Tuberkulose fast mehr als die europäischen Kulturmenschen.

Auch bei den Kulturmenschen finden fort und fort, bisweilen künstlich in Rangerhöhungen amtlich bekannt gemacht, Pairsschübe statt in einem ewigen Nachrücken der Bevölkerungsschichten von unten nach oben. Während aber früher die günstigen Existenzbedingungen einer scharfen, seelischen und körperlichen Auslese nur die obersten Klassen trafen, sind durch die Hygiene alle Klassen jetzt besser gestellt und es steht eine grössere Menge eines besseren Materials zu den natürlichen und künstlichen Nachschüben bereit als jemals früher.

Gerade den Seuchen erliegen oft die für die sozialen Aufgaben Besten und die schlechtesten antisozialen Elemente tun uns nicht immer den Gefallen zu sterben, sondern sie liegen als Krüppel oder Verbrecher der Gesellschaft oft lange zur Last. Indem die Hygiene vermeidbare Krankheiten vermeiden lehrt, schafft sie gerade den Tüchtigsten Bedingungen, unter denen sie ihre Kräfte unbehindert entfalten können, während die Ungeeigneten wohl auch etwas mehr erhalten werden, ohne aber deshalb sozial im Kampfe entscheiden zu können. Das erstere Moment ist so sehr viel mehr entscheidend und kulturell wichtig, dass man das Miterhalten von einigen sonst früher erlegenen untauglichen antisozialen Persönlichkeiten gewiss als das kleinere Uebel ruhig in den Kauf nehmen kann.

Im Gegensatze zu der das Individuum erhaltenden ärztlichen Kunst tritt die Hygiene in den Dienst der Erhaltung und Verbesserung der Art, der Rasse, des Volkes. Darin liegt eine wesentliche Erweiterung der Aufgaben der Hygiene, wie ich sie 1893 zuerst begründet und gefordert habe und wie sie besonders A. Ploetz dargelegt hat.

Ein von Pflüger aufgestelltes „teleologisches Kausalgesetz“ lautet: „Die Ursache jeden Bedürfnisses eines lebendigen Wesens ist zugleich die Ursache der Befriedigung des Bedürfnisses“. In diesem Sinne haben dieselben Verhältnisse, welche die unhygienischen Zustände zu unleidlichen machten, auch in unserem Jahrhunderte die Abwehrmassregeln ins Leben gerufen. Der drohenden körperlichen Entartung durch das Anwachsen der Grossstädte traten seit einigen Jahrzehnten in entschiedenster Weise die Körperübungen in einem Umfange entgegen, wie noch niemals früher, so dass im Laufe der letzten Jahrzehnte die durchschnittliche Körpergrösse und Leistungsfähigkeit in England und Deutschland nachweisbar grösser geworden ist, trotzdem eine Anzahl Krüppel mehr als früher mit erhalten wird. Zur Zeit der Blüte des Ritterwesens war wohl der tiefste Stand in der körperlichen Entartung in Europa erreicht.

Auch der viel geschmähte Militarismus zeigt, was die Hygiene zu leisten vermag. In der preussischen Armee sank nach v. Coler nur in Folge hygienischer Massnahmen die Zahl der Erkrankungen pro 1000 Mann der Kopfstärke von 1496 im Jahre 1868 auf 804 im

Jahre 1887, d. h. um 40 pCt., wodurch jährlich 20000 Behandlungstage am kräftigsten Teile des Volkes gespaart wurden.

In Folge der vorzüglichen hygienischen Massnahmen ist in dem bisher grössten Kriege, dem deutsch-französischen 1870/71, trotz der Riesenheere und der langen Dauer, in auffallender Weise die Zahl der an Krankheiten gestorbenen kleiner gewesen als die der den Wunden erlegenen Soldaten, trotzdem es an Seuchen wie Pocken, Typhus und Ruhr durchaus nicht fehlte. Gerade Seuchen, die wir jetzt zum Theil als vermeidbare Krankheiten kennen, waren der Hauptgrund, dass früher fast stets die Zahl der an Krankheiten gestorbenen viel grösser war als die den Wunden erlegenen Soldaten. Nur bei kleineren Heeren und in kürzeren Feldzügen war unter besonders günstigen Verhältnissen bereits einige Mal früher die Zahl der an Krankheiten gestorbenen kleiner als der den Wunden erlegenen Soldaten. So in der französischen Armee in Aegypten 1798—1800, wo auf 4758 in Folge von Verwundung Gestorbenen 4157 an Krankheiten starben, also auf 100 Verwundete 87,3 Kranke, trotzdem in Aegypten eine Pestepidemie war, welche allein 1689 Todte forderte; so in der deutschen Armee in Schleswig-Holstein 1848—50, wo auf 1364 Verwundete 1050 an Krankheit Gestorbene, auf 100 den Wunden Erlegene also 76,9 an Krankheit Gestorbene kamen; so in der preussischen Armee in Schleswig-Holstein 1864, wo bei 738 durch Waffen Getödteten und bei 310 an Krankheiten Gestorbenen auf 100 der ersten 42 der letzten Kategorie kamen. Die schauderhaften Folgen aller hygienischen Unterlassungen hatte der Napoleonische Feldzug in Russland ganz Europa fühlen lassen, und noch der Krieg von 1866 hat die Bedeutung einer Seuche, der Cholera, gelehrt, indem damals von den preussischen Heeren 4450 an Wunden, aber 6427 an Krankheiten starben, also auf 100 der ersten 145 der letzten kamen.

In Folge von Verwundungen starben von der deutschen Armee vom 16. Juli 1870 bis zum 30. Juni 1871 28278 oder 34,7 auf Tausend der durchschnittlichen Kopfstärke; an Krankheiten erlagen nur 14904 oder 18,2 auf Tausend, während die durchschnittliche Sterblichkeit in Preussen pro Tausend der Gesammtbevölkerung 1870 26 und 1871 28,4 betrug. Wenn die französische Armee und die französische Bevölkerung in der gleichen Zeit sich nicht ganz so günstig verhielten, so lag dies wesentlich an der Unterlassung einer hygienischen Massregel, sodass eine vermeidbare verheerende Seuche, die Pocken, eine ungeheuere Ausdehnung erreichen konnte, welche unter den durch Impfung geschützten deutschen Soldaten nur wenige Opfer forderte.

Nach dem Kriege trat aber nicht nur eine Vermehrung der Zahl der Ehen, sondern auch eine grössere Fruchtbarkeit derselben unter

Pockentodesfälle in Preussen 1866—1882.

Von je 100000 Einwohnern starben:

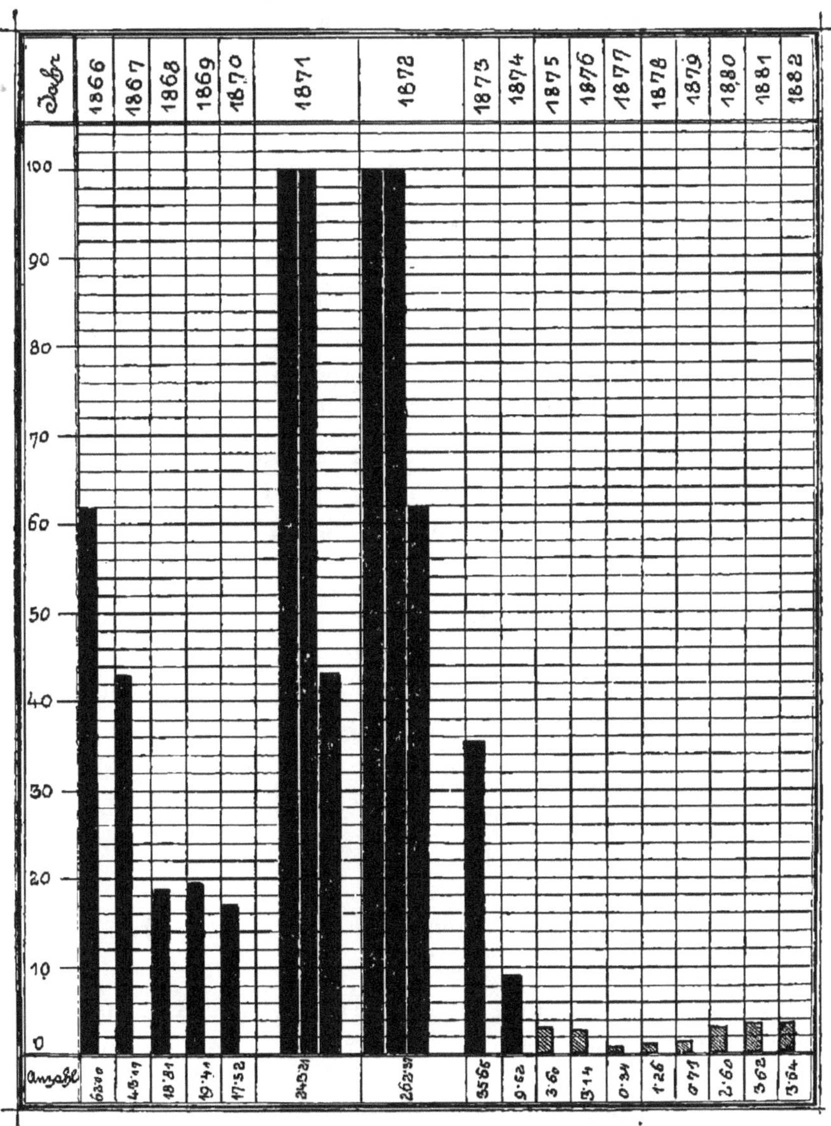

Fig. 1.

Abnahme der unehelichen Geburten ein, sodass in Deutschland und Frankreich der den Feldzugsfolgen entsprechende Rekrutenersatz 1892 und 1893 in beiden Ländern nach Zahl und Art ein den Durchschnitt weit überragender war. Die künstliche Entartung durch den Militarismus und selbst durch die Kriege ist hiernach eitel Geflunker und dieselben wirken im Gegenteil bei Volksheeren als Auslese der Kräftigsten. Die spartanische Auslese durch den Militarismus wirkt noch heute gerade so, wie zur Zeit der Bildung und Ausbreitung der arischen Rasse, und die Kinder von gedienten Leuten sind im allgemeinen kräftiger als die der nicht gedienten, nicht so sehr wegen unmittelbarer Folge des Militärdienstes, sondern mehr wohl wegen der beim Militär stattfindenden Auslese der Kräftigsten. Nur müssen diese kräftigsten Altersklassen des Volkes durch die Hygiene gegen vermeidbare Seuchen geschützt werden, sonst dezimiren diese und nicht die Waffen die Heere und dann, d. h. also ohne die Hygiene, vernichten allerdings die Kriege wie in früheren Zeiten mehr der Kräftigsten, als zur Erhaltung und Vermehrung der Rasse und des Volksstammes gut ist. Die Hygiene ist also eine wichtige und notwendige Unterstützung der Besten auch bei spartanischer Erziehung. Abgesehen von den überflüssigen und vermeidbaren Todesfällen kommt noch in Betracht, dass manche Seuchen dauernde Erwerbsunfähigkeit zurücklassen z. B. die Pocken durch Erblindung. Die Tabelle lehrt mit einem Blick, was die Durchführung einer sanitären Maassregel. wie die zwangsweise Schutzpockenimpfung seit 1874 Preussen an Krankheit und Elend erspart hat.

Auch den neuzeitlichen Krankenhäusern hat man den ganz unberechtigten Vorwurf gemacht, dass sie um jeden Preis alle Leben erhalten wollen. Darin liegt aber keineswegs die Bedeutung der Krankenhaushygiene. Bei der Behandlung der Krankheiten ist zweifellos die Hygiene der leistungsfähigere Teil, und mit der Hygiene würde man einem Krankenhause den grösseren Teil des Erfolges nehmen. Das gilt selbst für die operative Medizin, die sich durch die Hygiene in der Lage sah, von der allerdings schon einen erheblichen Fortschritt bedeutenden antiseptischen Methode der Wundbehandlung zur aseptischen durchzukämpfen, in der ärztliche Kunst und natürliche Heilung im Bunde einen grossartigen Triumph feiern, an dem die hygienischen Untersuchungen ihren wohlgemessenen Teil beanspruchen können.

Die grössere Menge, der diese hygienischen Vorteile der Krankenhaushygiene zu Gute kommen, sind aber die Arbeiterkreise. Was für diese Klassen aber eine Herabsetzung der Sterblichkeit und eine bedeutende Abkürzung der Krankheit bedeutet, lässt sich leicht in Geld ausdrücken. Das müssten auch Gegner dieser Bestrebungen begreifen können, wenn sie überlegen wollten, dass annähernd im Krankenhause auf einen Todesfall 35 Krankheitsfälle kommen, dass jedem Krankheitsfalle etwa 20 Verpflegungstage (und ebenso viel Ausfall an Arbeits- und Verdiensttagen) entsprechen, deren jeden man doch im niedrigsten Falle mit 2 Mark anrechnen muss. Die bedeutende Herabsetzung der Sterblichkeit in hygienisch guten Krankenhäusern, die starke Herabsetzung der Behandlungstage kommt ganz unmittelbar gerade den Arbeiterkreisen, dem einen an der Schaffung von Werten beteiligten Bevölkerungsteile, zu Gute. Die Zahl der übrigen Insassen tritt gegenüber den Arbeitern in den kräftigen Jahren entschieden zurück.

Andere Gründe gegen die Hygiene wurden aus dem von Malthus aufgestellten Gesetze hergeleitet, nach dem der Bevölkerungszuwachs stärker ist, als die Vermehrung der Unterhaltungsmittel, — von der schlechten mathematischen Fassung dieser Regel darf ich hier absehen. Nach Malthus soll dieser Regel, nach der jede Gegend im äussersten Falle nur eine bestimmte Maximalzahl Menschen ernähren kann, dadurch entgegengewirkt werden, dass mit Annäherung an diese Grenze Elend und Seuchen zunehmen, welche die Sterblichkeit, besonders die Kindersterblichkeit erhöhen, dass Laster in ähnlicher Weise wirken; vor allem würde sich die Regel ausbilden, keusch zu leben vor der Heirat und nicht eher zu heiraten, bis genügende Einkünfte zur Unterhaltung einer Familie gesichert sind. Da sich dieses Keuschheitsgebot wie alle früheren als praktisch undurchführbar erwies, gingen die Franzosen zum Zweikindersystem über, welches der Neo-Malthusianismus in die Form brachte: „amate ma non generate.“ Die Kehrseite der Medaille, auf der stehen müsste, dass die Wohlhabenden verpflichtet sind, auch eine ihrem Vermögen entsprechende Zahl von Kindern in die Welt zu setzen, wurde nie beobachtet, und nur die Wohlhabenden und Wüstlinge haben diese Lehre befolgt. Die Armen, für die sie bestehen müsste, haben sich an diese Weisheit nie gekehrt, sondern gingen in der Sozialdemokratie und den Bestrebungen vieler Frauenrechtlerinnen zur Forderung der freien Liebe über, welche „natürliche“ Kinder und deren Erziehung auf Staatskosten in Staatsanstalten fordert.

Die Forderungen des Neo-Malthusianismus und des Evangeliums der freien Liebe sind wunderliche und beschämende Auswüchse in unseren Ländern, in denen die Rasse der Arier in unerhört harter Schule die höchste Sittlichkeitsstufe in der Monogamie erklomm, durch welche sie zur Weltüberwindung befähigt wurde in Ausbreitung ihrer sittlich höheren Kulturauffassung. Diesen Ausartungen gegenüber erscheint praktisch sogar die Stufe, die der Muhamedanismus in der Polygamie erreichte, als eine sittlich höhere, wenn dort der reichere Mann seinen Mitteln entsprechend mehr Frauen nimmt und mit ihnen mehr Kinder zeugt als der arme. Wir müssen aber versuchen, im Rahmen unserer höheren Sittlichkeit der Monogamie die Frage zu lösen und können sagen, dass jetzt und wohl noch für viele Jahrhunderte die von Malthus angedeutete Grenze nicht erreicht wird. Wir haben gar keinen Grund, uns jetzt schon die Köpfe unserer Nachkommen zu zerbrechen, da wir mit Beseitigung der hygienischen Unterlassungs- und Begehungssünden unserer Vorgänger und mit unseren eigenen Aufgaben gerade genug zu tun haben.

Wissenschaft und Industrie lehren uns die Natur entschiedener anfassen und ihr reichere Beute zu entreissen als früher. Deutschland z. B., welches für Millionen Brotfrucht einführt, könnte durch rationellere Bewirtschaftung zweifellos noch für viele Jahrzehnte seinen ganzen Bedarf an Brotfrucht selbst hervorbringen, vorausgesetzt, dass die wirtschaftlichen Vorbedingungen, eine bessere Verteilung des Landes und ein genügender Schutz der Landwirtschaft gegeben sind. Auf der anderen Seite haben wir den Industrieländern gegenüber stets Länder, die vorwiegend oder allein zur Tierzucht oder Landwirtschaft geeignet sind, die auf dem Weltmarkte ihre Produkte gegen die Bedürfnisse der anderen Gegenden austauschen. Der zwar nicht unerschöpfliche, aber riesige Reichtum des Meeres an wichtigsten Nahrungsmitteln ist kaum in Angriff genommen, trotzdem an einzelnen Stellen auch hier die Raubwirtschaft bereits eingerissen ist. Das Binnenland hat bis jetzt für die Massenernährung an diesen Nahrungsmitteln noch keinen Anteil. Wir brauchen sicher auf Jahrhunderte hinaus noch nicht darauf auszugehen, den Holzstoff durch Inversion in Zucker zu verwandeln, wie V. Meyer vorschlug, da wir uns noch lange die Kohlenhydrate in gewohnter Weise verschaffen können. Die zuerst O. Loew geglückte Synthese von Kohlenhydraten aus Kohlensäure bezw. Formaldehyd, die F. Cohn in diesem Sinne der Zukunftsernährung anführte, braucht uns in unseren modernen Aufgaben nicht zu stören und auch die von mir ermittelte Möglichkeit der Eiweisssynthese aus kohlensaurem Ammoniak durch gewisse Mikrobien werden wir wohl zur Ernährung der Menschen der nächsten Jahrhunderte noch bei Seite lassen dürfen. Immerhin werden Wissenschaft und Industrie uns in der Gewinnung, Herstellung und Aufbewahrung von Nahrungsmitteln noch grosse Fortschritte im gewohnten Rahmen bringen, ehe die Malthus'sche Grenze erreicht ist. Wird diese aber erreicht, so können wir sicher erwarten, dass sich dann die Natur, umgekehrt wie nach starken Menschenverlusten durch Erhöhung der Fruchtbarkeit, durch Herabsetzung der Fruchtbarkeit selbst hilft. Man vergisst gar zu gern, dass der Mensch trotz aller Kultur ein Säugetier ist, welches wohl die ursprünglichen natürlichen Grenzen der Rasse etwas überschreiten, aber dieselben nicht beseitigen kann.

Die philosophischen Einwände gegen die Hygiene halten keiner Prüfung Stand, die mit den wirklichen Tatsachen und den derzeit vorhandenen Menschen rechnet. Die Bestrebungen dieser wirklichen Menschen werden aber sicher durch die Hygiene frei von vermeidbaren Schädigungen gehalten und dadurch gefördert, so dass die Hygiene nicht nur die Aufgabe hat, Bestehendes zu erhalten, sondern die kommenden Geschlechter tüchtiger und leistungsfähiger zu machen. Für diese Erweiterung der Aufgaben der Hygiene, die 1893 von Hueppe gefordert und 1895 näher dargelegt wurden, sind dann 1895 A. Ploetz, 1896 H. Buchner und neuerdings A. Gottstein sehr entschieden eingetreten.

Diese Aufgabe ist ohne die Hygiene nicht zu lösen, und dies ist deshalb wichtig für die Berechtigung unserer Bestrebungen, weil für absehbare Zeiten nur der Zahl nach kräftige Völker Aussicht haben, ihre Gesittung und Kultur auszubreiten und dadurch zu herrschen. Die Zahl der germanischen Barbaren und ihre höhere Sittlichkeit, nicht ihr Wissen hat Rom überwunden. Aufgabe des Staates aber ist es, den Volksüberschuss in zielbewusster Weise zur inneren Kolonisation kulturell zurückgebliebener oder dünnbewohnter Landesteile zu verwenden und dadurch der schädlichen, das Volks- und Staatswohl bedrohenden Latifundienwirtschaft entgegen zu arbeiten, während der mässige Grossgrundbesitz wegen der Abgabemöglichkeit von Brotfrucht an die Industrie sogar nützlich ist. Weiter ist es Aufgabe des Staates durch eine vernünftige Auswanderungs- und kräftige Kolonialpolitik auch ausserhalb den Volksüberschuss zum Wohle des Mutterlandes zu verwenden. Dass bei diesem Ringen der Völker Rassen und Stämme untergehen, darf der Anthropologe, Ethnologe, Kulturforscher und jeder Menschenfreund beklagen, aber der Naturforscher steht hier einer Notwendigkeit zur Besserung der Menschheit gegenüber, die durch Klagen und Jammern nicht aufgehalten wird.

So lange den modernen Kulturstaaten noch so wichtige Aufgaben gestellt sind, ist für einen sozialpolitisch und hygienisch urteilsfähigen Menschen die Beschränkung der Fruchtbarkeit ein Verbrechen an Sittlichkeit und Volkstum, und die erhaltenden Bemühungen der Hygiene treffen sich mit den Forderungen der Sozialpolitik. Nur so wird die Hygiene auch ächte Rassenhygiene.

Sind die Freunde des ewigen Friedens mit ihrer der natürlichen Auslese entgegenstehenden Auffassung der Kampfauslese, sind die Anhänger einer übertriebenen Auffassung einer spartanischen Erziehungsauslese Gegner der hygienischen Bestrebungen, so haben wir im Militär stets warme Anhänger und Vorkämpfer gehabt. Von Kambyses und Kyrus bis zu Friedrich dem Grossen und neueren Heerführern sind uns unzählige Aussprüche übermittelt, welche betonen, dass auch die besten Heere mit ihrem körperlich ausgewählten Material der hygienischen Unterstützung bedürfen. Der Krimkrieg hat England zur Schaffung seiner modernen, im abyssinischen Feldzuge zuerst erprobten Militärhygiene geführt, die in der Militärakademie in Netley durch Parkes auch zuerst im Unterrichte berücksichtigt wurde. Von den kontinentalen Staaten hat besonders Deutschland auf diesem Gebiete Grosses geleistet, wobei anfangs die durch Roth geschaffenen mustergiltigen Einrichtungen in Sachsen besonders anregend waren. Wie schon früher angegeben, hat der Krieg von 1870/71 in einer noch nie dagewesenen hygienischen Leistung die Berechtigung dieser Bestrebungen erwiesen, denen die Friedensleistungen sich gleichwertig zur Seite stellen. Diese hygienischen Bestrebungen bei den modernen Volksheeren waren nach vielen Richtungen für das Verständnis der Hygiene im Volke ausschlaggebend, sodass das Herabsetzen der erzieherischen Leistungen unserer Heere durch die Friedensfreunde einer bewussten Unwahrheit gleichkommt. Auch in dem vom Militarismus freien Nordamerika hat die hygienische Not im Sezessionskriege die Einsicht in die Bedeutung der öffentlichen Gesundheitspflege des Volkes entschieden gefördert.

Die Choleranot von 1831 und 1849 hat durch Schaffung allgemeiner Gesundungsarbeiten in England zuerst planmässig Seuchen vermeiden gelehrt, eine Kunst, die sich dann auch in den übrigen Kulturstaaten zu regen begann. Die nüchternen Zahlen, welche sich gerade in einer Erhöhung der Leistungsfähigkeit der Arbeiterbevölkerung aussprechen, haben wesentlich zum Verständnisse der Gesundheitspflege bei den modernen Kulturvölkern geführt, deren Trägheit nur durch derartige wuchtige Beweise beseitigt werden konnte. Nur in China soll das Volk seit langem am Ende des Jahres die Aerzte in dem Masse bezahlen, als die Leute durch die Aerzte von Krankheit behütet wurden, als sie während des abgelaufenen Jahres gesund blieben!

Selbstverständlich giebt es selbst unter den günstigsten Verhältnissen stets auch Grenzen der Hygiene. Nicht alle Menschen werden gleich vollkommen sein, auch der vollkommenste kann durch Leidenschaften und Laster verschlechtert werden, die nur durch Zuwachs an sittlicher Freiheit zurückzudrängen sind. Auch Unvollkommenheiten des Klimas können durch künstliche Hilfe mittelst Kleidung, Wohnung nicht überall vollständig überwunden werden. In Folge der starken Volksvermehrung und der Arbeitsteilung durch die Kultur kommt oft durch den Wettbewerb auch eine Ueberanstrengung der Organe und Kräfte zu Stande, welche schädigend wirken kann. Andererseits allerdings wirkt auch die öffentliche Moral einschränkend auf die einzelnen Persönlichkeiten, wodurch die ersteren Nachteile etwas ausgeglichen werden können. Immerhin wird die Kultur nicht allen Individuen die gleichen Vorteile zur Erhaltung bieten, so dass stets einzelne zur Arterhaltung begünstigt sind. In diesen Beziehungen werden sich die innigen Beziehungen zwischen persönlicher, sozialer und Rassenhygiene stets abspiegeln. Die Privathygiene behandelt die Bedingungen, die jeder einzelne selbst oder innerhalb der Familie beherrscht. Die öffentliche soziale Hygiene umfasst die Bedingungen, die sich für den einzelnen aus seiner Zugehörigkeit zur Gesellschaft und dem Staate ergeben. Die Rassenhygiene bezieht sich auf das Wohl einer zeitlich dauernden Gesammtheit als solcher. In dieser Entwickelung ist der Hygiene keiner der drei Wege erspart geblieben, die Confucius zum klugen Handeln nennt. Diese Wege sind: 1. durch Erfahrung, das ist der bitterste; 2. durch Nachahmung, das ist der leichteste und 3. durch Nachdenken, das ist der edelste. Dieses Nachdenken zu erwecken, und das Verständnis des ganzen Volkes für unsere Aufgaben zu gewinnen, ist sicher für die Bestrebungen der modernen Hygiene ebenso wichtig wie das wissenschaftliche Forschen.

Die wissenschaftlichen Forschungen haben zu einer Wertschätzung der Hygiene geführt, weil es auf diese Weise möglich wurde, den unbestechlichen Versuch zur Beweisführung heranzuziehen und dadurch die rohe Erfahrung vor der Gefahr zu bewahren, im Kreise herumzuirren. Aber gerade von wissenschaftlicher Seite wurde der Hygiene der Rang einer Wissenschaft bestritten, weil sie ihr Material aus den verschiedensten Gebieten schöpft. Die Aufgabe der Medizin ist es, uns vor Krankheiten zu behüten und Kranke zu heilen, und die einzelnen medizinischen Sonderfächer haben den Arzt von möglichst verschiedenen Seiten hierzu vorzubereiten. Diese Sonderaufgaben bestimmen den wissenschaftlichen Wert der einzelnen medizinischen

Fächer, deren jedes mit dem anderen untrennbar in einer höheren Einheit verbunden ist, und von denen keines ohne Anleihe bei anderen Fächern bestehen kann. Die ganze eine und vornehmste Hälfte der ärztlichen Kunst, die Verhütung der Krankheit ist erst durch die Hygiene begründet worden. Die Hygiene findet ihre wissenschaftliche Grundlage in der ursächlichen Betrachtung aller ärztlich in Betracht kommenden Dinge. Aus diesem Grunde ist sie etwas anderes als nur angewandte Physiologie, wenn auch die ersten akademischen Lehrer der Hygiene physiologische Chemiker waren, und man noch jetzt diese Ansicht hört, wenn Physiologen unter Umgehung von Hygienikern ein Lehrstuhl der Hygiene zugewiesen werden soll. In der persönlichen Hygiene muss unmittelbar an die Aufgaben der Physiologie angeknüpft werden, die nur ätiologisch erweitert und vertieft werden. Kein Hygieniker würde etwas dagegen haben, wenn unsere Physiologen ihr Fach in diesem Sinne etwas weiter und so weit behandeln wollten, dass der Student frühzeitig zur Ansicht käme, dass die Physiologie ihm wirklich nötig ist und ihm in seinen künftigen ärztlichen Aufgaben nützt. Das ist aber noch lange keine Hygiene, sondern nur ein Vorstudium, eine Hilfswissenschaft.

Bei der ungeheuren Bedeutung der Seuchen in der Hygiene hat tatsächlich gegenwärtig die Gesundheitslehre noch viel mehr und innigere Berührung mit der allgemeinen Pathologie. Auch diese Disziplin beschäftigt sich in ihrer Art mit Aetiologie, indem sie im Anschlusse an klinische Symptome und Sektionen den Sitz der Krankheiten zu ermitteln sucht, indem sie uns in anatomischen Veränderungen innere Ursachen der Seuchen erschliesst und Beziehungen von physikalischen, chemischen und biologischen Kräften zu diesen Veränderungen feststellt, welche letztere biologische Kräfte allerdings mit wenig Ausnahmen bis jetzt aber nicht von Pathologen, sondern von Hygienikern ermittelt wurden. Mit dem Menschen sind aber die Aufgaben des Pathologen zunächst erschöpft. Es würde die einfache Arbeitsmöglichkeit überschreiten, wenn er weiter gehen wollte, was auch tatsächlich nur einigen ganz besonders hervorragenden Pathologen, wie Virchow, möglich war. Wer soll aber dann ermitteln und lehren, weshalb dieselben Menschen zu verschiedenen Zeiten, an verschiedenen Orten denselben äusseren Einflüssen gegenüber ein ganz verschiedenes Verhalten zeigen? Wer soll ermitteln und lehren, wo sich die von aussen herkommenden ätiologischen Kräfte finden, wie sie sich verhalten, um einmal indifferent zu sein, ein anderes Mal grösste Gefahren zu bringen? Diese Aufgaben fallen eben der Hygiene zu, weil schon aus praktischen Gründen die anderen Fächer zu diesen Ermittelungen untauglich sind. Wir wollen den ganzen Zusammenhang kennen lernen und uns nicht mehr, wie früher, mit Stückwerk begnügen.

Damit ist auch eine sehr einfache Abgrenzung gegen die Pathologie gegeben, weil diese die ätiologischen Momente, welche von den natürlichen Lebensbedingungen gegeben sind, vernachlässigt, oft gar nicht in Betracht ziehen kann, trotzdem diese für die Heilung der Krankheiten zur Zeit so sehr im Vordergrunde stehen, dass vorläufig und noch für lange das Verhüten der Seuchen die beste Heilung derselben ist. Das bewusste Erforschen dieser bisher sträflich vernachlässigten ätiologischen Faktoren hat die Medizin wieder in engere Verbindung mit der Natur selbst gebracht, als es jahrzehntelang leider der Fall war. Die Hygiene wird damit hoffentlich allmälich zu einem Schutzwalle gegen anthropozentrische Irrtümer medizinischer Herkunft werden. Die ätiologischen Aufgaben der Hygiene berühren sich zweifellos gerade mit analogen Aufgaben der Pathologie, nur die Gesichtspunkte, von denen aus dasselbe Material, oft mit denselben Methoden bearbeitet wird, sind verschieden. Bei den engen Grenzen, die unserem Erkennen gezogen sind, ist es aber nur von Vorteil, denselben Gegenstand von recht viel Seiten zu betrachten, und dem angehenden Arzte wird es, wenn er dies schon im Unterrichte wahrnimmt, früher zum Bewusstsein kommen, dass alle Einzelfächer nicht um ihrer selbst willen, sondern als Teile eines Ganzen betrieben werden oder doch sollten. Junge Gebiete, wie es die naturwissenschaftlichen Fächer der Medicin sind, haben zu arbeiten, aber sie haben keine Zeit zu akademisch-zopfigen Abgrenzungen, die wir ruhig den in kommentatorisch-kompilatorischer Tätigkeit erstarrten Fächern überlassen können. In der Zeit des Mikroskops und aller möglichen Skope ist es auch wichtig, wieder die Natur unbefangen zu beobachten. Wer es nicht lernt, frisch umherzuspähen mit gesunden Sinnen wird nie ein tüchtiger und wirklicher Hygieniker werden.

III. Abschnitt.

Allgemeine Ursachen der Gesundheitsstörungen und Seuchen.

Die allgemeinste Fassung, die ein ätiologisches Problem finden kann, ist gegeben, wenn im Sinne der Mechanik potentielle Energie ausgelöst und dadurch in kinetische Energie übergeführt wird. In diesem Falle ist die potentielle Energie als Ursache der kinetischen Energie als Wirkung gleich, und der Auslösung kommt nur die Bedeutung zu, dass sie als Bewegungsübertragung eine vorhandene Hemmung löste und dadurch die Wirkung ermöglichte. Die Wirkung selbst ist jedoch nach Art und Grösse, nach Qualität und Quantität allein von der Art und Grösse der Ursache abhängig, welche eben mit der potentiellen Energie gegeben war. Die potentielle Energie ist hiernach allein die ausreichende und wahre Ursache der Wirkung, und sie ist der stets von aussen kommenden Auslösung gegenüber eine innere Ursache. Kleine Ursachen haben auch nur kleine Wirkungen zur Folge, aber kleine Anstösse können grosse Wirkungen auslösen. Bei chemischen Vorgängen liegt in diesem klaren und unzweideutigen Sinne der Mechanik die Ursache nur in der Konstitution der chemischen Verbindungen, sowohl im dynamischen Sinne als im Sinne der üblichen atomistischen Konstitutionsauffassung der Molekel. Ohne Rücksicht darauf, wie die Atome nach Zahl und Anordnung im Molekel aufgebaut wurden, kann bei Auslösung dieser gegebenen inneren Ursache als Anfangslage nur das als Wirkung in die Erscheinung treten, was in irgend einer Weise in der Konstitution des Molekels vorgesehen ist, sonst nichts.

Die Uebergangsmöglichkeiten nehmen aber meist mit der Zahl der Atome zu, und die Schwierigkeit oder Leichtigkeit der Uebergänge hängt von der Verbindungsweise der Atome im Molekel ab. Je grösser auf diese Weise die Zahl der Uebergangsmöglichkeiten ist, um so mehr kommt in Betracht, welche Bewegungsform als Auslösung die im complexen Molekel gegebene potentielle Energie trifft. Die Art der Auslösung ist in solchen Fällen also mitbestimmend für die Wirkung. Es kommt in Betracht, dass nicht jedesmal die ganze potentielle Energie in kinetische Energie übergeführt werden muss, sondern dass der Abbau complexer Molekel sich in Stufen vollziehen kann, die aber der relativ labilen Atomverbindung im ursprünglichen complexen Molekel gegenüber stets eine einfachere Verbindungsweise mit relativ grösserer Beständigkeit zeigen. So zerfallen die Atome eines Zuckermolekels nicht stets sofort zu Kohlensäure und Wasser, sondern sie können zunächst nur bis zu Alkohol oder Buttersäure oder Milchsäure zerfallen. So zerfallen die Atome des todten Eiweiss nicht stets sofort zu Kohlensäure, Wasser, Salpetersäure, Phosphorsäure, Schwefelsäure, wenn eine auslösende Bewegung ihre potentielle Energie erregt, sondern sie können zunächst eine relative Ruhelage finden, indem z. B. organische Basen oder Harnstoff oder Ammoniak oder Amidosäuren gebildet werden, die der Labilität des Eiweiss gegenüber Körper von relativer Stabilität darstellen. Ob sofort die endgültige Ruhelage der Endstufe oder welche Zwischenstufe erreicht wird, oder ob das Molekel unerschüttert bleibt, das hängt von der auslösenden Bewegungsform ab, die einer der inneren Bewegungsmöglichkeiten adäquat sein muss.

Je einfacher ein labiles Molekel ist, um so gleichgültiger wird die Art der Auslösung für die Wirkung, um so reiner tritt die Bedeutung der Konstitution des Molekels in die Erscheinung. Bei Schiess- und Sprengversuchen ist nur die Art und Anordnung der Sprengmasse, z. B. ob Schwarzpulver, Schiessbaumwolle oder Dynamit, entscheidend; die Art der Auslösung, ob Druck oder Stoss, ob direktes Feuer, chemischer Zündstoff, elektrischer Funke tritt für diese Seite der Frage ganz zurück; die Auslösung wirkt überhaupt, oder sie wirkt nicht, aber sie wirkt nicht mit ihrer Qualität, sondern sie kommt nur als Bewegungsübertragung zur Beseitigung der Hemmung in Betracht. Selbst bei so zusammengesetzten Körpern wie Zucker, spielt dies noch eine entscheidende Rolle. Der Milchzucker geht sehr leicht Milchsäuregärung, sehr schwer Alkoholgärung ein, Rohrzucker und Maltose erfahren dagegen leicht Alkoholgärung. Von Aldehydzuckern ist die labile Glykose durch Hefen leichter vergärbar als die stabile Galaktose, deren Energiegehalt geringer ist als die der ersteren Zuckerart. Von

Ketonzuckern gleicher isomerer Zusammensetzung hat die labile Fruktose auch einen höheren Energiehalt als die stabile Sorbinose; die erstere ist von Hefen leicht vergärbar, die letztere nicht. Diese Beispiele zeigen deutlich, dass zur Wirkung, welche an den neuen Produkten und an der kinetischen Energie gemessen wird, die mit der chemischen Konstitution und der labilen oder stabilen Atomverkettung gegebene potentielle Energie in letzter Instanz allein als Ursache entscheidet. Die Ursache der Gärungen liegt in der chemischen Konstitution und dem Energiegehalte der gärfähigen Substanzen. Was hier nicht aufgebaut und vorgesehen ist, kann niemals abgebaut werden und als Wirkung in die Erscheinung treten. Aber welche der vielen Möglichkeiten des Abbaus des Molekels nun tatsächlich erfolgt, das wird mitentschieden von den Bewegungsformen der Auslösung, welche als adäquate Energieformen die eine oder andere der Bewegungsmöglichkeiten erregen und insofern auch bestimmen, wie weit die potentielle Energie in kinetische übergeführt wird, d. h. welche der möglichen Wirkungen tatsächlich zu Stande kommt. Die Hemmung ist nach der Art des Aufbaues in der einen oder anderen Richtung verschieden stark und verschieden geartet.

Aber auslösbare Energie als wahre innere Ursache und auslösende Anstösse als äussere Erreger genügen nur in der Theorie zum Zustandekommen der Wirkung. In Folge des Ineinandergreifens der Naturprozesse erfolgt nämlich die Auslösung auslösbarer Energie nur wenn bestimmte Bedingungen erfüllt sind. Diese äusseren Bedingungen entscheiden z. B. ob dieselben potentiellen Energien leicht oder schwer auslösbar sind, ob in der Auslösung mehr oder weniger Energie zur Ueberwindung der Hemmung zugeführt werden muss, ob dieselben potentiellen Energien früher oder später eine neue relative Ruhelage annehmen, ob also z. B. dieselbe potentielle Energie eines Zuckermolekels nicht in Bewegung übergeführt wird, ob sie schon bei Alkohol oder erst bei der Bildung der Endprodukte zur Ruhe kommt. Es hängt also auch von den gegebenen Anfangsbedingungen oder Anfangslagen ab, ob bei denselben potentiellen Energien gleiche oder verschiedene Bewegungen als Wirkungen sich ergeben können. Unter dem Anstosse derselben Hefe ist das Verhältniss von Alkohol zu Glycerin aus demselben Zucker als gegebene potentielle Energie bei verschiedenen Temperaturen, also bei verschiedenen Anfangsbedingungen eine verschiedene; M. prodigiosus bildet unter Verlust seiner bei mässiger Temperatur vorhandenen Fähigkeit, Farbe zu bilden, bei ca. 45° in einer Weise Milchsäure aus Zucker, dass man ihn für einen Milchsäureerreger halten müsste; der lila Flieder blüht unter sonst gleichen Verhältnissen bei hoher Temperatur weiss.

Da diese Anfangsbedingungen — welche als Reize auf die Anlage des Menschen wirken — nach Ort und Zeit wechseln können, ist es möglich, dass dieselbe potentielle Energie, also dieselbe innere Ursache durch dieselben äusseren Ausstösse bald nicht, bald schwächer, bald stärker, bald in dieser, bald in jener Richtung erregt wird, also die Wirkung örtlich und zeitlich wechselt, ohne dass innere Ursache und äussere Auslösung an sich eine Aenderung erfahren haben. Sind allerdings Ursache und Auslösung durch veränderliche und anpassungsfähige Lebewesen dargestellt, so kommt der weitere Fall hinzu, dass sich diese beiden Faktoren bei wechselnden Bedingungen durch Anpassung an dieselben selbst verändern können.

Die Bedingungen kommen demnach bei der Entstehung von Seuchen nach 3 Richtungen in Betracht. Einmal ganz allgemein, indem sie den auslösenden Mikroparasiten den Zutritt zu der vorhandenen Krankheitsanlage ermöglichen; Zweitens indem sie auf die Disposition der Wirte wirken, diese erhöhen und herabsetzen und so verschiedene Anfangslagen schaffen — die Bedingungen wirken hierbei als äussere Reize —; Drittens indem sie die Virulenz der Parasiten beeinflussen, dieselbe herabsetzen oder erhöhen. Die Pettenkofer'schen Schlagworte von der „örtlichen und zeitlichen Disposition" werden der Mannichfaltigkeit der Verhältnisse nicht gerecht, die bei den Bedingungen zu beachten sind.

Dadurch erfährt das ätiologische Problem bei seiner Anwendung auf Lebewesen eine Komplikation, bei der es oft sehr schwer sein kann, im einzelnen Falle einer Wirkung die Bedeutung von Ursache, Auslösung und Bedingung richtig zu erkennen. Diese drei Faktoren stehen aber stets in einem innigen Wechselverhältnisse, so dass man sie nicht ontologisch als Entitäten oder Wesen, sondern nur dynamisch auffassen kann.

Als „wesentlich" im landläufigen Sinne kann demnach bald das eine, bald ein anderes angesehen werden. Wollen wir jedoch diese drei Faktoren ihrem Werte nach ordnen, so ist die innere Ursache, die Anlage, allein eine wahre und ausreichende, weil nichts in die Erscheinung treten kann, was hier nicht vorgesehen ist und weil Fälle möglich sind, bei denen potentielle Energie spontan in kinetische Energie, also ohne Auslösung übergeht. Dann folgt die Auslösung, weil sie durch Energiezufuhr erst die sonst latente innere Ursache durch Beseitigung der Hemmung in Bewegung überführt, weil sie also in der Mehrzahl der Fälle nötig ist. Dann erst kommen die Bedingungen, welche etwas mehr zufälliges sind.

An sich ist es ganz gleichgültig, was man als Wesen, was als Anlage, was man als Ursache, was man als Auslösung einer Krankheit bezeichnet. Tatsächlich hat fast jede Schule bis jetzt mit derselben Bezeichnung etwas anderes gemeint. Das ist der Grund, weshalb ich eine Terminologie anwende, bei der diese Verwirrung nicht möglich ist, weil die Bezeichnungen konform der Entwickelung der Erkenntnistheorie und Mechanik gebildet sind. Diesen übergeordneten Wissenschaften wird sich auch die Medizin in solchen Fragen vorteilhafter anschliessen, als auf einer ganz beliebigen, willkürlichen, prinzipienlosen Terminologie zu verharren. Das wichtigere ist die Sache selbst und hierin beginnt sich jetzt ganz allmälich eine Aenderung zu vollziehen in dem von mir hier vorgetragenen, bis jetzt tatsächlich nicht vorhandenem Sinne einer grundsätzlichen Bekämpfung jeder Ontologie und einer streng mechanischen Auffassung von Krankheitsanlage, Krankheitserregung und den die Krankheit ermöglichenden Bedingungen.

Je komplizierter die Molekel durch Zahl und Art der Atomverkettungen und dadurch bedingte grössere Labilität und grösseren Energiegehalt werden, um so mehr Uebergangsmöglichkeiten werden geschaffen, so dass wir bei lebendem aktivem Eiweiss mehr haben als bei todtem, beim todten Eiweiss mehr haben als bei Zucker. Dies Verhältnis steigert sich noch, wenn wir zur lebenden Zelle, dem Zellterritorium, den Geweben, den Organen und den zusammengesetzten Organismen übergehen. Was wir bisher als innere, wahre und ausreichende Ursache betrachten mussten, entsprach im Sinne der Mechanik der potentiellen Energie, im Sinne der Chemie der Konstitution der Molekel. Bei organischen Gebilden entspricht dies der physiologischen Anlage oder normalen Reizbarkeit, unter pathologischen Verhältnissen der krankhaften Schwäche oder gesteigerten Reizbarkeit und der Krankheitsanlage. Der auslösende Anstoss der Mechanik, die katalytische Wirkung in der Chemie entsprechen den adäquaten Reizen in der Physiologie und den Krankheitsreizen und Krankheitserregern in der Pathologie, während die Bedingungen hier wie dort zufällige äussere Momente darstellen. Der kinetischen Energie der Mechanik und dem chemischen Abbau als Wirkung entspricht dann für die Lebewesen der physiologische Lebensvorgang und im Pathologischen der Krankheitsprozess.

Zum Zustandekommen auch dieser Wirkungen gehört eine Kette von ungleichwertigen Gliedern, gehört das innige Wechselverhältnis von Anlage als innerer und ausreichender Ursache, äusseren Krankheitserregern als auslösenden Anstössen und günstigen Bedingungen, während im Laufe der Zeit einzelne dieser Faktoren ontologisch allein als „Wesen“ der Krankheit „ens morbi“ bezeichnet, aufgefasst oder einseitig in den Vordergrund gestellt worden waren, so von Sydenham die specifische Krankheit, von Virchow die kranke Zelle, von Henle und im Anschlusse an ihn von Pasteur, F. Cohn, R. Koch die specifischen Krankheitserreger, von Pettenkofer die Bedingungen. Diese rein ontologische Behandlung der einzelnen ätiologischen Faktoren könnte man vielleicht als die naturhistorische Betrachtung der Aetiologie bezeichnen gegenüber der von mir versuchten energetisch-naturwissenschaftlichen Darstellung der Aetiologie, der übrigens schon Virchow und Naegeli sehr nahe gekommen waren.

Man kann dem ätiologischen Problem jetzt vielleicht die folgende Fassung geben: Jede Zelle, jedes Zellterritorium, jedes Gewebe und Organ, jeder Organismus stellt den gegebenen äusseren Bedingungen entsprechend, in Folge von Vererbung seiner Eigenschaften und Anpassung an die gegebenen Bedingungen, durch Auslese und Entwickelung zur bestimmten Zeit und an einem bestimmten Orte eine bestimmte Arbeitsmöglichkeit nach Art und Menge als Anfangslage dar, welche wir als Anlage, als die innere und ausreichende Ursache aller etwaigen Wirkungen zu bezeichnen haben. Je nach den Fällen tritt uns diese innere Ursache (causa interna, vera, sufficiens, proxima, prima, princeps) als potentielle Energie, Atomgruppirung in einem Molekel, als physiologische Anlage, als Reizbarkeit (Irritabilitas, Excitabilitas, Incitabilitas) oder als Krankheitsanlage entgegen. Diese mögliche Bewegung tritt in die Erscheinung, wenn ein auslösender Anstoss, ein Katalysator oder äusserer Reiz (irritans, irritamentum, incitamentum) das Gebilde trifft und die Hemmung beseitigt. Diese Bewegung äussert sich für unsere Wahrnehmung als eine Tätigkeit (actio, reactio) und die Veränderung führt zu einer neuen, der kinetischen Energie entsprechenden Lage, welche wir für physiologische Fälle als Reizzustand (irritatio, incitatio) bezeichnen.

Der physikalische oder chemische Reiz, der ein organisches Gebilde trifft, wirkt jedoch nur, wenn er eine gewisse Minimalgrösse erreicht, die man auch als „Schwellwerth“ der Reize bezeichnet. Aber jeder auf lebendes Protoplasma einwirkende auslösende Reiz wirkt nur unterhalb eines bestimmten Punktes physiologisch reizend und anregend, jenseits dieses Punktes jedoch die Leistungen des Protoplasmas herabsetzend, vernichtend, tödtend. Geht also der Reiz über ein gewisses, mit der Anlage gegebenes Mass hinaus, so wird der äussere physiologische Reiz zur äusseren Krankheitsursache, zum Krankheitserreger (causa externa, movens) und das Gebilde „leidet“ (passio), und es erfolgt je nach dem Grade dieser äusseren Einwirkung eine Störung (laesio), Lähmung (paralysis) oder teilweiser und vollständiger Tod (necrobiosis, necrosis). Die von der Aussenwelt gegebenen physikalischen und chemischen physiologischen Reize können also durch einfache Quantitätsüberschreitung zur Krankheitserregung führen.

Sind aber die Reize selbst organisiert, selbst Lebewesen, die an die ihnen gebotenen Lebensbedingungen angepasst sind und deshalb gerade so gut Spezies, Varietäten, Rassen oder Ernährungsmodifikationen darstellen, wie die von ihnen getroffenen Lebewesen, so wirken sie auch, wie oben dargelegt, mit ihren Qualitäten auf bestimmte Uebergangsmöglichkeiten auslösend, und wir bezeichnen sie dann als Gärungs- oder Infektionserreger, als Kontagien oder Miasmen. Das Resultat, Gärung, Fäulnis, Vergiftung (Intoxicatio), Seuche und Infektionskrankheit, ist also in diesen Fällen in seiner Eigenart abhängig von der besonderen Krankheitsanlage (Dispositio ad morbum) und von der Art der Krankheitserreger. Vermögen die Krankheitserreger oder Gifte keine Krankheit auszulösen, d. h. die Hemmung, die sich aus dem Aufbau der Anlage ergiebt, nicht zu beseitigen, so ist der getroffene Organismus nicht disponiert, sondern gift- bezüglich seuchenfest (Immunitas).

Die Auslösung einer Krankheitsanlage durch Parasiten kann in verschiedener Weise erfolgen. Dieselben können z. B. durch ihre Wachstumsbewegung Bewegungsmöglichkeiten veranlassen; sie können in einzelnen Geweben oder Organen lokal wuchern und diese verändern und dabei durch Beeinflussung des Stoffwechsels besonders wichtiger Organe auch auf den Gesammtorganismus wirken; sie können dem Organismus in Folge ihrer Vermehrung Nahrung entziehen und dabei die Produkte ihres regressiven Stoffwechsels dem Wirtsorganismus zuführen; sie können bei Befriedigung ihres eigenen Energiebedarfs bestimmte Stoffe aus dem lebenden Wirthsorganismus nach Art einer Gärung abspalten, die als Gifte wirken; sie können bei ihrer Ernährung in ihrem Inneren Gifte bilden und dadurch selbst giftig sein.

Solche Gifte wirken dann lokal oder durch Vermittelung des Kreislaufs und Gewebsstoffwechsels auch auf ferne Organe. Ein Parasit kann je nach den Bedingungen nach diesen Richtungen verschiedenartig wirken; Secale cornutum ist z. B. für das Getreide eine lokale Wucherung, für den Menschen ein Gift.

Wenn wir drei grosse Gruppen von auslösenden Anstössen für die Krankheitsentstehung aufstellen, mechanische, chemische und biologische, so lassen sich die letzteren immer wieder auf eine der beiden ersteren zurückführen und diese beiden entsprechen schliesslich nur besonderen praktischen Betrachtungsweisen der Natur, denen eine monistische Auffassung übergeordnet ist.

Bei der Wechselwirkung, in die Krankheitsanlage und Krankheitserreger treten, wirkt Steigerung der Krankheitsanlage und Herabsetzung der Leistungsfähigkeit der Krankheitserreger in demselben Sinne wie Zunahme der Immunität und Steigerung der Leistungen der Krankheitserreger. Wenn also sowohl die Krankheitsanlage des Wirtes als Anpassungserscheinung ebenso veränderlich ist wie die Fähigkeit der Krankheitserregung seitens der Parasiten, müssen sich vielerlei Uebergänge in der Schwere der Erkrankungen finden, die noch ausserdem durch die Bedingungen im früher erwähnten Sinne mit beeinflusst werden. Die durchschnittliche Schwere der Erkrankungen schwankt von Epidemie zu Epidemie und in jeder einzelnen Epidemie ist die Zahl der typischen spezifischen Schulfälle eine wechselnd grosse.

Für die Bedeutung der Krankheitsanlage oder Disposition genügt es, einige Beispiele anzuführen. Während Phytophthora infestans nur bei Kartoffeln „Fäule“ veranlasst, kommt Phytophthora omnivora auf den verschiedensten Pflanzen (z. B. Oenotheren, Sempervivum, Fagus), aber nicht auf Kartoffeln vor. Bei denjenigen Parasiten, welche einen Generationswechsel durchmachen, findet eine sorgfältige Wahl der Zwischenwirte statt. So werden z. B. bei den Rostpilzen die Uredo- und Teleutosporen in dem Getreide gebildet, das aus den Teleutosporen saprophytisch sich bildende Promyzel kann sich aber nur in Berberitzenblättern zur Aecidienform auswachsen, mit der der Kreislauf der Infektion des Getreides von neuem einsetzen kann. Die Eier von Distomum liefern bewimperte Embryonen, welche im Wasser einen neuen Wirt (Schnecken) suchen; sie verlieren in diesem die Wimpern, werden so zu sog. Keimschläuchen oder Ammen, welche die sog. Cercarien bilden; diese suchen im Wasser einen neuen Wirth (Schnecken, Würmer, Krebse) und sind geschlechtslos und müssen, um geschlechtsreif zu werden, wieder in den ersten Wirt gelangen.

Von den menschlichen Bandwürmern kommt der zur Taenia solium gehörige Blasenwurm (Cysticercus telae cellulosae) besonders bei Schweinen, seltener bei Menschen, Affen, Hunden, Ratten vor; die zur Taenia mediocanellata gehörige Finne findet sich dagegen beim Rind.

Gonorrhoe, Syphilis, Cholera, Abdominaltyphus, Rückfallfieber und Malaria scheinen spontan auf den Menschen beschränkt zu sein, doch ist es künstlich gelungen, Rückfallfieber auch auf Affen, die Cholerabakterien auf Meerschweinchen und Tauben zu übertragen, während z. B. Rotz, Milzbrand, Pest, Tuberkulose den Menschen und verschiedene Arten unserer Haustiere befallen.

Während etwa 0,3 mg Morphium pro Kilogramm Gewicht bei dem Menschen eine einschläfernde Dosis sind, werden 0,3 g pro kg von der Ziege ohne Folgen vertragen; wenige Centigramm Atropin tödten einen Menschen, während Pflanzenfresser, wie Kaninchen, selbst wenn sie wochenlang nur mit den Blättern der Tollkirsche ernährt werden, keine Vergiftungserscheinungen zeigen. Der gemeine Igel (Erinaceus europaeus) ist gegen Käfer- und Schlangengift fast immun; er kann z. B. mit spanischen Fliegen gefüttert werden, die bei Fleischfressern, wie Katzen, sehr giftig sind und beim Menschen schon von der Haut aus heftige Entzündungen hervorrufen; er verträgt den Biss der Kreuzotter; während eine Katze nach Einspritzung von 0,01 g Blausäure nach 4 Minuten starb, reagirte ein höchstens den 4. Theil schwerer Igel auf diese Dosis überhaupt nicht, und erst bei 0,04 g wurde er vorübergehend krank, erholte sich aber wieder vollständig.

Die Disposition zeigt sich auch darin entscheidend, dass dasselbe Gewebe oder Organ durch verschiedenartige Krankheitserreger anatomisch ähnliche Veränderungen eingehen kann oder dass ähnliche Symptome ausgelöst werden. Im Bindegewebe veranlassen Syphilis-, Lepra-, Aktinomykose-, Tuberkulose- und Pseudotuberkulose-Erreger, aber auch Parasiteneier und selbst indifferente Fremdkörper Knötchenbildungen. Die sogen. Eiterbakterien im engeren Sinne, aber auch Tuberkelbacillen, Milzbrandbacillen, Pneumonie- und Typhusbakterien, ferner Gonokokken, dann todte Bakterien und die sog. Bakterien-Proteïne, aber auch Chemikalien, wie Sublimat und Terpentin, können Eiterungen veranlassen. Cholerabakterien und B. coli commune bewirken Reiswasserstühle. Septikämien werden durch die verschiedenartigsten Mikroparasiten erregt. Meningitis kann durch Tuberkelbacillen, Typhus- und Pneumoniebakterien veranlasst werden. Tetanusbacillen und Strychnin bewirken ähnliche Krämpfe.

Malaria und Syphilis, Alkohol und chronische Phosphorfütterung veranlassen chronische interstitielle Hepatitis. Bei der zu Veränderungen der Herzklappen führenden Endocarditis findet man Streptokokken, Staphylokokken und Gonokokken.

In diesem Zusammenhange wird die Bedeutung der Bedingungen dadurch illustrirt, dass in dem obigen Beispiele die Abwesenheit des Berberitzenstrauches ein notwendiges Entwicklungsstadium unmöglich macht, so dass damit die neue Entstehung von Getreiderost aufhört. Die Infektion der Fichten durch Blasenrost ist davon abhängig, dass sich in der Nähe Alpenrosen oder Ledum palustre finden, die als Zwischenwirte nothwendig sind. Cystopus candidus ist fähig, alle gesunde Pflanzen der Gartenkresse (Lepidium sativum) zu befallen, aber nur so lange sie Cotyledonen tragen; ist dieses Entwicklungsstadium vorbei, so erfolgt keine Infektion. Schafft man durch entsprechende Wundbehandlung oder Verband Bedingungen, dass auslösende Mikrobien vom Körper fern gehalten werden, so wird man von der „Heilhaut" unabhängig und die Wunden eines Diabetikers heilen ebenso glatt wie die eines Gesunden.

Der lebende Wirth bietet dem eindringenden Parasiten das Nährmaterial, welches aber auch den Parasiten zwingt, sich ihm anzupassen. Dies gilt nicht nur von den bereits genannten Pflanzen- und Tierparasiten, sondern auch von den Mikroparasiten. Die sog. Tuberkelbacillen ändern sich beispielsweise dabei so, dass Mafucci und Koch sogar zwei ganz verschiedene Species oder Varietäten, die der Säugetiertuberkulose und der Hühnertuberkulose glaubten unterscheiden zu müssen, die Hueppe und Fischel aber durch Variation des todten oder lebenden Nährmaterials wechselweise in einander überführen konnten. Dies gilt aber von den Ernährungsbedingungen überhaupt. Je nach diesen können z. B. die Rotzbacillen Rotz veranlassen oder ein braunes Pigment bilden; der Staphylokokkus pyogenes aureus erregt Eiterung im lebenden Organismus, gelbes Pigment auf todten Substraten und bildet aus Zucker Säure. Diese Erscheinung bezeichnet man als Wirkungscyclus, weil bei gegebener Anlage des Ausgangsmaterials diese zufälligen Bedingungen darüber entscheiden, welche der Auslösungsmöglichkeiten der Mikrobien auslösend in Tätigkeit treten. Unter dem Einflusse äusserer Bedingungen kann die Virulenz und Giftigkeit pathogener Mikrobien zu- und abnehmen, und sie müssen dann im Verhältnisse zur ursprünglichen Giftigkeit bei gleichbleibender Disposition der Wirte ganz verschieden wirken, oder es muss sich bei verminderter Virulenz der Parasiten eine Steigerung der Krankheitsanlage der Wirte in derselben Richtung bemerkbar machen, wie bei gesteigerter Virulenz der Parasiten eine Zunahme der Immunität des Wirtsorganismus. Virulente Milzbrandbacilien z. B. tödten ein Meerschweinchen unter dem Bilde einer reinen Septikämie, während sie beim Hunde einen lokalen Prozess veranlassen; das letztere geschieht beim Meerschweinchen nur durch Milzbrandbacillen, deren Virulenz herabgesetzt ist.

Durch derartige Einwirkungen kommt es zu Stande, dass dieselben Krankheitserreger auch ganz verschiedene Symptome, sogar im Sinne der pathologischen Anatomie ganz verschiedene Krankheiten hervorrufen. So bewirken z. B. Diphtheriebakterien typische lokalisirte Diphtherie, Lähmungen oder akute Blutvergiftungen; die Erysipelerreger rufen specifische Wundrose, Eiterungen, Lungenentzündungen hervor; die Pneumoniebakterien bewirken beim Menschen typische fibrinöse Lungenentzündung, bisweilen mit Uebergang zur Septikämie, welche letztere sie beim Kaninchen stets auslösen, ausserdem rufen sie aber beim Menschen Eiterungen und Entzündungen, wie Otitis und Meningitis hervor; die Tuberkelbacillen veranlassen Kötchenbildungen, Eiterungen, Kavernen, reine Phthise. In den eitererregenden Staphylokokken haben wir vielleicht die Erreger von Muskelrheumatismus und akutem Gelenkrheumatismus zu suchen.

Dieser Fall der Pneumoniebakterien zeigt aber auch wieder, dass man bei der Beurtheilung die vom Wirte gebotene Anlage mit berücksichtigen muss. Dieselben Bakterien mit gleicher Virulenz veranlassen beim Menschen meist eine typische, kritische Krankheit, beim Kaninchen eine durchaus nicht kritische Septikämie. Ein besonderer, specifisch-typischer Entwicklungsgang des Parasiten, an den man mit Henle früher meist dachte, kann also nicht für die Krise entscheidend sein. Auch ausserhalb zeigen die Pneumoniebakterien niemals etwas derartiges, und ausserdem wird der Cyclus, die Krise stets erreicht, ehe von einer Erschöpfung des Nährbodens die Rede ist. Nur im ganz bestimmten Wirtsorganismus kommt meist, aber auch nicht immer die Krise zu Stande, so dass wir auch den letzten Grund wohl nur hier, d. h. eben in der besonderen Anlage als Ursache suchen müssen. Aehnlich dürfte es sich wohl auch bei Malaria verhalten, wenn hier auch noch andere Momente seitens der Parasiten mit im Spiele sein können.

Das Material der Hygiene ist analytischer und synthetischer Art. Das analytische Material, wie es uns die Erfahrungen an ganzen Völkern und einzelnen Volksgruppen an die Hand geben, ist mit Hilfe der **Statistik** wohl verwendbar geworden und in grossen Zahlenreihen verschwinden einzelne Irrtümer. Man muss deshalb dieses Material stets beachten, aber auch stets daran denken, dass es mit groben Fehlern im Einzelnen behaftet sein kann, dass die Gewinnung des Urmaterials oft viel zu wünschen übrig lässt, die Zusammenstellung desselben oft sogar tendenziös entstellt an uns gelangt. Die Zahl der Erkrankungen durch entsprechende Anzeigen festzustellen ist noch immer ein frommer Wunsch, und nur für einzelne besonders wichtige Krankheiten ist in einigen Ländern ein ernstlicher Anfang gemacht. Besser steht es mit der Feststellung der Todesfälle, weil hier wenigstens bei wichtigen Krankheiten grobe Fehler nicht gemacht werden. Man kann deshalb fast nur dieses Material verwerten, und aus diesem Material in Verbindung mit den Erhebungen, die man in der ärztlichen Privat- und Hospitalpraxis macht, vorsichtige Rückschlüsse auf die Zahl der Erkrankungen und damit auf die Krankheitsanlage, auf die Bedingungen zur Erkrankung und auf die tatsächliche Infektion machen.

Die Todesfälle können dann auch als Masstab für die Schwere einer Epidemie und für die Art der Behandlung dienen. Soll dieses durchaus nicht fehlerfreie Material ernstlich verwertet werden, so genügt es keineswegs immer und nur die statistische Methode zu kennen, sondern meist muss auch daneben noch die ärztliche Erfahrung die trockenen Zahlen auf ihren Wert untersuchen. Die ärztlichen Erfahrungen gehen aber unzweideutig von der individuellen Erfahrung aus, die gleichfalls Irrtümern unterworfen ist. Diese Irrtümer in der Beobachtung können innerhalb gewisser, nach den Fällen engerer oder weiterer Grenzen durch den naturwissenschaftlichen Versuch berichtigt werden. Von diesen beiden Methoden ist die ärztlich beobachtende auch noch wesentlich analytisch, während die experimentelle der statistisch-analytischen gegenüber synthetischer Art ist. In diesen Synthesen stehen wir aber noch ganz im Anfange, sodass es für absehbare Zeit unmöglich ist, die Hygiene allein synthetisch aufzubauen. Wir können neben dem synthetischen Material der Versuche das analytische Material der ärztlichen Beobachtungen und das analytisch-statistische Material nicht entbehren. Dazu kommt noch, dass wir bei der Beurteilung vieler Aussenverhältnisse, besonders solcher, die als Bedingungen in Betracht kommen, oft auf einfache Naturbeobachtungen angewiesen sind, deren Verwertbarkeit durch Forscher, die nur statistisch arbeiten, oder die über ihrem Laboratorium die Aussenwelt vergessen, oft in Frage gestellt ist. In der Hygiene muss der Beobachtung der natürlichen und sozial-kulturellen Verhältnisse nachdrücklich ihr Recht neben den anderen Methoden gewahrt werden. Selbstverständlich kann die Hygiene auch der Theorien und Deduktionen nicht entbehren, die vorsichtig verwertet als heuristisches Prinzip unentbehrlich sind, und durch Verknüpfung verschiedener Gedankenreihen oft den Tatsachen erst die richtige Stellung anzuweisen gestatten, und die mindestens dazu dienen, neue Fragen an die Natur zu stellen und damit neue Synthesen zu ermöglichen. Hypothesen sind ebenso unentbehrlich und nützlich, wie Dogmen schädlich sind.

Unter Berücksichtigung dieser Umstände will ich zuerst einige Gruppen von Tatsachen vorausschicken, deren Kenntnis fast bei allen einzelnen Kapiteln nötig ist, um die Beziehungen zum ärztlichen Studium und der ärztlichen Erfahrung, zur Physiologie und Pathologie herzustellen. Es ergiebt sich hieraus auch ganz von selbst, dass die versuchte schroffe Trennung von persönlicher und öffentlicher Gesundheitspflege aus methodischen und sachlichen Gründen undurchführbar ist. Nur das Paragraphenbedürfnis juristischer Dialektik hat in voller Unkenntnis der Bedürfnisse der induktiven Forschung auch hier höchst überflüssiger Weise einen dicken Strick in die Natur zu ziehen versucht.

Die Beobachtungen des praktischen Lebens zeigt uns nach der körperlichen Hinsicht überall ganz verschiedene Anlagen, kräftige und schwache, Grobschmiede- und Schneider-Naturen und keine Kunst kann die eine in die andere umwandeln. Wohl aber sehen wir, dass auch die stärkste Anlage, um zur Höhe ihrer Leistungsfähigkeit zu gelangen, einer entsprechend kräftigen Ernährung, der Abhärtung und der Ausbildung der Kräfte durch Uebung bedarf, sonst bleibt die Kraft auf einem niedrigen Grade stehen und kann nach einigen Generationen ganz verkümmern. Wir sehen aber auch, wie schwache Anlagen durch zweckentsprechende Ernährung und Uebung bedeutend gehoben werden können und, wenn die schwache Anlage ursprünglich mit Verzärtelung gepart war, wie die zweckentsprechende Uebung auch zur Ueberwindung dieser dient, d. h. zur Abhärtung führen kann, sodass nicht nur verhältnissmässig kräftige Leute aus schwachen Anlagen hervorgehen können, sondern allmälich die begonnene Verbesserung zu einer Verbesserung des Stammes führen kann, während Nicht-Ausbildung und mangelhafte Ernährung bei schwacher Anlage die Extreme der körperlichen Entartung hervorrufen. Durch Uebung allein ist wohl noch nie jemand Athlet oder Turner erster Klasse geworden, und wo dies scheinbar der Fall war, spricht schon der eifrige Betrieb solcher Uebungen für eine andere Auffassung, dass nämlich das Ursprüngliche schon eine besondere Anlage war. Es gilt in einer zu beachtenden Weise in den hierin urteilsfähigen Artistenkreisen als einfache Tatsache, dass die ererbten körperlichen Anlagen verschieden sind, und dass diese Fähigkeiten sicher vererbt werden. Wo ohne diese Anlagen solche Körperübungen unvorsichtig zur Erzielung höchster Kraft und Geschicklichkeit betrieben werden, ist das Resultat oft — Lungenschwindsucht oder Herzkrankheit.

Aber auch bei den Rassen der Menschen und den aus Rassenmischungen hervorgegangenen Völkern sehen wir dies. Man kennt Rassen von grossen und kleinen Menschen. Die in Nordeuropa autochthonen, langköpfigen hellen Arier waren grosse Menschen, die aus Asien nach Europa eingewanderten dunklen kurzköpfigen Mongoloiden nur mittelgross oder klein, und noch in den späteren Mischungen ist dies nachweisbar (vergl. die Zahlen im Abschnitte über Akklimatisation).

In der jüngeren Steinzeit wurde in der Schweiz von Kollmann die Existenz einer langschädeligen Zwergrasse ermittelt; eine rundschädelige Zwergrasse fand sich damals in der Tatra. In Afrika sehen wir jetzt noch ungemischt neben Stämmen athletischer Bantu- und Sudanneger ächte Zwergvölker, bei denen Emin Pascha Höhenmasse bis herunter zu 1,24 m fand, und bei denen 1,48 m das Mittelmass der Männer, 1,40 m das der Frauen sein dürfte.

Ist aber das Volk nach ursprünglicher Rasse oder alter Mischung als gleichartig anzusehen, so machen sich die erwähnten individuellen Einflüsse auch bei den Völkern bemerkbar. So spielt die reichliche Ernährung eine unverkennbare Rolle. Die Süd-Jakuten werden als gross, die nur durch dürftigere Ernährung von ihnen unterschiedenen Nord-Jakuten als klein geschildert. Die Patagonier sind ein grosses Volk, die Feuerländer nur mittelgross und selbst klein. In Australien findet man auf der einen Seite des Gebirges hohe kraftstrotzende Australneger, auf der anderen mit dürftiger Ernährung kleine schwache, oft zwergartige Gestalten. Der Unterschied der kräftigen Enakssöhne in Pommern und Mecklenburg gegenüber den Webern im Erzgebirge ist gewaltig, da letztere physisch zu keinen schweren Arbeiten mehr geeignet sind. In Oberbayern vergleiche man die trutzige Kraft und

Schneid eines „geschmalzenen“ Holzknechtes des Gebirges mit der Erscheinung eines Moosbauern.

Neben der Ernährung macht sich die besondere Uebung auf die körperliche Erscheinung geltend. Während im allgemeinen die Slaven und besonders die stark mongoloid durchsetzten Südslaven höchstens als mittelgross bezeichnet werden können, sind die kriegerischer Auslese und Tüchtigkeit unterworfenen Stämme in den schwarzen Bergen und Albanien gross und kräftig. Diese kriegerische Auslese spartanischer Art hatte die Cheyennes- und Osagen-Indianer in Nordamerika zu einem Volke von Athleten und Riesen gemacht. Aber auch die unter ähnlichen Kämpfen erlesenen Trapper und Hinterwäldler germanischer Abstammung waren meist Leute von 1,80 m und oft viel darüber, und dasselbe gilt noch heute von den germanischen Boeren in Südafrika, bei denen kriegerische Auslese und gesundes Nomaden- und Bauernleben die Kraftgestalten in den Vordergrund brachten und zur Regel machten.

Bei gegebener Anlage, d. h. z. B. bei Zugehörigkeit zu einem Stamme grosser Menschen wirken die gleichen Bedingungen heute noch grade wie früher, und bei gleichbleibenden Bedingungen werden bestimmte Eigentümlichkeiten vererbt, bei Wechsel der Bedingungen treten andere hervor. Die einzelnen dieser äusseren Bedingungen lassen sich nicht scharf gegeneinander abgrenzen, da sie oft in Wechselwirkung stehen, wie in obigen Beispielen Ernährung und Uebung der Kräfte. Dass aber die Aussenbedingungen solchen Einfluss gewinnen können, ist nur dadurch möglich, dass innerhalb einer gewissen Breite der Volks- und Rasseeigentümlichkeiten individuelle Unterschiede vorkommen, die eine Auslese und Anpassung an auslösende Aussenverhältnisse ermöglichen. Daneben haben aber die Aussenverhältnisse noch die Bedeutung, dass sie als Reize auslösend wirken und zwar in gleicher Richtung, so lange sie annähernd gleich bleiben.

Auf dem Wege der Vererbung besitzt jedes Lebewesen eine bestimmte Art und Menge von Eigentümlichkeiten (als innere Anlage, Ursache, disponible Energie), von denen einige in die Erscheinung treten müssen, andere verborgen bleiben können. Wirken nun Aussenverhältnisse ein, so tritt sicher eine Wechselwirkung von vererbter, auslösbarer Energie und auslösenden Anstössen derart ein, dass von den ererbten Eigenthümlichkeiten die passenden in die Erscheinung treten und durch Vererbung gefestigt werden, sodass sie oft allein vorhanden zu sein scheinen. Wechseln jedoch die Aussenverhältnisse, so ist dadurch eine Anpassung an diesen Wechsel möglich, dass bis dahin latent gebliebene, aber bereits längst vorhandene mit vererbte Eigentümlichkeiten, die bis dahin nicht nötig waren, jetzt in Funktion treten. Es hat als Folge der Reize der Aussenbedingungen eine scheinbare Anpassung an neue Verhältnisse durch einfache Auslese schon gegebener Möglichkeiten stattgefunden, und diese hält genau so lange an, wie die neuen Aussenbedingungen dauern. Fallen diese neuen Bedingungen fort, so kann ein Rückschlag erfolgen, wenn die früheren Bedingungen wieder eintreten, oder aber es muss eine weitere Auslese durch die neuen Bedingungen möglich sein, indem noch nicht erschöpfte Möglichkeiten vorhanden sind. Aber einmal müssen diese Möglichkeiten erschöpft werden und durch Mischungen der Individuen einer Art wird stets ein gewisser mittlerer Standpunkt erhalten, wenn nicht noch ein neues Moment hinzukäme.

Zur Praeformatio tritt die Epigenesis, zur einfachen Naturauslese vorhandener und vererbter Fähigkeiten die Anpassung der Lebewesen an die neuen Aussenbedingungen durch Aenderung und Weiterentwickelung hinzu. Auf diesem Wege können neue Eigenschaften erworben werden. Für die hygienische Seite ist es besonders wichtig, dass man im Versuche direkt die Krankheitsanlage herabsetzen oder steigern, dass man die Disposition zu Infektionskrankheiten steigern oder in ihr Gegenteil, die Immunität, überführen kann. Der Neu-Darwinismus betreitet besonders in der extremen Fassung von Weissmann, dass solche erworbenen Eigenschaften vererbt werden können; nach ihm ist jede vererbte Eigenschaft nur eine präformirte. Das ist aber ganz zweifellos in der Einseitigkeit falsch. Auch erworbene neue Eigenschaften können, ja müssen auch beim Menschen vererbt werden.

Wenn wir auch jetzt annehmen, scheinbar sicher wissen, dass nur die chromatische Substanz der Kerne und nicht das Protoplasma der Zellen die Vererbung übernimmt, wenn wir auch jetzt bei vielen früher als kernlos betrachteten Mikrobien zum Teil Kerne, zum Teil wenigstens Chromatinsubstanz kennen, so genügt das ebenso wenig zur Entscheidung wie die Tatsache, dass bei den meisten nicht einzelligen Lebewesen ganz besondere Zellgruppen als Keimzellen allein die Vererbung übernehmen. Die „Kontinuität des Keimplasmas" genügt nicht, um die Vererbung erworbener Eigenschaften, um die Epigenesis zu leugnen und als nur scheinbar vorkommend hinzustellen. In jeder Zelle ist ihr Kern und dessen Chromatinsubstanz in seiner jeweiligen Beschaffenheit neben der Vererbung mit abhängig vom Zustande des auch seine Ernährung und Energieerhaltung besorgenden und vermittelnden Zellprotoplasmas. Das letztere ist aber unmittelbar abhängig von den Aussenbedingungen, welche die nötigen Lebensreize zuführen. Bei den niederen Lebewesen, z. B. den Bakterien, kann man deshalb auch im Versuche sicher die Eigenschaften durch äussere Eingriffe verändern und sehen, dass diese erworbenen Eigenschaften vererbt werden.

Aber auch bei den mehrzelligen Organismen, die man unmöglich nach Weissmann absolut von den einzelligen trennen kann, bis zu den höchsten, bei denen besondere Geschlechtszellen in unverkennbarer Weise die Vererbung allein besorgen, bleibt in jeder einzelnen Zelle die Kernsubstanz neben der Vererbung mit abhängig von der Art und Menge der Energiezufuhr durch ihr Protoplasma. Jedes Organ, jedes Gewebe, jede Zelle ist in dieser Weise abhängig vom Zustande des Gesammtorganismus und damit von den Aussenbedingungen. Schwächeren qualitativen und quantitativen Eingriffen gegenüber können die einzelnen Zellen ihre relative Sonderexistenz einige Zeit wahren, stärkeren nicht, sodass wir bei einzelnen Krankheiten schliesslich, auch wenn sie nur von einem Organ oder einer Zellgruppe ausgehen, zu sogen. Kachexien, d. h. schlechten Zustandsänderungen des ganzen Organismus kommen. Stärkere Aenderungen des Stoffwechsels, die sich aus Beeinflussung wichtigerer Organe und Gewebe oder Zellen ergeben, die man auch, wenn sie als Krankheitsanlage auftreten, Dyskrasie, Dysämie oder Blutentmischung bezeichnet, müssen sich auf dem Wege der Zirkulation und des Gewebsstoffwechsels auch den Propagationszellen mitteilen und deren Fähigkeiten beeinflussen, so dass also erworbene Eigenschaften auf diesem Wege auch durch die so beeinflussten Keimzellen vererbt werden.

Aussenverhältnisse, wie Aenderung der Ernährung, Wechsel des Klimas, Seuchen, machen sich zweifellos in der Weise bemerkbar, dass sich durch dieselben lebenswichtige, zu diesen Anpassungen nötige Organe und Zellen im Guten oder öfter im Schlechten verändern und diese Veränderungen indirekt, d. h. auf dem Wege des Stoffwechsels den Propagationszellen mitteilen. Diese mittelbare Beeinflussung der Geschlechtszellen durch äussere, mittelst des Stoffwechsels wirkender Bedingungen kann sogar so weit gehen, dass die Fortpflanzung der Rasse in einem anderen Klima aufhört. Bei den Kreolen z. B. sind die Ehen meist in der vierten, bisweilen bereits schon in der dritten Generation unfruchtbar.

Die Vererbung einer besonderen, einmal erworbenen Krankheitsanlage macht sich beispielsweise geltend bei Bluterfamilien (Hämophilie), welche schon bis in die 7. Generation beobachtet wurden, und in einem Falle (Lossen) wurde beobachtet, dass nur an sich freigebliebene weibliche Glieder die Krankheit auf männliche Nachkommen übertrugen, während in anderen Fällen eine solche Regelmässigkeit nicht bestand. Hierher gehört die Vererbung von Ichthyosis, von Farbenblindheit (Daltonismus), ferner von progressiver Muskelatrophie und von Pseudohypertrophie der Muskeln.

Stammbaum der Bluter-Familie Mampel nach Lossen; die Bluter grosse Buchstaben, die freien Familienglieder kleine Buchstaben; M, m = männlich; W, w = weiblich.

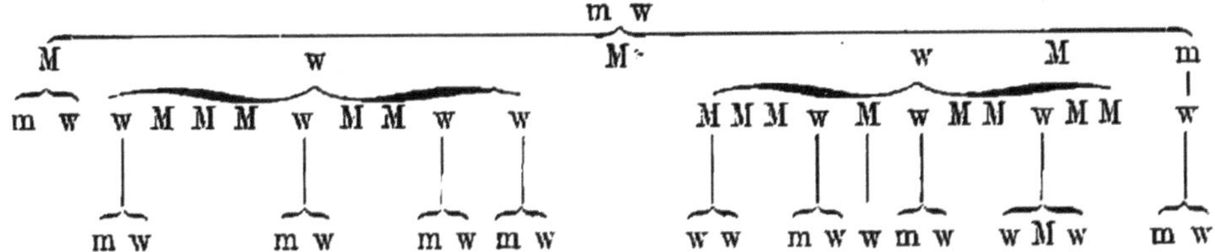

Daltonistenfamilie nach Horner.

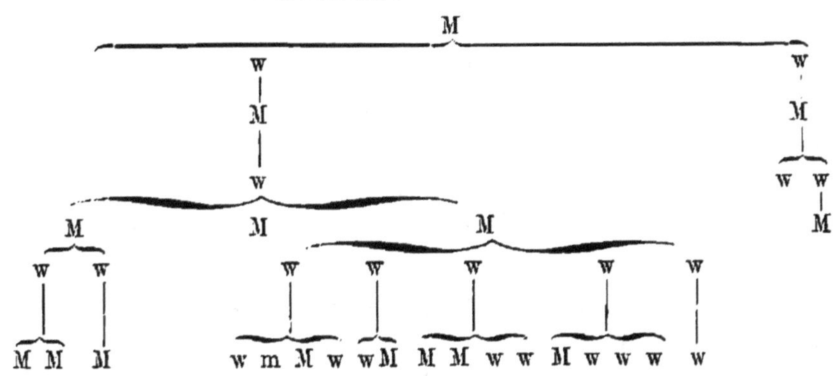

Progressive Muskelatrophie nach Eichhorst:

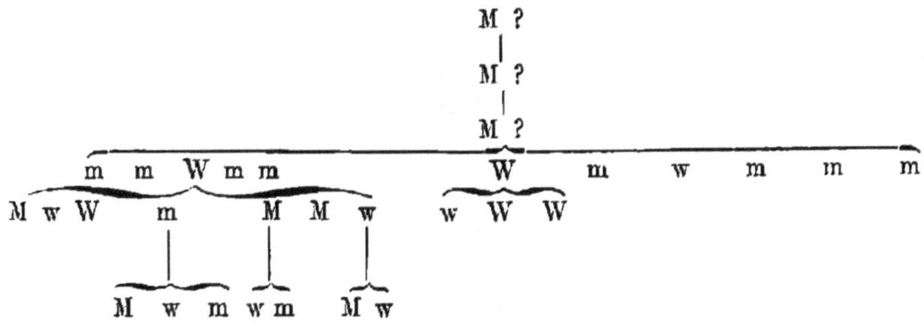

Da diese Anlagen sicher nicht zum Artbegriffe gehören und der durch unmittelbare Beeinflussung des Keimplasmas möglichen Auslese nicht zugänglich sind, wird man wohl kaum umhin können, diese Erscheinungen zu den vererbbaren erworbenen Eigentümlichkeiten zu rechnen. Dass sich diese Anlagen meist nur wenige Generationen lang nachweisen lassen, dürfte wohl daher kommen, dass diese Anlagen durch Aussterben der Familien ganz aufhören, oder dass sie durch Heiraten und entsprechende Mischungen abgeschwächt und deshalb nicht mehr genauer verfolgt werden, oder dass sie vielleicht einer individuellen Behandluug zugänglich sind.

Man muss sich hüten, scheinbare Vererbungen hiermit zu verwechseln. So hat sich die künstliche Schädeldeformität bei den alten Skythen und bei den Flachkopfindianern und Patagoniern sicher nie wirklich vererbt, weil sonst kein Grund zur dauernden Ausübung dieser Nachhilfe nötig gewesen wäre. Bei der Kopfform soll allerdings ausnahmsweise die Lage vor der Geburt so wichtig sein, dass langköpfige Eltern rund- oder spitzköpfige Kinder zeugen können. Die Beschneidung hat bei den Juden zu keiner vererbbaren Eigentümlichkeit geführt; Abweichungen von dieser Regel, die eine Vererbung vortäuschen, fallen in die Reihe der überall nach den Rassen möglichen individuellen Schwankungen. Je weniger intensiv künstliche, zufällige oder absichtliche Eingriffe sich in ihren Folgen qualitativ auf den Stoffwechsel bemerkbar machen können, wie das bei Verwundungen oder Verstümmelungen meist der Fall ist, um so weniger können sie vererbt werden. Ebenso vorsichtig muss man sein bei der Beurteilung von Missbildungen, von denen die Bildungshemmungen wohl stets und nur auf Fötalkrankheiten zurückzuführen sind, die gelegentlich Atavismus als eine Form der Vererbung vortäuschen können.

Auch bei Infektionskrankheiten macht sich die Anlage geltend. Bei dem Karzinom, dessen Zugehörigkeit zu den Seuchen noch strittig ist, gilt dies so sehr, dass Cohnheim den Ausgang nur in vererbten Zellnestern sehen wollte, die, an falscher Stelle embryonal geblieben, später in Wucherung geraten sollten. Für Aussatz und Phthise ist die Bedeutung der Anlage feststehend. Trotz der reichlichsten Gelegenheit zur Vererbung und Infektion bricht in bestimmten Familien die Phthise stets annähernd in derselben Altersperiode aus wie in den vorausgegangenen Generationen. Man findet einen ganz bestimmten „Habitus phthisicus“ vererbbar, der sich durch flache Schultern, durch ziemlich geräumigen aber langen Brustkorb, durch verhältnismässig grosse Lungen bei zu kleinem Herzen schon anatomisch kenntlich macht. In ähnlicher Weise sind vollständige Typhusfamilien bekannt geworden. Weiter kennen wir eine besondere Disposition der Rassen, sodass z. B. die Neger gegen Gelbfieber immun sind, während Europäer gegen Elephantiasis, Beri-Beri fast immun sind gegenüber der einheimischen Bevölkerung.

Fälle von angeborener Krankheitsanlage resp. Immunität bei Kindern sind vielleicht noch deutlicher. Nach Kaltenbach zeigte sich von zwei gleicher Infektionsgefahr ausgesetzten, in nahester Berührung gebliebenen, aus zwei verschiedenen Eiern — Doppelplacenta mit zwei Chorien — hervorgegangenen Zwillingsschwestern, die eine dauernd immun gegen Scharlach, während die andere sofort erkrankte. Die letztere glich dem Vater, die immune der Mutter, welche 14 Jahre vorher einen schweren Scharlach durchgemacht hatte. Hier war also einmal eine scharf ausgesprochene Anlage angeboren, diese Anlage war aber deutlich vererbt, und die vererbbare Eigenschaft war durch Krankheit erworben! Auch bei Pocken ist bei Zwillingen und Drillingen beobachtet, dass das eine oder andere der Kinder frei von Pocken blieb, als durch Infektion der Mutter Gelegenheit zur placentaren, intrauterinen Infektion gegeben war, deren Möglichkeit eben durch die Ansteckung des anderen Kindes sicher erwiesen worden war.

Die Rassenimmunität, welche sich darin ausspricht, dass gewisse Krankheiten nur auf bestimmte Arten oder Rassen übertragen werden, wird stets vererbt. Die durch natürliche oder künstliche Immunisierung oder durch Ueberstehen einer Infektionskrankheit oder durch Schutzimpfung erworbene Immunität kann vererbt werden, aber sie muss es nicht. Die Art der Immunisierung, die Stärke der Impfung, die Dauer der Einwirkung, also Faktoren, die in ganz verschiedener Weise auf den Gesammtorganismus und durch diesen auf die Propagationszellen wirken, kommen wesentlich mit in Betracht. Wie verschieden aber die Voraussetzung einer Alteration der Keimzellen, nämlich die Beeinflussung des Gesammtorganismus durch die specifische Immunisirung, ausfällt, sieht man an der Stärke und Nachhaltigkeit der Immunität je nach der gebrauchten Impfungsmethode. Die verhältnismässig schwachen und langsam einsetzenden, aktiven, die Zellen des Körpers stark in Anspruch nehmenden Methoden halten lange vor und diese Art der erworbenen Immunität ist sicher vererbt und dürfte wohl stets vererbbar sein. Die Rassenimmunität kann allgemein durch Auslese der von Natur Widerstandsfähigen und specifisch durch individuelle Immunisierung infolge Ueberstehens einer Krankheit vom leichtesten bis schwersten Grade erworben sein, d. h. durch Auslese und Anpassung. Die forcierten passiven, die Körperzellen oft ganz umgehenden Immunisierungen, zu denen auch die modernen Giftfestigungen zu Heilzwecken gehören, lassen viel höhere Immunitätsgrade erreichen als die ersteren, viel höhere als die Natur sie gebraucht, aber sie halten nicht vor und dürften deshalb wohl viel weniger zur Vererbung sich eignen. In der Tat konnte auch Ehrlich durch Giftfestigungen höchsten Grades, die nach Behring dem geimpften Organismus sogar schaden können, keine vererbbare Immunität erzielen. Nur scheinbar war dies der Fall, insofern die Jungen immun wurden, wenn sie die Milch der giftgefestigten Mutter oder Amme tranken. Es war also tatsächlich nur eine extrauterine individuelle Immunisierung durch die den Schutzstoff enthaltende Milch der giftfesten Mütter oder Ammen. Hiernach kann man einigermassen verstehen, dass eine Schwangere, die geimpft wurde, ein gesundes Kind zur Welt brachte, welches trotzdem drei Jahre später an Pocken erkrankte, ja, dass sogar bei einem Fötus Blattern beobachtet wurden, dessen Mutter früher die Blattern überstanden hatte.

Wenn es sich um akute Krankheiten handelt, wird man wohl nie im Zweifel sein, ob der extrauterine Ausbruch einer Krankheit auf extrauterine Infektion zu beziehen ist. Bei chronisch verlaufenden Krankheiten könnte aber der extrauterine Seuchenausbruch nach intrauteriner Infektion erfolgt sein. Fälle, welche diese Deutung zulassen, kennt man bei Syphilis, Aussatz und Tuberkulose. Die Rassendisposition muss selbstverständlich gegeben sein, aber auch dann sind bei der Auslösung dieser gegebenen Anlage zwei Möglichkeiten gegeben. Einmal kann es sich um eine intrauterine, placentare Infektion des Fötus von Seiten der erkrankten Mutter handeln oder aber die Krankheit ist germinativ dadurch übertragen worden, dass mit Samen oder Ei die Krankheitserreger bei der Zeugung mit übertragen wurden.

Die intrauterine, placentare Infektion der Föten ist selbstverständlich bei allen Infektionskrankheiten der Mütter möglich. Bei den akuten führt sie wohl stets zum Absterben der Föten und zum Abort, selbst wenn die Mutter mit dem Leben davon kommt. Bei den oben genannten chronischen kann der Fötus jedoch lebend, wenn auch krank zur Welt kommen, und die intrauterine Infektion wird dann dadurch wahrscheinlicher gemacht, dass die Infektion vom Pfortadergebiete als Einfallspforte ausgegangen ist, während sie sonst eine andere zu sein pflegt, z. B. von der Lunge, dem Darm, der Haut aus. Je kürzer vor der Geburt eine intrauterine Infektion erfolgt, um so schwieriger kann die Unterscheidung von einer extrauterinen werden.

Die Placenta hält körperliche Elemente meist vom Fötus fern und schützt ihn dadurch gegen die Infektion von der Mutter her. Dieser Schutz ist aber bei verschiedenen Tierarten gegen verschiedene Seuchenerreger sehr verschieden. Wird die Placenta selbst verletzt oder sonst, z. B. durch Hämorrhagien, Eiterherde, Tuberkelbildungen verändert, so wird sie durchgängig. So wird z. B. Milzbrand bei Schafen wohl nie von der Mutter auf den Fötus übertragen, wohl aber oft bei Kaninchen, welche sehr zu Hämorrhagien neigen; so wurde geradezu als Regel beobachtet, dass die Föten pokenkranker Mütter nicht an Pocken erkranken.

Bei experimenteller intraabdominaler Tuberkulose von Kanarienweibchen erhielt A. Gärtner Eier, welche Tuberkelbacillen enthielten. Auch bei verschiedenartigen Infektionen von weiblichen Mäusen und Kaninchen wurde wiederholt ein Uebergang der Tuberkelbacillen auf den Fötus sichergestellt. Auch die positiven Erfolge von Mafucci, der bei Impfung von Hühnereiern tuberkulöse Hühnchen erhielt, gehören in die Kategorie der placentaren Infektion, da dieselbe in das Eigelb oder Eiweiss, aber nicht in die Keimscheibe erfolgt war. Ein Uebergang von Tuberkelbacillen auf die Frucht durch den Samen ist nicht sicher beobachtet, wohl aber durch die Versuche fast direkt widerlegt. Dagegen ist es möglich, dass bei Tuberkulose der männlichen Geschlechtsorgane durch den Coitus die Genitalorgane der Mutter infiziert werden, und auf diesem Umwege eine placentare Infektion des Fötus erfolgt. Von 72000 Eiern des menschlichen Eierstockes gelangen etwa 400 zur Entwickelung, denen (das zeugungsfähige Alter von 25—55 Jahren und jede Woche ein Coitus gerechnet) etwa 85 Millionen Spermatozoen gegenüberstehen. Rechnet man aber 4 Kinder auf eine Ehe, so befruchtet sogar erst eins von 8500 Millionen Spermatozoen, wodurch obige Tatsache sofort verständlich wird, dass die Tuberkuloseerreger wohl nie vom Manne durch germinative Uebertragung, sondern nur von der Frau durch placentare Infektion auf den Fötus übergehen.

Die Sterblichkeit an Tuberkulose ist im ersten Lebensjahre, der kolossalen Sterblichkeit im ersten Jahre entsprechend sehr hoch, allerdings nicht relativ die höchste von allen Lebensaltern (cf. Tabelle 2 und 3, S. 56, 57, unter Phthise und Schwindsucht); die Tuberkulose kann einige

Zeit latent oder lokalisiert bleiben, und die placentare Infektion kann in später Fötalperiode erfolgen, so dass man annehmen könnte, dass sehr viele Fälle der Tuberkulose der ersten Lebenszeit nicht einer extrauterinen, sondern einer intrauterinen Infektion ihre Entstehung verdanken. Die Prüfung auf schon bei der Geburt vorhandene, wenn auch noch latente resp. lokalisierte Tuberkulose mittelst des Tuberkulins durch Epstein an Kindern, durch Bunge an Kälbern scheint jedoch dafür zu sprechen, dass bei weitem in der Regel nicht die Tuberkuloseerreger, sondern nur die Anlage zur Tuberkulose vererbt wird, die Infektion aber meist extrauterin erfolgt. Leider ist diese Reaktion nicht scharf genug, um abschliessend urteilen zu können. Erschwerend ist es auch, dass die Tuberkulose in den ersten Jahren besonders Darm- und Drüsentuberkulose ist, so dass der externe Ausgang der Infektion sehr viel schwerer festzustellen ist als bei primärer Lungentuberkulose der Erwachsenen.

Eine zweifellose germinative Uebertragung der Tuberkelbazillen ist bis jetzt nicht nachgewiesen, bis jetzt lagen nur Verwechselungen mit früher placentarer Infektion vor. Dass der Samen nicht in Betracht kommt, wurde schon erwähnt, aber auch die primäre Tuberkulose der Ovarien ist so selten, dass auch in diesen Fällen eine sekundäre placentare Infektion des Embryo oder Fötus wahrscheinlicher ist, als eine primäre Uebertragung des Bazillus mit dem Ei. Aber selbst, wenn die Möglichkeit der germinativen Uebertragung der Krankheitserreger zugegeben und die placentare Infektion als viel häufiger angenommen wird, als man bis jetzt zugeben kann, so wird damit nichts gegen die Bedeutung der Disposition bewiesen. Eltern, die so leicht erkranken, müssen schon nach anderen Erfahrungen im Verdachte stehen, dass sie innerhalb des Rahmens der Rassendisposition besonders stark belastet und zur Vererbung dieser stärkeren Krankheitsanlage durch die Vermittelung der Propagationszellen besonders geeignet sind. Ist aber gar das Ovarium specifisch erkrankt, welches sonst durchaus nicht zu den für Tuberkulose empfänglichsten Organen gehört, so muss sich diese stärkere Anlage für Tuberkulose noch unmittelbarer auf die specifischen Zellen des Eierstockes, auf das Ei, bemerkbar machen und so erst recht eine besonders starke Anlage vererbt werden. Das schliesslich Entscheidende ist immer wieder die Anlage, die, erworben oder schon ererbt, vererbt werden kann und muss, die aber sicher in der Mehrzahl aller Fälle erst durch extrauterine Infektion, sicher in einigen Fällen durch placentare intrauterine Infektion, aber wohl nur ausnahmsweise und bis jetzt nicht sicher nachgewiesen vielleicht auch bei germinativer Mitübertragung der Krankheitserreger ausgelöst wird.

Während nach allen vorliegenden Tatsachen die künstliche Immunität durch das Ueberstehen einer Krankheit nicht sicher vererbt werden muss, weil vielfach dabei eine ausreichende Beeinflussung der Keimzellen fehlt, kann dieses jedoch in einer Anzahl der Fälle auch eintreten. Sicher jedoch wird die natürliche Widerstandsfähigkeit, die uns als Rassendisposition entgegentritt, vererbt; aber auch diese muss einmal erworben worden sein. Hierbei kann in Betracht kommen, und das dürfte für die Mehrzahl der Fälle wohl zutreffen, dass eine einfache Auslese der von Natur Widerstandsfähigeren vorliegt. In vielen Fällen wird aber das letztere ganz sicher nur vorgetäuscht, weil wir leichtere Grade der Infektion übersehen, und weil es nach Hueppe und Wood möglich erscheint, dass auch Saprophyten einen Impfschutz gegen Parasiten verleihen, der als einfache natürliche Widerstandsfähigkeit aufgefasst wird.

Auch die Affektionen des Nervensystems einschliesslich der Geisteskrankheiten sind zum Teil sicher erblich. Nach Brown-Séquard wurde sogar die bei Meerschweinchen künstlich hervorgerufene Epilepsie vererbt, und nach Obersteiner litten Nachkommen, die nicht Epilepsie bekamen, an anderen Nervenkrankheiten. Besonders bekannt ist, dass bei den Nachkommen von Alkoholikern erbliche Krankheiten des Nervensystems sehr häufig sind. Hier handelt es sich nicht nur um eine Vererbung, sondern um eine Vererbung erworbener Eigenschaften, die den ganzen Organismus beeinflussen und auf diesem Wege die Propagationszellen treffen.

Eine Steigerung solcher vererbten schlechten Eigentümlichkeiten ist auf dem Wege der Inzucht sicher, und ganz schwache Anlagen können in den Nachkommen deutlicher werden, die bei den Eltern kaum beachtet wurden. Nach Morris kamen bei Inzucht und zwar bei Inzest auf 100 Geburten 96,1 kranke oder missbildete Kinder, bei Beziehungen von Onkeln und Tanten zu Nichten und Neffen 81,1, bei Geschwisterkindern ersten Grades 67,2, zweiten Grades 42,5 und dritten Grades 40,8. Nach Howe waren aus 17 Ehen unter nächsten Anverwandten 95 Kinder hervorgegangen, von denen 44 Idioten, 12 Skrophulöse, 1 Tauber und 1 Zwerg waren. Dass bei den der stärksten Inzucht ausgesetzten Herrscherfamilien und bei dem kastenartig abgeschlossenen Hochadel Nerven- und Geisteskrankheiten in viel höherem Masse vorkommen als sonst, ist längst festgestellt. Dasselbe gilt von den Juden, bei denen allerdings neben den Verwandtschafts-Heiraten auch soziale Momente mit in Berücksichtigung kommen; so waren bei der Volkszählung 1871 auf eine Million Einwohner in Preussen: 847 Protestanten, 884 Katholiken, aber 1697 Juden irrsinnig; in Bayern 925 Protestanten, 964 Katholiken aber 2862 Juden.

Die Entartung liegt aber nicht an der Inzucht allein. Diese ist zur Rassenbildung unumgänglich nötig, und so lange die ursprünglichen einfachen, natürlichen Verhältnisse mit ihrer Auslese der Tüchtigsten anhalten, durchaus nicht schädlich, sondern im Gegenteil nur nützlich. Es erfolgt dann eine sichere Vererbung körperlicher Vorzüge und der edleren Seelenanlagen. Die der Natur näherstehenden Völker, die von unseren Kultur-Ueberschwänglichkeiten frei sind, wussten und wissen das stets. Bei unseren eigenen Vorfahren folgten die Mischlinge von Edel- und Gemeinfreien mit Sklaven stets der „ärgeren" Hand. Man wusste aus Erfahrung, dass Mischlinge, die für die hellen langschädligen Arier anfangs stets aus Mischungen mit den artfremden, dunklen, kurzschädligen mongoloiden Turaniern hervorgegangen waren, meist körperlich, sicher aber seelisch hinter den reinen Stammesgenossen zurückblieben, dass sie als falsch, tückisch, hinterlistig galten. Diese Mischrasse von Ariern mit Turaniern lebte sich allmälich in Europa zu neuen Völkern aus, die seelisch unter dem herrschenden Einflusse der Arier sich veredelten und zu neuen Standesauffassungen kamen, bei denen der natürliche ursprüngliche trennende Grund allmälich beseitigt wurde. Wo wir heutigen Tags Mischungen von scharfgeschiedenen Menschenrassen treffen, z. B. von Europäern mit Negern, Indianern und Malayen, von Negern mit Indianern, findet man stets als Regel schlechte Seelenanlagen, und stets zunächst wenigstens eine geringere Fortpflanzungsfähigkeit als die einzelnen Rassen für sich besitzen.

Man nennt die Mischlinge von Weissen mit Negerinnen Mulatten, von Weissen mit Mulatten Terzerone oder Morissio (Quadroon), von Weissen mit Terzeronen Quarterone (Oktoroon), von Weissen mit Quarteronen Quinterone; diese letztere Stufe ist aber nicht sicher nachgewiesen. Man nennt ferner die Mischlinge von Süd-Europäern oder Kreolen mit Negerinnen Kreolneger; ferner nennt man die Mischlinge von Weissen mit Indianern rothe Mestizen, von Weissen mit Mestizen Kastize, von Weissen mit gelber oder brauner Rasse gelbe oder braune Mestizen, von Weissen mit Malayen speziell auch Eurasian, ferner von Indianern mit Negerinnen Chino, von Negern mit Indianerinnen Sambo. Die Quarteronen gelten bereits als unfruchtbar, doch kommt hierbei die Inzucht in den Familien der Sklavenhälter mit in Betracht, da nur dort solche Mischlinge gezüchtet werden konnten.

Unter besonderen klimatischen Verhältnissen kann sich jedoch bisweilen bei Mischlingen allmälich eine grössere Fruchtbarkeit und Bildung neuer Mischrassen einstellen. So haben sich aus der Mischung von Spaniern und Portugiesen mit Indianern in Amerika, mit Negern in Westindien Mischrassen gebildet, die sich jetzt neben den Europäern und Indianern halten. In Südafrika hat sich aus der Mischung der Boeren mit den Hottentotten die sich jetzt selbstständig fortpflanzende Rasse der Bastards ausgebildet.

Stehen die Rassen einander nicht so fern, wie es beim Zusammentreffen verschiedener europäischer Kulturrassen der Fall ist, so macht sich trotzdem immer noch deutlich eine Abnahme der Fruchtbarkeit bemerkbar. In Preussen z. B., dessen Bevölkerung aus alten Mischungen des arischen mit dem turanischen Typus hervorgegangen ist, kommen auf 100 christliche Ehen 454 Kinder. Bei den Juden, die eine Mischung von semitisch - hamitisch - alarodischen Elementen mit einer kleinen Beimischung arischen Blutes darstellen, kommen in Preussen auf 100 Ehen 421 Kinder. Aber auf 100 Mischehen zwischen

evangelischen	Männern und	jüdischen	Frauen	kamen nur	178 Kinder
katholischen	„ „	„			166
jüdischen		evangel.			158
„	„ „	kathol.	„	„ „	138

Man kann demnach unter natürlichen Verhältnissen weder schlankweg von Nachteilen der Inzucht, noch von Vorteilen der Kreuzung sprechen. Aber die ursprüngliche Art der Inzucht mit sorgfältiger Wahl der physischen, sittlichen und geistigen Eigenschaften ist himmelweit verschieden von den Verwandtschaftsheiraten unter den Kulturvölkern. Je künstlicher die Lebensverhältnisse werden, um so mehr fehlt eben diese wichtige Naturauslese, und deshalb beginnt bei Kulturzunahme mit strenger Inzucht die Vererbung der sich einstellenden Mängel, die durch ihre Häufung in körperlicher, geistiger und sittlicher Hinsicht zur Erbsünde werden. Unter diesen Umständen wird die Kreuzung und somit die Auffrischung des Blutes mit art- oder rassenverwandten Elementen zur Notwendigkeit, und dieses Mittel bringt tatsächlich auch erworbene Krankheitsanlagen zum Verschwinden, besonders wenn auch Lebensbedingungen hergestellt werden, die direkt den schlechten Anlagen entgegenwirken. Sozial gehört dazu das Aufgeben der kastenartigen Schranken unter den

Ständen ein und desselben Volkes. Von einem unbedingten Vorzuge der Kreuzung und Blutmischung schlechthin kann aber keine Rede sein, wenn besonders der Grad der Art- und Rassenverwandtschaft unbeachtet bleibt. Der deutsche arische Adel hat durch die Mischungen mit dem Adel der mongolischen Volksstämme in Ost- und Südosteuropa ebenso viel verloren, wie die letzteren gewannen, der Vorteil der Kreuzung war ein durchaus einseitiger. Ohne Berücksichtigung der Rassen- und sozialhygienischen Verhältnisse können Kreuzung und Inzucht beide zur Entartung und Unfruchtbarkeit führen.

Zur diesbezüglichen Beurteilung giebt uns die Statistik weiteres Material an die Hand. So ergab die letzte Volkszählung in Preussen:

Tabelle 1.

Alter	Absterbeordnung		Sterblichkeitstafel		Durchschnittliche fernere Lebensdauer	
	Von je 100 000 Lebendgeborenen erlebten das nebenbezeichnete Alter		Von je 100 000 das nebenbezeichnete Alter Ueberlebenden starben im Laufe des nächsten Jahres		Von den das nebenbezeichnete Alter Ueberlebenden lebt jeder noch durchschnittlich Jahre	
Jahre	Männer	Frauen	Männer	Frauen	Männer	Frauen
0	100 000	100 000	22 846	19 885	35,38	37,99
5	65 433	68 338	1 421	1 409	48,56	50,11
10	62 296	65 086	549	532	45,90	47,51
15	60 860	63 565	473	479	41,92	43,59
20	59 123	61 877	762	639	38,08	39,71
25	56 604	59 683	888	816	34,66	36,07
30	54 041	57 110	975	976	31,18	32,58
35	51 318	54 185	1 155	1 130	27,70	29,20
40	48 157	51 075	1 437	1 247	24,35	25,83
45	44 489	47 805	1 789	1 435	21,15	22,42
50	40 306	44 199	2 226	1 777	18,08	19,04
55	35 593	40 049	2 891	2 311	15,13	15,75
60	30 159	34 882	3 866	3 432	12,40	12,69
65	24 074	28 374	5 437	5 095	9,89	10,01
70	17 337	20 814	7 909	7 567	7,75	7,73
75	10 703	13 042	11 236	11 205	6,04	5,86
80	5 361	6 449	15 713	16 405	4,69	4,40
85	2 014	2 215	20 450	22 871	3,77	3,52
90	569	555	25 370	26 211	3,00	3,00
95	111	108	33 417	31 880	2,17	2,32
100	9	11	48 155	42 435	1,44	1,67

Man sieht hieraus deutlich, dass die Sterblichkeit stark vom Alter beeinflusst wird und im ersten Jahre am beträchtlichsten ist, dass sie in der Pubertätsperiode auf ihr Minimum sinkt, dann wieder langsam ansteigt, um gegen das 40. Jahr ungefähr so hoch zu werden wie im 5. Jahre. Erst im Greisenalter wird wieder die Sterblichkeit des ersten Jahres erreicht. Für die eigentliche Langlebigkeit lässt sich höchstens feststellen, dass sie in einigen Familien erblich ist. Im Allgemeinen scheint der Körper in seiner intensivsten Wachsthumsepoche, in der Pubertätszeit am kräftigsten gegen Krankheiten zu sein. Die Periode der höchsten körperlichen Leistungsfähigkeit wurde von den griechischen Athleten von 25—35 Jahre gerechnet. Im modernen Sport rechnet man sie für Schnelligkeits- und Gewandtheitsübungen von 17 bis etwa 25, für Kraftübungen von 25—40 Jahre; im Turnen werden Leute über 30 Jahre schon zu den alten Herren gerechnet. In den durch schärfste Auslese erwählten alten römischen Heeren wurde die Jugend bis zum 50., das Mannesalter bis zum 70. Jahre gerechnet und dann erst kam das Alter. In unserer Zeit ist im Zivilleben ein 70 Jähriger eine bedeutend kräftigere Erscheinung, als man sie sich im vorigen Jahrhundert dachte.

Man sieht aber auch, dass das Geschlecht einen Unterschied bedingt. Im Allgemeinen ist die Sterblichkeit der Frau geringer, zwischen dem 25. bis 40. Jahre nähert sie sich der der Männer, so dass sie sogar vorübergehend grösser wird. In den einzelnen Ländern treten übrigens regelmässig kleine Unterschiede in diesen Beziehungen auf. In den Kulturländern kommen auf 100 Geburten von Mädchen 105—106 Knabengeburten, während die Zahl der todtgeborenen Mädchen zu der der todtgeborenen Knaben sich wie 100: 140 verhält. Dieses in der Geburt vorhandene Verhältnis zu Ungunsten der Knaben dauert, wie oben angegeben, auch nach der Geburt fort, so dass nach vollendetem ersten Jahre kein Ueberschuss von Knaben mehr vorhanden ist und im Ganzen sogar das weibliche Geschlecht das männliche der Zahl nach in ungefährem Verhältniss von 102 bis 103 : 100 übertrifft; in Europa überwiegt nur bei den Griechen die Zahl der männlichen Individuen in allen Lebensaltern die der weiblichen.

Bei dem Riesenmaterial, auf welches sich diese Schlüsse stützen, muss man unbedingt eine Gesetzmässigkeit annehmen, welche sich in besonderen Anlagen von Alter und Geschlecht ausspricht. Die Sterblichkeit an den einzelnen Krankheiten ergiebt weiter Folgendes:

In England starben beispielsweise 1871—80 von je 1 Million Lebenden jeder Altersklasse jährlich überhaupt und an wichtigen Seuchen:

Tabelle 2.

an	im Ganzen	im Alter von 0—5	5—10	10—15	15—20	20—25	25—35	35—45	45—55	55—65	65—75	über 75
Masern und Scharlach . .	1094	6057	1722	347	111	69	51	28	12	7	4	3
Diphtherie . . .	121	472	291	88	33	21	17	17	14	18	19	14
typhös. Fieber	484	651	518	439	543	509	411	379	402	458	553	498
Lungenschwindsucht . .	2116	767	358	664	2036	3117	3619	3745	3132	2449	1476	492
andere Krankheiten d. Athmungsorgane	3760	12204	557	203	301	445	776	1622	3255	7427	16080	30241
Durchfallskrankheiten . .	935	5728	69	23	21	35	59	96	161	411	1193	3510
sonstig. Krankheiten der Verdauungsorgane . .	978	1276	184	154	206	263	436	900	1673	3011	4839	5685
überhaupt starben	21272	63116	6435	3695	5327	7039	8927	12618	17722	31486	64850	161592

Eine genauere Specialisirung ergiebt, dass in England 1861—70 von einer Million Weiber in jeder Altersklasse starben:

1861—1870 Todesursachen	Alle Alter	0—	5—	10—	15—	20—	25—	35—	45—	55—	65—	75—	85 und darüber
	Von einer Million Weiber in jeder Altersklasse starben jährlich in England												
A. Seuchen: Pocken	145	648	140	56	80	95	70	50	32	25	15	16	14
Masern.	422	2929	254	32	13	10	9	6	3	1	1	1	—
Scharlach .	934	4503	2145	534	157	105	73	33	12	10	6	6	—
Diphtherie	191	778	448	166	61	41	28	22	22	22	21	20	18
Keuchhusten	566	4139	182	11	3	1	1	—	—	—	1	—	—
Typhus .	875	1266	966	798	911	722	641	707	785	959	1152	1244	932
Diarrhoe und Dysenterie	909	5353	90	29	34	59	97	127	184	483	1410	3638	6599
Cholera .	101	237	71	33	26	41	72	101	116	155	203	219	260
Andere Seuchen	473	1901	346	150	136	116	124	161	239	479	953	1614	2060
B. Konstitutionelle Krankh.: Krebs . .	523	13	7	8	17	33	163	673	1538	2300	2810	2844	2713
Skrofeln und Tabes	396	2105	211	173	171	129	106	98	108	121	123	99	46
Phthisis . .	2483	947	476	1045	3110	3966	4378	3900	2850	2065	1239	475	260
Hydrocephalus	285	1847	256	85	22	8	4	3	2	2	2	1	—
C. Lokale Krankh.: Gehirnkrankheiten . .	2513	8910	540	318	391	406	550	930	1816	4015	9314	17073	19216
Herzkrankheiten und Wassersucht .	1385	349	209	287	341	390	631	1191	2175	4762	9431	12444	9307
Krankh. der Lunge .	3052	10074	550	220	306	383	613	1130	2327	5875	13111	22166	28121
des Magens u. d. Leber	964	997	190	152	229	324	509	909	1580	2979	4712	5550	4681
der Nieren .	182	78	48	44	63	102	157	243	316	508	723	735	671
der Geschlechtsorgane	109	4	—	3	17	46	99	197	305	341	364	287	187
der Gelenke	70	62	61	71	75	52	51	60	84	111	155	152	114
der Haut	56	174	9	11	9	18	24	31	47	94	193	336	402
D. Puerperalfieber und Metritis	321	—	—	—	161	633	921	888	60	—	—	—	—
E. Gewaltsam: Selbstmord	34	—	—	3	30	31	35	52	83	86	83	72	50
Andere gewaltsame Todesfälle	344	1157	315	131	117	87	101	139	200	315	636	1892	4242
F. Andere Ursachen	3949	14959	242	124	142	160	228	383	671	2065	12139	63543	203749
Summa	21282	63430	7756	4454	6622	7958	9685	12034	15555	27773	58797	134427	283642

In England starben von 1 Million Neugeborenen an:

Tabelle 4.

Pocken	6521	Hydrocephalus	11252
Masern	12865	Gehirnkrankheiten	121859
Scharlach	30021	Herzkrankheiten u. Wassersucht	76660
Diphtherie	4945	Krankheiten der Lunge . .	149585
Keuchhusten	15161	„ des Magens u. d. Leber	52497
Typhus	38107	„ der Nieren . .	14910
Diarrhoe und Dysenterie . .	34366	„ der Geschlechtsorgane	3062
Cholera	6155	„ der Gelenke	3395
Andere Seuchen	27478	„ der Haut	2512
Sämmtliche Seuchen	175619	Puerperalfieber und Metritis .	6921
Krebs	21311	Selbstmord	3479
Skrofeln und Tabes	14106	Andere gewaltsame Todesfälle	30052
Phthisis	114417	Andere Ursachen	198363

Aus diesen Tabellen ersicht man deutlich, welchen Einfluss Seuchen auf die Sterblichkeit haben. Auch unter den konstitutionellen und Lokalkrankheiten sind sehr viele, die nach unseren jetzigen Kenntnissen als auf Infektion beruhend betrachtet werden müssen. Die ältere Bezeichnungsweise lässt aber gerade in dieser Gruppirung die Bedeutung der Krankheitsanlage deutlich hervortreten. Der Zahl nach treten die Objekte chirurgischer Massnahmen gewaltig zurück, so dass man es sofort versteht, wie beim Tode eines tüchtigen Chirurgen wohl Hunderte, selbst Tausende klagen dürfen, während man beim Tode von Parkes mit Recht sagen konnte, dass er vielen Hunderttausenden das Leben gerettet habe, indem er sie durch die Hygiene vor vermeidbaren Krankheiten behütete. — Zur Orientirung über die Sterblichkeit an einer Seuche über verschiedene Alter diene die graphische Darstellung über die Typhusfrequenz in München:

Fig. 2.

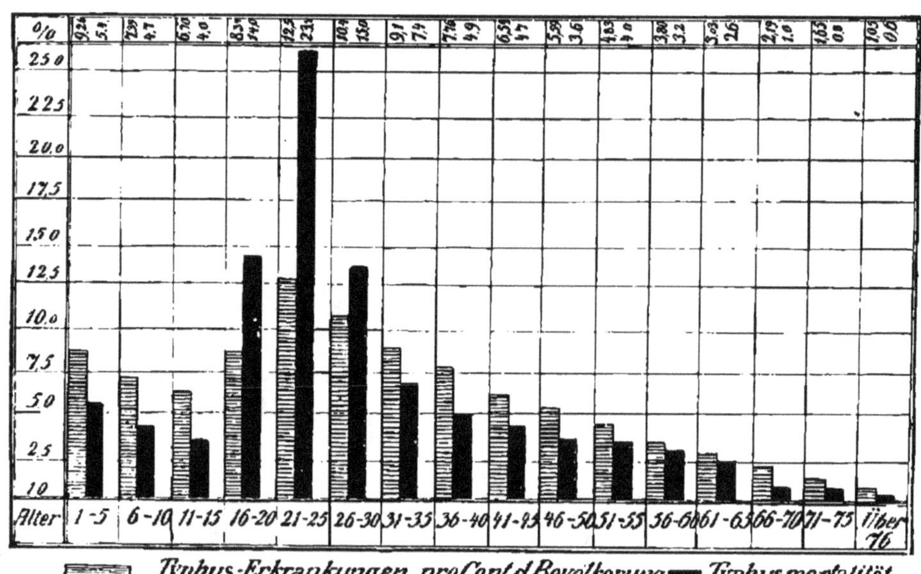

Ueber die Beziehungen der Todesfälle zu den Erkrankungen kann es vielleicht orientiren, wenn ich anführe, dass nach den Erfahrungen in den Krankenhäusern 1885 von je 1000 abgelaufenen Krankheitsfällen entfielen:

Tabelle 5.

auf	im Deutschen Reich	in Oesterreich	in Italien
Pocken	0,6	25,6	8,1
Diphtherie	21,6	5,2	1,9
Typhus	21,8	19,0	22,6
Malaria	4,4	10,4	124,6
Akute Lungenentzündung	26,9	29,6	30,4
Chronischer Alkoholismus	18,9	6,9	1,5
Lungenschwindsucht	43,3	65,9	33,1
Venerische Krankheiten	53,8	87,9	65,6

Nach diesen Ergebnissen gewinnen wir einen Anhalt über den wirtschaftlichen Wert der Herabsetzung der Krankheiten und Sterbefälle. Betrachtet man 70 Jahre als die natürliche Grenze des menschlichen Lebens, so würden von 1000 Menschen jährlich 14,3 sterben müssen. Was mehr stirbt, stirbt als Opfer unnatürlicher, abnormer durch die Kultur geschaffener Verhältnisse; dies müsste also vermeidbar sein. Was diese überflüssige Sterblichkeit kostet, kann folgende Ueberlegung zeigen. Auf 1 Sterbefall rechnet man 35 Krankheitsfälle, jeder Krankheitsfall erfordert 20 Verpflegungstage, von denen jeder nur 2 Mark gerechnet werden soll. Bei einer Gesammtsterblichkeit von 30 pCt. würde dies bei einer Stadt von 10000 Einwohnern betragen 300 Todesfälle, 10500 Krankheitsfälle, 210000 Verpflegungstage, welche wieder 420000 Mark kosten. Würde die Sterblichkeit nur um 2 pM., also auf 28 pM. herabgesetzt, so würden nur 280 Todesfälle, 9800 Krankheitsfälle mit 196000 Verpflegungstagen in Betracht kommen, was einer Ersparnis von 28000 Mark gleich kommt. Gelänge es aber, die Sterblichkeit um 10 pM., also auf 20 pM. herabzusetzen, so würden nur noch 200 Todesfälle, 7000 Krankheitsfälle mit 140000 Verpflegungstagen in Betracht kommen, was eine Ersparnis von ca. 140000 Mark bedeutet. Nach Rochard wurden 1880 in französischen Spitälern 462357 Kranke behandelt, welche 15904373 Behandlungstage à 2 Franks forderten oder 31808756 Franks kosteten; die Kosten der verlorenen Arbeitstage betrugen 22087419 Franks, so dass die Krankheiten in den Hospitälern in toto 53896175 Franks kosteten. Ausserhalb des

Spitals verursachten die Kranken an Verpflegungs- und Behandlungskosten 306190638 Franks, an verlorenen Arbeitstagen 348333770 Franks, im Ganzen 654524408 Franks. Spitalpatienten und Privatpatienten zusammen haben Frankreich in dem einen Jahre durch Krankheit einen Verlust von 708420583 Franks gebracht. Man sieht hieraus, dass hygienische Einrichtungen, welche die Sterblichkeit deutlich herabsetzen, für Staat und Gemeinden eine vorzügliche Kapitalsanlage sind, dass die praktische Gesundheitspflege ein wichtiger Teil der Volkswirtschaft ist. Die Krankheitslast ist für Kulturvölker die grösste und sollte ebenso gut beachtet werden wie die Militärlasten.

Bei der Herabsetzung der Sterblichkeit durch sanitäre Einrichtungen, die später bei den betreffenden Kapiteln angeführt werden, hat sich ergeben, dass vorwiegend die Sterblichkeit an Seuchen herabgesetzt wird und zwar besonders an jenen Seuchen, welche besondere Beziehungen zu den allgemeinen Lebensbedingungen besitzen, und an denjenigen, bei denen eine Verbesserung des Gesammtorganismus wesentlich ist. In diesem Sinne bezeichnet man auch die Seuchen als vermeidbare Krankheiten.

Litteratur.

H. Buchner, Biologie und Gesundheitslehre, Verhandlungen der Gesellschaft deutscher Naturforscher und Aerzte. 1896.

A. Gottstein, Allgemeine Epidemiologie. 1898.

J. B. Haycraft, Darwinism and race progress. 1895.

F. Hueppe, Ueber die Ursache der Gärungen und Infektionskrankheiten und deren Beziehungen zum Kausalproblem und zur Energetik. 1893. — Naturwissenschaftliche Einführung in die Bakteriologie. 1896.

A. Nossig, Einführung in das Studium der sozialen Hygiene. 1894.

A. Ploetz, Die Tüchtigkeit unserer Rasse und der Schutz der Schwachen. 1895.

Rochard, Traité d'hygiène sociale. 1888.

H. Westergaard, Die Lehre von der Mortalität und Morbilität. 1882.

IV. Abschnitt.

Die allgemeinen Lebensbedingungen in ihrer die Gesundheit störenden und Krankheiten vermittelnden Beschaffenheit.

Der Mensch bedarf, um überhaupt existieren zu können, bestimmter allgemeiner Lebensbedingungen. Unerlässlich ist zunächst eine Oertlichkeit, ein Boden, auf dem er lebt, an den er sich anpasst, von dessen Beständigkeit seine eigene Art- oder Rassenbeständigkeit abhängt. Mit Aenderung des Ortes tritt an ihn stets wieder die Notwendigkeit heran, sich mit diesen anderen örtlichen Bedingungen durch Anpassung abzufinden, so dass man die Oertlichkeit in Folge ihrer isolirenden Eigenschaften als wichtigste Bedingung für die Art- und Rassenbildung in den Vordergrund stellen muss. Der Mensch ist überall durch den Boden, durch die Oertlichkeit das, was er überhaupt ist, er ist einmal erdgeboren, autochthon und ganz bestimmten Oertlichkeiten allein vollkommen angepasst. Die gegebenen Bodenverhältnisse entscheiden darüber, wie das Wasser ist, wie es sich bei dem grossen Kreislauf des Wassers gerade hier bietet: Tales sunt aquae, quales sunt terrae, per quas fluunt! Die Oertlichkeit wirkt aber auch auf die Luft ein und bestimmt, ob und welche Veränderungen das Luftmeer gerade hier erfährt. In ihrem gegenseitigen Wechsel ergeben dann Boden, Wasser und Luft das besondere Klima und Wetter jeder Oertlichkeit.

Mehr als irgend ein Tier darauf angewiesen, sich künstlich für die verloren gegangenen Schutzmittel seiner Vorfahren Ersatz zu suchen, hat sich der Mensch in seinen verschiedenen Arten und Rassen den extremsten Aussenverhältnissen angepasst. Die Hilfsmittel hierzu,

Ernährung, Kleidung, Wohnung sind nach den Oertlichkeiten wieder verschieden, und daraus ergiebt sich die Kulturstufe, die der Mensch erreichen kann.

Die fortschreitenden Kenntnisse in der Verwertung der Naturschätze führten dann zur Industrie, deren Abhängigkeit von bestimmten Oertlichkeiten nie ganz überwunden werden kann, trotzdem der moderne Weltverkehr auch hierin Wandel angebahnt und die Menschen von der Oertlichkeit unabhängiger, oft scheinbar ganz unabhängig gemacht hat.

Auf diese Weise gelangt man zu einer ganz natürlichen Einteilung des riesigen Materials der Hygiene, wenn man dieselbe im Zusammenhange mit der Kulturentwickelung und den Kulturbedürfnissen der Menschheit betrachtet.

Nur unter ganz besonderen Verhältnissen wirken die allgemeinen Lebensgrundlagen, Boden, Wasser, Luft, allein oder in ihrer Wechselbeziehung als Wetter und Klima unmittelbar auf den Menschen ein, und deshalb ist es oft recht schwierig, die Einwirkung dieser Grössen unzweideutig zu ermitteln. Diese Aussenverhältnisse zwingen als auslösende Anstösse den Menschen sich anzupassen und zeitigen so dessen Anlagen, speziell also auch seine besonderen Krankheitsanlagen oder seine Seuchenfestigkeit. Dieselben Aussenverhältnisse bieten aber auch die Bedingungen dar, welche gleichbleibend darüber entscheiden, ob diese Anlagen und damit die möglichen Wirkungen stets gleich bleiben, oder welche wechselnd darüber entscheiden, dass die Anlagen des Menschen, seine Disposition zu erkranken sich verändert. Dieselben Aussenverhältnisse wirken aber auch auf andere Lebewesen ähnlich wie auf den Menschen ein und müssen deshalb auch auf jene Lebewesen von Einfluss sein, die wir als Parasiten oder Krankheitserreger kennen. Sie bestimmen auch deren Anlagen und Fähigkeiten und geben weiter die Bedingungen ab, unter denen diese Parasiten auf die Krankheitsanlagen des Menschen auslösend, gesundheitsstörend oder krankheitserregend einwirken können.

Gerade indem man diese neuen Gesichtspunkte, wie sie meine naturwissenschaftliche Formulirung des Kausalproblems an die Hand giebt, berücksichtigt, gelingt es etwas besser und klarer, die Bedeutung der allgemeinen Lebensbedingungen zu ermitteln und festzustellen, wie deren natürliche Beschaffenheit den Menschen physiologisch und hygienisch beeinflusst, wie Veränderungen dieser Beschaffenheit zu Gesundheitsstörungen führen oder zur besonderen Krankheitsursache werden. Oder sollten wir gar so weit sein, uns durch ein künstliches

Klima ganz unabhängig von der Natur zu machen, oder hat vielleicht umgekehrt ein zu weites Entfernen von der Natur gerade hygienische Gefahren, und führt uns die Hygiene wieder zu einer näheren Fühlung mit der Natur, die mit der Wissenschaft doch nur eins sein kann?

Das Problem ist auf jeden Fall verwickelt, aber auch interessant genug, um zu verstehen, dass seit Hippokrates und Diodor bis auf unsere Tage denkende Aerzte und andere Menschenkinder sich stets mit Eifer diesen Fragen zugewendet haben.

1. Boden und Oertlichkeit.

A. Geologisches Verhalten der Erdoberfläche.

Die Gestaltung der Erdoberfläche macht sich durch die Bildung von Ebenen, Hochebenen, von Hügellandschaft, Mittel- oder Hochgebirge durchgreifend geltend. Die Nähe des Meeres, herrschende Meeresströmungen und vorherrschende Winde bestimmen dann weiter im Einzelnen die allgemeinen Eigenschaften einer Oertlichkeit, besonders Regenmenge oder Trockenheit und dadurch auch die Fruchtbarkeit und Ernährungsweise. Die Verwerfungen der ursprünglich parallel gelagerten Erdschichten führt zur Bildung von mehr oder weniger steilen Hügeln, von Mulden und Tälern, die den Abfluss des Wassers, den Zutritt von Licht und Luft bestimmen. Oft genügt schon der

Fig. 3.

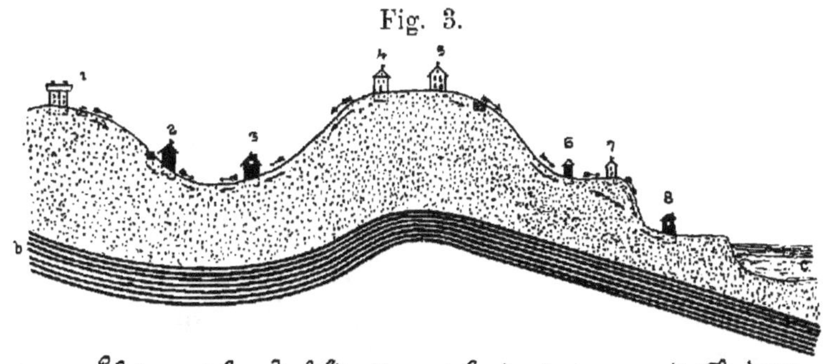

Schema über Infiltration u. Entwässerung des Bodens.

Häuser im infiltrierten Grunde.

blosse Anblick einer Oertlichkeit, um die hygienisch bedenklichen Punkte zu erkennen. So fand Pettenkofer 1854, dass von zwei Strassen von Günzburg die eine tiefe, Bachstrasse, die aus der Umwandlung eines alten Bachbettes hervorgegangen war, nach dem von beiden Seiten die Abwässer zuflossen, eine heftige Epidemie von Cholera hatte. Die andere befand sich auf der Höhe einer, Gries genannten, durch zwei Flussarme gebildeten Insel, so dass die Abwässer nach beiden Seiten abfliessen konnten und der Untergrund trocken war; diese Strasse blieb von Cholera verschont. Ist der Hügel steil, so übernimmt das Haus am Fusse des Steilrandes ausser der Entwässerung seiner eigenen Grundfläche auch die eines grossen Teils des anstossenden Hügels, so dass ein solches Haus nie recht trocken wird und an seiner dem Hügel zugewandten Hinterseite stets im feuchten kühlen Schatten steht, selbst wenn die Vorderseite des Hauses der Sonne ausgesetzt ist, und „dove non va il sole, va il medico!" Und doch ist das besonders von Rheumatikern aufgesuchte Bad Pfäffers in der Schweiz in eine enge Schlucht eingebaut, so dass selbst im Sommer nur einige Stunden ein Teil des Gebäudes vom Lichte getroffen wird. Stellt sich im Schatten und engen Thälern mit Wasserabfluss leicht eine Stauung der Luft ein, besonders zu kalter Luft, so kommt es bei Muldenbildungen in Folge des behinderten Wasserabflusses zu stagnirenden Wasseransammlungen, die zur Bildung von Malariaherden führen. Auf den Hügeln wieder kann eine zu heftige Luftströmung sich einstellen, die ein Erwärmen dort vorhandener Häuser erschwert, was allerdings mehr im eigentlichen Gebirge in Betracht kommt.

Die oberste Bodenschicht ist eine Folge der geognostischen Verhältnisse. Würden sich die Ablagerungen der Erdrinde ganz regelmässig vollzogen haben, so müsste überall ein Parallelismus der zeitlich aufeinander folgenden Schichten vorhanden sein. Man unterscheidet vier geologische Formationen: 1. die azoische, welche Gneiss, Glimmerschiefer führt; 2. die paläozoische, welche Grauwacke, Thonschiefer, alten Kalk (Silurkalk in Böhmen, Devonkalk in Nassau), Steinkohle führt; 3. die mesozoische, welche in Kreide, Jura und Trias eingeteilt wird, welche letztere Keuper, Muschelkalk und Buntsandstein führt; 4. die känozoische, welche in Tertiär (mit Kalkstein, Sand, Thon, Braunkohle), Diluvium und Alluvium geschieden wird. Diese Formationen, deren Bestandteile man nach der Art ihrer Entstehung auch als Schichtgesteine bezeichnet, zeigen in Folge der Zusammenziehung der Erdrinde vielfache Verwerfungen und Aufbrüche, so dass der ursprüngliche Parallelismus der Schichten selten zu finden ist und ganz verschiedene Formationen nebeneinander auftreten können. Auch der Durchbruch vulkanischer Massengesteine, wie Granit, Porphyr, Grünstein, Trachyt, Basalt, Lava ändert die ursprüngliche Schichtung. Auf diese natürlich gelagerten oder durch Verwerfungen und Durchbrüche veränderten Felsarten wirkt die Atmosphäre ein, so dass an einer Stelle Abtragungen und Abwaschungen, an anderen Stellen Ablagerungen dieser zertrümmerten Massen entstehen. Vulkanische und neptunische Trümmergesteine werden dadurch an anderen Orten wieder zu festen oder lockeren Verbänden gelagert. Dies fand auch in den älteren Formationen statt, nur dass meist eine feste Verkittung erfolgte; Schieferthon ist erhärteter Schlamm; Sandstein ist zusammengekitteter Sand; Nagelfluh, Konglomerat, Breccie (Bretz) sind zusammengekittete Schotter. Bei den jungen Formationen trat noch keine so feste Kittung ein; hierher gehört Thon, welcher wasserhaltiges Thonerdesilikat ist und aus feldspatreichen Gesteinen stammt; eisenschüssiger Thon heisst Letten, weisser Thon heisst Kaolin; Mergel ist ein kohlensauren Kalk enthaltender Thon; Lehm, Tegel, Flinz sind kalkhaltiger und eisenschüssiger Thon; ist der dazu dienende Sand sehr fein und das Gefüge weniger fest, mehr pulverförmig, so spricht man von Löss, den man sich jetzt subaërisch gebildet denkt.

Durch diese verschiedenen Prozesse kommt es, dass selten einzelne Häuser, aber wohl nie ganze Ortschaften oder gar grössere Städte auf einheitlichem, sogen. gewachsenem Fels stehen. Der zur Bewohnung dienende Fels ist meist ungleichmässig verwittert und von Spalten durchsetzt, die mit Trümmergestein ausgefüllt sind. Dadurch kommt auch in Gebirgsorten dicht neben einander der verschiedenartigste Untergrund zur Geltung, z. B. auf der Festung zu Würzburg und Ofen, wo einzelne Häuser ganz auf dem Felsen stehen, während Nachbarhäuser auf Schutt stehen. Von Pettenkofer wurde beobachtet, dass im Karst die Cholera die Häuser verschonte, welche auf dem Fels selbst standen, während sie die Häuser befiel, die auf dem eingelagerten Material der Spalten sich befanden. Viele Städte sind aus alten Befestigungen hervorgegangen, die ursprünglich nur aus strategischen Gründen auf Felsen und Hügeln angelegt wurden, und die aus obigen Gründen trotzdem die erwartete gleichmässige Grundlage nicht besitzen. Noch mehr Städte sind aus Handelsniederlassungen hervorgegangen, die vorwiegend in Flusstälern, an Furten der Flüsse, an der Einmündung von Strömen in die See, an Seen liegen, wo der Untergrund durch aufgeschwemmtes Material neuerer Herkunft gebildet wird. In der Neuzeit hat das Bedürfnis der Industrie und der dadurch vielfach vom Schiffsverkehr auf die Eisenbahnen übergegangene Handel Städte an Orten entstehen lassen, bei denen die Oberfläche keines der geschilderten Momente bot, so dass man dort wohl meist jüngere Formationen hat, ohne aber gerade von neuesten Aufschwemmungen sprechen zu können. Im Mittelalter hat dann auch die Willkür von Fürsten, in neuerer Zeit die Spekulation in Amerika zur Gründung von Städten geführt, bei denen ein unmittelbares Schutz- oder Handelsbedürfniss nicht vorlag.

Die neuen und neuesten Aufschwemmungen und geologischen Bildungen bieten in der Mehrzahl der Fälle überall das Material, auf dem unsere Wohnungen unmittelbar stehen, so dass die Verhältnisse des Diluviums und Alluviums für die Hygiene von besonderer Wichtigkeit sind, weil diese neuen Formationen den älteren übergelagert sind und sie deren Zwischenräume ausfüllen. In diesen neueren Formationen sind grössere bankartige Einlagerungen von Thon, Lehm d. h. von wasserundurchlässigen Schichten von besonderer Bedeutung für die Wassergewinnung und für das Entstehen von Seuchen. Auf Lehmboden hat man vielfach z. B. in Rumänien, Böhmen, Norddeutschland fast vollständige Immunität gegen Cholera gefunden.

In bewohnten Gegenden kommt noch der Schutt von Bauten und Industrie als ein Material zum Ausfüllen von Spalten und zum Ausfüllen von Mulden und Tälern in Betracht. Im Laufe von Jahrhun-

Geol. Profil von Berlin.

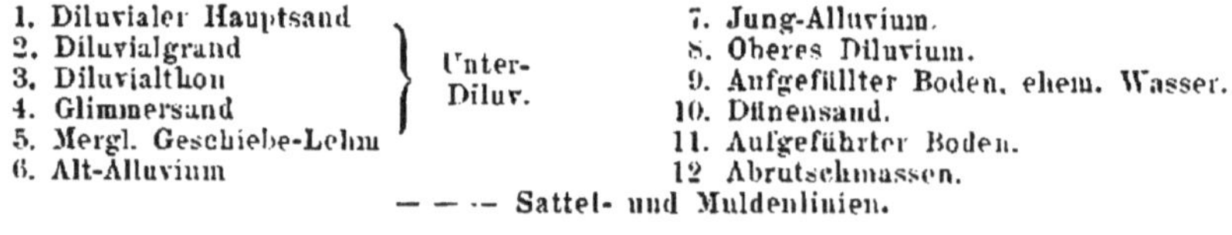

Höhe: Länge = 100:1.

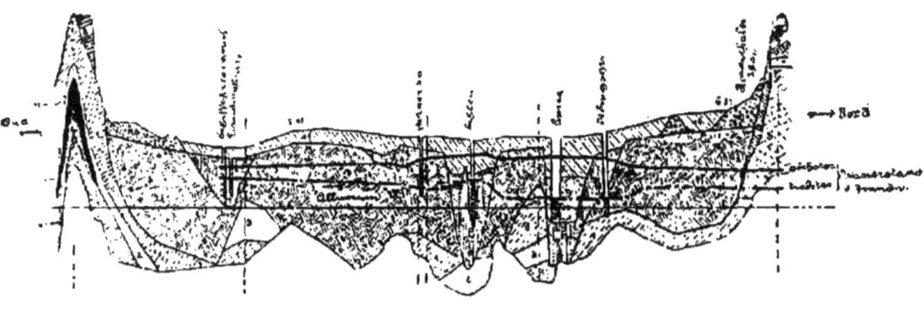

Fig. 4.

derten kann dieser künstliche Schuttboden so beträchtlich werden, dass er ganze Städte begräbt und die Grundlage zu neuen Städten bildet. Bei Hissarlik wurden 16 m starke Trümmerschichten gefunden, in denen mehrere auf einander folgende Kulturstufen zu erkennen waren; das alte Rom zeigt ähnliches, und im Kleinen zeigt uns dies jede moderne Stadt. Nimmt man dieses weitere Moment hinzu, so ergiebt sich, dass die oberen Bodenschichten von älteren Kulturstätten nur wenig von dem ursprünglichen geologischen Charakter der Oertlichkeit erkennen lassen. Hier stehen die Häuser mit ihrem Fundament meist in einer schmutzigen, bei Luftzutritt übel riechenden, von Abfallstoffen durchsetzten dunklen Erdmasse, deren ursprünglicher Charakter oft schwer zu erkennen ist. Die geologischen Profile der Städte klären uns deshalb über die hygienischen Eigenschaften der oberen Bodenschichten nur wenig auf. So steht Berlin auf einer Ebene, deren Oberfläche mit wechselnder Stärke von Alluvialsand gebildet ist, der mit Schutt und Kulturmassen durchsetzt ist. Darunter liegen Moorerde und Infusorienerde, welche aus meist abgestorbenen, nur strichweise oberflächlich noch lebenden Diatomazeen besteht, deren Zellinhalt mit anderen organischen Massen in Fäulnis übergegangen ist. Das nach der Spree zu gerichtete Grundwasser ist oft kaum einen Meter von der Oberfläche entfernt; weiter vom Flusse pflegt dasselbe tiefer unter der Erdoberfläche zu stehen.

In München ist links der Isar eine mächtige Lage von Kies, der auf Flinz ruht, während rechts vom Flusse die gegen Cholera fast immune Vorstadt Haidhausen zum Teil auf einem Lösshügel

Profil von München.

1. Niederterassenschotter.
2. Deckenschotter.
3. Löss.
4. Alluvialkies.

—— Mittlerer Grundwasserstand.
Länge : Höhe = 1 : 66.

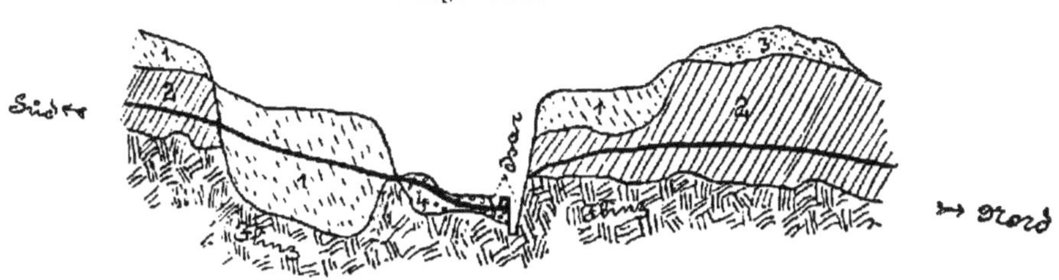

Fig. 5.

liegt. Das Grundwasser ist infolge von Muldenbildungen des Flinz sehr ungleichmässig von der Erdoberfläche entfernt, in der Nähe des Flusses der Oberfläche nahe und von ihm beeinflusst.

In Wien liegt der Süden und Westen zum Theil auf undurchlässigem Tegel, zum Theil auf dem Tegel übergelagertem Schotter, der Norden und Osten vorwiegend auf Alluvial- und Diluvialkies; die undurchlässige Schicht ist so geneigt, dass Muldenbildungen nicht vorkommen, und der Grundwasserspiegel gegen die Donau zu abfällt, die beim Steigen sich auf das Grundwasser der Umgebung bemerkbar macht.

Profil von Wien.

Länge Höhe = 1 : 35.

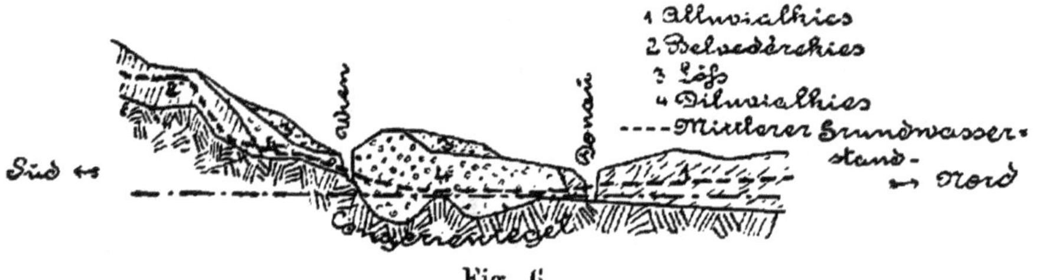

Fig. 6.

Lyon liegt vorwiegend auf Granit, in den tieferen Theilen auf Kies, der aber bei der Richtung des Granites stets vom Flusse durchspült werden kann.

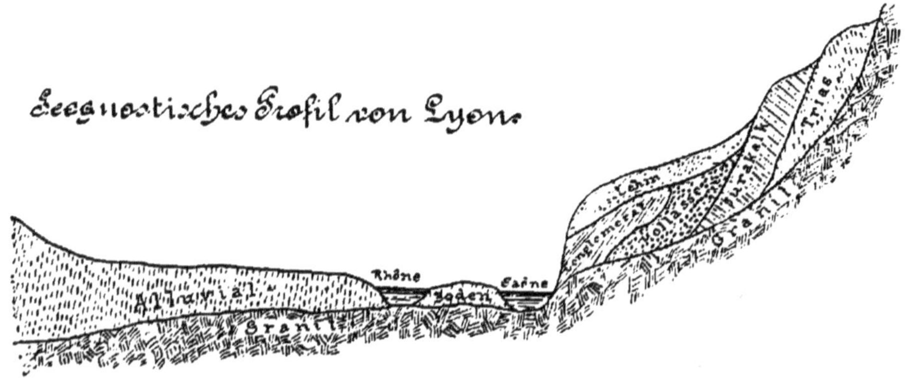

Fig. 7.

Die Bodenoberfläche ist dauernd Veränderungen unterworfen. Der Wechsel von Frieren und Auftauen des oberflächlich eingedrungenen Wassers, Insolation und starke Trockenheit verwittern auch das härteste Gestein und führen es in kulturfähigen Detritus über. Salpeter bildende Kleinlebewesen, die sich von kohlensaurem Ammon ernähren, Flechten, welche als eine Symbiose von Pilzen und Algen anorganisches Material assimilieren, tragen zur Verwitterung der Felsen bei. Bald stellen sich andere Pflanzen und Tiere ein, und es bildet sich eine erste Kulturschicht, die von den Regenwürmern fortwährend umgearbeitet wird.

Wenn organische Substanzen in dieser Schicht reichlicher verwesen oder der Mensch zersetzungsfähige Substanzen absichtlich hinzufügt, entsteht aus der oberen Verwitterungsschicht allmälich Dammerde und Humus, mit denen die Kultivirbarkeit des Bodens durch den Ackerbau, durch Wiesen- und Waldwirtschaft ihre höchste Stufe erreicht. Je nach dem Grade der örtlichen, natürlich gegebenen oder künstlich gesteigerten Bedingungen entscheidet der Boden, ob Ackerbau, Weide- und Viehwirtschaft oder Waldwirtschaft, ob Hirtenleben möglich ist, und diese Kulturmomente bestimmen ihrerseits wieder die Einflüsse des Bodens auf den Menschen, so dass die Jägervölker aller Rassen, die Hirten in allen Steppen, die Bewohner der Hochgebirge und der Küsten gewisse gemeinsame Eigenschaften haben.

Wenn man früher angab, dass der Kropf besonders auf Thonschiefer vorkommt, so scheint darin ein besonderer Einfluss geognostischer Art gegeben. Wenn man behauptete, dass Cholera auf Urgestein nicht, wohl aber auf känozoischem Boden vorkommt, so können wir das jetzt darauf zurückführen, dass ersteres seltener so zerrissen und nicht so ungleichmässig von Detritus durchsetzt ist.

Am besten begründet scheint noch ein hygienischer Einfluss des Kalkes. Einmal kann der Kalk Kleinlebewesen durch Bindung von Säuren im Wachstume begünstigen; derart könnte vielleicht die Abhängigkeit des Milzbrandes von bestimmten Oertlichkeiten mit beeinflusst sein. Noch auffallender ist, dass in den österreichischen Alpen die Tuberkulose im Kalk viel höher hinauf reicht als im Urgestein, welches schon bei geringeren Höhen fast immun gegen Tuberkulose erscheint; im Kreise Waldenburg in Schlesien, der sehr viel Tuberkulose hat und zwar sowohl in den Industriebezirken als im kalkhaltigen Teile des Riesengebirges, ist Görbersdorf auf Granit immun gegen Tuberkulose. In diesem Falle kann es sich nicht um eine Abhängigkeit der Parasiten vom Boden handeln, sondern nur um eine Abhängigkeit der Disposition des Menschen. Diese wird uns etwas begreiflich, wenn wir sehen, dass dort auf Urgestein die Bewohner Waldbauern geblieben sind, während sie auf Kalkboden durch Kalkbrennereien und Ausroden der Wälder zu einer hygienisch ungünstigeren Lebensweise übergingen, was dann in den Tälern und der Ebene, in den Industrieorten in noch höherem Masse der Fall war.

Der Kalk macht sich aber auch durch das Wasser auf den ganzen Stoffwechel, besonders aber jenen des Knochensystems bemerkbar. Das schwere Pinzgauer Pferd hat voluminöse, schwammige Knochen im Gegensatze zu dem Vollblutpferde mit seinen feinen, aber elfenbeinartigen Knochen; das erstere hat ein Herz bis zu 5 kg Gewicht, das letztere von 6 kg und mehr. In Frankreich kann man unter den Bauern von Larzac nach Reclus auf den ersten Blick die grossen, knochigen Kalk-Bauern „Caussenards“, die Gersten- und Haferbrot essen und kalkhaltiges Wasser trinken, von den schwächeren Granitbauern „Ségalains“ unterscheiden, die Roggen, Buchweizen und

Kastanien essen und Aepfelwein trinken. Man will auch bemerkt haben, dass in Gegenden mit kalkärmerem Wasser die Bewohner weniger an Steinbildungen leiden, während in Gegenden mit hartem, kalkhaltigen Wasser weniger häufig Zahnfäulnis vorkommt.

Der Boden macht sich in derartigen Fällen durch Vermittlung des Wassers und der Kulturprodukte auf den Stoffwechsel und damit auf die Körperbeschaffenheit, und damit auch auf die Krankheitsanlagen bemerkbar. So verstehen wir auch den Unterschied zwischen den gutgenährten kräftigen Marschbauern und den schlechter gestellten Geestbewohnern in Norddeutschland als Folge von Ueberfluss oder Mangel.

Hygienisch kommt weiter in Betracht, dass die verschiedenen Gesteinsarten sich in Bezug auf Staubbildung verschieden verhalten. Der Kalkstaub ist besonders gefürchtet, und Städte mit diesem Staube zeigen oft eine besonders hohe Sterblichkeit an Tuberkulose, z. B. Wien, Prag.

Der Boden kann auch noch dadurch hygienische Beziehungen zeitigen, dass er Bergbau ermöglicht und dass besonders das Aufschliessen von Kohlenlagern den Industrieaufschwung einer Gegend begründen kann und damit die Lebensverhältnisse grosser Bevölkerungsmassen auch hygienisch bestimmt; durch diese sozialen Verhältnisse wird mittelbar ein Einfluss der Oertlichkeit auf die körperlichen Anlagen ganzer Bevölkerungsschichten ausgeübt.

Der Boden wirkt ganz zweifellos, aber meist in recht verwickelter Weise dadurch hygienisch, dass er die Krankheitsanlagen des Menschen auf dem Wege der Ernährung, des Stoffwechsels oder der sozialen Beziehungen bestimmt. Ein Einfluss der geognostischen Beschaffenheit des Bodens, wie er oben für Cholera und Milzbrand angegeben wurde, liess sich nicht sicher nachweisen, oder eher im chemischen Sinne deuten. Im physikalischen Sinne kommt der Boden insofern in Betracht, als Feuchtigkeitsansammlungen die Bildung von Malariaherden ermöglichen oder durch Urbarmachen von jungfräulichem Boden Malariaparasiten auf den Menschen übergehen können, die sich dort saprophytisch entwickelt hatten.

Durch die Summe dieser von der Oertlichkeit ausgehenden Einflüsse bekommen die Menschen ganz bestimmte Eigentümlichkeiten der Erscheinung, des Charakters und der Sitten. Diese Eigentümlichkeiten halten sich mit ausserordentlicher Zähigkeit und vererben sich auch, sowie sie sich auch auf die Einwandernden übertragen. Die Charakterschilderungen der alten arischen Gallier erinnern auffallend an die der modernen Franzosen, bei denen das arische Element stark geschwunden ist. Die modernen Griechen werden als ebenso unzuverlässig und wenig wahrheitsliebend geschildert wie die Hellenen, trotzdem sich die Rasse vollständig geändert hat; bei den Hellenen waren es nordische Arier, bei den modernen Griechen sind die ligurisch-slavischen Elemente vorherrschend. Die alten Perser, welche stark arisch durchsetzt waren, werden gerade so geschildert wie die modernen, bei welchen fast nichts Arisches mehr zu finden ist. Die Schilderungen der arischen Skytho-Sarmaten passen auch auf die mongolischen Hunnen und Kalmücken, aber auch auf die neuerdings aus den Russen hervorgegangenen Kosacken. Die Summe der örtlichen Einflüsse überdauert somit sogar selbst die Zähigkeit, mit der Rasseneigentümlichkeiten vererbt werden. Allerdings muss als Voraussetzung eine geeignete Kulturrasse gegeben sein, die ihre Auffassungen auf die späteren Mischlinge übertragen kann.

B. Mechanische Verhältnisse der Erdoberfläche.

Nach dem vorher Gesagten kann man wohl unbedenklich sagen, dass die indirekten physikalisch-chemischen Verhältnisse des Bodens allen übrigen von denselben ausgehenden direkt hygienischen Einflüssen übergeordnet sind. Gleichgültig wie ursprünglich die vulkanischen, aquatischen oder subaërischen Bildungen gewesen sein mögen, meist haben wir es an der Oberfläche mit vielfach veränderten und durcheinander gemischten Gesteins- und Bodenarten zu thun, die in einem gewissen Gegensatze zu dem ursprünglichen, gleichmässig zusammengesetzten und nicht klastischen Schicht- und Eruptivgesteinen stehen. Diese letzteren beiden Klassen kann man praktisch als aporös bezeichnen, während die Trümmergesteine stets nachweisbar porös sind. Die Trümmer trennt man in:

a) Gerölle oder Schotter;

b) Kies, dessen Korngrösse zwischen 0,9—5 mm Durchmesser beträgt (Grobkies = Erbsengrösse, Mittelkies = Grösse von Koriandersamen, Feinkies = Grösse von Rübsamen);

c) Sand, zwischen 0,3—0,9 mm Korngrösse (oft getrennt in Grob und Mittelsand);

d) Feinsand oder Feinerde oder Staub mit einer Korngrösse unter 0,3 mm Durchmesser.

a, b, c können durch Schlemmen mit Wasser von d getrennt werden, so dass die Feinerde jene feinsten meist thonigen Bestandteile enthält, die überall durch Wasser in Schwebe gehalten und eingeschlemmt werden, wo kleinste Poren vorhanden sind. Die Bezeichnung des Bodens erfolgt nach der vorherrschenden Bodenart, so steht z. B. München auf grobem Kies, Berlin auf Sand.

Das scheinbare Bodenvolumen setzt sich zusammen aus gröberen Körnern, welche a, b und c der Grösse nach entsprechen und im Besonderen das Skelett des Bodens genannt werden, aus der dazwischen gelegenen Feinerde und aus den Hohlräumen zwischen den Körnern, den Poren. Unter der Annahme gleicher Korngrösse und kugeligen Form der Körner wurde von Lang und Flügge eine lockerste und eine dichteste Lagerung berechnet, wonach das Porenvolumen im ersten Falle 47,64, im Falle dichtester Lagerung nur 25,95 pCt. des Gesammtvolumens beträgt. Bei gleicher Korngrösse von natürlicher Beschaffenheit beträgt im Versuche das Porenvolumen ungefähr 39 pCt. des Gesammtvolumens; die absolute Grösse der Körner ist dabei gleichgültig.

Die wirklichen Böden setzen sich aber meist aus verschieden grossen Körnern von unregelmässiger Form zusammen, so dass grössere Zwischenräume zwischen grösseren Körnern durch kleine oder kleinste Körner ausgefüllt werden. Infolge dessen kann es zu einer Abnahme des Porenvolumens unter den berechneten und gefundenen Durchschnitt kommen. Aber es kann auch eine erhebliche Zunahme erfolgen, wenn z. B. im Kulturboden die groben Elemente nicht einheitlicher und aporöser Art, sondern selbst schon zusammengesetzte Krümel, also selbst bereits porös sind. So wurde z. B. gefunden, dass das Porenvolumen in Prozent des Bodenvolumens betrug: bei reinem sandigen Lehm 32,7, Grob- und Mittelkies 35,3, Sandboden 35,5, Gartenerde in der Tiefe 46,1, Thon 52,7, humöser Lehmsandboden 56,8, Gartenerde von der Oberfläche 64, Feinsand und Moor 84 pCt. Lockerung des Bodens, z. B. durch Tiefpflügen, erhöht das Gesammtvolumen des Bodens und damit dessen Durchlässigkeit, indem dadurch die groben einheitlichen Partikel zertrümmert und beseitigt werden, und statt dessen sich etwaige gröbere Körner aus kleineren in Folge der Durchfurchung bilden.

Bei diesem grossen Anteil von Poren am Gesammtvolumen des Bodens bieten die Körner eine enorme innere Oberfläche dar. Im groben Kiese rechnet man pro 1 m³ Boden 180 000 Körner mit einer Oberfläche von 56 m², beim Feinsande dagegen 50 000 Millionen Körner mit einer Oberfläche von 10 000 m². Infolge der Lagerung der Körner zu einander gruppiren sich die Poren zu Röhren von kapillarer Beschaffenheit, deren Durchmesser nach der Korngrösse wechselt.

C. Das Wasser im Boden.

Die Poren und Kapillaren oder Haarröhren können mit Luft, Gasen, Wasser oder Lösungen gefüllt sein. Wenn man alle mit Wasser füllbaren Poren eines Bodens mit Wasser füllt und somit den Zustand der „grössten oder vollen Wasserkapazität“ herstellt, und wenn man dann das Wasser der Schwerkraft folgend wieder abtropfen lässt, so bleibt der Schwerkraft entgegen ein Teil des Wassers im Boden zurück und zwar durch die anziehende Flächenwirkung der grossen Kornoberfläche im Innern. Dieser physikalisch festgebundene Teil des Wassers bestimmt die „wasserhaltende Kraft“ oder „kleinste oder absolute Wasserkapazität“ eines Bodens. Während die grösste Wasserkapazität genau mit dem Porenvolumen parallel geht, steigt die Menge dieser kleinsten Wasserkapazität (im Verhältnisse zum Porenvolumen) mit der Grösse des Porenvolumens und mit der Feinheit der Poren. Bei Kiesboden wurden durch die „wasserhaltende Kraft“ im Boden festgebunden ungefähr 13 pCt. des möglichen Wassers der Poren, bei Sand 45 bis 65 pCt., bei Lehm und Thon 50 bis 87 pCt., Feinsand und Gartenerde, Humus und Torf 70 bis 93 pCt. Es giebt sogar Humus, der das Zehnfache seines Gewichtes an Wasser aufnehmen und festhalten kann. Die Nadelstreu der Koniferen nimmt das Vierfache, Blattstreu der Buchen das Siebenfache ihres Gewichtes an Wasser auf.

Ein an organischen Stoffen reicher Boden zeigt stets eine Wassermenge, die grösser ist als die dem reinen Boden derselben Art entsprechende. Die Reinhaltung des Bodens von organischen Stoffen ist also ein Mittel zur Erhaltung der Trockenheit.

Der kompakte, sogenannte aporöse Fels nimmt stets weniger Wasser auf, als wenn er zerrieben und in Pulver verwandelt ist; 100 Gewichtsteile Granit nehmen fest 0,06, gepulvert 27 Teile Wasser auf; Thonschiefer im ersten Falle 0,19, im zweiten 31; Meerschaum im ersten Falle 91, im letzteren 200 Teile Wasser auf. Die Bezeichnung aporös für Felsen ist also nicht ganz genau; so nimmt z. B. Basalt 3, Kalkstein 10 bis 20, Kreide 24 pCt. Wasser auf, die den „Gebirgsschweiss“ ausmachen. Indem festes Gestein der Bergeshöhen durch die Atmosphäre verwittert und in Pulver zerrieben wird und als Detritus in die Alluvien der Ebene und Täler gelangt, kann „Granit eine Quelle der Malaria“ werden. Der Thon ist noch besonders wichtig, weil er die feinen, verschlämmbaren Teile liefert, welche die kleinsten Poren ausfüllen, und weil er sich mit Wasser unter Aufquellen plastisch verbindet. Stärkere Thonlagen bilden deshalb für Wasser undurchlässige Schichten.

Wenn der Boden von oben befeuchtet wird, so umschliesst das Wasser leicht Gruppen von Partikeln, deren Luft dadurch abgeschlossen, somit am Entweichen verhindert und deshalb nicht durch Wasser ersetzt wird, während die Luft ganz entweicht, wenn die Befeuchtung von unten erfolgt, und das Wasser dabei die Luft vor sich her drängt. Bei der Befeuchtung von unten findet man nach Renk eine grössere wasserhaltende Kraft des Bodens als bei der Befeuchtung von oben.

Wenn Wasser bei einer gegebenen Oberfläche von 1 m² in der Höhe von 1 cm = 10 mm zur Verfügung steht, z. B. in Form von Regen, so würde es in einem leeren Gefässe mit 1 m² Bodenfläche eben eine Höhe von 1 cm einnehmen, bei 50 mm Regen von 5 cm. Beträgt das Porenvolumen eines Bodens nur 37 pCt. des Gesammtvolumens, so fasst dieser Boden bei grösster Wasserkapazität bei 1 m Tiefe (= 1 m³) 370 l Wasser, bei 1 cm Tiefe 3,70 l; bei einer kleinsten Wasserkapazität von 49 pCt. des Porenvolumens und bei 1 m Tiefe demnach nur 181,3 l und bei 1 cm Tiefe nur 1,8 l Wasser. Um 10 l Wasser oder Regen unterzubringen, müsste bei Füllung aller Poren, also bei grösster Wasserkapazität, erforderlich sein eine Bodenschicht von 2,7 cm, für 50 l von 13,5 cm Höhe; und bei kleinster Wasserkapazität für 10 l von 5,5 cm, für 50 l von 27,5 cm. Selbst unter der Annahme, dass der ganze Regen eindringt, würde also eine absolut trockene Bodenschicht von ungefähr 25 cm genügen, um 50 mm Regen pro 1 m² vollständig durch Flächenwirkung festzuhalten. Da oft nur $1/3$ des Regens wirklich eindringt, so genügt für Vollfüllung aller Hohlräume für 10 l Regen sogar 0,9, für 50 mm Regenhöhe 4,5 cm Bodenhöhe und bei ausschliesslicher physikalischer Bindung für 10 mm Regen 1,8 cm, für 50 mm Regen 9,17 cm Bodentiefe.

Da nach vorausgegangener absoluter Trockenheit Thon durch seine plastischen Eigenschaften und organische Substanzen durch Quellung enormer Mengen von Feuchtigkeit zurückhalten, dürfte man als Anhalt festhalten können, dass ein vorwiegend Thon oder organische Substanzen haltender Boden bei einer Tiefe von ungefähr [illegible] cm, ein Sandboden bei einer Tiefe von 10 cm ungefähr 50 mm Niederschläge vollständig zu binden oder festzuhalten vermag.

Ein solches Austrocknen des Bodens findet nur an der Oberfläche statt. Die Verdunstung des auffallenden Regens ändert sich nach der Trockenheit der Luft von 12 bis 33 pCt. des auffallenden Regens. Je nach der Trockenheit der Luft, der Grösse und Anordnung der Körner und der Poren des Bodens, der Art des Bodens und der Bebauung vermag ein stark ausgetrockneter Boden in seinen obersten Schichten viele starke Niederschläge so vollständig zurückhalten, dass gar kein Wasser in die tieferen Schichten gelangt. Dasselbe gilt auch von aufgegossenen, in Lösung befindlichen Verunreinigungen, da dieselben bei Trockenheit an der Oberfläche festgehalten werden. Tiefgründiger Kulturboden (Tiefpflügen), gut drainirte Wiesen, der humöse Boden und die lockere, alte in Zersetzung begriffene Streu des Waldes binden und halten deshalb nach vorausgegangener Trockenheit enorme Mengen von Wasser zurück.

Nach vorausgegangener Durchfeuchtung ist die Verdunstung umgekehrt abhängig von der Stärke der Feuchtigkeit und der Korngrösse. Thon und organische Stoffe haltende Bodenarten, die viel Wasser zu fassen vermögen, und feinkörnige Böden zeigen eine stärkere Verdunstung als Sand und grobkörniger Boden. Böden mit organischen Stoffen sind demnach den grössten Schwankungen der Feuchtigkeit an der Oberfläche ausgesetzt. Bedeckung des Bodens durch Steine, Pflasterung, setzt die Verdunstung herab, indem dieses leblose Material den Einfluss der Sonnenstrahlung und der Luft abhält, während Pflanzen die Verdunstung befördern. Als besonders Wasser entziehende Pflanzen gelten Sonnenblumen (Helianthus annuus), Indianerreis (Zizania aquatica), Kalmus (Calamus acori) und Blaugummibaum (Eucalyptus globulus). Ein Hektar Moosdecke vermag fast 45 cm³, ein Hektar mit einjährigem Streufall im Buchenwalde fast 13 cm³, im Fichtenwalde fast 5 cm³ Wasser zu halten, so dass, da auch im Walde die Verdunstung erschwert ist, ein Waldgebiet gleichmässigere Wasserverhältnisse zeigt und weniger plötzlichen Ueberschwemmungen ausgesetzt ist.

Die Vegetation hemmt jedoch auch die Zersetzungen im Boden durch Kleinlebewesen. So enthielt nach Wollny die Bodenluft bei Gras nur 2,101, bei Strohbedeckung 7,152, bei nacktem Boden 9,431 pCt. CO_2. Aehnlich ist es nach Warrington mit der Salpetersäure. Im nackten Boden tritt demnach durch Oxydation eine stärkere Verarmung an organischen Stoffen ein, durch Bepflanzung in Folge der sich als Zwischenstufe einstellenden Humusbildung eine Bereicherung an denselben. Das „fertiliser la terre c'est assainir“ bedarf also einer richtigen Deutung von Fall zu Fall.

Die erste oberflächliche Zone des Bodens, in welcher volle

Feuchtigkeit, aber auch vollständige Austrocknung möglich ist, bezeichnet man nach F. Hofmann als Verdunstungszone.

Auf diese folgt eine zweite Zone, auf die sich die Verdunstung nicht mehr bemerkbar macht. Die obere Grenze dieser zweiten Schicht ist gegen die untere der ersten Schicht nicht scharf geschieden, weil die Verdunstung nach der Tiefe zu nicht plötzlich, sondern allmälich aufhört, und sie wandert ausserdem je nach dem Feuchtigkeits- oder Trockenheitszustande der obersten Bodenschicht nach unten oder nach oben. Diese zweite Zone wird die Durchgangs-Zone genannt. Giesst man nämlich auf einen Boden, der seiner kleinsten Wasserkapazität entsprechend mit Wasser gesättigt ist, noch weiter Wasser auf, so füllen sich nicht etwa die Poren ganz mit Wasser, sondern das Wasser, welches über diese Grösse vorhanden ist, geht durch den Boden durch, indem es unten abzuträufeln beginnt. In dem Masse wie oben frisches Wasser eindringt, fliesst unten der Schwere entsprechend von dem alten Wasser eine entsprechende Menge ab. Das Wasser wechselt seinen Platz schichtweise. Nach Regen fängt das Wasser auch in Tunnels und Stollen im festen Fels an der Decke an, stärker zu laufen.

Die Schnelligkeit des wirklichen Eindringens richtet sich ganz nach dem Widerstande, also wieder nach Korngrösse und Porenanzahl. So betrug z. B. in grobporigem Boden die durchschnittliche Geschwindigkeit pro Tag 26 mm, in feinporigem Boden 9 mm, oder der Weg von 1 m nach der Tiefe wurde im ersteren Falle in 38, im zweiten in 114 Tagen zurückgelegt. Bei Felsen dauert es Jahre lang, bis das Wasser in die Tiefe gelangt. Ein eindringender Regen kann also einmal längere Zeit im Boden verweilen und die Schmutzstoffe auslaugen und sich so zu einer konzentrirteren Schmutzlösung gestalten als das andere Mal; er kann aber auch beim Eindringen ein Mal schmutzige, ein anderes Mal weniger schmutzige Lösungen vor sich her treiben und in die Tiefe hinab drücken. Die wirkliche Feuchtigkeitsmenge, welche diese Zone erhält, ist sehr gross; im Ausgangsbeispiele betrug sie pro 1 m³ 181,3 l; sie schwankt zwischen 150 bis 350 l, je nach der Bodenart. In einer Schicht von 1 bis 2 m können demnach durch die wasserhaltende Kraft des Bodens die Niederschläge eines ganzen Jahres bequem Platz finden. Diese Zone ist also bei der festen physikalischen Bindung des Wasses ein riesiges Wasserreservoir.

Bei dem Eindringen in die Tiefe kommt man einmal drittens auf eine wasserundurchlässige Schicht, welche ein weiteres Abfliessen in die

Tiefe verhindert. In dem Bereiche der Wirkung dieser Schicht muss also der Boden nicht nur kleinste Wasserkapazität, sondern grösste Wasserkapazität zeigen, d. h. alle Poren müssen ganz mit Wasser gefüllt sein, einmal weil sich die wasserhaltende Kraft weiter geltend macht und dann, weil zu dieser die Unmöglichkeit eines weiteren Abträufelns in die Tiefe hinzukommt. Das Wasser auf der undurchlässigen Schicht, das Grundwasser, bildet nun aber keine horizontale Ebene, sondern es wird infolge der Kapillarität des Bodens gehoben und nur, wenn man die Bodenpartikel in einem Brunnenkessel oder Brunnenschacht beseitigt, bildet es im Brunnen eine Fläche, die man als Massstab für die Grundwasserhöhe benützt; Fig. 8 c_3.

Die Höhe der kapillaren Hebung des Wassers, welche der Schwerkraft entgegenwirkt, richtet sich besonders nach der Feinheit der Poren. In grobkörnigem Boden steigt das Wasser schnell, aber es erreicht keine grosse Höhe, in feinkörnigem Boden, besonders in Lehm und Thon, steigt es langsam, erreicht aber eine bedeutende Höhe. Im Boden selbst steht deshalb das Wasser einige Centimeter bis zu einem Meter und darüber höher, als es der Grundwasserspiegel in einem Brunnen anzeigt; im Torf soll es sogar 6 m hoch steigen können. Bei dieser Hebung des Wassers werden demnach unten alle Räume gefüllt, dann an Zahl und Grösse abnehmend schliesslich nur noch die allerfeinsten, so dass auch hier der Uebergang zum Verhalten der Durchgangszone nur ein allmälicher ist. Die vis a tergo für die Hebung des Wassers durch Kapillarität in der Tiefe liegt in der Verdunstung an der Oberfläche. Man kommt so zu der sonderbar erscheinenden Beobachtung, dass die Richtung des Wassers im Boden nach unten erfolgt, wenn das Grundwasser steigt, dass sie nach oben erfolgt, wenn der Grundwasserspiegel fällt. Die Kapillarität wirkt durch Nachsaugen von Wasser aus der Tiefe dem vollständigen Austrocknen des Bodens entgegen, so dass die austrocknende Wirkung der Verdunstung sich nur auf die Oberfläche erstrecken kann und nach der Tiefe zu allmälich ganz aufhört.

Man bezeichnet die dritte oder unterste Schicht als die Zone des kapillaren Grundwasserstandes. Die Grösse dieser Zone ist ebenfalls keine absolute gegen die Durchgangszone, sondern sie schwankt. Sie nimmt ab, wenn der Zufluss von oben nachlässt, sie nimmt zu, wenn der Zufluss von oben zunimmt.

Die Grösse der Verdunstung, die Regenmenge, die Zeit des Regenfalles, die Entfernung der undurchlässigen Schicht von der Erdoberfläche bestimmen zusammen die absolute Grösse der 3 Zonen. Ist die undurchlässige Schicht der Oberfläche sehr nahe, so muss bei zunehmender Feuchtigkeit erst die Durchgangszone, dann die Verdunstungszone in die Grundwasserzone aufgehen und das Grundwasser tritt zu Tage, Fig. 8 c_2 während bei grossem Abstande der

Fig. 8.

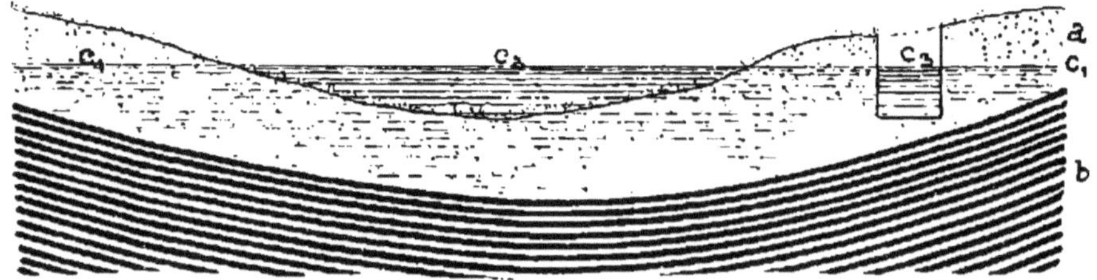

Oberflächliches und frei zu Tage tretendes Grundwasser.

ersten undurchlässigen Schicht, z. B. in den grossen Ablagerungen von Schotter oder Kiesen oder Sand in Gebirgstälern, die Durchgangszonen trotz aller Schwankungen an der Oberfläche enorm werden und grosse Vorräte an Wasser ansammeln kann, die das Grundwasser in weiten Grenzen von den Jahresschwankungen des örtlich auffallenden Regens unabhängig machen. Ein solches Reservoir bildet das sogenannte Steinfeld bei Wiener-Neustadt. Nach dem vorher Gesagten dauert es selbst bei mässiger Durchgangszone viele Monate, bei stärkerer aber selbst einige Jahre, bis gelöste Verunreinigungen von der Oberfläche des Bodens in das Grundwasser gelangen. Ein feinporiger Sand bietet bessere Verhältnisse als ein grober Kies. Nur wenn Spalten, Risse, Gänge von Wühltieren, Kulturarbeiten die natürliche Lagerung stören, kann dieses Verhältnis örtlich ungünstig geändert werden, und es können dann Verunreinigungen von der Oberfläche und aus den oberen Bodenschichten durch Regen etwas schneller in mässige Tiefen gespült werden.

D. Hat das Grundwasser als solches und durch seine Schwankungen eine hygienische Bedeutung?

Das Grundwasser bewegt sich nicht nur auf und nieder, sondern es bewegt sich im Boden auch in der horizontalen Richtung fort. Auch diese Geschwindigkeit wird verzögert durch die Widerstände der Bodenpartikelchen, so dass z. B. in sandigem Boden die Entfernung der Brunnenwände von etwa 2 Meter in 24 Stunden durchflossen wird. Die absolute Geschwindigkeit ist übrigens in den verschiedenen Bodenarten je nach der Grösse und Anordnung ihrer Körner und der durch dieselben gebildeten Poren und Kapillaren ausserordentlich verschieden und schwankt zwischen 0,1—1,5 m pro Stunde.

Das Grundwasser bewegt sich auf der undurchlässigen Schicht ausserdem nach deren Form, d. h. wo die undurchlässige Schicht ab-

Fig. 9.

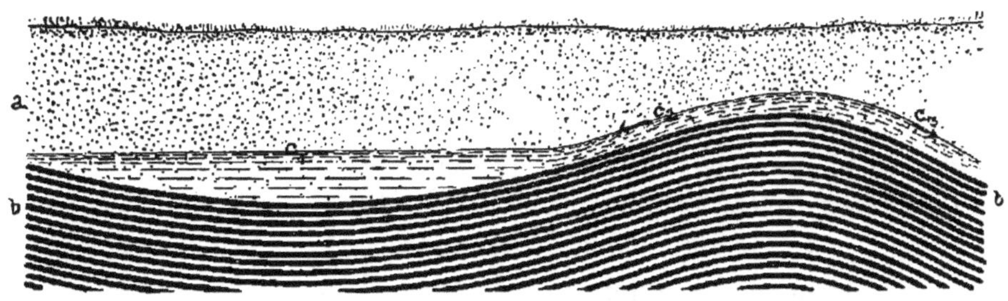

Lagerung des Grundwassers.
a durchlässige, b undurchlässige Bodenschicht, c Grundwasser.

fällt, fliesst auch das Grundwasser ab, wo dieselbe Mulden bildet, bildet auch das Grundwasser stehende Ansammlungen nach Art von Teichen oder Seen.

Das an einem Orte vorhandene Grundwasser wird demnach gebildet von dem von anderen Orten zuströmenden Grundwasser und von dem örtlich auffallenden Regen. Nur wenn seitliche Zuströmungen des Grundwassers möglichst ausgeschlossen sind, kann die Menge des Grundwassers in leidlich übersichtlichen örtlichen Beziehungen zu dem auffallenden Regen stehen.

Das Grundwasser kommt für die Hygiene nach 2 Richtungen in

Fig. 10.

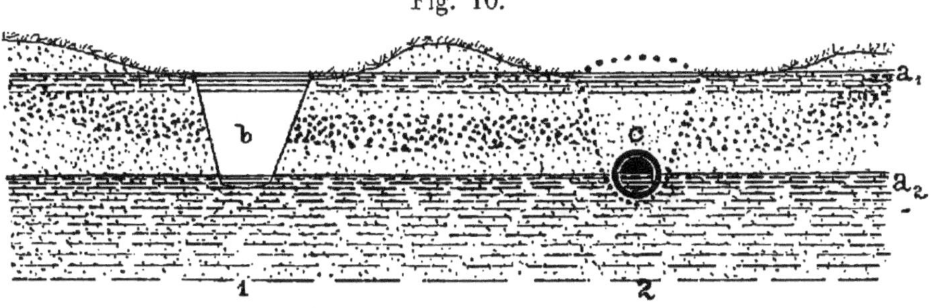

1. Senkung des Grundwassers durch Gräben.
a_1 Höhe des Grundwasserspiegels vor Anlage des Grabens; a_2 derselbe auf die Grabensohle gesenkt
b Entwässerungsgraben.

2. Austrocknung durch Drainage.
a_1 Höhe des Grundwassers vor, a_2 nach der Drainageanlage.

Betracht: einmal für die Beurteilung des Baugrundes. Ist der Grundwasserstand dauernd ein sehr hoher, so muss man die trockene Erdschicht durch Aufschüttungen zu verstärken suchen (Colmatage), oder den Grundwasserspiegel durch Drainage des Bodens senken. Im Wasser befindliche Bauteile leiden nämlich nicht dort, wo sie dauernd unter Wasser sind, sondern da, wo Feuchtigkeit und Trockenheit mit einander abwechseln. Es sind also die Schwankungen des Grundwassers mehr als die absolute Höhe desselben, welche für die Beurteilung des Baugrundes von Wichtigkeit sind.

Das Grundwasser hat aber auch Beziehungen zu Seuchen, z. B. zum Abdominaltyphus und zur Cholera, welche man unter dem Namen der Grundwassertheorie von Pettenkofer zusammenfasst. Wenn nämlich an Orten, bei denen der Grundwasserstand durch die seitlichen Zuflüsse nicht beeinflusst ist, das Grundwasser steigt, so beobachtet man ein Absinken der Erkrankungszahlen oder Todesfälle an Abdominaltyphus und Cholera. Fällt das Grundwasser, so tritt um-

Typhusfrequenz und Grundwasserschwankungen.

—— Typhus in pCt.
—.— Grundwasser in Metern.

Berlin 1870/85 (16 J.) München 1856/83 (28 J.)

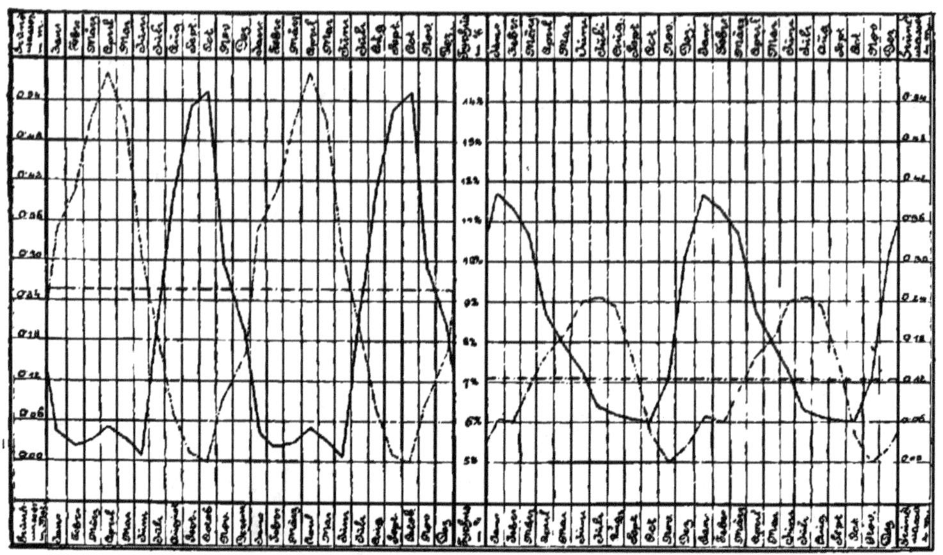

Fig. 11.

gekehrt eine Zunahme dieser Bodenkrankheiten auf. Es ist also auch hier nicht der absolute Stand des Grundwassers, sondern das Steigen und Fallen, welches in Betracht kommt.

Pettenkofer hatte sich darüber Vorstellungen gemacht, die

vielfach geändert, schliesslich folgende Gestalt angenommen haben: Zum Zustandekommen einer Infektionskrankheit gehören nach ihm 3 unbekannte Grössen, x y z. Wenn x die persönliche Krankheitsanlage ist, und y den hypothetischen Krankheitserreger darstellt, so genügt das Zusammentreffen von x und y für die genanten Krankheiten noch nicht, um deren Ausbruch zu bewirken. Dazu muss noch ein drittes,

Typhusmortalität und Grundwasser.

Berlin 1873—85. München 1856—83.

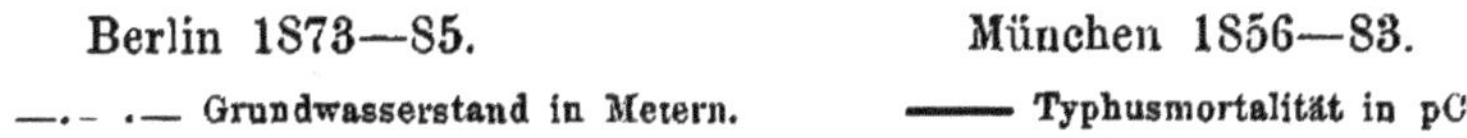

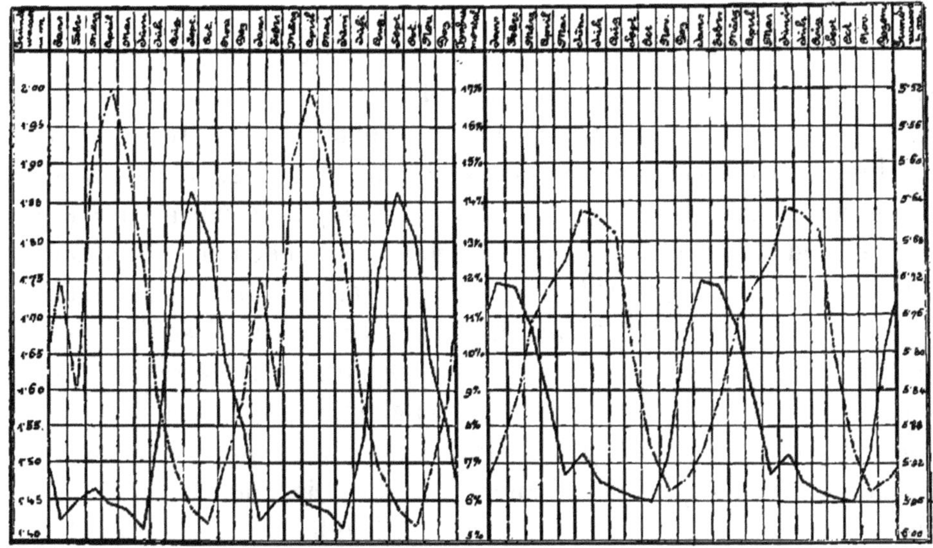

Fig. 12.

z, kommen, welches von der Oertlichkeit, vom Boden ausgeht. Pettenkofer stellte sich das so vor, dass der Krankheitskeim y von dem Kranken in nicht infektionsfähigem Zustande abgeht; nur wenn er im Boden einen Reifungsprozess durchmache, würde er wieder infektionsfähig. Dies nannte Pettenkofer die örtliche Disposition und derartige Keime ektogene. Ein Boden, dem diese specifische Fähigkeit fehlt, ist immun. Die örtliche Disposition hängt nun nach Pettenkofer mit dem Grundwasser in folgender Weise zusammen. Das Grundwasser an sich hat damit gar nichts zu thun, sondern, indem es steigt oder fällt, verändert es die Durchfeuchtung der oberen unreinen Bodenschichten, die dadurch bald günstig, bald ungünstig nach der Richtung beeinflusst werden, dass in ihnen der Reifungsvorgang der Infektionserreger vor sich geht oder unterbleibt. Also wie die Zeiger an einer Uhr ist das Grundwasser in seinen Schwankungen nur ein Masstab für biologische Vorgänge im Boden selbst und zwar im unreinen oder infizirten Boden.

Eine zweite Vorstellung hat Naegeli entwickelt. Das y Pettenkofer's ist für ihn der an sich schon infektionsfähige Keim; derselbe könne aber nicht wirken, wenn in dem Boden nicht noch ein zweiter Keim anderer Art (an Stelle von Pettenkofer's z) vorhanden sei. Erst wenn der Körper an einem Orte von diesem Bodenkeime (z) vorbereitet sei, käme der Keim y zur Entfaltung seiner Wirkung — diblastische Theorie. Ein Boden mit dem Keime z ist ein siechhafter, ein entgegengesetzter ein siechfreier.

Eine dritte Ansicht wurde zuerst von Fodor und Hueppe ausgesprochen, von D. Cuningham und Flügge wieder aufgenommen, welche in besserer Uebereinstimmung mit dem, was wir tatsächlich von den Infektionserregern wissen, aussagt: für das Zustandekommen der Infektion gehören: 1) eine krankhafte Anlage, 2) virulente Infektionserreger und 3) geeignete Uebertragungsmöglichkeiten. Hiernach ist das Wesentlichste der Abhängigkeit von einem Orte die allgemeine Beeinflussung der persönlichen Krankheitsanlage. Diese Beinflussung kann in verschiedenster Weise durch physikalische Agentien, durch Nahrungsmittel, durch bodenstäte Kleinlebewesen stattfinden. Die örtliche Disposition ist sicher der Hauptsache nach nur ein Ausdruck für die individuelle Disposition. Indem wir aber die Einflüsse der Oertlichkeit auf den Menschen und seine Krankheitsanlagen, auf die Infektionserreger und ihre Virulenz und auf die Uebertragungsmöglichkeit der Keime auf den Menschen untersuchen, gewinnen wir eine den tatsächlichen Verhältnissen konforme Vielheit von Vorgängen, denen das Pettenkofer'sche Schema nicht im entferntesten gerecht wird, und denen auch Naegeli's Anschauung nicht genügt.

Wie wir nach dem Regenfalle wechselnd Perioden der Trockenheit und Feuchtigkeit beobachten, so finden wir auch Jahre mit niedrigen und andere mit hohem Grundwasserstande. Die dadurch angezeigten Beeinflussungen der Bodenfeuchtigkeit machen es verständlich, dass selbst rein örtliche Seuchen, wie das Wechselfieber, sich von Zeit zu Zeit pandemisch ausbreiten.

E. Temperatur des Bodens.

Die Wärmequellen für die Temperatur des Bodens sind die Sonne, die innere Erdwärme und die chemisch-physikalischen und biologischen Vorgänge im Boden.

Die oberen Erdschichten sind in ihrer Temperatur in erster Linie abhängig von der Sonnenbestrahlung und von der Wiederabgabe der empfangenen Wärme durch Ausstrahlung. Von der durch Strahlung zugeführten Wärme absorbiren die dunkelen Bodenarten mehr als die hellen. Von der strahlenden Wärme der Sonne wird ein Theil durch Wasserdampf, Kohlensäure und Staubpartikel, die sich in der Luft befinden, absorbirt. Je länger der Weg durch die Atmosphäre ist, um so grösser sind die Verluste. Die nach S, SO und SW gelegenen Flächen werden stärker erwärmt, als die nach O oder W liegenden, und diese wieder stärker, als die nach N, NO und NW gerichteten Flächen.

Flächen in der Ebene erhalten relativ weniger Sonnenwärme als Berge; z. B. in Brüssel mit einer Höhe von 50 m betrug bei einer Lufttemperatur von 21,4°, die der Bodenoberflächen 20,1°, auf dem Faulhorn mit einer Höhe von 2680 m bei einer Lufttemperatur von 8,2°, die der Bodenoberfläche 16,2°. Als höchste Temperaturen der Bodenoberfläche durch Insolation wurden beobachtet in Chinchoxo an der Loangoküste 84°, in Bagdad 78°, in Südafrika 70°, in Ober-Aegypten 67,5°, am Orinocco 60,5°, in Sierra Leone 59°, in Nukuss in Sibirien 57,1°; in Magdeburg im Mai 44°, im Juni 48°, im Juli 54°.

Auch das Material des Bodens ist für die Erwärmung von Einfluss, insofern die einzelnen Bodenarten einer verschiedenen Wärmemenge bedürfen, um auf denselben Grad erwärmt zu werden. Man nennt die Wärmemenge, welche zur Erwärmung der Gewichtseinheit des Bodens erforderlich ist, seine Wärmekapazität, und das Verhältniss dieser Wärmemenge zu der, welche nötig ist, um ein gleiches Gewicht Wasser um 1° zu erwärmen, die spezifische Wärme. Setzt man das Wärmequantum, welches zur Erwärmung der Gewichtseinheit Wasser um 1° C. nöthig ist, mit 1 an, so ist die spezifische Wärme von Torf 0,5, von Granitboden 0,38, von Lehm 0,28, von Luft 0,2269, von Thon 0,217, von Marmor 0,214, von Kalksand 0,188. Wenn sich also auch ein Sandboden rascher erwärmen wird, als ein humöser, weil der letztere zur Erwärmung grössere Wärmemengen aufzunehmen hat, so sieht man doch sofort, dass die Erdarten unter sich und mit der Luft sehr nahe stehen, und dass der lufthaltige trockene Boden in einen so schroffen Gegensatz zum Wasser tritt, dass ausschliesslich der Wassergehalt des Bodens bestimmend ist. Ein trockener Boden ist warm, ein feuchter kalt, wozu noch weiter kommt, dass der feuchte Boden durch Verdunstung noch weiter abgekühlt wird.

Die tieferen Bodenschichten empfangen ihre Wärme durch Leitung von oben oder vom Erdinnern. Das Wärmeleitungsvermögen der Bodenarten ist abhängig von der Feuchtigkeit, insofern das Leitungsvermögen des Wassers 21mal grösser ist, als das der Luft, und ferner abhängig von der Dichtigkeit des Bodens; ein kompakter Boden ist ein besserer Wärmeleiter als ein verwitterter.

Die täglichen Temperaturschwankungen in einem Boden hören bereits in einer Tiefe von 5 cm auf; bei 0,5 m betragen die Jahresschwankungen etwa 10°, bei 4 m 4°, bei 8 m 1°; bei etwa 30 m hören die Schwankungen überhaupt auf, und die Temperatur entspricht ungefähr der mittleren Jahrestemperatur der Luft des Ortes. Quellen mit konstanter Temperatur müssen aus dieser Tiefe, wärmere aus grösseren Tiefen und abwechselnd kältere und wärmere aus geringeren Tiefen kommen. Von dieser Tiefe ab nach dem Erdinnern zu nimmt die Temperatur bei je 30—36 m um je 1° zu. Die höchste Temperatur bei Bau des Mont Cenis-Tunnels betrug 30,1°, beim Gotthardtunnel 31,5°, in einem Bergwerke in Cornwallis 40° und in Fahlun 52° C.

Während die höchste Temperatur der Luft bei uns im Juli ist, war nach Fodor in Ofenpest im Boden die höchste Temperatur bei 0,5 m im Juli mit 19,07°, bei 1 m im August mit 17,14°, bei 2 m im September mit 15,74°, bei 4 m im Oktober mit 14,28° und in Dresden bei 6 m im Oktober mit 12,97°. Die niedrigsten Temperaturen waren in Ofenpest bei 0,5 m im Februar mit 1,29°, bei 1 m im Februar mit 2,32°, bei 2 m im März mit 4,32°, bei 4 m im April mit 9,49°, und in Dresden bei 6 m im April mit 8,95°.

Diese Abnahme der Tages- und Jahresschwankungen der Temperatur ist wichtig, weil tiefere Kellerräume in Folge dessen das ganze Jahr über eine ziemlich gleichmässige Temperatur zeigen, und weil das Wasser in einer gewissen Tiefe nur noch geringe Temperaturschwankungen hat, indem es die Bodentemperatur annimmt, dann weil Röhren, Kanäle, die im Boden liegen, schon in mässigen Tiefen den Temperaturschwankungen der Luft und der Bodenoberfläche entrückt werden. In der Pettenkofer'schen Grundwassertheorie sind die Temderaturverhältnisse insofern mitverwertet, als neben der örtlichen eine zeitliche Disposition in Betracht kommt, welche sich darin ausspricht, dass die Bodenkrankheiten bei Zunahme der Temperatur eine Steigerung erfahren. L. Pfeiffer und Delbrück haben gezeigt, dass diese Krankheiten ihr Maximum nicht mit dem Maximum der Lufttemperatur erreichen, sondern mit dem Maximum der Bodentemperatur in ca. 0,5 m Tiefe. Die vielen Typhusepidemien, die in andere Jahreszeiten fallen, und besonders die Winterepidemien von Cholera ordnen sich dieser zeitlichen Disposition nicht unter.

F. Physikalisch-Chemische Wirkungen des Bodens.

a) Absorption und Kondensation.

Ein trockener Boden vermag aus feuchter Luft Wasserdampf zu absorbiren. Diese Absorption ist nach den Bodenarten verschieden und wird besonders durch Anwesenheit organischer Stoffe, wie Humus, erhöht. Nach dem Austrocknen am Tage wird auf diese Weise von den oberflächlichen Bodenschichten sowohl in der Nacht Feuchtigkeit aus der Luft, als auch Wasserdampf aus der aufsteigenden feuchten Grundluft absorbirt.

Wenn eine kalte Bodenschicht mit wärmerer feuchter Luft in Berührung kommt, wird der Wasserdampf von dem Boden kondensirt. Wenn nach sehr starker Bestrahlung des Bodens starke Abkühlung eintritt, so wird in der Nacht durch Kondensation aus der Luft und aus der aufsteigenden wärmeren Grundluft Wasserdampf niedergeschlagen.

Absorption und Kondensation dienen also zur Durchfeuchtung des Bodens.

Trockner Boden vermag aber auch andere Gase, z. B. Ammoniak, zu binden. Auf diese Weise werden die Riechstoffe des Leuchtgases entfernt, und das Gas macht sich nicht mehr durch seinen besonderen Geruch kenntlich. Bei Platzen von Gasröhren auf der Strasse und Eindringen des Gases in benachbarte wärmere Häuser kann auf diese Weise eine Leuchtgasvergiftung gelegentlich nicht richtig erkannt werden.

Die Absorptionsfähigkeit des Bodens erstreckt sich auch auf gelöste Substanzen: so werden Farbstoffe entfernt, und das gefärbte Wasser, welches eine Bodenschicht passirt, tritt unten farblos aus.

Auch andere Körper von hohem Molekulargewichte werden absorbirt, wie organische Gifte, so dass der Boden auch entgiftend wirkt: doch kommt hierbei oft noch in Betracht, dass die Gifte dabei chemisch zersetzt werden.

b) Chemische Umsetzungen des Bodens.

Im Wasser gelöste Stoffe treten mit den chemischen Bestandteilen des Bodens nach ihrer chemischen Valenz in Austausch. Liebig hatte diese Erscheinungen anfangs fälschlicherweise den Absorptionserscheinungen zugerechnet. In der Tat handelt es sich aber nach Way nur um rein chemische, wenn auch oft recht komplizirte Vorgänge.

Infolge derartiger Umsetzungen bleiben Ammoniak, Kali, Kalk und Magnesia im Boden, während Natron in Lösung geht; Phosphorsäure, zum Theil auch Schwefelsäure bleibt im Boden, während Salz- und Salpetersäure in das Wasser übergehen. Phosphorsäure wird z. B. durch kohlensauren Kalk, durch Ferrihydrate oder durch basische Doppelsilikate derart umgesetzt, dass sich unlösliche Verbindungen der Phosphorsäure mit Kalk, Eisenoxyd oder Thonerde bilden. Wenn ein wasserhaltiges Thonerde-Kalk-Doppelsilikat eines thonigen Bodens mit einer Chlorkaliumlösung in Berührung kommt, so entsteht ein unlösliches Thonerde-Kali-Silikat, und Kalcium tritt in äquivalenter Menge mit Chlor verbunden als Chlorkalcium in Lösung.

Noch komplicirter werden diese Erscheinungen, wenn das Wasser Kohlensäure enthält, die seine lösende Kraft erhöht. An sich im Wasser unlösliche oder schwer lösliche Karbonate werden dadurch in lösliche Bikarbonate übergeführt, so dass das Wasser im Boden Kalcium-, Magnesium- und Ferrobikarbonat in Lösung enthält.

Diese chemischen Umsetzungen im Boden und die dadurch bedingte Bindung einzelner chemischer Stoffe durch den Boden geht nur so lange vor sich, als die zugeführten Stoffe nicht im Uebermasse vorhanden sind. Wird eine Uebersättigung oder Versumpfung des Bodens herbeigeführt, so hören die chemischen Umsetzungen einmal auf, und es treten im Bodenwasser auch andere Körper in Lösung auf, die unter normalen Verhältnissen im Boden ungelöst bleiben sollten. Derartige Zustände treten ein, wenn die örtliche Bildung solcher Stoffe zu stark ist. Man nennt diese Stoffe deshalb auch Stadtlaugenstoffe; ferner werden dieselben auf Rieselfeldern, dann bei der chemischen Industrie beobachtet.

c) Filtration.

Die Filtrationskraft des Bodens erstreckt sich auf alle körperlichen Elemente, welche grösser sind als die Poren, vor allem werden aber auch die organischen schwebenden Bestandtheile, und unter diesen die lebensfähigen Keime der Kleinlebewesen vom Boden aus Lösungen abfiltrirt.

Auf diese Weise nimmt die Zahl der lebensfähigen Keime im Boden von oben nach unten ab. Die verhältnissmässig noch grossen Poren des Bodens werden nunmehr dadurch verkleinert und die Filtrationskraft des Bodens erhöht, dass die Keime in den oberflächlichen Bodenschichten, durch Temperatur und Luftzutritt begünstigt, zu einer feinen Schleimschicht oder Sielhaut auswachsen. Dadurch wird die Filtrationskraft des Bodens so verstärkt, dass bereits bei 2 m Tiefe eine ganz ausserordentliche Abnahme der Kleinlebewesen nach Menge und Arten eintritt, und bei 4—6 m Tiefe in der Regel schon vollständige Keimfreiheit herrscht.

Kleinlebewesen können aber ein Filter allmälich durchwachsen. Dem arbeitet im Boden in tieferen Schichten die niedrige Temperatur und der Luftabschluss entgegen. Ausserdem erholt sich das Bodenfilter durch Nachlassen der Vegetation im Winter. Eine Aufwärtsbewegung der in die Tiefe gelangten Keime durch aufwärts gerichtete kapillare Flüssigkeitsströmungen findet nur in sehr geringem Masse statt.

6. Die Rolle der Kleinlebewesen im Boden.

Bei ihrer Vermehrung verwerten die im Boden befindlichen Kleinlebewesen die dort befindlichen organischen und anorganischen Substanzen und greifen so stark modifizirend in die rein physikalisch-chemischen Vorgänge ein und bestimmen in erster Linie die Selbstreinigung des Bodens. Je nachdem diese Zersetzungen mehr in der Richtung der Oxydation oder der Reduktion verlaufen, nennt man sie Fäulnis- oder Verwesungsprozesse.

Die auf diese Weise durch Lebensvorgänge gebildeten chemischen Körper wirken dann aber auch als solche, besonders wo sie oft in statu nascendi vorhanden sind, weiter auf die chemischen Umsetzungen ein. Diese biologischen Umsetzungsprodukte sind teils Gase, teils im Wasser lösliche Körper. Diese Lebensvorgänge im Boden sind ein Bindeglied im Kreislaufe zwischen Tier und Pflanze. Tier- und Pflanzenleichen werden durch dieselben so verändert, dass sie den Pflanzen zur Nahrung dienen können. Die Pflanze kann aber mit ihren Synthesen überhaupt nicht direkt da anknüpfen, wo der normale tierische Stoffwechsel aufhört. Wir wissen jetzt, dass die tierischen und pflanzlichen Zellen abbauend und aufbauend, oxydirend und reduzirend, analytisch und synthetisch arbeiten. Bei dem Tiere herrscht nun der Oxydationswechsel vor, bei der Pflanze der Reduktionsstoffwechsel. Bei diesen Oxydationsvorgängen im Tiere wird zwar der Wasserstoff zu Wasser, der Kohlenstoff zu Kohlensäure oxydirt und damit in eine zum Aufbau der Pflanze sofort verwertbare Form übergeführt. Der Stickstoff des Thieres jedoch erscheint vorwiegend als Harnstoff bezw. als Hippursäure. Diese beiden Körper kann die Pflanze nicht sofort aufnehmen, sondern dieselben müssen erst in Salpetersäure übergeführt werden. Dies geschieht in der Art, dass z. B. aus dem Harnstoff zunächst Kohlensäure und Ammoniak entsteht. Ammoniak kann aber auch direkt, d. h. ohne dass vorher Harnstoff gebildet wurde, bei der Zerlegung von Eiweisskörpern abgespalten werden. Aus dem Ammoniak wird dann salpetrige Säure, aus dieser Salpetersäure gebildet.

Die Zerlegung des Harnstoffes und der Hippursäure im Ammoniak oder die direkte Abspaltung von Ammoniak aus eiweissartigen oder stickstoffhaltigen basischen Körpern wird durch Kleinlebewesen veranlasst. Aber auch die Ueberführung von Ammoniak in Salpetersäure, die sog. Nitrifikation, erfolgt durch Kleinlebewesen. Bei der Oxydation und Reduktion von kohlenstoffhaltigem todten Material im Boden erfolgt auch die Bildung von Kohlensäure durch Lebewesen. Ferner bilden dieselben Wasserstoff, Grubengas, Schwefelwasserstoff.

Infolge dieser Vorgänge weicht die Zusammensetzung der **Grundluft** ab von der der Luft über dem Boden. Sie enthält im Durchschnitte Sauerstoff 10, Kohlensäure 10, Stickstoff 80 Volumtheile. Die Menge der Kohlensäure in der Grundluft ist übrigens je nach der Tiefe des Bodens und der Intensität der Zersetzungen sehr verschieden. Im Winter enthält sie weniger, im Sommer mehr Kohlensäure. Aehnlich ist es mit dem Ammoniak.

Die aus dem Boden aufsteigenden Gase oder Miasmen können keine specifischen Seuchen hervorrufen, wohl aber können sie unser Allgemeinbefinden durch Giftwirkung schädigen und uns so für Infektionen empfänglich machen.

Diese durch die Zersetzungsvorgänge im Boden gebildeten Gase sind nämlich den Luftströmungen im Boden unterworfen und gelangen so in die Aussenluft. Dies erfolgt

1. auf dem Wege des Diffusionsaustausches gegenüber den Gasen der Luft;

2. durch die Temperaturdifferenz zwischen Boden- und Aussenluft;

3. durch den Winddruck und

4. durch die Barometerschwankungen.

Auch nach dieser Hinsicht ist die subterrane Klimatologie in ununterbrochenem Zusammenhange mit der Klimatologie im landläufigen Sinne.

Besonders wenn im Herbste und Winter der Boden noch trocken, die Luft in den Häusern durch Heizen wärmer und leichter, die atmosphärische Luft umgekehrt kälter und schwerer ist, kann die im Boden befindliche kohlensäure-reiche Luft in Keller (auch in Brunnen) in grösserer Menge hineingepresst werden. In Folge des Aufsteigens der Grundluft enthalten Regen und Schnee in der Nähe des Bodens mehr Kohlensäure und Ammoniak als in grösseren Höhen.

Die lösende Wirkung des Wassers auf Bodenbestandteile, und andererseits die chemischen und biologischen Einflüsse auf im Boden befindliche Körper illustrirt folgender Versuch von Frankland. In einem Liter Schmutzwasser waren enthalten:

		Gelöste Substanzen	organ. Kohlenstoff	organ. Stickstoff	Ammoniak	Stickstoff in Nitraten und Nitriten
Vor der Filtration		645	43,86	24,84	55,57	0
Nach der Filtration	ca. 50 cm starke Sandschicht	785	10,33	3,30	6,21	35,12
	ca. 50 cm starke Schicht v. Sand u. Kreide	968	7,26	1,13	0,35	38.14

Bei der Zerlegung von eiweissartigen Körpern im Boden werden feste Eiweisskörper in lösliche Form übergeführt. Aus gelösten oder ungelösten Eiweisskörpern entstehen basische Körper. Unter diesen eiweissartigen und basischen Körpern befinden sich solche, welche auf den menschlichen und tierischen Organismus giftig wirken (Toxalbumine, Ptomaine). Derartige giftige Faulstoffe können im tierischen Organismus entweder als Gifte zur Wirkung kommen oder die Widerstandsfähigkeit desselben so herabsetzen, dass er einer Infektion leichter erliegt. Die Fäulnis kann durch die Bildung löslicher oder gasiger Gifte eine Hilfsursache für Infektionen werden. Indem sich die Mikrobien an der Eiweissfäulnis beteiligen, können sie aber auch infektiöse Eigenschaften erlangen, indem sie mit Hilfe der von ihnen gebildeten Gifte, welche die Körperzellen örtlich schwächen, haften und so eine örtliche Fäulnis im lebenden Tiere herbeiführen. — Nosoparasitismus nach Liebreich.

Bei der Fäulnis ausserhalb können sich verschiedenartige Mikrobien an der Zersetzung desselben Materiales beteiligen (Symbiose), oder die einen Arten folgen auf die anderen (Metabiose) und schliesslich treten diejenigen, welche den Endprozessen angepasst sind, in einen Gegensatz zu einander (Antagonismus). So kann der Anfang der Eiweissfäulnis giftige Produkte bilden, der Endprozess harmlose Oxydationsprodukte, und die dabei tätigen Mikrobien stehen oft in einem ziemlich schroffen Gegensatze. Es giebt allerdings auch Bakterien, welche fast gleich gut ab- und aufzubauen scheinen.

Wenn Bakterien mit Hilfe von Fäulnisprodukten im Körper haften, können sie dem Gesammtorganismus dadurch schädlich werden, dass sie Gifte bilden, welche zur Resorption gelangen und an entfernteren Stellen lebenswichtiges Protoplasma schädigen, oder aber sie können weiter wuchern, in entferntere Organe verschleppt werden und dort haften und auskeimen, also invasiv werden, wobei bald gleichzeitig deutliche Giftwirkung erfolgt oder die Giftwirkung scheinbar zurücktritt gegenüber der Wucherung. Beide Grundeigenschaften für die pathogenetischen Fähigkeiten von Kleinlebewesen, Wucherung und Giftwirkung, sind aber in der Fäulnis erworben. In der Fäulnis liegt die Ontogenese für manche Infektionen, die Phylogenese für alle. Je nachdem diese Fähigkeiten entwickelt sind, unterscheiden wir:

1. Wohnparasiten; diese sind für gewöhnlich harmlose Mitbewohner unserer Haut, unserer Schleimhäute, des Darmkanales, z. B. Bakterium coli commune, vermögen aber unter Umständen stärker zu wuchern und besonders durch Giftwirkung krankheitserregend zu wirken.

2. Fakultative Parasiten; sie sind im Stande, ihren ganzen Kreislauf ausserhalb eines Wirtes, rein saprophytisch, durchzumachen und müssen zur Arterhaltung, z. B. zur Sporenbildung gelegentlich ausserhalb leben; hierher gehören viele Erreger von Septikämien, z. B. Milzbrand, Schweinerotlauf, Wild-, Rinder-, Schweineseuche (Septikaemia

haemorrhagica), ferner von Erysipel, die Erreger von Tetanus, malignem Oedem, vielleicht auch von Rauschbrand.

3. Fakultative Saprophyten; diese sind nach unseren Erfahrungen zur Erhaltung ihrer pathogenen Arteigenschaften auf den tierischen Organismus angewiesen und erleiden ausserhalb Einbusse an ihrer Virulenz, können aber gelegentlich noch saprophytisch wachsen; hierher gehört z. B. der sogenannte Tuberkelbazillus, der ihm nahestehende Aktinomycespilz, während die Erreger von Pneumonie, Diphtherie, Rotz, Unterleibstyphus, Cholera Bindeglieder zwischen 2. und 3. darstellen; ob es parasitische Kleinwesen giebt, welche

4. ganz streng obligate Parasiten sind, d. h. weder im natürlichen Zustande, noch experimentell ein saprophytisches Stadium haben, ist bis jetzt unklar. Die Lepraerreger, die Recurrens-Spirochaeten kennen wir bis jetzt nur als obligate Parasiten. Die Gonokokken stellen eine Art Uebergang von 3. zu 4. dar.

Nach den Ermittelungen bei den Erregern der Malaria ist es wahrscheinlich, dass bei diesen noch ganz unbekannte Zwischenwirte, vielleicht Fliegen, existiren, so dass die saprophytischen Stadien dieser Parasiten vielleicht noch durch Generationswechsel komplizirt werden. Die Annahme eines Generationswechsels oder von noch unbekannten saprophytischen Stadien würde es verständlich machen, dass Seuchen auf Jahre verschwinden und dann ohne neue Einschleppung wieder ausbrechen, dass Malaria beim Roden jungfräulichen Bodens die ersten Ansiedler befällt. Hierfür spricht weiter die Beobachtung von Hueppe und Wood, die im Boden milzbrandähnliche, aber nicht virulente Bakterien gefunden haben, welche gegen Milzbrand Impfschutz bewirken, ferner die Thatsache, dass neben den typischen Seuchen ähnliche, aber weniger schwere Parallelkrankheiten existiren, wie Sommerdiarrhoe neben Cholera, infektiöser Ikterus neben Gelbfieber.

Als Anpassung an die schwankenden Temperaturen der Bodenoberfläche finden wir im Boden Bakterien, welche sich zwischen 0 Grad und 5 Grad vermehren können, andererseits solche, welche über 50° wachsen. Die Mehrzahl der Bodenbakterien hat ihr Optimum bei 20—25°. Nach der Temperaturverteilung im Boden könnten sich Milzbrand-, Typhus- und Cholerabakterien sogar bei einer Tiefe von 1—2 Metern in der wärmeren Periode, also im August bis Oktober, vermehren.

Je mehr die Krankheitserreger dem Parasitismus angepasst

sind, um so schwerer fällt ihnen die Konkurrenz mit den gewöhnlichen Fäulniserregern, denen sie erliegen, indem erst ihre Virulenz abnimmt, dann, indem sie absterben. Bei der geringeren Intensität der Zersetzungen in den tieferen Bodenschichten können aber gerade dort in Folge der niedrigeren Temperatur und des Luftabschlusses Keime von den empfindlichen Bakterien in Form von Bodenherden konservirt werden.

Nachgewiesen wurden im Boden bis jetzt die Erreger des malignen Oedems durch Koch, von Tetanus durch Nikolaier, von Milzbrand durch Pasteur, von Abdominaltyphus durch Beumer.

Indem sich die Kleinlebewesen einer Oertlichkeit dieser anpassen, bilden sich bodenstäte Arten als Glieder einer specifischen Fauna oder Flora.

In diesem Sinne müssen wir auch bei den Kleinlebewesen geographische Provinzen anerkennen, welche nach der Richtung beachtenswert sind, dass einzelne Seuchen in ausgesprochener Weise eine Heimat haben (Endemien), z. B. Cholera in Bengalen, Gelbfieber in West-Indien. In ihrer Heimat werden aus gelegentlichen lokalen Endemien zunächst Epidemien und durch Ueberschreiten der Heimat Pandemien. Je mehr sich die Seuchenerreger parasitisch ausbilden, um so mehr treten sie allmälich in einen Gegensatz zu der Fäulnis, aus der sie sich phylogenetisch entwickelt haben.

Der Boden, als die allgemeinste Lebensgrundlage, kann durch seine natürlichen Vegetationsverhältnisse, besonders in den Tropen, bereits eine Richtung der Zersetzung bieten, welche für den Menschen gefährlich ist. Häufig nimmt er aber eine solche Gesundheit störende oder Krankheit vermittelnde Eigenschaft erst durch das Zuthun des Menschen, durch Kultur- und Verkehrsbedingungen an.

Seuchen können abnehmen — z. B. Lepra und Pest, wahrscheinlich Diphtherie im vorigen Jahrhundert — vielleicht auch ganz aussterben, indem die Krankheitsanlage erlischt, weil in Folge der vorausgegangenen Durchseuchung der Bevölkerung spezifische Seuchenfestigkeit erworben wurde, die sich auf die Nachkommen vererbte.

Als weiteres Moment für das Abnehmen oder Aussterben der Seuchen ist in Betracht zu ziehen, dass durch Auslese der von Natur kräftigeren Individuen und durch Besserung der sozialen Verhältnisse, z. B. von Wohnung, Ernährung, Körperpflege die allgemeine Widerstandsfähigkeit des Körpers zunimmt, und durch die damit einhergehende grössere Reinlichkeit auch die unmittelbare Uebertragung der Krankheitskeime von Kranken auf Gesunde abnimmt. Umgekehrt haben allgemeine Verschlechterungen der Lebensweise eine Herabsetzung der Widerstandsfähigkeit des Körpers zur Folge, so dass Infektionskrankheiten zunehmen, z. B. die Tuberkulose in Fabriksdistrikten. Die erste grössere Ausbreitung der Cholera erfolgte 1817 in Indien bei gleichzeitigem Herrschen einer furchtbaren Hungersnot. Aber auch scheinbar erloschene Krankheiten können unter ähnlichen Verhältnissen wieder zunehmen, wie z. B. die Diphtherie in diesem Jahrhundert in Europa, die Pest in den letzten Jahren in Asien.

Ist die Widerstandsfähigkeit der Bevölkerung spezifisch oder allgemein herabgesetzt, so können auch neue Seuchen entstehen, wie dies wahrscheinlich mit der Genickstarre in diesem Jahrhunderte der Fall war. In derartigen Fällen kann die Ontogenese der Seuchenerreger nur in der Anpassung an besondere Fäulnisvorgänge gesucht werden. Die Bekämpfung der Fäulnis in unserer Umgebung durch Assanirung und verbesserten landwirtschaftlichen Betrieb vermag die Widerstandsfähigkeit der Bevölkerung zu heben und Infektionswege zu verschliessen.

Der Uebergang von Krankheitserregern, die sich auf oder im Boden befinden, kann in verschiedener Weise erfolgen. Die Luftströmungen im Boden sind zu schwach, um Keime von den feuchten Flächen wegzureissen. Nur beim Platzen von Gasblasen könnten durch Verspritzen der Flüssigkeit Keime in die Bodenluft gelangen, die aber bei den vielen Widerständen kaum in die Aussenluft gelangen dürften. Trocknet der Boden aus, so können die an Bodenpartikeln haftenden Keime mit denselbe als Staub in die Luft gelangen. Eine Abhängigkeit der Bodenkrankheiten von derartigen Möglichkeiten liegt jedoch ausserhalb der epidemiologischen Erfahrungen. Dazu kommt, dass die empfindlicheren Seuchenerreger dem mit derartigem Austrocknen verbundenen Wechsel von Trockenheit und Feuchtigkeit (Kondensation von Wasserdampf in der Nacht) und besonders der Insolation nicht widerstehen. Dass der Staub jedoch krankheitsbegünstigend wirken kann, sieht man am Entstehen von Katarrhen und der grösseren Zahl von Tuberkulösen in Gegenden mit Kalkstaub. Vom Boden können jedoch Keime durch Insekten verschleppt werden und direkt von der Haut aus durch Insektenstich zur Infektion führen, oder auf Nahrungsmittel übertragen werden und durch Zersetzung derselben indirekt oder aber auch direkt eine Infektion bewirken. Nahrungsmittel, welche roh genossen werden, können vielleicht Keime vom Boden dem Darmkanale zuführen. Diese Möglichkeit ist erörtert, aber nicht strikte bewiesen worden für die Infektion an Abdominaltyphus von Rieselfeldern. Sicher können auf diese Weise Parasiten-Eier übertragen werden. Auch eine direkte Uebertragung von keimhaltigem Boden in die Wohnung durch Schuhzeug oder beschmutzte Hände ist möglich.

Eine weitere Möglichkeit ist, dass von der Bodenoberfläche Keime direkt in Wasser gelangen, oder dass im Boden befindliche Keime durch Risse oder Spalten in Brunnen und Quellen gelangen.

Litteratur.

v. Fodor: Hygiene des Bodens. 1893.
A. Mayer: Lehrbuch der Agrikulturchemie. Aufl. 1886.
J. Soyka: Der Boden. 1887.

2. Wasser.

A. Wasserbezugsquellen.

Chemisch reines Wasser kommt in der Natur nur selten vor. Jedes zur Wasserversorgung dienende Wasser enthält stets infolge des grossen Lösungsvermögens des Wassers mehr oder weniger gelöste organische und anorganische Bestandtheile, zu denen sich noch schwebende anorganische und organische Stoffe und lebensfähige Keime von Kleinlebewesen hinzugesellen.

Für den Wasserbedarf kommen folgende Bezugsquellen in Betracht:

Meteorwasser (Regen und Schnee), hat, wenn es auf die Erde fällt, bereits aus der Luft Sauerstoff, Stickstoff, Kohlensäure aufgenommen, ferner Ammoniak, Kochsalz in der Nähe des Meeres, dann salpetrige und Salpetersäure und in Städten und bei industriellen Betrieben schweflige oder Schwefelsäure, bei Gewittern ausserdem noch Wasserstoffsuperoxyd. Ammoniak ist in der Nähe des Bodens mehr als in grösseren Höhen vorhanden und entstammt, wie ein Theil der anderen Gase, den Zersetzungen im Boden. Ammoniak wird im Regen in Spuren bis zu ca. 6, im Gletscherwasser bis zu 10 und im Nebel bis zu 65 Milligramm pro Liter gefunden, Chlor pro 1 Liter Regenwasser bis zu 133, Schwefelsäure in Städten bis zu 50 und in der Nähe von Fabriken bis zu 70 Milligramm.

Grundwasser: Das in die Erde eindringende Meteorwasser löst an der Oberfläche und während des Eindringens in den Boden noch weitere Bestandteile, über die im Kap. Boden (S. 86) bereits das Wichtigste mitgetheilt ist. Als Ergänzung des dort Gesagten muss noch folgendes über die mechanischen Verhältnisse des Bodenwassers nachgetragen werden.

Wir unterscheiden 1) eine zur Ansammlung von Grundwasser geeignete synklinale Stellung der Schichten, bei der beide Gehänge

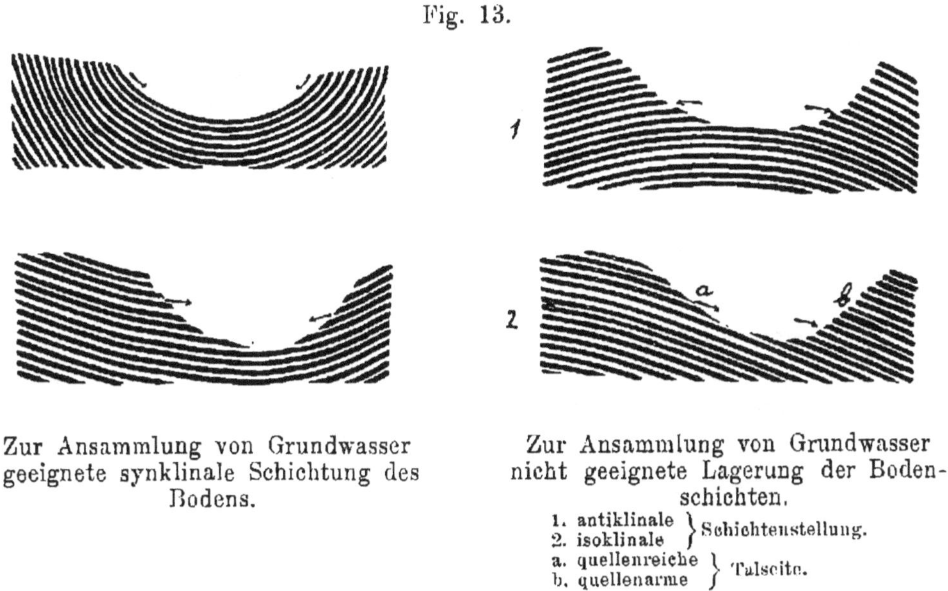

Fig. 13.

Zur Ansammlung von Grundwasser geeignete synklinale Schichtung des Bodens.

Zur Ansammlung von Grundwasser nicht geeignete Lagerung der Bodenschichten.
1. antiklinale, 2. isoklinale } Schichtenstellung.
a. quellenreiche, b. quellenarme } Talseite.

eines Tales Wasser bekommen, 2) eine antiklinale Schichtenstellung, bei welcher beide Gehänge wasserarm sind, und 3) eine isoklinale Stellung, bei der die eine Seite des Tales Wasser bekommt, die andere nicht.

Die Stärke der grundwasserführenden Schichte des Bodens ist abhängig von der Tiefe der undurchlässigen Schicht. Bei sehr tiefer Lage derselben können sich zwischen dieser untersten undurchlässigen Schicht und der Oberfläche kleinere oder grössere Bänke von Thon, Lehm oder Löss — z. B. in Fürstenfeld 7 übereinander — erstrecken, durch welche örtlich verschiedene Wasseransammlungen über einander ermöglicht werden.

Man unterscheidet daher praktisch e i n f a c h und m e h r f a c h g e s c h i c h t e t e s G r u n d w a s s e r. Tritt das Grundwasser freiwillig zu Tage, so nennt man es Q u e l l e. Wenn bei mehrfacher Schichtung das oberste Wasser in die verunreinigten Teile des Bodens hinaufreicht und deshalb zur Wasserversorgung ungeeignet ist oder die Fundamente der Häuser zu nass macht, so kann man dieses Wasser

Fig. 14.

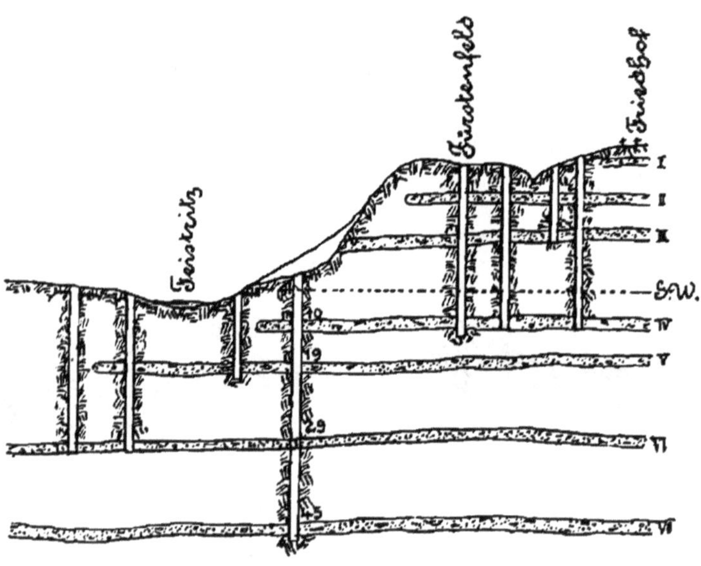

Grundwasserverhältnisse in Fürstenfeld. (Nach Daubrée).

dadurch ableiten, dass man diese oberste, undurchlässige Schicht mit einem Schwindbrunnen, Fig. 15, durchbohrt, die Oeffnung mit Steinen ausfüllt, so dass das Wasser in eine tiefere Schicht abfliesst. In anderen Fällen erreicht man ein Senken des Grundwasserspiegels durch Anlegen offener Gräben oder durch Drainage (S. 79).

Wenn irgendwie Wasser zwischen zwei undurchlässigen Schichten

Fig. 15.

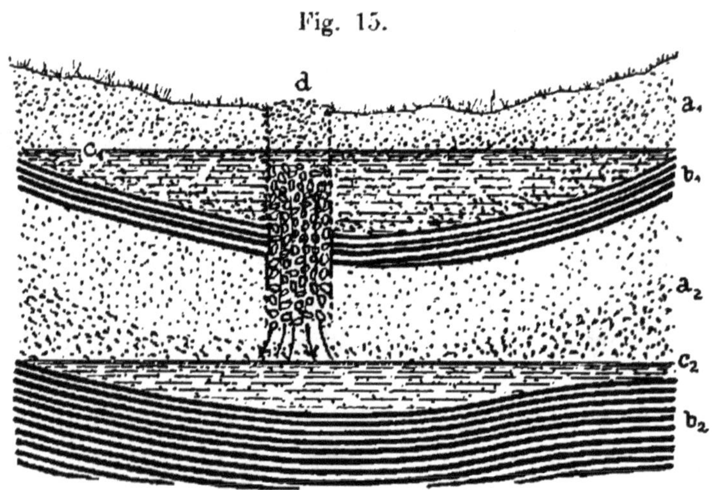

Schwindbrunnen.

a_1 wasserführende Schicht, b_1 undurchlässige Schicht, welche den Abfluss des in a_1 enthaltenen Wassers verhindert, d der mit Steinfragmenten gefüllte Schwindbrunnen, a_2 wasserführende Schicht, welche das aus a_1 stammende Wasser aufnimmt. b_2 die undurchlässige Schichte unter a_2, c_1 früherer, c_2 der gesenkte Grundwasserspiegel.

Fig. 16.

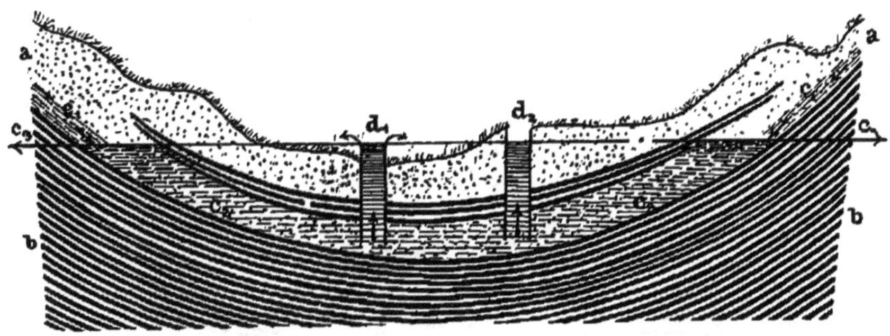

Zu artesischen Brunnen geeignete Lagerung der Grundwässer im ungarischen Tiefland (Alföld).

a durchlässige Schicht, b muldenförmige, übereinander gelagerte, undurchlässige Schichten, c_1 versinkende Grundwasser, c_2 zwischen undurchlässige Schichten eingeschlossenes Grundwasser, c_3 dessen Niveau, d_1 artesischer Brunnen mit überlaufendem Wasser, d_2 ein solcher, dessen aufsteigendes Wasser die Brunnenöffnung nicht erreicht und durch Pumpen gehoben werden muss.

steht, die sich auf grössere Entfernungen erstrecken, so wird das Wasser zwischen diesen Schichten unter Druck gehalten. Wird dann an geeigneter Stelle die oberste undurchlässige Schicht durch einen Brunnen unterbrochen, so treibt der Druck das Wasser nach den Gesetzen der kommunizierenden Röhren in die Höhe, und es gelangt so aus der Tiefe in die Nähe oder gar bis über die Oberfläche. Diese Art ist zur Anlage artesischer Brunnen geeignet.

Ueber die Beziehungen des Grundwassers zum Flusswasser ist für die Wasserversorgung folgendes zu bemerken.

Die Flüsse und Seen nehmen die tiefste Stelle der Oberfläche ein. Infolge der Verschlemmung mit Thonbestandtheilen ist das Flussbett in der Höhe von Tief- und Mittelwasser meist ziemlich undurchlässig, und es dringt kein Wasser aus dem Flusse in das Grundwasser ein, sondern es fliesst umgekehrt das Grundwasser im allgemeinen nach dem See oder Fluss ab, dessen Wasser in der Mitte im sogen. Stromfaden tiefer ist als das Wasser am Ufer, Fig. 17 d_1. Bei steigendem Wasser und bei Hochwasser, wobei das Wasser in der Mitte höher ist als am Ufer, d_2, und in Folge dessen der Druck nach den Seiten verstärkt wird, tritt an diesen durchlässigen höheren Theilen Wasser in den Boden ein, c_2. Dieses Wasser staut das zufliessende Grundwasser auf. Das Wasser im Boden ist schon in nächster Nähe des offenen Wassers durch grössere Härte als Grundwasser gekennzeichnet, z. B. der Tegeler See hat 7,5°, ein Versuchsbrunnen daneben 9,4°, der Müggelsee 4,9°, der Brunnen im Boden daneben 6,5 Härtegrad. Bei durchlässigem Bette kommt es jedoch vor, dass Flusswasser direkt in das Grundwasser versinkt, wie z. B. im Steinfelde bei Wiener-Neustadt. Eine besondere Art des Aufstauens von Wasser wird im Gebirge dadurch herbeigeführt, dass Schottermassen von sehr dichtem Gefüge sich vor den Felsen legen, den unteren Auslauf von

Fig. 17.

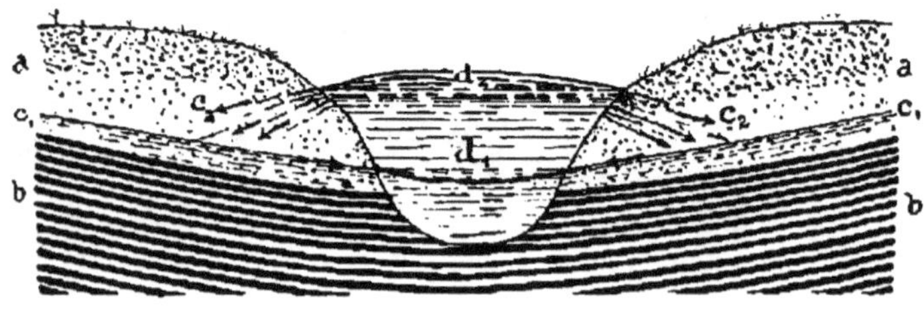

Durch die Niveauverhältnisse des Flusses beeinflusstes Grundwasser.
d_1 tiefer, d_2 hoher Wasserstand des Flusses, c_1 tiefes Grundwasser, c_2 hochstehendes Sickerwasser.

Quellen verschliessen, diese so im Innern aufstauen und weiter oben zum Austritte bringen.

Das Wasser unter der ersten durchgreifenden undurchlässigen Schicht nennen wir Untergrund- oder Gebirgswasser, bei dichtem Gefüge der Felsen Gebirgsschweiss.

Zusammensetzung von Grundwasser.

a) Quellen im Gebirge.

Formation	Gegend	1 Liter Wasser enthält Milligramm							Härtegrad
		Rückstand	organische Stoffe	Salpetersäure	Chlor	Schwefelsäure	Kalk	Magnesia	
Granit	Thüringen	24,4	15,7	—	3,3	3,9	9,7	2,5	1,27
	Böhmen	69,3	—	Spur	1,78	9,5	6,0	0,98	0,74
Basalt	Schlesien	150,0	1,8	—	Spur	3,4	31,6	28,0	6,08
Thonschiefer	Sachsen	60,0	17,3	—	8,8	1,7	2,8	3,6	0,78
	Thüringen	180,0	21,0	Spur	10,6	10,0	44,0	10,8	5,91
bunter Sandstein	Rudolstadt	90,0	2,6	—	7,5	—	10,0	3,6	1,5
	Meiningen	300,0	9,1	4,0	3,2	3,4	95,2	7,2	10,5
Dolomiten		418,0	5,3		Spur	34,0	140,0	65,0	23,1
Gips	Rudolstadt	2365,0	Spur	Spur	161,0	1108,3	766,0	122,5	92,75
	Koschirsch bei Prag	2773,0	16,0	38,0	47,6	1344,4	372,0	545,0	113,3

b) Grund- und Quellwasser von Wasserleitungen.

Ort		1 Liter Wasser enthält Milligramm							Härtegrad
		Rückstand	organische Stoffe	Salpetersäure	Chlor	Schwefelsäure	Kalk	Magnesia	
Quellwässer.									
Frankfurt	I. Vogelsberg (Basalt) II. Spessart (Buntsandstein)	—	13,76	—	8	4,8	13,9	6,6	2,3
Salzburg	Kalk-Alpen	381,0	95,0	15,0	—	21,0	98,0	28,0	14,0
Wien	Desgl. (Kaiserquelle)	—	21,0	—	0,9	6,0	60,9	8,8	7,3
Wiesbaden	Thonschiefer	58,5	5,35	1,3	4,2	1,6	14,2	4,3	2,02
Würzburg	Trias	742,0	15,0	3,0	44,0	184,0	241,0	40,0	30,0
Grundwässer aus dem Diluvium.									
Dresden		124,0	20	3,0	10,0	12,0	31,0	—	3,1
Düsseldorf		—	30	10,0	14,0	38,0	41,0	38,0	9,4
Frankfurt (Stadtwäldchen)		79,8	17,2	7,2	5,7	5,5	9,4	2,8	1.33
Halle a. S.		441,0	6,0	—	45,0	50,0	122,0	21,0	15,0
Hannover		440,0	18,0	2,0	43,0	65,0	146,0	13,0	16,0
Strassburg i. E.		256.0	2,0	9,0	8,0	11,0	97,0	26,0	13,3
Wiener Neustadt (Steinfeld)		260,1	11,1	—	4.0	25,9	107,9	17,9	12,8

Wenn die Streich- und Fallrichtung des Gebirges dem zu versorgenden Orte entgegengesetzt verläuft, so wird das eindringende Regenwasser der entgegengesetzten Gebirgsseite zugeführt, und man kann es für den diesseitigen Ort nur gewinnen, indem man einen Stollen in den Berg hineintreibt — Unterfahren von Quellen. Dieses Verfahren war bereits von den Phrygiern in Troja und von den Hellenen am Kronoshügel in Olympia angewendet worden; neuerdings wurde es zuerst wieder in Wiesbaden aufgenommen.

Ueber die chemische Beeinflussung des Grundwassers durch die Bewohnung, bezw. durch die Stadtlaugenstoffe giebt die folgende Tabelle einigen Aufschluss; man sieht sofort, dass oft nicht so sehr die absolute Höhe der Zahlen bezeichnend ist für die Bewohnung, als vielmehr die ausserordentlichen Extreme, die weit über die Schwankungen hinausgehen, welche sonst bei gleicher geologischer Formation selbst in ganz entfernten Gegenden vorkommen.

		1 Liter Wasser enthält Milligramm							
		Rückstand	organische Stoffe	Salpetersäure	Chlor	Schwefelsäure	Kalk	Magnesia	Härtegrad
Berlin	Min.	—	88,0	6,0	4,0	41,0	141,0	13,0	15,9
	Max.	—	717,0	358,0	342,0	485,0	612,0	154,0	82,8
Hannover	Min.	—	Spur	7.0	36,0	37,0	107,0	10,0	12,1
	Max.	—	4198,0	476,0	838,0	991,0	906.0	172,0	110,0
Magdeburg	Min.	—	stark	113,0	192,0	253,0	240,0	28,0	28,0
	Max.	—	356,0	1130,0	886,0	450,0	647,0	39,0	204,0
Prag	Min.	418,8	64,5	38,5	27,6	27,1	92,4	20,3	12,0
	Max.	1768,0	23,5	100,0	186,9	590,4	367,0	197,4	64,3

Die Bedeutung der Stadtlaugenstoffe illustrirt folgendes Verhalten in Dorpat; ein Bohrloch von 94 Fuss Tiefe zeigt als Ausdruck der Formation Salpetersäure 3,3, Chlor 8,0, Schwefelsäure 7,9, Kalk 106,1, Magnesia 36,6, Härte 15,7 °; dagegen ein Grundwasserbrunnen von 10 Fuss Salpetersäure 816,2, Chlor 600,9, Schwefelsäure 255,5, Kalk 316,5, Magnesia 508,5, Härte 102,9 °. Die Verunreinigung des Grundwassers durch Gewerbe illustrirt folgender Fall, den Wolffhügel in München beobachtete:

	Rückstand	Salpetersäure	Chlor	Schwefelsäure	Verbrauch an Kaliumpermanganat
Guter Brunnen in der Nähe einer Sodafabrik	400,0	49,3	13,2	23,6	6,5
Brunnen im Hofe dieser Sodafabrik	3800,0	113,2	269,8	1567,0	11,2

Ein 300 m von einer Leuchtgasfabrik entfernter Brunnen hatte nach F. Fischer unangenehmen Geschmack, weisslich trübes Aussehen, roch nach Gas, enthielt organische Stoffe 4198,4, Salpetersäure 2,3, Chlor 440,2, Schwefelsäure 991,6, Ammoniak 81,6, Kalk 906,1, Magnesia 136,2, ausserdem noch 300 mg Rhodan-Ammonium; Härtegrad 109,7.

So lange die Anilinindustrie mit Arsenik arbeitete, wurden wiederholt Fälle von Vergiftung mit arsenikhaltigem Brunnenwasser beobachtet.

Grundwasser können unter Umständen stark verunreinigt und gesundheitsschädlich sein.

Das Grundwasser tritt, gleichgiltig ob es freiwillig als Quelle zu Tage kommt oder durch Brunnen erschlossen wird, als geschlossenes Wasser in einen Gegensatz zu dem offenen Wasser. Die offenen Wässer in Bächen, Flüssen, Teichen und Seen sind allen möglichen Verunreinigungen ausgesetzt. Trotzdem kann man nicht sagen, dass Grundwasser dem Oberflächenwasser unter allen Umständen überlegen ist. Nur die örtlichen Verhältnisse entscheiden darüber.

Zusammensetzung von Fluss- und Seewasser (mg in 1 Liter).

Fluss		Ort der Entnahme	Rückstand	organische Stoffe	Salpetersäure	Chlor	Schwefelsäure	Kalk	Magnesia	Härtegrad
Moldau	I.	oberhalb Prag bei Zlichow . . .	108,8	188,0	—	6,4	13,3	19,9	8,1	3,0
	II.	unterhalb bei Lieben	150,4	249,5	13,0	9,0	19,3	17,4	8,4	2,9
Elbe	I.	Dresden oben	136,5	17,6	2,8	8,7				
		Dresden unten „	136,8	18,4	3,8	8,9				
	II.	Magdeburg oberhalb l. U.*) . . .	392	100		122	76	46	16	4,8
		Entnahmestelle des Wassers am recht. Ufer	355	104		88	64	31	—	
Leine	I.	Hannover (oberhalb)	—	60,8	3,8	100,1	129,7	150,3	28,7	19,0
	II.	„ (unterhalb)	—	105,6	5,6	108,7	137,2	153,6	29,4	19,5
Spree	I.	oberhalb Berlin	174,6	158,0	2,9	15,7	11,4	51,5	4,5	5,8
	II.	vor Spandau .	209,8	309,5	2,3	20,8	14,7	57,6	6,1	6,7
Havel		unterhalb Spandau.	220,6	164,5	1,5	18,5	15,2	68,4	8,3	8,0
Tegeler See			188,3	64,5	2,1	12,6	10,2	63,5	8,1	7,5
Müggel-See			151,7	114,0	2,0	10,2	20,8	44,1	3,7	4,9

*) Das in Folge der Salzbergwerke von Stassfurt an Chloriden reiche Wasser der Saale hatte sich noch nicht gleichmässig mit dem Elbewasser gemischt!

Die Verunreinigung der Flüsse wird teils durch die Stadtlaugenstoffe, Abfallstoffe des menschlichen und tierischen Haushaltes veranlasst, teils durch Industrie. So liefert z. B. die Textilindustrie schmutzige Wässer beim Waschen, Walken, Färben und Drucken, die von Soda, Seife, Leim, Blut, Farbstoffen herrühren; die Papierfabrikation führt grosse Mengen organischer Zersetzungsstoffe ins Wasser, die Abwässer der Stärke- und Zuckerfabriken, Spiritusbrennereien, Brauereien liefern viele zersetzungsfähige, besonders auch Schwefelwasserstoff bildende, organische Stoffe, ebenso die Gerbereien und Schlächtereien, welche auch krankheitserregende Bakterien zuführen können.

Die Soda- und Schwefelsäurefabrikation war früher wegen der flüssigen und gasartigen Nebenprodukte in gesundheitlicher Hinsicht sehr gefährlich und mit Recht gefürchtet. Nach dem Verfahren von Leblanc wird die Soda durch Zusammenschmelzen von Natriumsulfat, Kreide und Kohle gewonnen: 1. $Na_2SO_4 + C_2 = Na_2S + 2CO_2$. 2. $Na_2S + CaCO_3 = Na_2CO_3 + CaS$. 3. $2CaCO_3 + C_2 = 2CaO + 4CO$.

Das Natriumsulfat hierzu wird durch Einwirkung von Schwefelsäure auf Kochsalz gewonnen: $2NaCl + H_2SO_4 = Na_2SO_4 + 2HCl$. Das früher sehr gefährliche Salzsäuregas wird jetzt in Koksthürmen durch herabträufelndes Wasser aufgefangen und durch Mangansuperoxyd (Braunstein) auf Chlorgas (neben Erhalt von Manganchlorür) verarbeitet: $MnO_2 + 4HCl = MnCl_2 + Cl_2 + 2H_2O$; das so gewonnene Chlorgas wird über Kalk geleitet und so Chlorkalk $\left(Ca \langle {OCl \atop Cl}\right.$ oder $Ca \langle {OH \atop OCl} + CaCl_2 + x\,Ca \langle \left.{OH \atop OH}\right)$ für die Bleichereien hergestellt. Die Chlormanganflüssigkeit aus den Manganrückständen der Chlorkalkdarstellung enthält meist arsenige Säure (H_3AsO_3). Die Schwefelsäure (H_2SO_4) wurde anfangs aus sizilianischem Schwefel, jetzt aus deutschen oder spanischen Pyriten (= Eisenkies, Schwefelkies FeS_2) dargestellt. Die Kiesbrände (Schwefelabbrände, FeS) liefern schweflige Säure (H_2SO_3), Ferro- und Zinksulfat. Der Schwefelkies enthält meist Arsenik (As_2O_3). Die Sodarückstände (Sodagips) lieferten früher reichlich alkalische Flüssigkeiten in die Abwässer. Bei der Verwitterung derselben entwickelte sich Schwefelwasserstoff (H_2S). Jetzt werden diese Rückstände nach Gossage, Moud, Schaffer auf Schwefel verarbeitet. Es bilden sich nämlich durch schweflige Säure und Salzsäure aus Bi- und Polysulfureten, wie Na_2S und besonders CaS, und aus unterschwefligsaurem (thioschwefelsaurem) Kalk (CaS_2O_3) neben H_2S auch Schwefel: 1. $4CaS + 6SO_2 = 4CaS_2O_3 + S_2$; 2. $CaS_2O_3 + 2HCl = CaCl_2 + SO_2 + S + H_2O$. Infolge dieser besseren Ausnützung ist die Menge der alkalischen und sauren Flüssigkeiten und der gefährlichen Gase bei diesem Prozesse jetzt viel geringer. Hygienisch noch günstiger ist die Sodadarstellung nach Solvay (1863): $NH_4HCO_3 + NaCl = NaHCO_3 + NH_4Cl$; indem man das Ammoniumchlorid mit Aetzkalk behandelt, wird Ammoniak wieder gewonnen, so dass nur Calciumchlorid in die Abwässer gelangt: $2NH_4Cl + CaO = CaCl_2 + H_2O + 2\,NH_3$.

Bei der Bearbeitung von Holz zur Papierfabrikation liefern die Kocherlaugen bei Natronzellulose alkalische, beim Sulfitprozess mit saurem schwefligsaurem Kalk saure Abwässer, die der Fischzucht schädlich werden.

Die arsenhaltigen Abwässer der Anilinfarbenindustrie, welche früher zur Vergiftung von Flüssen führen konnten, kommen jetzt kaum noch vor.

Salinen und Kaliindustrie liefern viele Chloride, so dass z. B. die Saale und Elbe stromabwärts von der Industrie in Stassfurt bis nach Magdeburg und Hamburg darunter leiden. Die Elbe führte 1896 bei Magdeburg im Durchschnitt 244 mgr Chlor im Liter in Form von Natrium-, Kalium- und Magnesiumchlorid.

Abwässer von Steinkohlengruben liefern Kochsalz, oft freie Salzsäure und Schwefelsäure, ferner Ferro- und Ferrisulfat.

Das Flüsschen Irwell enthält:

Bestandtheile		oberhalb Manchester	unterhalb Manchester
Gelöste feste Bestandtheile.		78,0	558,0
Ammoniak		0,04	7,4
Chlor . . .		11,5	96,3
Suspendirte Stoffe	organische	—	27,1
	mineralische .	—	27,5
Gesammthärte		3,72	15,4

Stauwerke in Flüssen begünstigen die massenhafte Vermehrung von Algen, die in Fäulnis übergehen, Gestank verbreiten und die Fische zum Sterben bringen.

Für die Reinhaltung von Flüssen ist es auch wichtig, dass bei Flussregulirungen keine abgeschlossenen stagnirenden Sumpfgebiete zwischen dem regulirten neuen Ufer und dem ursprünglichen gebildet werden, weil diese leicht Herde für Malaria werden (Rhein, Moldau). Bei solchen Regulirungen müssen Kanäle und Bäche in den regulirten Stromlauf eingeführt werden, damit sie nicht hinter den Dämmen die Versumpfung steigern.

B. Selbstreinigung des Wassers und Umsetzungen in demselben.

Wie im Boden, so findet auch im Wasser eine Umsetzung der Stoffe statt unter dem Einflusse von Kleinlebewesen. Die hierbei gebildeten chemischen Umsetzungsprodukte treten dann weiter in Umsetzung mit anderen chemischen Körpern. Diese Zersetzungen im Wasser können ebenso wie die im Boden im Sinne einer Selbstreinigung und Entgiftung verlaufen. Am Main sagt man: „läuft das Wasser über drei Stein, so ist es wieder rein“ und die Japaner und Malayen bauen im Vertrauen auf die Selbstreinigung des Wassers über Bäche Abtritte in Brückenform, die Flusshäuser genannt werden.

So weit diese Vorgänge im Boden vor sich gehen, sind sie bereits dort besprochen worden. Aus den S. 100 mitgetheilten Analysen ergiebt sich, dass je nach dem Grade und der Dauer der chemischen Verunreinigungen die Uebersättigung des Grundwassers im Boden sehr stark sein und sehr lange anhalten kann. Da das Wasser im Boden bei 4—6 m Tiefe bereits keimfrei ist, giebt es demnach auch Grundwasser, welches chemisch als gesundheitsschädlich und zum menschlichen Genusse untauglich bezeichnet werden muss. Die chemische und bakteriologische Reinheit oder Unreinheit eines Wassers gehen nicht parallel.

Auch im offenen Wasser finden biologische Umsetzungen statt. An der Oberfläche werden schwimmende Stoffe nach den Ufern zu abgelagert. Schwebende Stoffe fallen zu Boden und sammeln sich als Schlammschicht am Grunde an. Die Sonnenstrahlen wirken, soweit sie eindringen, kräftig desinfizirend. Die Kleinlebewesen, Algen, Spaltalgen, Infusorien, Bakterien, leben auf Kosten der gelösten Bestandteile, so dass dieselben, soweit der Luftsauerstoff eindringt, einer Oxydation verfallen. In den tieferen Teilen, besonders aber in dem an Nährstoffen reichen Schlamme tritt eine umgekehrte Zersetzung ein, die im Sinne von Spaltungen und Reduktionen verkäuft. Zellstoff erfährt eine Umsetzung in Methan, Wasserstoff, Kohlenwasserstoff und Kohle, besonders durch Clostridiumarten. Hierin müssen wir den Beginn der Zersetzungen sehen, die schliesslich zur Bildung von Steinkohlen führen:

$$\text{I. } \underset{\text{Zellulose}}{C_6H_{10}O_5} + \underset{\text{Wasser}}{4\,H_2O} = \underset{\text{Kohlensäure}}{3\,CO_2} + \underset{\text{Wasser}}{3\,H_2O} + \underset{\text{Wasserstoff}}{4\,H_2} + \underset{\text{Kohlenwasserstoff.}}{C_3H_4}$$

$$\text{II. } \underset{\text{Kohlenwasserstoff}}{C_3H_4} + \underset{\text{Wasserstoff}}{2\,H_2} = \underset{\text{Kohle}}{C} + \underset{\text{Methan.}}{2\,CH_4}$$

Der Schwefel von Eiweissverbindungen wird nach Holschewnikoff in Form von Schwefelwasserstoff abgespalten. Sulfate werden in die entsprechenden Sulfide reduzirt, z. B. nach Beyerinck durch Spirillum desulfuricans; auf diese Weise entsteht z. B. aus Ferrosulfat schwarzes Schwefeleisen. Wo der Sauerstoff Zutritt hat, können Bakterien und Spaltalgen, Crenothrix polyspora, Leptothrix und Lyngbya ochracea Eisenoxydverbindungen in ihren Scheiden ablagern und so das spurenweise gelöste Eisen anhäufen und die Bildung von Raseneisenerz beginnen. Wo der Sauerstoff fehlt, können die Ferriverbindungen durch reduzirende Substanzen, wie sie sich in vermoderndem Holze bilden und in Humus, Moor, Torf, Braunkohle finden, zu Ferroverbindungen reduzirt werden und durch Umsetzung mit Schwefelwasserstoff Schwefeleisen bilden. Soweit der Schlamm durch Schwefeleisen schwarz ist, ist kein Sauerstoff vorhanden; man kann so mit blossem Auge die Grenze der rein anaëroben Vorgänge verfolgen.

Eine andere Umsetzung der Kohlenhydrate im Wasser liefern die chemisch wenig charakteristischen Huminsubstanzen, wie Quellsäure, Huminsäure, Geïnsäure. Der Schwefelwasserstoff — gleichgiltig ob er durch Spaltung oder durch Reduktion von Sulfaten, ob er biologisch oder chemisch entstanden ist — kann von Beggiatoa-Arten aufgenommen und zu Schwefel, und weiter zu Schwefelsäure oxydirt werden:

$$\text{I. } 2\,H_2S + O_2 = 2\,H_2O + S_2;$$

$$\text{II. } S_2 + 2\,H_2O + 3\,O_2 = 2\,H_2SO_4.$$

Ebenso wie im Boden sind demnach chemische und bakteriologische Verunreinigungen des offenen Wassers nicht parallel.

Wenn solche Zersetzungsherde im Wasser überdeckt werden, so hören die frischen Umsetzungen auf, die Zersetzungsstoffe werden eingeschlossen und treten in die geologische Schicht ein. Wir finden z. B. auf diese Weise in den jüngeren tertiären Schichten in Norddeutschland in dem durch artesische Brunnen erbohrten Wasser vielfach Eisen, Schwefelwasserstoff, Methan (Grubengas). Dasselbe hat man in diluvialen Sanden auch in Böhmen, im Tertiär in Ungarn, in Italien in der Po-Ebene, in Indien beobachtet. Solche Wässer sind stets vollkommen keimfrei. Aber auch in älteren Schichten kann man bei zunehmender Tiefe aus ähnlichen Gründen bisweilen eine chemische Verschlechterung beobachten.

Im Keuper bei Erlangen wurde z. B. gefunden in mgr pro 1 Liter:

bei 99 Fuss 245 Rückstand, 67 Kalk, 13 organ. Stoffe,
„ 680 3060 „ 464 „ 52 „ „

Wasser aus Kohlenflötzen oder aus Petroleumhaltigen Schichten ist zum Genusse selbstverständlich ungeeignet, trotzdem es vollständig keimfrei ist.

Je nach den chemischen Ernährungsmöglichkeiten des offenen Wassers sind in demselben die Kleinlebewesen nach Menge und Arten sehr verschieden.

Von grossem Einflusse ist bei offenem Wasser die Aussentemperatur, so dass wir in der warmen Jahreszeit stets mehr Keime finden, als in der kalten. Die Oberfläche und die Tiefe zeigen Unterschiede. An der Oberfläche kann durch den Einfluss von Staub und Verunreinigungen die Zahl der Keime sehr gross sein, nimmt dann durch Sedimentirung etwas ab, um im Schlamme wieder anzusteigen. Die Sedimentirung ist in einem ruhigen See viel stärker als in einem Flusse, der je nach seiner Geschwindigkeit selbst schwere Teilchen zu tragen vermag. Von grösstem Einflusse auf den Bakteriengehalt ist das Einmünden von Stadtlaugenstoffen. So führte z. B. die Spree nach Koch oberhalb Berlin 125 000, oberhalb der Panke 940 000, unterhalb derselben 1 800 000, bei Schloss Bellevue 4 480 000, bei Charlottenburg 10 180 000 Bakterienkolonien pro 1 cm^3. Die Moldau hatte oberhalb Prag 10 000, bei Podol 27 1000, bei der Altstädter Mühle 152 350, bei Lieben 3 960 000 Kolonien pro 1 cm^3.

Bei Ansteigen der Flüsse und bei Hochwasser werden dieselben unreiner durch Abspülen der Oberfläche des Landes. Trotz der stärkeren Verdünnung ist das Hochwasser keimreicher als Niederwasser, während die chemischen Bestandteile relativ weniger pro Einheit vorhanden sind. Das erstere wurde in Breslau für die Oder und in Prag für die Moldau, das chemische Verhalten in Magdeburg regelmässig festgestellt. In Folge des durch das Steigen des Flusses bewirkten Aufstaues des Grundwassers, Fig. 17, steigt auch dieses und wird in den oberen unreinen Bodenschichten verunreinigt. Das Grundwasser wird dann trübe und keimreich, wie es z. B. in Dresden regelmässig der Fall ist. Bei heftigem Regen kann durch das Niederspülen der Unreinlichkeiten der Bodenoberfläche und der oberen Bodenschichten auch in Brunnen und Quellen (z. B. in Wiesbaden) Trübung und selbst Steigerung der Keimzahl eintreten.

I. Die Wasserbezugsquellen sind nach allen diesen Ermittelungen hauptsächlich in 2 Gruppen zu theilen:

1. geschlossene Wässer im Boden, welche der Des-

infektion und Reinigungskraft des Bodens unterworfen sind;
2. offene Wässer, welche allen Verunreinigungen von der Oberfläche aus zugänglich sind.

II. Die chemisch-physikalische und bakteriologische Reinigung der offenen nnd geschlossenen Wässer geht nicht vollständig parallel. Ein Wasser kann keimfrei und chemisch sehr schlecht sein oder aber auch umgekehrt, es kann chemisch ziemlich rein erscheinen und dabei noch sehr viele Keime enthalten.

III. Die offenen Wässer sind stets weniger hart als die Grundwässer, mit denen sie in Beziehung stehen.

IV. Von einer unbedingten Ueberlegenheit des geschlossenen Wassers über offenes Wasser kann leider keine Rede sein. Geschlossene und offene Wässer können schlecht und an sich zur Wasserversorgung ungeeignet sein. Beide Arten können aber auch verbesserungsfähig sein und dann tritt bei geschlossenen Wässern wegen ihrer oft möglichen Keimfreiheit die chemische, bei offenen die bakteriologische Reinigung in den Vordergrund.

Auf Grund dieser Feststellung kann die Beurteilung der einzelnen physikalischen, chemisehen und biologischen Eigenschaften erfolgen.

C. Die chemisch-physikalischen Eigenschaften des Wassers und ihre Beurteilung.

Farbe und Klarheit.

Das Wasser soll klar, frei von sichtbaren Verunreinigungen und Trübungen und ohne auffallende Farbe sein. Eisenhaltige Wässer zeigen oft gelbliche Verfärbung und gelbbraune Niederschläge, welche es unappetitlich erscheinen lassen. Wasser aus Moorlagern oder bituminösen Schiefern können schwärzliche Farbe haben. Bei Hochwasser und Regen kann filtrirtes Flusswasser (Breslau, Brünn), Grundwasser (Dresden) und Quellwasser (Wiesbaden) feinste Thonpartikel führen, die alle unser Filter passieren. Ich habe dies selbst dann beobachtet, wenn der Keimgehalt nicht anstieg. Man beobachtet die Reinheit des Wassers durch Vergleich mit reinem Testwasser in den Salomonson'schen Röhren von 75 cm Höhe, durch welche bestimmte

Schrift erkannt wird, während bei Trübungen die Wassersäule niedriger genommen werden muss.

Der Eisengehalt des Wassers an sich hat keinerlei hygienische Bedeutung, wohl aber können durch die Ausscheidungen Verstopfungen von Röhren vorkommen oder die Ansiedelungen von Eisenbakterien begünstigt werden; dann kann der Eisengehalt für verschiedene Gewerbe, z. B. Wäschereien, Bleichereien, Färbereien störend sein. Diese Störungen durch den Eisengehalt können durch Lüften des Wassers beseitigt werden, indem die Ferrosalze in Ferrihydroxyd übergeführt werden, welches abfiltrirt wird — Enteisenung:

$$2\, Fe\, H_2\, (CO_3)_2 + H_2O + O = Fe_2\, (OH)_6 + 4\, CO_2$$

Temperatur und Frische.

Das Wasser soll durch seine Temperatur erfrischend wirken, d. h. im Winter nicht zu kalt, im Sommer nicht zu warm sein. Temperaturen, die sich nach unten und oben von der Durchschnittslufttemperatur des Ortes nicht zu weit entfernen, entsprechen dieser Anforderung am meisten. Grund- und Quellwasser bedürfen also keiner besonderen Vorsicht. Wasser aus grösseren Tiefen, aus artesischen Brunnen sind dauernd höher temporirt; in Ungarn z. B. zwischen 16,8 und 24,5 ° C.; in Pondichery 32 °. Man gleicht diesen Uebelstand aus, indem das Wasser in porösen Thonkrügen aufgefangen und im Keller abgekühlt wird. Offene Wasser zeigen die grössten Schwankungen der Temperatur und sind im Winter zu kalt, im Sommer zu warm. Je flacher die Seen sind, umsomehr tritt dieser Unterschied hervor. Bei tiefen Gebirgsseen herrscht in den unteren Schichten meist die Temperatur von 4 °. Dieser Unterschied kann nur durch Leitung etwas ausgeglichen werden. Als Beispiel zeigte der Tegelersee bei Berlin Unterschiede von 0,6 bis 25 °, während in den Häusern das Wasser 2,5 bis 23,7 ° hatte. Dagegen hatten die Quellen der Leitung von Frankfurt bei einer Lufttemperatur von — 6 bis 22 ° eine Differenz von 0,3 °, im Hochreservoir bei dem Temperaturunterschiede der Luft von — 10 bis 23 ° einen Unterschied von 5,5 ° (+ 7,5 bis 13 °).

Auf die Frische des Wassers ist auch der Gehalt an Kohlensäure (Brunnengeist) und an Nitraten von Einfluss. Die Frische des des Wassers ist zur Bekämpfung des Alkoholmissbrauches sehr erwünscht.

Geruch.

Das Wasser darf keinen ausgesprochenen, z. B. Fäulnis- oder Theergeruch haben oder nach Ammoniak oder Schwefelwasserstoff riechen. Theerartiger Geruch z. B. weist auf Verbindungen mit Gasfabriken, Ammoniak und Schwefelwasserstoff auf Zersetzungsvorgänge hin. In Bezug auf den Schwefelwasserstoff macht es einen Unterschied, ob derselbe einer im Gange befindlichen Zersetzung entstammt oder aus alter Formation herrührt. Im ersteren Falle ist das Wasser zum Genuss unter allen Umständen ungeeignet, weil auch nach Entfernung des Schwefelwasserstoffes der Zusammenhang mit den frischen Fäulnissherden bestehen bleibt. Entstammt der Schwefelwasserstoff einer älteren Formation, so kommt nur der Schwefelwasserstoff als solcher in Betracht und das Wasser kann nach Entfernung des Gases vorzüglich sein, wenn es nur in Bezug auf die anderen Bestandtheile den Anforderungen entspricht. So enthalten z. B. die artesischen Brunnen aus dem Tertiär in Ungarn meist reichlich Schwefelwasserstoff, der durch Stehen an der Luft entfernt wird, so dass ein gutes Wasser zurückbleibt; ebenso ist es an einzelnen Stellen im Diluvium der Elbe in Böhmen.

Geschmack.

Der Geschmack soll indifferent sein, kein Bestandteil soll sich besonders bemerkbar machen. An weiches Wasser gewöhnte Leute empfinden jedoch schon ein hartes Wasser deutlich, gewöhnen sich jedoch bald daran. An hartes Wasser Gewöhnte empfinden ein weicheres Wasser selbst bei niedriger Temperatur als fade und nicht ausreichend erfrischend. Mineralwässer und Säuerlinge kommen selbstverständlich für den gewöhnlichen Gebrauch nicht in Betracht.

Reaktion.

Das nicht erwärmte Wasser soll neutral reagiren. Säuerlinge haben in Folge des Gehaltes an freier Kohlensäure, die vielleicht zum Theil als H_2CO_3 vorhanden ist, saure Reaktion. Sodahältige Wasser können alkalisch reagiren; dies ist z. B. bei dem Elbewasser in Magdeburg als Folge der Kaliindustrie von Stassfurt der Fall.

Rückstand und Härte.

Nach dem Verdampfen bei 100 bis 180°, in der Regel bei 110° vorgenommen, hinterlässt das Wasser seine nicht flüchtigen gelösten Bestandteile als Rückstand. Bei Anwesenheit von organischen Stoffen und von Eisen ist derselbe gelblich bis braun gefärbt, sonst weiss. Je nach der Höhe der Trockentemperatur kann Hydratwasser ausgetrieben, organische Stoffe zersetzt und Kohlensäure, Ammoniak und Salzsäure durch Umsetzen der Salze verloren gehen. Wird der Rückstand geglüht, so werden die organischen Stoffe entfernt, aber auch Nitrate und Nitrite zersetzt, Sulfate durch Kohle reduzirt, Kohlensäure durch Kieselsäure ausgetrieben, Ammonium- und Chlorverbindungen entweichen. Der Glühverlust ist deshalb kein richtiger Masstab für die organischen Stoffe.

Wenn man den Trockenrückstand in kaltem, CO_2-freiem Wasser auflöst, so bleiben die Karbonate der Erdalkalien ungelöst, und dieser nicht lösliche Teil entspricht annähernd der temporären oder vorübergehenden Härte des Wassers. Auf den sinnlichen Eindruck der Härte eines Wassers haben zwar alle gelösten Bestandteile Einfluss, man bezeichnet jedoch unter Härte eines Wassers nur den Einfluss, den die an die Erdalkalien Ca und Mg gebundenen Salze ausüben. Die Erdalkalien können vorhanden sein als Karbonate, Sulfate, Nitrate und Chloride. Die normalen Karbonate der Erdalkalien ($CaCO_3$ und $MgCO_3$) sind im Wasser fast unlöslich, durch Aufnahme von Kohlensäure gehen sie jedoch in die im Wasser löslichen Bikarbonate $CaH_2(CO_3)_2$ und $MgH_2(CO_3)_2$ über. Umgekehrt gehen die letzteren a) durch Kochen oder b) durch Zusatz von Kalkmilch über in die normalen Karbonate:

a) $CaH_2(CO_3)_2 = CaCO_3 + H_2O + CO_2$,

b) $CaH_2(CO_3)_2 + Ca(OH)_2 = 2\,CaCO_3 + 2\,H_2O$.

Auf dieser Eigenschaft beruht die genaue Härtebestimmung des Wassers. Wir nennen 1. Gesammthärte: die durch die Summe der Salze der Erdalkalien bedingte, 2. vorübergehende oder temporäre: die durch die Karbonate der Erdalkalien bedingte und 3. bleibende Härte: die durch andere Salze der Erdalkalien veranlasste; — weil ad 1. im Gesammtwasser zunächst durch Vermittelung der Kohlensäure alle Erdalkalien gelöst sind, ad 2. durch die Austreibung der Kohlensäure die Karbonate ausfallen und dadurch dem Wasser entzogen werden, so dass ad 3. nur noch die Sulfate, Nitrate und Chloride in Lösung bleiben. Bei gesonderter Bestimmung von Kalk (CaO) und Magnesia (MgO) wird nach der Gleichung CaO : MgO = 56 : 40 die Menge der Magnesia mit 1,4 multiplizirt und als Kalk ausgedrückt. Hiernach nennt man einen deutschen Härtegrad 1 Teil Kalk (CaO) in 100000 Theilen Wassers oder 10 Milligramm CaO in 1 l Wasser. Der französische Härtegrad ist 1 Teil $CaCO_3$ in 100000 Teilen Wasser. Der englische 1 Grain = 0,0648 g $CaCO_3$ in 1 Gallon = 4,543 l Wasser: also im Verhältniss 1 7000. Es ist also 1 deutscher Härtegrad = 1,079 französischer = 1,25 englischer Härtegrad.

Die Härte des Wassers ist von Bedeutung, insofern in Gegenden mit hartem Wasser Steinbildung häufiger sein soll; dagegen leiden die Bewohner solcher Gegenden weniger an Zahnfäulnis. Nicht daran Gewöhnte können durch den höheren Gehalt an Sulfaten (Bitterwässer)

Durchfall bekommen, aber die meisten Menschen gewöhnen sich auch an hartes Wasser. An hartes Wasser Gewöhnte empfinden weiches Wasser als fad.

Mit hartem Wasser kann man nur unter starkem Mehrverbrauche von Seife waschen, weil sich das fettsaure Alkali der Seife mit den Salzen der Erdalkalien zu löslichem Alkalisalz und unlöslichen Fettsäureverbindungen umsetzt und so die Textilindustrie schädigt. Auf dieser Eigenschaft, erst nach Beseitigung der fettsauren Erdalkalien dauernden Seifenschaum zu bilden, beruht die annähernde Härtebestimmung.

Hartes Wasser verhindert das Ausziehen von Thee und Kaffee. Dann bildet es beim Kochen unlösliche Eiweissverbindungen, welche das Weichwerden von Gemüse, besonders von Hülsenfrüchten, verhindern; das Hartbleiben derselben hat Veranlassung zur Bezeichnung gegeben. Hartes Wasser wirkt schwellend auf die Häute. Weiches Wasser befördert in Mälzereien den Quellprozess der Gerste und entzieht derselben mehr Extraktivstoffe und Phosphate; es ändert den Ton vieler Farben; Gerbmittel werden beeinträchtigt; Leimfabriken fordern weiches Wasser zum Erschöpfen der Abfälle.

Die Salze der Erdalkalien veranlassen die Bildung von Kesselstein, indem sich zunächst in Folge des Entweichens von Kohlensäure die Karbonate, dann aber auch die Sulfate niederschlagen. Fischer fand in Kesselsteinen: $CaCO_3$, Anhydrit (${CaSO_4}$), Calciumsulfat ($2 CaSO_4 \, H_2O$), Gips ($CaSO_4 \, 2 H_2O$) und $Mg(OH)_2$. Wird bei der Reinigung von Wässern in Kläranlagen Kalkmilch verwendet, so können sich bei Verwendung solchen Wassers für die Kessel auch feste Krusten von Calciumhydroxyd bilden. Von besonderer Bedeutung kann auch das seltene Magnesiumchlorid $MgCl_2$ werden, indem es das Kesselblech anfrisst.

Muss ein zu hartes Wasser verwertet werden, so kann die vorübergehende Härte durch Kochen oder Zusatz von Kalkmilch (S. 110), die bleibende durch Zusatz von Natronlauge oder Soda entfernt werden:

$$CaSO_4 + Na_2CO_3 = Na_2SO_4 + CaCO_3$$

oder

$$MgCl_2 + Na_2CO_3 = 2 NaCl + MgCO_3.$$

Die Kesselsteinmittel sind zu vermeiden; auch Baryumverbindungen statt Soda sind wegen der Giftigkeit zu vermeiden, wenn das Wasser zu Speisezwecken verwendet werden muss:

$$CaSO_4 + BaCl_2 = CaCl_2 + BaSO_4.$$

Die Schwefelsäure stammt zum Teil aus der geologischen Formation, zum Teil jedoch aus den oxydirten schwefelhaltigen organischen Verbindungen. Die Schwefelsäure der letzteren Herkunft kann im Wasser von symptomatologischer Bedeutung sein, insofern ihr Auftreten im Wasser den Zusammenhang desselben mit Zersetzungsherden beweist. Bei der Beurteilung der Menge dieser Schwefelsäure ist aber auch zu berücksichtigen, dass Sulfate unter geeigneten Bedingungen im Boden und Wasser reduzirt werden können. In Folge dieser biologischen Verwickelung ist die Schwefelsäure im Wasser nicht geeignet, als unmittelbarer Ausdruck der Intensität der Zersetzungen zu dienen. Kennt man die Schwefelsäuremenge, welche der Formation entspricht, so wird ein Mehr an derselben oder grosse Schwankungen im Gehalte an derselben mitverwertbar sein, um den Zusammenhang des Wassers mit einem Zersetzungsherde annehmen zu können.

Noch wichtiger hierfür ist der Gehalt an Chloriden. Von diesen entstammt das Kochsalz sicher den menschlichen und tierischen Abfällen, und es geht ohne jede Zersetzung als solches durch den Boden und tritt in das Grundwasser ein. Ein grösserer Gehalt an Chloriden, als der Formation entspricht, oder ein starkes Schwanken im Chlorgehalte des Grundwassers zeigt deshalb verhältnissmässig scharf den Zusammenhang mit Unratquellen an (Virchow, Flügge). Nur in der Nähe des Meeres und von Salzquellen ist der Chlorgehalt zu dieser Beurteilung nicht zu verwerten. In den Gerbereien schwellen Chloride die Häute nicht; Magnesiumchlorid ätzt die Kesselbleche.

Die anorganischen Stickstoffverbindungen: Ammoniak, salpetrige und Salpetersäure entstammen den stickstoffhaltigen Abfallsstoffen. Das Ammoniak wird entweder durch Spaltung der organischen Verbindungen oder durch Reduktion von Nitraten und Nitriten gebildet. Es ist deshalb im Boden hauptsächlich bei verhindertem Luftzutritt oder bei Uebersättigung mit Abfallstoffen vorhanden. Da sich aber die Art dieser Zersetzungen nicht immer leicht feststellen lässt, ist es symptomatisch nicht sicher zu verwerten. Die salpetrige Säure entsteht entweder durch Oxydation von Ammoniak oder durch Reduktion von Nitraten, so dass der Wert für die Beurteilung des Wassers ähnlich unsicher ist, wie der des Ammoniaks.

Die Salpetersäure findet sich, gewöhnlich an Kalcium und Kalium gebunden, als Ergebnis der Oxydation von Ammoniak und salpetriger Säure. Die Salpetersäure zeigt bei Fehlen von Ammoniak und salpetriger Säure meist an, dass der Boden im Sinne einer Oxydation arbeitet und eine Uebersättigung noch nicht eingetreten ist. Das Auftreten der Salpetersäure im Grundwasser ist deshalb, weil diese Säure, gerade wie die Chloride, vollständig in das Wasser übergeht, oft vorteilhaft für die Beurteilung des Zusammenhanges des Wassers mit Zersetzungsherden des Bodens zu verwerten. An sich sind die Nitrate unschädlich, und sie verleihen sogar dem Wasser einen erfrischenden Geschmack, so dass in Städten oft sonst sehr bedenkliche Brunnen als Spender von besonders gutem Wasser gelten. Zu beachten ist, dass gelegentlich die Salpetersäure erst im Wasser aus Ammoniak und salpetriger Säure sich gebildet haben kann, dass also trotz im Wasser vorhandener Salpetersäure im Boden selbst Reduktion oder Uebersättigung vorhergegangen sein kann.

Organische Stoffe.

Dieselben entstammen teils pflanzlichen, teils tierischen Zersetzungen und sind deshalb ihrer Natur nach so ausserordentlich verschieden, dass es unmöglich ist, dieselben unter einem Begriffe zusammenzufassen oder durch eine Methode kenntlich zu machen. Man hat versucht, den organischen Stickstoff besonders zu bestimmen. In geeigneten Fällen kann dieses nach Kjeldahl's Methode geschehen. Die anderen Methoden der Bestimmung des organischen Stickstoffes und organischen Kohlenstoffes sind mit viel zu grossen Fehlerquellen behaftet. Man benützt jetzt fast ausschliesslich die Erscheinung, dass Kaliumpermanganat bei Gegenwart von Schwefelsäure in der Siedehitze Sauerstoff abgiebt unter Verwandlung in farbloses Manganosulfat. Je mehr oxydable organische Stoffe vorhanden sind, um so mehr rothes Salz wird entfärbt:

$$2\,KMnO_4 + 3\,H_2SO_4 = 2\,MnSO_4 + O_5 + K_2SO_4 + H_2O.$$

Diese Methode leidet an zwei Mängeln: 1. nehmen nicht alle organischen Körper die zur vollständigen Oxydation erforderliche Sauerstoffmenge auf, z. B. Weinsäure nur $^4/_5$, Rohr- und Traubenzucker $^1/_2$, Tyrosin $^1/_3$, Asparagin $^1/_9$, Harnstoff 0; 2. reduziren Ferroverbindungen, salpetrige Säure und Schwefelwasserstoff das Kaliumpermanganat ebenfalls. Mit gewissen Einschränkungen bestimmt man also einfach die Oxydirbarkeit des Wassers. Bei der Berechnung entspricht $^1/_4$ des verbrauchten Kaliumpermanganates dem Sauerstoffverbrauch. Dagegen ist es willkürlich, dass man die durch Multiplikation des Kaliumpermanganates mit 5 oder des Sauerstoffs mit 20 ermittelte Zahl „organische Substanz“ nennt. Zum besseren Vergleiche mit älteren Angaben wurde dies trotzdem in den Tabellen getan. Eine grössere Menge an solchen organischen Stoffen kann mangelhafte Mineralisirung derselben im Boden oder Uebersättigung des Bodens oder direkt verunreinigende Zuflüsse anzeigen, ohne dass man aber ein sicheres Urteil darauf gründen kann. Die durch diese Methode nachgewiesenen Stoffe sind sicher zum grossen Teil Huminsubstanzen, die an sich unschädlich sind und nicht einmal als Nährmaterial für Kleinlebewesen eine grosse Rolle spielen. Man kann deshalb nicht einmal mit Sicherheit sagen, dass ein grosser Gehalt an „organischer Substanz“ im Sinne der Chemie das Wasser geeignet macht, wählerischen, z. B. krankheitserregenden Bakterien besonders günstige Lebensbedingungen zu bieten.

Das Wasser kann durch gelöste Stoffe Vergiftungen herbeiführen. Ueber den Schwefelwasserstoff ist früher mitgetheilt worden. Durch Abwässer von Fabriken kann Arsen und Blei ins Wasser gelangen. Blei kann auch aus den Röhren der Leitungen in das Wasser gelangen. Noch seltener finden sich Kupfer und Zink.

Wenn man die durch die chemische Analyse fassbaren Eigenschaften des Wassers in Betracht zieht, so ergiebt sich:

1. an sich sind die Stoffe in den Mengen, in welchen sie im Trinkwasser vorkommen, meist in so geringen Mengen enthalten, dass sie nicht gesundheitsschädlich sind; nur zu harte, besonders an Sulfaten reiche Wässer können Beschwerden hervorrufen und den Kochprozess ungünstig beeinflussen;

2. die symptomatische Bedeutung der Stoffe, d. h. der Hinweis auf den Zusammenhang des Wassers mit Unratquellen ist nur selten direkt oder allein zu gebrauchen;

3. die chemisch schlechten Wässer sind meist schon für die blossen Sinne als unappetitlich oder durch ihre Herkunft als verdächtig gekennzeichnet;

4. die giftigen Fabriksabwässer sind gewöhnlich schon durch sinnlich wahrnehmbare Eigenschaften und durch ihre Herkunft vom Genusse und Gebrauche im Hause ausgeschlossen;

5. die Anforderungen der Gewerbe und der Technik an das Wasser sind in chemischer Hinsicht oft viel höher als für Trink- oder häusliches Gebrauchswasser.

D. Gesundheitsschädigung und Infektionsmöglichkeit.

Zur Beurteilung der Gesundheitsschädlichkeit eines Wassers reicht die chemische Analyse niemals aus. Wie wir die Wässer hydrologisch in geschlossene und offene Wässer einteilen, so können wir für die hygienische Beurteilung die Wässer einteilen, je nachdem sie die Unmöglichkeit oder die Möglichkeit einer Vergiftung, eines Eindringens von Parasiten oder einer Infektion mit Seuchenerregern bieten. Zur Beurteilung dieser Verhältnisse können wir die früher besprochene chemische Analyse mitverwerten, insofern das Auftreten der Stadtlaugenstoffe uns symptomatische Hinweise auf den Zusammenhang mit Unratquellen giebt und chemische Gifte erkennen lässt.

Wichtiger sind die direkten Nachweise: 1. die Oertlichkeit. Wenn man direkt beobachtet, dass Stoffe in ein Wasser gelangen, welche man erfahrungsgemäss als giftig oder krankheitserregend kennt, so braucht man gar keine weitere Untersuchung, um ein solches Wasser zu beanstanden. In diesem Sinne sind zunächst alle offenen Wässer verdächtig, weil sie giftige Fabriksabwässer, Fäkalien und andere Abfallsstoffe des Menschen mit virulenten Seuchenerregern aufnehmen können. Nach Wolf und Lehmann betragen die Entleerungen für 1 Person und 1 Tag in Grammen:

	Faeces	darin		Urin	darin	
		Stickstoff	Phosphate		Stickstoff	Phosphate
Männer	150	1,82	3,23	1500	15,00	6,08
Frauen	110	1,74	1,62	1350	10,73	5,47
Knaben	45	1,02	1,08	570	4,72	2,16
Mädchen	25	0,57	0,37	450	3,68	1,75

Pettenkofer rechnet jährlich:

	1 Person	100 000 Personen
Koth	34 kg	3400 t
Harn	428 „	42800 t
Küchenabfälle und Hauskehricht	90 „	9000 t
Asche bei Holzfeuerung	15 „	1500 t
„ Steinkohlenfeuerung .	45 „	4500 t

Für eine Stadt mit 100 000 Einwohnern rechnen Palzow und Abendroth folgende Abfälle:

Strassen- und Schleussenkoth	4500 t	49827 Mark
Sand, Schlacken, Scherben	9062 t	—
Asche . . .	14000 t	901110
Küchen-, Gewerbs- u. Strassenabfälle	12994 t	712611
Urin	25000 t	855633 „
Faeces	4500 t	250536 „
Knochen . .	2500 t	861150 „
	72056 t	3630867 Mark

Das Kanalwasser aus 15 Städten mit Gruben und Kübeln und das aus 16 Städten mit Wasserklosets zeigte in England folgendes:

	mgr in 1 l Kanalwasser aus Städten mit	
	Abortgruben	Wasserabtritt
1. suspendirt:		
gesammt . . .	391,1	446,9
darin organisch	213,0	205;1
2. gelöst:		
Gesammtgehalt	824,0	722,0
Chlor . . .	115,4	106,6
gesammter Stickstoff .	64,51	77.28
Ammoniak	54,35	67,03

Man sieht daraus, dass die chemische Zusammensetzung des Wassers aus Städten bei den verschiedenartigen Entfernungen ihrer Abfallstoffe nicht sehr verschieden ist, dass somit alle Systeme fast gleichen Einfluss auf die Beschaffenheit des offenen Wassers haben. Auch aus den Zahlen Seite 103 ergiebt sich, dass die Kanalwässer auch chemisch die Flusswässer sehr stark verunreinigen können. Nach einiger Zeit tritt allerdings auch in sehr verunreinigten Wässern eine chemisch nachweisbare Selbstreinigung ein, welche abhängig ist von dem Verhältnisse der Verunreinigung zur Grösse des Flusses oder Sees, von der Strömung, Belichtung, Aussentemperatur (siehe Seite 104). Dort wo diese Selbstreinigung noch nicht eingetreten ist, leiten uns die Sinne meist viel besser als die chemische Analyse. In Folge des Absetzens der suspendirten Bestandteile entstehen im Schlamme der Flüsse Gasbildungen, die sich durch Aufsteigen von Blasen bemerkbar machen. Diese Gase bestehen aus Sumpfgas, Kohlensäure, Kohlenoxyd, Schwefelwasserstoff und Ammoniak.

In das Wasser gelangt der Schmutz von den Strassen, Tierkadaver, Abfälle aus Bergwerken, Fabriken, Asche, Kohlenreste, Schlacken, zerbrochene Geschirre, Schutt. Man findet aber auch Kotpartikel, Fleischreste, Haare, Gemüseabfälle, Stroh und selbst in Wasserleitungen Schnecken, Muscheln, kleine Fische. Es ist wohl selbstverständlich, dass Wasser, welches derartige grobe Stoffe führen kann, auch die viel kleineren Parasiten und Seuchenerreger führen kann. Ein solches Wasser ist zum Trinken und zum Gebrauche im Hause selbstverständlich vollständig ungeeignet. Umgekehrt kann aber ein solches Wasser nach Entfernung der groben Verunreinigungen für Industriezwecke ganz geeignet sein, weil bei diesen die physikalische und chemische Reinheit allein entscheidet.

Bei Brunnen bedarf man gar keiner mikroskopischen oder chemischen Analyse, um das Wasser vom menschlichen Genusse auszuschliessen, wenn man sieht, dass von der Oberfläche oder von Undichtigkeiten im Brunnenmantel Abflüsse von Zersetzungsherden oder Abortgruben einlaufen.

2. Die mikroskopische Untersuchung. Nach Ausschaltung der groben Verunreinigungen können wir die direkte mikroskopische Untersuchung verwerten. Durch diese können wir uns zugänglich machen: a) pflanzliche Kleinlebewesen: Eisenbakterien (s. Seite 105); Cladothrix und Crenothrix findet man häufig in eisenhaltigen Wässern und sie haben durch ihre enorme Vermehrung und Abscheidung von Eisenflocken wiederholt schon Wasserleitungen gestört. Schwefelbaktorien (Beggiatoa) und Spaltalgen (Oscillarien, Ulothricheen) finden sich oft in ungeheueren Mengen in Abwässern von Zuckerfabriken. Eine Saprolegia (leptomitus lacteus) hatte sich im Jahre 1852 in einem Mühlgraben so vermehrt, dass der Boden des Baches wie mit Schafvliessen belegt aussah. Von hier aus setzte sich die Vegetation in das Flüsschen Weistritz fort, verstopfte die Röhren des Wasserwerkes von Schweidnitz, so dass das Wasser in stinkende Fäulnis überging und zu Trink- und Gebrauchszwecken vollkommen unbrauchbar wurde. Weiter beobachtete man oft Sphaerotilus natans, ferner von Pilzen: Selenosporium aquaeductuum, Oïdium lactis, Pylobolus, Mucor- und Aspergillusarten. Die grünen Algen und Diatomeen nähren sich als chlorophyll- oder chromophyllhaltige Pflanzen zwar von anorganischen Stoffen, aber bei starker Vermehrung können sie durch ihr Absterben zur Fäulnis Veranlassung geben. Alles Wasser, welches faulende organische Stoffe enthält, führt aber auch tierische Organismen, welche von denselben leben, so Myzetozoen, Amöben, Flagellaten, Infusorien: Paramecium, Glaukoma, Vorticella, Oxythricha, Rotifer, Euglena.

Unter diesen Mikrobien finden sich auch solche, die für Wassertiere (Fische, Amphibien, Schwimmvögel) oder für Wühltiere (Ratten, Schweine) infektiös sind. Bei Fischen wurden sie von Mitrophanow, bei Fröschen von Ray Lankester, Rättig und Danilewsky, bei Ratten von Lewis, bei Hamstern von Wittich und

Koch gefunden. Im Blute von Pferden, Maultieren und Kameelen, welche an der Surra genannten Septikaemie in Indien in grosser Zahl sterben, wurden von Evans Flagellaten (Trypanosoma) als Erreger entdeckt und Koch fasst neuerdings die Tsetsekrankheit von Büffeln, grossen Antilopen, Hausrind und Pferden in Afrika als Surra auf, deren Erreger durch Fliegen übertragen werden. Die Tsetsekrankheit tritt an den Flussläufen des Sambesi und Buaha in Deutsch-Ost-Afrika heftig auf. D. Cunnigham fand im Granulationsgewebe des Delhigeschwüres Myzetozoen, welche mit dem Wasser auf die Haut gelangen. Bei Menschen ist die Amoeba coli schon lange bekannt und Lösch hielt die Dysenterie für eine durch Amoeben bedingte Krankheit, worin ihm die meisten Beobachter jetzt beistimmen.

Auch bei anderen parasitären Krankheiten bestehen zweifellos Beziehungen zum Genusse von Wasser. Bei einer Form der Chlorose, die man bei uns bei Tunnel- und Ziegelarbeitern findet, ist das Anchylostomum duodenale beobachtet worden. Die Eier dieser Nematode entwickeln sich in feuchten Böden zu Larven, die sich einkapseln und in dieser Dauerform in das Wasser gelangen. Die Eier von Botriocephalus latus entwickeln sich im Wasser zu Wimperembryonen, welche vielleicht direkt beim Trinken oder auf dem Wege durch Fische in den Menschen kommen und neben den gewöhnlichen Bandwurmerscheinungen perniciöse Anämie hervorrufen. Die Eier von Taenia solium, Ascaris lumbricoïdes, Oxyuris vermicularis sind im Wasser gefunden worden. Distomum haematobium (Bilharzia), der Erreger der ägyptischen Hämaturie, macht seine erste Entwicklung in Schlammschnecken durch und seine Uebertragung erfolgt durch den Genuss von Nilwasser. Als Erreger einer Form der tropischen Hämaturie, Chylurie und lymphatischen Elephantiasis ist eine Nematode (Filaria sanguinis) ermittelt worden, deren Embryonen beim Saugen von Moskitos aufgenommen werden. In diesen Fliegen machen sie ihre Entwicklung durch, werden beim Tode derselben frei und gelangen ins Wasser, wo sie beim Baden von aussen in die Haut, das Lymph- und Blutgefässsystem gelangen. Bei Filaria medinensis gelangen die Embryonen in Süsswassercyklopen, in denen sie sich in eine Larve verwandeln, und diese larventragenden Cyclopen werden mit dem Trinkwasser aufgenommen, so dass die Parasiten vom Darm her in die Haut einwandern, um sich dort zu reifen Eiern zu entwickeln.

Am wenigsten erfährt man bei der mikroskopischen Untersuchung des Wassers von den Bakterien. Ein bakterienarmes Wasser kann im Mikroskope schon bakterienfrei erscheinen, so dass man die mikroskopische Untersuchung 3. durch **Kulturen** ergänzen muss. Eine primitive Art der Kultur besteht darin, dass man Fläschchen mit dem Wasser stehen lässt, so dass sich die Organismen auf Kosten des im Wasser vorhandenen Nährmaterials vermehren, indem sie Trübungen, Wolken, verschiedenartige Niederschläge oder Häutchen bilden. Auf diese Weise gelingt es bisweilen, Spaltalgen und die höheren pleomorphen Bakterien (Crenothrix, Beggiatoa) nachzuweisen, wenn man sie unmittelbar nicht gefunden hat.

Die Erreger der akuten Exantheme kennen wir überhaupt noch nicht. Auch die tierischen Mikrobien, wie sie bei Dysenterie und Malaria vorkommen, vermögen wir noch nicht kulturell zu fassen. Durch unsere jetzigen Kulturmethoden sind wir leider auch noch nicht im Stande, die obligat parasitischen und die blos fakultativ saprophytischen Krankheitserreger sicher nachzuweisen. Einigermassen sicher können wir nur die meisten fakultativ parasitischen Bakterien ermitteln; unter diesen befinden sich aber gerade die Erreger der beiden wichtigsten Krankheiten, die mit dem Wasser in Zusammenhang stehen, Cholera und Abdominaltyphus.

In vielen Fällen können wir nur die saprophytischen Bakterien ermitteln. Was wir jedoch über diese und die krankheitserregenden Bakterien bis jetzt wissen, gestattet oft Wahrscheinlichkeitsschlüsse zu ziehen aus den allen Bakterien gemeinsamen Eigenschaften und aus dem, was experimentell über das Verhalten von Bakterien zu Boden, Wasser und Luft ermittelt worden ist.

Grundwässer aus genügenden Tiefen und Quellen sind an sich keimfrei. In Folge der Arbeiten bei Anlage von Quellfassungen und Brunnen werden jedoch einzelne Keime eingeschleppt. Die Zahl derselben schwankt, ist aber stets gering; die Arten sind meist harmlose Erd- und Wasserbakterien aus der Umgebung. In den Pumpen können sich an den inneren Wandungen der Röhren und am Kolben Keime ansetzen und vermehren. Bei Kesselbrunnen geschieht das auch in dem angesammelten Wasser, weil stets Ruhepausen eintreten. Auch die besten Röhren- und Kesselbrunnen sind nicht keimfrei zu halten. Bei starkem Betrieb ist die Zahl der Keime gering. Die Arten sind harmlose Saprophyten. Die Zahl der Keime kann aber auf viele viele Tausende steigen, wenn der Brunnenkessel in Ruhe gelassen wird.

Nach einem Maximum der Vermehrung tritt wieder eine Abnahme der Keime an Zahl ein, indem die Keime sich an den Wänden und

Röhren ansetzen oder zu Boden sinken. Zur Beurteilung eines solchen Verhältnisses muss man stets das Wasser und den Brunnenschlamm untersuchen. Wenn sich Vermehrung und Sedimentirung annähernd die Wage halten, kann die Zahl der Bakterien gleich bleiben. Besteht der Verdacht der Verunreinigung der Brunnenröhren, so müssen dieselben vor der Untersuchung durch Einleiten von Dampf oder durch eine 5 proc. Karbolsäure keimfrei gemacht werden.

Auch die Temperatur und der Gehalt an organischen und anorganischen Nährstoffen des Wassers ist auf den Keimgehalt von Einfluss. In einem solchen Falle kann bei richtig angelegtem Brunnen ein Wasser trotz hohen Bakteriengehaltes, wenn es nur sonst den früher besprochenen Bedingungen entspricht, hygienisch unbedenklich sein. Durch starkes Abpumpen wird ein Nachdringen des durch den Boden filtrirten und keimfrei gemachten Grundwassers herbeigeführt, so dass Brunnen, welche in dauerndem Gebrauche sind, stets keimarm sind; die Zahl der Keime übersteigt selten 100 bis 200. Ist ein Brunnen offen als Ziehbrunnen oder bestehen bei gedecktem Brunnen Zuflüsse von der Oberfläche oder bestehen Undichtigkeiten im Mantel, so kann bei starkem Gebrauche des Brunnens sich dieses in der Zahl der Keime bisweilen nicht aussprechen, und man muss auch die Arten berücksichtigen.

Bei solchen Zuflüssen pflegen gärungserregende und Darmbakterien (Bacterium coli commune) anwesend zu sein, und auch krankheitserregende können in Betracht kommen. Die Saprophyten können in Stärkefabriken durch Säurebildung, im Weichwasser beim Mälzen durch Säurebildung und Verschimmelung, ebenso in Bäckereien schädlich wirken.

Bei Waschen von durchseuchter Wäsche oder Ausgiessen von Nachtgeschirren bei den Brunnen oder bei undichten Abortgruben sind oft Krankheitskeime an der Bodenoberfläche oder in den oberen Bodenschichten in der Nähe der Brunnen vorhanden. Das Ausbrechen und Auflodern ist bei Choleraepidemien auch wiederholt erfolgt, indem durch Regen solche Schmutzstoffe aus der Umgebung von Brunnen in dieselben hineingespült wurden.

Der Nachweis dieser „Leitbakterien“ ist oft schwer oder unmöglich, so dass zur Beurteilung von Zahl und Arten die Besichtigung des Brunnens und seiner Umgebung hinzugefügt werden oder noch besser vorangehen muss. Bei ganz flachen Brunnen, bei welchen das Wasser in die oberen unreinen Bodenschichten hineinreicht, können die verdächtigen Bakterien selbst bei guter Anlage des Brunnens hineingeraten. Die einfache Gelatine-Plattenmethode reicht zur Beurteilung oft nicht aus. Man bedarf bisweilen der Ergänzung durch Agar- und Bouillonkulturen; oft setzt man vorteilhaft kleine Mengen des zu prüfenden Wassers zu zuckerhaltiger Bouillon, um den Gärungserregern günstige Bedingungen zu bieten; man muss auch besondere Methoden verwerten, von denen die für Cholera auch praktisch brauchbar ist: Man versetzt 100 cm³ bis 1 Liter des zu prüfenden Wassers mit 10 pCt. einer Peptonkochsalzlösung, hält dieselbe bei 37° C. etwa 10—12 Stunden und legt von der Oberfläche die gewöhnlichen Kulturen an. Eine sichere Unterscheidung von choleraähnlichen Bakterien ist auf diese Weise allein bisweilen nicht zu erreichen. Für Typhusbakterien kann man Karbol- oder Kartoffelgelatine verwerten, oder aber man versetzt das zu prüfende Wasser mit einer Bouillon, welche Karbolsäure enthält, und setzt nach Bebrütung die gewöhnliche Kultur an; eine sichere Unterscheidung von Bacterium coli erfordert oft noch besondere komplizirte Trennungsmethoden. Trotz der zweifellos grossen Schwierigkeiten sind Typhus- und Cholerabakterien wiederholt im Wasser nachgewiesen worden; ferner wurden gefunden Bacterium coli commune, die Erreger der hämorrhagischen Septikämie, Eitererreger und sehr oft auch Pigmentbakterien, die für die Milchwirtschaft von Bedeutung sind.

Diese Krankheitserreger vermehren sich in den meisten Wässern nicht, sondern sterben wegen zu niedriger Temperatur und Mangel an Nährmaterial ab. Immerhin können sie sich eine Zeit lang lebensfähig erhalten, besonders im Schlamme. Mit Erhaltung der Virulenz dürften sie sich nur in Wässern vermehren, welche an organischer Substanz sehr reich sind, und man muss das Brackwasser des Sunderbunds in Bengalen als die Heimat der Cholerabakterien ansprechen. Die Vermehrung geschieht bei uns nur bei höherer Temperatur in sehr unreinen Wässern und selbst dann unter baldiger Abnahme der Virulenz. Die Wässer unserer Flüsse und Seen sind im Allgemeinen nicht geeignet, pathogene Bakterien lange zu halten, so dass sie nur selten wirklich „verseucht“ sind. Im Grundwasser ist die niedrige Temperatur einer Vermehrung der Krankheitserreger entgegen; in Flüssen und Seen ist in der warmen Jahreszeit jedoch diese Temperatur der Vermehrung oft günstig, und die Zahl der Keime steigt in diesen Wässern überhaupt dann bedeutend an, während sie in der kalten Jahreszeit stets abnimmt.

Mit Rücksicht auf diese biologischen Prozesse, besonders Vermehrung und Sedimentirung, ist offenes Wasser an der der Verunreinigung unmittelbar ausgesetzten Oberfläche, im Schlamme des Bodens und an den Einmündungsstellen von seitlichen Zuflüssen am unreinsten und von allen drei Richtungen aus betrachtet nach der Mitte zu am reinsten. Ist offenes Wasser für eine Wasserversorgung zu entnehmen, so darf man dasselbe weder unmittelbar am Ufer, noch dicht am Boden, noch unmittelbar an der Oberfläche entnehmen.

1. In bakteriologischer Hinsicht ist offenes Wasser infektionsverdächtig, Grundwasser aus genügenden Tiefen infektionsunverdächtig.

2. Quellen sind meist keimfrei, weil in der Regel ausreichend filtrirtes Wasser nachströmt.

3. Grundwässer aus Röhren-Brunnen enthalten aus demselben Grunde stets wenig Keime, wenn sie viel benutzt werden.

4. In Brunnenkesseln treten Schwankungen im Gehalte der Keime auf, deren Beurteilung sich nach der Intensität des Gebrauches, der Temperatur und vor allem der örtlichen Lage und technischen Anlage des Brunnens richtet.

Die wenigen Keime, welche in den Fällen 2, 3, 4 vorhanden sind, werden durch die Fassungsarbeiten und den Betrieb herbeigeführt, sind aber an sich unschädlich.

5. Wässer, welche krankheitserregende Bakterien enthalten, sind als gesundheitsschädlich vom Genusse auszuschliessen.

6. Die saprophytischen Bakterien können wegen ihres ähnlichen Verhaltens symptomatologisch zur Beurteilung von Wasseranlagen verwertet werden, um ungehörige Zuflüsse von der Oberfläche oder im Innern des Bodens festzustellen.

7. Die Keime gestatten eine Kontrolle des Betriebes sowohl bei Pumpen- als bei Zentralanlagen.

Mit Rücksicht auf die grosse nationalökonomische Bedeutung der Fischzucht ist zu bemerken, dass Fische frische menschliche Exkremente verzehren, dass faulige Wässer dagegen die Fische tödten. In Deutschland gelten als der Fischzucht schädlich Flüssigkeiten, die mehr als 10 pCt. suspendirte oder gelöste Substanz enthalten, dann Flüssigkeiten, in denen in einem Stärkeverhältniss von mehr als 1 : 1000 enthalten sind: Säuren, Salze, Schwermetalle, alkalische Substanzen, Arsen, Schwefelwasserstoff, Schwefelmetalle, schweflige Säure und Salze, welche bei ihrer Zersetzung schweflige Säure liefern; Abwässer aus Gewerben, welche feste fäulnisfähige Substanzen enthalten, wenn dieselben nicht durch Filtration gereinigt sind; ferner Chlor- und chlorkalkhaltige Wässer; Abgänge der Gasanstalten und Theerdestillation, Rohpetroleum und Produkte der Petroleumgewinnung; ferner

Dämpfe und Flüssigkeiten, deren Temperatur 50° C. übersteigt. Es hat sich nämlich herausgestellt, dass die Chemikalien bei 20—25° viel schädlicher auf die Fische wirken als bei niederen Temperaturen. Auch die Abfälle der Holzflösserei und der Sägemühlen wirken auf die Fischerei schädlich.

Wasser für Gärungsgewerbe muss frei sein von säurebildenden Bakterien, besonders darf es Hefearten, welche als wilde Hefen viel gefährlicher sind als die Bakterien, nicht enthalten.

Wenn man die Sterblichkeit an Abdominaltyphus als Masstab für den Einfluss von Boden und Wasser auf Seuchen annimmt, so zeigt sich, dass in längeren Zeiträumen die Erkrankungen periodisch zu- und abnehmen. Der Einfluss von Assanirungsarbeiten, wie Kanalisation, Wasserversorgung ist verschieden gross, je nachdem diese Anlagen in die Periode der Zu- oder Abnahme fallen. So fand ich, dass in 16 Städten Deutschlands mit Einführung der Kanalisation eine Abnahme, in 5 Städten eine Zunahme an Abdominaltyphus eintrat. Die Einführung der Wasserversorgung hatte ohne Rücksicht auf bereits vorhandene oder nicht vorhandene Kanalisation eine Abnahme des Typhus zur Folge. In Städten mit besonders schlechten sanitären Einrichtungen haben Assanirungsmassnahmen überhaupt stets eine

Fig. 18.

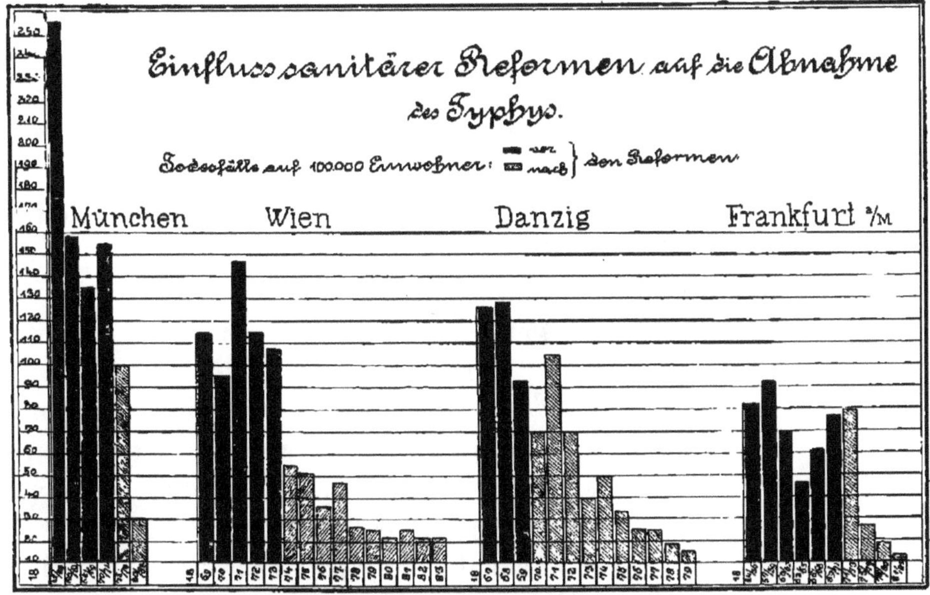

Abnahme der Mortalität herbeigeführt, wie dieses für München, Berlin, Danzig, Frankfurt, Hamburg über lange Perioden ermittelt worden

ist. Während in München eine bedeutende Abnahme an Typhus der Einführung der Zentralwasserversorgung vorausging, war in Wien die Sterblichkeit an Typhus in 7 Jahren vor Einleitung der Hochquellleitung 5141, sank mit Einführung der neuen Hochquellleitung sofort,

Monatliche Typhus-Todesfälle in München i. d. Stadt.

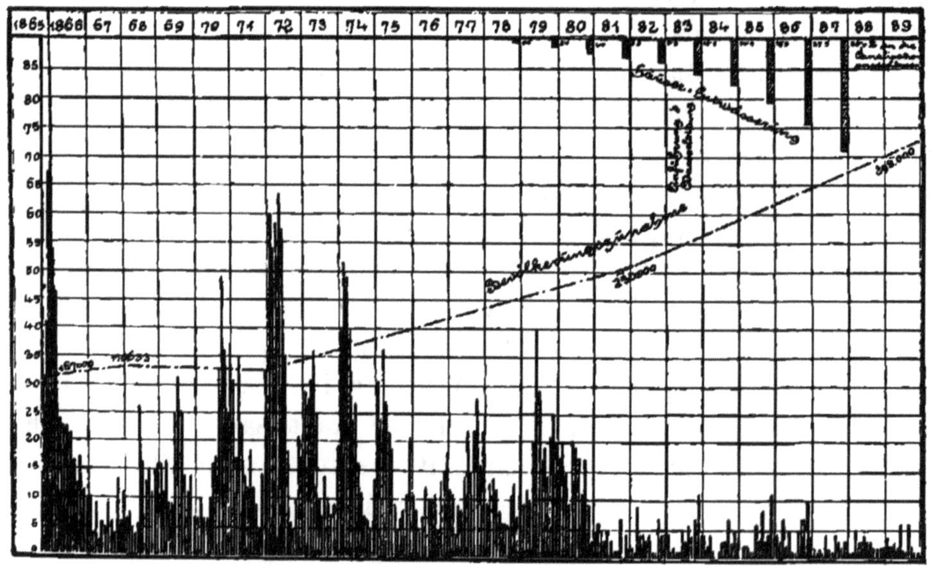

Fig. 19.

betrug in den ersten 7 Jahren nach derselben 2037 und sank in den folgenden Jahren noch weiter. An Dysenterie starben in Wien in 7 Jahren vor Einleitung der Hochquelle 587, nach Einleitung der Hochquelle nur 150.

Noch deutlicher wird der Zusammenhang von Seuchen und Epidemien, wenn man die Ausbreitung von Cholera und Typhus in den einzelnen Städten verfolgt. Nennt man die räumliche Ausbreitung der Wasserversorgung Wasserfeld, die der Seuchen Infektionsfeld, so decken sich häufig Wasserfeld und Infektionsfeld vollständig und ohne Ausnahme. Z. B. die Vauxhall und Lambeth Company schöpften 1849 das Wasser für ihre Werke aus der stark verunreinigten Themse innerhalb Londons, und die von beiden Gesellschaften versorgten Häuser litten gleich stark an Cholera. Auf 10 000 Einwohner mit Vauxhallwasser kamen 118, bei der Lambethleitung 125 Todesfälle an Cholera. Daraufhin verlegte die Lambethcompagnie ihre Schöpfstelle flussaufwärts. Bei Wiederkehr der Cholera 1854 hatten die Bewohner mit Vauxhallwasser 130 Todesfälle auf 10 000 Einwohner, die andere nur

37. Bei den grossen absoluten Zahlen, die in Betracht kommen — Lambethwasser 166 906 Einwohner mit 611 Todesfällen, Vauxhallwasser 268 171 Einwohner mit 3471 Todesfällen — ist ein Zweifel ausgeschlossen, und das Wasser muss ursächlich mit der Seuche in Verbindung gestanden haben. Bei der explosionsartig auftretenden Choleraepidemie in Hamburg im Jahre 1892 deckten sich Wasserfeld

Cholera.

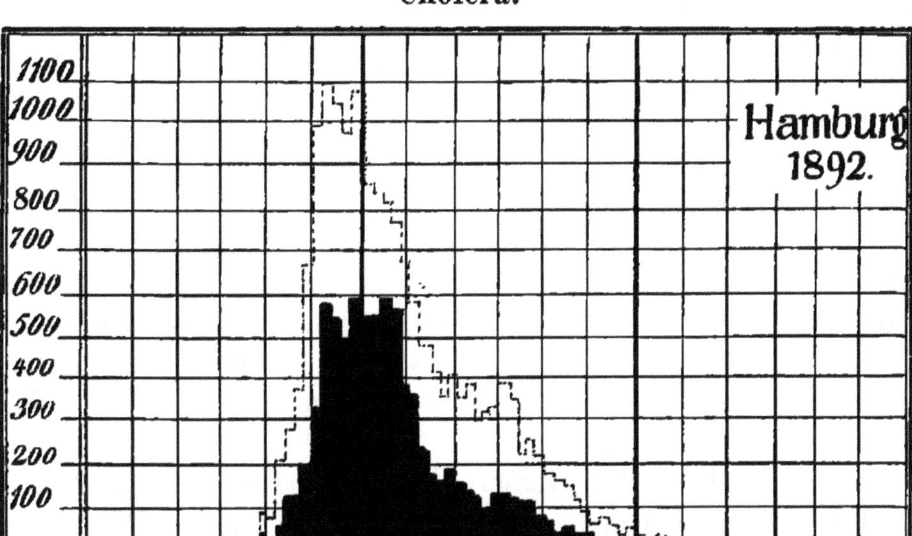

Fig. 20.

und Infektionsfeld ebenfalls; die Kaserne und einige andere Anstalten, welche anderes Wasser bezogen, litten nicht unter der Seuche. Das explosive Auftreten einer Seuche ist allerdings allein kein zwingender Grund, an eine Infektion mit Wasser zu denken. Keuchhusten und Influenza, welche sicher gar nichts mit Wasser zu thun haben, können ebenso ausbrechen.

Bei der Typhusepidemie 1885 in Wiesbaden blieb eine grosse Anstalt trotz Anschlusses an die Wasserleitung vollständig verschont. Bei der Choleraepidemie 1884 in Genua wurde das Wasser der Nikolaileitung beschuldigt, 88 pCt. von 151 Fällen verschuldet zu haben. Dann wurde das angeblich harmlose Gorzentewasser eingeführt, aber es folgten jetzt 321 Fälle von Cholera, von denen 80,7 pCt. jetzt auf das harmlose Wasser fielen. Das verdächtige Nikolaiwasser war also gerade so gefährlich wie das unverdächtige Gorzentewasser; Wasserfeld und Infektionsfeld deckten sich genau trotz verschiedenartigen Wassers; ohne Rücksicht auf den Wasserwechsel blieb das grosse Armenhaus vollständig verschont.

In München fand Pettenkofer, dass sich Cholera- und Typhusausbreitung in der Stadt ganz unabhängig von der Wasserversorgung verhielten. Auch nach Einführung der Zentralleitung änderte sich die Ausbreitungsweise der Krankheiten nicht. Man muss demnach selbst bei explosivem Auftreten der genannten Krankheiten stets das Gesammtverhalten sorgfältig berücksichtigen und sich vor voreiligen Schlüssen in Betreff der Ausbreitung der Krankheiten durch Wasser hüten.

Dass aber Trinkwasserinfektion vorkommt, lernen wir aus der Art der früheren Fälle und aus den vielen kleinen Epidemien, welche sich um ganz bestimmte Quellen und Brunnen gruppiren, während die andere Bevölkerung verschont bleibt. Bei Beurteilung der Choleraausbreitung durch Wasser ist zu berücksichtigen, dass die Cholera, ihrer Einschleppung von der See entsprechend, in Europa meist mit dem Schiffsverkehr stromaufwärts eingeschleppt wird und nur selten mit dem Strome abwärts wandert.

Zur Beurteilung der Wasserversorgung ist es wichtig, dass die Infektionsstoffe bei dem in den Leitungen herrschenden Drucke wohl sehr selten im Verlaufe der Leitungen aufgenommen werden können, sondern dass die Aufnahme an den Wasserentnahmestellen erfolgen muss.

Sehr wichtig ist es auch, dass Nutzwasserleitungen Krankheiten verbreiten können, wie dieses 1884 bei der Typhusepidemie in Zürich, 1894 in Prag der Fall war. Für die Trinkwasserinfektion spricht auch die Beobachtung, dass Epidemien durch den Genuss von Milch veranlasst wurden, wobei die Verunreinigung beim Reinigen der Gefässe oder die Verdünnung der Milch mit infizirtem Brunnenwasser das Entscheidende war, so dass auf jeden Fall für Typhus, aber auch für Cholera daran festgehalten werden muss, dass derartige Krankheiten tatsächlich durch den Genuss eines infizirten Nahrungsmittels resp. Getränkes entstehen können, was die Infektion durch Trinken von infizirtem Wasser nur noch wahrscheinlicher macht. Die örtliche Abhängigkeit der Seuchen ist sicher in vielen Fällen durch das Trinken von infiziertem Wasser bedingt.

E. Wasserversorgung.

Man bedarf nicht nur der Qualität nach entsprechendes Wasser, sondern man muss auch die erforderliche Menge desselben haben. Unter der Voraussetzung, dass das Wasser nach den sinnlich wahrnehmbaren Eigenschaften, nach der chemischen Beschaffenheit, besonders in Bezug auf die Härte, den früher geschilderten Anforderungen entspricht, ist für die Beurteilung der Qualität der Gesichtspunkt der Infektions-Unmöglichkeit nach Hueppe 1887 entscheidend. Da geschlossene Wässer bei genügender Stärke der filtrirenden Bodenschicht diesen Anforderungen entsprechen, die Quellen infolge des permanenten Abströmens auch für die Dauer der Filtration Gewähr bieten, kann man in diesem Sinne die qualitative Beurteilung des Wassers geradezu als die moderne Lösung des uralten Quellenproblems bezeichnen.

In qualitativer Hinsicht müssen wir also geschlossene Wässer anstreben, d. h. wir werden zunächst Grundwasser, gleichgiltig, ob es im Boden in genügenden Tiefen ist oder freiwillig als Quelle hervortritt, bevorzugen. Wird geschlossenes Wasser durch Anlegen eines Brunnenkessels in ein offenes verwandelt, so müssen wir diesen Fehler wieder berichtigen. Natürliches offenes Wasser von Flüssen und Seen müssen wir in geschlossenes Wasser verwandeln, indem wir es nach Thiem's Vorschlag für Stralsund durch Berieselung über Sandflächen und durch die Heranziehung der Filtrationskraft des Bodens in Grundwasser verwandeln, oder indem wir es künstlich filtriren. Meteorwässer müssen wir ebenfalls durch Filtration von den Einflüssen der Aussenwelt wieder befreien.

Aber auch die Menge des Wassers muss ausreichend vorhanden sein. Für den Genuss und die Speisebereitung ist das Minimum auf Schiffen 4 l pro Kopf und Tag. In den Wohnungen bedarf man für Trinken, Speisebereitung, Reinigung von Koch- und Essgeschirr ungefähr 30 l, für häusliche Reinigung und Wäsche 15 l, für ein Wannenbad 350, für ein Brausebad 30, eine Klosetspülung 6 l. Man muss aber auch für die Tiere z. B. für Grossvieh 1 Stück 50 l, Kleinvieh ungefähr 10 l rechnen; dann ist die Besprengung von Strassen, Höfen, Gärten mit zu berücksichtigen. Bei öffentlichen Anstalten hat man etwas abweichende Zahlen ermittelt, z. B. für einen Schüler 2 l, für einen Soldaten 20 l, für ein Soldatenpferd 40 l; in Gasthöfen pro Person 150 l, in Badeanstalten für ein Bad ungefähr 400 l, pro 100 kg Wäsche 400 l, Schlachthäuser pro Stück Vieh 400 l, Markthallen pro

1 m² Fläche 5 l; zum Löschen von Bränden bei kleinen Feuern 10 bis 40 m³, bei grossen Feuern 500—2000 m³ Wasser, öffentliche Pissoires bis 200 l pro Stunde und Stand. Man darf auch nicht vergessen 12—14 pCt. Verlust in Rechnung zu stellen als Folge von Rohrbrüchen, Undichtigkeiten u. s. w.

In derselben Stadt wechselt der Bedarf nach den Gegenden, z. B. in Berlin, bei einem mittleren Verbrauche von 60 l, sinkt er in den Arbeiterbezirken bis auf 30 l und selbst bis auf 10 l pro Kopf und Tag, steigt aber in anderen Bezirken bis auf 240 l; in Wien ist der Verbrauch im I. und II. Bezirk 58, in den übrigen 28 l. Das Verhältnis des Verbrauches an Wasser zu häuslichen, öffentlichen und gewerblichen Zwecken schwankt ganz ausserordentlich; in einer Industriestadt z. B. in einem Verhältnisse von 10 1 89, in Badeorten von 50 45 : 5. Wenn man nur die häuslichen Zwecke berücksichtigt, so reicht man pro Kopf und Tag im Durchschnitt mit 60 bis 80 l aus. Man muss dann aber eine besondere Nutzwasserleitung haben.

Die Trennung von Trink- und Nutzwasser ist aber so bedenklich, oft direkt gesundheitsgefährlich, dass man sie möglichst vermeiden muss. Zwei Leitungen sind selbstverständlich stets teuerer als eine einzige. Dann wird bei getrennter Leitung dem Nutzwasser nie die notwendige Vorsicht gewidmet, und man kann es nie verhüten, dass Nutzwasser auch getrunken wird (Typhusepidemien in Zürich 1884 und Prag 1894). Die einheitliche Wasserversorgung ist nicht nur billiger, sondern sie gewährt auch allein eine vollständige Gewähr für die richtige Beschaffenheit des Wassers. Muss das Wasser für den häuslichen Gebrauch von dem öffentlichen Nutzwasser getrennt werden, weil in einer Gegend nicht genug zuverlässiges Trinkwasser zu beschaffen ist, was ausnahmsweise vorkommen kann, so darf nur das Trinkwasser in die Häuser geleitet werden, das Nutzwasser jedoch darf der Bevölkerung zum Trinken nicht zugänglich sein. Bei gesonderter Trinkwasserleitung gilt es meist eine Verschwendung von Wasser zu vermeiden, weil derartige Leitungen meist nur dort eingeführt werden, wo die Wasserversorgung quantitativ schwer zu lösen ist. Man sucht dies durch Wassermesser zu erreichen. Die Verschwendung kommt besonders dadurch zu Stande, dass man im Winter zum Verhüten des Einfrierens, im Sommer zum Erzielen grösserer Frische das Wasser zu stark und zu lange ablaufen lässt. Bei Verwendung von Wassermessern besteht das Bedenken, dass die Hausbesitzer, um an Wasserzins zu sparen, besonders in den dicht bewohnten Arbeiterwohnungen zu wenig Wasser liefern. Man kann dieser Gefahr aber entgegentreten, wenn die pro Kopf und 24 Stunden erforderliche Minimalmenge von 60 l als Einheit vorgeschrieben wird und billigst bezahlt werden muss; was mehr verbraucht wird muss dann zu einem höheren Satze besonders bezahlt werden. Wer Mietskasernen berufsmässig vermietet, muss auch den hygienischen Forderungen an sein Gewerbe entsprechen.

Bei einheitlichem Wasserbezuge genügen bei mittelgrossen Städten pro Tag und Kopf 150 l, bei Riesenstädten etwa 200 l. Erfahrungsgemäss nimmt mit der Einführung von Zentralleitungen der Verbrauch an Wasser zu, weil das verloren gegangene Bedürfnis nach Reinlichkeit wieder geweckt wird. Diese Wasserverschwendung zu behindern ist eine der hygienisch bedenklichsten Massnahmen. Am Verschwenderischsten ist das englische System, bei dem aus der Zentralleitung besondere Hausreservoire einmal täglich gefüllt werden, weil aus diesen stets vor der neuen Füllung das alte Wasser vollständig abgelassen wird. Bei diesem Systeme braucht man 3—400 l und noch mehr, z. B. Boston 480, Chicago 600 l. Die kontinuirliche Wasserentnahme, wie sie bei uns üblich ist, ist sparsamer, weil bei derselben das Wasser nie ganz stagnirt, während es in den Reservoiren der meist warmen Häuser durch Stagnation verschlechtert wird. Von dem täglichen Bedarfe fallen $^2/_3$ auf die Zeit von 8 Uhr früh bis 6 Uhr Abends, der stärkste Konsum ist bei unseren kontinentalen Lebensgewohnheiten zwischen 11—12 Uhr Mittags und 3—4 Uhr Nachmittags.

Die einzelnen Bezugsquellen.

Meteorwasser muss in zementirten Zisternen gesammelt werden. Solche Zisternen waren schon den alten Kulturvölkern bekannt (die Pelasger in Tiryns). In regenarmen Gegenden wie in Arabien z. B. in Aden, auf Gibraltar sind sie auch jetzt noch nicht zu entbehren; in Aden sind grosse in den Felsen gehauene Zisternen vorhanden, welche das Regenwasser der Schluchten in den wenigen Regentagen aufnehmen und auf Jahre ansammeln. Auch in sumpfigen Gegenden z. B. in Venedig hatten sie früher eine grosse Bedeutung, weil das örtliche Wasser nicht zu geniessen ist. Das Regenwasser muss in den Zisternen filtrirt werden, weil in denselben stets eine Geschmacksverschlechterung durch Fäulnis eintritt. Man bedient sich zu dieser Filtration, die nur den Geschmack verbessern soll, des Sandes oder noch besser der Holzkohle oder des Koks. Eine solche Zisterne kann man auch in Form von zwei konzentrischen Brunnen bauen, so dass das filtrirende Material zwischen der äusseren und

Fig. 21.

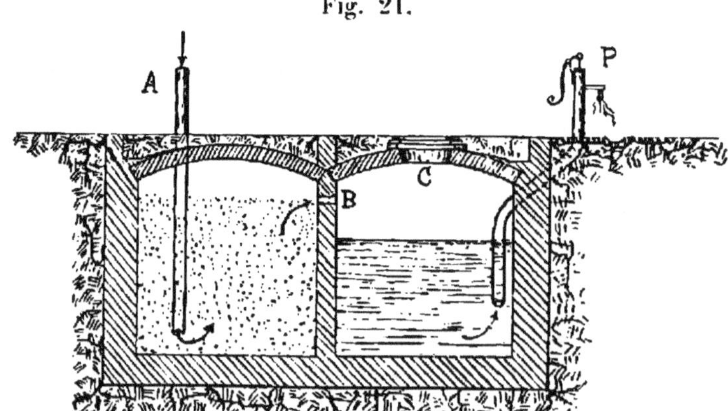

Zisterne.

A. Dachrinne bis zum Boden des Sandfilters reichend. B. Ueberlauf in das Reservoir. C. Mannloch

inneren Brunnenwand liegt und das hierdurch filtrirte Wasser in den inneren Brunnenschacht eintritt.

Neuerdings werden wieder nach dem Vorgange von England die Meteorwässer durch Thalsperren angesammelt, indem quer durch das Thal ein mächtiger Damm gebaut wird, hinter dem sich das Wasser aufstaut, z. B. Remscheid, Chemnitz, Marienbad. Wenn solche Thalsperren auch stets in wenig bewohnten Gebirgsthälern angelegt werden, so nähert sich ein solches Wasser in seiner Beschaffenheit sehr stark dem Wasser von Seen und muss filtrirt werden. Schon im Altertume wurden solche Thalsperren von Persern, Griechen und Römern, im Mittelalter von den Peruanern angelegt.

Auf Schiffen und an regenarmen Küsten macht man sich jetzt von der Mitnahme des Wassers etwas unabhängig, indem man das Meerwasser destillirt.

Das künstliche Sodawasser sollte stets nur aus destillirtem Wasser hergestellt werden; aus Geschmacksrücksichten muss es meistens Kohlenfilter passiren.

Die Erschliessung des Grundwassers stellt qualitativ die gleichen Anforderungen, gleichgiltig, ob dieselbe für ein einzelnes Haus oder für eine Zentralwasserversorgung erfolgt. Quellen müssen gefasst werden in Form von Kammern, die gegen Verunreinigungen von aussen gesichert sind und gleichzeitig zur Regelung der Quantität dienen. Erfolgt die Entwässerung nach einer anderen Gebirgsseite, so hat man versucht, das Gebirgswasser dadurch zu erschliessen, dass man bergmännisch Stollen trieb zum Unterfahren der Quellen (Aachen, Wiesbaden, Wien).

Anlage einer Quellenfassung.

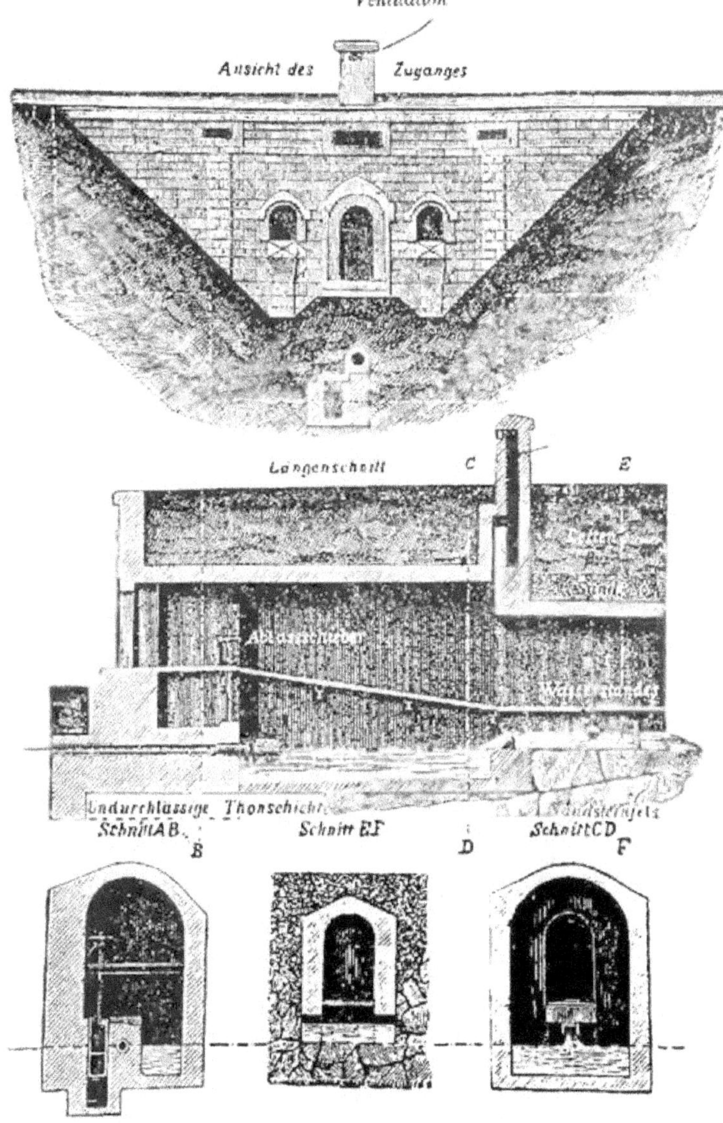

Fig. 22.

Das nicht freiwillig zu Tage tretende Grundwasser muss durch Brunnen zugänglich gemacht werden. Man unterscheidet Kesselbrunnen und Röhrenbrunen. Der Kesselbrunnen bringt das an sich geschlossene Grundwasser in Berührung mit der Oberfläche und ihren Verunreinigungen, so dass dagegen Vorkehrungen getroffen werden müssen. Dieses geschieht in folgender Weise:

1. Die Umgebung des Brunnens muss nivellirt sein, so dass

alles auffallende Wasser und mit ihm aller Schmutz durch natürliches Gefälle von dem Brunnen weggeführt wird; Fig. 23 Pl, Pl[1], St.

2. Der Brunnenmantel, M_1, M_2, muss bis zu einer Tiefe von circa 6 m wasserdicht hergestellt und mit Zement sorgfältig verputzt sein. Die

Fig. 23.

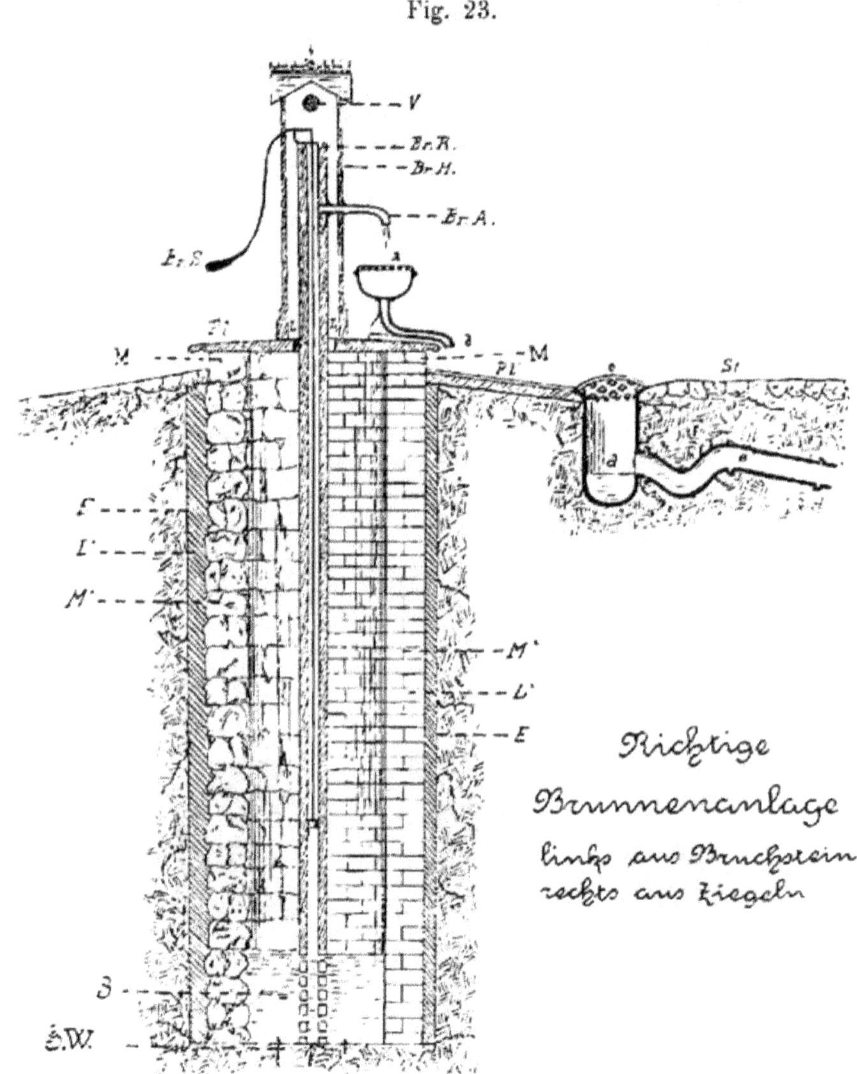

unregelmässige Schicht zwischen dem gemauerten Brunnenmantel und dem ihn umgebenden Erdreich, E, E[1], muss mit Thon oder Letten, L[1], L[2], fest verstampft werden, so dass der Brunnenmantel mit dem ihn umgebenden Erdreich sicher wasserundurchlässig verbunden ist, wodurch verhütet wird, dass Schmutzstoffe des Bodens in den Brunnen gelangen.

3. Der wasserdichte Brunnenmantel muss den Erdboden etwas überragen in Form eines Brunnenkranzes, M. Dieser dient dazu, um

4. den Brunnenkessel mit einem Stein- oder Eisendeckel, Pl, gegen aussen abzudichten.

5. Die Deckplatte trägt nur eine Oeffnung für die Pumpe, welche ev. nach aussen durch ein zweckentsprechendes Gehäuse zu sichern ist.

Unrichtige Brunnen-Constructionen.

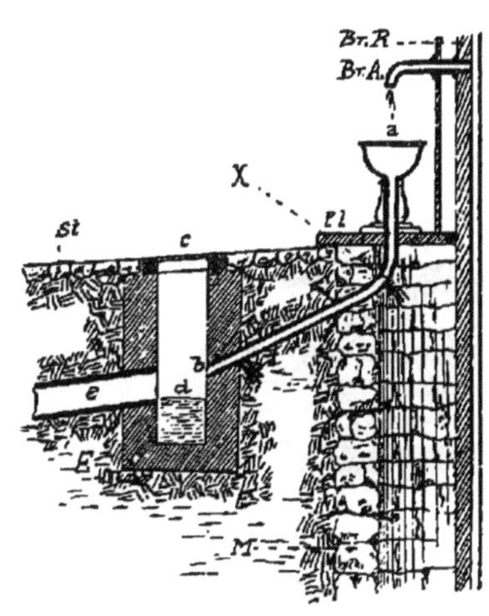

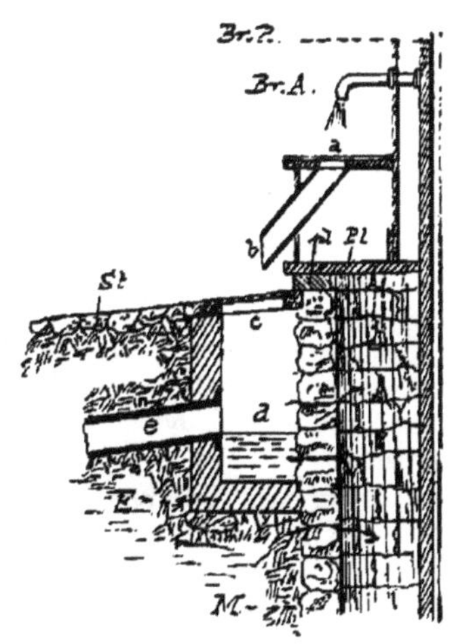

Fig. 24.

6. Das aus dem Auslaufe der Pumpe abfliessende Wasser muss durch einen Abguss, a-b, abgeleitet werden, der ganz offen geführt wird, so dass Mängel desselben sofort erkennbar sind.

7. Ziehbrunnen sind zu verbieten, weil sie der Luftinfektion zugänglich sind, und die Eimer nie vollständig reinzuhalten sind.

Im alten Griechenland (Athen, Olympia) waren nur Ziehbrunnen bekannt. Dönitz berichtet über eine Choleraepidemie in Japan, die dadurch entstanden war, dass Cholerawäsche am Ziehbrunnen gewaschen und über demselben aufgehängt worden war, so dass die Schmutzstoffe direkt in das Brunnenwasser gelangt waren. Im Mittelalter legte man auf Burgen selbst in Felsen Kesselbrunnen als Ziehbrunnen an, die bis hunderte von Fuss tief waren, z. B. in Nürnberg, weil man das Wasser nicht anders heben konnte.

Muss ein Brunnenschacht vertieft werden, so kann dies auch schrittweise unter gleichzeitiger Verengerung des Kessels geschehen. Man kommt so zu immer engeren Kesseln, die schliesslich röhrenartig werden (Teleskopbrunnen). Bei grösseren Tiefen empfiehlt sich noch mehr, von vornherein Röhren- oder Rohrbrunnen anzulegen, entweder als Bohrbrunnen oder als Rammbrunnen (Norton). Ist ein Brunnenkessel in stark infiltrirtem Boden gelegen, so muss man ihn bisweilen mit Schotter und Sand zuschütten, die oben mit

Herstellung eines Rohrbrunnens mittelst Brunnensenkröhre.

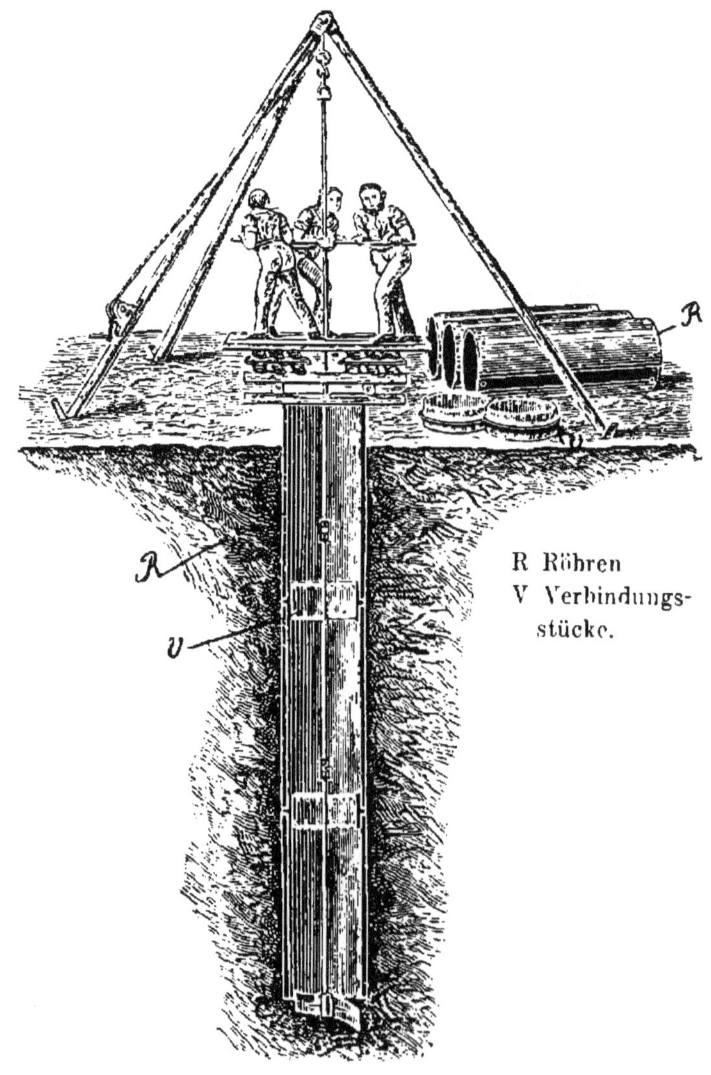

Fig. 25.

Lehm abgedichtet werden, und kann an dieser Stelle das Wasser durch Röhrenbrunnen entnehmen. Steht das Wasser unter hohem Druck (S. 97), so werden die Röhrenbrunnen zu artesischen Brunnen.

Die Röhrenbrunnen zeichnen sich dadurch vor den Kesselbrunnen aus, dass das Wasser nur an dem Filterkorbe eindringen kann, den man ganz nach Belieben, je nach der Wasserbeschaffenheit, in grösserer oder geringerer Tiefe anbringt. Bei den Röhrenbrunnen ist in Folge dessen eine Infektion des Wassers von der Oberfläche aus und in den oberen Bodenschichten ausgeschlossen. Der Nachteil der Röhrenbrunnen besteht darin, dass sie kein Wasser ansammeln, im Gegensatze zu dem Wasser, welches der Brunnenkessel enthält. Man kann jedoch die Quantitätsleistung der Röhrbrunnen steigern, indem man mehrere an geeigneten Terrainpunkten anlegt, dieselben an gemeinsame Saugstränge anschliesst und das Wasser zu einem gemeinsamen Reservoir pumpt.

Früher unterschied man zwischen Flachbrunnen und Tiefbrunnen und nahm als Grenze 30 m an. Dieser ganz willkürlichen Grenze gegenüber ist es viel wichtiger, daran festzuhalten, dass jeder Kesselbrunnen in Grundwasser wegen der Möglichkeit der Oberflächeninfektion den Charaker eines Flachbrunnens trägt, gleichgiltig wie gross die absolute Tiefe ist. Man würde besser Tiefbrunnen solche nennen, die das Wasser unterhalb der ersten undurchlässigen Schicht nehmen, weil dadurch die Einwirkung der hydrologischen Momente scharf bestimmt ist.

Eine andere Möglichkeit, das Grundwasser von grösseren Strecken anzusammeln, besteht darin, dass man in der Nähe des Fluss- und Seeufers, zu dem der Grundwasserspiegel sich absenkt, mehrere Sammelbrunnen baut, deren Anlage sich jedoch technisch von den gewöhnlichen Kesselbrunnen nicht unterscheidet. Oft ist es besser, in solchen Fällen Filtergallerien oder Filterröhren (Sammeldohlen) in den Boden zu legen. Diese sind oben geschlossen und haben unten und vielfach auch seitlich Schlitze oder andere Oeffnungen, durch welche das Grundwasser eintritt (Hannover, Dresden). Auch in Quellgebieten kann man durch solche Sammelkanäle die Menge des Quellwassers bedeutend vermehren (Wiesbaden). Bei Regen (Wiesbaden), respektive bei Hochwasser (Dresden), hat man beobachtet, dass in Folge der dadurch bewirkten Mitinanspruchnahme des Wassers der oberen Bodenschichten derartig erschlossenes Grundwasser vorübergehend durch feinste Thonpartikel trübe und sogar bakterienreich werden kann.

Um dem Oberflächenwasser die Infektionsmöglichkeit zu nehmen, kann man zwei Wege einschlagen:

1. Man lässt dasselbe nach Thiem über grosse Sandflächen

gehen und verwandelt es durch Benutzung der natürlichen Filtrationskraft des Bodens in Grundwasser. Dieses theoretisch richtige Verfahren hat bis jetzt noch keine praktische Anwendung im Grossen gefunden, und liegt erst ein Projekt für Stralsund vor.

2. Die Filtration des Wassers. Dieselbe kann in jedem Hause erfolgen (siehe später bei der Einzelfiltration), oder aber als Zentralfiltration eingerichtet werden.

Sandfilter in Dublin.

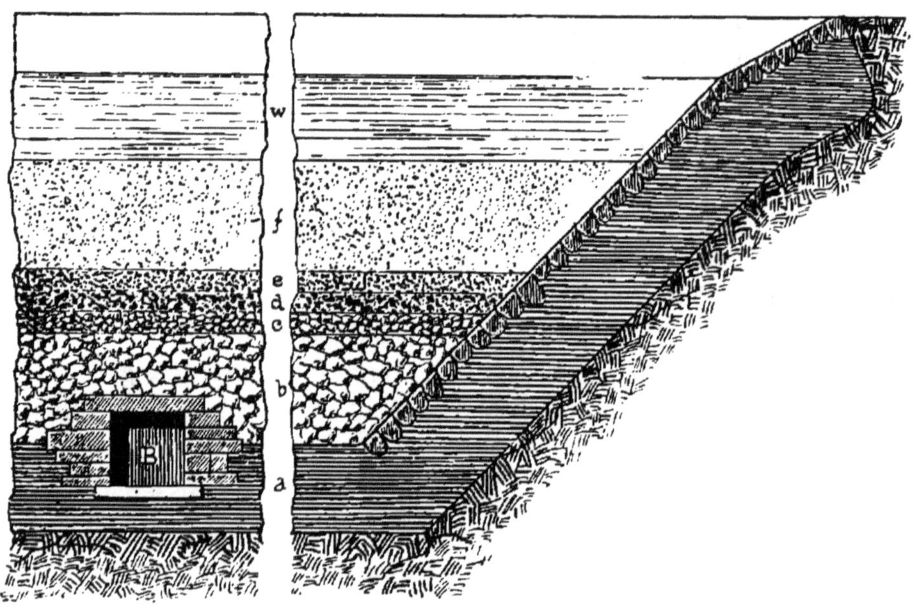

Fig. 26.

Die Filtration im Grossen wird bis jetzt noch überall mit Sand erreicht. Die Asbestfilter von Breyer und die Wormser Sandplattenfilter haben bis jetzt noch keine grössere Verbreitung gefunden. Die Filtration geschieht jetzt ausnahmslos absteigend von oben nach unten. Die Filter bestehen oben aus einer ungefähr 0,5 m starken Schicht von feinem, scharfen, reinen Quarzsand, f, darauf folgen kleinere Schichten von grobem Sande, feinem Kies, grobem Kies, kleinen und schliesslich grossen Feldsteinen. Die Gesammthöhe eines Filters schwankt zwischen 1,0—1,50 m. Das filtrirte Wasser wird unten in einem Reinwasser-Kanale, B, gesammelt, von dem aus es zu einem Reservoir gelangt. Je nach der Oertlichkeit legt man die Filter tief in der Nähe der Entnahmestelle so an (Berlin), dass das gereinigte Wasser zu einem Hochreservoir gedrückt wird, oder man drückt

(Altona) das unreine Wasser auf einen Hügel, wo die Filtration erfolgt, so dass das reine Wasser von dort mit natürlichem Gefälle dem Reservoir zufliesst.

Ist das unreine Wasser mit schwebenden Bestandtheilen nicht stark versetzt, so wird es ohne weitere Vorbereitung direkt auf das Filter geleitet. Sind jedoch viele suspendirte Bestandteile darin, so wird es zuerst in Klärbecken geleitet behufs Sedimentirung der schwebenden Bestandteile. Derartige Sedimentirbecken sind gleichzeitig auch Vorratskammern. Der zu verwendende Sand muss mit Reinwasser gereinigt werden. Die Sandwäsche geschieht entweder durch besondere Trommeln (Berliner System) oder aber durch Schlämmen in aufeinander folgenden Becken. Reine Filter leisten anfangs sehr wenig, erst nach einiger Zeit stellt sich eine grössere Filtrationsfähigkeit ein (Hueppe, Piefke). Es bildet sich aus den im Wasser suspendirten feinsten Thon- und Schlammbestandtheilen eine dichtere Schicht in der obersten Lage des Filters. Dazu kommt, dass dort die mitsedimentirten Mikroorganismen zu einer feinen Schleimschicht oder Sielhaut auswachsen. Diese oberste anorganisch-organische Schicht ist der wesentlichste filtrirende Teil.

Sobald ein Filter richtig arbeitet, lässt sich chemisch nur nachweisen, dass der Sauerstoffverbrauch des filtrirten Wassers geringer ist als der des unfiltrirten, während die gelösten chemischen Stoffe sonst kaum alterirt sind. Um so deutlicher ist der Filtrireffekt auf die Mikroorganismen. Je nach dem Alter des Filters ist der Filtereffekt sehr verschieden. Gut arbeitende Filter setzen die Zahl der Keime bedeutend herab. Sind die Filter längere Zeit im Gebrauche, so werden sie von den Kleinlebewesen durchwachsen, und es steigt dann die Zahl der Keime wieder an. Die Filterschicht ist eben geringer als die des Bodens, arbeitet relativ stärker und geniesst keine Winterruhe. Die Arbeitsfähigkeit der Filter kann verlängert werden, indem man nach einiger Zeit die obersten Schichten abträgt und durch reinen Sand ersetzt. Von Zeit zu Zeit muss aber das ganze Filter erneuert werden.

Eine Filteranlage muss wegen dieser Umstände stets Reservefilter haben, um wechseln und reinigen zu können. Ausserdem muss jedes Filter gesondert zugänglich, d. h. ein- und ausschaltbar sein. Das Anfüllen eines gereinigten Filters beginnt man mit dem sogenannten „Anlassen“, d. h. man lässt von unten erst reines Wasser durchtreten, bis die Sandschicht etwa 20 cm hoch überdeckt ist. Nach diesem Durchspülen des Filters und Ablassen dieses Wassers lässt man erst das unreine Wasser zufliessen. Um die filtrirende Schicht schneller zu bilden, lässt man das erste unreine Wasser etwas länger stehen.

Die Menge des filtrirten Wassers Q (in m^3) ist gleich dem Produkte aus Geschwindigkeit v (m in 24 Stunden) und der Filterfläche M (in m^2), oder $Q = v\ M$. Die Geschwindigkeit zum Erzielen der erforderlichen Klarheit, wie sie in der Salomonson'schen Röhre beurteilt wird, kann je nach der Trübung oder Reinheit des Rohwassers von 2—6 m in 24 Stunden schwanken. Mit Rücksicht auf die quantitative Leistung der Filter und auf die bakteriologische Reinigung sollte als Norm 2,4 m in 24 Stunden angenommen werden. Der bakteriologische Filtationseffekt d. h. die Herabsetzung der Keimzahl des Rohwassers wird jetzt meist nach Koch's Vorschlag absolut gefordert derart, dass das Reinwasser weniger als 300, in der letzten Zeit als 100 Keime führen soll. Abgesehen von der Absurdität, die darin liegt, dass ein Wasser, welches nur 300 bezüglich 100 Keime führt, hygienisch zulässig, bei 301 bezüglich 101 Keimen unzulässig sein soll, liegt darin aber auch ein Verkennen des biologischen Vorganges, das um so mehr in die Wagschale fällt, als die übliche bakteriologische Methode eine besondere Anpassung an den besonderen Fall verlangt.

Wir müssen mit der neuen Methode den Techniker in Stand setzen, sein Filter kennen zu lernen aber so, dass man auch alle Filteranlagen miteinander vergleichen kann. Dazu gehören keine absoluten, sondern vergleichbare d. h. relative Zahlen. Die Keimzahl des Reinwassers ist aber in erster Linie eine Funktion der Keimzahl des Rohwassers. Steigt die letztere, so führt nicht nur ceteris paribus das filtrirte Wasser absolut mehr Keime, sondern dies kann sogar geschehen, wenn gleichzeitig die Filtergeschwindigkeit herabgesetzt wird und seine relative Leistung eine grössere ist! Bei mässigem Gehalt des Rohwassers, wie er bei grossen Seen, bei Flüssen mit mässiger Bewohnung der Ufer vorhanden ist, der in der Regel 20000 Keime pro 1 ccm nicht erreicht und nur vorübergehend bei Hochwasser übersteigt, arbeitet das Filter tadellos, wenn es die Keimzahl des Rohwassers auf mindesten 2 pCt. herabsetzt z. B. von 15000 auf 300, von 5000 auf 100. Mit solchen naturwissenschaftlich begreifbaren Zahlen kann der Techniker arbeiten, danach kann er den Betrieb einrichten und leiten, aber nicht nach Normen, die keine Rücksicht auf die Art der Anlage nehmen. Ist der Keimgehalt des Rohwassers regelmässig höher und erfolgen regelmässige und bedenkliche Verunreinigungen desselben, so ist ein solches Wasser (z. B. Stralau bei Berlin) aufzugeben, oder mit besonderer Vorsicht zu betreiben (z. B. Wasserentnahme für die Sedimentirbecken zur Zeit der Ebbe, Abschluss derselben gegen die Elbe zur Zeit der Flut in Hamburg), oder aber man muss das durch die erste Filtration bedeutend keimärmer gewordene Wasser nochmals einer zweiten Filtration unterwerfen (Bremen), ein Verfahren, welches neuerdings Kabrhel experimentell als sehr leistungsfähig dargelegt hat. Zu diesem Zweck bedürfen die Filtrationsanlagen aber besonderer Vorkehrungen und das Verfahren muss praktisch noch mehr ausgearbeitet werden.

Man kann durch Beobachtung des örtlich in Betracht kommenden offenen Wassers unter allen Umständen dem biologisch entscheidenden Gesichtspunkte ausgiebig Rechnung tragen, dass der Keimgehalt des Reinwassers eine Funktion des Keimgehaltes des Rohwassers ist, dass man demnach relative, aber keine absolute Zahlen als Norm aufstellen darf.

Die bakteriologische Prüfung muss schnell gemacht werden, der Techniker kann nicht eine Woche und länger auf das Ergebnis der bakteriologischen Prüfüng warten, weil er stets nur über eine bestimmte Filterfläche verfügt. Auch aus diesem Grunde sind absolute Zahlen ganz wertlos, weil man nicht so lange warten kann. Um überall vergleichbare Zahlen zu gewinnen, empfehle ich für den Filterbetrieb Gelatinekulturen zu verwenden und dieselben 48 Stunden bei 20° C. zu halten und dann zu zählen. Bei besonderer Veranlassung schliesst dies die Verwertung besonderer anderer Methoden nicht aus. In erster Linie und stets bedarf der Techniker eine Methode, die ihn sein Filter kennen lehrt. Nach Reinigung darf ein Filter nicht eher angeschlossen werden, als bis die so den Verhältnissen angepasste bakteriologische Methode bei einer Filtergeschwindigkeit von 2,4 m in 24 Stunden eine Herabsetzung der Keimzahl des Rohwassers auf 2 pCt. ergiebt.

Ob Filter offen oder gedeckt sein sollen, muss örtlich entschieden werden. Die offenen Filter sind billiger und übersichtlicher, dafür kann das Wasser im Sommer sehr warm werden, besonders aber haben sie im Winter mit Schwierigkeiten durch die Eisbildung zu kämpfen. Für kontinentales Klima empfehlen sich deshalb gedeckte Filter mehr.

Für die Wasserversorgung mit offenem Wasser sind Seen mehr zu empfehlen als Flüsse, weil sich die Seen in den Zwischenzeiten zwischen den starken Entnahmen immer wieder füllen, und weil in denselben das Wasser infolge der Sedimentirung stets reiner ist, und weil ferner bei genügender Tiefe der Seen auch die Temperatur gleichmässiger ist.

Es sei noch erwähnt, dass das natürliche Eis einen grossen Teil des Schmutzes des Wassers einschliesst, darunter auch entwicklungsfähige pathogene Keime, welche das offene Wasser selbst führt. Solches Eis sollte nie zum Genusse, sondern nur zum Kühlen verwendet werden. Zum Genusse sollte man möglichst nur künstlich hergestelltes Eis verwenden.

Bei allen Arten der Wasserentnahme kann noch der Eisengehalt des Wassers technisch besonders in Betracht kommen. Viele Grundwässer, aber auch einige Flüsse, wie die Moldau, führen so viel Eisen, dass das Wasser beim Stehen sich trübt, Verstopfungen von Röhren eintreten, Ansiedelungen von Crenothrix begünstigt werden, so dass dieses Wasser nur benutzbar ist, wenn es gelingt, den Eisengehalt zu entfernen. Dieses ist zuerst in Charlottenburg dadurch erreicht worden, dass man das Wasser vor dem Eintritt in das Reservoir in einer feinen Brause mit Luft in Berührung brachte. Später hat Piefke die Enteisenung systematisch untersucht. Ein solcher Riesler oder Lüfter besteht gewöhnlich aus einem Zylinder von 2,5—3 m Höhe, der mit Koks oder Ziegelsteinen (Leipzig) gegefüllt ist. Das Wasser wird durch eine Brause in feinen Strahlen auf den Lüfter aufgebracht, so dass es Zeit hat, sich innig mit Luft zu mischen. Beim Passiren durch einen solchen Riesler verliert das Wasser den Eisengehalt oft vollständig, auf jeden Fall aber so viel, dass keine Trübungen mehr eintreten. Ist der Kohlensäuregehalt des Wassers sehr hoch, so wird der Eisengehalt weniger stark herabgesetzt; doch ist dieses Moment nicht sehr wichtig, weil beim Lüften gleichzeitig, je nach der Temperatur, mehr oder weniger Kohlensäure entweicht. Der Geruch von Schwefelwasserstoff verliert sich durch Einschaltung eines solchen Lüfters vollständig. Ist ein bakterienreiches Flusswasser zu enteisenen, so tritt schon im Riesler eine teilweise Herabsetzung der Keimzahl ein, doch muss stets eine weitere Sandfiltration hinzutreten. Ist keimarmes Grundwasser zu enteisenen, so wächst die Zahl der Keime bisweilen, doch handelt es sich dabei wohl stets um harmlose Arten aus der Luft.

Die Leitung des Reinwassers in die Städte kann in verschiedener Weise erfolgen:

1. offene Leitungen waren im Altertume vielfach in Ge-

brauch, sind aber jetzt aus den früher dargelegten Gründen nicht mehr üblich. Man bedient sich jetzt ausschliesslich

2. der geschlossenen Leitungen, und wir unterscheiden:

a) die druckfreie oder Gravitationsleitung und

b) die Druckleitung.

a) Die druckfreie Leitung erfolgt je nach der Menge des Wassers in gemauerten, mit hydraulischem Material sorgfältig verputzten Kanälen oder in Rohrkanälen, die aus Zement oder Thon hergestellt sind. Diese Art der Leitung setzt voraus, dass das Entnahmegebiet des Wassers höher liegt, als das Hochreservoir für den Ort, denn die Gravitationsleitung führt das Wasser mit natürlichem Gefälle nur bis zum Hochreservoir. Gebirge werden dabei oft mittelst Tunnels durchsetzt, während über Thäler Aquaedukte geführt werden müssen. Diese Art der Leitung war den alten Griechen bereits bekannt und wurde später besonders von den Römern verwertet. Die Wasserleitung der Stadt Paris (Vanne) ist 173 km lang, eine im alten Rom 100 km, Wien 97 km, Frankfurt 82 km, München 45 km, Danzig 20 km. Sind die Druckverhältnisse in einzelnen Abschnitten sehr ungleich, so werden kleine Kammern eingeschaltet, welche sowohl zum Entlüften als auch zum Messen des Wassers dienen.

b) Bei der Druckleitung muss das Wasser in einer Leitung aus gusseisernen Röhren in das Hochreservoir gehoben werden. Diese

Ausrüstung eines Hochreservoirs.

a der Zulaufschieber, b der Vertheilungsschieber. c der Grundablassschieber, d das Zulaufsrohr, e das Verteilungsrohr, f das Grundablassrohr, g das Ueberlaufsrohr, h das Wasserstandsrohr, i ein Gang zwischen den beiden Reservoirs, k. die eiserne Treppe zu den Reservoiren.

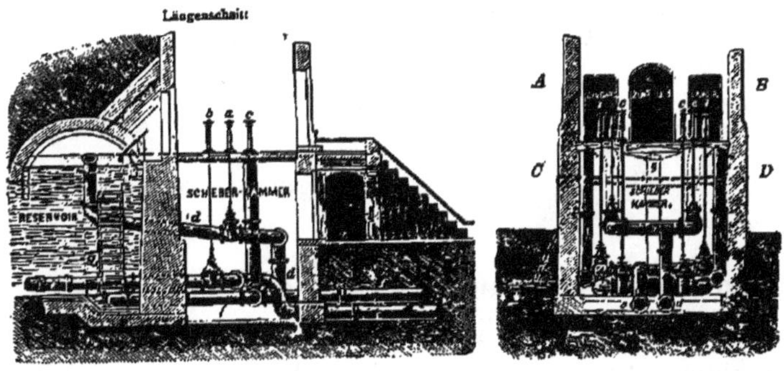

Fig. 27.

Röhren werden auf etwa 12 Atmosphären geprüft, während der Druck im Allgemeinen 6 Atmosphären nicht übersteigt. Die älteste Druckwasserleitung wurde von den Griechen in Pergamon ausgeführt. Von dem Hochreservoir ab ist die Leitung bei beiden Systemen selbstverständlich gleich. Man pflegt zwei Reservoire anzulegen, die von einer Tiefe von 3—5 m sind. Die Reservoire sind in starkem Mauerwerk gehalten. sorgfältig mit Zement verputzt und überwölbt. Die Gewölbe werden dann meist noch mit einer Erdaufschüttung gegen zu starken Wärmeverlust geschützt und sind ausserdem ventilirt. Die Hauptreservoire müssen so angelegt sein, dass sie die höchsten Stockwerke mit Wasser versehen und auch zu Feuerlöschzwecken nutzbar gemacht werden können. Um ganz besonders hoch gelegene Stadtteile mit Wasser zu versorgen, werden bei den Hochreservoiren mächtige Wassertürme angelegt, die in der Höhe ein eisernes Reservoir tragen, welches durch Ueberpumpen vom Hochreservoir gefüllt wird. Von den Hochreservoiren aus fliesst das Wasser unter Druck in Röhren, deren Weite sich fortwährend verringert, den Häuserkomplexen zu.

Die grösseren Leitungen im Hause werden ebenfalls aus Gusseisen hergestellt, die kleineren und besonders die in verschiedenen Windungen zu liegen kommenden bestehen meist aus Bleiröhren. Die Bleiröhren können von Wühltieren angenagt werden, (Fig. 28) oder aber sie können Metall an das Wasser abgeben und so zu Bleivergiftungen Veranlassung geben (zum Beispiel Dessau 1886). Am leichtesten scheint eine Auflösung des Bleies einzutreten, wenn das

Fig. 28.

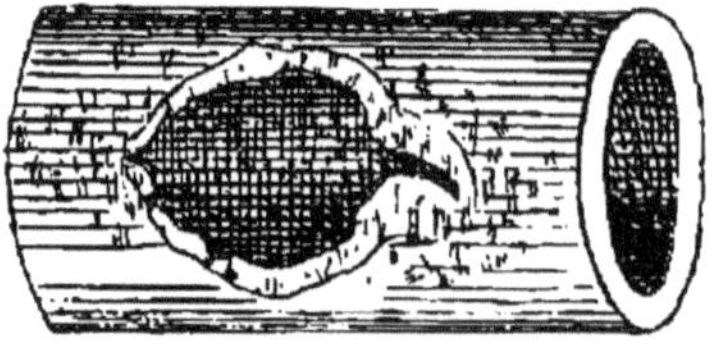

Ein von Ratten durchgenagtes Bleirohr.

System periodisch Wasser und in der Zwischenzeit Luft führt. Es bildet sich basisches Bleikarbonat ($2\,PbCO_3 + Pb(OH)_2$), welches in das Wasser übergeht. Auch Chloride, Nitrate und organische Substanzen sollen die Löslichkeit des Bleies erhöhen. Die gelösten Bikarbonate, besonders von Kalcium, schützen dagegen Bleiröhren vor dem Angriff, so dass also weiche Wässer in dieser Beziehung gefährlicher sind als harte. Der Ersatz der Bleiröhren durch Zinnröhren mit Bleimantel oder Röhren aus Zink oder galvanisch verzinkte schmiedeeiserne Röhren haben bis jetzt keine grosse Bedeutung gewinnen können.

Wenn bei der Assanirung einer Stadt die Wasserversorgung allein in Angriff genommen wird, so kann der Grundwasserstand steigen (wie z. B. in Wien, Gennevilliers), doch kommt dieser Uebelstand gegenüber den Vorteilen kaum in Betracht.

Die Wasserverbesserung.

Dieselbe kann in Betracht kommen, wenn ein örtlich vorhandenes Wasser oder eine Leitung mit Misständen behaftet ist. Ueber die Beseitigung der Härte s. Seite 111, des Eisens s. Seite 108 u. 140, des Schwefelwasserstoffes siehe Seite 109. Der Gefahr der Infektion entgeht man am sichersten durch das Kochen des Wassers. Nur muss das Wasser nachher wieder entsprechend abgekühlt werden, was man auch in besonderen Apparaten im Grossen erreichen kann. Fig. 29. Bei genügender Abkühlung leidet der Geschmack des Wassers durch richtiges Abkochen kaum. Cholerabakterien können im Wasser schon durch einen geringen Zusatz von Salzsäure oder Zitronensäure abgetödtet werden. Man hat auch versucht, eine Verbesserung des Wassers durch Hausfilter zu erreichen.

Wassersterilisirungsapparat von Friedr. Siemens u. Co. in Berlin.

a Gaskocher, b Kochgeschirr; c Kühler, A. Ablauf des Wassers, h Zulaufabschluss durch ein Ventil, i selbständiger Regulator für den Wasserzufluss d, g Wasserhahn.

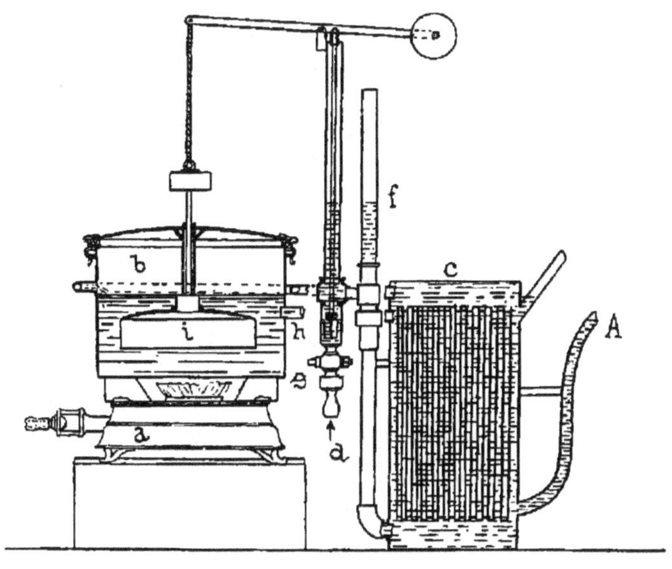

Fig. 29.

Die Hausfilter haben bis jetzt ohne Ausnahme den einen Nachteil, dass sie nach einiger Zeit von Bakterien durchwachsen werden, oder dass sie schwer erkennbare Risse zeigen, welche von Anfang an Keime durchtreten lassen. Sie leiden alle an dem Uebelstande, dass sie bei richtiger Funktionirung zu wenig keimfreies Wasser liefern. Die Filter aus Kohle, Eisenschwamm, Zellulose halten nicht lange. Asbestfilter (Mikromembranfilter von Breyer) arbeiten länger keimdicht. Die beste Leistung gegenüber den Bakterien haben bis jetzt die Filter aus gebranntem Thon von Chamberland und aus Kieselguhr von Berkefeld erwiesen. Man kann die Leistungsfähigkeit derselben etwas länger erhalten, wenn man die Filterkerzen mit losem Kieselguhr umgiebt. In den Prager Kasernen trat 1894 in Folge dessen eine bedeutende Abnahme des Typhus ein gegenüber dem Verhältnisse in der übrigen Stadt.

Die Wasserversorgung wird meist als rein örtliche und als Zentralwasserversorgung unterschieden. Bei letzterer denkt man im Allgemeinen nur an die Versorgung eines mehr oder weniger grossen Gemeinwesens. Die Wasserwirtschaft der alten Kulturvölker ging bereits vielfach darüber hinaus und versorgte ganze Gegenden, ja wie in Aegypten geradezu ganze Länder durch eine einheitliche Organisation. In neuerer Zeit ist nur eine einzige derartige Anlage durchgeführt worden, indem in Württemberg das klüftereiche und deshalb wasserarme Gebirge der rauhen Alb (Juraformation) durch grossartige Wasserhebewerke von den Thälern aus versehen wird nicht nur zu Trink- und Nutzwasserzwecken der Menschen, sondern auch für die Landwirtschaft. Ein Gebiet von 14 000 qkm mit 108 Gemeinden und 42 000 Einwohnern wird durch 9 Gruppen von Wasserversorgungsanlagen mit Wasser versehen.

Die gesetzliche Regelung der Wasserfrage ist bis jetzt nur in England, Baden und Bayern durch Schaffung sanitätstechnischer Zentralbehörden gut geregelt. Eine allgemein gültige, gesetzliche Durchführung der Wasserfrage muss deshalb überall angestrebt werden, weil sie verhältnissmässig sehr einfach und ohne besondere Kosten durchführbar ist, und weil mit der Wasserversorgung eine der wichtigsten Massnahmen der allgemeinen Assanirung und vorbeugenden Gesundheitspflege geschaffen wird im Sinne der von Hueppe 1887 bei dem internationalen hygienischen Kongresse gestellten einstimmig angenommenen Resolution:

„Bei der nachgewiesenen Möglichkeit der Krankheitserregung durch infizirtes Trink- und Gebrauchswasser ist die Sorge für gutes, unverdächtiges Wasser eine der wichtigsten Massregeln der öffentlichen Gesundheitspflege.“

Litteratur.

F. Fischer, Das Wasser. 2. Aufl. 1891.

C. Flügge, Hygienische Beurteilung von Trink- und Nutzwasser. Deutsche Vierteljahrsschr. f. öffentl. Gesundheitspflege. 1896. Bd. 28. S. 1.

C. Fränkel, Untersuchungen über Brunnendesinfektion und den Keimgehalt des Grundwassers. Zeitschr. f. Hygiene. 1889. Bd. 6. S. 23.

M. Gruber, Die Grundlagen der hygienischen Beurteilung des Wassers. D. Vierteljahrsschr. f. öffentl. Gesundheitspflege. 1893. Bd. 25. S. 415.

F. Hueppe, 1. Die hygienische Beurtheilung des Trinkwassers vom biologischen Standpunkte. — 2. Ueber die Beurteilung von zentralen Wasserversorgungsanlagen. — 3. Ueber die Wasserversorgung durch Brunnen. (Journal für Gasbeleuchtung und Wasserversorgung 1887, 1888.)

Löffler, Oesten, Sendtner, Wasserversorgung, Wasseruntersuchung, Wasserbeurteilung. 1896.

Plagge und Proskauer, Bericht über die Untersuchung des Berliner Leitungswassers. Zeitschr. f. Hygiene. 1887. Bd. 2. S. 401.

Walter und Gärtner, Handbuch der Untersuchung und Beurteilung des Wassers. 4. Aufl. 1895.

Weyl, Flussverunreinigung. 1892.

Wolffhügel, Wasserversorgung. 1882.

3. Die Luft.

A. Die gasförmigen Bestandteile der Luft.

Die chemische Beschaffenheit der Luft als Lebensspeise (pabulum vitae) ist für den Organismus von grösster Bedeutung. Bei jedem Athemzuge nehmen wir etwa $^1/_2$ l Luft ein, in einer Minute ungefähr 8 l, in einer Stunde 480 l, im Tage 11,5 m³. Wenn man die Luft von Kohlensäure und Wasserdampf befreit, so enthält 1 l Luft:

0,232 g Sauerstoff,
0,756 g Stickstoff,
0,0119 g Argon.

In unseren Breiten hat die Luft bei 760 mm Druck und 0 Grad

Raumteile:		Gewichsteile:	
21	Sauerstoff,	23,2	Sauerstoff,
78,06	Stickstoff,	75,5	Stickstoff,
0,94	Argon	1,3	Argon.

Die Luft, die wir tatsächlich einathmen, enthält jedoch ausser

Sauerstoff, Stickstoff und Argon stets auch Kohlensäure, Wasserdampf, dann Spuren von Ozon, Wasserstoffsuperoxyd, Ammoniak, salpetriger und Salpetersäure, infolge der Industrie aber auch schweflige Säure, Kohlenoxyd und Kohlenwasserstoffe.

Der Sauerstoff, O_2.

Dieser ist der wichtigste Bestandteil der Luft in Bezug auf die Athmung. Wir finden beispielsweise in der Einathmungsluft 21 pCt. Sauerstoff, 0,03 pCt. Kohlensäure, in der ausgeathmeten Luft 15,4 pCt. Sauerstoff, 4,4 pCt. Kohlensäure. Die in der freien Luft vorkommenden Schwankungen des Sauerstoffgehaltes sind sehr gering und haben an sich für die Athmung keinerlei Bedeutung. Die Schwankungen des Sauerstoffgehaltes können jedoch bei zu- oder abnehmendem Drucke eine grössere Bedeutung erhalten (vergleiche hierüber Druck, S. 185). Der Sauerstoff kommt auch in einer aktiven Modifikation vor, wenn nämlich ein Atom desselben zur Oxydation disponibel ist. Die beiden diesbezüglichen Hauptformen sind

Ozon O_3 und Wasserstoffsuperoxyd H_2O_2,

welche eben 1 Atom Sauerstoff leicht abgeben. Grössere Mengen von Ozon in geschlossenen Räumen können Muskelzuckungen, Schläfrigkeit, Reizung der Respirationsschleimhaut bis zum Glottiskrampfe veranlassen. Die kleineren Mengen von Ozon, wie sie in der Luft tatsächlich vorkommen, sind ohne besondere hygienische Bedeutung. In grösseren Städten ist Ozon häufig gar nicht nachweisbar. In Wäldern, auf Höhen, aber auch über grossen Ebenen ist der Ozongehalt etwas grösser, besonders auch nach Gewittern und bei feuchter Luft. Da Ozon von oxydationsfähigen, reduzirenden Körpern, besonders von organischem Staube, verbraucht wird, so ist das Vorhandensein von Ozon ein Zeichen, dass solche Stoffe in der Luft nicht mehr vorhanden sind. Wasserstoffsuperoxyd wirkt ebenfalls kräftig oxydirend, kann aber auch nur symptomatisch in Betracht kommen.

Die Kohlensäure, CO_2.

Als Quellen der atmosphärischen Kohlensäure sind zu nennen: Die bereits früher besprochenen Zersetzungsprozesse im Boden und in der Gärungsindustrie; die Ausströmungen aus geologischen Formationen (Vulkane, Mofetten, harte und schlagende Wetter in Bergwerken); die Verbrennung von Brennmaterialien, die jährlich auf etwa 300 Milliarden m^3 CO_2 geschätzt wird; endlich die Athmung der Menschen und Tiere. Ein erwachsener Mensch athmet in 24 Stunden etwa 543 l Kohlensäure aus, das heisst so viel Kohlenstoff als 1 Pfund plastischer Kohle entspricht. Man schätzt die von allen Menschen gebildete Kohlensäure auf 130 Milliarden m³ jährlich. Die Kohlensäure ist zwar an ihren Bildungsstätten als schweres Gas etwas mehr angehäuft, z. B. in der Bodenluft, in Gärkellern, über Mofetten und Quellen, doch sorgen Wind und Diffusion für eine ziemlich gleichmässige Verteilung, so dass man etwa 0,2—0,5 Volumen pM. Kohlensäure als „geologisches Element" findet. Aus diesem Grunde hat die Kohlensäure der Atmosphäre keine unmittelbare hygienische Bedeutung. Sie wirkt erst in grösserer Menge giftig. Pettenkofer konnte in einer Luft mit 1 pCt. Kohlensäure stundenlang ohne Beschwerde athmen, erst in einer Luft mit 2 pCt. traten Erscheinungen von Dyspnoe, Schwindel, Ohrensausen und Benommenheit ein; selbst 8—10 pCt. können vorübergehend ohne Schaden vertragen werden. Andrerseits ist festgestellt, dass, wenn jemand plötzlich einer stärkeren Konzentration von Kohlensäure ausgesetzt ist, z. B. in Gärkellern, Bewusstlosigkeit eintritt. Die Symptome können sich bei häufigem Einathmen von viel CO_2 steigern bis zu Nervenschwäche und Dyspnoe, die wohl durch Zurückhaltung der Kohlensäure im Blute veranlasst wird.

In einem geschlossenen Raume können Tiere in einer durch ihre Athmung veränderten Luft einige Zeit leben, wenn man aber in dieselbe Athmungsluft ein Thier aus dem Freien hineinbringt, so wird es sofort bewusstlos. Hierbei kommt ausser der Bildung der Kohlensäure vielleicht auch die gleichzeitige Herabsetzung der Sauerstoffmenge, vor allen aber noch andere Gase mit in Betracht. In Kalkutta waren 1756 in einem Waarenspeicher, „das schwarze Loch" genannt, 146 gefangene Engländer eingesperrt worden; nach 6 Stunden waren 96 erstickt, am nächsten Morgen lebten nur noch 23. Nach der Schlacht bei Austerlitz waren 300 gefangene Oesterreicher in ein verschlossenes Zimmer eingesperrt worden, von denen über Nacht 260 erstickten. Auf dem Auswandererschiffe Londonderry waren 1843 wegen Sturm die Lucken verschlossen worden, und es starben von 150 Zwischendeckpassagieren 70 innerhalb einiger Stunden. Es ist auch bekannt, dass Luft bei Moorrauch und in Industriebezirken bereits schon, wenn der Gehalt an Kohlensäure 0,5 pM. nur wenig überschreitet, unangenehm empfunden wird. Im geschlossenen Raume bewirkt ein Gehalt von 1—3 pM. bei den meisten Menschen Kopfschmerz, Schwindel, Uebelkeit.

Aus diesem Unterschiede im Verhalten der reinen Kohlensäure und der Kohlensäure, die bei der Athmung und Verbrennung in der Industrie gebildet wird, ergiebt sich, dass die Vergiftungserscheinungen nur zum Teile der Kohlensäure als solcher zukommen. In geschlossenen Räumen wird bei Athmung und Verbrennung auch der Sauerstoffgehalt herabgesetzt, doch reicht dies zur Erklärung nicht aus; nur bei Bergwerks- und Minengasen kommt auch dieser Umstand stärker mit in Betracht. Besonders werden neben der Kohlensäure Gase, wie Kohlenoxyd, Schwefelwasserstoff, gebildet; es kommt ferner zu einer stärkeren Bildung von Wärme bei Beeinträchtigung der Entwärmung des Körpers. In der Industrie werden neben der Kohlensäure Kohlenoxyd, schweflige und salpetrige Säure und Kohlenwasserstoffe gebildet; die mechanischen Beimengungen der Luft, wie der Rauch, spielen dabei eine Rolle. Es ist deshalb begreiflich, dass an der Kohlensäure gemessen, dieselbe Kohlensäuremenge nicht stets gleich wirkt, weil eben die Nebenprodukte sehr verschiedenartig sein können. Im allgemeinen lässt sich jedoch sagen, dass die Kohlensäuremenge mit den anderen schädlichen Momenten parallel geht, und dass in Wohnräumen die Grenze der Zulässigkeit erreicht ist, wenn der Gehalt an Kohlensäure 1 pM. beträgt. Die Kohlensäure dient uns bei der Unfassbarkeit der wirklichen Gifte nur als Masstab für den Grad der Gefahr, sie ist also ein Index, ähnlich wie wir ihn schon beim Grundwasser kennen gelernt haben.

Die genaue Bestimmung der atmosphärischen Kohlensäure erfolgt so, dass man die Luft in einer Flasche mit Baryt- oder Strontianwasser schüttelt, welche die Kohlensäure absorbiren und in das entsprechende unlösliche Karbonat überführen. Entsprechend der Menge des gebildeten Karbonates reagirt die Lösung nachher weniger alkalisch als vorher, so dass man durch Titriren die Differenz ermitteln kann. Annähernd kann man die Menge der Kohlensäure aus dem Verhalten derselben gegen eine Kerzenflamme bestimmen. Diese letztere erlischt in einer Atmosphäre von 8 pCt. Kohlensäure plötzlich, in einer Atmospäre von 3 pCt. nach einigen Minuten. Dieses Umstandes kann man sich als Vorsichtsmassregel beim Betreten von kohlensäurehaltigen Räumen (z. B. Gärkellern) bedienen.

Die übrigen gasförmigen Verunreinigungen der Luft. Man kann die Gase in folgender Weise gruppiren:

1. Athmungs-Gas ist Sauerstoff.

2. Indifferente Gase sind an sich unschädlich und können

mit Sauerstoff gemischt geathmet werden, aber sie können allein die Athmung nicht unterhalten: Stickstoff, Wasserstoff, Methan.

3. Irrespirable Gase verursachen reflektorisch krampfhaften Verschluss der Stimmritze. Ist dieser bei längerer Einathmung überwunden, so wirken sie giftig: Chlor, Salzsäure, Fluorwasserstoff, schweflige Säure, Untersalpetersäure, Salpetrige Säure, Ammoniak, Ozon.

4. Athembare und direkt giftige Gase sind Kohlenoxyd, Kohlensäure (Dyspnoe), Schwefelwasserstoff (Reduktion von Hämoglobin), Arsenwasserstoff (entzieht dem Hämoglobin Sauerstoff).

Salpetrige- und Salpetersäure entstehen bei Gewittern, Ammoniak bei den Zersetzungsvorgängen im Boden. Diese Bestandteile sind nur in geringen Mengen vorhanden und unvermeidlich wie die Kohlensäure. Bei den Fäulnisprozessen werden besonders dort, wo durch Anhäufung der Abfallsstoffe in der Nähe menschlicher Wohnungen grössere Massen von organischen Substanzen in Zersetzung geraten, Methan, Ammoniak, flüchtige Fettsäuren, Schwefelwasserstoff, Merkaptane gebildet. Bei gewerblichen Anlagen können sich z. B. in der Soda- und Zuckerindustrie und in verwandten Industriezweigen oft enorme Mengen von Schwefelwasserstoff bilden, so dass z. B. die Müllerei unmöglich wird, weil man es wegen des Geruches nicht aushalten kann und weil das Mehl die schlechten Gerüche annimmt. In London musste 1855 das Parlament wegen der Ausdünstungen der Themse geschlossen werden. Kanalarbeiter leiden durch Ammoniak oft an Augenentzündungen und durch Schwefelwasserstoff an Erbrechen und Zittern. In grösseren Mengen eingeathmet tödtet Schwefelwasserstoff blitzähnlich wie Kohlensäure. Bei anderen Industriezweigen bilden sich in Folge der Verbrennung der Steinkohle Kohlenwasserstoffe, schweflige und Schwefelsäure. Oft sind diese Stoffe so gering, dass sie durch den Geruch sicherer nachgewiesen werden können als durch die Analyse. In den Mengen, in welchen sie vorkommen, haben sich bei Tierversuchen meist keine giftigen Wirkungen herausgestellt, und auch eine kumulative Wirkung von denselben konnte man bis jetzt nicht exerimentell nachweisen. Dagegen haben sich die Pflanzen der schwefligen Säure gegenüber als ein viel feineres Reagens erwiesen, und die Vernichtung der Vegetation kann oft recht bedeutend sein, und dieses feine Reagens für die Gefahr für lebendes Protoplasma ist für uns deshalb wichtiger. Noch gefährlicher war früher die Salzsäure der Sodafabrikation (S. 102). Selbst nach Beseitigung der Rauchplage bleibt die Gefahr der Bildung der schwefligen Säure bestehen, so lange die Kohlen das Heizmaterial bleiben, da dieselben bis zu 4 pCt. Schwefel enthalten. In England enthielt die Luft in einer Million Kubikmeter auf dem Lande 474, in London 1670, in Manchester 2518 und in der Nähe einer Fabrik daselbst 2668 g Schwefelsäure. Daraus erklärt sich bei uns auch der verderbliche Einfluss der Stadtluft auf Marmordenkmäler, so dass unsere verstorbenen Berühmtheiten noch nachträglich leiden müssen. Die Versuche, in der Ausathmungsluft von Menschen ein hypothetisches Anthropotoxin als Base oder als flüchtiges eiweissartiges Gift nachzuweisen, sind bis jetzt missglückt.

Die gasförmigen Luftverunreinigungen können demnach:

1. bei grösseren lokalen Anhäufungen, also in seltenen Fällen selbst direkt giftig wirken;

2. in Folge des Ekelgefühls, welches eine übelriechende Luft bewirkt, wird die Athmung ungenügend und unser Allgemeinbefinden beeinträchtigt. Wie weit aber andererseits die Gewöhnung an den Geruch solcher übelriechender Gase gehen kann, sieht man in den Wohnungen des Proletariats, bei Gruben- und Kanalarbeitern.

3. Die Bildung solcher übelriechender Gase kann als Symptom ungenügender Reinlichkeit an uns selbst, unseren Kleidern, der Wohnung, der Umgebung in Betracht kommen.

4. Die übelriechenden Gase können unsere Widerstandsfähigkeit gegen Seuchen herabsetzen. Auf diese Weise erklärt sich wohl bei gleicher Wasserversorgung der Zusammenhang von Typhusepidemien mit der Einathmung von Kanal- und Abtrittsgasen.

Experimentell lässt sich über die Fäulnisgase als disponirendes Moment schwer arbeiten, weil unsere Versuchstiere als Aasfresser, wie Hunde, oder als Höhlenbewohner an derartige Gasmischungen besonders angepasst sind.

5. Die Fäulnisgase sind jedoch nicht als Miasmen im alten Sinne, d. h. selbst als Infektionserreger aufzufassen.

B. Der Staub.

Man unterscheidet: 1. den grobsichtbaren Staub, der durch Besen zu entfernen ist. Derselbe ist das Abscheuerungsprodukt unserer Gesteine, Bauten, Geräte, Speisen, Pflanzenteile unserer Haut und der Abfallsprodukte. Der Staub in den Strassen enthält besonders viel Pferdemist mit Getreidegrannen. Ferner enthält der grobe Staub

Keime von höheren Pflanzen; der Blütenstaub der Nadelhölzer, der über weite Strecken getragen wird, ist als Schwefelregen bekannt. Auf den Gletschern Grönlands wurde eisenhaltiger Staub gefunden, den Nordenskjöld als kosmischen betrachtet. Zu dem groben Staube müssen wir auch den Rauch und Russ rechnen, die als Folge von unvollständiger Verbrennung von Kohlenstoff dichte Kohlenwasserstoffe und kleine Kohlenteilchen der Feuerungsgase enthalten.

2. Die Sonnenstäubchen bestehen aus fein zerriebenen organischen Massen, Wolle, Baumwollfasern, Konglomeraten von Mikroorganismen, Schimmelpilzsporen. Für gewöhnlich unsichtbar, kann man sie sichtbar machen, wenn man in ein sonst verdunkeltes Zimmer einen Lichtstrahl einfallen lässt. Diese Bestandteile sind es, die den Lichtstrahl bei seinem Wege durch die Luft sichtbar machen.

3. Mikroorganismen. Die kleinsten Formen derselben, besonders wenn sie vereinzelt sind, reflektiren den Sonnenstrahl nicht mehr und sind nur noch nach einem Verfahren von Aitken und Renk sichtbar zu machen. Dieses Verfahren beruht darauf, dass mit Wasserdampf gesättigte Luft sich nur auf festen Körpern niederschlägt und dieselben umhüllt. Durch diese Wasserhülle vergrössern sich die feinsten Staubtheilchen und werden dadurch so gross, dass sie durch einen Sonnenstrahl im Finstern wie Sonnenstäubchen sichtbar gemacht werden. Die Keime der Mikroorganismen in der Luft werden durch Austrocknen und Insolation geschwächt und abgetödtet, zum Teil durch Niederschläge zu Boden gerissen, so dass die Zahl dieser entwickelungsfähigen Keime ganz ausserordentlichen Schwankungen unterworfen ist. Die Luft auf hohen Bergen und auf dem offenen Meere ist frei von solchen Keimen. Der Uebergang der Keime aus Boden und Wasser geschieht nicht durch einfache Luftströmungen, wenn dieselben auch noch so stark sind. Nur wenn die keimhaltigen Flüssigkeiten durch Winde zerpeitscht und verspritzt werden, wie beim Brechen der Wellen, an Mühlrädern, oder wenn Wasserblasen platzen, gelangen sie in die Luft und werden auch von schwachen Luftströmungen getragen. Sonst gelangen die Keime nur als Staub im trockenen Zustande in die Luft.

Die Ermittelung der Keime ist in verschiedener Weise versucht worden. Pasteur filtrirte die Luft durch Schiessbaumwolle, die er nachher in Aether auflöste, so dass der Staub mit seinen Keimen zurückblieb. Koch liess den Staub auf erstarrter Gelatine sich ansetzen, auf der manche der Keime zur Entwickelung kamen. Führt man diese Methode in der Form von Hesse aus, indem man die

Gelatine in ein etwa 70 cm langes, 3,5 cm weites Glasrohr ausgiesst, durch welches man den Luftstrom leitet, so setzen sich die Bakterien vorwiegend im vorderen Teile, die Pilzsporen im entfernteren Teile der Röhre an. Man sieht daraus, dass die Pilzsporen in der Luft meist im freien Zustande, die an sich einzeln leichteren Bakterienkeime aber in grösseren Anhäufungen oder an andere Bestandteile angeklebt vorhanden sind, wodurch sie schwerer erscheinen. Wenn auch die Schimmelpilze auf feuchtem Substrate wuchern, so sind doch ihre Sporen trocken und werden deshalb schon durch leichtere Erschütterungen losgelöst, wodurch sie eben isolirt in die Luft gelangen. Kann man die Untersuchung an Ort und Stelle machen, so ist das Verfahren von Sehlen und Hueppe das einfachste: man verflüssigt Gelatine oder Agar in einem geeigneten Kölbchen und leitet durch diese Flüssigkeit die keimhaltige Luft. Die Keime werden auf diese Weise von der Flüssigkeit zurückgehalten, und man lässt nachher die keimbeladene Gelatine oder Agar in geeigneten Gefässen erstarren.

Muss man die Proben transportiren, so ist das Petri'sche Verfahren besser, welches darin besteht, dass man die Luft durch kleine Filter aus feinstem Sande streichen lässt, in denen die Keime zurückgehalten werden. Man überträgt dann im Laboratorium den keimhaltigen Sand in die entsprechenden Nährmedien.

Werden die Luftuntersuchungen bei Zimmertemperatur ausgeführt, so überwiegt die Zahl der Pilzkeime stets. Bei Bluttemperatur entwickeln sich die Pilzkeime weniger, die Bakterien aber oft in grösserer Zahl. In Folge des Nichtbeachtens dieser Unterschiede sind die Zahlenangaben über den Keimgehalt der Luft oft wenig verwertbar. Eine Schwierigkeit für die Beurteilung erwächst oft daraus, dass getrocknete Keime schlecht auswachsen und in ihrer Virulenz geschwächt sein können. Von pathogenen Keimen wurden bis jetzt Eitererreger häufiger gefunden. Durch Uebertragung von grösseren Mengen von Strassenstaub auf Versuchstiere wurden auch die Erreger von Tetanus und malignem Oedem, und in einem Falle wenigstens, Tuberkelbazillen nachgewiesen.

In der ruhigen Zimmerluft setzen sich die Keime der Mikroorganismen wegen der relativen Schwere der Gegenstände, an denen sie haften, am Boden, an Geräten, nieder und im Staube von Zimmern, in denen Tuberkulöse lagen, ist, insbesondere von Cornet, die Anwesenheit entwickelungsfähiger und virulenter Tuberkelbazillen öfters nachgewiesen worden. Die Erreger der akuten Exantheme dürften in Krankenzimmern wohl auch durch die Luft übertragen werden. Durch Strassenstaub können auch Augenerkrankungen herbeigeführt werden, und es finden sich in demselben pathogene Schimmelpilze. Der Staub von Gewerben, die mit Lumpen zu tun haben, z. B. von Papierfabriken, kann Pocken, vor allem aber Milzbrandbazillen übertragen und die sogenannte „Hadernkrankheit" verursachen. Von Pocken wird auch eine Infektion auf kurze Strecken in der freien Luft angegeben.

Im Allgemeinen sind jedoch direkte Luftinfektionen ausserordentlich selten. Die scheinbar sichere Uebertragung der Malaria durch die Luft ist uns biologisch noch nicht verständlich, reicht aber nur auf ganz kurze Strecken. Der Luftstaub hat auch mehr eine indirekte Bedeutung, insofern er nämlich symptomatisch für die Infektionsgefahr überhaupt ist. Wo sich eben viele Saprophyten verschiedener Arten in grösserer Zahl bilden können, ist die Reinlichkeit geringer, und in solchen Fällen finden sich auch stets andere Uebertragungsmöglichkeiten in grösserer Zahl.

Auch der anorganische Staub der Luft kann zu Krankheiten, sogenannten Staubinhalationskrankheiten, Veranlassung geben. Die Steinstaublunge (Chalicosis pulmonum) kommt vor bei Steinhauern, Glas-, Töpfer-, Porzellanarbeitern u. s. w. Der Quarzstaub ist wegen seiner Schärfe besonders gefährlich. Der bei der Bearbeitung der Perlmutterschalen sich bildende Staub aus kieselsaurem Kalk, dann der Achatstaub und der aus kieselsaurer Talkerde bestehende Staub des Specksteines sind ebenfalls sehr gefährlich. Während die Lunge des Neugeborenen keine Kieselsäure enthält, hat man bei Erwachsenen bis zu 1 g Kieselsäure in beiden Lungen gefunden, bei Steinhauern jedoch mindestens dreimal so viel, und bei einem Glasschleifer sogar 30,7 pCt. der Lungenasche.

Durch den Uebergang von Kohlenteilchen in die Luft und durch die Einathmung derselben entsteht die Kohlenstaublunge (Anthrakosis pulmonum sive Pneumonokoniosis).

Bei Metallarbeitern, wie Feilenhauern, Graveuren, Buchdruckern, Vergoldern u. s. w. entsteht die Metallosis sive Siderosis pulmonum, worunter man jedoch nicht nur die schwarze (in Folge Einathmung von Fe_3O_4 und $Fe_2(PO_4)_2$] und rote (in Folge von Fe_2O_3) Eisenlunge versteht.

Während jedoch der Kohlenstaub relativ unschädlich ist, und Kohlenarbeiter nicht mehr an Lungenschwindsucht zu leiden scheinen als andere Menschen, beobachtet man bei den mit Stein- und Metallstaub Beschäftigten ausserordentlich viel Phthise. Infolge der Einathmung von Staub treten entweder chronisch entzündliche Prozesse des Bindegewebes der Lunge, wie Karnifikation, primäre fibröse Induration, chronische Lymphangitis, auf, oder es entsteht eine besondere Disposition zur Lungenschwindsucht, die bei Kohlenstaub als sekundäre schwarze Phthise auftritt. Beim Rösten von Erzen bildet sich der sogenannte Hüttenrauch, der verschiedene Dämpfe von Blei, Zink, Kupferverbindungen, kieselsaurem Kalk und Russ führt, besonders aber schweflige und arsenige Säure enthält. Besonders durch die letztere scheint bei Rindern eine besondere Disposition zu käsiger Pneumonie geschaffen zu werden, und die sogenannte Hüttenrauchpneumonie der Rinder wurde von Johne als Tuberkulose sichergestellt.

Ist der Metallstaub selbst giftig wie z. B. in den Kobaltgruben von Schneeberg, so kommt es nicht zur Bildung von Bindegewebeschwielen in den Lungen, sondern diese Wucherungen bleiben stationär, und es bilden sich eigentümliche sarkomatöse Geschwülste, die den Tod frühzeitig herbeiführen. Bleistaub lässt die Lungen meist unberührt und führt die als Bleikolik (Saturnismus) bekannten Vergiftungserscheinungen herbei.

In diesem Zusammenhange ist noch der organische Staub der Luft zu erwähnen, insofern nämlich, als das sogenannte Heufieber vielleicht auf der Einathmung von Pollenkörnern blühender Gräser beruht. Die Einathmung von Pflanzenstaub z. B. Tabakstaub bei Zigarrenarbeitern (Tabacosis pulmonum), Baumwollenstaub, Jute disponiren zur Pneumonie (Pneumonie cotonneuse) und zur Tuberkulose. Auch in der Mehlindustrie, bei Bäckern und Müllern, scheint der vegetabilische Staub ähnlich zu wirken. Die Krankheit der Hasenhaarschneider ist jedoch eine direkte Vergiftung mit Merkuronitrat $HgNO_3$ infolge der Einathmung dieses zur Präparation der Hasenfelle gebrauchten Stoffes.

Es ist ferner bekannt, dass der Staub in der Luft die Ursache der Lichterscheinungen, der Morgen- und Abenddämmerung ist. Auch die Bildung des Nebels ist dadurch verursacht, dass der Wasserdampf der Luft sich an den Staub- und Russteilchen derselben kondensirt. Wasserdampfhaltige Luft bildet, wenn sie keine Staubteilchen enthält, trotz aller Abkühlung keine Nebel. In den Städten ist durch die Zunahme der Kohlenfeuerung die Nebelplage überall im Zunehmen begriffen. Mit Rücksicht auf diese rein örtliche Bildung ist die Dunstschicht über einer Stadt meist nur wenige Stockwerke hoch, so dass benachbarte Hügel schon ganz und gar aus dem Dunstmeere heraus sind. Diese Dunstschicht hat auf die Helligkeit der Sonne sehr grossen Einfluss, insofern der Lichtverlust in der Stadt bis zu viermal, und auch mehr, grösser sein kann als auf dem benachbarten Lande. Selbst das Licht des Vollmondes wird bei senkrechtem Stande durch die Dunsthülle bis zu zwei Fünftel herabgesetzt. Abgesehen von dem psychischen Einflusse, den derartige Zustände ausüben, hat man in London in den Hauptnebelperioden eine besondere Zunahme an Keuchhusten und Bronchitis beobachtet. Zur Zeit gehört die rauchlose Feuerung noch zu den frommen Wünschen, trotzdem man durch Verbrennen der Rauchgase und automatische Regelung der Feuerung viel dagegen tun könnte. Neuere vollständige Veränderungen des ganzen Maschinen- und Heizsystems bahnen hoffentlich eine Aenderung an.

C. Die meteorologischen Elemente der Luft.

1. Die Temperatur.

Die Erde erhält ihre Wärme von der Sonne durch Strahlung. Die Intensität derselben ist

1. abhängig von der Entfernung, weil die strahlende Wärme mit dem Quadrate der Entfernung abnimmt. Infolge dieses Umstandes ist auf der südlichen Halbkugel im Sommer die Wärmestrahlung stärker als auf der nördlichen Hemisphäre, der Unterschied zwischen Schatten und Sonnenschein, und somit auch die Gefahr des Sonnenstiches relativ grösser, z. B. in Australien. Die Intensität hängt:

2. ab von dem Einfallswinkel der Sonnenstrahlen, was sich z. B. in den Unterschieden in den verschiedenen geographischen Breiten ausspricht. Je steiler der Einfall der Strahlen ist, um so grösser ist auch ihre Wärmewirkung. Das Maximum fällt also mit der Kulmination der Sonne zusammen.

3. Dazu kommt, dass auch die Länge des Weges durch die Atmosphäre von Bedeutung ist für die Intensität der Bestrahlung der Erdoberfläche. Je länger nämlich der Weg durch die Atmosphäre ist, um so mehr Strahlen werden absorbirt.

4. Ferner kommt die Dauer der Bestrahlung in Betracht. In dieser Beziehung ist die Dauer des Tropentages von 12 Stunden das ganze Jahr hindurch gleich, in den gemässigten Klimaten ist die Bestrahlung im Sommer länger als im Winter und nach den Polen zu bleibt die Sonne monatelang über oder unter dem Horizonte.

5. Auch die reflektirten Wärmestrahlen sind besonders für das Wärmegefühl im Freien von grosser Bedeutung.

6. Der direkten und reflektirten Wärmestrahlung wirkt die Wärmeausstrahlung entgegen, was man besonders während der Nacht infolge des Fehlens der Wärmezustrahlung an dem Erkalten der Oberflächen der Körper bemerkt. Bei ruhiger und wolkenloser Atmosphäre wird infolge dessen der Unterschied zwischen Tag und Nacht am grössten.

Die Messung der Lufttemperatur erfolgt durch Thermometer, welche gegen die Strahlung vom Boden und von den Häusern, sowie gegen den Regen geschützt sein müssen. Man kann dieses erreichen durch Schleuderthermometer, am besten jedoch durch das Aspirationsthermometer von Assmann, welches es ermöglicht, die Lufttemperatur auch im vollen Sonnenscheine exakt zu messen. Dauernde Messungen werden vielfach auch durch selbst registrirende Thermometer angestellt. Die Extreme der Temperaturen pflegt man durch Maximum- und Minimumthermometer (Rutherford, Walferdin, Six) zu ermitteln. Um die Sonnenstrahlung zu messen, werden Thermometer mit geschwärzten Gefässen angewendet.

Eine gute Annäherung an das 24stündige Tagesmittel erhält man durch die Berechnung des arithmetischen Mittels aus den Beobachtungen der Temperaturen um 6 Uhr Morgens, 2 Uhr Mittags und 10 Uhr Abends. Auch wenn man die Beobachtungen um 7 Uhr Morgens, 2 Uhr Mittags und 9 Uhr Abends macht, den Abendtermin doppelt zählt und die algebraische Summe durch 4 dividirt, erhält man eine gute Annäherung. In dieser Beobachtung des Tagesmittels der Temperaturen verschwinden die täglichen Schwankungen vollständig. Man erhält über letztere bessere Auskunft, wenn man die zu denselben Tageszeiten angestellten Beobachtungen über einen längeren Zeitabschnitt zusammenstellt. Man ersieht daraus z. B. das Vorhandensein höherer Mittagswärmeunterschiede im Verhalten eines kontinentalen oder Seeklimas etwas schärfer.

Da die Mittel der einzelnen Monate in verschiedenen Jahren bedeutend schwanken können, so muss man zur Darstellung dieser mittleren Verhältnisse Beobachtungen über lange Jahre haben. Wenn man die Orte, welche eine gleiche mittlere Monats- respektive Jahreswärme haben, mit einander verbindet, so nennt man diese Linien Monatsisothermen (Dove), bezüglich Jahresisothermen (A. v. Humboldt). Durch dieselben werden drei Zonen abgegrenzt, die warme oder Tropenzone mit einer mittleren Jahrestemperatur von 20°, die gemässigte Zone mit einer mittleren Jahrestemperatur von 0° bis 20°, die kalte oder Polarzone mit einer mittleren Jahrestemperatur von unter 0°. — In dieser Einteilung sind jedoch die wesentlichsten lokalen Einflüsse nicht zu ersehen, weil bei der Konstruktion dieser Isothermen die Zahlen auf die Meereshöhe reduzirt werden. Es ist also weder die Höhenlage, noch der Einfallswinkel der Sonnenstrahlen, noch die Lage zur See unmittelbar berücksichtigt. Diese Unterschiede ergeben sich z. B. aus folgender Tabelle:

Ort	Geograph. Breite	Höhe über oder unter dem Meeresspiegel m	Mittlere Jahrestemperatur	Mittlere Jahresschwankungen	Unperiodische mittlere Jahresschwankung
München	48° 9′	528	7,5°	20,3	48,9
Berlin	52° 30′	48	9,0°	19,6	48,4
Dublin.	53° 22′	58	9,05°	11,3	29,8
Astrachan .	46° 21′	—20	9,4°	32,6	62,3
Verakruz	19° 12′	10	25,4°	5,6	23,7
Mexiko	19° 26′	2266	16,4°	7,1	30,5
Kalkutta	22° 32′	6	24,8°	10,3	26,5
Darjeeling .	27° 3′	2107	12,3°	11,8	27,4

Der jährliche Gang der Temperatur wird durch die Jahreszeiten bezeichnet. Die jetzige Einteilung in 4 Jahreszeiten in unseren Breitegraden entspricht jedoch unseren Zuständen nicht so gut wie die alte deutsche Einteilung in blos 3 Jahreszeiten. In den Polar- und Tropengegenden unterscheidet man nur 2 Jahreszeiten, und die Arier rechneten entsprechend ihrer nordischen Bildung ursprünglich nach Nächten und Wintern, an deren Stelle später in Indien die Regenzeiten traten.

Da die thermischen Mittelwerthe nur Aufschluss über die am häufigsten vorkommenden Wärmeverhältnisse geben, so müssen wir auch noch die gelegentlichen Abweichungen kennen lernen, weil gerade diese für die Gesundheitsschädigung von Einfluss sind. Die mittlere Tagesschwankung, d. h. die mittlere Differenz zwischen der Maximal- und Minimaltemperatur, ist über dem Meere sehr gering, über grossen Kontinenten sehr gross. In unserem kontinentalen Klima und in unseren Breitengraden verläuft die Tagesschwankung der Temperatur derart, dass das Minimum kurz vor Sonnenaufgang, das Maximum gegen 2 Uhr Nachmittags liegt. Die grössten Tagesdifferenzen findet man an hellen Sommertagen, Morgens + 10 bis 13°, Mittags 20 bis 30°, und im Winter bei plötzlichen Aenderungen der Temperatur, wobei innerhalb eines Tages die Temperatur von unter 0° bis über 0° um 10 bis 12° wechseln kann. Die grössten Kontraste innerhalb 24 Stunden. d. h. Tagesschwankungen von 40° bis 42°, hat man in der Sahara, in Thibet und auf dem Hochplateau des westlichen Nordamerika beobachtet. Die Temperatur, welche Mittags 38° bis 40° betragen kann, kann in der Nacht in Folge der Ausstrahlung des Bodens bei klarem Himmel unter den Gefrierpunkt sinken. Dagegen ist über dem atlantischen Ozeane, in den Tropen und Subtropen die mittlere Tagesschwankung nur 1,5 bis 2°.

In ausgedehnten Ländern treten jedoch gleichfalls grosse Veränderlichkeiten der Temperatur von Tag zu Tag, d. h. unperiodische Temperaturwechsel auf, wobei der Unterschied der Temperaturmittel zwischen zwei aufeinander folgenden Tagen zu Grunde gelegt wird. Kremser hat einen Parallelismus zwischen diesen unperiodischen Temperaturwechseln und der Sterblichkeit gefunden. So starben in Preussen, auf 1000 Einwohner berechnet, jährlich: In Hohenzollern mit einer mittleren Temperaturveränderlichkeit

	von	2°	32 Personen,
in Preussen		1,9°	30
„ Westfalen		1,8°	28
„ Hessen-Nassau		1,7°	26
Hannover		1,6°	25 „
„ Schleswig-Holstein	„	1,4°	22 „

Auch bei den Monatsmitteln können sich bedeutende Abweichungen einstellen. In Süddeutschland z. B. hat man in zwei aufeinander folgenden Jahren für die Monate Dezember und Januar Unterschiede von 15° beobachtet.

Die Zusammenfassung der Monatsmittel ergiebt schliesslich das Jahresmittel. Mühry hat wohl zuerst darauf hingewiesen, dass Malaria, Cholera, Gelbfieber bestimmte Isothermen nicht überschreiten. Aus der Differenz des höchsten und des niedrigsten Monatsmittels erhält man die periodischen, mittleren Jahresschwankungen der Temperatur. In Hinsicht auf diese periodischen, mittleren Jahresschwankungen kann man gemässigte und extreme Klimate unterscheiden, wobei man Schwankungen von 20° als Grenze annimmt (in Sibirien Semipalatinsk 39,8°, Wien 22,2°, Westküste von Irland 9,4°). Die unperiodischen mittleren Jahresschwankungen erhält man aus der Differenz zwischen den mittleren Jahresextremen.

Je nach der Grösse der periodischen Jahresschwankung unterscheidet man:

1. Das Aequatorial- oder Seeklima mit einer mittleren Veränderlichkeit bis zu 15°.

2. Das Küsten- oder Uebergangsklima mit einer mittleren Schwankung von 15—20°.

3. Das Kontinental- oder Landklima mit einer mittleren Schwankung von 20—40°.

4. Das extreme Landklima mit 40—60° mittlerer Jahresschwankung.

Man vergleiche (Tabelle S. 157) in Bezug auf diese mittlere Jahresschwankung Dublin mit seinem Seeklima und Astrachan mit seinem kontinentalen Klima; ferner die in gleicher geographischer Breite liegenden Städte

	Hamburg und	Barnaul in Sibirien
Winter	0,5°	— 17,2°
Sommer	16,4°	+ 17,6°

Diese grossen Unterschiede rühren von folgendem Verhalten her. Ueber Landflächen geht im Sommer die Erwärmung rasch vor sich, über Wasserflächen und über den angrenzenden Küsten langsam. Im Winter ist es mit der Abkühlung gerade so; der feste Boden verliert seine Wärme rasch durch Ausstrahlung; grosse Wassermassen jedoch erkalten langsam an der Oberfläche, einmal wegen ihrer grossen spezifischen Wärme, dann weil die erkalteten Schichten zu Boden sinken, und warme Schichten dafür zur Oberfläche gelangen. Ausserdem pflegt die Atmosphäre über grossen Landflächen trocken und hell, über grossen Wasserflächen feucht und trüb zu sein. Diese Umstände wirken über dem Meere und den Küsten im Sommer temperaturerniedrigend, im Winter wärmebewahrend, während über grossen Landflächen gerade das Umgekehrte stattfindet.

Die höchste überhaupt bis jetzt beobachtete Wärme der Luft betrug nach Duveyrien in der Sahara 67,7° C.; die niedrigste Temperatur mit — 71° beobachtete die Franklin-Expedition 1879. Extrem hohe Temperaturen wurden ferner beobachtet: am roten Meer 65°, in Abyssinien 60°, in der Sahara 56,2, in Arabien 53,9, in Viktoria in Australien 51,25, in Neu-Süd-Wales ebendort 47,5.

Als extrem niedrige Temperaturen sind verzeichnet von Wild in Werchojansk in Sibirien (wo die mittlere Temperatur des Januar 53.1, des Juli + 17,8 betrug) — 63°, in Jakutsk in Sibirien — 60°, in den Hudsonbayländern von Dawson — 67, von Burke — 56,7° C. Die Gattung „Mensch" vermag hiernach Temperaturunterschiede von 138,7° C. zu ertragen.

Mit der Verteilung von Land und Wasser hängt wohl auch zusammen, dass die kältesten Räume mit einem Monatsmittel des Kältemonates von — 40°, als sogenannter nordasiatischer und nordamerikanischer Winterkältepol, in Sibirien bei Jakutsk in 62° nördlicher Breite und im Nordwesten der Hudsonsbay zu treffen sind.

Ueber die Temperatur in Bergwerken s. S. 84. Auf Dampfschiffen zur See wurde beobachtet im Kohlenraum 23—43°, im Maschinenraum 23—50° und im Heizraum 33—67°. Mit derartigen Temperaturen sich vollständig auseinanderzusetzen ist den Individuen der einzelnen Rassen bis jetzt nicht gelungen!

Bei zunehmender Höhe findet eine Abnahme der Luftwärme statt. Bei Ballonfahrten hat man bei Höhen bis 1000 m pro 100 m 1°, in Höhen von 7000 m pro 100 m 0,2° Abnahme beobachtet. Im Gebirge jedoch pro 100 m 0,6°, und zwar im Winter 0,45 auf 100 m oder 1° auf 280 m, im Sommer 0,7° auf 100 m oder 1° auf 160 m. Mit Registrirapparaten wurden durch Ballons gefunden: bei 16000 m ohne Aspiration, also bei Einfluss der Insolation — 21°; bei 12150 m mit Aspiration und ohne Insolation — 43°, bei 18500 m — 52°. Schon bei 6000 m schwankt die Lufttemperatur jährlich nur zwischen — 24° bis — 27°, bei 8000 m zwischen — 36,5° bis — 38°. Die Temperatur des Weltraumes jenseit der auf 300 km Höhe geschätzten Erdatmosphäre wird auf — 130° bis — 140° angenommen.

In den Höhen wirkt jedoch die Insolation ausgleichend (cf. S. 83). Nansen beobachtete in Grönland bei einer Höhe von 2270 m am Tage eine Lufttemperatur von — 3,6, in der Sonne + 29,5 resp. — 11 und + 31,5° C an einem anderen Tage.

Hygienisch zu beachten ist auch der Umstand, dass die grossen Steinmassen in unseren Städten dazu beitragen, dass die Luft zwischen den Häusermassen im Innern der Stadt im Jahresmittel etwas höher temperirt ist als auf dem Lande. Dagegen fällt die tägliche Wärmeschwankung in Städten geringer aus. Ferner wird in der Nacht durch Wärmestrahlung die Stadluft weniger abgekühlt als die Luft über dem Lande.

Die Lufttemperatur ist von grossem Einflusse auf die Wärmeregulirung des menschlichen Körpers. Die Hauptquelle der tierischen Wärme sind die Umsetzungen, welche die Nahrung erfährt, indem Körper mit grossen chemischen Spannkräften in solche mit geringeren Spannkräften (wie Harnstoff) oder in die Endzersetzungsprodukte (Kohlensäure und Wasser) übergehen durch Hydradation, Lösungen von Polymerien, Spaltungen und Oxydationen. Die physikalischen Wärmequellen, wie z. B. die Umsetzung von lebendiger Arbeitskraft in innere Wärme treten gegenüber dieser durch die Ernährung bedingten Wärme ganz zurück. Der Gesammteinnahme von 2500 grossen Kalorien (Erwärmung von 1 kg Wasser um 1°) in 24 Stunden steht eine Wärmeabgabe gegenüber, die sich in folgender Weise vertheilt:

1. Verlust durch Leitung und Strahlung 1789 Kalorien;

2. Wasserverdunstung durch die Haut (1 g Wasser erfordert zur Verdunstung 0,582 Kalorien) bei 660 g Wasser 660 × 0,582 = 384 Kalorien;

3. Wasserverdunstung durch die Lungen 330 × 0,582 = 192 Kalorien;

4. Erwärmung der Athemluft 84,5 Kalorien (pro 24 Stunden werden 10 000 l = 1300 g = 1,3 kg Luft eingeathmet, deren Temperatur von 12° auf 37°, also um 25° erhöht wird; die Wärmekapazität der Luft = 0,26°; also 1,3 × 25 × 0,26 = 84,5 Kalorien.

5. Wärmeabgabe durch Urin und Kot (2 kg, die um 25° erwärmt werden, also) 2 × 25 = 50 Wärmeeinheiten.

Die Wärmeabgabe verteilt sich also:

Haut.	86,9 pCt.	Strahlung und Leitung	71,5 pCt.	
		Wasserverdunstung	15,4 „	23,1 pCt. Wasserverdunst. in toto
Athmung	11,1	Wasserverdunstung	7,7 „	
		Erwärmung d. Aussenluft	3,4 „	
Urin und Kot	2,0 „		2,0 „	

Die Wärmeabgabe des bekleideten Körpers durch Leitung an die umgebende Luft ist um so grösser, je grösser die Temperaturdifferenz zwischen Haut und Luft ist und je schneller die Luft wechselt. In geschlossenen Räumen kommt diese Wärmeabgabe kaum in Betracht.

Die Wärmeabgabe durch Strahlung hängt von der Grösse und dem Ausstrahlungsvermögen der Körperoberflächen, z. B. der Kleidung und der Temperaturdifferenz gegenüber den umgebenden Gegenständen ab. In geschlossenen Räumen ist diese Art der Wärmeabgabe die wichtigste. Auch im Freien kann z. B. durch kalte Wände oder durch Bäume eine starke Beeinflussung erfolgen, während erwärmte Häuser und Felsen die Wärmeabgabe durch Strahlung vermindern; Kapitel Kleidung.

Die Wärmeentziehung durch die Wasserverdunstung von der Haut aus schwankt sehr. Sie kann bis zu 2500 g Wasser betragen, so dass die Wärmemengen, welche durch die Wasserverdunstung entzogen werden, zwischen 384 und 1500 Wärmeeinheiten schwanken.

Die äusseren, Wärme entziehenden Umstände bewirken eine Reaktion des Körpers der Art, dass durch Beeinflussung der Wärmeproduktion und Wärmeabgabe die Temperatur des Körpers gleich bleibt. Bei starken Abkühlungen treten unwillkürliche Muskelbewegungen, Zittern, Frostschauer ein zur Vermehrung der Wärmebildung. Ferner beeinflussen vermehrte oder verminderte willkürliche Muskelbewegungen die Wärmeproduktion.

Die Abkühlung und somit Reizung der Hautnerven regt reflektorisch den Verbrennungsprozess in den Muskeln an, so dass z. B. bei Absinken von 15 ° auf 4 ° die CO_2-Ausscheidung um 36 pCt. vermindert wird. Endlich beeinflusst die Quantität und Qualität der Nahrung die Wärmebildung. So steigert in der Ruhe reichliche Eiweisszufuhr den Zellumsatz, vor Allem aber vermehrt die Zufuhr von Kohlenhydraten (Zuckertraining) und noch mehr von Fetten (Thrantrinken der Eskimo) die Kohlensäure-Ausscheidung.

Der Verbrauch des Sauerstoffes in den Geweben bestimmt die Aufnahme desselben in den Lungen, so dass die Zahl und Tiefe der Athemzüge von sekundärer Bedeutung ist. Die Athmungsmechanik hat nämlich keinen direkten Einfluss auf die Grösse des Gesammtstoffwechsels. Diese primäre Selbstregulirung der Gewebe sorgt dafür, dass die Wärmeabgabe sekundär auch durch Aenderung des Athemvolumens vergrössert oder verringert werden kann. Aus demselben Grunde ist die Blutfülle des Hautorgans wichtig für die Wärmeabgabe von der Haut aus. Auch die Vergrösserung und Verringerung der Körperoberfläche durch Zusammenziehen oder Ausstrecken des Körpers beeinflusst die Wärmeabgabe. Der unbekleidete Körper vermag jedoch nur unter ganz besonders günstigen klimatischen Verhältnissen der Tropen die Wärmeregulirung längere Zeit durchzuführen. Gewöhnlich aber bedarf der Mensch überall noch der Kleidung und Wohnung zu diesem Zwecke.

Die direkte Sonnenbestrahlung ruft durch zu intensive Erhitzung des Körpers an unbedeckten Hautstellen eine oft bis zur Blasenbildung gehende Entzündung der Haut hervor. In schweren Fällen kommt es zu den Erscheinungen der Meningitis und durch excessive Steigerung der Körpertemperatur bis zu 40 und 42° zur Wärmestarre des Herzmuskels (Sonnenstich). Dieser kommt am häufigsten bei klarer Luft und bei senkrecht auffallenden Sonnenstrahlen vor und zwar meist in den Tropengegenden und auf hohen Bergen, bisweilen aber auch auf Wasserflächen und sogar auf Gletschern, in welch letzteren Fällen auch die reflektirten Strahlen zur Mitwirkung kommen. Helle Bekleidung, vor allem jedoch ein genügender Kopf- und Nackenschutz sind die wesentlichsten Vorkehrungen dagegen.

Die Temperatur der Luft kann sowohl beim Sinken als auch beim Steigen Gesundheitsstörungen verursachen. Abgekühlte Tiere zeigten nach Experimenten von Pasteur, Lode und Fischl eine erhöhte Disposition zu Seuchen.

Beim Menschen beobachtet man, dass sich bei Abkühlung der peripheren Körpertheile zunächst die Blutgefässe der Haut zusammenziehen. In Folge der Kontraktion der Hautgefässe tritt eine Blutüberfüllung der Lungen und des Gehirnes ein, Kopfschmerz, Schwindel, Betäubung und schliesslich der Tod durch Lähmung. Auf die Zusammenziehung folgt eine Lähmung der Vasokonstriktoren, Hyperämie der Haut und starke Entwärmung derselben, weiter direktes Erfrieren der Extremitäten mit Nekrose. Besonders leicht tritt der Tod durch Erfrieren im Schlafe und in Folge ungenügender Ernährung ein. Auch der Alkoholgenuss ist in dieser Beziehung sehr gefährlich, weil bei demselben auf das anfängliche Wärmegefühl und die Hyperämie der Haut durch Lähmung der Gefässnerven die Wärmeabgabe von der Haut später um so sicherer erfolgt. Pictet fand bei künstlichen Abkühlungen der Luft, dass ein Hund bei —92° anfangs ungewöhnlich stark frass, dadurch die Eigenwärme eine Stunde konstant erhielt, dann sank dieselbe auf 22°, das Tier wurde bewusstlos und war nach zwei Stunden gestorben, während Frösche und Schlangen im gefrorenen Zustande eine Abkühlung auf —25°, Schnecken sogar auf —110 bis 120° Tage lang vertrugen.

Wenn auch die stark bewegte kalte Winterluft am häufigsten Veranlassung zum Verkühlen und Erfrieren giebt, so kann es aber auch geschehen, dass selbst in Tropengegenden infolge der Ausstrahlung ein ungenügend bekleideter Körper lebensgefährliche Abkühlung erfahren kann. Während Europäer sich in Afrika Nachts gut einhüllen müssen, vertragen die Neger in dürftigster Bedeckung Nachttemperaturen bis herab zu + 5° vorzüglich. Anhaltend geringe Kältegrade regen im Allgemeinen den Stoffwechsel an und erhöhen die Leistungsfähigkeit des Körpers, vorausgesetzt, dass die Nahrungsaufnahme eine genügende ist, weil sonst leicht anämische Erscheinungen auftreten können. Unsere ganze Kultur ist in den gemässigten Klimaten entstanden.

Hohe Temperaturen hingegen wirken besonders dadurch schädigend, dass sie die Wärmeabgabe erschweren. Bei unbekleidetem Körper kommt dieses weniger in Betracht, und wir vermögen z. B. in Dampfbädern sogar Temperaturen von 50°, in heisser trockener Luft 90° und kurze Zeit sogar noch höhere Temperaturen z. B. Tillaux und Duhamel eine Backofentemperatur von 128,8° 3 Minuten zu ertragen. Wenn bei bekleidetem Körper die Wärmeproduktion nicht nachlässt oder sogar gesteigert wird wie beim Marschiren und wenn andererseits die Wärmeabgabe verhindert wird, so treten unter Steigerung der Eigenwärme die Erscheinungen des Hitzschlages auf: Kopfschmerz, Beklemmungserscheinungen, heisere Stimme, Flimmern vor den Augen, Ohrensausen, heftige Herzaktion, Gliederzittern, ohnmachtsähnliche Schwäche. Marschirende Fusstruppen sind infolge der engen Kolonnen dem Hitzschlage mehr ausgesetzt als Reitertruppen. Auch die Beschäftigung in Bergwerken und Tunnels bei hoher Temperatur und grosser Feuchtigkeit der Luft kann trotz der leichten Bekleidung der Arbeiter zum Hitzschlage führen.

Gefördert kann unter solchen Umständen der Hitzschlag werden durch ungenügendes Getränk, durch alkoholische Reizmittel, während andererseits eine reichliche Ernährung und somit starke innere Wärmebildung wegen der anstrengenden Arbeiten unerlässlich ist. Der Schwerpunkt ist also in der verhinderten Wärmeabgabe gelegen. Felswände und Engpässe, welche die Ausstrahlung der übermässig produzirten Wärmemengen unmöglich machen, ferner bedeckter Himmel, zumal bei Sättigung der Luft mit Feuchtigkeit, sind wesentlich ungünstige Momente. Der Schutz gegen Hitzschlag beruht hauptsächlich in der Gewöhnung an die Umgebung, in zweckmässiger Kleidung, beim Militär im Lüften der beengenden Kleidungsstücke und Kragen, Ablegen der Halsbinden, Zufuhr von Getränk, Wasser mit Essig oder Zitronensäure, öfteres und rechtzeitiges Unterbrechen der Märsche, Marschiren in frühen Morgen- und späten Abendstunden, Auseinanderziehen der Kolonnen, schnelles Aufsuchen der Quartiere nach dem Marsche, und ferner in der Vermeidung von Alkohol.

Nach eingetretenem Hitzschlage sind die Erkrankten zu isoliren, an einem schattigen Orte, z. B. unter einem Baume niederzulegen, die Kleidung zu lüften, kalte Uebergiessungen zu machen, Luftbewegungen, z. B. durch Zufächeln, nach Möglichkeit herbeizuführen, extremsten Falles Excitantia und künstliche Athmung.

Wenn Bewohner kälterer Klimate sich in den feuchten Tropen aufhalten, so können durch die dort herrschenden hohen Temperaturen auch langsam verlaufende Krankheiten auftreten, die man unter dem Namen Tropenanämie zusammenfasst. Die Zahl der Athemzüge ist gesteigert, der Puls weniger voll, das venöse Blut sieht heller, arteriell aus. Diese Beziehungen zwischen Blutfarbe und Temperatur, die Robert Mayer 1840 zu Surabaja auf Java machte, führten ihn zur Entdeckung des mechanischen Wärmeäquivalents und des Gesetzes von der Erhaltung der Energie (1842). Im Allgemeinen sind jedoch diese Angaben noch voller Widersprüche. Infolge der starken Schweissbildung und der steten Durchfeuchtung der Haut ist diese schlaff und nicht prompt reaktionsfähig. Die Verdauung ist häufig gestört und es tritt eine Neigung zu Diarrhöen ein. Vor Allem scheint die Aufnahme von zu viel Getränk und die Entfernung von Chloriden durch den Schweiss und die daraus sich ergebende Verringerung des Magensaftes an Salzsäure diese Erscheinungen zu veranlassen.

Durch diese Zustände wird eine Verweichlichung der Haut mit den dieser folgenden Erkältungskrankheiten herbeigeführt und eine besondere Anlage zu Infektionskrankheiten, die vom Darmtraktus ausgehen, geschaffen (Cholera asiatica und nostras, Gelbfieber, Ruhr). Die Schutzmassregeln gegen die anhaltend hohen Temperaturen der Tropen bestehen in entsprechender Anlage der Wohnhäuser, in ausreichender Bewegung am frühen Morgen mit darauf folgenden Waschungen, um den Körper arbeitsfähig zu erhalten, dagegen möglichst geringe Nahrungsaufnahme und mässige Bewegung am Tage, vor Allem vollständige Ruhe über Mittag (Siesta). Forschungsreisende in den Tropen, die sich fast den ganzen Tag mit Bewegung im Freien aufhalten, leiden viel weniger und erreichen trotz der grössten körperlichen Anstrengungen in den Tropen oft in voller Gesundheit ein hohes Alter, wie A. von Humboldt, Prinz Max zu Wied. In Indien sorgt man auch durch grosse Fächer für die bessere Entwärmung des Körpers. Zur Verhinderung der Infektion ist besonders für zuverlässiges Wasser und für Kochen der Nahrungsmittel zu sorgen. Wichtig ist auch das öftere Aufsuchen höherer Orte, wie es die Engländer in Indien ausgebildet haben.

Im Gegensatze zu dem Einflusse einer langsamen bis zum Erfrieren gehenden Abkühlung oder einer bis zum Hitzschlage sich steigernden Ueberhitzung des Körpers nennen wir Erkältung die Zustände, welche durch plötzliche Temperaturdifferenzen hervorgerufen werden, sei es dass der normalwarme Körper einer zu niedrigen Temperatur ausgesetzt wird, oder sei es dadurch, dass beim Mangel extremer äusserer Temperaturen der Körper durch hohe Zimmerwärme oder durch bis zur Schweissbildung gehenden Arbeit überhitzt wurde. Die Erkältungen sind dabei gebunden an eine nur teilweise Abkühlung des Körpers, d. h. an eine beschränkte Nichtfunktionirung des Wärmeregulirungsapparates. Der Schutz des nicht bedeckten und des bekleideten Körpers gegen die Einflüsse der Temperatur überhaupt liegt nämlich in dem „Tonus“ der Gefässkapillaren, d. h. in einer prompten Kontraktion der glatten Hautmuskeln und der Hautkapillaren auf den Kältereiz, der reflektorisch die vasomotorischen Gefässzentren zur Erweiterung der Hautgefässe anregt, so dass durch die darauf folgende Erwärmung eine intensivere Abkühlung der Hautnerven verhindert wird. Ist infolge mangelhafter Uebung, durch sogenannte Verweichlichung die Aktionsfähigkeit der Kapillaren herabgesetzt, so kann entweder die momentane Kontraktion ausbleiben oder zu langsam einsetzen und sofort eine plötzliche Entwärmung der getroffenen Körperstellen eintreten oder aber es kann die sekundäre Hyperämie der Haut zu gering ausfallen und dadurch eine stärkere Abkühlung der Hautnerven erfolgen. Auch die Wärmeverluste durch Strahlung, besonders wenn sie beschränkte Stellen des Körpers treffen, so z. B. bei der Zugluft, bewirken Erkältungen.

Infolge solcher lokaler Zirkulationsstörungen der Haut kommt es entweder zirkulatorisch durch Rückfliessen des Blutes in die inneren Organe oder reflektorisch von den Hautnerven aus zu vermehrter Schleimabsonderung, d. h. zu katarrhalischen Erscheinungen. Wir finden demnach als Folgen der Erkältung Katarrhe und zwar je nach der besonderen individuellen Empfänglichkeit Lungenkatarrhe, Darmkatarrhe und Blasenkatarrhe. Ferner finden wir Muskel- und Gelenkleiden, neuralgische Erscheinungen des Gesichts, ferner Ischias und solche neuralgische Erscheinungen, die bis zum Auftreten der Tabes dorsalis gehen können, ferner sogenannte rheumatische Erscheinungen bis zum Auftreten intermittirender Kontrakturen, der Tetanie.

Besonders empfänglich für die Auslösung der Erkältungen sind Körperteile, die zeitweilig bekleidet und zeitweilig entblösst sind, wie besonders der Hals, dann solche Körperteile, die in Bezug auf die Wärmeökonomie aus technischen Gründen ungeeignet bekleidet sind, wie z. B. die Füsse und diese besonders dann, wenn das Schuhzeug nass geworden ist. Besonders disponirt zur Erkältung schwere, erschöpfende oder zur Schweissbildung führende Arbeit, wenn auf diese Arbeit der Aufenthalt in kalter, besonders in feuchtkalter Luft oder sogar Schlafen auf feuchtem Erdboden und damit starke Wärmeentziehung durch Leitung folgt. Der Unterschied zwischen der „frischen Morgenluft" und der „schädlichen Abendkühle" beruht jedenfalls nur auf dem Umstande, dass unser Körper Morgens reaktionsfähiger ist.

Die durch die Erkältung reflektorisch oder zirkulatorisch bewirkte Beeinflussung innerer Organe zeigt sich besonders eklatant in der Erscheinung, dass infolge von Erkältungen sogar sehr kräftige Menschen besonders im Frühjahre an Pneumonien erkranken können, deren Erreger als Wohnparasiten bereits auf den Schleimhäuten der Athmungsorgane vorhanden waren, welche aber ohne die örtliche Schädigung harmlos geblieben wären. Auffallend ist ferner auch das massenhafte Hinsterben tuberkulös Erkrankter im Frühjahr mit seinen schroffen Unterschieden warmer und kalter Tage. Auch manche choleraähnliche, schwere Darmkatarrhe dürften durch Erkältung ihre Erklärung finden, und hierfür spricht die Beobachtung von Hueppe, dass nach Genuss eiskalten Bieres bei überhitztem Körper Cholera nostras auftreten kann. Auch der akute Gelenkrheumatismus, dessen Erreger wir noch nicht kennen, dürfte in dieser Weise begünstigt werden.

Der Schutz gegen Erkältung liegt weniger in zweckmässiger Kleidung, weil diese leicht zu Uebertreibungen und damit sogar zur Verweichlichung führt, als vielmehr in regelmässigen Körperübungen im Freien und kalten Waschungen und Bädern, besonders auch Luftbädern, die ein „Turnen" der Kapillaren darstellen. Die ziellos und oft bei Kindern gewaltsam vorgenommenen kalten Waschungen in kalten Zimmern führen ohne folgende intensive Bewegung sicherer zu Katarrhen und Rheumatismus als zur Abhärtung. Nach starken, mit Ueberhitzung und Schweissbildung einhergehenden Körperübungen besteht der sicherste Schutz in einem warmen Vollbade mit folgender kalter Uebergiessung oder in einem Dampf- oder heissen Luftbade, mindestens in schneller Entfernung des Schweisses durch eine Abwaschung oder Dusche mit folgender kräftiger Frottirung. Gegen die Folgen nasser Füsse schützt ein warmes Fussbad mit folgender kalter Uebergiessung am sichersten.

2. Das Licht.

Die Lichtmenge, welche durch direkte Sonnenstrahlung der Luft zugeführt wird, geht mit der gelieferten Wärmemenge parallel. Ebenso wie letztere ist sie von der Dauer der Bestrahlung und dem Einfallswinkel der Strahlen abhängig. Die Tageslänge und die Stärke der Bewölkung sind demnach von grosser Bedeutung.

Die hygienische Bedeutung des Lichtes für das Sehorgan kommt im Freien kaum in Betracht. Sichergestellt ist jedoch durch Versuche an Tieren, dass diese am Lichte beträchtlich grössere Mengen von Kohlensäure ausscheiden, als im Dunkeln. Damit im Einklange steht wohl auch die zuerst in Dänemark von Malling Hansen gemachte Beobachtung, dass sich das Längenwachstum der Kinder vorwiegend zur Zeit der Licht- und wärmereichen Jahreszeit, im Ganzen also periodisch vollzieht. Das direkte Sonnenlicht ist ferner von grossem Einflusse auf die Vegetation und besonders auch in der Hinsicht, dass durch die Insolation Kleinlebewesen vernichtet werden, während dieselben umgekehrt bei Abwesenheit von Licht üppig gedeihen.

3. Luftfeuchtigkeit und Niederschläge.

Der beim Verdunsten des Wassers entstehende Wasserdampf verteilt sich als ein Gas ganz gleichmässig in der Luft und übt einen bestimmten Druck aus. Man kann deshalb die Menge des Wasserdampfes der Luft entweder chemisch bestimmen, z. B. in Grammen in 1 m^3 oder nach dem von dem Dampfe auf eine Quecksilbersäule ausgeübten Drucke als Spannkraft oder Tension in mm. Je nach der Temperatur vermag die Luft eine bestimmte Menge Wasserdampf in Gasform zu halten. Steigt der Wassergehalt darüber hinaus, so scheidet sich das Wasser tropfbarflüssig aus in Form von Thau und Regen.

Je höher die Luft temperirt ist, um so mehr Wasser als Gas vermag die Luft zu enthalten und diese a) maximale Feuchtigkeit (M) ist durch besondere Versuche festgestellt und tabellarisch fixirt worden. Annähernd beträgt die Spannkraft in mm Hg ausgedrückt so viel wie der Gehalt in Grammen Wasser.

Temperatur der Luft	—10°	—5°	0°	5°	10°	15°	20°	25°	30°	35°	40°
Maximum der Spannkraft in mm Hg	2	3,1	4.6	6,5	9,2	12,7	17,4	23,6	31,6	41,8	54,9
pro m^3 Luft Gramm H_2O	2,3		4,9	6,8	9,4	12,9	17,3	22,9	30,1	39,3	50,7

Die Spannkräfte des Wassers steigen demnach etwas rascher als die Temperatur der Luft. Für gewöhnlich ist die Luft nicht ganz mit Feuchtigkeit gesättigt.

b) Man bezeichnet die wirkliche in der Luft vorhandene Feuchtigkeit als absolute Feuchtigkeit (A).

c) Um die Beziehung beider Grössen kennen zu lernen, wird die Feuchtigkeit in Prozenten für die betreffende mögliche maximale Feuchtigkeit angegeben. Man nennt diese Grösse die relative Feuchtigkeit (R). Also

$$M : A = 100 : x, \text{ somit } x = R = \frac{100\,A}{M}.$$

Für die hygienische Betrachtung würde es eigentlich bequemer sein, die relative Trockenheit anzugeben. Da diese Grösse aber nicht in Tabellen verzeichnet wird, so erhält man sie durch Substraktion von R von 100.

d) Die Differenz zwischen maximaler und absoluter Feuchtigkeit, d. h. M — A bezeichnet man als Sättigungsdefizit. Diese Grösse giebt direkt an, wie viel Feuchtigkeit die Luft noch aufnehmen kann.

e) Wird M = A, so erhalten wir die Temperatur, für welche die Luft im gegebenen Momente mit Wasserdampf gesättigt ist = Thaupunkt.

Die Bestimmung der Luftfeuchtigkeit erfolgt für exakte Grundlagen durch die Wägung des Wasserdampfes, welcher durch Schwefelsäure oder Chlorkalcium absorbirt wird. Zur Bestimmung des Thaupunktes dient das Kondensationshygrometer von Daniell. Zur Messung der Verdunstung sind Atmometer angegeben, die aber wenig exakt arbeiten. Für diese Grösse ist für uns die Kenntnis des Sättigungsdefizits viel wichtiger. Für hygienische Zwecke sind jetzt zur aproximativen Bestimmung Haarhygroskope in Benutzung. Entfettete Haare oder Pflanzenfasern verkürzen sich bei trockener Luft, verlängern sich bei feuchter Luft. Indem man diese Fasern mit einem Zeiger verbindet und empirisch aicht, gewinnt man eine Skala. Ein leidlich praktisches Instrument ist das Bifilarhygroskop von Klinkerfuess. Zur genauen Bestimmung dient das Psychrometer von August; dasselbe besteht aus zwei sehr empfindlichen Thermometern, von denen das eine die gewöhnliche Lufttemperatur anzeigt, während die Kugel des anderen mit einer dünnen Schicht Musselin umhüllt und mit Wasser befeuchtet ist. In Folge der Verdunstung dieses Wassers sinkt die Temperatur an diesem Thermometer, und man bekommt eine Temperaturdifferenz zwischen den beiden Thermometern. Die erhaltenen Differenzen sind nebst dem Barometerstande und dem Maximum der Expansivkraft des Wasserdampfes und der Temperatur in Tabellen eingetragen. Soll das Psychrometer gut arbeiten, so muss es entweder als Schleuderpsychrometer (Deneke) gehandhabt werden oder als Aspirationspsychrometer eingerichtet sein, um die Fehler durch Insolation auszuschliessen.

Bei maximaler Sättigung der Luft mit Wasserdampf muss auch die Spannkraft oder Tension dieses Wasserdampfes sich entsprechend verändern. Ueber Aequatorialmeeren kann bei der Lufttemperatur von 25° (s. Tabelle S. 168) die Tension des Wasserdampfes 23,6 mm Hg, unter 50° geographischer Breite bei 5° Lufttemperatur 6,5 mm Hg, unter 70° geographischer Breite bei — 10° Lufttemperatur nur noch 2 mm Hg betragen. Die Wassergasspannung setzt den Sauerstoffgehalt der Luft entsprechend herab: doch ist diese Abnahme des Sauerstoffes, selbst wie sie in den Tropen in Betracht kommt, allein ohne grössere Bedeutung für die Sauerstoffaufnahme.

In Bezug auf die absolute Feuchtigkeit ist zu bemerken, dass die Tagesschwankungen derselben bei uns so verlaufen, dass kurz vor Sonnenaufgang das Minimum liegt in Folge nächtlicher Thaubildung; dann steigt die absolute Feuchtigkeit in Folge zunehmender Verdunstung bis gegen 9 Uhr Vormittags; dann erfolgt wieder eine Abnahme bis 4 Uhr Nachmittags, weil sich in Folge der stärkeren Erwärmung ein aufsteigender Luftstrom ausbildet, der den Wasserdampf mitnimmt; von 4 Uhr Nachmittags an sinkt die erkältete Luft wieder herab, so dass gegen 9 Uhr Abends ein zweites Maximum erfolgt; endlich nimmt hierauf in der Nacht die Luftfeuchtigkeit in Folge der Kondensation ab. Dieses Verhalten wird im Winter und bei trübem Wetter etwas verwischt. Die absolute Feuchtigkeit ist dort am stärksten, wo neben der Möglichkeit einer reichlichen Wasserverdunstung Windstille und hohe Temperaturen vorhanden sind. Wir finden demnach in Tropengegenden die grössten, in Polargegenden die niedrigsten Werte.

Die Jahresschwankung der absoluten Feuchtigkeit verläuft so, dass im Januar die geringste, im Juli die höchste absolute Feuchtigkeit vorhanden ist.

Die relative Feuchtigkeit ist bei uns zur Zeit des Sonnenaufgangs am grössten, bis zu 95 pCt., nimmt dann ab und erreicht Nachmittags das Minimum mit 50 bis 60 pCt. Die Jahresschwankung zeigt das Minimum mit 65 bis 75 pCt. im Sommer, das Maximum im Winter mit 75 bis 85 pCt. Im Frühjahr und Sommer kann bei östlichen Winden das Minimum etwa 40 pCt. betragen. Noch niedrigere Zahlen, nämlich 20 bis 30 pCt., findet man in Aegypten während des Chamsin bei einer Lufttemperatur von ungefähr 40°, und die niedrigsten an der Riviera bei einer Lufttemperatur von 10° mit 10 bis 20 pCt. in Folge des Mistrals. An den Meeresküsten beobachtet man Durchschnittswerte von 80 bis 90 pCt., über den Kontinenten von 60 bis 70 pCt.

Man bezeichnet auch ein Klima bis zu 55 pCt. mittlerer relativer Feuchtigkeit als excessiv trocken, mit 55 bis 70 pCt. als trocken, mit 70 bis 85 pCt. als feucht und über 85 pCt. als excessiv feucht. Im Seeklima ist die relative Feuchtigkeit grösser, aber die Schwankungen sind geringer als in dem kontinentalen Klima. In Gebirgsgegenden ist in der Höhe im Winter grössere Trockenheit, im Frühjahre und Sommer grössere Feuchtigkeit, in den Niederungen die grösste relative Feuchtigkeit im Winter, die geringste im Sommer. In Thälern ist die Feuchtigkeit grösser als an den Abhängen und auf den Gipfeln.

Das Sättigungsdefizit zeigt eine der relativen Feuchtigkeit ähnliche Tages- und Jahresschwankung, nur sind die Ausschläge bedeutend grösser. Dieses ist ersichtlich aus nachfolgender Tabelle nach Flügge-Deneke. In dieser Tabelle tritt auch der Unterschied eines See- und Landklimas deutlich hervor.

Jahreszeitliche Verteilung der Luftfeuchtigkeit

Monat	Darmstadt			Borkum		
	absolute Feuchtigkeit	relative Feuchtigkeit	Sättigungsdefizit	absolute Feuchtigkeit	relative Feuchtigkeit	Sättigungsdefizit
Januar	4,2	83	0,9	4,5	90	0,5
Februar	4,6	81	1,1	5,1	91	0,5
März	4,7	73	1,7	5,2	86	0,8
April	5,7	66	2,9	6,4	84	1,3
Mai	7,4	64	4,2	7,8	81	1,8
Juni	9,6	66	4,9	10,6	82	2,4
Juli	11,1	68	5,3	12,0	82	2,6
August	10,7	70	4,6	12,0	83	2,5
September	9,3	74	3,3	10,4	86	1,8
Oktober	7,0	80	1,7	8,0	87	1,2
November	5,6	84	1,1	6,1	89	0,7
Dezember	4,3	87	0,7	5,1	92	0,5

Die Bedeutung der Temperatur für das Sättigungsdefizit ergiebt sich aus der folgenden Tabelle und besonders aus den S. 171 angeführten Fällen. Bei gleicher relativer Feuchtigkeit von 20 pCt. zeigt der Mistral bei 10° Lufttemperatur ein Sättigungsdefizit von 7,34 mm, wie wir es an trockenen Sommertagen öfter haben; der Chamsin dagegen mit seiner Temperatur von 40° ein Sättigungsdefizit von 43,93 mm, also eine excessive Verdunstung.

Sättigungsdefizit in mmHg										
Temperatur	Relative Feuchtigkeit									
	10 pCt.	20 pCt.	30 pCt.	40 pCt.	50 pCt.	60 pCt.	70 pCt.	80 pCt.	90 pCt.	100 pCt.
10°	8,25	7,34	6,42	5,50	4,59	3,67	2,75	1,83	0,92	0,00
15°	11,43	10,16	8,89	7,62	6,35	5,08	3,81	2,54	1,27	0,00
20°	15,65	13.91	12.14	10,43	8,70	6,96	5,22	3,48	1,74	0,00
25°	21,19	18,84	16,49	14,13	11,78	9,42	7,07	4,71	2,36	0,00
30°	28,39	25,24	22,08	18,93	15,77	12,61	9,46	6,31	3,16	0,00
35°	37,17	33,46	29,28	25,09	20,91	16,53	12,55	8,37	4,18	0,00
40°	49,42	43,93	38,44	32,95	27,45	21,96	16,73	10,98	5,49	0,00

Man sieht daraus sofort, dass das Sättigungsdefizit nach Flügge-Deneke einen ganz präzisen Ausdruck für die austrocknende Wirkung der Luft bildet, so dass man die technisch sehr unsicheren Verdunstungsmessungen hygienisch wenigstens vollkommen entbehren kann. Die bekannte austrocknende Wirkung des nordamerikanischen Klimas gegenüber dem unsrigen tritt in der relativen Feuchtigkeit nicht zu Tage, dagegen im Sättigungsdefizit sofort; z. B. im heissen trockenen Sommer haben wir in Darmstadt bei 70 pCt. relativer Feuchtigkeit und bei einer Temperatur von 20° ein Sättigungsdefizit von 5,22 mm, in Nordamerika, z. B. in Philadelphia, jedoch bei einer relativen Feuchtigkeit von 60 pCt. und bei einer Temperatur von 25° ein Sättigungsdefizit von 9,42 mm, das heisst also fast das doppelte Sättigungsdefizit. Ebenso wird durch das Sättigungsdefizit die verdunstende Kraft der Luft, wie sie für das Trocknen von Gebäuden, von Wäsche, ferner für das Austrocknen des Bodens, also für rein hygienische Momente entscheidend ist, am besten ausgedrückt.

Die absolute Feuchtigkeit ist in dieser Beziehung als Masstab nicht zu gebrauchen, weil nämlich die Luft im Sommer stärker austrocknet, als die Luft im Winter trotz ihrer höheren absoluten Feuchtigkeit. Die Luft über der Sahara wirkt austrocknend, trotzdem ihre absolute Feuchtigkeit grösser ist, als die der Luft unserer nördlichen Gegenden.

Für das physiologische Wärmegefühl ist jedoch das Sättigungsdefizit deshalb kein brauchbarer Masstab, weil die Wärmeabgabe des Körpers nicht rein physikalisch erfolgt wie von leblosen Wassermassen, sondern weil der Körper mit seinen Selbstregulirungsvorrichtungen eintritt, und Rubner hat direkt ermittelt, dass in Bezug auf die in Betracht kommenden drei Grössen die Wasserabgabe des Körpers beherrscht wird von der relativen Feuchtigkeit, beziehungsweise von der relativen Trockenheit der Luft. Dies steht im Einklang mit der subjektiven Erfahrung, dass wir bei hoher relativer Feuchtigkeit eine geringe Temperaturabnahme unangenehm empfinden, in relativ trockener Luft jedoch nicht. Allbekannt in dieser Hinsicht ist, dass bei der Herabsetzung der Verdunstung durch Haut und Lungen die Urinsekretion, aber auch manchmal sogar die Sekretion des Darmes erhöht wird. Es ist ferner bekannt, dass feuchte Luft eine Herabstimmung des Nervensystems, ruhigen Schlaf, vermehrte Kohlensäureausscheidung, verlangsamte Blutbewegung herbeiführt, ganz besonders aber dann, wenn gleichzeitig der Luftdruck ein höherer ist, wie z. B. am Meere. Trockene Luft hingegen hat, besonders bei vermindertem Luftdrucke (auf hohen Gebirgen), oft einen ungünstigen Einfluss, indem nervöse Unruhe, Schlaflosigkeit, Pulsbeschleunigung eintritt.

Früher hatte man angenommen, dass die Ausathmungsluft sich direkt nach der absoluten Feuchtigkeit der Einathmungsluft richte, weil die ausgeathmete Luft für eine Temperatur von 37° mit Wasser gesättigt ist, gleichgiltig, welche Temperatur und Feuchtigkeit die Aussenluft hat. Dabei ist jedoch unberücksichtigt gelassen, dass die Ausathmungsluft durchaus nicht gleichmässig temperirt und gesättigt zu sein braucht, und dass die Menge der Athmungsluft, die von dem inneren Zustande der Zellen abhängt, ausserordentlich schwankt.

Rubner ermittelte, dass bei gleichbleibender Temperatur die Wasserabgabe direkt abhängt von der relativen Trockenheit der Luft, beziehungsweise umgekehrt der relativen Feuchtigkeit erfolgt. Bei niedrigeren Temperaturen als 15° ist die relative Trockenheit der Luft das Wesentlichste; selbst die Ernährung hat dann keinen besonderen Einfluss mehr. Bei guter Ernährung tritt der Einfluss der Temperatur bereits von 15° aufwärts mit in Tätigkeit. Ueber 25° macht sich die Temperatur als das Bestimmende geltend, selbst bei hungerndem oder schlecht genährtem Organismus. Die Abgabe des Körpers an Wasserdampf wird demnach bestimmt durch die relative Feuchtigkeit, durch die Aussentemperatur und durch die Ernährung; sie wird modifizirt durch die Kleidung. In Folge dieser Regulirungsvorrichtungen sind für uns bei mittleren Temperaturen von 10—20° Feuchtigkeitsprozente von 30—70 pCt. kaum bemerkbar. Bei hohen Temperaturen und grosser relativer Feuchtigkeit treten jedoch jene Erscheinungen ein, welche schon früher besprochen wurden, nämlich die der Wärmestauung, s. S. 164.

Bei warmer trockener Luft machen sich ausschliesslich die Folgeerscheinungen der Bestrahlung unbedeckter Hautstellen und das Austrocknen der oberflächlichen Schleimhäute geltend. Diese Trockenheitsempfindung durch örtliche Eintrocknung ist geradeso als eine wichtige Selbstregulirungsvorrichtung anzusprechen wie die Durstempfindung, welche reflektorisch durch den Zustand der Zellen des Organismus durch ein Gefühl der Trockenheit am Gaumen und an der Zungenwurzel sich äussert. Auch kalte, sehr trockene Luft verursacht in Folge der gesteigerten Wasserabgabe an die Luft vermehrtes Durstgefühl. Auch kalte feuchte Luft bewirkt durch Strahlung und Leitung eine erhebliche Steigerung der Wärmeabgabe.

Die Verdichtung des Wasserdampfes, die Kondensation in die tropfbarflüssige — Regen — oder feste Form — Schnee — erfolgt, wenn die Lufttemperatur unter die Temperatur des Thaupunktes sinkt. Aber dieses allein genügt zum Zustandekommen aller Hydrometeore noch nicht, nachdem von Assmann ermittelt wurde, dass die Tröpfchen, welche die Wolkenelemente bilden, bis auf —23° überkaltet werden können, ohne die flüssige Form zu verlassen. Daraus leitet man auch jetzt die Folgerung ab, dass die Eiskristalle durch den unmittelbaren Uebergang des gasförmigen Zustandes in den festen Zustand durch Sublimation entstehen. Früher wurde bereits mitgeteilt, dass die Nebelbildung an die Anwesenheit staubförmiger Teilchen in der Luft gebunden ist. Kommen die überkalteten Wassertröpfchen mit festen Gegenständen in Berührung, so erstarren sie zu formlosen Eisklümpchen als Rauhreif oder Rauhfrost. Kommt der Wasserdampf der Luft mit wärmeausstrahlenden Körpern in Berührung, deren Oberfläche stark abgekühlt ist, so kondensirt er sich flüssig als Thau oder bei noch geringerer Temperatur fest als Reif. Ein Teil des derart kondensirten Wassers stammt jedoch nicht aus der Luft, sondern aus den Oberflächenkörpern selbst, besonders aus der Vegetation.

Die Kondensation des Wasserdampfes der Luft erfolgt durch

Mischung ungleich warmer feuchter Luftmassen, ferner wenn ein warmer, feuchter Luftstrom in kältere Gegenden gelangt und sich dadurch abkühlt. So veranlasst z. B. der Aequatorialstrom, welcher aus den Tropen kommt, in den kälteren Gegenden Regenwinde. Umgekehrt bewirken Polarströme, wenn sie in die wärmeren Gegenden herabkommen, trockene Winde. Regen entsteht ferner durch Emporsteigen der Luft, wenn die Ursache des Aufsteigens eine Erwärmung am Boden oder eine Folge von Winden ist, die über Gebirge wehen, indem sich die Luft mit der Höhe abkühlt. Niederschläge treten also stets ein, wenn feuchte Luftströmungen an einem Gebirge in die Höhe steigen müssen, dessen Kämme senkrecht gegen die Richtung des Windes verlaufen. Auf der anderen Seite dieses Gebirges steigt dann die Luft, eines grossen Teiles der Feuchtigkeit beraubt, relativ trocken herab, um sich vielleicht an einem zweiten Gebirge aufsteigend wieder der noch vorhandenen Feuchtigkeit zu entledigen. So bewirken die feuchten Westwinde in Rehberg im Böhmerwalde eine jährliche Regenhöhe von 1687 mm, in Prag nur 390 mm, im Riesengebirge 926 mm, in Breslau 482 mm.

Zum Messen der Mengen von Schnee und Regen dienen die sogenannten Regenmesser oder Ombrometer oder Udometer. Das sind Sammelgefässe, deren aufnehmende Fläche eine bestimmte Grösse z. B. 500 cm^2 besitzt. Die Angabe in mm besagt jene Menge von Feuchtigkeit, welche in 24 Stunden gebildet wird, wenn kein Abfliessen, Versickern oder Verdunsten stattfindet.

In den Tropen können wir unterscheiden: Zonen mit gleichmässig verteilten Regen und Zonen mit periodischen Regenfällen. Periodische Regenfälle herrschen überall dort, wo periodische Winde (Passate, Monsune) wehen. Die Regenzeit tritt unter den Tropen immer dann ein, wenn die Sonne in den Zenith eines Ortes kommt. Man unterscheidet deshalb noch

a) den Kalmengürtel zwischen 5 ° nördlicher und südlicher Breite, wo Regen das ganze Jahr hindurch, am stärksten aber im März und September vorkommen;

b) Die Region mit unterbrochener Regenzeit zwischen 5 bis 15 ° Breite mit zweimaligem starken Regen beim jedesmaligen Zenithstande der Sonne;

c) die Region der einfachen Regenzeit zwischen 15 bis 28 ° Breite während des Zenithstandes der Sonne. Man bezeichnet dann die trockene Zeit als Sommer, die Regenzeit als Winter, trotzdem die Sonne dann am höchsten steht;

d) an das tropische Regengebiet schliesst sich zwischen 28 bis 40 ° Breite das subtropische an mit Winterregen zur Zeit des niedrigsten Sonnenstandes;

e) darauf folgt die gemässigte Zone mit Regen zu allen Jahreszeiten.

Ein Uebergang von den subtropischen Winterregen in Nordafrika und Süditalien findet derart statt, dass im nördlichen Italien Herbst- und Frühlingsregen das Uebergewicht über die Winterregen erlangen, während diesseits der Alpen im Innern vorwiegend Sommerregen, an den Küsten des atlantischen Ozeans Herbstregen ein Maximum bilden.

f) Die Polarregion ist im Winter arm an Niederschlägen.

Diese Regeln erfahren örtliche Ausnahmen entweder durch grosse Meere oder durch grosse Kontinente wie Asien. Die Schneegrenze ist in den Tropen höher als nach den Polen zu; sie ist jedoch überall abhängig von den herrschenden feuchten Luftströmungen. Sie liegt z. B. auf dem Nordabhange des Himalaya bei etwa 6000 m, am Südabhange bei etwa 5000 m, in Norwegen bei 70 ° nördlicher Breite im Innern bei etwa 1000 m, an der Küste bei etwa 900 m, in den Westalpen bei 2700 m, in den Ostalpen bei 2800 m. Auch diese Verhältnisse sind wichtig, weil die Schneemassen zur Gletscherbildung führen und die abschmelzenden Eis- und Schneemassen für die Feuchtigkeit der angrenzenden Länder von grosser Bedeutung sind.

Die herrschenden Luftströmungen und die Lage des Ortes zu den feuchten Winden, besonders also die Gebirge, ändern die jährliche Regenmenge eines Ortes ganz bedeutend. Ausser dem Beispiele von Böhmen (Seite 175) seien noch folgende erwähnt:

Ort	jährliche Regenmenge in mm
Raibl in Kärnten . . .	2055
Salzburg	1095
Wien	574
Westküste von England .	3612
London	490
Bergen	2252
Stockholm	523
Brockengipfel	1242
Hannover	520

Die grössten Regenmengen treffen wir in den nördlichen Gegenden, dort, wo Aequatorialströme ihre Feuchtigkeit an die Gebirge abgeben, z. B. der Styepass in Schottland 4182 mm. Noch grössere Mengen findet man in den Tropen. Als Beispiel von tropischen Regen seien angeführt Kalkutta mit 1736 und Cerra-Poonjee in Ostindien mit 14 189, Sierra Leone in Afrika mit 4800, Cayenne mit 3301, Maranhao in Brasilien mit 7100 und Sidney in Australien mit 1202 mm. Man sieht somit aus diesen Zahlen, wie die absoluten Regenmengen in den Tropen und in unseren Breiten besonders durch die grossen Meeresströmungen, durch die typischen Winde und die Gebirge bestimmt werden.

Man pflegt auch die Zahl der Regen- und Schneetage, sowie die Bewölkung des Himmels aufzuzeichnen. Die Niederschläge sind von direkter Bedeutung für die Gesundheit insofern nämlich dieselben bei Durchfeuchtung der Kleidung zu Wärmestörungen führen können. Vor allem aber bestimmen sie die Bodenkultur und die Vegetation. Die Wüsten sind z. B. unfruchtbar nur durch den Mangel an Regen, nicht durch die Beschaffenheit des Bodens und können oft durch künstliche Bewässerung in fruchtbare Landstriche verwandelt werden.

Regen und Schnee reinigen die Luft, so dass zu Anfang eines Regens die Menge von Staub und von entwicklungsfähigen Keimen gross ist, nach einiger Zeit jedoch auf Null herabsinkt. Durch Regen können einerseits Unratstoffe aus unserer Umgebung fortgeschwemmt werden, andererseits ist jedoch beobachtet worden, dass bei schlechter Konstruktion der Brunnen auch Unratstoffe in die Brunnen hineingeschwemmt wurden, und man hat im Anschlusse an Regen wiederholt ein Ausbrechen oder ein Aufflackern der Cholera und des Typhus bemerkt. Niederschläge können die Vegetation von Kleinlebewesen begünstigen.

Von Bedeutung für das örtliche Verhalten des Regens ist auch die Verdunstung, welche nicht der Regenmenge paralell geht, sondern in trockenen Jahren stärker ist als in regenreichen. In Moodhead betrug 1864 (trockenes Jahr) die Verdunstung 355,6 mm bei 1143 mm Regen und 1867 (nasses Jahr) nur 177,8 mm bei 1422,4 mm Regen. Die Verdunstungsgrösse wechselt demnach. Aber auch die Menge des in den Boden eindringenden Regens ist nicht nur von der Menge des Regens und von der Verdunstung abhängig, sondern auch von der Art des Regens, also plötzliche starke Regen oder häufige schwächere Regen. Auch das oberflächlich abfliessende Wasser ist in den ein-

Cholera und Regenmenge in Indien.

Lahore (Cholera 42 J., Regen 22 J.) Calcutta (Cholera 38 J., Regen 20 J.)

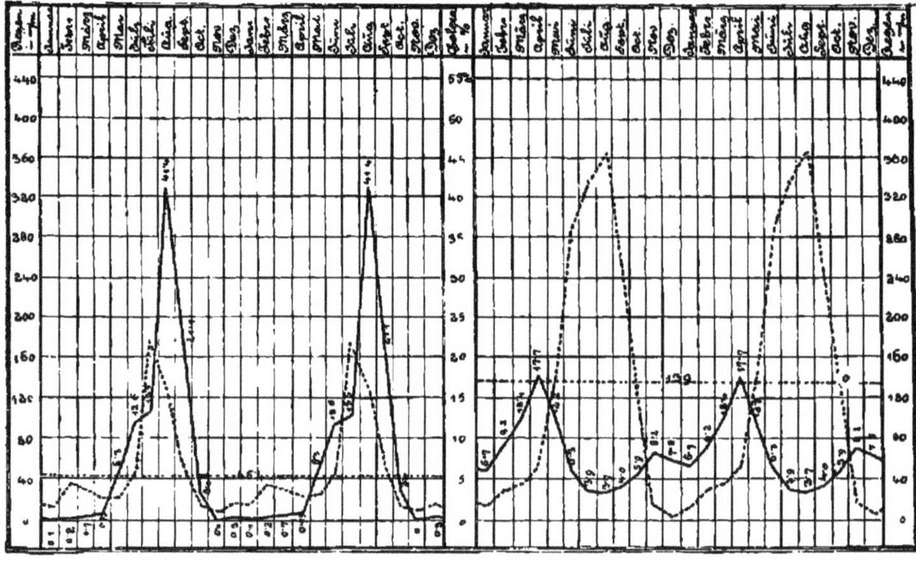

——— Cholera in pCt. Fig. 30. Regen in mm.

Cholera und Regen in Indien.

Delhi (Cholera 32 J., Regen 30 J.) Bombay (Cholera 15 J., Regen 34 J.)

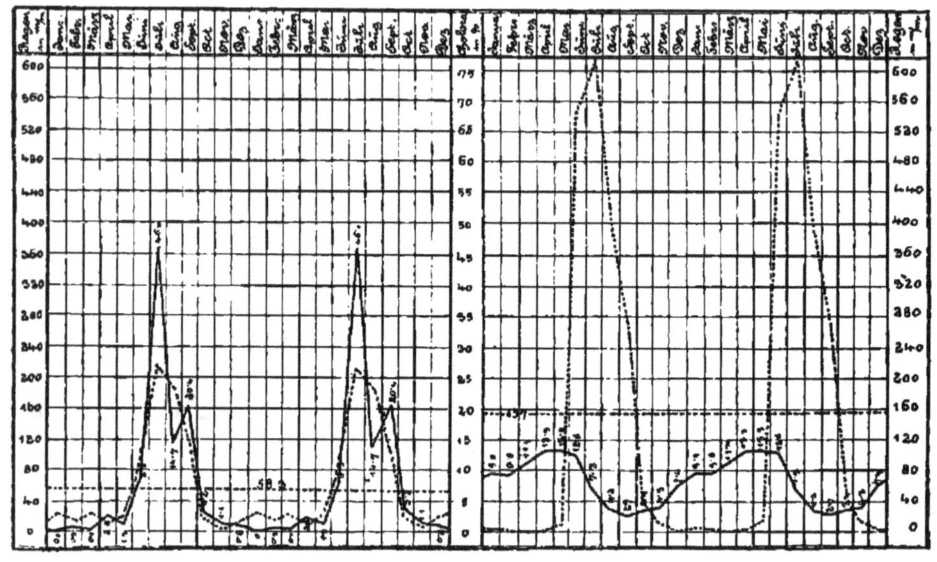

——— Cholera in pCt. Fig. 31. -------- Regen in mm.

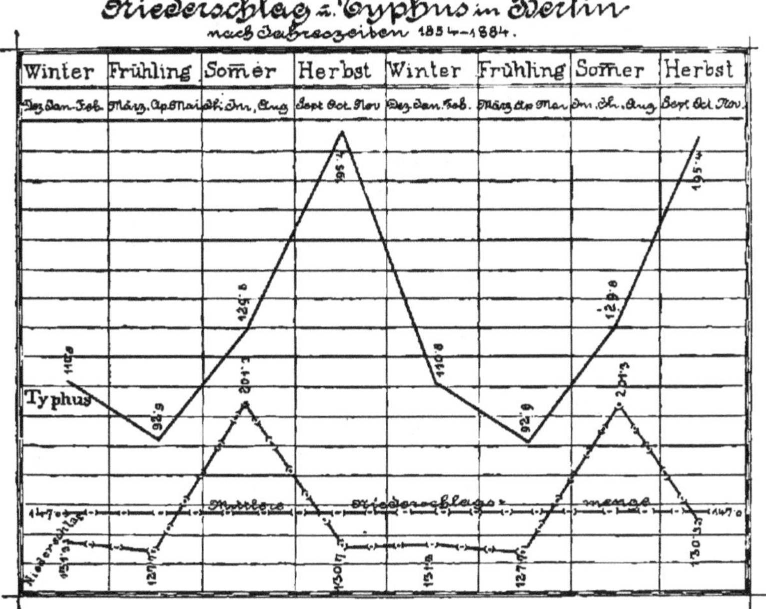

Niederschlag u. Typhus in Berlin
nach Jahreszeiten 1854–1884.
Winter
Frühling
Soṁer
Herbst
Winter
Frühling
Soṁer
Herbst
Typhus
Mittlere Niederschlags-menge

Fig. 32.

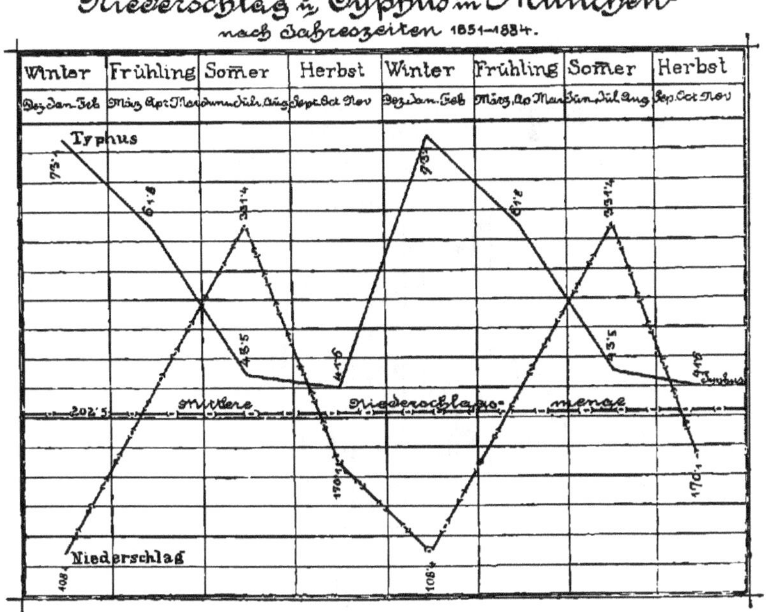

Niederschlag u. Typhus in München
nach Jahreszeiten 1851–1884.
Winter
Frühling
Soṁer
Herbst
Winter
Frühling
Soṁer
Herbst
Typhus
Mittlere Niederschlags-menge
Niederschlag

Fig. 33.

Niederschlag, Grundwasserstand und Temperatur.

Berlin 1873—85. München 1850—83.

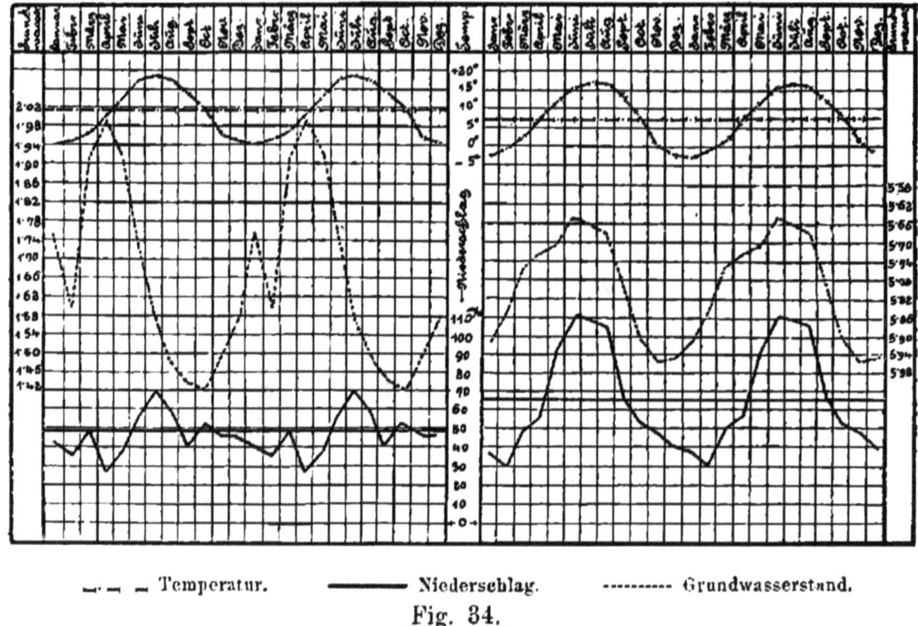

— · — Temperatur. ——— Niederschlag. ---------- Grundwasserstand.

Fig. 34.

Niederschläge und Sättigungsdefizit.

Berlin 1870—85 (16 J.) München 1856—83 (28 J.)

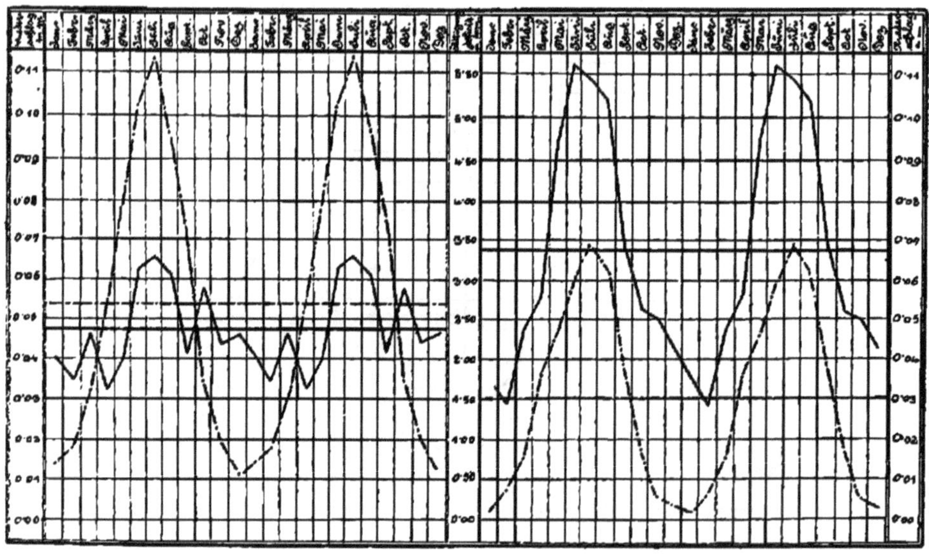

——— Niederschläge in Metern. Sättigungsdefizit in mm.

Fig. 35.

zelnen Flussgebieten sehr verschieden; die Seine führt 33, der Rhein 50, Rhone 58, Garonne 65, englische Flüsse 40—60 pCt. des Regens ab. Eine Annahme dieser drei Grössen von je ein Drittel entspricht den tatsächlichen Zuständen sehr häufig nicht. Wo die Regen regelmässiger eintreten, wird man dieselben fast ebenso gut als Masstab für die Bodendurchfeuchtung betrachten können wie die Schwankungen des Grundwassers und die folgenden Tabellen (S. 178) zeigen solche Typen aus Indien.

Auch bei uns muss sich eine Abhängigkeit der Bodenkrankheiten von der Regenmenge bemerkbar machen, weil diese bestimmend ist für die Höhe und die Schwankungen des Grundwassers. Temperatur, Regenmenge, Grundwasserhöhe, Verdunstungsgrösse bez. Sättigungsdefizit werden je nach den Oertlichkeiten verschiedenartige Kombinationen bewirken. Die Seite 179, 180, 182 abgebildeten Kurven von Typen in Berlin und München zeigen ein ganz verschiedenes Verhalten. Nachfolgende Tabelle lässt ebenfalls grosse Unterschiede erkennen.

Monat	Berlin			München		
	Niederschlag in mm	Sättigungsdefizit in mm	Grundwasser in mm	Niederschlag in mm	Sättigungsdefizit in mm	Grundwasser in mm
Januar	40,3	0,71	32,72	53,3	0,15	515,547
Februar	34,8	0,91	32,79	29,6	0,41	515,545
März	46,6	1,55	32,88	48.5	0.81	515,600
April .	32,1	2,73	32,96	55,6	1,78	515.643
Mai	39,8	3,95	32,88	95,1	2,34	515,674
Juni	62,2	5,13	32,69	111,9	3,00	515,724
Juli .	66,2	5,64	32,56	108,8	3,43	515,733
August	60,2	4,83	32,45	104,4	3,13	515,723
September	40,8	3,77	32,40	68,1	1,98	515.629
Oktober	57,5	1,72	32,38	53,1	0,93	515,539
November	44,5	1,01	32.47	50,0	0,39	515,485
Dezember	46,2	0,59	32,50	42,9	0,20	515.506

In Norddeutschland mit seinem Sandboden fällt das Maximum des Grundwassers in den April, das Minimum auf Oktober, weil das hohe Sättigungsdefizit der Luft und die hohe Bodentemperatur die stärkeren Sommerregen zum Verdunsten bringen, so dass vorwiegend die an sich schwächeren Winter- und Frühjahrsregen in den Boden eindringen. In München mit seinem viel durchlässigeren Kiesboden herrschen ebenfalls Sommerregen vor, aber das Sättigungsdefizit ist

Grundwasserschwankungen und Niederschläge.

Berlin 1870—85 (16 J.) München 1856—83 (28 J.)

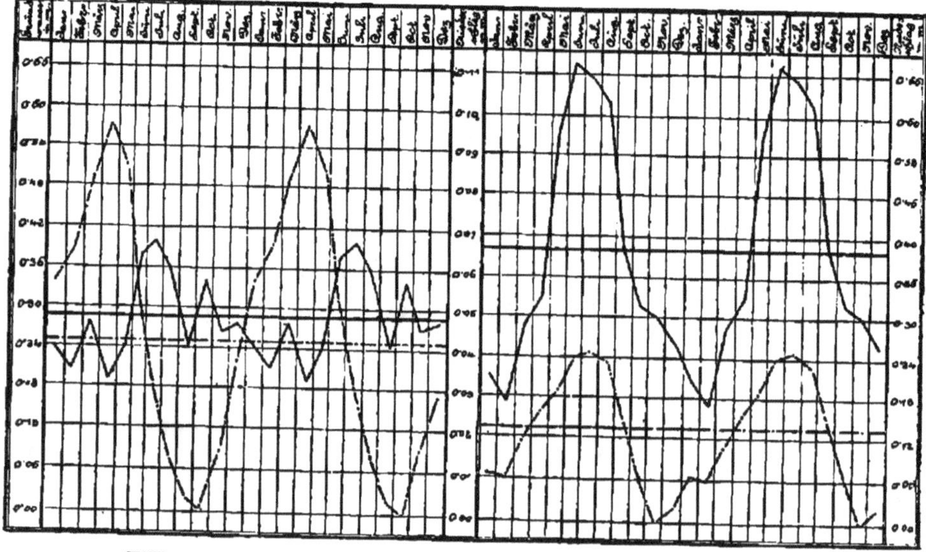

Grundwasser in Metern. Fig. 36. Niederschläge in mm.

Grundwasserschwankungen und Sättigungsdefizit.

Berlin 1870—83 (16 J.) München 1865—83 (28 J.)

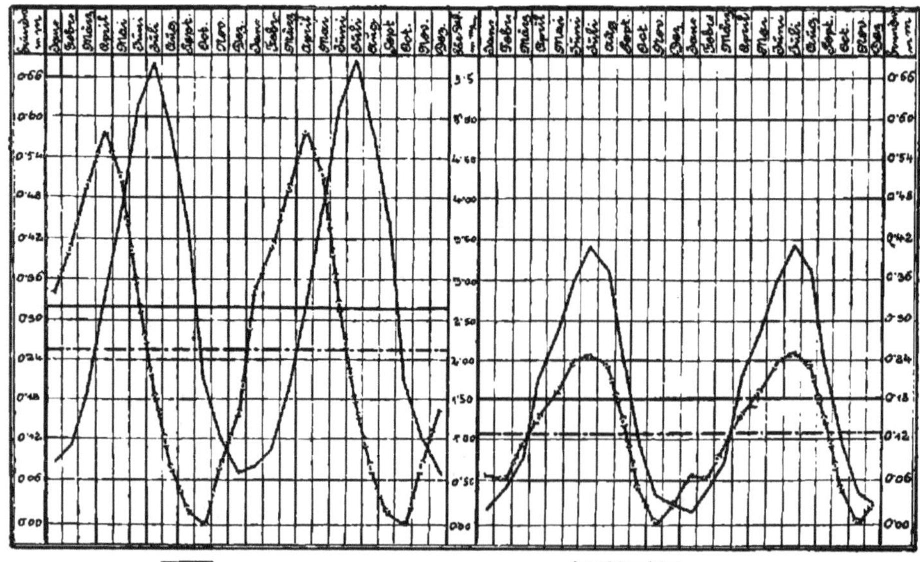

Sättigungsdefizit. Fig. 37. Grundwasser.

bedeutend geringer, infolgedessen auch die Verdunstung geringer, und die Regen gelangen deshalb schneller bis zum Grundwasser.

4. Elektrizität.

Bei starker und schneller Verdichtung des atmosphärischen Wasserdampfes kommt es stets zu elektrischer Spannung in den Wolkenmassen und zwar bei tiefstehenden Wolken in Form des Elmsfeuers, sonst in Form von Gewittern. Und zwar haben wir 1. Gewitter infolge des Zusammentreffens von ungleich warmen Luftströmen; das sind die Wintergewitter und die weitgehenden Sommergewitter, 2. die häufigeren lokalen Nachmittagsgewitter im Sommer, welche durch aufsteigende Luftströme hervorgerufen werden.

Eine Beeinflussung des menschlichen Organismus durch die Luft-Elektrizität wird von sensiblen Personen behauptet, doch liegen hierüber keine exakten Nachweise vor. Immerhin ist es sehr wahrscheinlich, dass ausser dem psychischen Eindrucke der elektrischen Erscheinungen der Atmosphäre auch noch Beziehungen zwischen der elektrischen Spannung und ihren Schwankungen und zwischen dem Nervenapparate bestehen. Ganz besonders sprechen die starken Elektrizitätsanhäufungen in den Haaren, denen man mehrere Centimeter lange Funken zu entlocken vermag, wie sie in Wüsten, z. B. in der Sahara beim Wehen des Samum von Rohlfs und Stecker beobachtet wurden, für einen derartigen Einfluss, umsomehr als unter diesen Umständen stets auch andere nervöse Erscheinungen, wie Schlaflosigkeit, bestehen.

Der Blitzschlag ist bei uns ziemlich selten, in Deutschland werden jährlich etwa 2—300 Personen von demselben getroffen, von denen 50—100 getödtet werden. Die Hälfte von diesen Personen wurde im Freien und besonders unter Bäumen getroffen.

5. Luftdruck und Winde.

Den Luftdruck messen wir entweder durch die Höhe einer Quecksilbersäule, welcher der Luftsäule das Gleichgewicht hält (Gefäss- und Heberbarometer) oder durch Aneroidbarometer, welche aus einer luftleer gemachten flachen Dose von elastischen Metalllamellen bestehen, die je nach der Stärke des Luftdruckes mehr oder weniger stark zusammengedrückt werden. Die Barometerablesungen werden auf 0° und auf das Meeresniveau von 760 mm reduziert. Es ist jedoch zu bemerken, dass dieselbe Quecksilberhöhe bei verschiedenen Temperaturen kleine Abweichungen zeigt in Bezug auf die Luftsäule, welcher sie das Gleichgewicht hält; z. B. 760 mm Hg äquilibrieren bei 30° eine Luftsäule von 11,8 m, bei 0° jedoch nur 10,5 m. Der Druck am Meere ist also in verschiedenen Breiten nicht ganz gleich. Der Luftdruck am Meere beträgt am Aequator etwa 759 mm, an den Wendekreisen 764 mm, bei uns 762 mm, sodass man somit im Durchschnitt die Reduktion auf 760 mm Hg ausführt. Auch die Abnahme nach den Höhen vollzieht sich nicht vollständig gleich.

Die täglichen Druckveränderungen gehen ziemlich parallel dem Verhalten der absoluten Feuchtigkeit, d. h. der Spannungsvermehrung oder -verminderung der Luft durch Wassergas. Wir haben am Tage je ein Maximum am Vormittag und Abend und je ein Minimum um 4 Uhr morgens und 4 Uhr nachmittags. Das Jahresminimum fällt in den Winter, das Maximum in den Sommer. Wenn man die Orte gleichen Luftdruckes durch Linien (Isobaren) verbindet, so sieht man, dass eine Reihe geschlossener Kreise entstehen, in denen der Luftdruck zu- bezw. abnimmt: barometrische Maxima und Minima.

Von grossem Einflusse auf den Druck ist die Höhenlage. Der tiefste bewohnte Ort ist das Beduinendorf Saffieh südlich vom todten Meere — 343 m; Astrachan am kaspischen Meere — 20 m. Die höchsten meteorologischen Stationen sind:

in Deutschland:	Brocken	1141	m
	Glatzer Schneeberg	1215	
	Gebweiler Belchen in den Vogesen	1394	
	Schneekoppe	1603	
	Wendelstein	1728	
in Oesterreich:	Sonnenblick	3105	
in der Schweiz:	Montblanc	4810	„
in Frankreich:	Pic du Midi	2895	
in Italien:	Aetna	2990	
in Portugal:	Sierra da Estrella	1441	
in England:	Ben Nevis	1343	
in N.-Amerika:	Pickes Peak in Colorado	4308	
in S.-Amerika:	Chachani	5075	
(Peru)	El Misti	5880	

Andere hochgelegene dauernd bewohnte Punkte sind:

Bergwerk von Villacota in Peru	5042	m
in Bolivia: das Dorf Sanct Vincente	4580	
in Indien: die Poststation Runeihuassi	4337	
in Tibet: Kloster Hanle	4610	

Sehr hochgelegene grosse Städte finden sich in Zentralamerika:
Quito 2850 m, Mexiko 2270 m.

In Bezug auf das Verhältnis der Sauerstoffaufnahme des Blutes zu dem Luftdrucke sei folgendes erwähnt. Bei 400 mm Hg vermag sich das Haemoglobin noch mit Sauerstoff zu sättigen. Diejenigen Höhen, welche diesem Drucke entsprechen, bezeichnen also die Grenze, wo Menschen dauernd wohnen können.

Die Abnahme des Druckes gestaltet sich in folgender Weise (abgerundet):

0 m	=	760 mm Druck.
1000 „	=	670
2000 „	=	592
3000 „	=	522
4000 „	=	460
5000 „	=	406
6000 „	=	358
7000	=	316
8000 „	=	279
9000	=	246
10000	=	217
15000	=	116
20000	=	62

Bezüglich der Abnahme des Sauerstoffgehaltes bei der Verdünnung der Luft kann man sagen, dass bei einer Höhe von 5000 m, also bei einem Luftdrucke von rund 400 mm, der Sauerstoff um die Hälfte abnimmt, und weiter, dass bei einer Höhe von rund 2500 m, also bei einem Drucke von etwa 500 mm der Sauerstoffgehalt nur noch $^1/_4$ des gewöhnlichen Sauerstoffgehaltes beträgt. Vorübergehend kann sogar ein Druck unter 400 mm vertragen werden und wurden Höhen von über 6000 m schon mehrmals erreicht. Schlagintweit erreichte bei der Besteigung des Himalaya 6780 m, gemessen durch 340 mm Hg, Whymper erreichte den Gipfel des Chimborasso mit 6253 m und blieb frei von Bergkrankheit, 1804 erreichte Gay-Lussac im Ballon 7017 m, 1862 Glaisher 8500 9000 m, wobei er besinnungslos wurde, während sein Gefährte Coxwell gesund blieb, 1894 erreichte Berson 9150 m, der Druck war dabei 231 mm, die Insolationstemperatur — 23,8 °, am Aspirationsthermometer — 47,9 °. Bei der Fahrt von Tissandier starben seine Gefährten Crocé-Spinelli und Sivel in der Höhe von 7—8000 m. Heutzutage schützen sich die Luftschiffer durch Einathmung von Sauerstoff in den höchsten Höhen.

Der Möglichkeit der Sauerstoffsättigung des Hämiglobins und damit dem Chemismus der Athmung ist mit der zunehmenden Höhe eine Grenze gesetzt. Umgekehrt wird bei abnehmender Höhe und bei Steigerung des Luftdrucks über 760 mm, z. B. am todten Meere, besonders aber in tiefen Bergwerken, wo der Druck bis auf 3, und in Taucherglocken, wo der Druck bis auf 7 Atmosphären steigt, nicht nur das Hämoglobin mit Sauerstoff gesättigt, sondern dem gesteigerten Partialdrucke entsprechend der überschüssige Sauerstoff vom Blutplasma mechanisch absorbiert, was sich durch Hellerwerden des Venenblutes kund giebt.

Der physikalisch gebundene Sauerstoff hat aber für den Chemismus der Athmung bei Gesunden keine Bedeutung, weil die Sauerstoffaufnahme von den Zellen der Gewebe geregelt wird (innere Athmung). Nur bei schwächlichen Personen, nach erschöpfenden Krankheiten, bei Blutarmut kann dieser höhere Sauerstoffgehalt in Form von pneumatischen Kammern vielleicht nützlicher sein als die beliebten Eisenpräparate.

Als Folge gesteigerten Drucks bemerkt man Sausen und Schmerzen im Ohre, Verminderung von Gehör, Geruch und Geschmack, Erschwerung der Muskeltätigkeit. Die physiologisch-hygienische Bedeutung des Aufenthaltes in komprimierter Luft liegt besonders darin, dass bei plötzlicher Entlastung des Druckes Blutungen aus Mund, Nase, Ohren infolge von Gefässzerreissung in den Schleimhäuten, heftige Muskelschmerzen eintreten, und sogar die Gase des Blutes frei werden und Luftembolien bilden können (Hoppe-Seyler), die den Tod herbeiführen. Bei Arbeiten in komprimierter Luft in Taucherglocken und Caissons muss deshalb der Uebergang in die normale Atmosphäre langsam erfolgen.

Unter erhöhtem Luftdrucke wird die Lunge erweitert, die Spannung nimmt zu, die Pulsfrequenz nimmt ab, die Einathmung wird leichter, die Ausathmung wird verzögert, die Frequenz der Athemzüge nimmt ab (2—4 Athemzüge pro Minute weniger).

Umgekehrt nimmt unter vermindertem Luftdrucke die Lungenkapazität ab, die mittlere Spannung der Lungen nimmt ab, die Zusammenziehung derselben wird stärker, die Strombahn erweitert sich, der Widerstand gegen die Herztätigkeit wird geringer, es tritt eine Beschleunigung des Pulses ein, ebenso eine Beschleunigung des Athmens, die Einathmung wird kürzer, die Ausathmung verlängert.

Hierauf beruht auch die günstige Wirkung der Höhenkurorte bei Lungenkrankheiten.

Anfangs erfolgt in verdünnter Luft in grosser Höhe eine raschere und stärkere Zusammenziehung der Lungen, weil die gewohnte automatische Regelung der Athembewegung dem Widerstande der Atmosphäre angepasst ist. Es ist also der geringere Widerstand, den eine verdünnte Atmosphäre der selbständigen elastischen Zusammenziehung der Lunge bei der Ausathmung entgegengesetzt, als Ursache der Verminderung der Lungenkapazität anzusprechen. Man muss deshalb mehr Kraft aufwenden als unter dem gewohnten Luftdrucke, wenn man die Lungen im ausgedehnten Zustande erhalten will. Dieses mechanische Moment der Athmung, welches auch die Sauerstoffaufnahme ungünstig beeinflusst, bildet neben der körperlichen Anstrengung des Bergsteigens und den psychischen Momenten intensiver und wenigfarbiger Beleuchtung (Schneefelder, Gletscher) sicher einen wichtigen Teil in den Erscheinungen der sogenannten Bergkrankheit — starke Ermüdung, Herzklopfen, Athemlosigkeit, Schwindel, Bewusstlosigkeit, Hämorrhagien. Bei längerem Aufenthalte in den Höhen passt sich jedoch der Organismus den geänderten mechanischen Verhältnissen an und es treten wieder geregelte tiefe Athemzüge ein. In den Anden von Peru beobachtete Al. von Humboldt bei den Kitschua als Anpassungserscheinung besonders voluminöse Brustkasten, bei deren Ausbildung vielleicht auch besondere Rasseneigentümlichkeiten mitspielten, da ähnliches bei andern Hochgebirgsbewohnern nirgends auf der Welt wahrgenommen wurde.

Ein anderer Einfluss der Luftdruckschwankungen wird von A. Vogt und Knövenagel darin gesucht, dass bei Zu- oder Abnahme des Luftdruckes miasmen- oder keimhaltige Luftschichten aus dem Boden, beziehungsweise aus den höheren Höhen in die Athmungsluftzone des Menschen gedrückt oder gehoben werden. Auch Assmann will eine Häufung von Lungenentzündungen bei abnorm hohen Barometerständen beobachtet haben. Dass bei grossen Druckdifferenzen zwischen den Häusern und aussen eine Ansaugung von grössern Mengen von Kohlensäure aus Gärkellern und aus der Bodenluft und von Leuchtgas von den Strassen her erfolgen kann, wurde bereits früher erwähnt.

Die Druckschwankungen der atmosphärischen Luftsäule sind von besonderem Einflusse auf das Entstehen der grossen Meeresströmungen, die demnach Windtriften sind. Sowohl der Golfstrom des atlantischen Ozeans als auch der Kuro-Schio des stillen Ozeans werden durch die Passate hervorgerufen und durch die Temperaturdifferenz zwischen Aequator und Pol verstärkt. Diese Meeresströmungen sind für die Wärmeverhältnisse und das Klima der einzelnen Kontinente und Inseln von verschiedenem Einflusse, z. B. die früheren Eiszeiten Europas und die jetzige milde Witterung in England und an der Westküste Norwegens.

Durch Temperaturdifferenzen entstehen in Verbindung mit der Erdrotation regelmässige und unregelmässige Schwankungen des Barometerstandes (Dove), die man durch Anemometer (Robinson, Combes) misst. Man nennt die zu einem barometrischen Minimum gehenden Luftströmungen Cyclone (Wirbelstürme) oder wenn sie

Fig. 38.

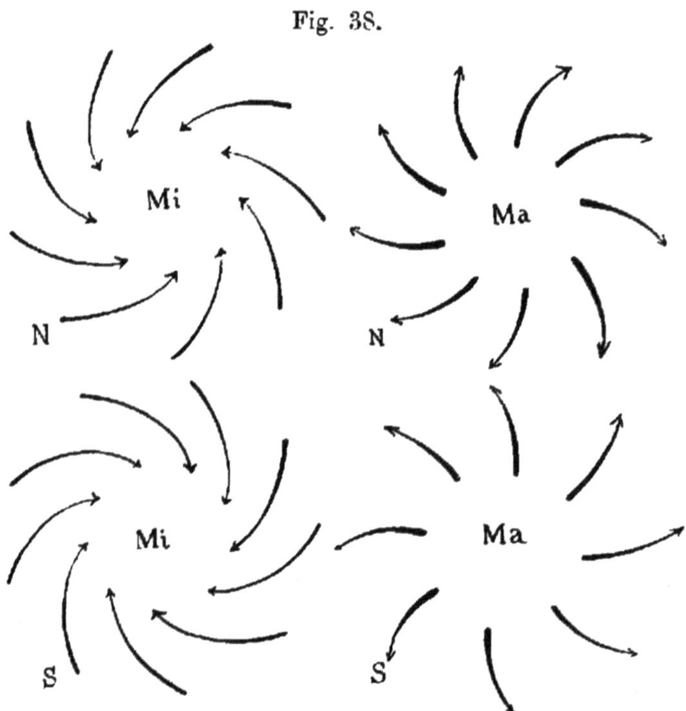

Cyclone und Anticyclone.

N auf der nördl., S auf der südlichen Halbkugel, Mi Gebiet niedrigen Luftdrucks (bar. Minimum) Ma Gebiet hohen Luftdrucks (bar. Maximum).

von geringerem Umfange sind Tornados. Die von einem barometrischen Maximum (im Winter hauptsächlich über den grossen Festländern gelegen) ausgehenden Winde heisst man Anticyclone.

Als barometrischen Gradienten bezeichnet man das Verhältnis der Druckdifferenz zur Wegstrecke; als Wegstrecke dient jetzt meist ein Aequatorgrad = 15 Meilen = 111 km oder bisweilen noch die Seemeile = 7,42 km. Der Gradient ist also jene Zahl, welche angiebt, um wie viel Millimeter der Luftdruck auf einer Isobare grösser st als auf einer anderen um 1 Grad entfernten Isobare. Je mehr Millimeter Druckdifferenz auf einen Grad Weglänge entfallen, um so rascher muss die Windbewegung sein. Ist der Gradient kleiner als 0,2 mm so herrscht Windstille, beträgt er 6—7 mm so ist Sturm, ist er grösser als 7 mm so ist die Geschwindigkeit des Windes über 28 m in der Sekunde = Orkan. Die grössten Differenzen findet man in den Tropen bei den Wirbelstürmen z. B. in einem Fall im Zentrum 703 mm, in 62 Seemeilen Entfernung 757 mm oder 0,8 mm auf die Meile = 12 mm auf 1 Grad; bei einem andern Cyclon fiel das Barometer in 1 Stunde um 18 mm. Bei uns kommen solche Differenzen nicht vor.

Im Kalmengürtel, wo die Luft in aufsteigender Bewegung ist, herrscht an der Oberfläche Windstille. Die aufsteigende Luft fliesst in den höheren Schichten nach den Polen ab, wird aber durch die Erdrotation nach Osten abgelenkt (Dove'sches Winddrehungsgesetz). Wir unterscheiden im Passatgürtel in den unteren Schichten einen NO-Passat auf der nördlichen Halbkugel, beziehungsweise einen SO-Passat auf der südlichen Hemisphäre; in den oberen Schichten die bezüglichen entgegengesetzten Antipassate. Die Verteilung von Land und Meer veranlasst durch die andauernden Erderwärmungen tägliche Strömungen = Land- und Seewind, beziehungsweise durch die längere periodische Erderwärmung des grossen asiatischen Kontinents mit den Jahreszeiten wechselnde Winde = Monsune im indischen Ozeane, im Winter vom Lande nach dem Meere wehende NO-Monsune, im Sommer von dem Meere nach dem Lande streichende SW-Monsune. In den gemässigten Zonen tritt eine solche Regelmässigkeit der Winde nicht auf, es ist jedoch eine ähnliche Regelmässigkeit im Kleinen bemerkbar als Land- und Seewind, ferner als Thal- und Bergwind. Ist das Land wärmer als das Meer, so strömt unten die Luft vom Meere in das Land — also bei Tag Seewind —, ist das Land kälter, dann weht unten der Wind vom Land auf das Meer — also Nachts Landwind. In Gebirgen wehen in der warmen Jahreszeit bei schönem Wetter von 9—10 Uhr morgens thalaufwärts Winde, nachmittags werden diese stärker, gegen Abend weht umgekehrt thalabwärts ein Nachtwind. Die festen Erdmassen (Gebirgsabhänge) erwärmen sich bei Tage stärker als die in gleicher Höhe befindliche Luft; zur Nachtzeit ist das Umgekehrte der Fall.

Zur Bezeichnung der Windstärken bedient man sich entweder der 6 stufigen Landskala oder der 12 stufigen Seeskala (Beaufort):

	Windstärke	Geschwindigkeit des Windes	Winddruck	Wirkung des Windes
	0—6	Meter in der Sekunde	kg auf den m²	
0	Stille	0—0,5	0—0,15	Der Rauch steigt gerade oder fast gerade empor.
1	schwach	—4	—1,87	Für das Gefühl merkbar, bewegt einen Wimpel.
2		—7	—5,96	Streckt einen Wimpel, bewegt die Blätter der Bäume.
3	frisch	—11	—15,27	Bewegt die Zweige der Bäume.
4	stark	—17	—34,35	Bewegt grosse Zweige und schwäehere Stämme.
5	Sturm	—28	—95.4	Die ganzen Bäume werden bewegt.
6	Orkan	über 28	über 95,4	Zerstörende Wirkung.

Die hygienische Bedeutung der Luftbewegung liegt besonders darin, dass sie die Anhäufung von Gasen, üblen Gerüchen auf die Dauer unmöglich macht und die Gasmischung durch Diffusion beschleunigt. Schädlich kann die Luftbewegung werden durch Aufwirbeln von Staub, durch Aspiration von schädlichen Gasen in Wohnungen. Vor allem sind die Winde in Verbindung mit der Temperatur die wichtigsten Momente für die Entwärmung des menschlichen Organismus und für die Beeinflussung unserer Wohnungen. Die zerstörende Gewalt der Stürme und Orkane kommt fast nur in den Tropen und nur ausnahmsweise in unseren Breiten besonders auf dem Meere in Betracht.

Litteratur.

Assmann, Das Klima. 1894.
van Bebber, Hygienische Meteorologie. 1895.
Deneke, Z. f. Hygiene. 1886. 1. Bd. S. 47.
Hann, Handbuch der Klimatologie. 1883.
Mohn, Grundzüge der Meteorologie. 5. Aufl. 1898.
Renk, Die Luft. 1886.

4. Klima und Wetter.

Unter Klima versteht man die sämmtlichen im Verlaufe längerer Zeiträume beobachteten Witterungsverhältnisse, die sich aus den im vorigen Kapitel geschilderten einzelnen Faktoren zusammensetzen.

Unter Wetter oder Witterung versteht man den sich in kurzen Zeiträumen abspielenden Zustand an einem Orte.

Um die ganz verschiedenartigen Faktoren, welche das Klima bilden, unter einheitlichen Gesichtspunkten unterzuordnen, unterscheidet man vielfach, wie auch bereits Seite 157 gesagt wurde,

1. Die warme Tropenzone innerhalb der Jahresisothermen von 20°.

2. Die gemässigte Zone zwischen den Jahresisothermen 20° bis 0°.

3. Die kalte oder arktische Zone oder richtiger Polarkalotte jenseits der Jahresisotherme von 0°, durch beständig gefrorenen Boden gekennzeichnet.

Als Uebergänge nimmt man oft noch die subtropische und subarktische Zone an.

Noch mehr üblich ist eine Einteilung, die streng genommen an die Voraussetzung einer idealen Kugelgestalt der Erde geknüpft ist und keine Rücksicht auf die Verteilung von Land und Wasser und auf die Höhenunterschiede nimmt. Bei dieser Voraussetzung erscheint das Klima als ein rein solares, nur an die Breitengrade geknüpft. Man unterscheidet demgemäss das tropische, gemässigte und Polarklima. Die alten Geographen verstanden unter Klima = Neigung den Neigungswinkel, unter dem die Sonnenstrahlen die Erde treffen.

1. Die Tropenzone.

In der Tropenzone ist das Jahresmittel der Temperatur zwischen 20° und 30° z. B. in Chartum 28,6, Sansibar 26,7, Veracruz 25,4, Kalkutta 24,8° und die Jahresschwankungen betragen in der Nähe des Aequators bis zu 5°, an den Wendekreisen bis zu 13°. Die Jahreseinteilung ergiebt sich (siehe Seite 157) dadurch, dass die Niederschläge an die Zeit des höchsten Sonnenstandes gebunden sind, so dass man für die dem Aequator benachbarten Gebiete 2 Regen- und 2 Trockenzeiten, an den Wendekreisen je 1 solche hat. Weiter gekennzeichnet ist die Tropenzone durch die fast unveränderte Dauer des Tages, durch die Regelmässigkeit der Windverhältnisse, die Ruhe im Kalmengürtel und durch die Passate nördlich und südlich von demselben. Die Maxima der Lufttemperatur sind niedriger als öfter bei uns in der wärmsten Jahreszeit. Aber die Gleichmässigkeit der hohen Temperatur und der hohe Wassergehalt der Luft bewirken eine grosse Empfindlichkeit der Haut und es kommt häufiger zu Wärmestauung und Hitzschlag (siehe Seite 164). Die Intensität der Sonnenstrahlung ist sehr gross und infolge dessen auch der Sonnenstich häufig. Sonnenstich und Hitzschlag bewirken bei den englischen Truppen in Indien bis zu 3 pro mille der Todesfälle.

Es ist jedoch zu bemerken, dass in die Tropen beziehungsweise in die Subtropen auch ausgedehnte Wüstengebiete fallen, so in Amerika, Australien, besonders in Afrika die Kalahari und Sahara. In diesen sind die geschilderten Feuchtigkeitsverhältnisse nicht vorhanden, sondern die Insolation erreicht hier die grössten Grade, die überhaupt vorkommen; dafür treten auch nächtliche starke Abkühlungen ein. Somit sind dort keine gleichmässigen, sondern sehr grosse Extreme der Temperaturen vorhanden.

Schwere Formen von Anämie und Leberkrankheiten, die selbst über 2 pro mille der Todesfälle liefern, sind charakteristisch für das feuchte Tropenklima. Als Folge der Verweichlichung treten auf Katarrhe, Bronchitis, Pneumonien, Tuberkulose. Die trockenen subtropischen Gebiete wie Nordafrika, Kalifornien und einzelne Inseln machen eine Ausnahme davon. Die feuchten Tropen sind die Herde und die endemischen Gebiete für die infektiösen Darmkrankheiten: Ruhr, Gelbfieber, Cholera, welche dort in ganz besonders heftigen Epidemien auftreten und sich von da aus pandemisch ausbreiten. In manchen Gebieten bewirken Ruhr und Darmkatarrhe bis zu 50 pCt. aller Erkrankungen, so in Britisch-Guyana.

Auch Pocken, Syphilis und Pest treten in den Tropen mit viel grösserer Heftigkeit auf und man kann als die diesbezügliche Heimat der Pocken Zentralafrika, der Pest Ostasien, der Syphilis die Antillen betrachten.

Auch eine chronische infektiöse Ernährungskrankheit Beriberi (Kakke) ist in den asiatischen Tropen heimisch. Die wichtigste aller Tropenkrankheiten ist die Malaria, welche dort auch vielfach in perniziösen Formen auftritt. In Westafrika leiden die europäischen Truppen mit etwa 40 pCt., in Bengalen bis 60 pCt. und in Guyana bis zu 80 pCt. an Malaria.

Während gegen die Intensität der meisten dieser Seuchen durch vernünftige Lebensweise und Kleidung, Wasserversorgung, richtige

Zubereitung und Aufbewahrung der Speisen, durch bessere Anlage der Wohnungen, also durch Verbesserung von Binnenklima und durch persönliche Hygiene grosse Fortschritte zu verzeichnen sind, ist jedoch eine wesentliche Beeinflussung der Malaria bis jetzt nicht erreicht worden.

2. Die gemässigte Zone.

Diese zeigt die grössten Unterschiede in Bezug auf das Klima. Bei mittleren Jahrestemperaturen von 20° bis 0° z. B. in Rom 15,3, Madrid 13,5, Washington 12, Paris und London 10,3, Wien 9,7, Berlin 9, München 7,9, Hammerfest 1,9 kommen in dieser Zone auch die höchsten und niedrigsten absoluten Temperaturen vor. Man unterscheidet die Jahreszeiten in eine warme und kalte, die nach den Tropen zu durch Uebergangszeiten Frühling und Herbst mehr oder weniger deutlich verbunden sind (siehe Seite 157). In dieser Zone finden sich grosse Kontraste zwischen ausgesprochenem See- und Landklima — siehe Seite 159. Infolge der Beeinflussung durch die unregelmässige Verteilung von Land und Wasser und durch die grossen Meeresströmungen sind die Winde sehr unregelmässig, ebenso auch die Niederschläge. Schon Hippokrates bemerkte, dass Europa mit seinem grossen Wechsel der klimatischen Verhältnisse auch die Menschen sehr ungleichmässig mache im Gegensatze zur Gleichförmigkeit der Bewohner der eurasischen Steppen.

Die Statistik der Gesammtsterblichkeit und der einzelnen Krankheiten der einzelnen europäischen Länder zeigt ganz ausserordentliche Unterschiede; siehe Seite 194 Tab. a und b.

Das richtige Verständnis dieser Differenzen wird dadurch sehr erschwert, dass in Europa grosse Rassenmischungen stattgefunden haben und dass ferner die sozialen Zustände besonders in Bezug auf Industrie sehr verschieden sind und dass die hygienischen Massnahmen in den einzelnen Ländern sehr ungleichmässig durchgeführt sind. So zeigt Norwegen eine hohe Geburtszahl, äusserst geringe Sterblichkeit, infolge dessen fast ideale Verhältnisse, wie sie an die Schilderungen der klassischen Schriftsteller über die alten Germanen erinnern. In der Tat ist auch Norwegen als Ursitz der arisch-germanischen Rasse noch jetzt von einer fast rein arischen Rasse bewohnt unter klimatischen Verhältnissen, die nach mancher Beziehung denen ähneln, welche zur Eiszeit die Umbildung der dunklen langschädeligen Ureuropäer in die grösseren hellen langschädeligen Arier bewirkten.

Russland zeigt mit seiner arisch-mongoloiden Mischbevölkerung

Tabelle a.

Es entfallen auf 1000 Einwohner	Todesfälle [exklusive Totgeburten]	Geburten	Ueberschuss an Geburten	Reihenfolge nach dem Geburtenüberschusse
Ungarn . .	38,2	43	4,8	IX
europ. Russland	35,7	49,4	13,7	I b
Oesterreich	31	38,4	7,4	VIII
Baiern	30,6	39,5	8,9	VI
Spanien .	29,1			
Italien	29,1	36,8	7,7	VII
Preussen	26,1	38,8	12,7	III
Niederlande	24,6	35,9	11,3	IV b
Frankreich	23,8	25,4	1,6	X
Schweiz .	23,2			
Belgien .	22,4	31,5	9,1	V
England	21,4	35,1	13,7	I a
Schweden	18,9	30,2	11,3	IV a
Norwegen	17,2	30,8	13,6	II

Tabelle b.

		Todesfälle [exklusive Totgeburten]	Geburten	Ueberschuss an Geburten
Länder mit fast rein arischer Rasse	Dänemark	19,7		
	Schweden	18,9	30,2	11,3
	Norwegen	17,2	30,8	13,6
Länder mit vorwiegend ligurischer Rasse	Spanien	29,1		
	Italien	29,1	36,8	
Länder mit vorwiegend mongoloider Rasse	Ungarn	38,2	43	4,8
Deutschland: mit mässig gemischter germanischer Rasse	Preussen	26,1	38,8	12,7
Deutschland: stark turanisch gemischt	Württemberg	31,5	42,6	11,1
	Baiern	30,6	39,5	8,9

bei hoher Geburtszahl eine sehr hohe Sterblichkeit und infolge mangelhafter Hygiene ausserordentlich ungünstige Verhältnisse, die man nicht allein auf den kontinentalen Charakter schieben kann; die jetzt vorwiegende mongoloide Bevölkerungsschicht ist dem Steppen- und dem Kontinental-Klima wohl ebenso lange und gut angepasst, wie die Norweger dem Seeklima.

Man kann also weder das Seeklima Norwegens, noch das kontinentale Klima Russlands allein zur Beurteilung der sanitären und Sterblichkeitsverhältnisse verwerten, wenn auch das Gesammtverhalten in Europa zunächst stets zu Gunsten von England und Norwegen mit ihrem Seeklima spricht. Selbst gegenüber dem benachbarten Schweden mit seinem Uebergangsklima ist Norwegen stark im Vorteil. Ob das Seeklima an der verhältnissmässig geringen Sterblichkeit an Phthisis in England, in holländischen Städten, ferner in den preussischen Ostseeprovinzen die Hauptschuld trägt, ist ebenso unklar, weil in allen diesen Fällen auch die Rassenmischungen und ihre alten Anpassungen und die gesammte Lebens- und Ernährungsweise mit zu beachten sind und weil auch in den Steppen Russlands mit rein kontinentalem Klima sich eine sehr geringe Sterblichkeit an Phthise findet.

Selbst das Verhältnis von Todesfällen zu Geburten und der Geburtsüberschuss geben zur Beurteilung der Verhältnisse keinen vollständig ausreichenden Anhalt. Das Gesammtverhalten wird nämlich sehr stark von der Sterblichkeit der Kinder im 1. Lebensjahre beeinflusst. Es starben hiernach im 1. Jahre

	pro 1000 lebend Geborene
Norwegen	106,3
Schweden	137,1
England .	154,0
Frankreich	169,1
Preusssen	217,7
Italien .	220,1
Oesterreich	253,1
Baiern	317,9
Russland	ca. 400

Man sieht daraus, dass die grosse Kindersterblichkeit Russlands den Vorteil eines grossen Geburtsüberschusses wieder stark einschränkt. In diesen Zahlen spielen aber auch soziale Verhältnisse, sittliche Auffassungen und die Erfüllung natürlicher Pflichten eine grosse Rolle. In Russland bewirken das Entziehen von den Mutterpflichten in Verbindung mit dem ausgedehnten Findelhauswesen und die Syphilis diese trostlosen Zustände.

Sicher wirken diese sozialen Verhältnisse in ihrer Gesammtheit vielmehr als der reine kontinentale Charakter des Klimas an sich. Oft wird man zur Annahme gedrängt, dass die Völker in allen diesen Fragen um so höher stehen, je mehr sie ihre Rassenreinheit bewahrt haben und je grösser der arische Anteil an ihrem Volkstum ist. Die Unterschiede zwischen Skandinavien und England auf der einen, Russland und Oesterreich auf der anderen Seite sprechen in dieser Beziehung ganze Bände. Aber selbst in einzelnen Ländern kann man ähnliche Dinge beobachten. In Preussen z. B. hat Holstein eine Kindersterblichkeit von 149, Hannover von 150, also ganz ähnlich wie Skandinavien und England, es sind dieses aber auch die reiner germanischen Teile von Deutschland; während Brandenburg mit 264 durch die Sterblichkeit der Grossstadt Berlin mit deren Mischbevölkerung stark beeinflusst wird und Hohenzollern mit 330 sich an das benachbarte Baiern anschliesst. In Baiern hat die Pfalz mit 180, Oberfranken mit 200 eine günstige Stellung, während Oberbaiern mit 385 und Schwaben mit 390 den russischen Zustand erreichen.

Innerhalb dieser Verhältnisse spielen noch ganz spezielle soziale Momente mit, nämlich die Art der Kinderernährung, in der sich aber auch Rassen- und soziale Auffassungen aussprechen. In Berlin starben von 1000 Kindern bei Ernährung

	ehelich	unehelich
mit Muttermilch	7,4	11
mit Ammenmilch	7,7	
mit Tiermilch . .	42,1	63,2
mit Tiermilch und Surrogaten	125,7	128.9

Im schweizer Kanton St. Gallen hat die Gemeinde Wartau, wo allgemein gestillt wird, eine Kindersterblichkeit von 60 bis 100 pro mille, Diepoldsau, wo nicht gestillt wird, von 380 bis 480.

Infolge des Wechsels der Jahreszeiten wirkt das Klima der gemässigten Zone anregend und unterhält die geistigen Spannkräfte und die körperliche Tüchtigkeit, so dass die Bewohner der gemässigten Zone nicht nur die eigentlichen Kulturnationen sind, sondern dass sie auch physisch am leistungsfähigsten erscheinen.

Infolge des häufigen unperiodischen Wechsels der Witterung sind in der gemässigten Zone Erkältungskrankheiten, Rheumatismus, Katarrhe, Phthise, Lungenentzündung, sehr verbreitet.

In unseren Breiten bemerken wir bei der Verteilung der Todesfälle ein Maximum im Spätsommer und ein zweites Maximum gegen Ende des Winters. Das Ende des Winters und der Uebergang zum Frühjahre sind bei uns durch eine grosse Veränderlichkeit der Witterung ausgezeichnet mit ausserordentlich schroffen Schwankungen aller einzelnen klimatischen Faktoren, so dass das höhere Wintermaximum für sämmtliche Krankheiten in den Februar und März fällt. Im Sommer sind es die hohen Temperaturen, welche allmälich die Häuser überhitzen und im Freien bei gleichzeitiger hoher Feuchtigkeit und geringer Windstärke die Entwärmung des Körpers ungünstig beeinflussen, dadurch zu starker Flüssigkeitsaufnahme zwingen und das Darmsystem ähnlich angreifen wie in den feuchten Tropen.

Infolge der langsamen Einwirkung der Temperatur- und Feuchtigkeitsverhältnisse auf den Boden (siehe Seite 84) fallen die Höhen der eigentlichen Bodenkrankheiten etwas später, als es den höchsten Lufttemperaturen entspricht. Infolge dessen ist das Sommermaximum der Krankheiten im August und Anfangs September. Der Uebergang zum Winter vollzieht sich in unserem Herbst allmälich, so dass wir in dieser Jahreszeit das niedrigste Minimum haben, während das zweite Minimum in den Mai fällt. Im Sommer sind besonders die infektiösen Darmkrankheiten vorherrschend, Ruhr, Cholera nostras, Cholera asiatica; vergleiche die beifolgende Curve über Cholera asiatica in Preussen.

Besonders fallen in die heisse Zeit die auf Ernährungseinflüssen beruhenden Darmkrankheiten der Kinder, also Cholera nostras und Diarrhoea infantum, bei welchen auch die Ernährung mit Kuhmilch und mit Surrogaten in ungenügend sterilisirtem Zustande und infolge dessen mit ihren Zersetzungsvorgängen in Betracht kommen. Auch die übermässige Aufnahme von Getränken, von unreifem und überreifem Obst und von Gemüsen, welche gegenüber der Winterernährung eine grosse Aenderung darstellen, sind nicht ohne Einfluss.

Im Winter sind es besonders die Erkältungskrankheiten und die Phthise, welche den grössten Teil der Erkrankungen bewirken. Bei der Phthise handelt es sich nicht darum, dass sie etwa im Winter

Cholerafrequenz in Preussen.

1848—1859.

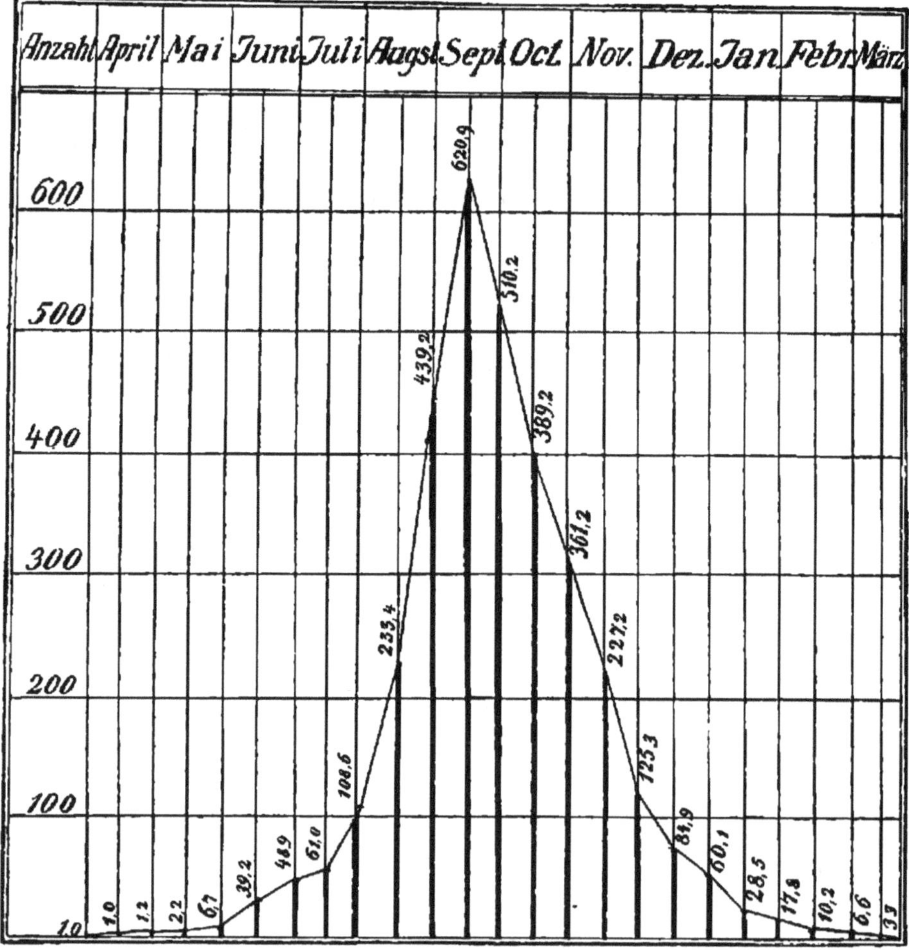

Fig. 39.

besonders häufig erworben wird, sondern darum, dass in dieser Jahreszeit bei den ärmeren Volksklassen die sozialen Verhältnisse viel ungünstiger sind, und dass gegen Ende des Winters die Erkältungen sich mehren, welche den empfindlicheren Phthisikern besonders gefährlich sind.

Die rein kontagiösen Krankheiten, besonders die akuten Exantheme, sind, wie es für die Pocken ganz zweifellos ist, höchst wahrscheinlich ursprünglich Tropenkrankheiten, und sind auch bei uns über das ganze Jahr verbreitet. Aber in unseren Breiten tritt bei ihnen das Maximum im Winter ein, weil in dieser Jahreszeit die Menschen in den Wohnungen mehr zusammengedrängt sind, die Unreinlichkeit sich stark bemerkbar macht und Berührungen leichter erfolgen. Somit tragen die Lebensgewohnheiten im Winter die Hauptschuld und nicht klimatische Verhältnisse besonderer Art.

Einige Tropenkrankheiten, die bei uns nur sporadisch auftreten, wie Gelbfieber, oder epidemisch, wie Cholera, oder welche wenigstens bei uns in endemischer Ausbreitung nur in milderen Formen aufzutreten pflegen, wie Malaria, finden ihre Nordgrenze in der gemässigten Zone. Gelbfieber entsteht nie bei Temperaturen unter 20°; wenn es aber entstanden ist, so kann es auch bei niedrigeren Temperaturen fortdauern, wird jedoch stets durch den Frost vernichtet. Die asiatische Cholera hat bis jetzt in Russland den 64°, in Nordamerika den 50. Breitegrad nicht überschritten; in Europa sind die Faröer, Island und Lappland von ihr freigeblieben. Das Verständnis für diese Ausnahmen könnte vielleicht darin liegen, dass die saprophytische Vermehrung der Krankheitserreger dort fehlt. Mit Rücksicht darauf jedoch, dass man in unseren Breitegraden schon Winterepidemien an Cholera beobachtet hat, bei denen saprophytische Beziehungen der Krankheitserreger zum Boden ausgeschlossen sind, dürfte der Grund wohl mehr darin liegen, dass a) dort die individuelle Disposition nicht vorhanden ist, und b) dass bis jetzt in Folge der Verkehrsverhältnisse die Einschleppung erschwert war. Auch Malaria findet ihre nördliche Grenze noch südlich vom Polarkreise.

3. Die kalte Zone.

Die kalte Zone ist durch eine mittlere Jahrestemperatur unter 0° (z. B. Spitzbergen —8,9, in Werchojansk in Sibirien —19,3°), ferner durch den schroffen Unterschied zwischen Sommer und sonnenlosem Winter gekennzeichnet. Die Winter zeigen sehr geringe absolute Feuchtigkeit, seltene Niederschläge, klaren Himmel; die Sommer oft Niederschläge oder Nebel. Die Lufttemperatur des Sommers mit seiner dauernden Besonnung pflegt sich nur wenig über 0° zu erheben und wird nur zeitweilig durch eine relativ stärkere Insolation etwas günstiger gestaltet — siehe Seite 159.

Für Bewohner der gemässigten Zone ist der Aufenthalt in der Polarzone psychisch dadurch erschwert, dass im Winter in dem ewigen Eise eine ausserordentliche Monotonie und Ruhe herrscht, ferner dass die Ernährung Schwierigkeiten macht und, wo nicht Konserven zu einem öfteren Wechsel in der Kost in ausreichender Menge vorhanden sind, Verdauungsstörungen und Skorbut sich einstellen.

Dem solaren Klima entsprechend würden Island und der südliche Teil von Grönland noch in die gemässigte oder höchstens subarktische Zone fallen, da sie südlich vom nördl. Polarkreise liegen. Infolge der Eisverhältnisse und da sie nördlich von der Grenze von Getreide- und Baumwuchs liegen, müssen sie wie Lappland, die Hudsonbay-Länder und grosse Teile von Sibirien praktisch der kalten Zone zugerechnet werden.

Die Erkältungskrankheiten und Lungenentzündungen sind in diesem Gebiete nicht häufiger als in der gemässigten Zone. Pkthisiker kommen in Island, Spitzbergen, Lappland, auf den Faröern und in Ost-Grönland fast gar nicht vor, während sie in West-Grönland und in den Hudsonbay-Ländern häufiger sind. Nach Nansen leiden die West-Grönland bewohnenden Eskimos, welche allerdings jetzt eine Mischrasse darstellen, furchtbar an Phthise, was vielleicht dadurch bedingt ist, dass dieselben ihre früheren Wohnungen und Lebensgewohnheiten unter dem Einflusse des europäischen Christentums stark verändert haben. Sie haben vielfach Bauten europäischer Art, beziehen ihre Kleider von europäischen Händlern und sind auch ihrer früheren Ernährungsweise nicht ganz treu geblieben, so dass sich ihre Anlage zu Krankheiten dadurch verschlechtert haben dürfte. Die kontagiösen Krankheiten können, wenn sie in diese nicht durchseuchten Gegenden gelegentlich eingeschleppt werden, unter Umständen furchtbar hausen, wie die verheerenden Masernepidemien in Island lehren.

4. Höhenklima.

Die sichtbaren Eigentümlichkeiten des Höhenklimas, wie sie durch die Schneegrenze und den Baumwuchs gekennzeichnet sind, beginnen in den verschiedenen Zonen in verschiedener Höhe und nehmen von den enormen Höhen in den Tropen ab bis zu dem Meeresniveau im Polarklima. Die Einflüsse auf den Menschen und dessen Krankheitsanlagen werden bei dem Höhenklima wesentlich durch zwei Momente bestimmt, und zwar 1. durch die Temperatur und 2. durch die Abnahme des Luftdruckes. Daneben spielt aber 3. auch der Breitegrad mit seinem Einflusse auf die Tageslänge eine Rolle, so dass die tropischen Erholungsorte im Gebirge wie Simla oder Darjeeling im Himalaya mit einer mittleren Jahrestemperatur von ca. 12° doch nicht ganz so wirken wie gleich hohe Orte (2000 m) in unseren Breiten. In unseren Breiten können wir das Höhenklima im Mittelgebirge schon bei 400 bis 500 m, in den Alpen bei etwa 1200 bis 1500 m, in den Anden erst bei 2000 bis 2500 m annehmen.

Reinheit und Staubfreiheit der Luft, kräftige Luftbewegungen und sehr kräftige Insolation kennzeichnen das Höhenklima überall. Infolge dessen treten ausserordentliche Unterschiede in der Lufttemperatur im Schatten und in der Sonne auf. So hat man z. B. in Davos im Schatten —8 bis —10°, gleichzeitig aber in der Sonne +30 bis 40° beobachtet, und man kann infolge dessen in Davos oft in leichtester Kleidung Schlittschuh laufen. Den niedrigen Wärmegraden entsprechend ist die absolute Feuchtigkeit meist gering, die relative Trockenheit und das Sättigungsdefizit ebenfalls gering. Infolge der kräftigen Winde und des niedrigen Luftdruckes ist aber die Verdunstung ausserordentlich erleichtert, und infolge dessen wirkt die Luft stark trocknend, so dass die Durchfeuchtung der Kleidung und die Schweissbildung stark behindert wird.

Wie von den Tropen nach den Polen, so nehmen von der Ebene nach den Höhen zu die Krankheiten mit abnehmender Temperatur ab. Malaria kommt in unseren Mittelgebirgen und in den Alpen über 500 m, in Italien über 1000 m, in den Anden über 2500 m nicht mehr endemisch vor. Auf dem Hochplateau von Dekan in Indien existiert sie dagegen auf trockenem Boden als hill-fever, in den Felsengebirgen von Nordamerika als mountain fever; auch im Himalaya findet sie sich noch in ziemlich beträchtlichen Höhen. Im Allgemeinen setzt aber die niedrige Temperatur der Malaria mit zunehmender Höhe eine Grenze.

Auch die Cholera ist schon in grösseren Höhen beobachtet worden. Im Himalaya ist sie bis zu 2400 m vorgeschritten; bei Bogota in Südamerika ungefähr bis zu 2380 m. Auf dem Hochplateau von Mexiko hat die Cholera wiederholt, z. B. 1850 in Puebla und 1854 in der Stadt Mexiko epidemisch geherrscht. Im Allgemeinen wird auch der Cholera mit zunehmender Höhe infolge abnehmender Temperatur eine Grenze gesetzt.

Am auffallendsten nehmen die Erkrankungen und Todesfälle an Phthisis mit der Höhe ab. In unserem Mittelgebirge ist die schwindsuchtsfreie Zone schon bei 4—500 m, in den Alpen bei etwa 1200 m, in Zentralamerika bei 2000 m, so dass hochgelegene grosse Städte in Zentralamerika — Mexiko mit 350 000, Puebla mit 80 000, Quito mit 60 000 Einwohnern, — nur vereinzelte Fälle von Phthisis aufweisen. Dass es sich bei dieser immunen Zone um eine Beeinflussung der Krankheitsanlagen handelt, wurde bereits früher (siehe Seite 69) dargelegt.

Das Klima der Erde ist in grösseren Zeitabschnitten nicht vollständig gleich geblieben. Bekannt sind die grossen säkularen Schwankungen, die wir unter dem Namen der Eiszeiten kennen und zu deren Wiederentstehung an sich schon eine Temperaturerniedrigung von 4° im Jahresmittel genügen würde. Allerdings war die Eiszeit nur auf Europa und Nordamerika beschränkt und hing sicher zum grösseren Teil von der damaligen Lage des Festlandes zum Meere und von der Richtung des Golfstromes ab. Die Hebung von Zentralamerika und damit die Ablenkung des Golfstromes nach Europa, die Senkungen im Gebiete des nördlichen atlantischen Meeres und der Nordsee und die Hebungen in Skandinavien haben erst die heutige Verteilung von Land und Meer und die Aenderung der Temperatur- und Feuchtigkeitsverhältnisse herbeigeführt. Mit den grossen astronomischen Stellungsänderungen der Planetensysteme zu einander hängt es zusammen, dass auch ganz unabhängig von derartigen grossen örtlichen Aenderungen die Erde zeitweilig ein wärmeres, zu anderen Perioden ein kälteres Klima hat, und nach Penck währen diese grossen Perioden 10 500 Jahre.

Neben diesen grossen periodischen Schwankungen haben wir wohl auch mittlere Perioden anzunehmen. Wenigstens hat Hueppe wahrscheinlich gemacht, dass die Temperatur Griechenlands zur Zeit seiner klassischen Kultur bedeutend niedriger war als jetzt, dass dann eine Periode zunehmender Wärme erfolgte, die gegen das Jahr 1000 n. Chr. die Höhe erreichte, um dann wieder einer Abnahme der Temperatur Platz zu machen. Aus den Gletscherschwankungen haben Lang und Richter; aus den seit langer Zeit bekannten Eisverhältnissen einiger europäischer Flüsse und aus den Schwankungen einiger abflussloser Seen, dann aus den Daten der Weinernte und aus den Ueberlieferungen über strenge Winter seit dem Jahre 800 hat Brückner es sichergestellt, dass auf der ganzen Erde auch kleinere klimatische Schwankungen mit einer Periode von etwa 35 Jahren auftreten, so dass trockene und warme Perioden mit feuchten und kalten abwechseln.

Aus der Geschichte der Epidemien wissen wir, dass viele Seuchen in ganz auffallender Weise wellenförmig verlaufen, die Zahlen der Erkrankungen und Todesfälle periodisch zu- und abnehmen. So steht es z. B. für die Malaria, deren Erreger am Orte haften und nicht wandern und bei der gerade die örtlichen Verhältnisse sich so eklatant zu erkennen geben, fest, dass sie in den trockenen Perioden zunimmt, so dass man geradezu von Pandemien derselben sprechen muss. Aber auch andere Krankheiten, wie besonders Cholera und Abdominaltyphus, zeigen in ausgesprochener Weise ein Auf- und Abschwanken, wie man es in einzelnen Städten, z. B. Hamburg, Wiesbaden, Berlin, München verfolgt hat. Sydenham nannte dies den „genius epidemicus.“

In diesem eigentümlichen Verhalten sprechen sich sicher verschiedene Momente aus. Wir haben von seiten des Menschen selbst zwei beachtenswerte Umstände zu vermerken:

1. wirkt die Summe der klimatischen Verhältnisse auf den Menschen derart ein, dass dadurch seine natürliche Widerstandsfähigkeit bald erhöht, bald herabgesetzt wird;

2. kann eine Herabsetzung der Krankheitsanlage spezifisch durch das Ueberstehen der Krankheit herbeigeführt werden. So steht fest, dass nach grossen Epidemien und dadurch herbeigeführter Durchseuchung und erlangter spezifischer Immunität eines grösseren Teiles der Bevölkerung stets eine starke Abnahme an derselben Seuche erfolgt;

3. sind aber auch die Krankheitserreger als Kleinlebewesen anpassungsfähig und schwanken in ihrer Virulenz, so dass sie in ihren saprophytischen Stadien durch die Klimaschwankungen und die dadurch veränderliche Konkurrenz mit Saprophyten beeinflusst werden und die Krankheitsanlagen, auf die sie treffen, bald leichter, bald schwerer auslösen können;

4. müssen sich aber auch die Infektionsbedingungen, die Uebertragungsmöglichkeiten unter natürlichen Verhältnissen mit den Klimaschwankungen ändern.

Selbst jetzt, nachdem in grösseren Kulturzentren überall durch Assanierungsmassnahmen die Infektionsmöglichkeiten stark beschränkt worden sind, konnten die natürlichen Bedingungen nicht vollständig überwunden werden. Die Höhe der Kurven hat infolge dessen stark abgenommen, aber trotzdem lässt sich auch jetzt noch überall das periodische Zu- und Abnehmen der Seuchen erkennen. Infolge der natürlichen Anpassungsverhältnisse des Menschen und der Parasiten wird stets und überall eine gewisse Summe von Krankheitsanlagen vorhanden sein, die in Form von Seuchen ausgelöst werden.

In diesem natürlichen Verhalten liegt begründet:

1. dass die Seuchen durch Assanierungswerke nur innerhalb bestimmter Grenzen vermeidbar sind;

2. dass die herrschenden Seuchen sich periodisch ändern, z. B. herrschten im Mittelalter die Pest und der Aussatz, in der Neuzeit die Cholera und die Tuberkulose;

3. dass Seuchen vielleicht auf natürlichem Wege ganz verschwinden;

4. und dass sich aus dem Saprophytismus neue spezifische Seuchenerreger entwickeln können.

Litteratur.

Malling Hansen: Perioden im Gewichte der Kinder und in der Sonnenwärme. 1886.
A. Hirsch, Handbuch der historisch-geographischen Pathologie. 2. Afl. I—III. 1881-86.
F. Hueppe, Ueber Beziehungen der Fäulnis zu den Infektionskrankheiten. 1887.
A. Magelssen, Ueber die Abhängigkeit der Krankheiten von der Witterung. 1890.
A. Mühry, Die geographischen Verhältnisse der Krankheiten. 1856.

V. Abschnitt.

Akklimatisation.

Die Frage der Akklimatisation ist durch die Belebung der Kolonisationsfragen wieder akut geworden. In der Regel wurde sie bis jetzt sehr einseitig von diesem Standpunkte betrachtet und sie gipfelte geradezu in dem Virchow'schen Ausdrucke, dass die Europäer eine „vulnerable“ Rasse und deshalb in den Tropen nicht akklimatisationsfähig seien.

Wir müssen jedoch die Frage von einem weiteren Gesichtspunkte in Angriff nehmen, um das Verständnis zu fördern.

Der Kampf gegen das Klima war für die einzelnen Persönlichkeiten und für die Rassen und Völker stets ein Kampf ums Dasein. Er wurde von den frühesten Zeiten an 1. rein körperlich, 2. mit sittlichen und geistigen Waffen, 3. mit sozialen Kampfmitteln geführt. Von den sozialen Kampfmitteln war anfangs das Rassenmoment das ausschliesslich bestimmende.

In Grossen und Ganzen sind nach dem anthropologischen Materiale beurteilt, in Europa die physischen Anlagen, so weit sie in den Knochenresten ihren Ausdruck finden, seit der Eiszeit ziemlich gleich geblieben, und es gab früher wie jetzt grosse und kleine Rassen (siehe Seite 41). Die Vervollkommnungen betrafen demnach mehr das Gehirn. Körperlich tritt die Erscheinung hervor, dass rassenreinere Naturvölker stets in der äusseren Erscheinung gleichartiger sind, während die Kulturentwicklung in Folge der mit derselben einhergehenden grösseren Arbeitsteilung und der dadurch möglichen Erhaltung auch schwächerer Individuen die ursprüngliche Gleichartigkeit mehr verwischt und nach unten und oben stärkere Unterschiede auftreten lässt, so dass neben schwächeren auch ungewöhnlich kräftige

Individuen in die Erscheinung treten. Die hervorragenden Einzel- und Massenleistungen sind bei Kulturvölkern grösser als bei Naturvölkern, und in Folge der besseren physischen Erziehung und der leichteren und besseren Ernährung tritt in unserem Jahrhundert in England und Deutschland — wenigstens dem Mittelalter gegenüber — deutlich ein Grösserwerden der Menschen ein.

Mit der Entfernung von dem Urzustande wurde die Steigerung der Gehirnanlagen zum Kampfe immer wichtiger, und zwar für den Kampf gegen die Tiere, dann weiter aber für den Kampf der Menschen unter einander, aber auch für den Kampf gegen Wetter und Klima. Aber eine Steigerung der Gehirnanlage ins Unbegrenzte ist auch nicht möglich, weil ohne Uebung des Körpers Hysterie, Nervosität und Geisteskrankheiten eintreten.

Der rein äussere Kampf des Menschen gegen Klima und Witterung ist seit der Eiszeit stets günstiger geworden. Allein die sich hierbei aus den Kultur- und Verkehrseinflüssen entwickelnden Momente waren zum Teil unhygienischer Art, weil das künstliche Binnenklima, indem es den Kampf gegen die Aussenverhältnisse erleichtert, ja oft erst ermöglicht, die natürliche Leistungsfähigkeit unserer physiologischen Hilfsmittel herabsetzt, so dass wir uns derselben immer mehr und mehr entwöhnen und dadurch unhygienische Kulturverhältnisse ausbilden.

Mit der Kultur wird der Kampf aus einem individuellen um Ernährung, Fortpflanzung, Zahl und Güte der Nachkommen immer mehr zu einem sozialen. Er wird nicht mehr durch das Einzelwesen, sondern durch Gruppen von Menschen, durch Ständebildungen geführt. Jede grössere Anhäufung von Menschen, jede Steigerung des Verkehres wirkt dann auf das einzelne Kampfmittel qualitativ und quantitativ nachteilig ein, es tritt schliesslich das soziale Elend ein, welches neue Kampfmittel gegen die neuen Schädlichkeiten erfordert. Nicht nur im Natur- sondern auch im Kulturzustande ist jede Erhaltung eines leidlich hygienischen Zustandes, aber auch jeder Fortschritt nur durch fortwährenden Kampf gegen die Schädlichkeiten und durch stete Arbeit möglich..

Die Ausbildung der Menschenrassen ist in erster Linie als ein äusserer Kampf gegen Klima und Witterung aufzufassen, an welche eine Anpassung zur Existenz unumgänglich notwendig war.

Naturwissenschaftlich ist die Ansicht von einer einheitlichen Abstammung aller Menschen im strengen Sinne des Wortes nicht aufrecht zu erhalten. Wir können vielmehr zwei natürliche Gruppen unterscheiden: a) die rundschädeligen Menschen, welche ebenso wie die rundschädeligen menschenähnlichen Affen ihre Urheimat in Asien haben,

b) die langschädeligen menschenähnlichen Affen und Menschen in Afrika. Die erste Besiedelung Europas, wo aus Mangel an Anthropoïden eine autochthone Bildung von Menschen unmöglich war, erfolgte von Afrika aus und ging durch Spanien, Frankreich, Süd- und Mitteldeutschland nachweisbar bis Mähren. Diese Besiedelung durch die Mammuthjäger erfolgte zur ersten Interglazialzeit, als Europa noch ein kaltes, trockenes, kontinentales Klima hatte. Der Weg vom Pithecanthropus erectus, der sich höchst wahrscheinlich zur Tertiärzeit entwickelte, bis zum bicyclanthropus curvatus war ein sehr weiter, aber in Europa tritt uns der Mensch im Quaternär bereits als typischer, ziemlich hoch entwickelter homo sapiens entgegen.

Diese Ureuropäer waren mittelgross, langschädelig, von dunklem, lockigem Haare, wohl auch mit kräftigem Bartwuchs und dunklem Auge. Infolge des Eintrittes der Eiszeit wich ein Teil zurück nach dem Südwesten Europas, während ein anderer Teil den Unbilden der Eiszeit ausgesetzt blieb. Die erstere Gruppe mit einer Durchschnittsgrösse der Männer von ungefähr 1,65 entwickelte sich zu der eigentlichen Mittelmeerrasse, die sich in 3 grosse Gruppen differenzierte: Ligurier, Hamiten, Semiten. Ausser den Liguriern hat sich in Europa auch ein Rest der Urhamiten in den Basken erhalten, wenn derselbe auch nicht ganz rassenrein geblieben ist.

Die im Bereiche der Eiszeit gebliebene Gruppe, welche viele Tausende von Jahren — mindestens 20 000 bis 50 000 Jahre — dem furchtbaren Klima, mit dem jetzigen Mainthale ungefähr als Mitte, zu trotzen hatte und zwar mit den primitivsten Hilfsmitteln gegen den äusseren Kampf, wurde einer Anpassung und Auslese unterworfen, wie sie die Menschheit an keinem anderen Punkte der Erde ähnlich durchzumachen hatte. Dieser Kampf gegen ein furchtbares, feuchtes, nebeliges Klima mit verhältnismässig nicht sehr kalten Wintern, aber sehr kühlen Sommern musste viele Jahrtausende mit den einfachsten Mitteln geführt werden, so dass diese klimatischen Faktoren den Menschen unmittelbar trafen.

Nur dieses erklärt, dass dieser versprengte Teil des europäischen Urmenschen sich physisch in extremer Weise diesen Verhältnissen anpasste. Die starke Pigmentierung des Südens war überflüssig geworden, und infolgedessen wurde allmälich nicht mehr Pigment entwickelt, als den besonderen Verhältnissen entsprach. In Bezug auf die Pigmentierung verblieb der Organismus mehr kindlich, und so entstanden die weisse Haut, das blonde Haar, das blaue Auge. Die Eiszeit hat nicht, wie Moritz Wagner meinte, den Anthropoïden zum Menschen gemacht: aber sie hat den dunklen Südeuropäer zum hellen Arier umgestaltet, der in dem Kampfe auch physisch grösser und stärker wurde mit einer Durchschnittsgrösse von 1,73 m.

Nicht um eine Entartung, um Verlust der Farbe, um Albinismus, sondern um eine nur mässige Pigmentirung als Anpassung an die besonderen Verhältnisse der Eiszeit handelt es sich. Wenn die jetzigen arktischen Völker — Samojeden, Jakuten, Tungusen in Asien, Lappen in Europa, Eskimos in Amerika — dunkel an Auge und Haar geblieben sind, so erklärt sich dies einfach daraus, dass diese arktischen Klimata mehr kontinentaler Art sind. Ferner wurden die Samojeden und Jakuten wahrscheinlich erst spät nach Norden gedrängt. Die Eskimos wohnten sicher zur Zeit der germanischen Entdeckung Amerikas viel weiter südlich und wurden erst im Laufe unseres Jahrtausends durch die Indianer mehr nach Norden gedrängt. Die Lappen wohnen höchstens 5000 Jahre in Norwegen. Dazu waren alle diese Völker gegen das Aussenklima bereits durch Wohnung und Kleidung viel besser geschützt.

Mit dem Aufhören der Eiszeit zog sich das Hauptjagdtier, das Ren, nach dem Norden, nach Skandinavien, zurück, wohin ihm auch der Arier folgte. Die primitive Steinkultur machte dann in Dänemark einen ca. 1000 jährigen Uebergang durch, den wir in den Kjökkenmöddingern verfolgen können. Dabei wurde allmälich auch die Ernährung unabhängiger vom Ren, und der arische Mensch entwickelte allmälich Fortschritte der Kultur, indem zur Jagd der Fischfang hinzutrat, indem er Haustiere gewann, zuerst den Hund, später das Rind, das Pferd und Schwein, und, nachdem das Klima milder geworden war, indem er Viehzüchter wurde und auch den Ackerbau erfand. Dieser weitere Uebergang zur Kultur des polierten Steines oder zur jüngeren Steinzeit vollzog sich besonders in Süd-Schweden und Süd-Norwegen; seit dieser Zeit sind ca. 5000 Jahre verflossen. Nach Erreichung dieser Kulturstufe fing bei den Ariern die soziale Differenzierung an.

Mitteleuropa, besonders auch Mittel- und Süddeutschland waren nach der Eiszeit in Folge des Abzuges der Arier menschenleer und das Land hatte sich in eine Steppe verwandelt, deren Flora und Fauna sich bis zum Rheine nachweisen lässt. Inzwischen hatte sich aber auch in Asien der rundschädelige dunkle Mensch mit glattem Haar und dürftigem Barte zu den Anfängen der Kultur emporgearbeitet und breitete sich von Asien her nach Europa aus. In die Steppen Europas wanderten nunmehr von Osten her diese asiatischen dunklen Rundschädel ein und zwar in 2 Gruppen:

a) in Nordeuropa die Finnen und Lappen, b) in der Donauebene die Turanier, die bis tief nach Frankreich hineingelangten, während c) in Kleinasien sich die Alarodier ausbreiteten, welche sicher bis nach Griechenland, vielleicht sogar noch weiter westlich bis nach Korsika gelangten.

Bald nach der Eiszeit in der Kultur des polierten Steines fanden sich demnach im Norden, in Skandinavien, die hellen langschädeligen Arier; im Nordosten, in Finnland und Lappland, die kleineren rundschädeligen dunklen Finnen und Lappen; in den Donauländern, in Süddeutschland, Frankreich die rundschädeligen dunklen Turanier; in Spanien, Italien, Griechenland, in Südfrankreich und von da nach dem Rhein und nach England hinüber ausstrahlend die langschädeligen kleinen dunklen Ligurier. Diese 3 Haupttypen sind seit der Eiszeit in den Hauptmerkmalen unverändert geblieben. Die Veränderungen, die wir sicher finden, beziehen sich auf Eigentümlichkeiten, die wir z. T. auch jetzt als Unterscheidungsmerkmale der Kulturvölker gegenüber den Naturvölkern beobachten; so sind die Knochen feiner, das Becken ist sehr schmal; bei den Langschädeln findet man extreme Grade der Dolichocephalie, stärker fliehende Stirn mit starken Augenbrauenbogen, leichte Prognathie, die wir bei den heutigen kultivierten arischen Langschädeln so stark nur äussert selten, aber gelegentlich doch auch jetzt noch finden. Die Veränderungen bewegen sich aber seit der Eiszeit deutlich im Rahmen einer wohl gekennzeichneten Rasse oder Art. Mit der Kultur nehmen bei den langschädeligen Völkern die extremen Grade der Dolichocephalie ebenso ab, wie bei den rundschädeligen Völkern die Extreme der Brachycephalie. Darin sehe ich eine Kulturauslese durch Ausnutzung der individuellen Veränderlichkeit.

Nach ihrer ersten Differenzierung in Skandinavien wandern nunmehr Stämme der Arier über die Ostsee und breiten sich zunächst langsam, später in Gruppen strahlenförmig über Europa aus, wobei sie bald Gegenden treffen, die von anderen Völkern noch nicht besiedelt sind, bald in Gegenden kommen, die bereits von den asiatischen Einwanderern bewohnt waren.

1. Aus den nach Osten wandernden skythisch-sarmatischen Gruppen entwickelt sich a) der Zweig, der über Iran, Persien nach Indien kommt, d. h. die asiatischen Arier. Aus einem andern Teile differenzieren sich später in Russland selbst b) die Slaven.

2. Eine zweite grosse Gruppe umfasst westlich von diesem Zweige die baltischen Stämme, aus diesen gehen hervor: die Litauer,

die Thraker und aus diesen die Pelasger in Griechenland und die Phrygier in Kleinasien; aus den Phrygiern gehen die alten Armenier hervor. Derselben grossen Gruppe gehören die getisch-dakischen Völker an, die die norische Bevölkerung unserer Alpenländer mit umfasst. Demselben Zweige gehören auch an, und zwar den Thrakern näherstehend, die Hellenen und Illyrier, welche letztere sich bis über das östliche Italien ausdehnen.

3. Als dritte Gruppe verlassen die nordische Heimat die keltischen Stämme, welche, die früheren Besiedler vor sich herschiebend, zuerst grosse Teile von Deutschland in Besitz nehmen. Von ihnen stammen auch die Latiner und Umbrier ab.

4. Als letzte Gruppe verlassen die Germanen die arische Urheimat. Sie drängen die Kelten nach Süden und Westen ab, um Deutschland zu besiedeln.

Während diese hellen nordischen Völker bei ihrer südlichen Wanderung im jetzigen Norddeutschland keine fremden Rassen trafen, stiessen sie im Norden mit den Lappen, im Nordosten mit den dunklen Finnen, in Süddeutschland mit den dunklen Turaniern und westlich vom Rhein und in Frankreich mit den dunklen Turaniern und Liguriern zusammen, so dass die Rassenmischungen in Europa bald nach der Eiszeit in der jüngern Steinzeit deutlich nachweisbar sind. Jede einzelne Menschenrasse ist in eine Art Individualität eingeschlossen, aus der sie, wie die Beständigkeit der Typen seit der Eiszeit deutlich beweist, nichts herausbringt als die Mischung. Aus der Mischung der hellen arischen Langschädel mit den dunklen turanischen Rundschädeln sind in alten Zeiten bereits Mischtypen entstanden, die sich immer wieder finden, z. B. der rhäto-sarmatische Rundschädel (slavische Typus), der Dissentistypus und zwei Formen von Mittelschädeln, indem nämlich auch das schmale Gesicht des Ariers sich mit dem breiten des Turaniers austauschte. In Bezug auf die Färbung traten ebenfalls Mischtypen auf, ebenso in Bezug auf die Haar- und Bartbildung.

Ich kann diese Rassenmischungen an dieser Stelle nicht im Einzelnen schildern, sondern sie nur vom Standpunkte der Akklimatisation ins Auge fassen, und da ergiebt sich folgendes.

Die im Norden ausgebildete arische Rasse hat sich nie unbehindert langsam nach dem Süden ausbreiten können, weil sie bei den Südwanderungen schon frühzeitig auf andere und zwar stärker pigmentierte Rassen traf, mit denen sie sich mischte. Die südlichste Grenze für die Erhaltung der Artmerkmale der Arier finden wir in

Kleinasien. Je mehr wir nach Süden kommen, um so reiner finden wir grössere Gruppen der Arier nur noch im Gebirge, z. B. unter den Persern einzelne Stämme der Kurden, die Sphakioten auf Kreta, die ächten Albanesen auf dem Balkan, die Osseten im Kaukasus, die blonden Kabylen im Atlas, die Mozen (Dakier) unter den Rumänen. Einzelne helle Individuen kommen in Folge der Kreuzungen mit den die ganze Welt durchreisenden Ariern überall vor.

Bei der Mischung mit den bereits der stärkeren Insolation besser angepassten dunklen Rassen treten in den Mischungen durch Auslese im Süden die dunkleren Elemente in den Vordergrund. Umgekehrt ist es nach Norden zu, so dass wir unter den Westfinnen im Norden verhältnismässig sehr viele Blonde treffen. In Persien und Iran waren schon im Altertume nur die Adelsgeschlechter rein arisch, und in Indien musste schon bei dem ersten Eindringen sogar der arische Adel dem eingeborenen turanischen Adel (Drawida der Philologen) gleiche Rechte einräumen.

Den tatsächlichen Mischungen gegenüber lässt sich nicht einmal vermutungsweise sagen, ob die Arier als Rasse den wärmeren klimatischen Verhältnissen anpassungsfähig sind und ob sie dabei etwa die Pigmentierung und die übrigen Verhältnisse der Ligurier annehmen würden, mit denen sie ursprünglich einer Art sind. Sicher ist, dass in Spanien, Süditalien und Griechenland die alte ligurische Unterschicht jetzt wieder stärker in den Vordergrund getreten ist, sodass diese Völker eine dunkle langschädlige Hauptmasse haben. Aehnlich ist in Armenien die alte alarodische Schicht herrschend geworden, so dass jetzt die Armenier vorwiegend dunkel und rundschädelig sind.

Kulturell ist festzuhalten, dass hohe Kulturstufen von verschiedenen Menschenrassen und -arten erreicht wurden: hamitische Aegypter alarodische Hethiter, die wahrscheinlich einem mongoloiden Stamme angehörigen Akkader, die akkadisch-semitische Mischkultur der Assyrier und Babylonier, mongolische Chinesen. Alle diese Kulturen wurden jedoch bald stationär, während die arischen Völker auch nach den grössten Rückschlägen immer wieder neue Kulturen zu zeitigen vermochten. In diesem kulturellen Moment liegt es auch begründet, dass die arischen Sprachen überall die arische Rasse überdauerten und auch in den Mischungen herrschend blieben, wenn sie sich dabei auch etwas veränderten.

So ist der Kulturaufschwung Italiens an die keltischen Umbrer und Latiner, an die norischen Etrusker, jener Griechenlands an die baltischen Pelasger und Hellenen geknüpft und mit Aussterben des arischen Elementes auch schrittweise zurückgegangen. Den reinen Mongolen gegenüber sind die arisch-mongolisch gemischten Rassen jetzt das Kulturferment. Auch unter den europäisch-arischen Sprachstämmen erweisen sich stets die reiner arisch gebliebenen germanischen Völker als die Kulturträger. Dieses Moment tritt auch bei den modernen Kolonisationsbestrebungen besonders in den Vordergrund.

Während wir uns also über die möglichen Grenzen der natürlichen Anpassungsfähigkeit der nordischen Arier im Süden schon im Altertume nicht informieren konnten, weil dieselben überall im Süden mit anderen Völkern sich mischen mussten, haben sich die Mongoloiden in Asien nach dem äussersten Norden und Süden ausgebreitet; sie sind jedoch dabei scharf differenzirt worden. Die Samojeden und die Lappen sind in warmen Klimaten nicht besser existenzfähig als Nordarier. Die Chinesen können wie Südeuropäer die warmen Klimate besser vertragen, und die dem Tropenklima angepassten Malayen unterscheiden sich von den Hochmongolen fast ebenso wie die Ligurier von den Ariern.

Die Auffrischung der mongolischen Völker, speziell der Chinesen, ist stets von den kraftvolleren Hochmongolen ausgegangen. Die kräftigsten Stämme der Malayen trifft man ebenso wie bei den tropischen Indianern in den Bergen, die schwächsten in den Niederungen, so dass selbst diese Rassen, die sich langsam ausbreiten konnten, nicht jenes Mass der Anpassung an die Tropen erkennen lassen wie die Neger. welche dem Tropenklima ebenso ideal angepasst erscheinen wie die Arier dem nordischen Klima.

Die jetzigen Verhältnisse haben sich in Europa in Folge der Mischung der langschädeligen Arier mit den rundschädeligen Mongoloiden ausgebildet, wobei jedoch in Folge der individuellen Variabilität eine Kulturauslese erfolgte, welche den Extremen entgegen arbeitete. Nur wo durch Inzucht eine ganz einseitige Auslese erfolgte, finden wir jetzt in Europa und Asien noch beide Extreme. Die Natur- und Kulturauslese hat die Mischung der Haupttypen etwas modifiziert, was im Einzelnen oft schwer zu beurteilen ist. Der Index d. h. das Verhältnis der Länge zur Breite des Schädels auf 100 bezogen war im Durchschnitte: Bei den reinen Ariern der jüngeren Steinzeit 73, durch Mischung der Arier mit den Turaniern in Deutschland zur Zeit der Reihengräber bereits 77, am Schädel gemessen oder auf den Schädel reduziert ist der Index jetzt in Norwegen, wo eine sehr geringe Mischung mit Lappen stattgefunden hat, 74, in Schweden, wo eine stärkere Mischung mit Finnen stattgefunden hat, 76, in Preussen bez. Norddeutschland mit seiner noch mehr ungleichartigen Bevölkerung 78, in Frankreich und Baden 82,5, in Nord-Italien, bei den Magyaren und Tschechen 83, bei den Russen 84,2, bei den Lappen 84,5; in Tirol im Passeyer 85, im Juradepartement in Frankreich 87, in Italien im Distrikte Ivrea 87,5. Von den ursprünglich rein rundschädeligen Mongolen haben jetzt in Asien: Chinesen im Durchschnitt 79, Japaner 79,3, Südchinesen 80,7, Kalmücken 83, Tungusen 83,6, Buräten 84.

Wenn man zur Beurteilung der biologischen Vorgänge summarisch die Indices unter 80 als Langschädel, die über 80 als Rundschädel bezeichnet, so gab es in der jüngeren Steinzeit: in Schweden 90, in Baiern 89, in Russland 84, in Frankreich 81,5; in Süd- und West-Deutschland gegen Ende der Völkerwanderung 70 (Baden) bis 58 % (Baiern), in Böhmen zur Zeit der Markomannen 58 % Langschädel. Jetzt finden wir folgendes Verhältnis: Skandinavier 90, Friesen 69, Deutsche im Durchschnitt 57, Griechen 46, Westfinnen 36, Thüringer 34, Osseten 25, Weissrussen 23, Baiern 17, Badenser 16, Südfranzosen 12, Tiroler 10, Tschechen 4, Nordpolen 54, Südpolen 20 % Langschädel Man kann aus diesen Verhältnissen geradezu den Teil des arischen (und bei den Südfranzosen und Griechen, aber ebenso auch bei den Süditalienern und Spaniern auch des ligurischen) Elementes entnehmen.

In Bezug auf die Färbung genügt wohl folgendes. Reinblonde trifft man: in Norwegen 75, Norddeutschland 40, Polen 35, Mitteldeutschland 30, Ruthenen 24, Süddeutschland und Oesterreich 20, Schweiz 11, Juden in Deutschland 11, Griechenland 5 %.

Reinbrünette: Norwegen 10, Norddeutschland 10, Mitteldeutschland 14, Süddeutschland und Oesterreich 20, Schweiz 26, Belgien 28, Juden in Deutschland 42, Osseten 83 %. Hierzu ist zu bemerken, dass sich das arische blaue Auge sicherer vererbt als das helle Blond, so dass z. B. in Norwegen 75 % blonde, aber 97,25 % blauäugige Bewohner vorhanden sind; in Baden kommen auf 44,2 % blonde Rekruten 63,5 % blauäugige.

Auch hieraus sieht man den Anteil des arischen Elementes, beziehungsweise in Verbindung mit der Rundschädeligkeit den Anteil des turanischen und in Südeuropa des ligurischen Elementes.

Selbst in der Körpergrösse spricht sich der Anteil des arischen Elementes aus. In der jüngeren Steinzeit berechnet sich bei den Ariern die Länge der erwachsenen Männer auf 1,73—1,76 m, bei den Turaniern mit 1,67 m und bei den Liguriern mit 1,65 m. Bei einzelnen kleineren Gruppen, vielleicht nur Sippen, wurden zur Zeit der Völkerwanderung bei den reinen langschädeligen arischen Germanen sehr viel höhere Werte gefunden, so dass wir dieselben als die grössten Menschen bezeichnen müssen, die bis jetzt irgend in der Welt existiert haben. So betrug in Frankengräbern am Niederrhein die Durchschnittsgrösse der Männer 1,93, der Frauen 1,84; in Reihengräbern von Alamannen fand von Hölder für Männer im Durchschnitte 1,86; für die Römer war der Burgunde sprichwörtlich siebenfüssig „Burgundio septipes". Wählt man aus der gleichen Zeit die reinen langschädligen Arier nicht heraus, sondern nimmt den Durchschnitt der Bevölkerung, so treffen wir in denselben Gegenden annähernd die gleichen Masse wie jetzt: z. B. in Oberbayern 1,686 für das 5.—7. Jahrhundert nach Lehmann und Nitsche und 1,68 nach Ranke für die jetzige Bevölkerung.

Wir finden jetzt bei den Rekruten, welche jedoch in Nordeuropa zur Zeit der Messung nie ganz ausgewachsen sind, wie in Süd- und Westeuropa: in Norwegen 1,73 m, in Schottland 1,71 m, in England und Schweden 1,70 m, in Dänemark und Norddeutschland 1,695 m, Deutschland im Durchschnitte 1,68 m, Irländer 1,68 m, Russen 1,67 m, Franzosen 1,66 m, Magyaren 1,63 m, Finnen 1,62 m, Juden 1,60 m, Lappen 1,54 m. Auch dieses entspricht einigermassen dem Anteile des arischen Elementes, welches auch jetzt noch die grössten Menschen stellt. Wir finden jetzt noch Sippen, die den geschilderten Massen entsprechen. Unter dem Hochadel sind z. B. zu nennen die Hohenzollern und Holsteiner. Ein weiteres Beispiel ist die Familie Pritschau vom Niederrhein, wo der Vater 1,94, die Mutter 1,90, die Töchter 1,86 und 1,88, die Söhne 1,92, 1,97, 1,98 und 2,07 haben, während der grösste Patagonier, der bis jetzt gemessen wurde, 1,92 hatte.

Die Durchschnittsgrösse der ausgewachsenen Arier ist bei den holländischen Boeren in Afrika 1,71, in Britisch-Amerika 1,72, in Kentucky 1,76. In Bayern ist die Grösse der Rekruten in dem Isarwinkel 1,70, im Bezirk von Lenggries 1,78. — Die Durchschnittsgrösse der Patagonier beträgt 1,73, die der grössten nordamerikanischen Indianer, der Irokesen, 1,73; ebenso gross sind die Wahuma unter den Sudannegern. Einzelne Kaffernstämme haben 1,71, ebenso grosse Stämme trifft man unter den Hochmongolen. Hiernach stellen die Arier unter günstigen Verhältnissen auch jetzt noch die grössten Menschen und von einer Entartung der Menschen kann in Bezug auf die Grösse gar keine Rede sein.

In diesen Zahlen und Verhältnissen sprechen sich die historischen Auslese- und Anpassungserscheinungen der verschiedenen Menschenrassen in Europa selbst aus. Daraus ergiebt sich auch schon, dass wir die reiner arisch gebliebenen Nordeuropäer der Rasse nach auseinander zu halten haben von den Südeuropäern, die einem wärmeren Klima besser anpasst erscheinen.

Aber in dieser Gestaltung sprechen sich ausser den rein physischen Momenten auch bereits die sozialen Kämpfe aus. Der Kampf der Rassen unter einander war vom Anfang an auch ein sozialer Kampf um die Vorherrschaft. In Europa, aber auch in weiten Teilen von Asien und in den modernen Kolonien in der ganzen Welt erscheint das arische Element als das eigentliche zur Herrschaft berufene. Bei den alten Mischungen der Arier mit Turaniern und Liguriern trat überall zunächst der Arier als der Herr und Kulturträger auf, der mit seinem überlegenen Willen, mit seiner grösseren Energie und höheren Sittlichkeit die ganze Kulturauffassung bestimmte und der dauernd in Europa das Kulturferment blieb, deshalb die fruchtbaren Ebenen in Besitz nahm und die überwundenen Rundschädel in das Gebirge drängte, wo wir jetzt deshalb auch in unseren Alpen in Europa durch Inzucht und Auslese die Extreme der Brachycephalie treffen (s. S. 213).

In diesem sozialen Kampfe ist zunächst bestimmend, dass die Mischlinge oft die schlechteren Eigenschaften ihrer Vorderen zeigen. Sie treten deshalb in ein Sklaven- und Hörigenverhältnis, sie müssen der „ärgeren" Hand folgen, wodurch sich die bessere Rasse gegen die sozialen Folgen der Entartung schützt. Der individuelle Kampf um Ernährung und Fortpflanzung gestaltet sich dadurch zu einem sozialen Kampfe mit sexueller Auslese, der allmälich zu Standesunterschieden und zu Ständegliederungen führt.

Hierin sind in Europa von vornherein und dauernd, in Persien, Iran, Indien vorübergehend, die Arier die hervorragenden, während die anderen Rassen zunächst in Abhängigkeit verfallen. In diesem Sinne kann die Armut, indem sie antisoziale Elemente abstösst, rasse- und volksverbessernd wirken, während das Latifundienwesen im Altertum und der Kapitalismus in der Jetztzeit durch ungehindertes freies Wirken der Kräfte eine antisoziale Armut schafft, indem er die Machtmittel an zu wenige und oft sittlich nicht genügend hochstehende ausliefert. Der hiergegen arbeitende Sozialismus tritt demnach jetzt direkt in den Dienst der Rassenhygiene.

Bei den Mischrassen sind die Klassenkämpfe, von denen wir aus der Geschichte erfahren, stets auch Rassenkämpfe gewesen, wovon wir jedoch nichts erfahren. Im alten Athen und Rom, in Deutschland und Frankreich haben deshalb die Klassenkämpfe oft furchtbare Ausdehnungen angenommen. Wir verstehen aus diesen Rassenverhältnissen heraus auch, und wir können es bis zu einem gewissen Grade auch entschuldigen, dass sich z. B. der ursprünglich arische Hochadel Europas in einer weissen Internationalen zusammenschliesst, wie wir in Mitteleuropa die Solidarität der roten Internationalen daraus etwas verstehen, dass sich diese zum grossen Teil aus den den Ariern ursprünglich rassefremden turanischen Elementen ergänzen. Die Internationalität der letzteren ist nicht vielleicht erst durch jüdische Agitatoren hineingetragen, sondern höchstens ausgenützt worden. Man darf jedoch über all diesen Momenten nicht übersehen, dass die Mischungen in den einzelnen Ländern sich ganz verschieden vollzogen haben, dass sie überall durch den Kulturzusammenhang, den Sprache und Religion bilden, örtlich bestimmt wurden. Auch die Mischvölker müssen in diesen für die Hygiene wichtigen sozialen Beziehungen aus den örtlichen Anpassungen heraus begriffen werden, die schliesslich als „bodenstäte“ Eigentümlichkeiten das schrankenlos Internationale überwinden müssen. In reiner rassigen Ländern, wie Norwegen und China, haben die Klassenkämpfe niemals so schroffe, den Bestand der Staaten sogar bedrohende Formen angenommen, wie in Mittel- und Südeuropa. Die Kenntnis dieser naturwissenschaftlichen Beziehungen ist für das Verständnis der Rassen- und Sozial-Hygiene ebenso unerlässlich wie die Kenntnis des Klimas oder der Seuchenerreger.

Indem die Herren allein die Kämpfe nach aussen zu führen haben, werden sie auch in stärkerem Verhältnisse dahingerafft als die anderen, und so tritt schon deutlich im alten Griechenland und Rom gegen Ende ihrer klassischen Höhe, und seit Karl dem Grossen dort, wo seit der Eiszeit dunklere Elemente sassen, auch in Süddeutschland und Frankreich ein Zurückgehen der hellen arischen Rasse ein und eine Zunahme der dunkleren Elemente. Auch der Katholicismus war dadurch für die Germanen verderblich, dass die Kirche lange Zeit nur Abkömmlinge der alten Edelfreien in die Klöster aufnahm, deren Geschlechter dadurch schneller ausstarben. Aehnlich hat der Lamadienst die Hochmongolen geschwächt.

Um die einmal erhaltene Macht zu erhalten, grenzten sich die früher durch Kampf Ausgelesenen später vielfach kastenartig ab — die Barone in Frankreich, die Dynasten oder Freiherrn in Deutschland, aus denen der Hochadel hervorging. Diese Vorrechte führten zum Aufgeben des Kampfes und damit durch Inzucht zur Entartung, so dass von Zeit zu Zeit Nachschübe aus dem Ministerialadel und den Rittern erforderlich wurden, die ihrerseits z. T. aus alten Freien, z. T. aber auch aus Hörigen hervorgegangen waren.

Mit dieser Verschiebung treten die intelligenteren Elemente des dunkleren Bevölkerungsteiles in höhere Stufen ein und von jetzt an macht sich auch ein anderes Moment bemerkbar, welches früher gewaltsam unterdrückt worden war. Bei den Mischlingen werden nämlich nicht nur die schlechten Eigenschaften gefördert, sondern es treten bei einem kleinen Teile der Mischlinge auch die guten Eigenschaften beider Rassen in verstärktem Masse auf, und dadurch werden sittliche und geistige Leistungen ermöglicht, die über die Masse der einzelnen ursprünglichen Rassenanlagen hinausgehen; dies gilt allerdings nur bei Mischungen wirklicher Kulturrassen.

Dazu kommt, dass mit zunehmender Kultur die erforderlichen Fähigkeiten vielseitiger werden müssen, so dass auch Anlagen Beachtung finden, die unter mehr kriegerischen Zuständen vernachlässigt werden konnten. Schutz der höheren Stände durch Privilegien, die die Kampfauslese aufheben, wirken deshalb jetzt eben so schädlich, wie Vernachlässigung des ganzen Volkes, dessen höhere Schichten sich aus den unteren stets ergänzen müssen. Antisozial wirkt auch der präventive Geschlechtsverkehr der besser Situierten, weil er die kräftigen Familien vorzeitig zum Aussterben bringt und dadurch den für den Einzelnen gesuchten ökonomischen Vortheil für das Volk ganz aufhebt. Diese Momente zusammen haben bewirkt, dass das rein Arische auf dem Kontinente nicht mehr allein entscheidend ist. Allein das kann man sagen, dass die fermentativen Fähigkeiten der arischen Rasse sich dadurch kenntlich machen, dass die europäischen Völker in dem Masse Kulturträger und Herrenvölker waren und sind, als sie arisch waren und sind. Die Ostarier haben in Asien mit Niedergang des arischen Elementes aufgehört, wirkliche Kulturvölker zu sein, seit ihnen keine Ergänzungen aus dem Norden Europas mehr zuwanderten.

Tatsächlich hat sich in Europa die Akklimatisation der Rassen durch Mischung vollzogen.

Die Akklimatisationsfähigkeit einer Rasse ist auch noch von einem anderen Gesichtspunkte aus zu betrachten, nämlich in Bezug auf die Einflüsse des Land- und Stadtlebens. Während die Städte, besonders die modernen Grossstädte, auf kleinstem Raume kolossale Menschenmengen anzuhäufen vermögen, kann der Ackerbau pro Quadratmeile nur etwa 2000 bis 2500 Menschen ernähren, Wüsten- und Steppengebiete aber nur etwa 40 bis 100. Die Grossstadt einerseits, das Landleben des Ackerbauers und Tierzüchters und des Wanderhirten andererseits stellt aber ganz verschiedenartige Anforderungen in körperlicher, sittlicher und geistiger Beziehung.

Indem die Stadt auch körperlich und sittlich minderwertigen Leuten noch Existenzbedingungen ermöglicht, erhält sie viele antisoziale Elemente. Andererseits zieht sie die nach den 3 Richtungen Leistungsfähigsten an. Das Leben auf dem Lande ist ihr gegenüber mehr gleichmässig auslesend und erhaltend, so dass z. B. die militärische Tauglichkeit auf dem Lande eine verhältnismässig höhere ist als in der Stadt. Der preussische Regierungsbezirk Gumbinnen, ein fast rein ländlicher Bezirk, umfasst 15878 km² und stellte in 3 Jahren 1893/94—1895/96 16060 Rekruten oder pro 10000 Einwohner jährlich 67 Das Königreich Sachsen mit seiner starken Industrie umfasst 14993 km² und stellte in derselben Zeit 44058 Rekruten oder pro 10000 Einwohner 39. Das absolute Verhältnis der Industriebezirke ist demnach ein beiweitem günstigeres. Bei Hirten- und Jägervölkern zeigt sich eine ausserordentliche Einförmigkeit der Erscheinung.

Während sich die Grossstädte früher gar nicht selbständig vermehren konnten, ist jetzt infolge der verbesserten hygienischen Verhältnisse eine Vermehrung selbst in den Grossstädten möglich, doch ist der Nachwuchs physisch relativ nicht so leistungsfähig wie der vom Lande. Wie im Altertume Rom und Byzanz so ziehen die jetzigen Grossstädte die leistungsfähigeren und unternehmenderen Elemente vom Lande her an. In einigen, für derartige Untersuchungen geeigneten Städten konnte man nachweisen, dass das arische Element den Städten stärker zuströmt als das turanische. In Karlsruhe hat nach Ammon das Land 12,2 pCt. Langschädel und 38.2 pCt. Rundschädel; von den in die Stadt einwandernden Landbewohner haben 14,9 pCt. Langschädel und 33,3 pCt. Rundschädel; von den eigentlichen Städtern bereits 33,3 pCt. Langschädel und 12,4 pCt. Kurzschädel. Während die Friesen 69 pCt. Langschädel haben, zeigt die Stadt Bremen 75 pCt.; während die Thüringer und Franken ca. 34 pCt. Langschädel haben, hat Frankfurt a. M. 43 pCt. Auch in den Schulen wurde in den höheren Klassen ein Ansteigen der Langschädel bemerkt z. B. in Untersekunda in Karlsruhe 16,7 pCt., in den 3 oberen Klassen 41,1 pCt.

Die höheren Anforderungen des Stadtlebens begünstigen das arische Element und ziehen es infolgedessen an; aber da die Stadtbevölkerung unverhältnismässig schneller verbraucht wird als die Landbevölkerung, so ist auch das moderne Stadtleben in Gegenden mit stark gemischter Bevölkerung für das arische Element gerade so verhängnisvoll wie im Mittelalter die Kriege, Kreuzzüge und die Klöster.

Während sich jetzt die Städte wenigstens zum Teil selbst erhalten können, vermochten sie es früher nur durch Zuzug vom Lande, so dass sich der Charakter der Stadtbevölkerung ganz abhängig vom Lande erwies. So wurden allmälich viele deutsche Städte in slavischen und magyarischen Gegenden ganz natürlich undeutsch. In Deutschland selbst kann man diese Abhängigkeit verfolgen an dem Verhältnisse der Evangelischen zu den Katholiken. So hatte z. B. die ursprünglich reichsunmittelbare protestantische Stadt Kaufbeuren in Baiern im Jahre 1818 ungefähr 3500 rein protestantische Bewohner; jetzt hat dieselbe nur noch 1900 Protestanten und bereits 5400 Katholiken, während der Bezirk 244 Protestanten und 22000 Katholiken zählt. Man sieht somit deutlich, wie das Stadtelement trotz der Grössenzunahme der Stadt allmälich abnimmt und wie der Zuzug vom Lande die Eigentümlichkeit einer Stadt bestimmt. Das Verhältnis von Stadt zu Land zeigt, dass die europäischen Rassen und besonders die arische dem Stadtleben im engeren Sinne des Wortes bis jetzt noch ungenügend angepasst sind.

Demgegenüber erscheinen die Juden infolge des Ghettolebens als eine bereits rein städtische Rasse. Als Kaufleute und Gewerbetreibende haben sie sich ganz an das Binnenklima angepasst, unterstützt durch ihre religiöse Absonderung. Aber sie haben diese Anpassung erreicht, indem sie gleichzeitig ein ausserordentlich hohes Mass von Geisteskrankheiten erwarben. (S. 52). Dass die physische Erscheinung der Juden durch das Stadtleben nicht gerade gewonnen hat, ist hinlänglich bekannt.

Im Gegensatze zu den Juden haben sich die anderen eigentlichen europäischen Rassen stets schonungslos dem Kampfe gegen das Aussenklima ausgesetzt, und zwar sowohl in den Kriegen als auch im Ackerbau, darin ist auch ihre physische Ueberlegenheit begründet. In diesen Verhältnissen lag für die europäischen Rassen zwar kein wirklicher Grund, aber immerhin eine Entschuldigung, dass sie mehr Reizmittel und darunter besonders den Alkohol verwendeten, während die Juden einfacher und nüchterner lebten und dadurch andere Mängel ausglichen.

Bei den Mischungen der europäischen Völker mit den Juden zeigen sich diese grundsätzlichen Unterschiede in der Anpassung noch deutlicher. Es tritt nämlich gerade wie beim Zusammentreffen fremder Rassen eine Herabsetzung der Fruchtbarkeit ein, wie S. 53 genauer dargelegt wurde. Wenn demnach viele Schriftsteller „die Juden“ als eine ausserordentlich anpassungsfähige Rasse schildern, so verkennen sie die ganze soziale, aber auch die anthropologische Stellung der Juden. Die Juden treten in den Kolonien überall nur als Handelstreibende auf und entziehen sich überall dem mörderischen Kampfe gegen das Klima, welchen der eigentliche Kolonist als Ackerbauer zu führen hat. Angepasst kann man jedoch nur jemanden nennen, der seine Rasse ohne Zuzug aus der Heimat vermehrt und allen Lagen eines fremden Klimas gewachsen ist. Ferner wird der Jude immer wegen seines religiösen Zusammenhaltens als Angehöriger einer und derselben Rasse angesprochen. Das ist aber durchaus nicht zutreffend. Die Juden sind in Kleinasien entstanden als eine Mischung von langschädeligen Semiten, langschädeligen Hamiten und rundschädeligen Alarodiern mit einer kleinen Beigabe von langschädeligen Ariern und sind hiernach als eine an das subtropische Gebiet angepasste Mischrasse zu betrachten.

Als die Juden von Kleinasien nach Westen wanderten, blieben sie am Mittelmeere dem wärmeren Klima angepasst. Durch Auslese, zum Teil auch durch Mischung traten dieselben physischen Erscheinungen in den Vordergrund wie bei den anderen Mittelmeervölkern, so dass die südeuropäischen Juden jetzt mehr langschädelig und dunkel sind. Je mehr die Juden jedoch nach dem Norden kamen, umsomehr erhielt sich das rundschädelige Element, so dass die Juden in Polen und in Deutschland zu ungefähr 50 pCt. rein rundschädelig sind. Durch Auslese und Mischung wurde auch das helle Element bei ihnen begünstigt, so dass wir in Deutschland 11 pCt. blonde und in England sogar 22 pCt. blauäugige Juden haben. Man sieht daraus sofort, dass die Juden im Norden und die Juden im Süden Europas in Bezug auf die Rassenmischung und die in dieser liegenden Anpassung ganz verschiedene Erscheinungen sind. Diese anthropologisch-ethnologischen Tatsachen werden aber stets übersehen, wenn man von der Anpassung der Juden spricht. Dass die Anpassung von Südländern an den Norden verhältnissmässig leichter ist als umgekehrt, sieht man auch an den Zigeuern, deren Kinder infolge der scharfen Auslese geradezu als immun gegen Diphtherie erscheinen. Die Italiener und Franzosen haben den Napoleonischen Winterfeldzug in Russland 1812 verhältnissmässig besser überstanden als die Deutschen; die Dalmatiner haben sich bei der österreichischen Nordpolexpedition gut bewährt.

Wir werden jetzt viel leichter die Anpassung der anderen Rassen und deren Grenze verstehen. Beurteilt man die Anpassung an das eigentliche Tropenklima nach der Malaria, so findet man, dass eigentlich nur die Negerrasse vollständig angepasst ist. Selbst die Eingeborenen von Neuguinea zeigen 48 bis selbst 84 pCt. Milztumoren. Auch die Chinesen zeigen ein ähnliches Verhältnis. Die Inder sind als Kulis in Jamaika und Englisch-Honduras ebenso arbeitsfähig wie zu Hause in Indien.

Die Neger haben sich in Brasilien, Jamaika, St. Domingo, in den feuchten Südstaaten von Nordamerika ebenso gut vermehrt wie in ihrer Urheimat Afrika. In den trockenen Tropengebieten ausserhalb Afrikas halten sie sich aber nicht. Die nördliche Grenze für die Neger in Afrika selbst liegt bereits nördlich von der Sahara, so dass in Algier ihre Sterbeziffer die der Geburten übertrifft. In Nordamerika tritt in den Nordstaaten eine Empfindlichkeit gegen Gelbfieber bei den Negern ein wie bei den Weissen, während innerhalb des Tropengürtels die Negerrasse vollständig immun gegen diese Seuche und fast immun gegen Malaria erscheint. Die Neger sind umgekehrt sehr empfänglich für Pocken und leiden ausserhalb ihrer Heimatsgebiete sehr stark an Erkrankungen des Darmes und der Lungen. In den Nordstaaten entarten die Neger physisch, vor allem tritt jedoch eine Zunahme der Geisteskrankheiten ein, so dass man in Virginia bereits 1 Geisteskranken auf 1299, in Maine auf 14 Einwohner zählt. Hiernach ist der Neger jedenfalls sehr vulnerabel im Vergleiche zu dem Arier und die Grenzen seiner Leistungs- und Anpassungsfähigkeit sind viel enger gezogen.

Bei den Europäern müssen wir nach dem früher Ermittelten unterscheiden zwischen den vorwiegend arischen Nordeuropäern und den vorwiegend ligurischen Südeuropäern. Kein Europäer ist in den feuchten Tropen anpassungsfähig, d. h. die Rasse erlischt, weil stets in der dritten bis vierten Generation Unfruchtbarkeit der Frauen eintritt, wie dieses die spanischen Kreolen in Amerika, die Engländer in Indien, die Holländer in Ostindien beweisen. In den feuchten Tropen ist nur durch bessere hygienische Massnahmen eine bessere Erhaltung einzelner Individuen möglich; eine Anpassung, welche mit Arbeitsfähigkeit im Ackerbau einhergeht, ist jedoch ausgeschlossen.

Eine dauernde Erhaltung von Ariern und Liguriern in den feuchten Tropen ist nur auf dem Wege der Mischung möglich. So sind die sogenannten Portugiesen Afrikas den Mulatten ähnliche Mischlinge, aber keine reinen Europäer. Als Eurasier bezeichnet man die Mischlinge von Europäern und Malayen. Durch Mischung der Hottentotten mit den holländischen Boeren ist im Laufe weniger Generationen die sich jetzt selbständig fortpflanzende Mischrasse der Bastards entstanden.

Als Beispiel für den schädlichen Einfluss der feuchten Tropenklimate diene die Sterblichkeit in Französisch-Guyana mit Cayenne, welche 90 pro Mille beträgt, ferner die Sterblichkeit in Veracruz mit 70, am Senegal unter den französischen Truppen bis zu 100 pro Mille. Der günstige Einfluss sanitärer Massnahmen für die Individuen ergiebt sich daraus, dass die Sterblichkeit (pro Mille berechnet) der europäischen Truppen in Englisch-Indien, die in den Jahren 1800 bis 1830 84,6 betrug, in den Jahren 1879 bis 1887 auf 16,3 heruntergegangen war. In Holländisch-Indien betrug die Sterblichkeit der Europäer in den Jahren 1819 bis 1828 170, in den Jahren 1879 bis 1888 33,6 pro Mille. Als Beispiel der Assanierung von Städten seien angeführt: Madras, dessen Sterblichkeit (im Jahre 1887) 40,3 pro Mille, Batavia, dessen Sterblichkeit (in den Jahren 1879 bis 1888) 30,6 pro Mille, Kalkutta, dessen Sterblichkeit (im Jahre 1888) 29,6 pro Mille betrug.

In den feuchten Tropen halten und vermehren sich die Europäer, besonders allerdings die Süd-Europäer, eigentlich nur in den Höhen und auf einzelnen Inseln, deren Klima durch regelmässige Winde begünstigt ist. Hierher gehören z. B. St. Helena, die Kap Verde-Inseln, Barbados, Bourbon, wo sich aus den ärmeren französischen Besiedlern die petit-blancs genannten Ackerbauer seit 200 Jahren erhalten haben. Die Vermehrung der spanischen Bevölkerung auf Kuba und Portorico, aber auch auf vielen anderen Inseln ist nicht unzweideutig zu verwerten, weil eine starke Mischung mit Negern gleichzeitig stattgefunden hat, und die Mulatten sind erfahrungsgemäss widerstandsfähiger als die Europäer. Die Insel Mauritius, die früher ebenso günstig war, erfuhr seit dem Jahre 1866 durch das Auftreten der Malaria eine Verschlechterung, und die Sterblichkeit stieg in dem Jahre 1867 sogar über 110 p. M.

Auf der westindischen Insel Tuaga, nordwestlich von Haïti, leben Familien, deren Vorfahren im Jahre 1665 eingewandert waren. Günstig gestalten sich auch die Nilagiri-Hills in Indien, das Hochland von Abyssinien, Bolivia und Peru, wo 6 Familien gefunden wurden, die sich 200 Jahre unvermischt fortgepflanzt hatten. Die Stadt Mexiko (2270 m hoch über dem Meere) besitzt eine Sterblichkeit von 40 p. M., so dass sie Vera-Cruz gegenüber wie ein Sanatorium erscheint.

Eine wirkliche Akklimatisation der Süd-Europäer, Spanier und Portugiesen und in neuerer Zeit auch der Italiener hat in den tropischen Gebieten Süd-Amerikas stattgefunden. In Aegypten vermehren sich von Europäern nur die Italiener und Levantiner, ausserdem von Fremden auch noch die Juden.

Eine wirkliche Akklimatisation von Nord-Europäern mit vorwiegend germanischer Grundlage hat in den Tropen nur in Australien stattgefunden, nämlich in Queensland. Die südlichen Gebiete von Australien, in denen sich die Engländer und die Deutschen vermehrt haben, gehören ausgesprochener Weise den Subtropen an. In subtropischen Gebieten haben sich die Boeren in Südafrika in ausgezeichneter Weise akklimatisiert und sich zum Teil auch bis in die Tropen ausgedehnt. In Algier betrug die Sterblichkeit von den Jahren 1830 bis 1856 43—100 p. M., während die Zahl der Geburten sich etwa nur auf 40 p. M. stellte. In den letzten Dezennien jedoch überwiegen die Geburten, und die Franzosen und die Deutschen scheinen sich somit dort jetzt angepasst zu haben. In den feuchten Subtropen haben sich die Deutschen in Rio Grando do Sul in Brasilien stark vermehrt. Ein Versuch, Juden als Ackerbauer in Argentinien anzusiedeln, ist kläglich verunglückt wie alle anderen derartigen Experimente. In den eigentlichen Tropen ist in Deutsch-Ostafrika im Gebirge ein grösserer Distrikt ermittelt worden, der für deutsche Ackerbauer und Kolonisten sich zu eignen scheint.

Der dauernden wirklichen Besiedelung der feuchten Tropen durch Europäer sind sehr enge Grenzen gezogen. Die Mischung mit einheimischen Frauen ist unbedingt notwendig, um wirklich dauernd dort Fuss zu fassen. Doch fällt dabei wieder der Umstand erschwerend ins Gewicht, dass diese Mischlinge vorwiegend die schlechteren Eigenschaften beider Rassen zur Geltung bringen und somit für die Arbeit vielfach verloren sind. Im Laufe der Zeit dürfte sich hierin jedoch eine Besserung anbahnen.

Aber immerhin wird es eine grössere Anzahl Europäer geben, welche das Klima besser vertragen und diese müssen bei den Kolonisationsbestrebungen durch hygienische Massnahmen geschützt werden, um die Herrschaft der Europäer in den Kolonien zu sichern. Der Stand der Assanierung in einigen Städten ist oben dargelegt worden.

Hauptsächlich wird der Kampf gegen die einheimischen Seuchen zu führen sein. Der Kampf gegen die Malaria ist bis jetzt durch Assanierungsmassnahmen noch wenig gefördert worden, wohl aber gegen andere Seuchen, so dass die Europäer in Indien und Ostasien viel weniger an Cholera und an Pest zu leiden haben als die einheimische Bevölkerung. Das Einzelwesen muss sich mehr von schweren körperlichen Arbeiten fernhalten und vielmehr die Aufsicht führen. Das Kostmass muss sich durchaus nach den geforderten Anstrengungen richten. Notwendig ist vor allem die Vermeidung von Ausschreitungen jeder Art, ferner die möglichste Gewöhnung an Flüssigkeitsenthaltung, also eine Art Training. Die Anpassung ist derart zu fördern, dass in den kühleren Tagesstunden leichte körperliche Sports und Spiele im Freien regelmässig vorgenommen werden. Ferner ist ausgiebige Ruhe, besonders auch Verweilen in geschlossenen Räumen während der Mittagszeit unumgänglich notwendig.

Als Getränk ist reines Wasser vorzuziehen, beziehungsweise mit Fruchtsäften versetztes. Wo das Wasser unsicher ist, sollten Aufgüsse von Thee oder allenfalls von Kaffee in Verwendung treten. Alkohol muss möglichst ganz vermieden werden. Die Ausschreitungen im Genusse von Alkohol, wie sie die Engländer, Holländer und leider auch die Deutschen begehen, sind sehr verderblich und deren Folgen als „Tropenkoller“ bereits übel berüchtigt. Die Kleidung muss leicht sein, von Flanell oder Seide. Als Unterkleidung empfiehlt sich je nach den Verhältnissen Flanell, Wolletrikot, oder für die meisten am passendsten Baumwolletrikot. Bei Expeditionen muss sich die Oberkleidung selbstverständlich nach dem Zwecke richten; bei Reisen ist das Schlafen auf der blossen Erde dringend zu widerraten.

Wenn möglich sollten Europäer, die in den Tropenklimaten wohnen, zeitweilig höhere Orte aufsuchen, wie dieses in Indien überall gebräuchlich ist, oder eine Reise nach Europa machen. Kinder sollten wenigstens jahrelang in gemässigten Zonen, z. B. in Europa erzogen werden.

Beim Hausbau soll ein Platz auf felsiger Anhöhe oder unmittelbar am Meere gewählt werden, um das Haus gegen Malaria zu schützen und den Winden und damit einer besseren Kühlung auszusetzen. Die Umgebung des Hauses ist in Sand oder Rasenplatz zu verwandeln. Im Falle ein feuchtes Terrain gewählt werden muss, muss ein Rost von Pfählen als Grundlage dienen, also eine zeitgemässe Nachahmung des Pfahlbaues eintreten. Man findet übrigens bei den Eingeborenen in den Tropen den Pfahlbau auf dem Lande viel häufiger als den Pfahlbau auf dem Wasser, was sicher als eine Schutzmassregel gegen äussere Feinde ebensogut dient wie gegen die Malaria. Die Richtung des Hauses sollte sein, dass die Längsseiten nach Norden und Süden gekehrt sind. Das Dach soll soweit die Seiten des Hauses überragen, dass sie gegen direkte Bestrahlung geschützt sind. Bei Berücksichtigung dieser Verhältnisse hat sich tatsächlich der Gesundheitszustand der Europäer in den Tropen gegen früher wesentlich gebessert.

Litteratur.

O. Ammon, Die natürliche Auslese beim Menschen. 1893.
F. Hueppe, Zur Rassen- und Sozialhygiene der Griechen. 1897.
K. Penka, Die Herkunft der Arier. 1886.
J. Ranke, Der Mensch. 2. Aufl. 1894.
Schellong, Akklimatisation und Tropenhygiene. 1894.
B. J. Stokvis, Ueber vergleichende Rassenpathologie. 1890.
L. Wilser, Die Herkunft der Deutschen. 1885.

VI. Abschnitt.

Die allgemeinen Kampfmittel von Individuen und Gruppen gleichartiger Individuen.

1. Nahrungsstoffe und Nahrungsmittel.

Wir geniessen die zum Ersatze unserer Körperbestandteile, zur Ausübung der Muskeltätigkeit und zur Wärmebildung dienenden Nahrungstoffe in Form von Nahrungsmitteln, die seit Urzeiten in den verschiedenen Klimaten ganz verschiedenartig geboten, nach rohen Erfahrungen angewendet und allmälich kulinarisch verfeinert wurden. Die älteste Beobachtung, dass scheinbar ganz verschiedene Nahrungsmittel, wie Fleisch und Getreide, zur Nahrung gleich geeignet sind. wurde der Ausgangspunkt der wissenschaftlichen Forschung. Hippokrates nahm an, dass in allen Nahrungsmitteln ein und derselbe assimilierbare Körper als Nahrungstoff vorhanden ist, den er „Aliment“ nannte. Paracelsus nannte diesen hypothetischen Körper „Essenz“, die Iatrochemiker den „gährungsfähigen Schleim“, Dionys Papin das „Extrakt“. Beccari und Haller sprachen zuerst die Vermutung aus, dass den verschiedenen Bestandteilen der Nahrungsmittel, wie Oel und Zucker, auch ein verschiedener Wert bei der Ernährung zukomme: und Prout unterschied von der Milch als Idealnahrungsmittel ausgehend in allen Nahrungsmitteln chemische Gruppen, nämlich: albuminosa, oleosa, saccharina und salina. Lavoisier und noch genauer Magendie machten darauf aufmerksam, dass die einen Körper stickstoffhaltig, die anderen stickstofffrei sind, und Magendie hielt die Nahrungsmittel geradezu für nahrhaft im Verhältnisse ihres Gehaltes an Stickstoffsubstanz.

Mulder und Liebig zeigten, dass nicht der Stickstoffgehalt an sich von Bedeutung ist, sondern dass er nur insofern in Betracht kommt, als die pflanzlichen und tierischen Stoffe Eiweiss als Grundlage enthalten. Liebig fand weiter, dass sich Fette und Kohlenhydrate ersetzen können. Er teilte die Nahrungsstoffe in „stickstoffhaltige, organbildende oder plastische" ein, die den Eiweisskörpern entsprechen, und in „stickstofffreie, respiratorische", zu denen die Fette und Kohlenhydrate gehören. An der Wärmeproduktion sollen sich die respiratorischen in dem Masse beteiligen, als sie Sauerstoff aufnehmen können, und in diesem Verhältnisse sollen sich Fette und Kohlehydrate ersetzen. Für Liebig sind die Albuminate die Kraftbildner, und der Harnstoff soll als Massstab für die Energieumsetzungen dienen.

J. R. Mayer, der Entdecker des Gesetzes von der Erhaltung der Energie, fand in dem von ihm 1842 ermittelten mechanischen Wärmeäquivalente eine noch genauere Möglichkeit schon 1845 die Beziehungen der verschiedenen Nahrungsstoffe zu einander festzustellen und zwar nach einer Richtung, die man vielfach als neueren Datums darstellt. Hiernach sind die Stoffe in dem Masse Nahrungstoffe, als bei ihrer Assimilierung Spannkraft oder potentielle Energie in lebendige Kraft oder kinetische Energie übergeht, so dass eine Trennung in Wärme und Kraft liefernde Stoffe unzulässig ist. Mayer trat deshalb auch zuerst der Ueberschätzung der Albuminate entgegen und lehrte, dass die Quelle der Wärme und Muskelkraft besonders in der Verbrennung der kohlenstoffhaltigen Nahrungstoffe zu suchen ist, dass also die Kohlensäure der richtige Massstab zur Beurteilung ist. Später ermittelten Smith, Fick und Wislicenus genauer, dass bei Muskeltätigkeit die Harnstoffbildung nicht vermehrt wird, dass die Eiweisssubstanz nicht angegriffen wird, dass aber die Kohlensäureausscheidung zunimmt.

So grundlegend diese Ermittlungen sind, so bedürfen sie doch einiger Einschränkungen. Wir müssen z. B. neben dem Oxydationsvorgange, welcher die frühere Vorstellung zu einseitig beherrschte, den eigentlichen zellularen Stoffwechsel, der zu einer Spaltung der komplexen Molekel führt und somit ebenfalls Spannkraft in lebendige Kraft überführt, mehr beachten. Wie weit neben der Kohlensäurebildung eine Vermehrung der stickstoffhaltigen Bestandteile als Massstab für die Energie der Wärme- und Kraftproduktion in Betracht kommt, hängt von der besonderen Ernährungweise ab. Ausser dem energetischen Momente ist aber auch der Aufbau und die Erhaltung der Arbeitsmaschine in Betracht zu ziehen, und bei dieser kommen

15*

ausser der Umsetzung der stickstoffhaltigen und kohlenstoffhaltigen Gruppen auch noch andere Körper in Betracht.

Die Nahrungsstoffe haben die weitere Aufgabe: 1. den Aufbau und die Erhaltung der Organe zu sichern; 2. die Zufuhr und Auslösung von Spannkräften zur Energieerhaltung, zur Bildung von Wärme und mechanischer Arbeit zu ermöglichen. In diesem weiteren Sinne sind alle Stoffe Nahrungsstoffe, welche potentielle Energie enthalten, die der Organismus für seine Wärme- und Kraftproduktion frei machen kann oder welche diese Auslösung ermöglichen. Nahrungsstoffe sind aber auch solche Stoffe, die zum normalen Aufbau der Organe notwendig sind, auch wenn sie sich direkt nicht an der Energieerzeugung beteiligen.

Hiernach sind

A. Nahrungsstoffe:

I. Sauerstoff, der deshalb auch mit vollem Rechte Pabulum vitae, Lebensspeise genannt wird (näheres siehe Seite 146);

II. Wasser, weil alle Wirkungen im Organismus nur bei ganz bestimmter Konzentration der Lösungen oder Quellungen vor sich gehen (siehe Seite 107);

III. die Salze, weil diese für den Bestand der Gewebe unerlässlich sind, und weil sie zu den Besonderheiten der einzelnen Organe wesentlich mit beitragen;

IV. die Fette und die Kohlenhydrate, weil sie durch Ueberführung in Kohlensäure und Wasser sich an der Wärmebildung und mechanischen Arbeit beteiligen;

V. die Eiweisskörper, weil sie durch Spaltung, Lösung von Polymerien, Hydratation und Oxydation an der Wärme- und Kraftbildung sich beteiligen, und weil sie zum Ersatze des verbrauchten Eiweisses unerlässlich sind, und weil sie zum Organaufbaue durch keine der ersten Gruppen ersetzt werden können.

I. Sauerstoff (siehe Seite 146).

II. Wasser.

Der durchschnittliche Gehalt des Körpers an Wasser beträgt gegen 60 pCt., z. B. Zahnschmelz 0,2 pCt., Knochen 22 pCt., Nieren 82,7 pCt. Das Wasser wird als Bestandteil der Nahrung (siehe die folgenden Tabellen) und als Getränk aufgenommen und enthält in letzterer Form stets eine mehr oder weniger grosse Anzahl von Salzen in Lösung.

III. Anorganische Nahrungsmittel.

Für die Ernährung scheinen die Salze von grosser Bedeutung zu sein, wenn man beobachtet, dass in Gegenden mit hartem Wasser Zahnfäulnis viel seltener ist als in Gegenden mit weichem Wasser. Auch die Erfahrungen der Medizin mit der künstlichen Verabreichung von Eisen an Bleichsüchtige sprechen dafür, dass die Zufuhr anorganischer Salze wichtig ist. Im allgemeinen lässt sich aber doch sagen, dass die für den Aufbau des Körpers und für die Erhaltung desselben nötigen Salze sich in den Nahrungsmitteln in genügender Menge und in günstiger Zusammensetzung vorfinden. Die Salze sind in den Nahrungsmitteln zum Teil an organische Körper salzartig gebunden und in dieser Form viel aufnahmsfähiger als in rein anorganischer Form.

Bei der Ernährung der Pflanzen hat man die Beobachtung gemacht, dass die Ausnutzung von Salzgemischen sich nach den in minimo vorhandenen Salzen richtet, so dass man also nicht ein Salz beliebig steigern kann, ohne auf die anderen Salze Rücksicht zu nehmen. Auch bei der Ernährung des Menschen machen sich derartige Momente bisweilen bemerkbar, wie man bei der Aufnahme von Kuhmilch durch Säuglinge wahrnehmen kann. Auch die Ausnützung des Eisens scheint bisweilen von diesem Momente bestimmt zu sein.

Kommt bei der Milchernährung besonders das Verhältnis des Kalkes in Betracht, so erscheint für den Erwachsenen besonders das Verhältnis von Kali- und Natronsalzen wichtig zu sein. Jäger-, Fischer- und Nomadenvölker, welche von Fleisch leben, aber dabei das Blut stets mitverwerten und dasselbe oft geradezu wie Fleischfresser trinken, haben kein Bedürfnis nach Kochsalz. Infolge unserer kulinarischen Gewohnheiten entbluten wir das Fleisch und bedürfen infolgedessen der Kochsalzzufuhr ebenso wie die von Pflanzenstoffen lebenden Völker. Die Pflanzennahrung enthält fast immer entweder überhaupt zu wenig Natronsalze oder doch zu wenig Natrium im Verhältnisse zum Kalium. Infolge dessen wird dem Organismus durch das Kali zu viel Natriumchlorid entzogen durch Umsetzung mit Natriumphosphat, indem sich Kaliumphosphat und Natriumchlorid bildet, welch letzteres zur Ausscheidung kommt. Von den vegetabilischen Nahrungsmitteln nähert sich der Reis den Verhältnissen der animalischen Nahrungsmittel etwas mehr, so dass die Reis essenden

Völker allenfalls Kochsalzzusatz entbehren können. Aber auch für diesen Fall haben malayische Volksstämme der Sundainseln das Sprichwort, dass Reis ohne Kochsalz ein ebenso geringer Genuss sei, wie ein Beischlaf ohne Reizring. In Ekuador unterscheidet man die heidnischen Nichtsalzesser (das ursprüngliche) von den christlichen Salzessern.

Infolge dieser Verhältnisse ist das Kochsalz das einzige anorganische Nahrungsmittel, welches eine grosse nationalökonomische Bedeutung hat; um den Besitz von Salzquellen haben sich schon in den ältesten Zeiten die Völker bekämpft und auch heutzutage bildet das Kochsalz einen unentbehrlichen Handelsartikel für viele Völker und wird von den Regierungen der Kulturstaaten vielfach monopolisiert.

Den prozentischen Gehalt der Asche der wichtigsten Nahrungsmittel ergiebt folgende Tabelle:

	Natron	Kali	Kalk	Magnesia	Eisenoxyd.	Phosphorsäure	Schwefelsäure	Chlor	Kieselsäure
Ochsenblut	44,99	7,61	1,08	0,60	9,38	5,25	3,05	34,38	—
Schweineblut	30,54	20,38	1,55	1,09	9,30	12,52	1,54	27,57	—
Fleischextrakt	12,74	42,26	0,62	3,15	0,28	30,59	2,03	9,63	0,81
Fleisch	10,14	37,04	2,42	3,23	0,44	41,20	0,98	4,66	0,69
Frauenmilch	9,16	33,78	16,64	2,16	0,25	22,74	1,89	18,38	—
Kuhmilch	6,05	24,06	23,17	2,63	0,44	27,98	1,26	13,45	—
Spinat	35,29	16,56	11,87	6,38	3,35	10,25	6,87	6,29	4,52
Frische Aepfel	26,09	35,68	4,08	8,75	1,40	13,59	6,09	—	4,32
Weisskraut	12,10	22,14	27,88	4,44	0,10	3,88	15,31	13,65	0,50
Kopfsalat	7,54	37,63	14,68	6,19	5,31	9,19	3,76	7,65	8,14
Reis	5,50	21,73	3,24	11,20	1,23	53,68	0,62	0,10	2,74
Kartoffeln	2,62	60,37	2,57	4,69	1,18	17,33	6,49	3,11	2,13
Winterweizen	2,25	31,16	3,34	11,97	1,31	46,98	0,37	0,22	2,11
Erbsen	0,96	41,79	4,99	7,96	0,86	36,43	3,49	1,54	0,86

Aus diesen Analysen ersieht man, wie bei unserer Ernährungsweise besonders mit Rücksicht auf die Veränderung durch Zubereitung der Nahrungsmittel die Zufuhr von genügenden Mengen von Gemüse und Obst geradezu unerlässlich ist. Dieselben sind nicht nur Reizmittel, sondern auch geradezu eine Korrektur gegen die Kochsünden einer einseitigen Ernährung mit entblutetem Fleische, weil durch das Auskochen und zu scharfe Braten einerseits die natürliche Salzmenge herabgesetzt und das Verhältnis der Salzarten zu einander geändert wird, und weil andererseits zur Berichtigung dieses Uebelstandes absichtlich zu viel Kochsalz hinzugefügt wird; durch letzteren Umstand werden wir auch gezwungen, zum Ausspülen des Kochsalzes zu viel Wasser aufzunehmen im Gegensatze zu den sich ausschliesslich von Fleischkost Nährenden, die wenig Flüssigkeit aufzunehmen nötig haben. Aber auch die vegetabilischen Nahrungsmittel werden durch das Kochen meist zu stark ausgelaugt, wodurch ihr absoluter Salzgehalt herabgesetzt und auch das Verhältnis der Salze zueinander ungünstig geändert wird, so dass auch bei diesen eine Zufuhr von Kochsalz notwendig ist. Die Kochsalzzufuhr beim Genusse von Vegetabilien nötigt ebenfalls zu stärkerem Trinken und dieses ist häufig von schädlichem Einflusse auf die Nieren, sowie es auch das spezifische Gewicht des Körpers herabsetzt (pastöses, gedunsenes, aufgeschwemmtes Aussehen).

Wo Kochsalz schwer zu bekommen ist, werden auch andere Mineralien, z. B. Verwitterungsprodukte vulkanischer Aschen in Guatemala als „weisse Süssigkeit" oder „weisses Gewürz" benützt.

Wesentlich anders zu beurteilen ist jedoch die Geophagie, das Erdessen. In Europa ist es in Makedonien, Sardinien, Spanien und Portugal vereinzelt beobachtet worden. Mehr verbreitet ist es bei den Guinea-Negern, in Persien, Bengalen, am meisten findet es sich bei den Eingeborenen Zentral- und Süd-Amerikas. Meist handelt es sich um magnesium- oder eisenhaltigen, oft aber auch um ganz reinen Thon, während in Neu-Guinea ein grünlicher Speckstein verwertet wird. Die Erde wird teils roh genossen, teils werden Thonkugeln oder wie bei den Bakaïri Thonfiguren nach Art unserer Lebkuchen geräuchert, von denen das Material abgeschabt wird. Da die Hauptgebiete des Erdessens tropische Malariagebiete sind, in welchen nur selten ein wirklicher Mangel an Nahrungsmitteln die Ursache dieser Sitte ist, so scheint das Erdessen vielfach so beurteilt werden zu müssen wie die krankhaften Gelüste der hysterischen und Bleichsüchtigen nach Schiefer, Kreide u. s. w. Vielfach wurde auch beobachtet, dass die Erdesser an Malariaanämie erkrankt waren. Vielleicht liegt in diesem Umstande die Ursache dieser Unsitte. Einmal zur Gewohnheit geworden, wirkt das Erdessen ausserordentlich nachteilig und führt in der Folgezeit zur Abmagerung.

IV Organische Nahrungsmittel.

1. Kohlenhydrate.

Unter Kohlenhydraten versteht man Verbindungen, welche 6 oder ein Multiplum von 6 Kohlenstoff-Atomen, und Wasserstoff- und Sauerstoff in dem Verhältnisse von 2 : 1, wie im Wasser enthalten. Nachdem O. Löw die erste Synthese eines Zuckers, der Formose, gelungen war, hat E. Fischer die Konstitution der Kohlenhydrate festgestellt und künstlich auch Zuckerarten mit 3, 4, 5, 6, 7, 8, 9 Kohlenstoff-Atomen dargestellt, die man Triosen, Tetrosen, Pentosen u. s. w. nennt.

Infolge dieser Kenntnis der Konstitution wissen wir jetzt, dass z. B. der Mannit ein sechswertiger Alkohol ist = $C_6H_8(OH)_6$, dass Quercit (seine Verbrennungswärme pro gr beträgt 4293,6 cal.) und der nicht vergärbare Inosit oder Phaseomannit s. Nucit (dessen Wärmewert 3679,6 cal. beträgt) Hexahydropentoxybenzol von der Formel $C_6H(OH)_5H_6$ oder wahrscheinlicher Hexahydroxybenzol $C_6(OH)_6H_6$ sind. Inosit kommt vor im Muskelfleisch, Lunge, Leber, Milz, Nieren, Gehirn; aber auch in grünen Bohnen, Linsen und Nussblättern und im Traubensafte findet er sich.

Durch die Ermittelung der Konstitution ist auch das Verständnis für den Energiegehalt der Kohlenhydrate gefördert worden; wir bezeichnen den Wärmewert für 1 g = cal. oder Klein-Calorie, für 1000 g = Cal. oder Gross-Calorie. Die Verbrennung von 1 g Kohlenstoff liefert 8080, von 1 g Wasserstoff 34460 cal.

Man versteht jetzt unter Kohlenhydraten Verbindungen alkoholischer Hydroxylgruppen mit der Aldehydgruppe HCO oder mit der Ketongruppe CO und nennt die Verbindungen der ersten Art Aldosen, die der letzteren Art Ketosen. So ist z. B. der Traubenzucker eine Aldose $CH_2OH\,(CHOH)_4\,HCO$, während der Fruchtzucker eine Ketose ist $CH_2OH\,(CHOH)_3\,CO\,CH_2OH$. Infolge dieses Aufbaues ist der Energiegehalt auch bei gleicher empirischer Zusammensetzung ein verschiedener je nach der festeren oder lockeren Verankerung der Atome und Atomgruppen, wie besonders Strohmann direkt ermittelt hat. Daraus erklärt sich aber auch, dass die einzelnen Zuckerarten verschiedenen Gärungserregern gegenüber sich sehr verschieden verhalten. Meist prüft man diese „Gärungsfähigkeit" einfach mit Bierhefe, so dass z. B. die Aldose Traubenzucker einen grösseren Energiegehalt hat und leichter vergärt als die Aldose Galaktose, so dass die Ketose Fruchtzucker einen grösseren Energiegehalt hat als die Ketose Sorbose, welch ersterer Zucker leicht vergärbar ist, letzterer jedoch nicht. Dieses vorausgesetzt, dürfte die folgende kurze Gruppierung für praktische Zwecke genügen.

A. Gruppe des Traubenzuckers (Glykosen, Monosaccharide, $C_6H_{12}O_6$).

a) Traubenzucker (Glykose, Dextrose, Stärkezucker, Kartoffelzucker, Harnzucker) ist eine Aldose und gärungsfähig, Wärmewert wasserfrei 3742,6 cal. Er ist im Pflanzenreiche sehr verbreitet meist neben Fruchtzucker und Rohrzucker. Traubensaft enthält 10—30 pCt., Aepfel und Birnen 7—10 pCt., Pfirsiche 1—2 pCt. dieses Zuckers. Er kommt bei der Zuckerharnruhr auch im Harne vor. Er geht durch viele Hefen in alkoholische Gärung über: $C_6H_{12}O_6 = 2\ C_2H_5OH + 2\ CO_2$; durch Bakterien in Milchsäure- und Buttersäuregärung über:

$$\underset{\text{Dextrose}}{C_6H_{12}O_6} = 2\ \underset{\text{Milchsäure}}{C_3H_6O_3} \text{ und weiter } = \underset{\text{Buttersäure.}}{C_4H_8O_2} + 2\ CO_2 + 2\ H_2$$

Die schleimige Gärung bildet aus Zucker Mannit $C_6H_8(OH)_6$ und Gummi $C_6H_{10}O_5$.

b) Galaktose (Cerebrose) ist ebenfalls eine Aldose und entsteht neben der Dextrose aus Milchzucker; gärt nicht mit Bier-Hefe: Wärmewert 3721,5 cal.

c) Fruchtzucker (Fruktose, Lävulose) ist eine Ketose und kommt neben Dextrose und Rohrzucker in Früchten vor; er bildet mit Dextrose den Invertzucker, der sich im Honig findet. Lävulose ist gärungsfähig, und ihr Wärmewert beträgt 3755 cal.

d) Sorbose (Sorbinose, Sorbin) ist eine Ketose; sie bildet sich bei der Gärung des Vogelbeersaftes (Sorbus aucuparia); sie ist nicht gärungsfähig; ihr Wärmewert beträgt 3714,5 cal.

B. Gruppe des Rohrzuckers (Saccharosen, Disaccharate).

Man unterscheidet zwei Gruppen: Die eine mit der Formel $C_{12}H_{22}O_{11}$ = Hexobiosen oder Biosen; die andere mit der Formel $C_{18}H_{32}O_{16}$ = Hexotriosen oder Triosen. Zur ersten Gruppe gehören: Rohrzucker, Milchzucker, Maltose; zur zweiten: Raffinose oder Melitose, deren Wärmewert 4020,8 cal beträgt.

a) Rohrzucker (Rübenzucker, Saccharose, Saccharobiose). Während in den Früchten hauptsächlich Glykosen vorkommen, findet sich im Stamme der Pflanzen meist Rohrzucker. Er kommt im

Pflanzenreiche sehr verbreitet vor. So findet er sich im Zuckerrohr (Saccharum officinarum) bis zu 20 pCt., in den Stengeln der Zuckerhirse bis 15 pCt., des Mais bis 9 pCt.; in der Zuckerrübe (Beta vulgaris) bis zu 15 pCt., in Moorrüben oder Möhren bis 8 pCt. vor. Auch im Safte des Zuckerahorns in Nordamerika, der Birke (Birkenwein im Harz), von einigen Palmen, ferner in vielen Früchten, z. B. in Ananas, echten Kastanien, Bananen findet er sich. Häufiger, aber in geringeren Mengen, kommt er neben Trauben- und Fruchtzucker im Honig, in vielen Obstarten, in Erdbeeren, Himbeeren vor. Sein Wärmewert beträgt 3955,2 cal. Er ist nicht direkt gärungsfähig, sondern muss invertiert oder hydrolytisch gespalten werden durch verdünnte Säuren oder durch Invertin s. Diastase:

$$\underset{\text{Rohr- oder Milchzucker.}}{C_{12}H_{22}O_{11}} + H_2O = \underset{\text{Traubenzucker.}}{C_6H_{12}O_6} + \underset{\text{Fruchtzucker oder Galaktose.}}{C_6H_{12}O_6}$$

b) Milchzucker (Laktose, Laktobiose, Saccharum lactis) findet sich in der Milch der Säugetiere, im Harn der Wöchnerinnen, in der Amnionflüssigkeit der Kühe. Er ist nicht direkt gärungsfähig durch die meisten Hefen; doch vermögen nach Duclaux, Grotenfelt, Adametz bestimmte Hefen ihn auch direkt in Aethylalkohol überzuführen ohne vorausgegangene hydrolytische Spaltung. Durch verdünnte Säuren wird er beim Kochen analog wie Rohrzucker in Traubenzucker und Galaktose hydrolytisch gespalten. Durch gewisse Spaltpilze geht er, und zwar sehr leicht, in Milchsäure über. Sein Wärmewert beträgt 3951,5 cal.

c) Maltose (Maltobiose, Ptyalose, Malzzucker) entsteht durch Verzuckerung der Stärke mit Malzdiastase und zwar soll nach Musculus und Gruber nicht ein fortschreitendes Umwandeln des ganzen Stärkemolekels in Dextrin, dann Maltose erfolgen, sondern eine sofortige Spaltung in verschiedene Gruppen stattfinden, von denen einige als Dextrin, andere durch H_2O-Addition als Maltose (und bei Säuren weiter als Dextrose) erscheinen.

$$\underset{\text{Stärke}}{3\,C_6H_{10}O_5} + H_2O = \underset{\text{Maltose}}{C_{12}H_{22}O_{11}} + \underset{\text{Dextrin}}{C_6H_{10}O_5}.$$

Die Maltose ist direkt durch Bierhefe gärfähig. Ihr Wärmewert ist 3949,3 cal.

C. Die eigentlichen Kohlenhydrate oder Polysaccharide ($(C_6H_{10}O_5)n$).

Diese Körper sind meist Kondensationsprodukte der Glykosen, entstanden unter Wasseraustritt: $C_6H_{12}O_6 - H_2O = C_6H_{10}O_5$. Sie liefern durch Hydrolyse, Inversion, beim Erhitzen mit verdünnten Säuren oder durch die Einwirkung von Fermenten nur eine Zuckerart.

a) Cellulosegruppe. Cellulose (Zellstoff, Holzfaser, Lignose). Die Cellulose der Pflanzen bildet sich wahrscheinlich aus den im Protoplasma vorhandenen Kohlenhydraten, welche sich zuerst durch Assimilation der aus der Luft eingeathmeten Kohlensäure gebildet haben. Die Cellulose kann nur in ganz zarten jungen Häuten vom menschlichen Darmkanal etwas, stärker nur von dem Darmkanal der Pflanzenfresser verwertet werden. Man hat Versuche gemacht, Sägemehl künstlich aufzuschliessen und es in Zucker zu verwandeln und aus dem Sägemehl in Verbindung mit Kleie und Roggenmehl ein Holzbrot herzustellen, welches als Pferdefutter versucht worden ist. Der Wärmewert der Cellulose beträgt 4185,4 cal. Neuerdings versucht man derartigen Zucker zur Branntweinbrennerei zu verwerten.

b) Stärkegruppe $(C_6 H_{10} O_5)$ n (n = wenigstens 4).

1. Stärke, Amylum (αμυλον), Stärke-, Kraft-, Satzmehl. Der Name Amylum kommt daher, dass es nicht durch Mahlen gewonnen werden muss, sondern dass es sich aus den Säften niederschlägt und so von den Beimengungen getrennt werden kann; daher auch der Name Satzmehl. Die Stärke findet sich in den Pflanzen in Form von strukturierten Körnern, die nach C. Nägeli zwei verschiedene Stoffe enthalten: 1. die sich in kalten verdünnten Säuren und durch das diastatische Ferment lösende Granulose, und 2. die zurückbleibende durch Diastase nicht aufschliessbare Stärkecellulose oder Farinose. Die Stärke löst sich nicht in Wasser, sie wird jedoch durch Säuren und diastatische Fermente in lösliche Stärke (Amylodextrin) übergeführt, welche weiter in Maltose und Dextrin übergeht. Durch Kochen mit Wasser liefert die Stärke unter Aufquellung Kleister, der dieselbe Zersetzung eingehen kann:

$$\underset{\text{Stärke}}{3\,C_6 H_{10} O_5} + H_2 O = \underset{\text{Maltose}}{C_{12} H_{22} O_{11}} + \underset{\text{Dextrin}}{C_6 H_{10} O_5}.$$

Der Wärmewert der Stärke beträgt 4182,5 cal.

2. Lichenin (Flechtenstärke) findet sich in vielen Flechten, so im isländischen Moose (Lichen islandicus). Durch Hydrolyse giebt es Dextrose.

3. Inulin. Während die Stärke in ihren Zersetzungsprodukten sich der Dextrose-Gruppe anschliesst, giebt Inulin beim Kochen mit verdünnten Säuren oder auch schon beim Kochen mit Wasser Lävulose. Es ist in vielen Wurzeln, z. B. von Inula Helenium, und in vielen Knollen, z. B. von Georginen und Cichorienwurzeln, enthalten.

Inulin spielt in diesen Pflanzen dieselbe Rolle wie sonst die Stärke, es wird nämlich als Reservestoff für die in der folgenden Vegetationsperiode erforderlichen Kohlenhydrate im Herbste in diesen Pflanzen niedergelegt. Durch Hefe. Speichel, Diastase oder Invertin ist es nicht gärungsfähig. Sein Wärmewert beträgt 4133,5 cal.

4. Dextrin (Stärke- oder Röstgummi) nennt man eine Reihe von Körpern, welche als Zwischenprodukte bei der Umwandlung von Stärke in Dextrose (durch Säuren) oder in Maltose (durch Malz) entstehen.

Die Stärke wird entweder erst in Dextrin und dieses durch Säuren dann weiter in Dextrose (bez. durch Malz in Maltose) umgewandelt, also successive (Payen), oder aber es wird nach neuerer Ansicht (Musculus, Gruber) stets Dextrin und Dextrose bez. Maltose gleichzeitig aus Stärke gebildet.

Nach Brücke unterscheidet man Amylo-, Erythro- und Achroodextrin. Dextrin entsteht auch durch Rösten der Stärke, daher auch Röstgummi genannt. Dextrin findet sich im Biere, in der Brotkruste. Wegen seiner physikalischen Eigenschaften zu kleben wird es auch Fruchtgummi genannt. Zu Klebezwecken wird es im Grossen dadurch hergestellt, dass man Stärke mit 2 pCt. Salpetersäure befeuchtet, an der Luft trocknet und auf 110° erhitzt.

5. Dextran (Scheibler), Gährungsgummi (Brüning), Froschlaichsubstanz steht dem Dextrin sehr nahe, ist nicht oder nur sehr wenig gärungsfähig, geht mit verdünnten Säuren über in Dextrose. Dextran kommt in zwei Zuständen vor: 1. als eigentliche im Wasser unlösliche, nur quellende Gallerte als sogen. Froschlaichsubstanz in Abwässern der Zuckerfabriken, 2. als lösliches Gummi. Sein Wärmewert beträgt 4112,3 cal.

6. Glykogen wurde von Cl. Bernard und Hensen in der Leber entdeckt. Es findet sich auch in den Muskeln (bis 0,7 pCt.), ferner in Austern und anderen Mollusken, ferner in Pflanzen, so nach L. Errera in vielen Pilzen (Ascomyceten), z. B. in Tuber melanosporum (Trüffel), Aethalium septicum, Mucor Mucedo, vielleicht auch in der Hefe. Es steht dem Amylodextrin sehr nahe und seine Umwandlungsprodukte wären dann Erythro- und Achroodextrin, endlich Maltose, bezüglich Dextrose. Sämtliche diastatischen Fermente wirken auf Glykogen umwandelnd ein, sowie auch Fermente aus Leber, Pankreas, Blut, Speichel u. s. w. Nach Külz hält sich Glykogen in Berührung mit verdünnten Säuren oder sogar von Kohlensäure lange

unzersetzt, wodurch vielleicht die geringe Umsetzung des Glykogens im gesunden Körper bedingt ist. Die krankhaft vermehrte Zuckerausscheidung durch den Harn bei der Zuckerharnruhr wäre somit dadurch zu erklären, dass durch die Verringerung der Kohlensäure in den Geweben der Einfluss der diastatischen Fermente zu wenig geregelt würde.

c) Saccharocolloide (Gummi, Pflanzenschleim) $n(C_6H_{10}O_5)$. Aus diesen Körpern werden durch Hydrolyse verschiedene Glykosen (oft Galaktose) oder auch eine Pentose, nämlich Arabinose ($C_5H_{10}O_5$) (Wärmewert 3722 cal.) abgeschieden. Fermente sind ohne Einfluss.

Hierher gehören: Gummi arabicum; er besteht zumeist aus Arabin oder Arabinsäure, welche auch in der Zuckerrübe manchmal enthalten sind, und welche durch Hydrolyse Arabinose und manchmal Galaktose geben. Andere Gummiarten sind: der Kirschgummi (Cerasin) von Kirsch-, Pflaumen-, Mandelbäumen; er giebt regelmässiger Arabinose als arabischer Gummi, während wiederum das Galaktin der Leguminosen mehr Galaktose giebt. Galaktin vergärt leicht mit Hefe.

Der Quittenschleim ($C_{18}H_{28}O_{14}$) aus dem Samen der Quittenfrüchte (Cydonia vulg.) ist wahrscheinlich eine esterartige Verbindung von Cellulose und Gummi ($C_6H_{10}O_5 + 2\,C_6H_{10}O_5 = C_{18}H_{28}O_{14} + H_2O$). Er giebt durch Hydrolyse Gummi und rechtsdrehenden Zucker, wahrscheinlich Arabinose.

Auch Agar-Agar, der zum Erstarren von Pudding benutzt wird, gehört hierher, aus welchem durch Hydrolyse Galaktose und Gelose (richtiger Galaktan $C_6H_{10}O_5$) isoliert wurden.

Auch aus Karragheenschleim (vom Karragheenmoos oder Knorpeltang) wurde Galaktose erhalten. Auch das tierische Gummi gehört wegen seiner Spaltungsprodukte hierher. Es findet sich im Mucin der Speicheldrüsen und des Schleimgewebes, im Chondrin, in der Gehirnmasse.

d) Anhang zu den Saccharo-Colloiden. Die Pektinstoffe ($C_8H_{10}O_7$) finden sich in dem Safte und im Marke der süssen Obstfrüchte, so wie auch in Möhren, Rüben und in vielen Wurzeln. Besonders reich an Pektinstoffen sind die Abkochungen von unreifen Früchten. Die Pektinstoffe geben durch Hydrolyse Arabinose $C_5H_{10}O_5$.

Die Hydrolyse, Lösungen von Polymerien, Spaltungen und Oxydationen sind exotherme Prozesse; es wird also bei diesen Vorgängen Wärme frei. Und gerade hierauf beruht die Bedeutung der Kohlenhydrate für den Organismus, indem sowohl bei ihren Spaltungen, z. B. in Alkohol oder Milchsäure oder Buttersäure, als auch bei ihrer vollständigen Oxydation zu Kohlendioxyd und Wasser Wärme gebildet wird.

An sich ist der Wärmewert bei vollständiger Verbrennung für 1 gr

für Alkohol	7001	cal.
„ Buttersäure	5647	„
„ Milchsäure	3585	„
„ Essigsäure	3318	„

Während 1000 gr Traubenzucker bei vollständiger Verbrennung zu Kohlendioxyd und Wasser 3743 Cal. liefern, bilden sie bei der Spaltung in Alkohol und Kohlensäure nur 372 Cal., bei der Spaltung in Buttersäure, Wasserstoff und Kohlendioxyd nur 414 Cal.

Man erkennt daraus, dass bei der zellularen fermentativen Zerlegung, die auch ganz ohne Luftsauerstoff vor sich gehen kann, Wärme gebildet wird, wenn die Menge auch bedeutend geringer ist als bei der Oxydation.

2. Fette.

Unter Fetten verstehen wir Fettsäureester des Glyzerins. Das Glyzerin vermag als dreiwertiger Alkohol sich mit 1 bis 3 Molekeln Säure zu vereinigen. Im Organismus kommen jedoch nur solche Glyzerinester vor, welche aus der Vereinigung von einem Molekel Glyzerin mit drei Molekeln Säure entstanden sind (Triglyzeride). Dieses sind die Neutralfette. Neben den Fetten kommen auch freie Fettsäuren vor. Die in der Natur vorkommenden Fette sind ein Gemenge von Tristearin $C_3 H_5 [O C_{17} H_{35} C O]_3$, Tripalmitin $C_3 H_5 [O C_{15} H_{31} C O]_3$, Triolein $C_3 H_5 [O C_{17} H_{33} C O]_3$. Früher nannte man auch ein Gemenge von Tristearin und Tripalmitin Margarin, während man das Triolein als Oleomargarin bezeichnete; entsprechend war auch die Bezeichnung für die Säuren.

Bei gewöhnlicher Temperatur ist das Triolein flüssig, das Tripalmitin schmilzt bei 62°, das Tristearin bei 71,5°. Infolge dessen hängt die Konsistenz der Fette von dem wechselnden Gehalte an den einzelnen Neutralfetten ab. Bei gewöhnlicher Temperatur flüssige Fette nennt man fette Oele, feste heissen Talg. Dazwischen stehen die Fette von salbenartiger Konsistenz, welche streichbar sind. Für den Geruch der Fette ist es von Bedeutung, dass die meisten Fette in geringen Mengen auch noch die Triglyzeride der niederen Fettsäuren, wie Buttersäure, Valeriansäure, Capronsäure, enthalten. Die meisten Fettsäuren gehören der mit Ameisensäure als der niedrigsten beginnenden lipogenen Reihe von der Formel $C_nH_{2n}O_2$ an, während aus der Acrylsäurereihe $C_nH_{2n-2}O_2$ nur die Oelsäure vertreten ist.

A. Die wichtigsten tierischen Fette sind:

a) Feste Fette: Rindstalg hat 75 pCt. Tristearin und Tripalmitin und 25 pCt. Triolein. Schmelzpunkt bei 43 °; Erstarrungspunkt 33 °. Hammeltalg enthält etwas mehr Tristearin. Schmelzpunkt des frischen Hammeltalges 47 °; Erstarrungspunkt 36 °.

b) Streichfette: Schweineschmalz 40 pCt. Tripalmitin und Tristearin, 60 pCt. Triolein. Schmelzpunkt 36 bis 42 °; Erstarrungspunkt 30 °. Butter enthält neben Neutralfett 10 pCt. Glyzeride der niederen Fettsäuren. Schmelzpunkt 30—35 °; Erstarrungspunkt 19—20 °. (Kunstbutter s. später). Schmelzpunkt der Kunstbutter 30 °, Erstarrungspunkt 16 bis 20 °.

c) Flüssige Fette: Leberthran, aus der frischen Leber von Gadus Morrhua, enthält vorwiegend Triolein, ausserdem Tripalmitin und sehr wenig Tristearin, auch minimale Mengen Jod. Der künstliche Leberthran oder Lipanin wird aus 94 pCt. Olivenoel und 6 Teilen Oelsäure dargestellt.

B. Die wichtigsten Pflanzenfette sind:

a) Feste Pflanzenfette: Bekannt ist nur der Japantalg; er wird aus den Früchten des Wachsbaumes dargestellt und als Surrogat des Bienenwachses verwertet. Es besteht vorwiegend aus Tripalmitin. Schmelzpunkt 53—56 °.

b) Streichbare Pflanzenfette: Kakaobutter, aus dem Samen von Theobroma Cacao, enthält neben den gewöhnlichen Fetten Glyzeride der Arachin- und Laurinsäure. Schmelzpunkt 33,5 °, Erstarrungspunkt 20,5 °. Palmkernöl und Palmöl. aus den Früchten, bezüglich Samenkörnern von Elaeis Guinensis, enthalten neben Tripalmitin und Triolein freie Oelsäure und Glyceride flüchtiger Fettsäuren. Schmelzpunkt des frischen Palmkernöl 30—36 °, Erstarrungspunkt 21—24 °; der reife Kern der Nuss, die Kopra, enthält ca. 10 pCt. Eiweiss und 60–70 pCt. Fett. Durch Entfernen der freien Fettsäure und der ätherischen Oele wurde die Kokosnussbutter von Schlinck dargestellt.

c) Flüssige Pflanzenfette: Das wichtigste ist das Olivenöl. Neuerdings wird auch zur Herstellung von Kunstbutter das Oel von Baumwoll- und Sesamsamen, ausserdem das Fett der Erdnuss viel verwertet.

Viele dieser Pflanzenfette, wie Palmöl oder Nussöl, waren ursprünglich nur für die Seifenfabrikation eingeführt, wurden später bei der Herstellung von Kunstbutter mit verwertet und in der Vegetarianerküche statt tierischer Fette benützt.

Ueber den Gehalt der einzelnen Nahrungsmittel an Fett vergleiche die späteren Tabellen.

Bei dem hohen Gehalte an Kohlenstoff liefern die Fette bei ihrer Verbrennung ausserordentlich hohe Wärmewerte. Stohmann fand im Durchschnitt für Gewebsfette per 1 g 9484,5 cal., für Butter 9215,8 cal. Da die Fettsäuren, je tiefer sie in der Reihe stehen, um so weniger Verbrennungswärme als die Neutralfette besitzen, so ist der Uebergang der Fette durch Verseifung und Oxydation, den wir als Ranzigwerden bezeichnen, auch eine energetische Entwertung der Fette; so enthält z. B. das Schweinefett im ranzigen Zustande nur noch 8565,4 cal. Bei der Oxydation der Fettsäuren können sich auch Glycolsäuren bilden, von denen die Glycolsäure selbst (Oxy-Essigsäure) nur gepaart auftritt, während Milchsäure auch frei erscheint und Kohlensäure salzbildend auftritt.

Die Neutralfette zerfallen bei der hydrolytischen Spaltung in Glyzerin und in die entsprechende Fettsäure, z. B.

$$\underset{\text{Tristearin}}{C_3H_5(OC_{17}H_{35}CO)_3} + 3\,H_2O = \underset{\text{Glyzerin}}{C_3H_5(OH)_3} + \underset{\text{Stearinsäure}}{3\,C_{17}H_{35}COOH};$$

mit Alkalien bilden sie Seifen,

$$\underset{\text{Tristearin}}{C_3H_5(OC_{17}H_{35}CO)_3} + 3\,KOH = \underset{\text{Glyzerin}}{C_3H_5(OH)_3} + \underset{\text{stearinsaures Kali oder Schmierseife.}}{3\,C_{17}H_{35}COOK}$$

Den Fetten nahe stehen kompliziert zusammengesetzte Körper, die unter dem Namen Protagon (Liebreich) und Lecithine bekannt sind. Die Lecithine, welche sich in vielen tierischen Organen und Säften, im Gehirn, Muskeln, Nerven, Blut, Sperma, Eigelb, Milch, Eiter finden, besonders aber auch in Pflanzen, wie Mais, Weizen,

Erbsen, Hefe vorkommen, zerfallen durch Hydrolyse in folgender Weise:

$$\underset{\text{Lecithin}}{C_{44}H_{90}NPO_3} + 3\,H_2O = 2\,\underset{\text{Stearinsäure}}{C_{18}H_{36}O_2} + \underset{\text{Glyzerin-phosphorsäure}}{C_3H_9PO_6} + \underset{\text{Cholin.}}{C_5H_5NO_2}$$

Fettsäure-Ester, in denen das Glyzerin durch den einwertigen Alkohol Cholesterin $C_{26}H_{44}O$ ersetzt ist, bilden das im Wollfett vorkommende Lanolin. Wird das Glyzerin durch höhere Alkohole, wie z. B. durch Cethylalkohol oder Myricylalkohol ersetzt, so erhält man die im Walrat und Bienenwachs vorkommenden Fettarten.

3. Eiweisskörper.

Die ursprüngliche Liebig'sche Auffassung, dass die Eiweisskörper allein die Kraftbildner sind, war bereits durch Robert Mayer zurückgewiesen worden. Die Eiweisskörper können sich in dem Masse an der Kraft- und Wärmebildung beteiligen, als sie Wärmeeinheiten zu liefern imstande sind. Von diesem Standpunkte aus ist es schon nicht richtig, den Stickstoffgehalt der Eiweisskörper von nur 16 pCt. so einseitig zu betonen, wie dieses Magendie getan hatte. Der Kohlenstoffgehalt der Eiweisskörper ist sehr gross (ca. 50 pCt.); dazu kommt, dass der Wasserstoff der Eiweisskörper zur Oxydation fast vollständig frei ist, da er nicht in dem Verhältnisse wie im Wasser vorhanden ist. Durch die Verbrennung des Kohlenstoffes und Wasserstoffes der Eiweisskörper muss eine bedeutende Wärme- und auch Kraftmenge geliefert werden können. Dazu kommt nun noch die Verbrennung des Stickstoffes.

Für die Kraft- und Wärmebildung müssen demnach die Eiweisskörper mehr beitragen können als die Kohlenhydrate, was auch tatsächlich durch die Ermittlung der Verbrennungswärme sichergestellt worden ist. Während aber bei den Fetten und Kohlenhydraten bisweilen der Kohlenstoff und Wasserstoff im Organismus vollständig verbrannt werden kann, wird der Stickstoff nur ausnahmsweise vollständig zu Salpetersäure verbrannt (bei einigen Pflanzenfressern tritt etwas Salpetersäure im Harne auf). In der Regel wird der Stickstoff in Formen ausgeschieden (wie Fleischbasen, Hippursäure, Harnstoff, Harnsäure), welche selbst noch einen ziemlich hohen Wärmewert haben, der von dem Gesamtwärmewert des Eiweisses in Abrechnung zu bringen ist. Bei den Fetten und Kohlenhydraten entzieht sich ein viel geringerer Teil der vollständigen Verbrennung z. B. in Form von niederen Fettsäuren, deren Wärmewert selbstverständlich eventuell in Abzug zu bringen ist und einen Verlust an Energie darstellt.

Vom energetischen Standpunkte aus lassen sich die drei Gruppen nicht so scharf trennen, und die mögliche Energie, welche sie zuführen, wird nie vollständig im Körper ausgenützt. Es muss jedoch sofort hervorgehoben werden, dass auch die Eiweisskörper sich an der Wärmebildung in ganz hervorragendem Masse beteiligen können, somit dürfen wir dieselben nicht bloss als stickstoffhaltige Körper für den Aufbau und die Erhaltung des Organismus in Betracht ziehen.

Eine wissenschaftlich genügende Einteilung der Eiweisskörper besitzen wir bis jetzt noch nicht, weil bis jetzt die Konstitution derselben unbekannt ist. Lilienfeld und Wolkowitz gelang es, ausgehend vom Amidoessigsäureaethylester eine Art Leimpepton darzustellen und durch Verbindung dieses synthetisch dargestellten Körpers mit Aethylestern von Leucin und Tyrosin eine dem Eiweiss ähnliche, aber schwefelfreie Substanz aufzubauen. Durch die Darstellung der Acidalbumine, welche eine oder mehrere basische NH_2 (Amido-) Gruppen besitzen müssen und durch die Bildung von Alkalialbuminaten, welche die $COOH$ (Karboxyl-) Gruppen besitzen müssen, lässt sich mit Sicherheit schliessen, dass die gerinnungsfähigen Eiweisskörper, die Albumine im engeren Sinne, neben einander intakte NH_2 und $COOH$ Gruppen besitzen müssen; das ist aber eine Eigentümlichkeit, die sie mit den Amidosäuren teilen, z. B. Asparaginsäure (Amidobernsteinsäure) $COOH-CH_2-CH(NH_2)-COOH$. Wir können uns infolge dessen folgende Vorstellung über den Aufbau des Eiweisses nach O. Löw machen:

a) $\underset{\text{Kohlensäure}}{H_2CO_3} = \underset{\text{Formaldehyd}}{CH_2O} + O_2$

oder irgend eine andere Bildung von Formaldehyd;

b) $\underset{\text{Formaldehyd}}{4\,CH_2O} + \underset{\text{Ammoniak}}{NH_3} = \underset{\text{Aldehyd der Asparaginsäure}}{C_4H_7NO_2} + 2\,H_2O;$

c) $C_4H_7NO_2 = C_{12}H_{17}N_3O_4 + 2\,H_2O;$

d) $6\,[C_{12}H_{17}N_3O_4] + 6\,H_2 + H_2S = \underset{\text{einfachster Ausdruck für Eiweiss.}}{C_{72}H_{112}N_{18}SO_{22}} + 2\,H_2O.$

Die Schwierigkeiten der Einteilung der Eiweisskörper werden noch dadurch vergrössert, dass die Chemiker bisher immer nur mit totem Eiweiss arbeiteten, während wir wissen, dass im tierischen Körper die Eiweisskörper in einer aktiven Form vorhanden sind, in der sie z. B. Bakterien töten oder giftig wirken, während das tote

	Substanz	Wärmewert pro gr cal.	Elementarzusammensetzung. C	H	N	S	O	Atomverhältnis.
Albumine	Serumalbumin	5917,8	53,93	7,65	15,15	1,18	22,09	$C_{720} H_{1227} N_{173} S_6 O_{221}$
	Eieralbumin .	5735,2	52,95	7,50	15,19	1,51	22,85	$C_{720} H_{1224} N_{178} S_8 O_{233}$
	Muskelalbumin	5640,9	52,02	7,30	16,36	1,01	23,31	$C_{720} H_{1214} N_{193} S_5 O_{243}$
Albuminate	Syntonin	5907,8	53,64	7.44	15,76	1.09	22,07	$C_{720} H_{1198} N_{182} S_5 O_{222}$
	Blutfibrin	5637,1	52,93	7,16	16,72	1,13	22,06	$C_{720} H_{1160} N_{194} S_6 O_{225}$
Peptone	Pepton	5298,8	50,10	6,45	16,42	1,24	25,79	$C_{720} H_{1111} N_{201} S_7 O_{277}$
	Pflanzenfibrin	5941,6	54,39	6,92	15,39	1,02	22,28	$C_{720} H_{1100} N_{175} S_5 O_{221}$
Nukleo-	Milchkasein	5867,0	54,02	7,33	15,52	0,75	22,38	$C_{720} H_{1173} N_{178} S_4 O_{244}$
albumine	Eidotter	5840,9	53,50	7,31	15,26	1,11	22,82	$C_{720} H_{1180} N_{176} S_6 O_{231}$
(ev. z. Th.	Vitellin	5745,1	50,27	7,90	16,04	1,09	24,70	$C_{720} H_{1357} N_{198} S_6 O_{264}$
Globuline)	Legumin	5793,1	53,22	7,17	15,18	0,46	23,97	$C_{720} H_{1165} N_{175} S_2 O_{244}$
	Conglutin .	5479,0	50,78	6,74	17,51	0,79	24,18	$C_{720} H_{1147} N_{213} S_4 O_{257}$
Proteide	Hämoglobin	5885,1	54,73	6,06	16,50	0,46	22,25	$C_{720} H_{957} N_{166} S_2 O_{219}$
Albuminoide	Chondrin	5130,6	49,14	6,67	15,37	1,26	27,56	$C_{720} H_{1171} N_{193} S_7 O_{302}$
	Ossein .	5039,9	48,63	6,64	16,34	0,95	27,44	$C_{720} H_{1192} N_{210} S_5 O_{309}$

Eiweiss die Bakterien ernährt. Wir teilen die in der Nahrung vorkommenden Eiweisskörper ein:

A. Wahre Eiweisskörper:

a) Albumine:

Serumalbumin aus dem Blutserum. Muskelalbumin, Eieralbumin, Milchalbumin, Pflanzenalbumin in Getreidearten und Leguminosen.

b) Globuline:

Myosin bildet sich bei der Gerinnung des Muskelplasmas, Fibrinogen im Blutplasma, Serumglobulin im Blutplasma und Blutserum.

Nach der Auffassung mancher Forscher gehören die unter den Nukleoalbuminen (B) genannten Körper ausser Kasein ebenfalls hierher.

c) Albuminate:

1. Acidalbuminate und Alkalialbuminate entstehen künstlich durch Einwirkung von Säuren und Alkalien auf Eiweissstoffe.

Von den Acidalbuminaten ist das durch 0,1 pCt. Salzsäure aus Muskeln gefällte Syntonin wichtig, weil es sich bei der Verdauung bildet und weil es bei Fleischpräparaten dargestellt wird.

2. Durch Hitze koagulierte Albuminate.

3. Durch Fermente koagulierte Albuminate.

Zu diesen gehören: Fibrin (Faserstoff), bildet sich bei der Gerinnung von Blut und Transsudaten; der Kleber, auch Pflanzenglutenfibrin genannt, kommt vor im Weizen, Gerste, Mais; das Mucedin kommt vor im Weizen, Gerste, Roggen.

d) Albumosen und Peptone: werden aus der Umwandlung der Eiweisskörper durch Fermente gebildet und entstehen wohl durch Hydrolyse.

B. Nukleoalbumine:

a) Kasein in der Milch, aus dem sich durch das Labferment Käse oder Parakasein bildet. Aus dem Kasein bildet sich durch den Magensaft Pepton und Nukleïn.

b) Vitellin aus dem Eigelb. Ihm sehr nahe steht

c) Pflanzenvitellin oder Legumin der Leguminosen.

d) Pflanzenkonglutin in Lupinen und Mandeln.

e) Pflanzenfibrin oder Glutenkasein im Weizen, Roggen, Buchweizen.

b)—e) sind vielleicht Globuline.

C. Proteïde.

Hierher gehören die wichtigsten Blutfarbstoffe oder Hämoglobine.

D. Albuminoide:

Leimglutin. Die im Bindegewebe, in Sehnen und Fasern vorkommende Substanz heisst Kollagen, im Knochen wird sie Osseïn genannt. Durch Kochen mit Wasser wandelt sie sich um in Leim oder Glutin. Die Substanz des Knorpels, das Chondrin, ist ein Gemenge von Glutin und anderen Bestandteilen und Umwandlungsprodukten des Knorpels. Aus dem Leim kann sich Glykokoll, Leucin und Glutaminsäure bei der Zersetzung bilden, jedoch nie Tyrosin und Indol.

Wie schon früher dargelegt, erfolgt die Zersetzung der Eiweisskörper gerade so wie die der Fette und Kohlenhydrate exotherm (s. Tabelle S. 243) und die Zersetzungsprodukte haben einen entsprechend geringeren Wärmewert (siehe Tab. S. 246).

Nach diesen Zahlen kann man als durchschnittlichen Wärmewert des Eiweisses 5711 cal. annehmen, so dass schon die Bildung von Pepton durch Hydratation mit Wärmebildung verbunden ist. Unter der Voraussetzung, dass der Kohlenstoff vollständig zu Kohlendioxyd (als Gas), der Wasserstoff zu Wasser (flüssig), der Schwefel zu Schwefelsäure (verdünnt) verbrannt, der Stickstoff in Form von Harnstoff (fest) ausgeschieden wird, und unter der Ermittelung, dass der Gehalt des Eiweisses an Stickstoff 16 pCt. beträgt, würde 1 gr Eiweiss im Körper liefern 5711 — 869,6 = 4841,4 cal., weil aus 1 gr Eiweiss 0,3428 gr Harnstoff in maximo hervorgehen können. Davon geht noch ab die Lösungswärme des Harnstoffes mit 21 cal., so dass als Maximalwert 4820,4 cal. verbleiben, was einer Verwertung des Eiweisses von 84,4 pCt. entspricht. Wenn man als mittlere Verbrennungswärme für 1 gr Stickstoff im Harn 7070 cal. rechnet und dazu 1314 cal. Lösungswärme nimmt, so entspricht 1 gr N in der gelösten Harntrockensubstanz 8384 cal.; 1 gr Eiweiss bei 16 pCt. N hat demnach im Körper 5711 — 0,16 × 8384 = 4370 cal. Somit steht das Eiweiss in Bezug auf die wirkliche Ausnützung der Energie rücksichtlich der Menge der Wärmeeinheiten niedriger als Fett, aber gleich den Kohlenhydraten.

Zersetzungsprodukt	Wärmewert in cal.
Leucin = α-Amidokapronsäure $CH_3.CH_2.CH_2.CHNH_2.COOH$	6525,1
Hippursäure = Benzoylglykokoll $CH_2.NH(COC_6H_5)COOH$	5668,2
Sarkosin = Methylylykokoll $CH_2(NH.CH_3).COOH$	4505,9
Alanin = α-Amidopropionsäure $CH_3.CH(NH_2).COOH$	4355,5
Kreatin = Methylguanidinessigsäure $C_4H_9N_3O_2$	4275,4
Guanin = Imidoxanthin $C_5H_5N_5O$	3891,7
Asparagin = Monamid der Asparaginsäure $COOH.CH_2.CH(NH_2).CO(NH_2)$	3514,0
Glykokoll = Amidoessigsäure $CH_2(NH_2)COOH$	3129,1
Asparaginsäure = Amidobernsteinsäure $COOH.CH_2.CH(NH_2)COOH$	2899,0
Harnsäure $C_5H_4N_4O_3$	2749,9
Harnstoff = Karbamid $CO(NH_2)_2$	2541,9

4. Ausnützung, Roh- und Reinwerte.

Wenn wir davon ausgehen, dass 1 gr Eiweiss 4370, das am leichtesten assimilierbare Fett, die Butter, 9216, Traubenzucker 3743, Stärke 4184 cal. im Körper in maximo geben kann, ist 1 gr Eiweiss gleichwertig oder isodynam 0,52 gr Fett, oder = 1,14 gr Stärke oder 1,28 gr Traubenzucker. Ferner ist 1 gr Fett isodynam 2,43 gr trockenem Fleisch oder 2,5 gr Syntonin oder 2,56 gr Traubenzucker. Wir nennen diese möglichen Werte Rohwerte der Calorien.

Tatsächlich wird jedoch diese ideale Ausnützung nur sehr selten und nur für Bruchteile der einzelnen Nahrungsstoffe erreicht. Ein Teil wird durch Urin, Schweiss, Kot unbenützt ausgeschieden, und nur der Rest wird im Körper wirklich zum Ersatze und zum Energieumsatze verwertet. Diese Grösse nennen wir die Reinwerte.

Diese Ausnützung der Nahrungsmittel ist bei den verschiedenen Klassen derselben sehr verschieden.

So werden von der Stickstoffsubstanz des Fleisches 2,5 pCt., der Kuhmilch 7 pCt., des Reises 20,4 pCt., des Weissbrotes 20—22 pCt., des Schwarzbrotes 32—37 pCt. nicht ausgenutzt.

Von tierischem Fett werden im Durchschnitte 17 pCt., von Cerealien bis etwa 45 pCt. nicht ausgenützt.

Von den Kohlenhydraten werden die Zucker vollständig mit 100 pCt. ausgenützt, wenn die Menge derselben nicht gar zu gross wird. Die Stärke wird im Reis mit ca. 1, in feinen Brotsorten mit 1,5, in groben Brotsorten oder in Kartoffeln mit 7 bis 10 pCt. nicht ausgenützt.

Auch die Ausnützung der Asche ist sehr verschieden, z. B. von Reis, Kartoffeln und feinen Mehlsorten werden 15 bis 20 pCt., von Schwarzbrot etwa 35 pCt., von Fleisch 18 pCt. und von Milch je nach dem Alter 30 bis 47 pCt. nicht ausgenützt.

Unter Berücksichtigung dieser verschiedenartigen Ausnützung berechnete Rubner als wirklich verwertbar pro 1 gr Eiweiss 4100, pro 1 gr Fett 9300, pro 1 gr Kohlenhydrate 4100 cal.

Nach Prausnitz sind die am besten resorbierbaren Nahrungsmittel vegetabilische und zwar Reis und Gebäcke aus feinen Mehlen. Von denselben finden sich im Kote nur geringe Spuren wieder. Dann folgen in Bezug auf die Ausnützbarkeit die animalischen Nahrungsmittel, von denen sich im Kot sehr geringe Mengen, aber immerhin mehr als von der ersten Gruppe finden. Der „Normalkot" bei einer Kost, welche aus diesen beiden fast vollständig resorbierbaren Gruppen, Reis, Fleisch, feines Weizengebäck besteht, ist stets sehr ähnlich und enthält 8—9 pCt. Stickstoff, 12—18 pCt. Aetherextrakt, 11—15 pCt. Asche. Die dritte Gruppe umfasst die schlecht resorbierbare Nahrung, besonders grobe Gebäcke, Leguminosen u. s. w. Der Kot von diesen enthält stets viel Stickstoff, weil durch diese schlecht resorbierbare Kost eine starke Ausscheidung von Darmsäften erfolgt, welche mit den Nahrungsresten zusammen den Kot bilden. Gut ausnützbare Nahrungsmittel sind also wenig Kot bildende, schlecht ausnützbare viel Kot bildende und auf letzteres Beweismittel kommt es unseren vegetarianischen Exzentriks besonders an.

B. Nahrungsmittel.

I. Pflanzliche Nahrungsmittel.

1. Cerealien.

Cerealien im engeren Sinne umfassen die zur Herstellung von Mehl und Brot dienenden Gramineen; im weiteren Sinne rechnet man auch wegen teilweise ähnlicher oder gleicher Verwendungsweise noch Buchweizen hinzu. In Bezug auf die Produkte macht man auch einen Unterschied zwischen Getreidemehl (Gramineen und Buchweizen) und Mehl der Leguminosen mit Rücksicht auf die Differenzen im Mahlprozesse, die Verschiedenartigkeit der Eiweisskörper (Kleber, Legumin) und die zum Backen geeignete grössere oder geringere Beschaffenheit des Mehls. Von Gramineen werden kultiviert folgende Triticumarten: T. vulgare, Weizen, T durum (sehr kleberreich, zur Makkaronifabrikation verwendet), T. turgidum (kleberarm und schlecht backend, England und Holland), T. dicoccum Emmer, Zweikorn, T. monococcum, Einkorn, T. spelta, Spelz (in Süddeutschland); ferner Secale cereale Roggen: Oryza sativa Reis; Zea Mays Mais; Sorghum vulgare Hirse; Hordeum polistichum und distichum, viel- und zweizeilige Gerste; Avena-Varietäten, Hafer. Buchweizen ist eine Polygonacee (Polygonum fagopyrum).

Tabelle nach König.

	Weizen	Spelz	Roggen	Gerste	Hafer	Mais	Reis
Wasser	13,65	12,09	15,06	13,77	12,37	13,12	13,11
N-Substanz (Eiweiss)	12,35	11,02	11,52	11,14	10,41	9,85	7,85
Fett . .	1,75	2,77	1,79	2,16	5,23	4,62	0,88
Kohlenhydrate summarisch = N-freie Extraktivstoffe exkl. Cellulose	67,91	66,44	67,81	64,93	57,78	68,41	76,52
Cellulose	2,53	5,47	2,01	5,31	11,19	2,49	0,63
Asche	1,81	2,21	1,81	2,69	3,02	1,51	1,01

	Hirse	Buchweizen	Buff-Bohnen	Vits-Bohnen	Erbsen	Linsen	Soja-Bohne	Erdnuss	Kartoffeln
Wasser . .	11,66	11,93	14,77	13,74	14,99	12,34	10,68	6,9	75,48
N-Substanz (Eiweiss)	9,25	10,30	24,27	23,21	22,85	25,70	34,08	27,6	1,95
Fett . .	3,50	2,81	1,61	2,14	1,79	1,89	16,45	45,8	0,15
Kohlenhydrate summarisch = N-freie Extraktivstoffe exkl. Cellulose	66,95	55,81	49,01	53,66	52,36	53,46	29,58	16,7	20,69
Cellulose	7,29	16,43	7,09	3,69	5,43	3,57	4,44	2,2	0,75
Asche	2,35	2,72	3,26	3,55	2,58	3,04	4,77	2,6	0,98

	Feinstes Weizenmehl	Grobes Weizenmehl	Weizengries	Roggenmehl	Gerstenmehl	Hafergrütze	Bohnenmehl	Erbsenmehl	Linsenmehl
Wasser	13,34	12,65	12,52	13,71	14,83	10,07	10.84	11,42	10.48
N-Substanz .	10,18	11,82	10,43	11,52	10,89	14,66	23.61	23,21	23,55
Fett . . .	0.94	1,36	0,38	2,08	1,48	5,91	1,62	2,23	1,55
Kohlenhydrate exkl. Cellulose	74.75	72,23	75,95	69,66	71,74	64,73	59,45	59,12	59,82
Cellulose	0.31	0,98	0,22	1,59	0,47	2,39	1,53	1,45	1.97
Asche .	0,48	0,96	0,50	1,44	0,59	2,24	2,95	2,57	2,63

	Mehl der Sojabohne	Kartoffelmehl	Nudeln	Weizenbrot		Weizenzwieback	Roggenbrot	Weizenkleie (Schalenkleie)
				fein	grob			
Wasser	10.23	17,18	13,07	35,59	40,45	13,47	42,27	12,5
N-Substanz	25,69	1,03	9,02	7,06	6,15	8,32	6,11	13,5
Fett	18,83	—	0,30	0,46	0,44	1,04	0,43	3,3
Kohlenhydrate exkl. Cellulose .	38,12	80,83	76,77	56,58	51,12	70,55	49,25	57,0
Cellulose	2,75	—	—	0,32	0,62	6,62	0,49	3,5
Asche .	4,36	0,96	0,84	1,09	1,22	—	1,46	5,2

Die nationalökonomische und hygienische Bedeutung der Cerealien liegt darin, dass sie die wichtigsten und verbreitetsten Nahrungsmittel sind, welche sämtliche Nahrungsstoffe in reichlicher Menge und zu sehr billigem Preise enthalten. Bei der Berechnung des Nährwertes muss die tatsächliche Ausnutzung der Cerealien und ihrer einzelnen Bestandteile [Eiweiss, Fett, Nfreie Extraktivstoffe (Zucker, Stärke, Dextrin)] durch Verdauungsversuche ermittelt und der hieraus zu berechnende reine physiologische Wärmewert, Reinwert, von dem gesamten, durch Verbrennung zu ermittelnden Wärmewert des Rohmaterials (Rohwert) getrennt werden. Dadurch wird auch eine genaue Grundlage für den Preis der Nährwerteinheit gewonnen.

In dieser Hinsicht ist nun folgendes an einigen der wichtigen Cerealien ermittelt und können diese Zahlen als Anhalt für die anderen ähnlich zusammengesetzten zu Grunde gelegt werden. Bei einem Stickstoffgehalte des Eiweiss von 16 pCt. (Kleber) ist die N.-Menge mit 6,25, bei 18 pCt. (Legumin) mit 5,56 zu multiplizieren, um die Eiweissmenge zu erhalten. Bei den Kohlenhydraten ist der Wärmewert der Cellulose ausser Betracht gelassen. Unter Berücksichtigung dieser Punkte liefert 1 gr Stickstoffsubstanz aus Roggenbrot. Roggenmehl, Reis, Graupen etc. rund 4003 cal.. aus Kartoffeln 5884 cal.; 1 gr Aetherextrakt (Fett) der Cerealien 9365. von Reis und Hülsenfrüchten 9000, der Kartoffeln 8000 cal.; Zucker 3866 cal.: Stärke (+ Dextrin) gequollen bei Cerealien 4116 und bei der Hülsenfrucht 4050 cal. Summarisch mag für die Beurteilung des letzten Punktes die Angabe dienen, dass bei Weizenmehl, das 74,75 pCt. Nfreie Extraktivstoffe enthält, 2,35 Zucker, 3,06 Dextrin + Gummi und 69,34 Stärke vorhanden sind.

Die Ausnutzung der N.-Substanz beträgt bei Roggenmehl 75 pCt. (Suppen, lockere Gebäcke), bei schwarzem Roggenbrot 68, feinem Roggenbrot 77 pCt., gutem Weissbrot 74,3, Spätzle 79,5. Makkaroni 82,9 pCt.. d. h. im Durchschnitt bei Roggenbrot ca. 70 und bei Weizenbrot ca. 80 pCt., bei Kartoffeln ca. 70, Reis ca. 80 pCt., bei Hülsenfrüchten 82,5 pCt. Die Ausnutzung des Aetherextraktes (Fett) beträgt für Roggenbrot und Brot aus mittelfeinem Weizen und für Hülsenfrüchte ca. 37, für feines Weizenbrot und Reis 55 pCt. Zucker wird ganz resorbiert; Cellulose ist unverdaulich; für den Rest der N.-freien Extraktivstoffe (Stärke, Dextrin) ist die Verdaulichkeit bei Roggenbrot 90,5. Hülsenfrüchte 96,4, Roggenmehl, Weizenbrot 98, Reis 99 pCt.

Die folgende Tabelle nach v. Rechenberg lässt die Werte, die sich hieraus für einzelne Cerealien berechnen, deutlich hervortreten.

100 g Substanz	N-Substanz Eiweiss		Aetherextrakt Fett		N-freie Extrakte (Kohlenhydrate)		Physiologischer Energiewert ohne mit Berücksichtigung d. Verdaulichkeit	
	Gehalt g	verdaulich g	Gehalt g	verdaulich g	Gehalt g	verdaulich g	Rohwert Cal.	Reinwert Cal.
Zucker	—	—	—	—	99	99	383	383
Roggenmehl	11,52	8,64	2,08	1,14	69,66	68,35	351	326
Roggenbrot	6,11	4,28	0,43	0,22	49,25	44,79	231	203
Weizenmehl	11,82	9,46	1,36	0,75	72,23	71,17	357	337
Semmel	6,15	4,92	0,44	0,24	51,12	50,38	239	229
Reis	7,85	6,25	0,88	0,48	76,75	76,06	356	342
Hirse	10,82	8,61	5,46	3,00	67,75	67,15	372	338
Graupen	7,25	5,77	1,15	0,63	76,19	75,50	353	340
Erbsen	22.85	18,85	1,79	0,65	54,9	52,9	329	295
Bohnen	23,21	19,15	2,14	0,77	56,2	54,2	340	303
Kartoffel mit 9 pCt. Schalenabfall	1.8	0,7	0.14	0,10	19,51	17,92	86	80

Die Kohlenhydrate dienen zu den verschiedenartigsten Mehlspeisen, vor allem aber zur Herstellung von **Brot.** Das Getreidekorn enthält im innersten Teil verhältnismässig am meisten Stärke, in den äusseren Teilen die grösste Menge Kleber, Fett und Cellulose. In Bezug auf das günstige Verhältnis der einzelnen Bestandteile, besonders von Stickstoff zu Kohlenstoff, steht Weizen am höhsten, dann folgen etwa Roggen, Gerste, Hafer, Mais, Buchweizen, Hirse, Reis. Das Getreide wird zuerst einer gründlichen mechanischen Reinigung unterworfen, welche Prozesse, nach verschiedenen Prinzipien durchgeführt, jetzt auf einer sehr hohen Stufe der Ausbildung stehen. Das gereinigte Getreide wird je nach dem Zwecke feiner oder gröber gemahlen. Die Feinmehle der modernen Hochmüllerei suchen absichtlich die Beimengungen von Bruchstücken der Stärke, des Klebers, der Fruchthautzellen zu vermeiden, weil diese Beimengungen die schöne weisse Farbe beeinträchtigen. Der Klebergehalt wird dadurch etwas, jedoch nicht viel, beeinträchtigt; er beträgt z. B. im Auszugmehl 10 bis 12 pCt., Schwarzmehl 15 bis 17 pCt.

Die Verwendung des Mehles zu Brot soll den Nährwert des Rohproduktes erhalten, dasselbe aber verdaulicher und wohlschmeckender machen. Die Kleie scheidet mit der Cellulose auch Kleber aus, so dass ein kleiefreies Mehl etwas weniger Eiweiss enthält. Das Schrotbrot nach Graham, welches ohne Sauerteig durch Einleiten von CO_2 haltigem Wasser hergestellt wird, sucht auch diese Stoffe mit zu verwerten, wie dies auch bei dem schwarzen Bauernbrot und Pumpernickel der Fall ist, die mit Sauerteig hergestellt werden. Aber mit der Kleie ist wegen der stark reizenden Wirkung der Cellulose auf die Verdauungsorgane ein die Verdauung störendes Moment eingeführt, welches die volle Ausnützung eines derartigen, alle Nährstoffe des Getreides enthaltenden Mehles unmöglich macht; die kleiereichen Brote werden schlechter ausgenützt, als die mit feinerem oder feinstem Mehl hergestellten Backwaren, aber sie sind stärker Kot bildend (s. S. 247); die Feingebäcke enthalten ca. 80 pCt., die Schwarzbrote nur 30—50 pCt. Porenvolumen, so dass sie den Verdauungssäften schwerer zugänglich sind. Die grossartigen physiologisch-hygienischen Versuche unserer modernen Volksheere haben diesen Nachteil gleichfalls deutlich erkennen lassen, so dass man jetzt bemüht ist, ein Militärbrot aus feinerem Mehle einzuführen.

Die Feinmüllerei würde imstande sein, der Kleie noch mehr Stoffe zu entziehen, aber dieselbe würde dadurch schwerer verkäuflich werden. Aus der Kleie hat Hundhausen ein Klebermehl dargestellt, welches er Aleuronat nennt und welches ausserordentlich eiweissreich ist und 50—80 pCt. Eiweiss enthält. Dieses Pflanzeneiweiss kommt in Bezug auf seinen Nährwert dem tierischen Eiweiss vollständig gleich und kann benützt werden, um eiweissreiches Brot darzustellen, indem man es z. B. mit 40 pCt. Weizenmehl mischt; für Diabetiker ist solches Brot mit Vorteil verwertet worden; es dürfte sich auch für Militärzwecke und Reisen eignen.

Die geformte Stärke des Mehles ist für die Verdauung wenig geeignet, so dass man dieselbe „aufschliesst", d. h. in formlose Stärke überführt und die Zugänglichkeit derselben durch Lockern erhöht. Dies geschieht durch das „Backen". Die Teile dieses Vorganges sind folgende: 1. Bildung des Teiges. Das Mehl wird mit Wasser (auf 100 Teile etwa 70 bis 80 Wasser) gemischt. Hierdurch quillt der Kleber auf und erteilt dem Teige die Fähigkeit, die bei der Gärung sich bildenden Gasblasen zurückzuhalten. Mit dem Wasser wird Sauerteig oder Hefe zugesetzt und dadurch wird 2. die Brotgärung eingeleitet, welche mehrere Stunden erfordert und bei 15° bis 19° verläuft. Die ungekeimten Getreidefrüchte und das Mehl enthalten nach Dünnenberger ein diastatisches Enzym, das Cerealin, welches bei dieser Temperatur die Stärke sehr energisch in Maltose überführt. Die Hefe vergärt diesen Zucker zu Alkohol und Kohlensäure. Die Kohlensäure treibt den Teig blasig auf, sie lockert ihn, „Aufgehen des Teiges". Die Bakterien im Mehle und Sauerteige sind für die Brotgärung vollständig entbehrlich, sie können sogar durch zu starkes Einleiten von Milchsäure- und Essigsäuregärung schädlich wirken. Das B. farinaceum von Wigand und der B. panificans von Laurent haben mit der Brotgärung nichts zu thun. 3. Der durch die Gärung aufgegangene Teig wird geknetet, um 4. eine zum Backen geeignete Konsistenz zu erhalten. Beim Backen selbst, welches bei ca. 200° C erfolgt, wird zunächst der Teig durch Ausdehnung beziehungsweise Vergasung von Wasser, Luft, Alkohol noch mehr aufgetrieben, noch poröser; dann verflüchtigt sich der grösste Teil der Gärungsprodukte, Kohlensäure und Alkohol, und die Temperatursteigerung verhindert meist durch die Tötung der Gärungserreger eine Nachgärung im fertigen Gebäcke; ein Teil des Wassers verdunstet, so dass sich ein für den Geschmack und die Haltbarkeit günstiger Wassergehalt ergiebt; Kleber und Stärke quellen noch etwas, wodurch sie verdaulicher werden; ein Teil der Stärke in der der Hitze am meisten ausgesetzten Rinde wird in Dextrin und in bittere Röstprodukte übergeführt. Die Versuche, statt der Gärung, welche einen

Verlust an Kohlenhydraten, besonders an Zucker bewirkt, das Auftreiben durch künstliche, chemisch entwickelte Kohlensäure zu erzielen, durch „Backpulver“ [von **Liebig** (Natriumbicarbonat und Salzsäure), **Horsford** (Säurepulver = saurer phosphorsaurer Kalk, Alkalipulver = Natriumbicarbonat und Chlorkalium] oder durch Kneten mit kohlensäurehaltigem Wasser in einer Atmosphäre von Kohlensäure (**Graham**), haben bis jetzt nur eine beschränkte Anwendung gefunden.

Besonders um die Verwendung unschönen oder schon verdorbenen Mehles zur Brotbäckerei zu ermöglichen und dem Kleber wieder eine bessere Konsistenz zu geben, wird dem Teige, bezw. dem dazu dienenden Mehle bisweilen schwefelsaures Kupferoxyd, Zinkvitriol, Kalkwasser oder am häufigsten wohl Alaun zugesetzt. Die meisten derartigen Zusätze, besonders die von Alaun, Gips, Kreide, Dolomit, Baryt (Schwerspat), werden schon dem zum Verkaufe bestimmten Mehle zugesetzt. Da diese Zusätze zum Verdecken einer minderwertigen Ware oder zur Uebervorteilung durch schwerwiegende Zusätze dienen, also stets zur Vermögensschädigung führen, ja sogar zum Teil gesundheitsschädlich wirken, besonders durch Summierung der Wirkung, so sind dieselben unter allen Umständen als strafbar anzusehen und zu verbieten.

Da das Brot nicht sehr haltbar ist, wird an seiner Statt als Konserve Zwieback verwendet. Diese Form gestattet auch eine Verbindung mit Fleischmehl oder Aleuronat und ermöglicht allein oder in derartiger Verbindung für Fälle der Noth, des Krieges, für Reisen eine auf kurze Zeit von frischer Zufuhr unabhängige Verproviantierung.

„**Blaues**“ Brot entsteht durch Verunreinigung des Mehles mit dem Wachtelweizen (Melampyrum) und dem Klappertopf (Rhinanthus). Beide Rhinanthaceen sind nach **Lehmann** nicht giftig, doch ist stets das verwendete Mehl ein minderwertiges. Wenn blaues Brot schädlich ist, so enthält es ausser den genannten Unkrautsamen noch Kornrade, Mutterkorn und dergl.

Das „**rothe**“ oder „blutende“ Brot entsteht durch Wucherung des M. prodigiosus.

Bei der Gewinnung und beim Transporte von Cerealien, sowohl von Getreide als von Mehl, treten häufig Verunreinigungen auf in Form von Unkraut oder Cruciferensamen, Brandpilzen, Taumellolch, Kornrade, Mutterkorn, aber auch in Form von Mistpartikeln, von Mäuse- und Katzenexkrementen. Wenn die **Brandpilze** in grossen Mengen mit den Körnern vermahlen werden, so bekommt das Gebäck einen graublauen Schimmer und die Anwesenheit der Pilzsporen verleiht ihm den eigentümlichen Geruch nach Trimethylamin wie bei Häringslake. Die Samen von Taumellolch (Lolium temulentum) bewirken Gliederzittern, Erbrechen, Sehstörungen. Das Brot aus kornradehaltigem Mehle hat einen unangenehmen Geruch, bitteren Geschmack, ruft Kratzen im Halse hervor und verursacht in grösseren Mengen sogar Lähmungen.

Das Mutterkorn (Secale cornutum) ist das Sklerotium von Claviceps purpurea. Es enthält Ergotinsäure, Sphazelinsäure und Cornutin. Das Mutterkorn, welches therapeutisch und besonders auch zum Abtreiben der Leibesfrucht verwendet wird, ruft Erbrechen, Durchfall, Pupillenerweiterung, Schwindel, Krämpfe, allgemeine Mattigkeit, taumelnder Gang hervor. Die chronische Form des Ergotismus trat als Kriebelkrankheit (Raphania) in früheren Zeiten oft endemisch ein infolge des Mitvermahlens und Verbackens des Mutterkornes.

Dagegen ist das Auftreten der Pellagra (Elephantiasis italica), welche hauptsächlich im Zusammenhange mit Maisgenuss zu stehen scheint, noch wenig aufgeklärt. Auch hier soll angeblich ein Sklerotium macidis als parasitischer Pilz in Betracht kommen, während aber auch andere Schimmelpilze angegeben werden. Unter Spannung und Brennen der Haut treten Erytheme auf, die Haut wird rissig, dabei entstehen Fieber, Schlingbeschwerden, Erbrechen, Durchfall, Doppelsehen, Krämpfe, Sinnestäuschungen, die bis zu Psychosen führen.

Abgesehen von den Verunreinigungen und Fälschungen des Mehles hat die Gesundheitslehre bei der Bäckerei auch noch damit zu rechnen, dass die moderne Nachtarbeit der Bäcker, welche seit ca. 100 Jahren mit der Verallgemeinerung des Morgenkaffees anfing, viele hygienische Missstände mit sich bringt, besonders insofern es sich um die Beschäftigung jugendlicher Personen handelt; das genu valgum als Folge von Ueberanstrengungen heist auch „Bäckerbein". Ferner lässt die Reinlichkeit in den kleineren Bäckereien infolge Mangels an Wasser, Seife, Handtüchern für die Bäcker, weiter auch die Reinlichkeit der Geschirre ganz ausserordentlich viel zu wünschen übrig. Die Brotfabriken mit Maschienenbetrieb sind hygienisch vorzuziehen. Viele kleine Bäckereien mitten in der Stadt führen durch Rauchbelästigung zu zahlreichen Klagen.

Auf den kanarischen Inseln hatten die durch ihre Stärke berühmten Ureinwohner, die Guanchen, eine ausgezeichnete Methode, die Cerealien zu verwerten; sie rösteten nämlich die Getreidekörner vor dem Mahlen. Diese dextrinierten Getreidekörner, Gofio, wurden dann gemahlen und lieferten durch Anrühren mit Wasser einen sofort geniessbaren Brei. Es ist das eine wesentlich bessere Form als unsere eingebrannten Mehlsuppen und als der oft sehr ungleichmässig geröstete Zwieback.

Das neben dem Getreide wichtigste aller pflanzlichen Nahrungsmittel ist der Reis. Mehr als der Hälfte der Menschen dient er als Hauptnahrungsmittel. Zum Zwecke der Volksernährung wird der Reis in Japan so zubereitet, dass man einen Raumteil Reis mit drei Raumteilen Wasser in einem eisernen Kessel zwei bis drei Stunden lang einweicht. Der Kessel wird dann mit einem schweren Deckel geschlossen auf das Feuer gestellt. Man lässt solange kochen, bis der Deckel vom Dampfe etwas gehoben wird. Dann wird der Kessel vom Feuer genommen und man lässt ihn mit dem Deckel darauf noch $1^1/_2$ Stunden stehen. Aus dem derartig zubereiteten Reis formen dann die Japaner Klösse, die sie mit Salz bestreuen. Der Reis zur Massenernährung darf nicht zerkocht sein, sondern muss kaubar sein; nur Wasserreis kann als Volksnahrungsmittel dienen.

2. Gemüse.

Gemüse heisst zuerst ein aus nicht gemahlenen Feld- und Gartengewächsen gekochtes, weiches Gericht, dann diese Gewächse selbst; Mus heisst gekochte Speise. Eine vollständig befriedigende Umschreibung dessen, was man unter Gemüsen zu verstehen habe, ist kaum zu geben. Bisweilen versteht man im engeren Sinne darunter die grünen Pflanzenteile, welche bald als Hauptgrundlage der Nahrung dienen, bald aber nur als Zukost genossen werden. Von denselben Pflanzen können dann manchmal die unterirdischen Teile ebenso gut als Gemüse Verwendung finden, wie die oberirdischen. Bei anderen wieder ist es Brauch, die unterirdischen Teile, Knollen, Wurzeln, besonders zu betrachten, während die oberirdischen grünen Teile entweder keine Verwendung finden oder bisweilen als grüne Gemüse gebraucht werden. Manche der grünen Gewächse bilden in der einen Gegend als Gemüse einen wichtigen Bestandteil der Mahlzeiten, während sie in anderen Gegenden nur als Würze dienen. Die Gegenden und Volkseigentümlichkeiten beschränken vielfach die Zahl der als Gemüse verwendeten Pflanzen, während anderwärts eine ausserordentliche Mannigfaltigkeit herrscht. Die Zahl der Kulturrassen und Abarten der als Gemüse verwendeten Pflanzen ist zudem so gross, dass von einer Erschöpfung des Gegenstandes in dieser Richtung hin im

Folgenden keine Rede sein kann, und nur einige wichtigere Gewächse hervorgehoben werden sollen. Es sei bei dieser Schwierigkeit einer befriedigenden Umgrenzung deshalb gestattet, unter den Gemüsen alle Vegetabilien zusammenzufassen ausser den Cerealien, dem Obst und den Handelsgewürzen.

Gemeinsam ist fast allen diesen Gemüsen ein hoher Wassergehalt. Die Stickstoffsubstanzen sind nur zum Teil in Form von Eiweissstoffen vorhanden, und in manchen können bis zu 50 pCt. des Gesamtstickstoffes in Form von Amiden und Amidosäuren, wie Asparagin, selbst von Salpetersäure oder Ammoniak vorhanden sein, wodurch das Verhältnis der wirklich für die Ernährung in Frage kommenden stickstoffhaltigen Körper sehr herabgedrückt werden kann. Die Kohlenhydrate sind vorwiegend als Stärke, in einzelnen Gemüsen aber auch in grossen Mengen als Zucker vorhanden. Der Zucker ist meist als Rohrzucker (in den Stengeln und Wurzeln), zum Teil als Traubenzucker (in den Früchten) vorhanden; ausserdem kommen auch seltenere Kohlenhydrate wie Inulin und Lävulin vor; daneben finden sich noch Gummi und Dextrin.

Aus einigen Versuchen über Verdauung folgt nach Weiske und Rubner, dass die stickstoffhaltigen Substanzen der vegetabilischen Nahrungsmittel in Folge der anderen Beimengungen in erheblich geringerer Menge verdaut werden, als die der animalischen. Das Verhältnis der Gesamttrockensubstanz der Vegetabilien war jedoch bei einigen Ernährungsversuchen ein relativ günstiges, was sich aus der guten Aufnahmsfähigkeit der Stärkearten ergiebt, von denen die Kartoffelstärke verhältnismässig am schlechtesten ausgenutzt wurde. In vielen Vegetabilien finden sich pikant riechende oder schmeckende Stoffe, welche für die Wertschätzung als Gemüse oder Blattwürze von Bedeutung sind, z. B. Asparagin im Spargel, Schwefelallyl im Knoblauch, Senföl in Rettichen, Zwiebeln, Radieschen, oxalsaures Kalcium im Sauerampfer, zitronensaure Salze in Salaten, Terpen in dem Dill- und Petersilienöl, Thymiankampfer im Oel des Thymians.

a) Wurzelgewächse.

Als die wichtigsten Wurzelgewächse müssen die Kartoffeln gelten; Analyse Tabelle S. 248. Besonders der Stärkegehalt ist nach Arten und Behandlung grossen Schwankungen unterworfen und ungefähr 50 pCt. der stickstoffhaltigen Substanzen sind als Asparagin und andere Amidosäuren vorhanden. In der Asche ist der hohe Gehalt an Kali und Phosphorsäure bemerkenswert. Die gekeimte Kartoffel enthält in den Keimen das giftige Solanin.

Bei uns hat sich die Volksernährung durch die Einführung der Kartoffeln vielfach verschlechtert. Die vorwiegende Ernährung durch Kartoffeln z. B. bei den Webern im böhmischen Adlergebirge und in Schlesien gleicht fast einem schleichenden Hungertode. Die Vielseitigkeit, welche die Verwendung der Kartoffel gestattet, ermöglicht jedoch, über die früher häufigen Hungersnöte hinwegzukommen.

Topinambur, welcher neben 4,83 pCt. Zucker und 1,10 pCt. Inulin ungefähr 9,13 pCt. Lävulin (Synanthrose genannt) enthält, und Bataten finden bei uns nur gelegentlich Anwendung.

Von den Runkelrüben hat die Zuckerrübe mit einem bis zu 15 pCt. gehenden Zuckergehalte nur zur Herstellung von Zucker, und die Rotrübe (welche viel Eisen enthält) nur als Beikost Verwendung gefunden. In Russland dient eine Varietät der roten Rübe nach durchgemachter Milchsäuregärung als Grundlage der Nationalsuppe Borscht. Die kleine weisse Rübe wird auch in Deutschland in feinen Streifen einer Gärung nach Art des Sauerkraut unterworfen.

Von den Brassikaarten kommen Kohlrüben, Kohlrabi und Teltower Rübchen als allgemeiner vertreitet in Betracht, von denen die letzteren durch einen verhältnismässig hohen Stickstoffgehalt von 3,5 pCt. ausgezeichnet sind.

Die Möhren (Daucus carota) Karotten oder Moorrüben sind wegen ihres angenehm süssen Geschmackes beliebt und enthalten neben 2,51 pCt. Rohrzucker 4,23 pCt. Fruktose. Ihr Farbstoff Carotin sowie dessen Fälschungs-Ersatzstoff Orleans (Azofarbstoff) dienen zur künstlichen Färbung von Butter.

Auch die Schwarzwurz (Scorzonera hispanica glastifolia) enthält neben 12,6 pCt. sonstiger stickstofffreier Bestandteile ungefähr 2 pCt. Zucker.

Sellerie, Rettich, Radieschen kommen nicht als eigentliche Gemüse, sondern mehr als Zukost in Betracht.

Die Cichorie enthält frisch: 75,69 pCt. Wasser, 1,01 pCt. Stickstoffsubstanz, 0,49 pCt. Fett, 3,44 pCt. Zucker, 17,62 pCt. Stärke, 0,97 pCt. Cellulose, 0,78 pCt. Asche. Die grüne Cichorienwurzel wird als Salat verwendet, während die getrocknete und geröstete Wurzel als Kaffeesurrogat dient.

b) Hülsenfrüchte oder Leguminosen.

Dieselben waren vor Einführung der Kartoffeln mehr in der Volksnahrung verbreitet als jetzt. Doch scheint sich neuerdings die Landwirtschaft dem Anbau dieser Gewächse wieder etwas mehr zuzuwenden, seit neuere Untersuchungen die angeblich widerlegte Ansicht bewiesen haben, dass die Leguminosen imstande sind, sich zum Teil des Stickstoffes der Atmosphäre zum Aufbau ihrer Eiweisskörper zu bedienen. Ausgezeichnet sind die Hülsenfrüchte durch ihren hohen Gehalt an stickstoffhaltigen Körpern, von denen quantitativ ein Körper aus der Klasse der Pflanzenkaseine oder Globuline, das Legumin (s. S. 244) vorherrscht. Die Stärke der Hülsenfrüchte scheint in einem etwas schwerer aufschliessbaren Zustande vorhanden zu sein, als die der Getreidearten und Wurzelgewächse und wird durch Diastase weniger vollständig in Zucker übergeführt, als andere Stärkearten. Die Asche enthält mehr Kali und Kalk, aber weniger Phosphorsäure als die der Cerealien. Die unreifen Samen einiger Hülsenfrüchte (Erbsen, Puffbohnen) enthalten ein phosphorhaltiges Fett, vielleicht Lecithin. Nach den Versuchen von Strümpell wurde von dem Stickstoff der Hülsenfrüchte in Mehlform bis fast 92 pCt. resorbiert, dagegen bei der Zubereitung der ganzen Linsen, welche nur gequollen und gekocht waren, nur bis 60 pCt.

Unter dem Namen Bohnen werden zwei ganz verschiedene Leguminosenarten zusammengefasst: Vicia faba und Phaseolus (siehe Tabelle S. 248).

Vicia faba oder Buffbohne ist in zwei Unterarten verbreitet: Die kleine Ackerbohne (Sau- oder Pferdebohne, Vicia faba minor) und die Buff- oder Gartenbohne (Vicia faba major). Diese Bohnen werden seltener im reifen Zustande genossen. Im unreifen Zustande werden sie vielfach als Gemüse verwendet; die unreifen Samen enthalten: 86,10 pCt. Wasser, 4,67 pCt. Stickstoffsubstanz, 0,30 pCt. Fett, 6,60 pCt. Stickstofffreie Extraktivstoffe, 1,69 pCt. Cellulose und 0,64 pCt. Asche.

Die Phaseolusarten (Schmink- oder Vitsbohnen) sind in mehreren Unterarten und Kulturrassen verbreitet. Ein geringerer Gehalt an Cellulose, eine dünnere Schale lässt die reifen Samen als Nahrungsmittel mehr geeignet erscheinen. Im unreifen Zustande werden sie mit den unreifen Hülsen als Gemüse verwendet und zwar in Form der Salatbohnen oder Schnittbohnen. Die unreife Hülse enthält: 88,36 pCt. Wasser, 2,77 pCt. Stickstoffsubstanz, 0,14 pCt. Fett, 1,20 pCt. Zucker, 6,82 pCt. sonstige stickstofffreie Extraktivstoffe, 1,14 pCt. Cellulose und 0,57 pCt. Asche.

Der Bohnenkäse der Japaner aus der Sojabohne (Tofu) enthält 8,2 pCt. Eiweis, 3,1 pCt. Fett.

Die reifen Erbsen sind Varietäten und Spielarten von Pisum sativum; Analyse s. Tabelle S. 248. Die Erbsen werden auch von der Schale befreit als geschälte Erbsen in den Handel gebracht und enthalten nach König in diesem Zustande: 12,73 pCt. Wasser, 21,12 pCt. Stickstoffsubstanz, 0,82 pCt. Fett, 60,94 pCt. stickstofffreie Extraktivstoffe, 2,64 pCt. Cellulose und 1,75 pCt. Asche; in diesem Zustande sind sie besonders durch die Verringerung des Cellulosegehaltes zur Ernährung tauglicher. Von den unreifen Erbsen werden meistens nur die unreifen Samen allein verwendet, von einigen, den sogenannten Zuckerbsen, aber die ganzen unreifen Schoten. Die unreifen Samen enthalten nach König: 80,49 pCt. Wasser, 5,75 pCt. Stickstoffsubstanz, 0,50 pCt. Fett, 10,86 pCt. stickstofffreie Extraktivstoffe, 1,60 pCt. Cellulose und 0,80 pCt. Asche.

Die Zusammensetzung der Linsen s. Tabelle S. 248.

Zu den Papilionaceen gehört auch die Erdnuss (Arachis hypogaea), die sich wegen ihres ausserordentlich hohen Gehaltes an Fett und Eiweissstoffen für die Volksernährung ausgezeichnet eignen würde (s. Tabelle S. 248). Beim Rösten soll sie den etwas scharfen Geschmack verlieren und einen etwas mehr mandelartigen annehmen. Während die Erdnuss in ihrer Heimat viel gegessen wird, hat man sich bei uns an ihren Geschmack bis jetzt nicht gewöhnen können. Nach dem Ausziehen des Fettes werden die eiweissreichen Pressrückstände als Viehfutter verwertet oder finden im gerösteten Zustande als Surrogat für Kaffebohnen Verwendung.

c) Der Spargel ist dadurch ausgezeichnet, dass in seiner Stickstoffsubstanz viel Asparagin enthalten ist, so dass Asparagin etwa 0,35 pCt. des Spargels ausmacht.

d) Die kürbisartigen Pflanzen, Cucurbita (Kürbis) und Cucumis (Gurke und Melone) umfassend, sind die wasserreichsten Gemüse. Sie enthalten 90 bis 95 pCt. Wasser. Die Kürbisse werden als reife, die Gurken als unreife Früchte verwendet. Sie sind sehr erfrischend, wirken aber bei vielen Leuten abführend.

e) Die Kohlarten, deren Wurzeln ebenfalls zum Teil verwertet werden, sind Varietäten von Brassika oleracea, welche die verschiedenartigste Verwendung als Gemüse finden. Die wichtigste von allen Kohlarten ist

Weisskohl oder Kabbes, dessen Zusammensetzung als Typus dienen kann; er enthält: 89,97 pCt. Wasser, 1,89 pCt. Stickstoffsubstanz, 0,20 pCt. Fett, 2,29 pCt. Zucker, 2,58 pCt. sonstige stickstofffreie Extraktivstoffe, 1,84 pCt. Cellulose und 1,23 pCt. Asche. Der Weisskohl wird eingemacht als „Sauerkraut" verwertet; er macht dabei eine Milchsäuregärung durch. In Russland wird ein etwas anders eingemachter Sauerkohl als Grundlage für die Nationalsuppe Schtschi verwendet.

Blumenkohl (Brassica oleracea botrytis) mit seinen monströsen fleischig verdickten Blütenständen enthält nach König: Wasser 90,9 pCt., Stickstoffsubstanz 2,5 pCt., Fett 0,3 pCt., Zucker 1,2 pCt., sonstige stickstofffreie Substanz 3,3 pCt., Holzfaser 0,9 pCt., Asche 0,8 pCt., Phosphorsäure 0,15 pCt., Schwefel organisch gebunden 0,089 pCt. Ein Kopf wiegt 300—630 gr.

Der Spinat (Spinacia oleracea) schliesst sich nach Zusammensetzung und Verwendung an die Kohlarten an. Während letztere aber zu den Cruciferen, den Kreuzblütlern, gehören, stammt der Spinat aus der Gattung der Gänsefuss- oder Meldengewächse, wohin auch die in vielen Gegenden als Gemüse gegessene Gartenmelde oder der wilde Spinat (Atriplex hortense) zu rechnen ist. Ueber seine Aschenbestandteile siehe Seite 230.

f) Als Salatkräuter werden eine Anzahl wasserreicher Pflanzen verwendet, welche zum Teil angebaut werden, zum Teil als Unkraut wild wachsen.

g) Die Zwiebeln, Tomaten und Blattgewürze dienen wegen ihrer pikant schmeckenden oder riechenden Stoffe fast ausschliesslich als Zukost oder zur Zubereitung anderer Speisen.

h) Pilze, Algen und Flechten. Dieselben haben als Nahrungsmittel nur in wenigen Gegenden eine allgemeine Bedeutung gewonnen, in der Regel dienen sie als besondere Leckerbissen oder als Hilfsmittel zur Zubereitung anderer Speisen, oder wie das isländische und das Rentiermoos in Zeiten der Hungersnot als Aushilfsmittel. Von Pilzen finden besonders Anwendung Champignon (Agaricus campestris), Trüffel (Tuba cibarius), Steinmorchel (Helvella esculenta), Hahnenkamm (Clavaria flava) und Steinpilz (Boletus edulis). Auch diese Edelpilze sind im rohen Zustande giftig, verlieren das Gift jedoch durch Abbrühen mit heissem Wasser. Im trockenen Zustande ist ihr Stickstoffgehalt sehr hoch; statt Stärke enthalten sie an stickstofffreien Extraktstoffen Mannit und Traubenzucker. Als Beispiel möge die Zusammensetzung der Speisemorchel dienen. Dieselbe enthält im frischen Zustande: 90 pCt. Wasser, 3,48 pCt. Stickstoffsubstanz, 0,24 pCt. Fett, 0,61 pCt. Mannit, 0,11 pCt. Traubenzucker, 3,95 pCt. sonstige stickstofffreie Stoffe, 0,67 pCt. Cellulose und 0,94 pCt. Asche. In lufttrockenem Zustande enthält sie: 19,04 pCt. Wasser, 28,48 pCt. Stickstoffsubstanzen, 1,93 pCt. Fett, 4,98 pCt. Mannit, 0,82 pCt. Traubenzucker, 31,62 pCt. sonstige stickstofffreie Stoffe, 5,50 pCt. Cellulose und 7,63 pCt. Asche.

Von den Flechten enthält das Rentiermoos (Cladonia rangiferina) bis 1 pCt., das isländische (Cetraria Islandica) bis 31 pCt. und Evernia jubata bis 33 pCt. Stärke (Lichenin); das japanische Moos von Gloeopeltis califormis bildet einen dicken Schleim.

Unter dem Namen Meerlattich werden in England einige Algen (Porphyra und Ulva lactuca) als Zukost zum Fleisch oder in verfeinerter Zubereitung auf Brot gestrichen genossen. Die Chinesen verwerten auch Agar-Agar teils zum Verdicken von Gerichten, teils geröstet wie kleine Brotstückchen. Der Agar von Japan (Kanten) stammt von Gelidium corneum, der von Ceylon (Ceylon-Moos) von Gracilaria lichenoides, der von Makassar und Java von Eucheuma speciosa.

3. Obst.

Die Obstfrüchte sind besonders in Gegenden mit grossem Obstbau wichtige Nahrungsmittel. Ueberall sind sie als Genussmittel hoch geschätzt, indem sie teils als Zukost zu Speisen dienen, teils einen Wechsel in der Beköstigung ermöglichen. Die grünen Gemüse und Obstfrüchte sind durch ihren Salzgehalt stets mehr als einfache Reizmittel (wie die Gewürze) und sind wichtige Ergänzungen zu den anderen Nahrungsmitteln; vergleiche Seite 230. Die Obstfrüchte enthalten Säuren und zwar das Kernobst Aepfelsäure, die Weintrauben neben Aepfelsäure Weinsäure oder Traubensäure, die Johannisbeeren und Stachelbeeren neben der Aepfelsäure Zitronensäure. Der Zucker der Obstfrüchte ist meist Fruchtzucker, bisweilen treten daneben Dextrose und Rohrzucker auf. Als Beispiel für die Zusammensetzung der Obstfrüchte dienen die Aepfel. Dieselben enthalten: 84,79 pCt.

Wasser, 0,36 pCt. Stickstoffsubstanz, 0,82 pCt. freie Säure, 7,22 pCt. Zucker, 5,81 pCt. andere Kohlenhydrate, 1,51 pCt. Holzfaser (+ Kern), 0,49 pCt. Asche.

Wie die kleinen Bäckereien und Mehlwarenhandlungen bedürfen auch die kleinen Grünkramhändler und Obstler einer strengen Ueberwachung, weil die Räume zum Feilhalten meist ganz ungenügend von den Wohnräumen getrennt sind. Besonders bei Herrschen von infektiösen Krankheiten ist das sehr zu beachten.

4. Gewürze.

Sowohl nach der Herkunft als auch nach der Natur der wichtigen Bestandteile schliessen sich die Gewürze an die Arten der beim Gemüse besprochenen Blattgewürze an. Die Gewürze sind bei der Zubereitung der Speisen unentbehrlich. Im weiteren Sinne gehören auch Kochsalz (s. S. 229) und Essig (s. später) zu den Gewürzen. Hier sollen jedoch nur die eigentlichen Gewürze des Handels betrachtet werden. Dieselben lassen sich in einige natürliche Gruppen unterbringen:

a) Blumenknospen, Blüten und Früchte. Von den letzteren wieder dienen bald die Samen oder Beeren, bald aber auch die Samenmäntel und Schoten als Gewürze.

Die Gewürznelken oder Gewürznäglein (Caryophylli aromatici) sind die noch nicht entfalteten, getrockneten, gewürzhaft riechenden und bitter scharfschmeckenden Blütenknospen einer Myrtacee, nämlich des Caryophyllus aromaticus oder Eugenia caryophyllata, des Gewürznelken- oder Gewürznägleinbaumes, welcher auf den Antillen und Südamerika angebaut wird. Der wichtigste Bestandteil der Gewürznelken ist das Nelkenöl (Oleum Caryophyllorum). Gute Gewürznelken müssen einen feinen Geruch haben und beim Zerbrechen Oel geben.

Safran bildet die getrockneten Pistille von Crocus sativus; man unterscheidet französischen und spanischen.

Pfeffer ist entweder als schwarzer Pfeffer die unreife getrocknete Beere von Piper nigrum (Piperacee), welche als ursprünglich rote Beere infolge des Trocknens schwarz wird, oder als weisser Pfeffer die reife enthülste Frucht. Der Pfeffer enthält ungefähr 1 pCt. ätherisches Oel und 3 bis 9 pCt. eines basischen Körpers, des Piperins.

Der Nelkenpfeffer (Piment oder englisches Gewürz) besteht aus den unreif getrockneten Früchten von Myrthus pimenta und enthält bis 3 pCt. Nelkenpfefferöl, welches ebenso wie das Nelkenöl als einen seiner Bestandteile Nelkensäure enthält.

Die unreifen getrockneten Beeren einer asiatischen Schlingpflanze werden als Cubeben oder Tilpfeffer in Asien viel als Gewürz gebraucht, während sie bei uns fast nur als Heilmittel Verwendung finden.

Die Samen des Anis (Pimpellina anisum) enthalten ein fettes und bis 2 pCt. ein ätherisches Oel (Anisöl). Oft werden diese Samen mit dem Samen des Schierlings (Conium maculatum) gefälscht, letztere haben jedoch einen nierenförmigen Durchschnitt, während Anissamen einen ohrförmigen Durchschnitt zeigen.

Ebenso wie die Samen von Anis, werden die Samen vom Fenchel (Foeniculum) und Kümmel (Carum Carvi) gebraucht. Das junge Kraut vom Fenchel wird in Italien als Gemüse gegessen. Der Kümmel wirkt verdauungsbefördernd und blähungswidrig. Die Samen enthalten etwa 5 pCt. Kümmelöl.

Cardamomum ist die Frucht der echten Kardamompflanze, die in Malabar einheimisch ist und auch dort angebaut wird.

Koriander ist der Same von Coriandrum sativum und enthält ein wenig flüchtiges Oel.

Die Samen des schwarzen und weissen Senfs werden gemahlen und zu Senf verarbeitet. Das myronsaure Kalium des schwarzen Senfsamens wird hierbei durch Myrosin als Enzym in das scharf schmeckende Senföl, in Zucker und Kaliumsulfat gespalten. Aehnlich soll das Sinapin der weissen Senfsamen bei der Senfbereitung durch Myrosin in zweifach schwefelsaures Sinapin, Zucker und Schwefelcyan-Akrinyl zerfallen. Die bekanntesten Senfsorten des Handels, der Düsseldorfer und der englische Senf, verdanken eben so wie andere Handelssorten ihre Eigentümlichkeiten Beimischungen von anderen Gewürzen. So enthält der Düsseldorfer Mostrich, d. h. mit Most angemachter Senf, einen Zusatz von Zimmt, Nelken, Zucker und Rheinwein, der englische Senf einen solchen von Weizenmehl, Kochsalz und Cayennepfeffer.

Die Muskatblüte (Macis) ist der die Muskatnüsse umhüllende blättrige Samenmantel (Arillus) von Myristica moschata. Die Muskatnuss ist der von diesem Samenmantel und der Schale befreite Samenkern. Die Nüsse werden zum Zwecke des Aufbewahrens gekalkt. Die Muskatblüte enthält bis 7 pCt., die Nuss bis 6 pCt. ätheriches Oel.

Cayennepfeffer (Chillies, Paprika) ist die grobgemahlene Schote von Capsicum frutescens. Die grünen Schoten werden in Ungarn als Gemüse genossen, besonders so, dass sie mit gebacktem paprizirtem Fleische gefüllt werden.

Vanille wird von den plattgedrückten Schoten der Vanilla aromatica gewonnen. Dieselben enthalten das jetzt auch synthetisch (aus dem Koniferylalkohol aus dem Cambialsaft der Coniferen) im Grossen dargestellte Vanillin bis zu 2,5 pCt. und ausserdem Benzoësäure und Vanillinsäure.

b) Pflanzenrinden.

Zimmt ist die Rinde von Laurus Cinnamomum und Cassia die Rinde von Laurus Cassia und verwandten Arten; guter Zimmt enthält bis 1 pCt. ätherisches Oel.

c) Blätter.

Dieselben werden zum Teil frisch verwendet (siehe oben Fenchel S. 263 und S. 260 Blattgewürze unter den Gemüsen), zum Teil in getrocknetem Zustande als Handelsgewürze. Die wichtigsten der letzteren Art sind die Lorbeerblätter.

Hier mögen auch die Blätter des Betelpfeffers und des Tabaks erwähnt sein (s. später).

d) Wurzeln und Knollen.

Das wichtigste hierher gehörige Gewürz (siehe übrigens auch Wurzelgewächse unter den Gemüsen Seite 257) ist wohl der Ingwer, welcher aus den Nebenwurzelstöcken von Cingiber officinale gewonnen wird. Die Wurzelstöcke werden teils einfach in heissem Wasser abgebrüht, wodurch das Gewürz viel leidet (schwarzer Ingwer), teils werden sie geschält und als weisser Ingwer bezeichnet.

Curcuma, Gelbwurz oder Zittwer ist der Wurzelstock von Curcuma Zeodaria und leucorrhiza. Sie kommt als Curcuma longa und rotunda in den Handel. In Indien ist sie das wichtigste Gewürz der Hindu. Bei uns dient sie wohl nur zum Färben verschiedener Nahrungsmittel, z. B. des Käses, der Butter, der Liköre. Ein aus den Knollen derselben bereitetes feines Stärkemehl, das ostindische Arrowroot, kommt im Handel vor.

Galgant ist der Wurzelstock von Alpinia officinarum und von Alpinia Galanga und kommt von der chinesischen Küste aus in den Handel.

Aus den Wurzeln von Manihot wird ein sehr kräftiges Gewürz gewonnen unter Zusatz von Pfeffer, Zimmt und Muskatblüte.

Eine Mischung von verschiedenen Pfefferarten mit durch Curcuma gefärbten Gewürzen liefert das bekannte Currypulver.

Die Gewürze sind durch ihren Gehalt an ätherischen Oelen und Alkaloïden noch anderweitig wichtig geworden, und hierin liegt ein Hauptgrund für die vielen Verfälschungen, denen die Gewürze ausgesetzt sind. Derartige Fälschungen betreffen weniger die ganzen Gewürze. Nur als Muskatnüsse sind schon ganz künstliche, aus Muskatnusspulver, Kleie, Thon, Oel hergestellte Präparate in den Handel gebracht worden. Als ganzer, schwarzer Pfeffer kommen bisweilen künstlich dargestellte schwarze Körner im Handel vor, welche aus Weizenmehl, Paprika und Rotholz bestehen. Die gewöhnlichen und nicht immer leicht erkennbaren Fälschungen werden an den gemahlenen Gewürzen vorgenommen. Diese Verfälschungen bestehen teils in Zusätzen von gemahlenen Produkten minderwertiger, aber verwandter Früchte, oder in Beimischungen von ganz anderen Pulvern, gerösteter Brotrinde, Holzmehl, Holzkohle, Kleie, entölten Samen. Endlich werden die Gewürze eines mehr oder weniger grossen Teiles ihrer ätherischen Oele oder Alkaloïde beraubt, und diese entwerteten Gewürze als vollwertige verkauft. Der beste Schutz gegen derartigen Betrug liegt darin, dass man keine gemahlenen, sondern nur ganze Gewürze kauft, weil bei letzteren Fälschungnn leichter zu erkennen sind und sich wohl auch kaum genug entlohnen.

II. Tierische Nahrungsmittel.

1. Fleisch.

a) Zusammensetzung. Unter Fleisch als Nahrungsmittel versteht man ausser den Muskeln auch diesen ähnlich zusammengesetzte Weichteile der landwirtschaftlichen Nutztiere, des Wildes und der Fische. Dieses Fleisch besteht aus Muskelfasern, Fett, Blutgefässen, Sehnen u. s. w. und kommt ausserdem noch mit wechselnden Mengen von Knochen zum Verkaufe. Die Grundlage des Fleisches bildet das Muskelgewebe, welches bei den verschiedensten Tieren von verschiedenen Körperstellen entnommen, im mechanisch gereinigten, von Knochen und sichtbarem Fette befreiten Zustande im Durchschnitte aus 75 pCt. Wasser, 20 pCt. Eiweiss und leimgebender Substanz. 1 pCt. Fett und 3,2 pCt. Asche und Extraktivstoffen besteht. Für den Handel, für Produzenten und Konsumenten ist aber damit zu rechnen, dass das Verhältnis des Muskelgewebes und überhaupt der stickstoffhaltigen Bestandteile zu den übrigen Bestandteilen Schwankungen unterworfen ist, auf welche verschiedene Faktoren von Einfluss sind.

Die Menge des sichtbaren Fettes ist sehr schwankend und wird künstlich durch die Mast besonders nach der Richtung beeinflusst, dass Wasser und Fett in einen gewissen Gegensatz treten. Z. B. beträgt bei einem mageren Ochsen der Wassergehalt der Lende

		Wasser pCt.	Stickstoff-substanz pCt.	Fett pCt.	Stickstoff-freie Substanz pCt.	Asche pCt.
Mageres Ochsenfleisch		76,71	20,61	1,50		1,18
Fettes Ochsenfleisch.		54,76	16,93	27,23		1,08
Fettes Kuhfleisch		70,96	19,86	7,70	0,41	1,07
Mageres Kalbfleisch		78,82	19.76	0,82		0,60
Fettes Kalbfleisch .		72,31	18,88	7,41	0,07	1,33
Fettes Hammelfleisch .		47,91	14,80	36,39		0.85
Mageres Schweinefleisch		72,57	19,91	6,81		1,10
Fettes Schweinefleisch		47,40	14,54	37,34		0,72
Pferdefleisch		74,27	21,71	2,55	0,46	1.01
Wild	Hase	74.16	23.34	1.13	0,19	1,18
	Kaninchen	66,85	21,47	9,76	0,75	1,17
	Reh . . .	75.76	19.77	1.92	1.42	1,13
Geflügel	Haushuhn, gemästet . .	70,06	18,49	9,34	1,20	0,91
	Gans, gemästet	38,02	15,91	45,59		0,48
Fette Fische	Aal	57,42	12.82	28,37	0,45	0,84
	Lachs	74,36	15,01	6,42	2,85	1,36
	Häring	80,71	10,11	7,11		2,07
Fettarme Fische	Schellfisch	80.97	17,09	0,35		1,64
	Hecht	77,45	20,11	0,69	0.92	0,83
	Karpfen	76.97	21,86	1,09		1,33
Herz		72,54	18,18	8,03	0.33	0,92
Lunge		80,14	15,46	2,47	0.06	1,87
Niere		75,89	18,51	3,89	1,25	0,46
Leber .		71,62	20,02	3,65	3,25	1,55
Speck, gesalzen		9,15	9,72	75,75		5,38
Rindstalg		0,71	0,12	99,10		0,07

77,4 pCt., Fett 1,1 pCt. und Muskelsubstanz 20,3 pCt., bei einem hochgemästeten Ochsen Wasser 63,4 pCt., Fett 16,7 pCt., Muskelsubstanz 18,8 pCt. Dieser Einfluss der Mast ist an verschiedenen Körperteilen ungleich, doch kann man im Durchschnitte annehmen, dass die Fleischmasse eines Mastochsen etwa zu einem Drittel, die eines Mastschweines zur Hälfte aus Fett besteht. Das Fleisch gemästeter Tiere enthält auch verhältnismässig weniger Knochen, weil bei der Mast die Masse der Weichteile, aber nicht die der Knochen zunimmt, so z. B. liefert ein magerer Ochs an käuflichem Fleische ungefähr 53 pCt., ein gut gemästeter bis 70 pCt., und ein gemästetes Schwein bis zu 85 pCt. des Lebendgewichtes. Im Grossverkaufe kann man etwa 8,5 pCt., im Kleinverkaufe 20 bis 25 pCt. des Fleisches als Knochen rechnen.

Auch das Alter der Tiere hat auf Knochen-, Fett- und Eiweissgehalt Einfluss, insofern z. B. bei Kalbfleisch der Prozentgehalt an Knochen bis auf 30 pCt. und höher steigt, während gleichzeitig bei jungen Tieren das Fleisch weniger Eiweissstoffe, dagegen mehr leimgebende Substanz enthält. Auch die Rassen spielen wegen ihres verschiedenen Verhaltens der Mast gegenüber eine Rolle. Unter Berücksichtigung dieser Faktoren kann die Tabelle S. 266 nach König als Anhalt dienen.

Fig. 40.

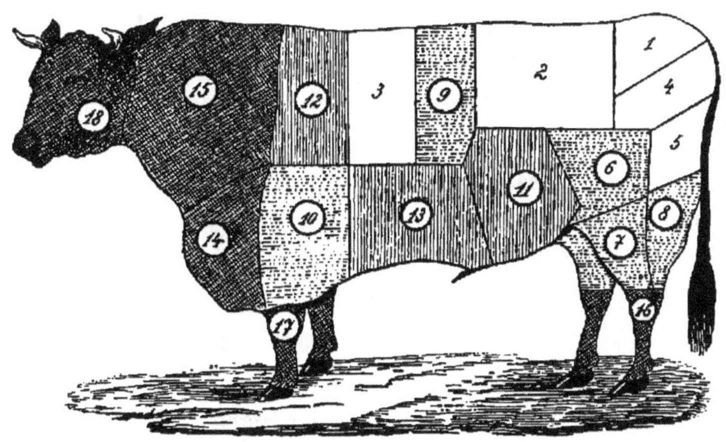

I. Classe.

1. Schwanzstück.
2. Lendenbraten.
3. Vorderrippe.
4. Hüftenstück.
5. Hüftenschenkelstück.

II. Classe.

6. Oberweiche.
7. Unteres Weichenstück.
8. Wadenstück.
9. Mittelrippenstück.
10. Oberarmstück.

III. Klasse.

11. Flankenteil.
12. Schulterblatt.
13. Brustkern.

IV. Klasse:

14. Wanne.
15. Hals.
16. und 17. Beine.
18. Kopf.

Trotz des hohen Nährwertes des Fleisches der verschiedenen Körperstellen, trotz grösster Uebereinstimmung in den wichtigsten Bestandteilen ist der Preis des Fleisches ein sehr verschiedener. Nach englischer Weise unterscheidet man jetzt vielfach vier Klassen von Fleisch, in England mit im ganzen 18 Unterklassen. Bei dieser Einteilung spielt das Aussehen, die Grösse der knochenfreien Stücke, die Form der Fetteinlagerung, die Grösse der Sehnen und Sehnenhäute und ihre Verteilung, und schliesslich undefinierbare Geschmacksrücksichten mit, welche zum Teil dem rohen Fleische schon anhaften, zum Teil bei seiner Zubereitung in Frage kommen.

In Bezug auf den Geschmack ist auch das Alter und die Bewegung der Tiere von Bedeutung, wie z. B. der tiefgreifende Unterschied zwischen Wild und Mastvieh zeigt. Ferner die Art des Futters, ob z. B. mit Abfällen (Malzabfälle, Treber, Schlempe) oder mit sorgfältig gewähltem Futter (Treber, Klee, Leguminosen) gemästet wird. Die Minderwertigkeit der mit glatten Muskelfasern versehenen Eingeweide sieht man in der Erschwerung des Kauens, im Mangel des frischen, kräftigen Geschmackes gegenüber den quergestreiften Muskelfasern, in der Anwesenheit von Beigeschmack. Für die Beurteilung des Fleisches ist es wichtig, dass bei uns das Fleisch nur eins von den vielen Nahrungsmitteln ist und dass z. B. Fleisch ohne Knochen und Fett selbst zur Ernährung von Fleischfressern auf die Dauer ungeeignet ist. Zur Beurteilung der natürlichen Verdaulichkeit ist ferner zu bemerken, dass mit Fett durchtränktes Fleisch selbst von Fleischfressern nicht so gut ausgenützt wird wie fettarmes Fleisch und hierauf dürfte wohl zum Teil wenigstens die oft zu beobachtende Schwerverdaulichkeit des Fleisches der fetten Fische und der Krebse beruhen. deren Fleisch durch Entfernen des sichtbaren Fettes nicht fettarm gemacht werden kann. Die aus Talg als Hauptmasse dargestellte Universaltunke der Wirtshäuser trägt zur Erschwerung der Verdauung auch viel bei.

Die Beurteilung der Verdaulichkeit des Fleisches durch künstliche Verdauungsversuche ausserhalb des Tierkörpers hat sich bis jetzt fast nur auf die Pepsinsalzsäureverdauung beschränkt und keine ganz eindeutigen Erfolge geliefert, und höchstens gezeigt, dass rohes Fleisch verdaulicher ist als ganz ausgekochtes. Die Ernährungsversuche an Tieren haben, wenn der Eiweissgehalt als Einheit genommen wird, keine so grossen Unterschiede zwischen rohem und zubereitetem

Fleische gezeigt und, auf diese Einheit bezogen, eine grosse Verdaulichkeit des Fleisches ergeben.

In Bezug auf die Wahl der Fleischwaren muss man sehr stark mit den Gewohnheiten rechnen.

Für den kleinen Mann ist in Mitteleuropa das Schwein der Hauptlieferant für Fleisch. Während die alten Germanen das Pferdefleisch mit Vorliebe genassen und erst das Christentum diese Sitte beseitigte, ist in den letzten Jahren das Pferdefleisch bei der armen Bevölkerung der Grossstädte wieder mehr zur Verwertung gekommen. In China hat man sogar eine besondere kleine Pferderasse gezüchtet, die sich auch besonders leicht und billig mästen lässt. Für die Massenernährung kommt dann noch die Einführung von Rind- und Schaffleisch aus Südamerika und aus Australien in Betracht. In Frankreich hat die Kaninchenzucht eine grosse Bedeutung für die Volksernährung bekommen, während sie bei uns noch sehr im Argen liegt. Einige Stämme der Südseeinseln züchten eine Hunderasse zur Mast.

Der Reichtum des Meeres an Fischen ist bis jetzt nur den Küstenländern ansreichend zugänglich. In Deutschland hat man jedoch schon erfolgreiche Versuche gemacht, den Schellfisch in die Soldatenkost einzuführen. Die Teichwirtschaft des Mittelalters ist bei uns überall stark zurückgegangen und wird derzeit noch nirgends nach ihrem Werte für die Volksernährung gewürdigt. In Japan und in Süd-Carolina in den Vereinigten Staaten benutzt man das Wasser der Reiskulturen zur planmässigen Fischzucht, besonders von Karpfen.

Das physiologisch frische Fleisch ist süsslich, zäh und derb. In diesem Zustande wird fast nur das Fleisch der Fische und einzelner Geflügelarten verwendet. Das übrige Fleisch wird erst nach Lösung der Totenstarre im Zustande der sauren Reaktion verwendet, wobei eine fermentative Wirkung auf das Bindegewebe die Masse weicher macht. Bei manchen Fleischarten, wie beim Wildpret, lässt man vielfach diese Fermentation bis zur ausgesprochenen Fäulnis des hautgoût gehen („wildeln"). Durch Klopfen des süssen rohen Fleisches kann dasselbe gleichfalls ohne Fäulnis mürbe gemacht werden (Tataren-Methode), ebenso durch Einlegen in Säuren, wie Milchsäure des saueren Rahms, Essig. Dieses rohe Fleisch wird aber nur wenig verwendet, doch gilt selbst das schon in Fäulnis übergegangene Fleisch bei manchen Feinschmeckern und unkultivierten Völkern als besondere Delikatesse.

b) Zubereitung des Fleisches.

Dieselbe bezweckt, etwaigen Gefahren dieser physiologischen Umsetzungen entgegenzutreten und die Schmackhaftigkeit zu erhöhen. Das Kochen des Fleisches entzieht demselben Salze, unter denen Kalium- und Kalciumphosphat und Chlornatrium überwiegen, und Extraktivstoffe, von denen Kreatin und Kreatinin hervorzuheben sind, ausserdem geht noch etwas Leim in das Wasser über. Die Kalisalze und Extraktivstoffe stempeln diese Fleischbrühe oder Bouillon zu einem der wichtigsten Genussmittel und Würzen, über welche die Kochkunst verfügt. Für den Geschmack der Suppe muss der Gehalt an festen Bestandteilen mindestens 2 pCt. betragen. Die Suppe wird um so besser, je feiner das Fleisch gehackt wird, und wenn das Ausziehen mit kaltem Wasser beginnt, welches erst allmählich zum Sieden gebracht wird. Auf der anderen Seite ist zu überlegen, dass auch beim Gerinnen des Eiweisses durch Kochen und Braten ein Auspressen von Fleischbrühe aus der Faser stattfindet. Hierdurch erklärt es sich auch, dass bei grösseren Stücken der Unterschied im Auslaugen nicht so gross ist, wenn einerseits grössere Stücke mit kaltem Wasser angesetzt werden, während andererseits ähnlich grosse Stücke in das schon siedende Wasser gelegt werden. Im letzteren Falle schützt die sich rasch bildende äussere Gerinnungsschicht etwas besser gegen das Auslaugen der inneren Teile, doch muss zum Garwerden die hohe Temperatur etwas länger einwirken. Bei allen Behandlungsweisen bleiben die unter 56° gerinnenden Muskelalbuminate (Myosin) und der bei 70° gerinnende Blutfarbstoff im Fleische, und nur das bei 100° gerinnende Eiweiss geht zum Teil in Lösung und wird als Schaum von der Suppe abgeschöpft. Halbgar nennt man das Fleisch, wenn Temperaturen unter 70° eingewirkt haben, bei denen sich der Blutfarbstoff noch nicht ändert; gar, wenn der Blutfarbstoff sich durch Gerinnung ändert, und dadurch die rote oder rosa Farbe verloren geht. Das Eindringen der Hitze in grössere Fleischstücke geht sehr langsam vor sich, so dass auch bei Temperaturen von 100° (Sieden) und über 100° (Braten) die inneren Teile noch halbgar bleiben können. Beim Kochen des Fleisches im strömenden Dampfe dringt die Hitze besser ein, und erreicht selbst in grossen Stücken 85° in einer Stunde, in kleinen jedoch 100°. Im grossen wird dieses jetzt in manchen Schlachthäusern mit dem Apparate von Rohrbeck vorgenommen, um Fleisch, welches früher auf der Freibank verkauft wurde, in sichererem Zustande abzugeben. Die Ansicht von Liebig, dass beim Kochen Suppe und Fleisch zusammen genossen werden müssten, während das gekochte Fleisch ohne die Fleischbrühe minderwertig oder sogar schädlich sei, beruht auf einem Missverständnisse über die Stellung des Fleisches unter den Nahrungsmitteln, von denen wir immer mehrere zusammen zu einer Mahlzeit vereinigen. In diesem Zusammenhange hat in ganzen Stücken gekochtes Fleisch einen hohen Nährwert durch seinen hohen Eiweissgehalt, wenn es nur sonst geniessbar ist und schmeckt. Das zerhackte und ausgekochte Fleisch ist trotz seines hohen Eiweissgehaltes und seiner noch vorhandenen Verdaulickeit wesentlich deshalb zur menschlichen Nahrung ungeeignet, weil es geschmacklos geworden ist durch den Verlust aller Würzen. Wenn an den Körper sehr grosse Anforderungen gestellt werden, bei denen eine starke Schweissbildung und infolge dessen eine Verdickung des Blutes stattfindet, oder bei gewissen physiologischen Neigungen des Organismus, wie sie bei der Gicht bestehen, sind die Extraktivstoffe der Fleischbrühe leicht schädlich, weil sich nämlich diese Stoffe in zu grossen Mengen im Körper anhäufen, während das richtig gekochte Fleisch in Folge der Beseitigung dieser Stoffe gerade dann sehr gut am Platze ist.

Bei der Zubereitung durch Kochen und Braten kommt wesentlich der Verlust an Wasser in Betracht, so dass infolge dieser Zubereitung das Fleisch selbst gehaltreicher an Trockensubstanz wird; beim Kochen verliert das Fleisch bis 20, beim Braten bis 15 pCt. Wasser. Doch ist ein direkter Vergleich zu Gunsten des einen oder anderen Prozesses nicht gut möglich, weil beim Braten noch ein direkter Zusatz von Fett als Regel erforderlich wird. Das Bindegewebe wird beim Braten in Leim verwandelt, das Myosin gerinnt und es entstehen aromatische Röstprodukte. Das Braten am Spiess lässt dem Fleische seine ursprüngliche Beschaffenheit relativ am meisten, weil keine Zusätze erfolgen. Das Braten mit Rindertalg als Grundlage der berüchtigten Universaltunke der Gasthäuser trägt viel zu den Verdauungsstörungen bei. Trotz der theoretisch richtigen Bevorzugung des Bratens für die möglichste Erhaltung der gesamten Bestandteile des Fleisches durch schnelle Bildung einer äusseren Kruste und Abwesenheit des auslaugenden Wassers ist mit der Erfahrung zu rechnen, dass sich einzelne Stücke mehr zum Braten, andere mehr zum Kochen oder zu anderweitiger Verwendung (Wurst) eignen.

Teils um das Fleisch zu konservieren, teils um für sich allein nicht voll verwertbare Teile der Schlachttiere (Leber, Blut, Herz, Nieren, Lunge, kleinere Fleischstücke, Schweineschwarte) in schmackhafter Form zu verwerten, wird die Wurstbereitung unternommen.

Die Erfinder der Blutwurst dürften die alten Thraker sein, da deren Stämme in Asien und Griechenland, die Phrygier und Pelasger, sie bereits kannten; die Römer würzten die Wurst mit Knoblauch; Kaiser Leo erliess 895 eine Verordnung gegen die Verwendung von Blutwurst.

Das fein gehackte Fleisch wird in bestimmten Mischungen unter Zusatz von Gewürzen und zum Teil auch unter Zusatz von Stärkemehl zu Wurst verarbeitet. König verlangt, dass als Fleischwurst bezeichnete Erzeugnisse gar keine Stärke enthalten sollen, und überhaupt soll für diesen Zusatz eine Grenze festgesetzt werden. Als solche bezeichnet der deutsche Fleischverband 2 bis 3 pCt., ein Zusatz, der weder den Nährwert der Wurst verringern soll, wenn nicht absichtlich viel Wasser damit gebunden wird, noch gesundheitsschädlich sein kann. Die Wurstarten unterscheiden sich wie folgt: a) Blutwurst wird aus Schweineblut, aus Schweinefleisch, aus Speck und bald mit (frische Wurst), bald ohne (Dauerwurst) Stärkemehlzusatz gemacht. b) Leberwurst wird aus der Schweineleber nebst den zerhackten Nieren, der Lunge, Fett und anderen Schlachtabgängen vom Schwein und Rind hergestellt. Der frischen Leberwurst setzt man auch wohl Semmel, Korinthen und Mandeln zu. c) Schlackwurst (Schlackdarm = Mastdarm) enthält Schweinefleisch und Fett; die harte Schlackwurst (Dauerwurst, Cervelatwurst, z. B. Braunschweiger, Gothaer) erhält stets einen Zusatz von Rindfleisch. d) Knackwurst wird ebenso bereitet, doch mit angebratenem Fleisch. Der Nährwert der Würste ist nach König in Prozenten:

		Wasser	Stickstoffsubstanz	Fett	Kohlenhydrate	Asche
Cervelatwurst		27,31	17,64	39,76	—	5,44
Blutwurst	bessere	49,39	11,81	11,48	25,09	1,69
	gewöhnliche	63,61	9,93	8,87	15,83	1,76
Leberwurst	bessere	48,70	15,93	26,33	6,38	2,66
	gewöhnliche	55,73	9,09	14,76	19,33	1,09
Knackwurst		58,60	22,80	11,40	—	7,20

c) Charakteristische Merkmale des Fleisches verschiedener Tierarten.

Das Fleisch unserer Schlachttiere besitzt im frischen, gesunden Zustande einen eigentümlichen Geruch. Derselbe ist bei den einzelnen Tierarten verschieden. Die Schnittfläche des Fleisches muss eine lebhafte, frische Farbe erkennen lassen; sie darf nicht klebrig und schmierig sein. Die Reaktion auf Lakmuspapier ist bei ganz frischem Fleische neutral; nach beendeter Totenstarre wird die Reaktion sauer; ist das Fleisch in Fäulnis übergegangen, so beobachtet man alkalische Reaktion.

Der Unterschied zwischen dem Fleische der verschiedenen Tierarten ist zuweilen sehr gering; ganz besonders ist dies der Fall bei Rindfleisch und Pferdefleisch, ferner bei Schweinefleisch und Hundefleisch. Täuschungen der Art, dass „minderwertiges“ Fleisch für vollwertiges ausgegeben und verkauft wird, sind daher möglich und auch festgestellt worden. Sind an dem Fleische noch Knochen vorhanden, so ist der Unterschied durch den verschiedenen Bau der Knochen der einzelnen Tierarten gegeben. Auch das Fett und das Knochenmark, welche in der Regel in Bezug auf Konsistenz, Schmelzpunkt und Farbe verschieden sind, liefern für die Beurteilung des Fleisches der verschiedenen Tierarten sichere Anhaltspunkte. Im übrigen entscheidet die Farbe, der Geruch des Fleisches, der Muskelfaserbau und die Anordnung des Bindegewebes.

Die am meisten genossenen Fleischarten sind:

1. Das Rindfleisch. Es zeigt bei jungen Tieren eine ziegelrote, bei älteren eine dunkelrote Farbe. Der Geruch ist angenehm. Die Muskelfaser ist grob, glänzend, meist mit Fett durchwachsen. Die Schnittfläche der Muskeln besitzt ein marmoriertes Aussehen. Die kleinen Felder haben eine mehr oder weniger „quadratische“ Form. Das Fett erhärtet sehr bald an der Luft und hat eine schneeweisse Farbe. Nur bei Weiderindern besitzt dasselbe eine gelbliche Farbe. Das Knochenmark ist mattrot und fest.

2. Das Pferdefleisch steht in Bezug auf Aussehen dem Rindfleische am nächsten. Die Farbe und die Konsistenz des Fleisches sind genau dieselben wie bei dem Rindfleische. Bei längerem Liegen an der Luft erfolgt eine erhebliche Nachdunkelung, so dass das Fleisch eine fast schwarzbraune Farbe annimmt. Die Muskelfaser ist fein und glänzend. Die Muskelfaserquerschnitte besitzen mehr die Form eines Rhomboids. Das Fett ist bräunlichgelb, von Terpentin-Dicke

und schmilzt schon bei 30° C. Das Knochenmark ist wachsgelb und schmierig.

3. Kalbfleisch hat bei ganz jungen Tieren eine grau-rötliche Farbe. Fett ist meist nur in Spuren vorhanden; dasselbe ist schmierig und weicher als das Rindsfett.

4. Hammelfleisch ist sehr derb und fest. Die Farbe ist dunkelbraunrot. Die Muskeln sind von einer Fettkapsel umgeben. Die Fleischfaser ist wenig von Fett durchwachsen. Das Fett ist sehr hart und besitzt eine weisse Farbe.

5. Schweinefleisch zeigt an den verschiedenen Körpergegenden eine verschiedene Farbe; es wechselt die blassrote mit der dunkelroten Farbe. Das Fleisch ist reichlich mit Fett durchwachsen. Das Fett schmilzt bei 42 bis 48° C Der Speck ist fest. Das Fleisch von Zuchttieren hat einen unangenehmen Geruch und Geschmack.

6. Hundefleisch ist dunkelrotbraun. Die Muskeln sind reichlich mit Fett umgeben. Das Fett ist schmierig und riecht widerlich; es schmilzt bei 22,5° C.

d) Die Ausnützbarkeit des Fleisches.

In Bezug auf die Ausnützbarkeit des Fleisches werden im Durchschnitte 2,5 pCt. Eiweiss nicht resorbiert. Die Verbrennungswärme für die Stickstoffsubstanz muss mit 4003 cal. pro 1 gr angesetzt werden. Für den Aetherextrakt kommt in Betracht, dass von Schweinefett bis 98 pCt., von Hammelfett nur bis 90 pCt. resorbiert werden. Dem Fleische beigemischt beträgt die Ausnützbarkeit des tierischen Fettes im Durchschnitte jedoch nur 83 pCt. Bei einem Gehalte des Rindfleisches von 20,91 pCt. Stickstoffsubstanz, 5,19 pCt. Aetherextrakt (mit einem Wärmewerte von 9320 cal.) ist demnach der Rohwert

$$100 \text{ gr} = 20{,}91 \times 4003 + 5{,}19 \times 9320 = 83\,703 + 48\,371 \text{ cal.} = 132 \text{ Cal.}$$

Mit Rücksicht auf die Verdaulichkeit des Eiweisses zu 97,5 pCt., des Fettes zu 83 pCt., ist der Reinwert

$$100 \text{ gr} = 83\,703 \times 0{,}975 + 48\,371 \times 0{,}83 = 81\,610 + 40\,168 \text{ cal.} = 122 \text{ Cal.}$$

Dieses gilt für knochenfreies Fleisch.

Bei der Berechnung für die Massenernährung muss bei der Veranschlagung der Verpflegung auch die Knochenbeilage mit 15 pCt. in Rechnung gestellt werden. 100 gr käuflichen Fleisches mit 15 pCt. Knochen haben 17,78 pCt. Stickstoffsubstanz und 4,41 pCt. Aetherextrakt; in obiger Weise die Rechnung durchgeführt also 104 Rein-Cal.

Die Stickstoffsubstanz kann für alle Fleischsorten gleichartig berechnet werden. 1 gr Aetherextrakt entspricht im Schweinefleisch 9415 cal., Knochenabfälle mit 10 pCt. gerechnet.

Ausgelassenes Schweine- und Rindsfett, sowie Fette der Fische und Gänse können wie im Schweinefleisch berechnet werden, während das Fett der übrigen Tiere wie das des Rindes in Ansatz zu bringen ist. Bei geräuchertem Specke entspricht 1 gr Aetherextrakt 9400 cal., weil der Aetherextrakt kein reines Fett enthält.

Hiernach stellt sich die Ausnützung des Fleisches nach v. Rechenberg pro 100 gr Substanz in folgender Weise:

		Stickstoffsubstanz (Eiweiss)		Aetherextrakt (Fett)		Physiol. Energiewert ohne | mit Berücksichtigung der Verdaulichkeit	
		Gehalt gr	Verdaul. gr	Gehalt gr	Verdaul. gr	Rohwert Cal.	Reinwert Cal.
Rindfleisch	mittelfettes, ohne Knochen	20,91	20,39	5,19	4,31	132	122
	mittelfett., mit 15 % Knochen	17,78	17,33	4,41	3,66	112	104
Schweinefleisch	fettes, ohne Knochen	14,54	14,18	37,34	30,99	409	348
	fettes, mit 10 % Knochen	13,09	12,76	33,61	27,89	368	313
Ein Häring, 135 g schwer, mit 37 % Abfällen		16,07	15,67	14,36	11,92	199	174
Speck, geräuchert		2,6	2,54	77,8	64,57	742	617
Fett, Schweinefett, ausgeschmolzen		0,26	0,25	99,04	94,09	934	887

e) Fleischbeschau, Schlachthäuser, Abdeckereien.

Das **Töten** der Tiere sollte stets in einer Weise geschehen, die unser sittliches Empfinden nicht unnötig verletzt. Roheiten sollten vermieden werden und der Tod muss möglichst schnell und schmerzlos eintreten. Wir müssen zu diesem Behufe fordern, dass die Tiere vor dem Entbluten betäubt werden. Vom ethischen Standpunkte aus ist die Methode des Schächtens abzuschaffen, weil sie die roheste und ekelhafteste ist. Schon die Vorbereitung zum Schächtschnitte, das Werfen der Tiere dazu, wobei Beinbrüche erfolgen können, gelegentlich sogar ein Horn abgestossen wird, ist ganz ausserordentlich roh und schmerzhaft; ein Betäuben der Tiere findet nicht statt. Während ferner richtig betäubte Tiere nach $1/2$ Minute keine Schmerzempfindung und Cornearellexe zeigen, sah ich beim Genickstiche Cornealreflexe noch nach 3 Minuten, beim Schächten jedoch nie unter 3 Minuten, bisweilen noch nach 5 Minuten, andere konnten sogar Cornearellexe noch bis 7 und 8 Minuten nach dem Schnitte beobachten. Auch die Entblutungskrämpfe sind beim Schächten ganz furchtbar, so dass jeder fühlende Mensch, der es einmal gesehen hat, sich mit Entrüstung von einer solchen rückständigen und widerwärtigen Methode abwenden muss. Man führt zu Gunsten des Schächtens an, dass die Entblutung dabei eine vollständige sei. Dieser Grund ist jedoch für unsere Auffassung der Frage nicht massgebend, weil das vollständige Entbluten überflüssig ist und das Fleisch sogar entwertet, und weil wir über vorzügliche Methoden verfügen, um das Fleisch vor Zersetzungen zu bewahren. Nur in heissen Klimaten, wo das

Fig. 41.

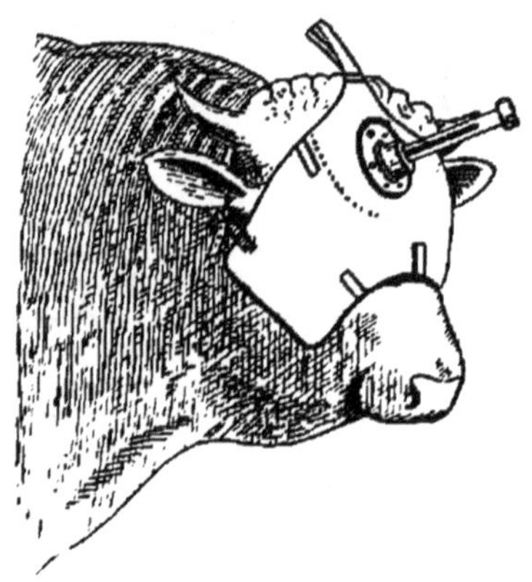

Fleisch sich schneller zersetzt, kann das vollständige Entbluten vielleicht etwas zum Konservieren des Fleisches beitragen. Das Entbluten des Fleisches ist übrigens nicht einmal so sehr viel stärker als bei dem Betäuben, und das Gehirn ist sicher ebenso blutreich wie bei betäubten Tieren.

Bei unseren klimatischen und Kultur-Verhältnissen jedoch lässt sich auch nicht ein stichhaltiger Grund für diese widerwärtige Methode anführen. Auch für die Herstellung der Fleischkonserven ist das Schächten als Vorbereitung vollständig überflüssig, und die preussische

Konservenfabrik, die auf Grund einer lebhaften Agitation für das Schächten 1 Jahr lang Versuche gemacht hat, ist wieder davon zurückgekommen. Bis jetzt haben nur die Schweiz und das Königreich Sachsen das Schächten ohne vorheriges Betäuben verboten, in Oesterreich nur einzelne Städte, z. B. Rumburg.

Eine andere Methode ist der Genickstich. Er erfordert jedoch eine ausserordentliche Uebung. Oft trifft derselbe anstatt des verlängerten Markes das Rückenmark, so dass er wiederholt werden muss, was eine furchtbare Qual für die Tiere ist und abstossend wirkt. Am besten ist das Betäuben der Tiere durch Schlag, entweder einfach mit der Axt oder sicherer mit der Schlagmaske oder Buterolle Fig. 41. Das einfache Schlagen mit der Axt auf den Schädel erfordert jedoch eine ausserordentliche Uebung, so dass in den Schlachthäusern besondere Schläger angestellt sind. Sicherer ist das Töten mit der Schlagmaske. Erst dann erfolgt das Entbluten. Das Töten durch Elektrizität ist nach der momentanen Wirkung stark überschätzt worden und hat noch keine Verbreitung gefunden.

Die geschlachteten Tiere müssen sofort nach Eröffnung der Eingeweide einer Besichtigung unterzogen werden. Zu diesem Behufe ist einmal eine obligatorische **Fleischbeschau** vorgeschrieben und in einzelnen Ländern bestehen Schlachthausgesetze, welche die Städte berechtigen, beziehungsweise verpflichten, Schlachthäuser und Schlachtzwang einzuführen.

1. Die für die Fleischbeschau wichtigsten parasitischen Krankheiten und ihre Erreger sind: *a*) Die Trichinose. Die Trichinen werden besonders beobachtet bei dem Schweine, der Katze, Ratte, Maus. Die Schweine erwerben die Trichinose hauptsächlich durch Abfälle von trichinösem Schweinefleische und durch Ratten. Fütterungsversuche gelingen auch bei Kaninchen, Meerschweinchen und Hunden. Der Mensch nimmt die Trichinen mit dem Schweinefleische auf. Die Kapseln, in denen die Trichinen eingeschlossen sind, werden im Magen gelöst, die dadurch frei werdenden Würmer wachsen im Darme aus, bis das Männchen 2, das Weibchen 3 mm lang ist. Nach $2^1/_2$ Tagen sind die Darmtrichinen geschlechtsreif, sie begatten sich und 7 Tage nach der Begattung gebiert das Weibchen ungefähr tausend Embryonen. Nach einigen Wochen sterben die Darmtrichinen ab. Die Embryonen durchbohren die Darmwand und gelangen schliesslich durch die Blutbahn in die Muskelprimitivfasern, wo sie sich einkapseln, Fig. 42. Die Krankheitserscheinungen sind: anfangs Leibschmerzen, Erbrechen, Uebelkeit, fieberhafte Darmkatarrhe, die typhus-

oder choleraähnlich verlaufen; in der zweiten Woche fangen die Muskelerscheinungen an mit Schmerzhaftigkeit, Dyspnoë, Kau- und Schlingbeschwerden, Heiserkeit, Augenschmerzen, je nach den Muskeln, die befallen werden; Oedeme, besonders im Gesichte, treten auf, dann auch Hautausschläge, Urtikaria, Friesel. Stets ist hohes Fieber vorhanden. Etwa ein Viertel bis ein Drittel der Befallenen sterben besonders durch Störungen der Athmungswerkzeuge.

Fig. 42.

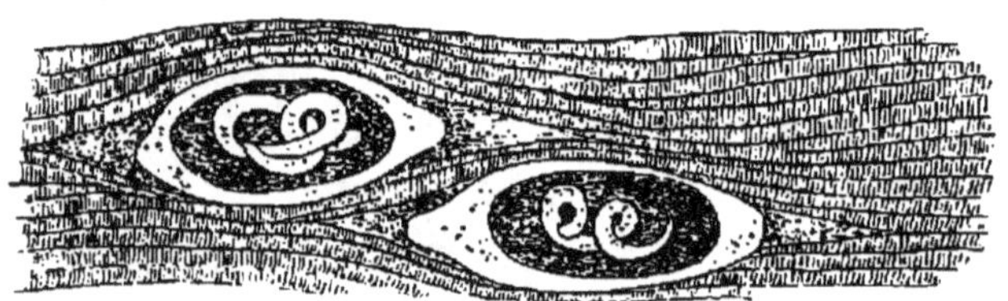

Eingekapselte Trichine. 60 : 1.

Wegen dieser Erscheinungen wurde die Trichinose früher für eine Infektionskrankheit gehalten, bis Leuckart, Virchow, Zenker fast gleichzeitig die Trichine als Erreger entdeckten und experimentell die ursächlichen Verhältnisse ermittelten. Uebrigens kommen auch jetzt noch genug Fälle von Trichinose als Typhus zur Anzeige.

Bei der Trichinenschau werden mit einer über das Blatt gebogenen Scheere ungefähr $^1/_4$ cm breite und lange Streifen von den Zwerchfellpfeilern, den Interkostalmuskeln, Bauch- und Kehlkopfmuskeln untersucht und je sechs Präparate angefertigt, indem die Stückchen zerfasert, mit Wasser, Glycerin oder Kalilauge befeuchtet und bei fünfzigfacher Linearvergrösserung betrachtet werden. Im Schlachthause soll ein Untersucher täglich etwa 15, ausserhalb desselben etwa 10 Schweine untersuchen.

Die Trichinen sind ausserordentlich ungleichmäsig verteilt, so kam z. B. im

Königr. Sachsen in 22 Jahren durchschnittl. auf	126 000	Schweine
Regierungsbezirk Münster	„ 108 000	„
in Osnabrück	„ 103 000	„
im Durchschnitte in Preussen	„ 1 850	„
in Berlin auf dem Viehhofe auf	1 100—1 900	

erst 1 trichinöses.

Die Trichinen werden durch genügend langes Kochen und durch längeres Räuchern abgetötet, so dass z. B. der amerikanische Speck, wenn er bei uns ankommt, meist keine entwicklungsfähigen Trichinen mehr enthält. Bei eingeführtem Fleische, z. B. bei amerikanischen Speckseiten wird eine Nachrevision im Einfuhrlande verlangt. Trichinöse Schweine sind derartig zu vernichten, dass nicht nur für den Menschen, sondern auch für Tiere, also Schweine, Ratten, jede Infektionsmöglichkeit wegfällt. Das Fleisch kann auf Albumin und Leim, das Fett auf Schmieröl und Seifen technisch verarbeitet werden.

β) Die Finnen. Diese sind ein Entwicklungsstadium der Bandwürmer und zwar stellen sie das eingestülpte Rezeptakulum mit dem Skolex, d. h. mit dem neuen Bandwurmkopfe, dar. Die Kapsel der Finnen wird im Magen gelöst, der Skolex setzt sich an der Darmwand fest und es bildet sich ein neuer Bandwurm, dessen Endglieder männliche und weibliche Geschlechtsorgane bei einander enthalten, in welch letzteren befruchtete Eier entstehen, welche den fertigen Embryo enthalten. Die Bandwurmglieder und die befruchteten Eier gehen mit dem Kote ab, gelangen ins Freie, ins Wasser oder auf Gemüse, in Abfallstoffe und werden von dort in ein anderes Tier aufgenommen. Wenn die Eier in den Magen geraten, werden dann die Hüllen der Eier gelöst, die Embryonen bohren sich durch die Darmwand, gelangen in innere Organe und wandeln sich innerhalb 2 bis 3 Monaten in die Finnen um. Von diesen inneren Organen ist das intermuskulöse Bindegewebe des Herzens und der Zunge ein Lieblingssitz, weiter das Unterhautzellgewebe (tela cellulosa), das Gehirn und das Auge. Die im Darm schmarotzenden Bandwürmer können unter Umständen schwere anämische Erscheinungen herbeiführen. Das Fleisch von finnigen Tieren wird vielfach zum Genusse zugelassen, wenn es nur wenig Finnen enthält und gut zerkleinert und gekocht wird. Das Fett solcher Tiere wird meist unbedingt zugelassen. Bei stärkerem Gehalte des Fleisches an Finnen wird nur die technische Ausnützung gestattet. Einzelne Städte, wie Berlin, Frankfurt a. M., lassen finniges Fleisch zum Genusse überhaupt nicht zu, sondern nur zur technischen Verwertung.

Der häufigste Bandwurm des Menschen ist Taenia solium mit einem stecknadelkopfgrossen Kopfe, Fig. 43, der vier Saugnäpfe und ein Rostellum oder einen Hakenkranz mit 26 Haken trägt, Fig. 44. Er wohnt im Dünndarm des Menschen, seine Finne Cysticercus (telae) cellulosae im Schweine, Fig. 45. Diese Finne ist bereits am lebenden Tiere in Form von Blasen auf der Zungenwurzel erkennbar, so dass solche Tiere bereits vor dem Schlachten ausgeschieden werden können. Infolge des starken Juckreizes am After und der dadurch erfolgten unabsichtlichen Berührungen können Verschleppungen der Bandwurmeier in den Mund des Menschen selbst erfolgen, in welchem Falle die Finnen- oder Cysticerkuskrankheit beim Menschen durch Selbstansteckung entsteht. Die Ansteckung kann aber auch dadurch stattfinden, dass Eier durch Wasser, rohes Gemüse oder andere Nahrungsmittel in den Mund des Menschen gelangen.

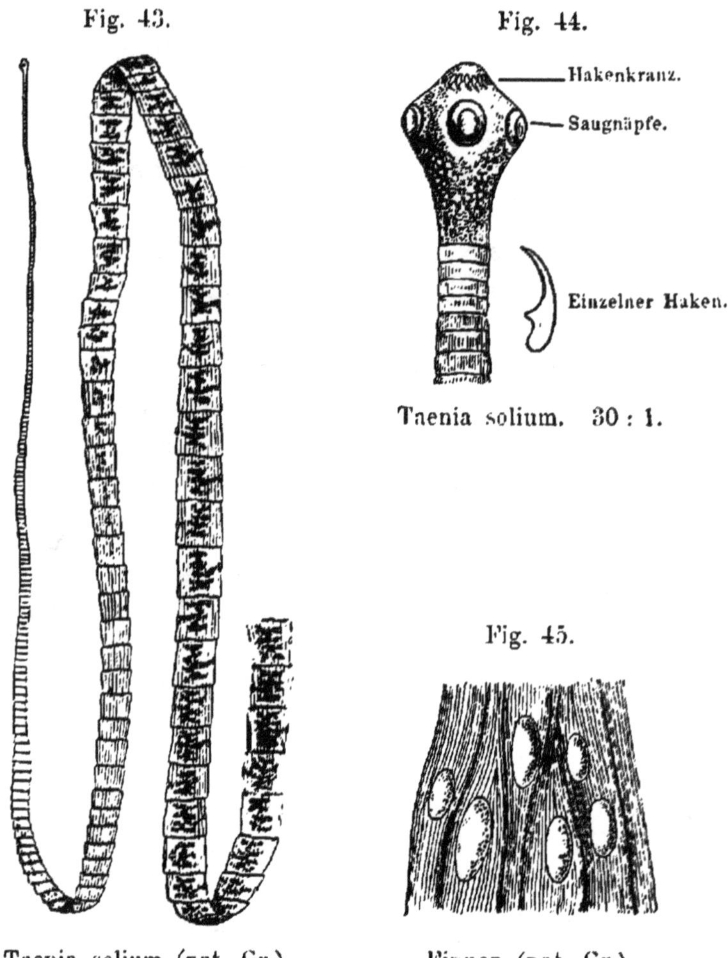

Fig. 43. Taenia solium (nat. Gr.)

Fig. 44. Taenia solium. 30 : 1.

Fig. 45. Finnen (nat. Gr.)

Die Taenia mediocanellata (saginata) ohne Hakenkranz, mit 4 Saugnäpfen, Fig. 46, kommt als Finne im Rinde vor. Bothriocephalus latus, Fig. 47, dessen Finne in Edelfischen (z. B. im Hechte und Lachs) nachgewiesen ist. Taenia echinococcus, welcher als Bandwurm im Darme des Hundes vorkommt. Ihre Finnen bilden die Echinokokkusblasen, vorwiegend in der Leber, aber auch im Gehirne. Der Mensch ist dieser Finne ganz besonders dort ausgesetzt, wo er mit wenig gepflegten Hunden in Berührung kommt. So leidet in Island $^1/_7$ aller Menschen an Echinokokken.

In Preussen hatte 1 von 320—350 Schweinen, im Berliner Schlachthofe 1 von 92—210 Schweinen Finnen. Vor der Durch-

Fig. 46. Fig. 47.

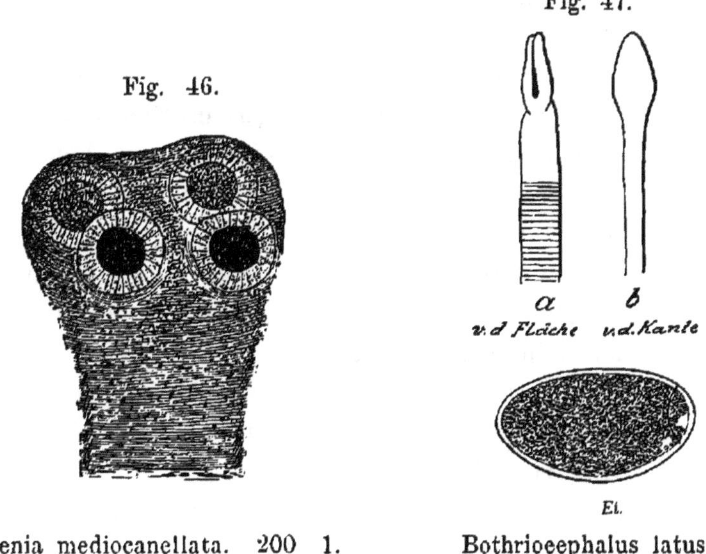

Taenia mediocanellata. 200 1. Bothriocephalus latus.

Fig. 48.

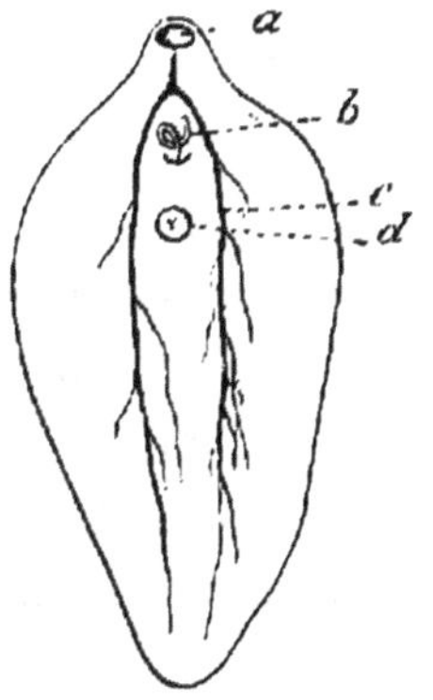

Distomum hepaticum.

a Mund, b Penis, c Verdauungsschlauch, d Saugnapf der Bauchseite.

führung der Fleischbeschau war in Berlin von Graefe innerhalb 30 Jahren auf 100 Augenkranke 1 Finnenkranker beobachtet worden, während Hirschfeld seit dem Jahre 1886 nach Durchführung der Fleischbeschau unter 46 000 Augenkranken nur zweimal Finnen beobachtete.

γ) Von anderen Parasiten ist zu erwähnen das Distomum hepaticum, der Leberegel des Schafes, Fig 48. Die Schafe nehmen die eingekapselten Cerkarien mit den Futterkräutern auf, die Kapseln werden im Magen verdaut, die frei gewordenen Würmchen wandern in die Gallengänge und entwickeln sich dort zu den Leberegeln, deren dort produzierte Eier durch die Gallenwege und den Kot abgehen, und einen sehr komplizierten Generationswechsel durchmachen (siehe Seite 35). Die Leberegel scheinen zwar beim Menschen nicht zu haften, die Leber der Tiere dagegen ist ausserordentlich ekelerregend im Aussehen und sehr fäulnisfähig, so dass die damit behafteten Tiere bei der Fleischbeschau sorgfältig zu beachten sind, und deren Leber nach dem Schlachten vernichtet werden muss.

2. Die für die Fleischbeschau wichtigsten infektiösen Krankheiten sind diejenigen, welche von Tieren auf den Menschen übertragen werden können. Diese sind:

α) Die Tuberkulose. In erster Linie kommt die Tuberkulose des Rindviehes in Betracht, dessen Pleuratuberkulose auch Perlsucht genannt wird. Die Ausdehnung der Tuberkulose ist sehr verschieden. Die Ansichten über die Verwertbarkeit des Fleisches von tuberkulösen Rindern gehen ausserordentlich auseinander. Die radikalen Veterinäre und Hygieniker verlangen in allen Fällen die Ausschliessung und Vernichtung des ganzen Fleisches. Die Versuche von Bollinger haben jedoch ergeben, dass bei lokalisierter Tuberkulose Tuberkelbazillen durch den Blutstrom kaum verbreitet werden, und Schottelius ermittelte, dass sich eine Familie bei Würzburg eines ganz besonderen Wohlergehens erfreute, obwohl oder weil sie das billige Fleisch tuberkulöser Tiere in Würzburg zu kaufen pflegte und in gekochtem Zustande verwendete. Da wir nun jetzt in dem Dämpfen des Fleisches im Grossen ein sicheres Mittel haben, etwaige Infektionserreger sicher zu vernichten, so liegt kein Grund vor, das tuberkulöse Fleisch ohne weiteres von dem Genusse auszuschliessen, besonders dann, wenn ein Schlachthaus selbst das Kochen besorgt, also statt das rohe Fleisch auf der Freibank zu verkaufen, nur das vollständig gekochte Fleisch abgiebt.

Wir können vom hygienischen Standpunkte in Bezug auf das tuberkulöse Fleisch fordern: 1. bei lokaler Tuberkulose werden nur die infizierten Stücke vernichtet; 2. bei Lokalisierung der Tuberkulose in mehreren Eingeweiden werden sämtliche Eingeweide vernichtet. In diesen beiden Fällen wird das Fleisch entweder auf der Freibank verkauft oder besser in gekochtem Zustande abgegeben; 3. bei allgemeiner Tuberkulose, besonders in Verbindung mit Abmagerung, sind die Eingeweide und das Fleisch zu vernichten.

Nach den geschlachteten Rindern beurteilt, d. h. auf Grund der Fleischbeschau, fanden sich in den letzten Jahren tuberkulöse Rinder: in Oesterreich 1—2 pCt., sicherlich aber nur infolge ungenügender Handhabung der Beschau; in Bayern 5 bis 8 pCt.; in Preussen 11 bis 14 pCt.; in Sachsen 18 pCt.; in Schleswig-Holstein 27 pCt.; in England 22 pCt. Im Berliner Schlachthause wurden im Jahre 1894 32 671 Rinder tuberkulös befunden, während in derselben Zeit in ganz Deutschland nur 4352 Tiere an Milzbrand und Tollwut zusammen eingingen. In Toulouse in Südfrankreich wurden nur 10 pCt. tuberkulöser Rinder beobachtet. Vieh aus Gebirgsgegenden (Oesterreich, Bayern, Pyrenäen für Süd-Frankreich) scheint weniger an Tuberkulose zu leiden. In Leipzig macht sich eine Zunahme bemerkbar, die Zahl stieg von 11,1 pCt. im Jahre 1888 auf 26,7 pCt. im Jahre 1891. Auch eine Zunahme der Tuberkulose der Schweine hat man beobachtet; dieselbe beträgt z. B. jetzt in Danzig 11 pCt., aus einzelnen Molkereien aber 60 bis 70 pCt., in Dänemark 40 pCt.

Nach den Tuberkulinimpfungen beurteilt hat man in Dänemark in den Ställen 20 pCt. bis meistens 50 pCt., in Frankreich 50 pCt., in Sachsen bis 79 pCt., in Bayern 33 bis 88 pCt., in England vielfach bis 100 pCt. Tuberkulöse gefunden. In Mähren wurden 34 pCt., in Westböhmen 33 pCt., in Südböhmen einmal 19 pCt. gefunden. In Böhmen fanden sich unter 59 kleinen Viehständen 46 frei von Tuberkulose.

Die Ausbreitung der Tuberkulose ist auf jeden Fall eine sehr grosse und scheint nur in einzelnen Gebirgsländern geringer zu sein. Gerade die Zucht feinerer Rassen mit Rücksicht auf grosse Milchergiebigkeit scheint an der Zunahme dieser Krankheit durch Schwächung der Widerstandsfähigkeit Schuld zu tragen. Die vorbeugende Bekämpfung der Tuberkulose durch die Erkennung mittelst Tuberkulin und die darauf begründete Reinigung der Zucht unter gleichzeitiger Berücksichtigung einer zweckmässigen Ernährung mit Weidegang dürfte wohl das wichtigste Mittel zur Bekämpfung der Rindertuberkulose sein.

β) Die Aktinomykose. Diese wurde zuerst von Langenbeck beim Menschen als parasitär angesprochen, von Bollinger zuerst beim Rinde richtig erkannt und von Israel und Ponfick auch für den Menschen endgiltig nachgewiesen. Sie findet sich beim Rinde hauptsächlich an der Zunge und am Vorder- und Hinterkiefer. Da sie durch Jod-Jodkali heilbar ist, so scheinen die Verhältnisse für diese Krankheit wesentlich günstiger zu liegen. Bei lokalisierter Aktinomykose ist das Fleisch zuzulassen, bei Verallgemeinerung ist es zu vernichten. Die Aktinomykose der Schweine scheint eine besondere Krankheit und auf den Menschen vielleicht nicht übertragbar zu sein. Diese Untersuchungen sind jedoch noch nicht abgeschlossen und sie müssen umsomehr wiederholt werden, als sich z. B. bei der Tuberkulose verschiedener Tierarten gezeigt hat, dass diese Krankheit genetisch dieselbe ist, trotzdem die Säugetiertuberkulose und Hühnertuberkulose einige Zeit für verschiedene Krankheiten gehalten wurden. Man wird auf jeden Fall die Aktinomykose der Schweine geradeso zu behandeln haben wie die des Rindes.

γ) Der Rotz (Malleus). Er kommt bei Pferden, Eseln und verwandten Tieren sehr häufig vor und zwar meist in Form von Knoten und diffusen Infiltrationen auf der Schleimhaut der Nase, des Kehlkopfes, der Lunge. Er ist eine ausserordentlich ansteckende Seuche. Die kranken Tiere sind der Abdeckerei zu überweisen.

δ) Der Milzbrand (Anthrax). Das Schlachten der an Milzbrand leidenden Tiere ist verboten; diese Tiere sind der Abdeckerei zu überweisen. Das Fleisch von an Milzbrand erkrankten Tieren ist, da diese Krankheit eine septikämische und auf den Menschen übertragbare ist und die Sporen dieser Bazillen durch den Magensaft nicht zerstört werden, unter allen Umständen für den Genuss unmöglich zu machen und der Abdeckerei zuzuweisen.

ε) Die Erreger der anderen Septikämien und Pyämien der Tiere und einiger anderen Seuchen, wie Schweinerotlauf, Schweineseuche, Rinderpest, Lungenseuche, haften am Menschen nicht und das Fleisch dieser Tiere ist schon oft ohne Gefahr genossen worden. Auch bei Maul- und Klauenseuche bleibt das Fleisch unverändert und überträgt die Krankheit nicht. Die Pocken der Schafe, die beim Menschen nicht haften, sind ebenso aufzufassen. Mit Rücksicht auf die Uebertragung auf Tiere und wegen der nationalökonomischen Bedeutung dieses Umstandes dürfen diese Tiere nicht geschlachtet werden, bezüglich muss ihr Fleisch zum Genuss untauglich gemacht werden. Der technischen Verwertung steht jedoch nichts im Wege.

Andere septikämische und pyämische Erreger können vielleicht auf den Menschen übergehen und zu örtlichen Erkrankungen, Vergiftungen oder Infektionen führen. Auf jeden Fall ist solches Fleisch als ekelerregend vom menschlichen Genusse auszuschliessen und der Abdeckerei, bezüglich der technischen Verwertung zu überweisen.

In Deutschland wird das Fleisch ungeborener Kälber als verdorbenes Kalbfleisch betrachtet, auch wenn es nicht geeignet ist, die menschliche Gesundheit zu gefährden. Auch das Fleisch der vom Blitz erschlagenen Tiere ist nicht genussfähig. Minderwertig ist das Fleisch junger Kälber während der ersten zwei Wochen und das Fleisch von männlichen Zuchttieren und von abgehetztem und an Erschöpfung verendetem Vieh.

Das gut befundene Fleisch wird gestempelt und als bankwürdig bezeichnet und unbedingt zum Verkaufe zugelassen; diese Form der Freigabe des Fleisches durch Siegeln war den alten Aegyptern bereits geläufig. Das andere Fleisch, welches zugelassen werden kann, wird als minderwertig erklärt, nur bedingt zugelassen und getrennt auf der sogenannten Freibank verkauft, d. h. es wird verkauft unter dem Hinweise, dass es an sich vollen Nährwert hat, sehr wahrscheinlich keinerlei Gefahr bringt, aber dass es der Vorsicht halber besonders sorgfältig zubereitet werden muss. Nach dem Vorbilde von Berlin wird neuerdings dieses Fleisch vielfach nur im bereits sicher gekochten Zustande abgegeben.

Alles andere Fleisch, welches nicht unter diese beiden Gruppen gehört, muss entweder unschädlich beseitigt werden, soweit es direkt gefährlich ist, oder es muss so vernichtet werden, dass es nicht zum Genusse verwertet werden kann, wenn es technisch verwertbar ist. Dieses geschieht so, dass bei nicht kontagiösen Krankheiten, z. B. bei den parasitischen Krankheiten, bei Tuberkulose, bei Aktinomykose u. s. w. der ganze Kadaver oder die beanstandeten Fleischteile bereits in den Schlachthäusern in Albuminfabriken auf Albumin, beziehungsweise auf Leim verarbeitet und das Fett zur Seifen- und Kerzenfabrikation ausgeschmolzen und denaturiert wird. Besteht darüber keine Sicherheit, so muss das Fleisch durch Uebergiessen mit Schwefelsäure, Kalk oder Petroleum ungeniessbar gemacht werden.

Bei Schlachthausanlagen muss das zugetriebene Vieh vor dem Schlachten untersucht und ev. auf seine Gesundheit in sogenannten Kontumazställen beobachtet werden. Das kranke Vieh ist sofort von dem gesunden zu trennen und so weit es an übertragbaren Seuchen, wie Rotz, Milzbrand, Rinderpest, Tollwut u. s. w. leidet, entweder, wenn es nicht transportfähig ist, in einem besonderen Polizei- oder Kontumazschlachthaus zu töten und in oben angegebener Weise oder durch Desinfektoren vollständig bis auf Knochenreste zu vernichten oder der Abdeckerei zu überweisen.

Die neueren **Abdeckereien** sind ebenfalls fast sämtlich mit

Knochenbrennereien, Leimsiedereien, Düngerfabriken, Albuminfabriken, Talgschmelzen verbunden. Nach Feststellung einer Seuche ist ein weiterer Transport nach Möglichkeit auszuschliessen und die Tötung der Tiere und Vernichtung der Kadaver in möglichster Nähe, wo die Feststellung der Seuche erfolgte, vorzunehmen. Sind die Abdeckereien nicht mit modernen Einrichtungen versehen, so müssen die Kadaver der infolge der obengenannten Krankheiten getöteten Tiere in Gruben mit Aetzkalk bestreut und in genügender Tiefe von etwa 2 m verscharrt werden. Die Arbeiter in den Abdeckereien sind auf die Gefahren der ansteckenden Krankheiten, namentlich von Rotz und Milzbrand, besonders aufmerksam und mit den entsprechenden Massnahmen genau vertraut zu machen.

Das Fleisch von Abdeckereien darf unter keinen Umständen für den menschlichen Genuss verkauft werden. Auch ist durch besonders scharfe Ueberwachung darauf zu achten, dass die Felle der Tiere, welche an obigen Seuchen leiden, nicht abgehäutet und verkauft werden. Auch das Mästen von Schweinen sollte bei Abdeckereien grundsätzlich untersagt werden.

Abgesehen von der Sicherheit der Fleischbeschau bieten die **Schlachthäuser** gegenüber den einzelnen kleinen Schlächtereien grosse Vorteile, Fig. 49. Der ganze Betrieb ist unter ständiger sachverständiger Kontrolle von Tierärzten; Händler und Schlächter beobachten sich sowohl gegenseitig als auch untereinander, was wesentlich zur Durchführung der Anordnungen beiträgt. Alle Prozesse vollziehen sich fast öffentlich, so dass die grösste Reinlichkeit durchgeführt werden kann. Die Fussböden in den Schlachthäusern werden aus gerillten, in Zement gefügten Fliesen mit entsprechendem Gefälle, die Wände mit glatten Fliesen hergestellt, so dass sie abwaschbar sind und die Reinigung technisch sehr leicht ausführbar ist. Das Schlachthaus muss deshalb aber auch reichlich mit gutem Wasser versehen sein, und zwar muss sowohl warmes wie kaltes Wasser zugebote stehen. Besonders in der Schweineschlächterei ist zum Brühen der Schweine heisses Wasser in grossen Mengen erforderlich.

Während das Kleinvieh stets in gemeinsamen Hallen geschlachtet wird (eine Halle für Kälber und Schafe, eine für Schweine), sind für das Grossvieh derzeit zwei Systeme in Brauch: 1. das Kammer- oder Zellensystem, indem jeder Metzger gleichsam sein eigenes Privatschlachthaus hat innerhalb des grossen; 2. das Hallensystem, bei dem die Schlachtungen in gemeinsamen Hallen vorgenommen werden. Das letztere System ist wegen der Uebersichtlichkeit und gegenseitigen Kontrolle bei weitem vorzuziehen. Ausser den schon genannten Nebenindustrieen, Albuminfabrik, Leimsiederei, Talgschmelze,

Fig. 49.

Schlachthof zu Lübeck.

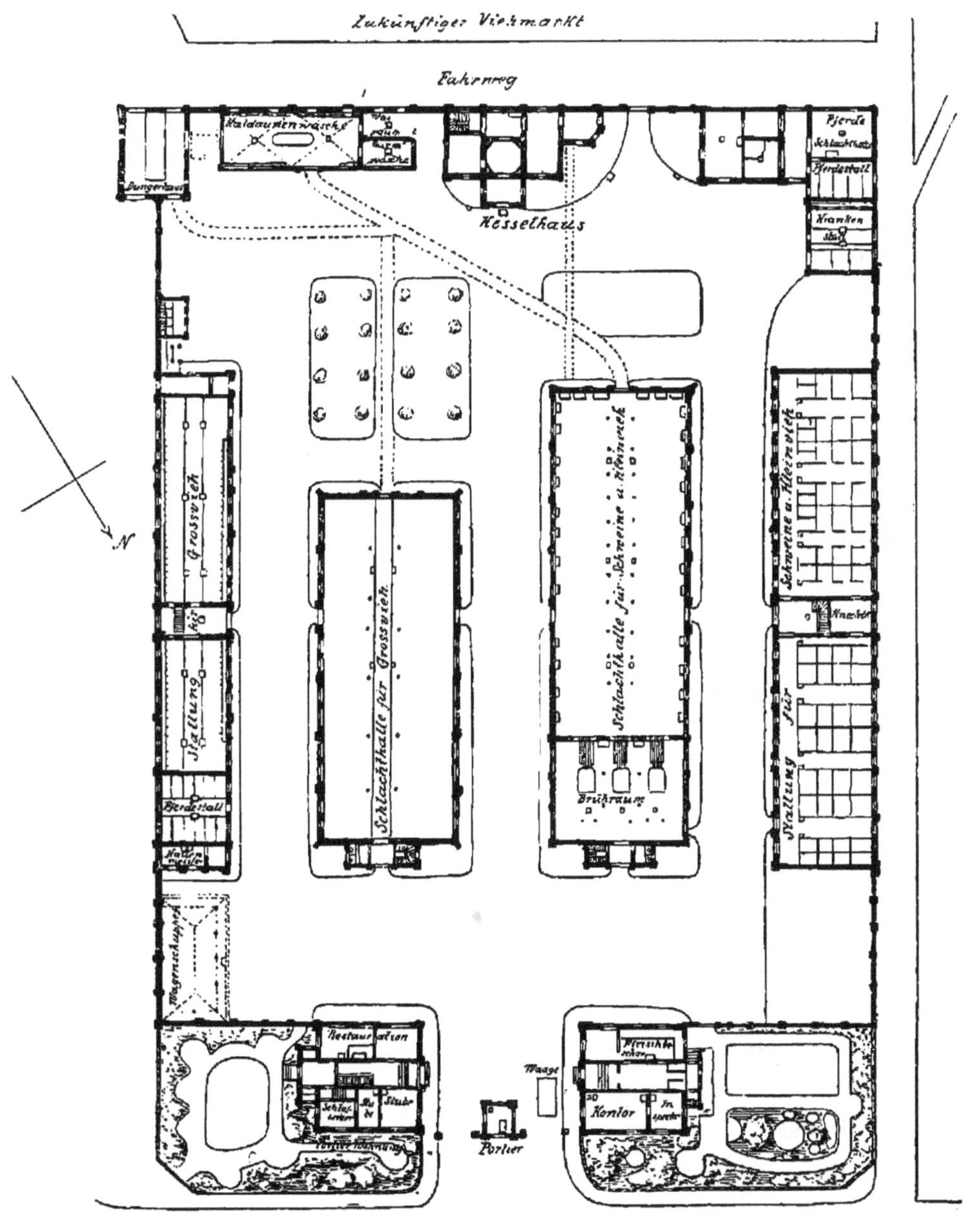

bisweilen sogar Margarinefabrik müssen bei den Schlachthäusern die für das Schlachten selbst nötigen Nebenräume vorhanden sein. Besonders gehört hierher die Kaldaunen- oder Kuttelwäsche, d. h. ein

Raum, in dem die Eingeweide, welche für die Wurstbereitung als Umhüllung dienen, ihres Inhaltes entleert und gereinigt werden.

Nach dem Schlachten ist stets eine sorgfältige Reinigung des Schlachthauses mit Wasser vorzunehmen, nachdem vorher die gröberen Schmutzansammlungen entfernt worden sind. Die Abgänge werden, insoweit sie nicht technische Verwertung finden, in grossen Gruben gesammelt, mit Kalk desinfiziert und sodann in die Kanäle abgelassen; die festen Rückstände werden manuell oder maschinell zu Dungzwecken beseitigt.

In den Kontumazställen muss ausser dieser Reinigung eine sorgfältige Desinfektion vorgenommen werden. Hierzu reicht Kalkmilch oft nicht aus. Um in die Ritzen einzudringen, die Schmutzstoffe zu lösen, ist es oft nötig, der Desinfektion eine Reinigung mit 2 proc. heisser Sodalösung vorauszuschicken und sodann eine Desinfektion mit 5 proc. Karbolsäure folgen zu lassen. Für diese Zwecke reicht kein einziges Desinfektionsmittel mit Sicherheit an das Solutol heran; dieses Mittel ist eine Lösung von Kresol in Kresolnatrium und verbindet die Vorzüge der Reinigungsmittel mit dem eines sehr kräftigen Desinfektionsmittels. Auch für die Desinfektion der Viehtransportwagen ist eine derartige Desinfektion oft neben der Reinigung nötig. Eine Desinfektion mit Dampf ist nur selten in richtiger Weise durchführbar.

Zur Beschaffung von Eis sind die Schlachthäuser meist mit Eismaschinen versehen (Carré, Windhausen, Linde). Bei der Unzuverlässlichkeit des Eises offener Wässer (vergleiche S. 140) ist die Erzeugung von Eis in den Schlachthäusern ein sehr gutes Nebengeschäft, weil dieses Eis, falls es aus gutem Wasser hergestellt wird, als Krystalleis fast keimfrei und zum unmittelbaren Genusse tauglich ist.

Die Verwertung von Eis zur Konservierung ist uralt und Erasmus Franciscus empfahl 1680 das Verfahren der Chinesen in Europa einzuführen, welches darin besteht, Fische in Säcken mit Eis zu transportieren. Das Lagern auf Eis oder in Eisschränken mit 7—12° ist für Fleisch unvorteilhaft, weil derartiges Fleisch sich später schneller als frisches Fleisch zersetzt. Man hat diese unangenehme Erfahrung im Grossen besonders gemacht, solange man derartige Räume für Fleischkonservierung mit Eis kühl hielt. Jetzt wird durch Kältemaschinen mit Hilfe von Salzsoole zunächst eine Temperatur von — 5° bis — 10° erzeugt, und mit Hilfe dieser kalten, in Röhren kreisenden Soole wird in Luftkühlapparaten die Temperatur auf etwa

— 3° herabgesetzt. Die Luft wird infolge dieser Herabsetzung der Temperatur gleichzeitig relativ trocken (vergleiche S. 168). Das sich niederschlagende Wasser reinigt gleichzeitig die Luft von suspendierten Keimen. Diese kalte, keimarme Luft wird nunmehr durch Ventilatoren in die Kühlräume für das Fleisch geleitet. Das Fleisch bekommt in diesen Räumen jetzt eine trockene Oberfläche, welche für die Ansetzung und Entwickelung von Organismen ungeeignet ist, so dass man das Fleisch lange erhalten kann, ohne dass es sich nachher leichter zersetzt. Man kann das Fleisch ohne Gefahr mürbe werden lassen.

Diese Kühlapparate haben auch für den überseeischen Transport von Fleisch aus Australien, den La Platastaaten die Vorbedingungen erst geschaffen. So bestanden 1893 für den Transport von Neuseeland aus bereits 88 Dampfer mit derartigen Kühlvorrichtungen. Diese Einfuhr hat besonders in England eine ganz bedeutende Ausdehnung erreicht, indem z. B. in London im Jahre 1893 3 009 500 gefrorene Schafe und 171 640 gefrorene Rinderviertel eingeführt wurden. Leider verteuert sich dieses Fleisch wieder dadurch, dass es am Einfuhrhafen in entsprechenden Kühlanlagen gelagert werden muss, wie sie London in grossartigem Massstabe besitzt; vor allem ist dies aber bei weiten Transporten ins Binnenland der Fall, weil die Eisenbahnen ebensolche Einrichtungen besitzen müssen. Aus diesem Grunde hat die Einführung von frischem Fleisch in Mitteleuropa bis jetzt noch keine grosse Bedeutung.

Ueber die Bedeutung der Fleischbeschau kann man sich einen ungefähren Begriff machen, wenn man erfährt, dass z. B. in Berlin im Jahre 1887 auf dem Zentralviehhofe geschlachtet wurden: 127 307 Rinder, 131 502 Kälber, 346 062 Hammel, 407 784 Schweine; dazu kommt noch ungefähr $^1/_3$ dieser Fleischmengen als geschlachtet von aussen eingeführt. In den Schlachthäusern von Paris wurden 1892 geschlachtet 249 210 Rinder, 214 457 Kälber, 1 474 741 Hammel, 190 701 Schweine; von den 3 kleineren Schlachthöfen und dem geschlachtet eingeführten Fleische ist hier abgesehen.

Die hygienische Kontrolle des Fleisches greift demnach tief in die Volkswirtschaft ein, und unsere Aufgabe ist mit dem einfachen Vernichten des verdorbenen Fleisches nicht erschöpft, sondern wir müssen auch alle jene Bestrebungen fördern, welche geeignet sind, vorbeugend gegen das Entstehen von Tierseuchen anzukämpfen.

f) Veränderungen des Fleisches und Fleischvergiftungen.

Infolge seines hohen Nährwertes ist das Fleisch ein ausgezeichneter Nährboden für Kleinlebewesen. Bei Erkrankungen in den Familien der Fleischverkäufer besteht die Möglichkeit, dass durch die Berührung des Fleisches Krankheitskeime durch dasselbe verbreitet werden können. Wichtiger ist jedoch, dass saprophytische Kleinlebewesen infolge des Wucherns in dem Fleische dasselbe so zersetzen, dass die Stoffwechselprodukte giftig wirken. Es entstehen dabei eiweissartige Gifte, die besonders Vergiftungen vom Darm aus auslösen, welche choleraähnlich verlaufen. Besonders das Fleisch in Würsten ist namentlich bei schwacher Räucherung dieser Gefahr ausgesetzt, so dass die häufigste Form der Fleischvergiftung die Wurstvergiftung (Botulismus) ist, welche hauptsächlich in Schwaben beobachtet wurde. Man kennt sowohl aërobe als auch anaërobe Kleinlebewesen, welche derartige Gifte hervorrufen. Eine zweite Gruppe von derartigen Giften sind die Ptomaine wie Cadaverin, Putrescin, Gadinin, welche besonders von Brieger untersucht wurden. Dieselben rufen Darmerscheinungen hervor, besonders häufig aber Muskellähmungen, besonders Akkomodations- und Motilitätsstörungen des Auges, erschwertes Sprechen und Schlingen. Derartige Erscheinungen kommen auch nach Genuss von Fischen, Austern und Miessmuscheln vor, bei letzteren beiden namentlich dann, wenn dieselben in fauligem Seewasser gelebt haben. Brieger isolierte aus der Leber der Miessmuschel das Mytilotoxin als giftige Base.

Bei Fischen kommen noch andere Gifte vor, nämlich solche, die von den Tieren bereits im Leben gebildet werden: a) besitzen manche Fische einen drüsigen Giftapparat mit einem in Stacheln einmündenden Ausführungsgange (Trachinusarten); b) giebt es Fische, z. B. Gymnodonton, Tetraodon, bei denen einzelne Organe, besonders die Leber giftig sind; c) andere Fische sind nur in einzelnen ihrer Teile, und nicht einmal zu allen Jahreszeiten giftig, z. B. die Barben in ihren Eiern, während das Fleisch sonst geniessbar ist.

Der Ichthysmus tritt in drei Formen auf. Die choleraähnliche Form; von dieser ist die Barbencholera durch den Genuss der Eier der Barbe die bekannteste. Die paralytische Form, nach Genuss von Gymnodonten und Schleien, tritt ein mit Trockenheit im Halse, Schlingbeschwerden, Durst, Schwindel, Pupillenerweiterung, Lähmungen, Koma. Die exanthematische Form, nach Genuss der Leber verschiedener Fische, tritt auf allein oder in Begleitung der anderen Formen in Form von Quaddeln oder maser- oder scharlachähnlichen Ausschlägen.

2. Eier.

Animalische Nahrungsmittel von grosser Bedeutung sind auch die Eier. Der Inhalt eines Hühnereies ist ungefähr 45—50 g schwer. Bei 50 g Inhalt rechnet man 19 g auf den Dotter und 31 g auf das Eierweiss. Im Eierweiss sind ungefähr 4 g Eiweiss enthalten, im Dotter 2 g Eiweiss, 4 g Fett, 2 g Licithin und Nukleïn; das Fett ist vorwiegend Trioleïn. Nach Rubner werden von der Stickstoffsubstanz 97,1 pCt., vom Aetherextrakt 95 pCt. verwertet. 1 g Stickstoffsubstanz giebt 4006 cal., 1 g Aetherextrakt 9350 cal. Ein Hühnerei von 47 g Inhalt liefert demnach: 5,90 g Gesammteiweiss, 5,73 g verdauliches Eiweiss, 5,69 g Gesamtätherextrakt, 5,41 verdaulichen Aetherextrakt und somit in Gesamtheit 77 Roh-Kalorien und 73 Rein-Kalorien.

Die Chinesen überziehen die Eier einzeln mit einer Paste, die aus Thon, ungelöschtem Kalk, Meersalz und Eichenasche besteht, legen sie dann in Reisstroh und heben sie mindestens 3 Monate auf. Das Weisse ist dann geronnen und der Dotter grün geworden und Geruch von Schwefelwasserstoff vorhanden. In diesem Zustande halten sie dieselben für eine ebensogrosse Delikatesse, wie manche Europäer faulen Käse und Fleisch mit haut-goût.

3. Milch.

a) Zusammensetzung und Ausnützbarkeit der Milch.

Die Milch entsteht in den Milchdrüsen durch fettige Entartung der Drüsenzellen. Die zuerst abgesonderte Milch, Kolostrum, Bistmilch, ist als noch nicht vollständig fertiggebildete Milch anzusehen, die im Verlaufe einiger Wochen durch allmäliche Abnahme des Eiweissgehaltes und Zunahme des Zuckers die normale Zusammensetzung erhält. Die Milch ist das vollkommenste Nahrungsmittel. Sie stellt eine Emulsion von Fett in einer Lösung von Eiweiss, Zucker und Salzen derart dar, dass sich darin feinste Fettkügelchen in hüllenloser Form finden. Die früher angenommene Kaseïnhülle der Fettkügelchen ist nicht vorhanden. Das Fett der Milch besteht zu 68 pCt. aus Tripalmitin und Tristearin (feste Fette) und zu 30 pCt. aus Triolein (flüssiges Fett), ferner noch 2 pCt. Glyzeride flüchtiger Fettsäuren und zwar Glyzerinester der Butter-, Capron-, Capryl-, Caprinsäure. Wird Milch längere Zeit geschüttelt, so schmelzen die einzelnen Fettkügelchen durch die infolge der Arbeit freiwerdende

Wärme und fliessen zu Klümpchen zusammen, aus welchen sich allmälich eine zusammenhängende Masse auf der Oberfläche bildet, die Butter genannt wird. Dem Milchfett ist meist etwas Lecithin beigemischt.

In der Milch sind mehrere Eiweisskörper vorhanden, von denen das Kaseïn und das Albumin (bisweilen Ziger genannt) genauer bekannt sind. Das Kaseïn ist in der Milch an Trikalciumphosphat gebunden und dadurch im Zustande einer Mizellarlösung. Durch Zusatz einer freien Säure entsteht Dikalciumphosphat und das Kaseïn fällt aus; das ist die Säuregerinnung. Anders ist die Labgerinnung ohne Aenderung der Reaktion. Lab wirkt als koagulierendes Ferment so ein, dass sich das Kaseïn in zwei Körper spaltet, von denen der eine, der Käsestoff (Parakaseïn) in Kalciumphosphatlösung unlöslich ist und sich ausscheidet, während der andere, das Molkenproteïn in Lösung bleibt. In der Milch kommen ausserdem in Spuren vor Albumose, Pepton, Nukleïn, und zwei Alkaloide, Galaktin und Laktochrom.

Das Verhältnis der einzelnen Bestandteile der Milch zu einander ist nach den Arten der Tiere ausserordentlichen Schwankungen unterworfen, wie man aus folgender Tabelle nach König ersieht:

	Wasser	Kasein	Albumin	Fett	Zucker	Salze
Frauenmilch	87,02	0,59	1,23	3,94	6,23	0,45
Milch einer ärmlich ernährten Frau		0,18	1,95	2,90	6,05	
Milch einer reichlicherernährten Frau		1,15	0,95	5,12	7,05	
Kuhmilch	87,42	2,88	0,53	3,63	4,81	0,71
Kolostrummilch	74,05	4,66	13,62	3,43	2,66	1,58
Stutenmilch	91,00	1,32	0,76	1,18	5,31	0,43
Eselsmilch	89,64	0,67	1,55	1,64	5,99	0,51
Kameelmilch	86,57	4		3,07	5,59	0,77
Ziegenmilch	87,33	3,01	0,51	3,94	4,39	0,82
Schafmilch	81,31	5,28	1,03	6,83	4,73	0,82

Die Frauenmilch hat alkalische Reaktion und einen hohen Gehalt an Milchzucker und Albumin. Ihr Kaseïn wird durch Säuren in feineren Flocken zur Gerinnung gebracht als bei Kuhmilch. Durch verdünnte Salzsäure erfolgt der Niederschlag bei Kuhkaseïn in der Kälte, bei Frauenmilch erst bei 40 ^{0}; das Kaseïngerinnsel reagirt alkalisch, bei Kuhmilch sauer. Durch Labferment erfolgt nicht immer Gerinnung.

Die Kuhmilch reagirt amphoter, d. h. sowohl alkalisch als sauer. Sie unterscheidet sich von der Frauenmilch besonders dadurch, dass ihre Fettkügelchen kleiner sind, ihr Albumingehalt geringer ist, die Gesamtmenge der Eiweisskörper höher und ihr Milchzuckergehalt geringer ist; auch das Verhältnis der Salze ist etwas anders — s. S. 294.

Die Kuhmilch ist ebenso wie die Frauenmilch in den verschiedenen Zeiten der Laktation Veränderungen unterworfen. Noch grösseren Einfluss auf die Güte und Menge hat die Rasse und Fütterungsart. Die einseitige Zucht auf Milchergiebigkeit und besonders auf den Fettgehalt der Milch hat den grossen Nachteil, dass die Tiere gegen Krankheiten, besonders gegen Tuberkulose, weniger widerstandsfähig sind. Dadurch erleidet die Landwirtschaft wohl öfter einen grösseren Schaden als der Gewinn ist, den sie durch die Erzeugung des teueren Butterfettes hat. Auch die Beschäftigung ist von Einfluss auf die Milch, insofern zu starke Bewegung zur Zeit der Laktation die Milchmenge herabsetzt.

Die Ausnützung der Stickstoffsubstanz beträgt für Kuhmilch bei Vollmilch 93 pCt., bei abgerahmter Milch (Magermilch) 94,3 pCt.; die Ausnützung des Aetherextraktes ist im Mittel bei Vollmilch 94,5 pCt., bei Magermilch 95,8 pCt.; die Ausnützung des Milchzuckers ist 100 pCt.

1 g Stickstoffsubstanz liefert in der Milch 4564 cal., in der Buttermilch 4650 cal., im Käse 4440 cal. — 1 g Aetherextrakt (Butter geschmolzen) liefert in der Milch 9200 cal., in der Buttermilch und im Käse (Fett ist fest) 9150 cal. — 1 g Milchzucker liefert in der Milch 3673 cal. Da in der Buttermilch und im Käse ein Teil des Milchzuckers in Milchsäure übergegangen ist, so hat 1 g Milchzucker bei diesen ungefähr den Wert von 3629 cal.

Wenn auch die Ausnützung der Kuhmilch der des Fleisches etwas nachsteht, so ist sie doch für alle Altersklassen eine vorzügliche. Auch die Säuglinge nützen die Kuhmilch vorzüglich aus und die zwischen Erwachsenen und Säuglingen gefundenen Unterschiede weichen bei verschiedenen Beobachtungen nicht sehr von einander ab.

Nur in Bezug auf die Salze ist die Ausnützung verschieden: bei Erwachsenen nur 50 pCt., bei Säuglingen jedoch 67 pCt. Bei der Frauenmilch ist die Ausnützung durch Säuglinge noch besser, insofern die Salze bis 90 pCt., das Fett bis 97 pCt., das Eiweiss bis zu 99 pCt. und der Zucker mit 99—100 pCt. ausgenützt werden.

	Stickstoff-substanz (Eiweiss)		Aetherextrakt (Fett)		Stickstofffreie Extraktivstoffe (Kohlenhydrate)		Physiol. Energiewert ohne | mit Berücksichtigung der Verdaulichkeit	
	Gehalt gr	Verdaul. gr	Gehalt gr	Verdaul. gr	Gehalt gr	Verdaul. gr	Rohwert Cal.	Reinwert Cal.
pro 100 cm³ Kuhmilch Vollmilch	3,51	3,25	3,77	3,66	4,96	4,96	69	67
pro 100 cm³ Kuhmilch abgerahmte	3,22	3,04	0,77	0,74	4,91	4,91	40	39
pro 100 cm³ Kuhmilch Buttermilch	4,20	4,20	0,96	0,96	3,86	3,86	44	44
pro 100 cm³ Ziegenmilch	3,62	3,46	4,05	3,93	4,52	4,52	70	68.
pro 100 gr Quarg	18,61	17,77	4,23	4.10	3,94	3,94	136	131
pro 100 gr Butter	0,71	0,71	83,27	81,60	0,58	0,58	771	756

Die prozentische Zusammensetzung der Asche ist bei Frauen- und Kuhmilch verschieden, wie aus folgender Tabelle ersichtlich ist:

	Kali	Natron	Kalk	Magnesia	Eisenoxyd	Phosphorsäure	Schwefelsäure	Chlor
Frauenmilch	38,07	5,69	18,78	0,87	0,1	19,11	2,64	14.74
Kuhmilch	24,5	11,5	21,8	3,0	0,2	27,0	2,0	10,0
Kolostrummilch	7,23	5,72	34,85	2,06	0,52	41,43	0,16	11,25

Man sieht, dass die Frauenmilch mehr Kali, Schwefelsäure und Chlor, die Kuhmilch mehr Kalk und Phosphorsäure enthält.

Direkte Versuche haben ergeben, dass der Erwachsene seinen Nahrungsmittel-Bedarf mit Milch allein nicht zu decken vermag, und dass bei einseitiger Milchernährung der Stickstoffgehalt und das Körpergewicht abnehmen und dass somit die Zufuhr von anderen Nahrungsmitteln z. B. von Brot neben Milch erforderlich ist.

Soll Kuhmilch zur Kinderernährung der Frauenmilch ähnlich gemacht werden, so muss man sie verdünnen, um den Gesamtgehalt an festen Bestandtheilen gleichzumachen und das Zuviel an Eiweiss etwas herabzusetzen; dagegen muss man Zucker zusetzen und streng genommen auch Fett. Dieser letztere Punkt ist erst von Gärtner in den letzten Jahren besser berücksichtigt worden, während die anderen Punkte bereits früher Berücksichtigung fanden. Früher gab man oft zum Ausgleiche für das fehlende Fett ein Mehr an Zucker, z. B. ergab sich in einem Fall von Soxhlet — Kuhmilch, verdünnt mit $1/2$ Teil 12,3 proz. Milchzuckerlösung — 85,30 Wasser, 2,37 Eiweissstoffe, 2,46 Fett, 0,47 Asche, aber Milchzucker natürlich 3,25 + 2,96 als Ergänzung des Zuckers und 3,19 als Aequivalent für fehlendes Fett.

Um den Zuckergehalt gleichzumachen, sind für 100 Teile Kuhmilch 18 Teile Wasser und 2,5 Teile Zucker erforderlich. Man bekommt dann z. B. folgende Verhältnisse:

	Wasser	Fett	Kasein	Albumin	Zucker	Asche
Reine Kuhmilch	87,7	3,5		0,4	4,4	0,7
Kuhmilch mit Zuckerlösg.	87,7	2,9	2,7	0,3	5,7	0,6
Frauenmilch	87,9	3,3	0,5	2,1	5,7	0,5

b) Veränderungen der Milch.

Die Milch ist als Nahrungsmittel auch für Erwachsene sehr wichtig, und zwar besonders deshalb, weil sie das Eiweiss zu einem verhältnismässig billigen Preise bietet. Die Milch hat aber den Nachteil, dass sie unter dem Einflusse von Fermenten und Kleinlebewesen leicht und vielerlei Zersetzungen eingeht und dass sie ausserdem Krankheitserreger zu übertragen vermag.

α) Spontane Zersetzungen.

1. Durch nichtorganisierte Fermente.

Die steril aufgefangene Milch zeigt nach einiger Zeit ohne Veränderung der Reaktion eine Ausscheidung des Kaseins mit spurenweiser Peptonisierung. Gleichzeitig erfolgt Aufrahmung, so dass man drei Schichten sieht: Fett-, Serum-, Kaseïnschicht. **Meissner** hat dies bereits i. J. 1882 für Ziegenmilch ermittelt. **Babcock** und **Russell** haben dies neuerdings für Kuhmilch bei Zusatz antiseptischer Substanzen gefunden und glauben, dass diese Enzyme bei der Käsereifung eine Rolle spielen. Diese Enzyme werden durch Hitze vernichtet.

2. **Zersetzungen durch Kleinlebewesen.**

Eine Anzahl von Bakterien führt den Milchzucker in Milchsäure über. Die häufigste Form ist Bacillus acidi lactici. Neben Milchsäure bildet sich bisweilen Essigsäure und Alkohol. Je nach den Nebenprodukten ist die Milchsäuregärung gleichzeitig für den Geruch angenehm oder unangenehm. Bei dem indifferenten Geschmacke frischer Milch und bei der Schwierigkeit, die Milchsäuregärung zu verhindern, hat man aus der Not eine Tugend gemacht und in der ganzen Welt die sauere Milch als Nahrungsmittel schätzen gelernt. Die Gerinnung tritt bei Zimmertemperatur bei einem Gehalte von 0,2 pCt. Milchsäure ein. Die Milchsäure wirkt auch verdauungsbefördernd, so dass man leicht angesäuerte und gequirlte Milch in der Krankenbehandlung vielfach verwertet.

In einzelnen Ländern wird die Milchsäuregärung systematisch betrieben. Die Armenier bereiten aus der Vollmilch von Büffeln, Schafen oder Ziegen ihr „Mazun“; die Türken und Griechen besonders aus Schafmilch, seltener aus Ziegen- oder Kuhmilch ihr „Jaurti“ Die Bereitung geschieht so, dass die Milch abgekocht, dann auf hohe Zimmertemperatur abgekühlt und darauf mit einem Reste der sauren Milch vom Tage vorher versetzt wird. Nach gründlichem Umrühren wird die so vorbereitete Milch an einen warmen Ort gestellt und sich selbst überlassen. Je nach der Zeit und der Höhe der Temperatur bekommt man eine schwächer oder stärker sauere, meist sehr stark geronnene Milch. Der Geschmack dieses Getränkes ist hiernach nicht ganz gleichmässig, entspricht aber im allgemeinen dem unserer saueren Milch. Ist der Prozess einmal unterbrochen worden, so beginnt man die neue Reihe mit dem Zusatze eines Stückchen Käse. In Schweden bereitet man die „lange Milch“ oder „Tättemelk“, indem man abgerahmte Milch zum Sieden erhitzt, dann auf Bluttemperatur abkühlt und mit Tatte vom vorigen Tage versetzt. Der Erreger der letzteren Milchsäuregärung ist ein Streptokokkus, der neben Milchsäure auch Schleim bildet und das Eiweiss etwas peptonisiert. Die Herstellung dieser Milch mit Pinguicula vulgaris dürfte wohl darauf zurückzuführen sein, dass dieser Streptokokkus an den Blättern sich befindet, da man mit Pinguicula allein, wenigstens bei uns lange (= fadenziehende) Milch nicht erzeugen kann.

Bekannter sind die absichtlichen alkoholischen Gärungen der Milch: der „Kumys" der eurasischen Steppenvölker, welcher aus Stutenmilch hergestellt wird; der „Omeïre" der Hottentotten, welcher aus Kuhmilch bereitet wird; der „Kephir" im Kaukasus, welcher aus Kuh- oder Schafmilch hergestellt wird. Bei den beiden ersteren ist ein auffallendes Ferment nicht vorhanden und die Herstellung geschieht einfach der Art, dass die frische Miich zu dem Reste der alten geschüttet wird. Der Vorgang ist so, dass durch die Milchsäuregärung Zucker hydratisiert wird, und dass dieser hydratisierte Zucker durch Hefen, die ursprünglich aus der Luft stammen, die alkoholische Gärung erleidet. Der Schüttel-Kephir bei uns wird durch denselben Vorgang gewonnen. Die Getränke sind infolge dessen in Bezug auf den Säure- und Alkoholgehalt je nach der Zeit und Temperatur ausserordentlich verschieden. Bei der Kephirbereitung finden sich als Ferment die hirsekornartigen Kephirkörner, welche stets Stäbchenbakterien, Milchsäureerreger und Hefen enthalten. Die Milchsäurehefe von Hueppe und Grotenfelt, die Milchzuckerhefe von Ducleaux und Adametz ist auffallenderweise in diesen Körnern nicht oder nur selten vorhanden, und nur von Beyerinck ist einmal eine Hefe im Kephir gefunden worden, welche den Milchzucker direkt in Alkohol überführte.

Der Milchzucker kann auch noch eine schleimige Gährung eingehen durch Spaltung des Zuckers in Gummi und Mannit neben Milchsäure. Hierher gehört auch die „Lange Wei" in Holland. Sie entsteht durch Einwirkung eines Streptokokkus. Bei niedriger Temperatur überwiegt bei demselben die Schleimbildung, die Milch wird fadenziehend, „lang"; bei höherer Temperatur überwiegt die Milchsäurebildung, die Milch wird stark sauer.

Die Salze der Milchsäure können spontan in Buttersäure übergehen durch aërobe und anaërobe Buttersäureerreger, so dass sauere Milch später unter Bildung von Buttersäure. und Ammoniak einen unangenehmen Geruch annimmt. Wenn in der Milch die Milchsäurebakterien nicht vorhanden oder durch Hitze abgetötet sind, so kann die Milch durch Bakterien aus der Gruppe der Heu-, Kartoffel-, Erdbazillen eine alkalische Gärung eingehen. Dabei kann die Reaktion der Milch erhalten bleiben oder alkalisch werden. Das Kaseïn wird dann labartig ausgeschieden und gleichzeitig treten weitere Umwandlungen des Eiweisses ein, und die Milch kann durch Bildung von Pepton einen bitteren Geschmack bekommen oder durch Bildung von eiweissartigen Giften giftig wirken. Auch andere Gifte, wie das der Buttersäure chemisch nahestehende Tyrotoxikon, können sich hierbei bilden. Durch einzelne dieser Bakterien können durch Schleimigwerden, durch Vergallertung ihrer Membran, in dem Kasein klebrige Niederschläge entstehen, während der gleichzeitig fettlösende Bacillus lactis viscosus von Adametz dem Rahme fadenziehende Eigenschaften verleiht. Auch unter den Erdbazillen scheint eine aus Zucker Gummi bildende Art zu sein.

Häufig beobachtet wird auch das Blauwerden der Milch durch den Bacillus cyanogenus, wobei an der Oberfläche ultramarinblaue Flecken entstehen. Häufig versteht man jedoch unter blauer Milch nur eine stark gewässerte Milch. Rote Milch entsteht entweder durch den Mikrokokkus prodigiosus, wobei sich rote Flecken an der Oberfläche bilden, oder durch den Bacillus lactis erythrogenus, wobei die Milch peptonisiert wird und die Molke eine diffuse rote Färbung annimmt.

3. Infektionserreger.

Im Blute kranker Frauen kreisende Bakterien werden nach Ermittelung von Weleminsky und Basch nicht ohne weiteres durch die Brustdrüsen ausgeschieden, sondern nur dann, wenn Blutgefässzerreissungen stattgefunden haben. So tritt z. B. beim Meerschweinchen der Milzbrandbazillus nie in die Milch über, jedoch regelmässig der Bacillus bovis morbificans und B. pyocyaneus. Bei der Tuberkulose ist die Milch nur dann der Träger der Ansteckungskeime, wenn die Brustdrüse selbst Tuberkelherde enthält. Infolge dieser Umstände ist selbst bei vielen Infektionskrankheiten die Milch nicht so gefährlich, wie man dieses eine Zeitlang annahm. Wenn man bei fieberhaften Infektionskrankheiten die Mütter nicht weiter stillen lassen kann, so liegt dies sicher mehr an dem Allgemeinbefinden der Mütter, als an einer besonderen Infektiosität der Milch selbt, weil die Milchsekretion nachlässt und weil auch anderweitig bei den vielen Berührungen Uebertragungen möglich sind.

Noch wichtiger sind die Uebertragungen von Krankheitserregern durch Kuhmilch.

Bei einer Gruppe dieser Fälle, besonders bei den akuten Exanthemen, aber auch bei Typhus und Cholera kann die Milch selbst intakt sein und die Uebertragung kann einfach so erfolgen, dass die oft unreinlichen Milchhändler und Milchträger bei Krankheitsfällen in ihren Familien oder in ihren Geschäften die Krankheitskeime direkt übertragen.

Eine zweite Gruppe von Fällen kommt so zustande, dass die Milchgeschirre mit Wasser gereinigt werden oder die Milch mit Wasser verdünnt wird, welches Typhus- oder Cholerakeime führt. Den ersten derartigen Fall hat 1870 Ballard veröffentlicht. In der Londoner Vorstadt Islington kamen in 67 Häusern in gut situierten Familien 168 Erkrankungen an Typhus vor, die auf den Genuss von Milch zurückgeführt werden mussten, wobei die Milchgefässe mit dem Wasser eines infizierten Hausbrunnens gereinigt worden waren. Das Reinigen der Milchgefässe und das Verdünnen der Milch mit Wasser sind übrigens beinahe identische Begriffe. Aus Deutschland wurde der erste Fall von Lübe berichtet, indem 1875 im Kadettenhause zu Plön Typhus nur in Beamtenfamilien ausbrach, die ihre Milch von einer ganz bestimmten Meierei bezogen. Die Infektion der Milch war geradeso wie im vorhererwähnten Falle erfolgt. Inzwischen ist noch eine ganze Reihe ähnlicher Epidemien beobachtet worden.

Eine dritte Gruppe von Erkrankungen kommt so zustande, dass die Milch bereits aus der Brustdrüse mit Infektionserregern ausgeschieden wird.

Bei der Euterentzündung (Mastitis) der Kuh enthält die Milch oft Bakterien, welche dieselbe unter Bildung von Milch- und Buttersäure zersetzen und dadurch in abnormer Weise zur Gerinnung bringen, oder welche möglicherweise auch beim Menschen pyämische Erkrankungen hervorrufen können. Die Milch bei Mastitis wird bisweilen durch Blutaustritt rot gefärbt und hat auch einen aussergewöhnlichen Geruch.

Infektionen mit infizierter Milch sind angegeben für Syphilis, Maul- und Klauenseuche, und gelegentlich für Septikämien, wie Milzbrand, während die Angaben über eine derartige Verbreitung von Lungensucht, Ruhr, Tollwut, Rauschbrand, akuten Exanthemen und Diphtherie mindestens zweifelhaft sind.

Am sichersten ist die Infektion mit der Milch tuberkulöser Kühe beobachtet worden. Bei der grossen Zahl tuberkulöser Tiere fällt es schon sehr in die Wagschale, dass in ungefähr 5 pCt. dieser Fälle Tuberkelbazillen in die Milch übergehen. Infolge dieses Umstandes hat man beobachtet, dass, wenn Tiere mit Milchrückständen gefüttert werden, eine Zunahme der Tuberkulose in den Viehständen eintritt. So findet man in Dänemark und in Westpreussen (Danzig) jetzt häufig bis zu 14 pCt. tuberkulöse Schweine, während diese Tiere früher und an anderen Orten wenig an Tuberkulose litten. Die Uebertragungsmöglichkeit der Tuberkulose durch Milch wurde zuerst von May experimentell festgestellt und später vielfach bestätigt.

4. Gifte.

Die Milch kann bisweilen aus dem Futter her Gifte enthalten. So ist z. B. Kolchicin in der Ziegenmilch gefunden worden. Ferner kann die Milch Medikamente zur Ausscheidung bringen, z. B. Arsen, Antimon, Quecksilber, Jod (Jodziegen für Syphiliskranke), Jodkali, Salicylsäure, Karbolsäure, Rhabarber, Terpentinöl. Bei Schlempefütterung leiden die mit solcher Milch ernährten Kinder und Kälber häufig an Durchfällen.

β) Absichtliche Veränderungen der Milch.

1. Entwertung der Milch durch Fettentziehung oder Wasserzusatz oder beides zusammen und durch Zusatz von chemischen Stoffen. Die Milch kann verhältnismässig leicht gefälscht werden. Die Hauptverfälschungen bestehen im: 1. Entziehen des Fettes und Verkaufen der entrahmten Milch als Vollmilch; 2. Versetzen der Milch mit Wasser; 3. Entziehen des Fettes und Versetzen mit Wasser; 4. Versetzen der Magermilch mit Vollmilch und Verkaufen der Milchmischung als Vollmilch; 5. Zusetzen von Konservierungsmitteln wie Soda, Natrium bicarbonicum, Salicylsäure, Borsäure. Zusatz von Stärke, Dextrin oder Gips sind sehr selten.

Die Erkennung des Wasserzusatzes bezw. der Entrahmung ergiebt sich durch die Bestimmung des spezifischen Gewichtes. Nicht entrahmte Kuhmilch hat ein ziemlich konstantes spezifisches Gewicht und zwar 1,029 bis 1,034 sp. G. = 29 bis 34 Grad (Grädigkeit der Milch). Abgerahmte Milch hat ein spezifisches Gewicht von 1,033 bis 1,037 sp. G. = 33 bis 37 Grad. Das spezifische Gewicht ist um so höher, je weniger Fett die Milch enthält, je stärker sie also entrahmt ist. Wenn Vollmilch 26 bis 29 Grad hat, so hat nur ein Zusatz von Wasser stattgefunden und zwar von etwa 10 pCt., bei 23 bis 26 Grad von 20 pCt. Wasser. Haben aber Entrahmung und Wasserzusatz gleichzeitig stattgefunden, so kann das specifische Gewicht normal sein, indem durch richtiges Zusetzen von Wasser zu der entfetteten oder fettarmen Milch das höhere spezifische Gewicht wieder auf das normale herabgedrückt werden kann.

Die chemischen Zusätze bezwecken zum Teil, wie bei Soda, doppelkohlensaurem Natron, Borax, die sich entwickelnde Milchsäure zu neutralisieren und so eine bereits in Gärung befindliche Milch als frische erscheinen zu lassen. Durch diese Zusätze wird tatsächlich

Säure gebunden und somit eine Zeit lang die Gerinnung verhindert, aber die Bakterien können sich ungestört weiter entwickeln. Demnach sind diese Mittel geradezu gefährlich, weil sie das äussere Kennzeichen einer bereits in Zersetzung befindlichen Milch verdecken und die Säuregerinnung einige Zeit hintanhalten. Während Borsäure fast garnicht konserviert, hemmen Salicylsäure und Wasserstoffsuperoxyd die Entwicklung der Bakterien, zum Teil töten sie dieselben. Die Verwertung dieser chemischen Mittel muss unterbleiben, weil dieselben für den kindlichen Organismus nicht gleichgiltig sind.

2. Käse.

Der Käse ist nationalökonomisch ausserordentlich wichtig, weil er in Anbetracht der leichten Zersetzlichkeit der Milch die Möglichkeit bietet, das billige Milcheiweiss in gut resorbierbarer Form zu konservieren. Man unterscheidet drei Gattungen von Käse, nämlich Säurekäse, Labkäse und Molkenkäse.

Setzt man spontan oder durch Zusatz einer Säure (Weinsteinsäure) sauergewordene und geronnene Milch einer Temperatur von 30 bis 40 ° aus, so scheidet sich das geronnene Kaseïn mit den in ihm eingebetteten Fettkügelchen von dem Milchserum, den sogen. „saueren Molken" ab. Durch Auspressen erhält man eine weisse, krümelige, teigartige Masse, „Quarg, Topfen", welche entweder als solche verzehrt oder zur Käsebereitung verwendet wird. Zu letzterem Zwecke wird der Quarg gesalzen, allenfalls mit Kümmel versetzt, geformt, getrocknet und dann einer spontanen Zersetzung, „der Käsereifung", überlassen. Diese Art Käse nennt man Säurekäse. Die sauere Molke enthält Salze, Milchzucker, Milchsäure, Spuren von Eiweiss und Fett.

Die Labkäse oder Süssmilchkäse werden aus süsser Milch gemacht, indem letztere, durch Zusetzen von Lab aus der Magenschleimhaut von jungen Kälbern oder wie zum Teil in Italien und Griechenland durch den Saft der Zweige des Feigenbaumes zur Gerinnung gebracht wird. Das Gerinnsel wird abgepresst, und das gepresste Gerinnsel „Schotten" geformt, und ebenfalls entweder frisch verzehrt oder der Reifung in warmen Räumen überlassen. Die „süsse Molke" enthält Milchzucker, oft etwas Milchsäure und Spuren von Eiweiss und Fett und wird ebenso wie die sauren Molken als Getränke oder meist als Viehfutter verwertet; die süssen Molken regen die Darmperistaltik an, wirken gelinde abführend und wurden früher in ausgedehntem Masse therapeutisch in den Molkenkurorten angewendet.

Während man aus saurer Milch nur harte Käse bereitet, macht man aus süsser Milch weiche und harte Käse. Weiche Käse werden bei niederer Temperatur gelabt, wenig gepresst und schnell zur Reife gebracht, während harte Käse bei höherer Temperatur gelabt, stark gepresst und langsamer zur Reife gebracht werden. Bei allen Gruppen von Käsen kann man noch unterscheiden: magere Käse, die aus völlig entrahmter Milch; halbfette Käse, die aus teilweise entrahmter Milch; Vollmilchkäse, die aus unveränderter Milch, Rahmkäse oder überfette Käse, die aus mit Rahm versetzter Vollmilch hergestellt werden.

Ausser den Säurekäsen und Süssmilch- oder Labkäsen kann man noch die Molkenkäse unterscheiden. Sie werden so bereitet, dass man süsse Molken mit oder ohne Zusatz von saurer Milch oder Buttermilch aufkocht, wodurch das Eiweiss nebst Resten von Käsestoff und Butterfett zur Abscheidung gelangt. Die geronnene Masse (Ziger) wird wie Quarg genossen oder zu Käse geformt.

I. Sauermilchkäse sind:

Berliner Kuhkäse, Harzer und Mainzer Handkäschen.

II. Süssmilch- oder Labkäse sind:

a) Weichkäse Schmetten- oder Rahmkäse: Fromage de brie, Camembert, Gervais, Limburger (Backsteinkäse, mit verschiedenen Namen, wie Schwarzenberger, Romadour), Remoudou (mit verschiedenen Ortsnamen, z. B. Hagenberger), Neuschateler, Stracchino fresko.

b) Hartkäse: Chester, Edamer, Emmenthaler, Strachino di Gorgonzola, Roquefort (aus Schafmilch), Stilton, Tilsiter, Parmesan (aus entrahmter Milch) u. s. w.

III. Molkenkäse sind: Zigerkäse oder Schabziger, Schweizer Kräuterkäse (mit Zusatz von getrocknetem Kraut des Ziegenklees).

Kunstkäse werden aus einer Emulsion von Mager-Milch mit minderwertigen Fetten hergestellt.

Die Käsereifung.

Bei der Käsereifung werden die Reste des Zuckers in Milchsäure, später teilweise in Buttersäure übergeführt; der weisse Käsestoff wird unter Bildung löslicher Eiweisskörper gelblich durchscheinend, doch geht die Eiweisszersetzung später weiter unter Bildung von Ammoniak und intermediären Spaltungsprodukten; die Fette werden ranzig, bezüglich in andere niedrigere Fettsäuren übergeführt. Durch Auftreten von Gasen können sich Löcher bilden, die für einzelne Käsesorten charakteristisch sind. Vollständig ist die normale Käsereifung noch nicht erkannt. Untergeordnet beteiligt kann das Milchenzym sein. Unbedingt erforderlich zur Einleitung der Reifung sind die Milchsäureerreger, welche sich auch höchst wahrscheinlich an den Anfängen der Eiweisszersetzung beteiligen und für das normale Aroma der Käse von Wichtigkeit sind. Aber auch Organismen aus der Buttersäuregruppe scheinen für manche Käse erforderlich zu sein. Der beste Edamerkäse wird gewonnen, indem man die Milch nach Persyn mit

		Wasser	Fett	Protein	Stickstofffreie Substanz	Asche
Sauermilchkäse.	Frischer Quarg	71,5	3,5	—	25,0	
Süssmilch-Weichkäse	Schmetten- oder Rahmkäse	55,0	30,0	—	15,0	
	Gervais	47,9	43,8	7,5	0,3	0,5
	Gervais	33,6	58,6	7,1	0,2	0,5
	Neuschatel	51,7	24,0	20,7	—	3,6
	Remoudou	56,6	17,0	18,8	—	6,8
	Camembert	47,0	29,5	17,5	1,5	4,5
Süssmilch-Hartkäse	Roquefort	34,5	30,1	26,5	3,9	5,0
	Gorgonzola	43,6	27,9	24,2		4,3
	Emmenthaler fett	37,5	30,6	28,5		3,4
	Emmenthaler fett	29,4	36,4	23,2	6,2	4,8
	Emmenthaler mager	43,6	3,4	49,2		3,8
	Edamer, fett	32,5	32,2	24,0	6,6	4,7
	Parmesan	34,6	24,0	36,3		6,2

„langer Wei" einer Vorgärung unterwirft und dadurch eine ganz bestimmte Art von Gärungserregern einführt. Bei Roquefort und Gorgonzola werden Varietäten von Penicillium glaucum als sogenannter Edelpilz zugesetzt.

Bei unrichtigen Gärungserregern tritt eine Käsekrankheit, d. h. Entwertung der Käse ein besonders durch zu starke Gasbildung, ferner durch Bildung von blauer Farbe, von schwarzer Farbe infolge des Wucherns einer Hefe. Auch Giftbildung, das Tyrotoxikon von Vaughan, kann eintreten; das toxinbildende Käsespirillum von

Deneke dürfte hierher gehören. Die Toxinbildung durch saprophytische Wucherungen sind in dem Masse mehr zu fürchten, als die Käse älter werden, und besonders in Weichkäsen. Im übrigen sind die Käsebakterien harmlose Saprophyten.

Die Ausnützung des Käse s. Tabelle S. 294.

Diese ist eine ganz vorzügliche und sehr vollständige, aber für viele Menschen ist er schwer, d. h. langsam verdaulich. Die feinsten Sorten sind Luxusartikel. Aber die anderen Käsesorten, darunter die Holländer- und Schweizerkäse und erst recht die billigeren Sorten, sind für die Volksernährung von ausserordentlichem Werte und die Magerkäse sind geradezu die billigsten Eiweisslieferanten.

3. Butter.

Das nationalökonomisch wertvollste Erzeugnis aus Milch ist die Butter. Sie wird entweder aus der Milch selbst oder aus dem aus der Milch gewonnenen Rahm hergestellt. Lässt man Milch stehen, so bildet sich an der Oberfläche aus dem spezifisch leichteren Fette, aber mit Einschluss auch anderer Bestandteile eine Schicht, die man „Rahm, Schmetten, Schmant, Sahne, Oberst“ nennt (Aufrahmung). In beiden Fällen muss das Milchfett zum Erstarren gebracht werden, was nur unterhalb des Schmelzpunktes des Butterfettes (s. S. 239), bei ungefähr 10 bis 18° geschehen kann. Bei der Butterbildung selbst schmelzen durch das Schütteln oder Schlagen, „Buttern“ in Butterfässern und durch die infolge dessen freiwerdende Wärme die einzelnen Fettkügelchen und bleiben, wenn die Bewegung jetzt ausgesetzt wird, trotz der darauf folgenden Abkühlung unter den Erstarrungspunkt zunächst flüssig und erst durch die weitere Bewegung findet dann ein plötzlicher Uebergang, also eine Art Sublimation, in den festen Zustand und weiter eine Vereinigung zu grösseren Massen statt, ein Vorgang, der jetzt für verschiedene Vorkommnisse physikalisch festgestellt ist (s. z. B. S. 174).

Die Butter aus Milch wird nicht so fettreich und meist auch nicht so wohlschmeckend, weil die Aufrahmung längere Zeit (bis zu 48 Stunden) dauert und die Milch Zersetzungen eingehen kann. Milchbutter wird also stets aus saurer Milch bereitet, weil die Verwertung süsser Milch eine zu geringe Ausbeute liefert. Man stellt deshalb die Butter vielfach aus Rahm dar und gewinnt den Rahm jetzt durch Zentrifugen oder Separatoren nach dem System von Lehfeld oder de Laval. Rahm dieser Art enthält: 66,12 pCt. Wasser, 2,69 pCt. Eiweiss, 27,69 pCt. Fett, 3,03 pCt. Zucker, 0,47 pCt. Asche; die Magermilch von diesem Rahm enthält 90,11 pCt.

Wasser, 3,41 pCt. Eiweiss, 0,22 pCt. Fett, 5,12 pCt. Zucker, 0,64 pCt. Asche. Die nach den neueren Verfahren gewonnene Magermilch enthält weniger Fett als die durch das alte Aufrahmungsverfahren gewonnene.

Die aus Milch oder aus Rahm hergestellte Rohbutter muss noch zum Beseitigen der überschüssigen, anhaftenden Buttermilch mit oder ohne Wasser oder Kochsalzzusatz geknetet werden und wird dann geformt. Rahmbutter kann aus süssem oder gesäuertem Rahm hergestellt werden. Während man in Süddeutschland und Oesterreich die Butter aus süssem Rahm vorzieht, ist in Norddeutschland und Skandinavien die Butter aus saurem Rahm üblich. Nach dem Vorschlage von Hueppe wird jetzt in den letzteren Ländern vielfach bereits der durch Separatoren gewonnene Rahm mit bestimmten Kulturen von Milchsäurebakterien geimpft oder auch die Milch vor dem Entrahmen mit diesen Kulturen versetzt, um eine ganz bestimmte Art der Milchsäuregärung einzuleiten. Weil bei der Milchsäuregärung je nach der Art der Fermentorganismen kein Aroma oder ein Aroma und zwar ein angenehmes oder ein unangenehmes entstehen kann, so hat man es durch diese Reinkulturen, die sogenannten „Säurewecker“ oder „Säureentwickler“, in der Hand, eine bestimmte Richtung der Gärung und somit den Charakter der späteren Butter zu bestimmen.

Man unterscheidet auch Tafel- und Tischbutter, die zum frischen Gebrauche bestimmt und landesüblich gesalzen oder ungesalzen verwertet wird, und ferner Dauerbutter, welche stark gesalzen wird. Als Koch- oder Backbutter wird entweder Dauerbutter oder eine für den Genuss nicht vollständig geeignete Butter verwendet.

Zusammensetzung der Butter:

	Wasser	Fett	Kaseïn	Zucker	Salze
Gute ungesalzene Butter soll enthalten	11,7	87,	0,5	0,5	0,3
Schwach gesalzene süsse Butter enthält	13,72	83,60	0,60	0,56	1,52
Schwach gesalzene saure Butter enthält.	14,26	82,85	0,80	0,54	1,55
Dauerbutter enthält.	13,45	83,75	0,65	0,60	1,55

Wert und Ausnützung der Butter.

Die Magermilch, d. h. die durch Abschöpfen oder Zentrifugieren von Fett befreite Milch ist von grossem Werte für die Volksernährung, weil sie das tierische Eiweiss zu einem sehr billigen Preise liefert; sie soll mindestens 0,15 pCt. Fett enthalten. Das erstere gilt auch von der nach dem Verbuttern übrig bleibenden Milch, Buttermilch. Je nach der Art des Verbutterns wechselt die Zusammensetzung etwas. Bei Mager- und Buttermilch wird durch Zusatz von Reis, Kartoffeln oder Brot eine vorzügliche Nahrung geboten.

Ueber die Ausnützung der Butter, Buttermilch und Magermilch s. S. 294.

Die gute Ausnützbarkeit der Butter beruht jedenfalls auf dem geringen Gehalte an festen Fetten. Das Braten mit Butter schützt deshalb gegen die Verdauungsstörungen durch Rindstalg, die Grundlage der berüchtigten Universaltunke der deutschen Wirtshäuser.

Statt durch Salzen kann man die Butter dadurch vor Zersetzungen bewahren, dass man sie auf dem Wasserbade schmilzt und sodann in reinen Thongefässen an kühlen Orten aufhebt. Dieses Butterschmalz wird durch Veränderungen des Käsestoffes und des Milchzuckers etwas dunkler („braune Butter“). Das Ranzigwerden des Butterfettes wird durch Abwesenheit von Luft und Licht verhütet. Die Anwendung von Streichfetten, die der nord- und mitteleuropäischen Bevölkerung jetzt unentbehrlich geworden sind, datiert erst seit der Völkerwanderung. Bis zu diesen Zeiten fand Butter bei den Germanen nur als Pomade Verwendung.

4. Kunstbutter, Margarine.

Versuche zur Herstellung eines billigen Streichfettes für die Marine und die arme Bevölkerung wurden von Napoleon III. angegeregt. Im Jahre 1872 wurde die erste Kunstbutter von Mége-Mouriès hergestellt. Das ursprüngliche Verfahren bestand darin: Rindstalg wird zwischen den Zähnen von Walzen zerkleinert; diese zerkleinerte Masse wird dann in Bottichen mit Wasserdampf auf 45 ° erwärmt. Auf 1000 kg Fett werden 300 kg Wasser und 1 kg Pottasche und zwei zerschnittene Schaf- oder Schweinemagen zugesetzt, wodurch eine Trennung des Fettes von der stickstoffhaltigen Membran herbeigeführt wird.

Das mit 2 pCt. Salz versetzte Fett wird filtriert und bleibt in einem Raume von 20 bis 25 ° C. stehen. Dann wird es durch hydraulische Pressen bei 25 ° in 40 bis 50 pCt. Stearin (Schmelzpunkt über 40 °) und 50—60 pCt. Oleomargarin (Schmelzpunkt bei 22 °, siehe übrigens S. 239) getrennt. Das Stearin sollte nur zur Kerzenfabrikation verwendet werden, während das Oleomargarin direkt für die Schiffsverproviantierung oder zur Herstellung von Kunstbutter verwertet werden soll. Zu letzterem Zweck fügt man zu 50 kg flüssigem Oleomargarin 25 l Kuhmilch und 25 l Wasser, welches die löslichen Teile von 100 g zerkleinerter Milchdrüsen enthält. Diese Masse wird in einem Butterfasse zu einem dicken Rahm geschlagen, aus welchem sich die Kunstbutter absetzt, die durch Eingiessen von kaltem Wasser zum Erstarren gebracht wird. Man setzt dann noch Butterfarbe, Buttersäureester und Kumarin hinzu. Diese ursprüngliche Kunstbutter steht inbezug auf Geschmack und Nährwert der natürlichen Butter kaum nach. Ihre Ausnützung ist eine ebenso vollständige wie die der natürlichen Butter. Aber bei dem hohen Preise guten tierischen Fettes ist sie auch viel zu teuer, um damit gute Geschäfte zu machen und sie zur Massen- und Volksernährung zu benützen. So kostet z. B. in England der reine Nierentalg junger Masttiere mehr als die beste dänische und norddeutsche Exportbutter.

Jetzt wird die Kunstbutter nur noch so dargestellt, dass man das Stearin nicht entfernt, sondern billige Pflanzenöle hinzusetzt und dadurch eine zum Verbuttern geeignete Mischung von festen und flüssigen Fetten gewinnt. Man verwendet Oel von Erdnuss, Kokosnuss, vor allem aber von Baumwollsamen, und in letzter Zeit wird in Deutschland und Oesterreich ein 10 proc. Zusatz von Sesamöl vorgeschrieben. Durch derartige Mischungen wird es möglich, dass einige wenige deutsche Fabriken mehr Kunstbutter liefern, als dem Rindertalge aller in Deutschland geschlachteter Rinder entspricht. Neben Rindertalg wird jetzt besonders viel Hammeltalg und sogen. amerikanisches und ungarisches Oleomargarin von oft sehr zweifelhafter Herkunft verwendet. Es werden selbst Fette von Abdeckereien benutzt und andere Fette, die nur technische Anwendung finden dürften, aber zum Genusse denaturirt werden müssten: „Hanning, dat is en gruglichen Smeerkram“ said Unkel Bors (Fritz Reuter).

Ueber die prozentische Zusammensetzung von reiner Kuhbutter und von nach der neueren Art hergestellter besserer Kunstbutter siehe folgende Tabelle:

	Wasser	Palmitin	Stearin	Olein	Butyrin Caproin Caprin	Kasein	Salze
Reine Kuhbutter	11,83	16,83	35,39	22,93	7,61	0,18	5,22
Kunstbutter	12,01	18,31	38.50	24,95	0,26	0.74	5,22

Ueber den Wert und die Verwendbarkeit der Kunstbutter gilt folgendes: 1. Derzeit wird die Kunstbutter weit über ihren Wert bezahlt und dieser Betrug trifft gerade die ärmeren Klassen. 2. Die Ausnützung der Fette ist eine leidliche. 3. Werden sonst schlecht verwertbare Fette in eine zur Ernährung taugliche Form übergeführt. 4. Die beliebte Form des Streichfettes bleibt bewahrt. 5. Als Vorzug ist hervorzuheben, dass im Betriebe selbst grosse Reinlichkeit herrschen muss, während in manchen kleinen Bauernwirtschaften dies bei der Butterbereitung noch sehr vermisst wird. 6. Milch ist zum Emulgieren nicht nötig, sondern nur zur Erzielung des eigentümlichen Buttergeschmackes.

Die Hygiene hat an der Feststellung dieser Tatsachen ein grosses Interesse, weil die Butterform bei uns üblich ist und weil auf diese Weise die genügende Menge von Streichfett beschafft werden kann, und weil ferner an sich schwer verdauliche oder verwertbare Fette durch diese Bearbeitung in eine zur Ausnutzung geeignetere Form gebracht werden, bei der nur zu beachten ist, dass die verwendeten Temperaturen nicht sicher zum Vernichten der von zweifelhaften Fetten drohenden Gefahren ausreichen. Eine Täuschung über den Charakter des Fettes ist hygienisch und volkswirtschaftlich auf alle Fälle unzulässig. Kunstbutter darf nie als Naturbutter verkauft werden. Ferner darf auch ein Gemisch von Kuhbutter und Kunstbutter nicht als Naturbutter verkauft werden. In Berlin wurden im Jahre 1893 von 1900 Butterproben 449, in einem anderen Falle von 235 Butterproben 145 als gefälschte Butter erkannt, welche als Kuhbutter verkauft worden. Ein Viertel der gefälschten Butterproben bestand aus reiner Margarine, die übrigen enthielten bis zu 60 pCt. derselben. Der Wert der Margarine betrug 60 Pfennige, während die gefälschte Butter mit 1 bis 1,20 Mark pro 1 Pfund bezahlt wurde. Dieser Betrug geht besonders auf Kosten der armen Leute.

Die besseren Sorten der Kunstbutter sind als Streichfett und besonders zum Braten und Kochen durchaus geeignet. Was wir als

Hygieniker verlangen müssen, ist ausschliesslich eine strenge Unterscheidung zwischen Kuhbutter mit dem wertvollsten Fette, das wir überhaupt haben, und zwischen Kunstbutter. Zum leichteren Erkennen ist vorgeschlagen, der Margarine Stoffe zuzusetzen, die an sich unschädlich und unsichtbar sind, jedoch durch Alkalien oder Säuren eine deutliche Färbung erkennen lassen, z. B. Phenolphthalein oder Diamidoazobenzol. Vorgeschrieben wurde der Zusatz des leicht erkennbaren Sesamöl; doch kann dieses auch bei Fütterung (Oelkuchen) in die Milch und dadurch in Kuhbutter gelangen, so dass die Frage noch nicht vollständig befriedigend gelöst ist. Kuhbutter und Margarine soll nicht in denselben Räumen feil gehalten werden.

Neben der Verfälschung der Kuhbutter durch Kunstbutter sind die Verfälschungen durch andere Stoffe meist untergeordneter Art. Man findet Zusätze von Mehl, zerriebenen Kartoffeln, von fremden Fetten. Sehr oft findet man auch Zusätze, welche eine schöne gelbe Farbe der Butter erzielen sollen, z. B. Zusatz von Möhren, Ringelblumen, Kurkuma, Safran, Orleans. Diese Farben dienen noch mehr dazu, der Kunstbutter das Aussehen von Kuhbutter zu verleihen, was untersagt werden müsste. Auch konservierende Zusätze, wie von Borsäure, Salicylsäure, findet man bei Gelegenheit; dieselben sind ebenso zu verwerfen wie bei der Milch.

Infektion durch Butter.

Die bei der Milch bereits erwähnten Möglichkeiten der Verunreinigung und Infektion können bei der Butter und Buttermilch sich ebenfalls bemerkbar machen. So können, da die Milch Tuberkelbazillen enthalten kann, dieselben auch in die Butter übergehen. In Berlin wurden von Obermüller angeblich in sämtlichen 14 von ihm untersuchten Butterproben virulente Tuberkelbazillen nachgewiesen. Rabinowitsch fand in 80 Butterproben nur Pseudotuberkelbazillen, welche kulturell von den Koch'schen Bakterien zu unterscheiden waren, sich aber inbezug auf die Färbung sehr ähnlich verhielten und Tiere tuberkulös machten. Petri fand in 30 pCt. der Butterproben ächte Tuberkelbazillen und in 60 pCt. Pseudotuberkelbazillen. Auch Hermann und Morgenroth fanden in einigen Fällen ächte Tuberkelbazillen. Da die Tuberkelbazillen schon durch 70 Grad vernichtet werden, so ist die Herstellung der Butter aus pasteurisiertem Rahm hygienisch zu empfehlen. Die Verbreitung von Typhusbazillen und ähnlichen Kleinlebewesen, die bei Gelegenheit von Krankheiten in den Familien der Milchproduzenten vorkommen und durch die Milch schon übertragen worden sind, ist durch die Butter noch nicht beobachtet worden. Auch die Uebertragung von tierischen Parasiten, wie Bandwürmer, Spulwürmer, ist bis jetzt noch nicht beobachtet worden, trotzdem die viel verbreitete Sitte, die Butter für den Transport in grüne Blätter einzuhüllen, reichlich Gelegenheit zum Beschmutzen giebt.

5. Die Milchüberwachung.

a) Viehhaltung.

Wenn Milch und Molkereiprodukte selten zu Infektionen von Erwachsenen führen — ein sicherer Fall der Art liegt überhaupt nicht vor —, so liegt dies daran, dass die Tuberkulose der Erwachsenen selten Darmtuberkulose ist und dass somit die Erwachsenen durch diese geringe Krankheitsanlage einen meist ausreichenden Schutz haben, der umgekehrt bei Kindern viel weniger vorhanden ist.

Die hygienische Bedeutung des bakterienreichen Zentrifugenschlammes und der etwaige Gehalt der Mager- und Buttermilch an Tuberkelbazillen liegt besonders darin, dass diese Abfälle an junge Tiere, besonders Kälber und Schweine, verfüttert werden und so die Ausbreitung der Tuberkulose der Haustiere steigern. Zu einer richtigen Milchhygiene werden wir nur dann gelangen, wenn bei der Aufzucht der Tiere angefangen wird, wenn die Verbrennung des Schlammes angeordnet, wenn die Tiere die anderen Produkte nur im abgekochten Zustande bekommen, und wenn weiter mit Hilfe der diagnostischen Tuberkulinimpfungen tuberkulöse Tiere von der Zucht ausgeschlossen werden und somit eine Reinigung der Zucht eingeführt wird.

Ferner ist darauf zu dringen, dass die Tiere auf die Weide getrieben werden und dass bei Stallfütterung sorgfältig verfahren wird. Hierbei ist zu beachten, dass durch Heu und Stroh gerade die widerstandsfähigsten und für die Zersetzung der Milch wichtigsten Bakterien (labähnliche Gerinnung durch die Buttersäuregruppe, bittere Milch, giftige Milch) in die Milch gelangen.

Die Milchwirtschaften, besonders diejenigen, welche in den Städten Kindermilch liefern, sind tierärztlich zu überwachen. Die Tiere müssen so aufgestellt werden, dass unnötiger Schmutz beim Melken vermieden wird (z. B. holländische Aufstellung). Die gewöhnliche Marktmilch enthält, wenn sie nicht filtriert wird, sets Kuhkot, nach Renk in Halle 14,5—36,25 mg pro 1 Liter! Die Euter müssen mit lauwarmem Wasser abgewaschen werden. Die Melkenden selbst haben ihre Hände vorher mit Bürste, Seife und warmem Wasser gründlich zu reinigen: das mechanische Melken ist bis jetzt noch zu mangelhaft.

Zum Auffangen der Milch sind Holzgefässe unter allen Umständen zu vermeiden, und sind gut verschliessbare Milcheimer aus emailliertem oder gut verzinntem Eisenblech anzuwenden. Im Königsberger landwirtschaftlichen Institute hatte die Mischmilch einen Gehalt von 25 000 Keimen pro 1 ccm, während die Marktmilch 2 000 000 Keime hatte. Die Milch geputzter Tiere hatte 20 000 und die ungeputzter Tiere 170 000 Keime. In guten Metallgefässen hatte die Milch unter 2000, in Holzgefässen jedoch beinahe 300 000 Keime. Die Milchauffangegefässe sind mit heissem Wasser oder mit Sodalösung oder durch Dampf zu reinigen, so dass keinerlei Reste von Milch darin bleiben. Auf jeden Fall muss von Zeit zu Zeit ausserdem eine vollständige, gründliche Desinfektion der Gefässe stattfinden.

Die Milch muss dann durch Tücher, Siebe oder Filter von dem Milchschmutze befreit und dann sofort vorläufig kaltgestellt werden, weil dadurch der Vermehrung der Bakterien stark Einhalt gethan wird. Ist die Milch unter gewissenhafter Beachtung dieser Vorsichtsmassregeln entnommen, so enthält sie fast nur Milchsäureerreger, deren vollständige Entfernung aus Milchwirtschaften nicht gelingt, während die anderen, durch ihre Dauersporen viel gefährlicheren Bakterien fast ganz vermieden werden. Das Abkühlen bis auf etwa 10° hindert nur die Vermehrung der Keime, die aber selbst lebensfähig bleiben, so dass frische Milch bei den jetzigen Zuständen der Viehzucht und Milchwirtschaft auch die Gefahr der Uebertragung der Tuberkulose bietet. Diese Gefahr wird dadurch etwas vermindert, dass die Milch aller Tiere eines Stalles gemischt wird, wodurch die etwaigen Krankheitskeime so stark verteilt werden, dass dadurch die Gefahr einer Ansteckung wieder gemindert, aber leider nicht vollständig beseitigt wird. Wird die Milch sorgfältig entnommen, so lassen sich die beiden wichtigsten Gruppen der Milchbakterien, die Milchsäure- und die Tuberkuloseerreger, leicht vernichten und die Milch keimfrei gestalten

In Stockholm verlangt die freiwillige Kommission ausser Reinlichkeit im Betriebe Lieferung einer Milch mit einem spezifischen Gewichte von 1029—34, 12 pCt. Trockensubstanz und 3,25 pCt. Fett. In einzelnen Städten der Vereinigten Staaten wird ein Zertifikat nach Coit ausgestellt, wenn die Milch in 1 ccm nicht mehr als 10 000 Keime und wenn sie 4,5 pCt. Fett enthält — certified milk.

b) Die weitere Behandlung der Milch.

1. Das sogenannte Pasteurisieren.

Hueppe hat zuerst nachgewiesen, dass man eine richtig entnommene Milch bei 65 bis 70 Grad vollständig keimfrei machen kann, während nach Pasteur zur Sterilisation der Milch Temperaturen von etwa 120 Grad nötig sind. Bei der Einwirkung von einer halben Stunde reicht diese Temperatur (65 bis 70 Grad) sicher aus, um alle Krankheitskeime, die nicht in Sporenform vorhanden sind, d. h. Tuberkulose-, Typhusbazillen, Cholerabakterien und Eitererreger, aber auch um die Mehrzahl der Milchsäurebakterien abzutöten. Eine solche Milch hält sich bei Zimmertemperatur etwa 3 bis 4 Tage unzersetzt. Bei der Temperatur unter 70° bleibt der Geschmack der rohen Milch unverändert, so dass sich dieses Verfahren besonders dort empfiehlt, wo man die Milch nur auf einige Tage halten will oder wo man die Milch oder den Rahm zur Herstellung von Butter verwertet.

2. Das Aufkochen der Milch verändert den Geschmack derselben. Es sollte aber unter allen Umständen wenigstens in den Städten zur Gewohnheit werden, jede einlangende Milch vor dem Gebrauche aufzukochen. Am besten geschieht das dadurch, dass man die Milchgefässe in einen Topf mit kochendem Wasser stellt, der sich auf dem Feuer befindet. Dadurch wird das bei allen Köchinnen beliebte Ueberkochen und Anbrennen der Milch vermieden und der Zweck bei $^1/_4$ bis $^1/_2$stündiger Dauer sicher erreicht.

3. Das zweite Verfahren von Hueppe zum Sterilisieren der Milch besteht darin, dass man die Milch in strömendem Dampfe von etwa 100 bis höchstens 105 Grad sterilisiert. Die Flaschen werden mit loseaufgesetztem Verschluss eingesetzt und entweder eine Stunde lang hintereinander oder zweimal eine halbe Stunde nach Zwischenräumen von je sechs Stunden erhitzt. In der so behandelten Milch ist auch ein grosser Teil der Dauerformen vernichtet, aber leider nicht alle, so dass es auch hier zum vollen Erfolge auf die richtige Vorbehandlung der Milch ankommt. Immerhin ist diese Milch sehr viel länger haltbar, und es gehört schon die Brüttemperatur oder sehr hohe Zimmertemperatur dazu, um diese Dauerformen zum Auswachsen zu bringen. Bei niederen Temperaturen hält sich diese Milch mindestens wochenlang und etwa 80 pCt. derselben sind überhaupt endgiltig sterilisiert, wirkliche Dauermilch.

4. Noch sicherer ist zum vollständigen Sterilisieren die Anwendung des gespannten Dampfes von etwa 120°, besonders wenn die Flaschen so gefüllt werden, dass kein Schüttelraum übrig bleibt. Aber selbst bei diesem Verfahren bleiben immerhin einige Flaschen unsterilisiert, wenn die wiederholt erwähnten Dauerkeime darin vorhanden waren.

Es wird also in allen Fällen der Sterilisierung der Schwerpunkt auf die Entnahme der Milch zu legen sein.

Mit Rücksicht darauf, da man nie sicher ist, ob die Milch vorher genügend kalt gehalten worden war, empfiehlt es sich der Vorsicht halber, jede Milch vor dem Gebrauche nochmals aufzukochen. Durch die Bakterien der Buttersäuregruppe veränderte Milch erkennt man später an ihrem veränderren Aussehen (siehe Seite 297), aber leider nicht in den Anfangsstadien, so dass man solche „Dauermilch“ nur von guten Firmen beziehen soll.

Beachtet man diese Vorsichtsmassregel, so sind diese Verfahren der Sterilisierung für die Versorgung der Städte mit Milch ganz zweifellos ein bedeutender Fortschritt. Die Sterilisierung im Dampfe von 100° ist in kleineren Mengen ein vorzügliches Mittel, um die Milch für Kinder unzersetzt zu erhalten. Dieses Verfahren von Hueppe wurde später von Soxhlet angenommen und systematisch in die Kinderernährung eingeführt. Zu diesem Zwecke wurde eine ganze Anzahl verschiedenartiger Verschlüsse für die Flaschen hergestellt, deren jeder von seinem Erfinder als der beste angegeben wird.

5. Als Dauermilch für Reisen und zur Verproviantierung von Festungen und Schiffen ist es am besten, die Milch im Vakuum auf wenigstens $^1/_3$ ihres Volumens einzudampfen, dann in zugelöteten Blechbüchsen auf 100° zu erhitzen. Die sicherste Kondensation der Milch besteht darin, dass auf 1 l Milch 80 gr Zucker zugefügt werden.

c) Transport der Milch.

Dieser darf selbstverständlich nur in gut verzinnten und sicher verschlossenen Kannen erfolgen, die jetzt in vorzüglicher Ausführung geliefert werden. Die Gefässe müssen so kalt wie möglich transportiert werden, um die Milchsäurebildung zn beschränken. Ein anderer Vorschlag von Bernstein geht dahin, die Milch nicht kalt, sondern im Gegenteile mit der Temperatur zum Pasteurisieren zu transportieren und sie somit möglichst keimfrei abzuliefern.

In einzelnen Grossstädten haben grössere milchwirtschaftliche Institute den Ankauf der Milch von den Produzenten übernommen und so geregelt, dass die Milch von grossen Distrikten im frischen Zustande verwertbar gemacht ist. In diesen Anstalten wird die Milch der verschiedenen Bezugsquellen sorgfältig geprüft, nach ihrem Fettgehalte bezahlt und sofort nach Bedarf verschiedenartig verarbeitet. Die Milch wird stets pasteurisiert, mit Zentrifugen entrahmt und durch entsprechende Mischungen von Rahm und Magermilch der Fettgehalt der Verkaufsmilch den wechselnden Bedürfnissen angepasst. Es wird auf diese Weise verkaufsfertig hergestellt: Rahm, Vollmilch, Magermilch und Kindermilch. Da die Kinder in den einzelnen Monaten des ersten Lebensjahres eines wechselnden Gehaltes der Milch bedürfen, so ist diese Verschaffung der Milch sehr bequem; auch dem Vorschlage von Gärtner, der Kuhmilch Fett zuzusetzen, vermögen diese Anstalten zu entsprechen. Einzelne solcher Anstalten lassen auch die Milch mit entsprechend gebauten, gekühlten Wagen in die Städte schaffen, so dass auch darin ein grosser Fortschritt bemerkbar ist.

Wie immer aber auch die Milch ins Haus gekommen sein mag, so sollte sie stets der Vorsicht halber sofort noch einmal aufgekocht werden.

d) Die Kuhmilch bei der Kinderernährung und Surrogate derselben.

Nach dem bereits Seite 295 Gesagten reicht das übliche Verdünnen der Milch und der Zuckerzusatz oft nicht aus, um die Kuhmilch der Muttermilch genügend ähnlich zu machen. Oft wird ausserdem ein Zusatz von Fett nötig (Gärtner's Fettmilch). Muss man sich mit den einfachen Zusätzen begnügen, so hat man in den ersten beiden Tagen auf einen Teil Milch 3 Teile Wasser, sonst im ersten Monat auf 1 Teil Milch 2 Teile Wasser, vom zweiten Monat an auf 1 Teil Milch 1 Teil Wasser und allmälich abnehmend vom 8. Monate ab reine Kuhmilch zu geben. Auf 1 l der Mischung müssen ungefähr 25 gr Milchzucker zugegeben werden. Die Milch muss gut gekocht und im Laufe des Tages öfter aufgekocht werden. Zum Kochen der Flaschen dient am besten der Milchkocher von Soxhlet. In der Zwischenzeit muss die Milch kühl aufbewahrt werden und wenn möglich soll sie nie mehr als für 24 Stunden in Vorrat gehalten werden.

Für einzelne Flaschen reicht das einfache Aufkochen im Wasserbade vollständig aus. Die verschiedenen Milchkocher von Soltmann, Bertling u. s. w. kann man vollständig entbehren. Wenn möglich soll man Milch für Kinder in den Städten von besonderen Kindermilchanstalten beziehen, die zwar etwas teuer sind, aber durch ihren sorgfältigen Betrieb auch grössere Sicherheit bieten. Sämtliche Milchgefässe für die Kinder, sowohl die Kochflaschen wie die kleinen Saugflaschen sowie auch die Gummipfropfen, müssen mit grösster Sorgfalt durch heisses Wasser oder Sodalösung gereinigt werden.

Die Kuhmilch wird von manchen Kindern nicht gut vertragen und ist ausserdem wegen ihrer Zusammensetzung der Frauenmilch immerhin noch unähnlich und ihre Bezugsquellen sind auch nicht überall stets verlässig, so dass man sich seit langem nach Ersatzstoffen für Kindermilch umgesehen hat. Man kann diese Surrogate in drei Gruppen einteilen:

1. Ersatzmittel, welche die Kuhmilch als Grundlage beibehalten, jedoch den Fettgehalt genauer regulieren oder das Milchkasein der Kuhmilch dem der Frauenmilch ähnlicher, d. h. feiner flockig machen:

Hierher gehört: Gärtner's Fettmilch. Milch wird zu diesem Zwecke mit gleichen Teilen Wasser versetzt und so zentrifugiert, dass gleiche Teile dünnen Rahmes und Magermilch gewonnen werden. Dieser Rahm enthält fast alle Fette, aber nur die Hälfte der übrigen Bestandteile der ursprünglichen Milch und wird dann noch mit 35 gr Milchzucker pro 1 l versetzt. Die fertige Fettmilch enthält 3 pCt. Fett, 1,7 pCt. Eiweiss, 5,8 pCt. Zucker, 0,3 pCt. Salze.

Biedert's Milch. Man mischt den von der Milch abgehobenen Rahm mit einer gleichen Menge Wasser und versüsst ihn mit Milchzucker.

Statt Wasser nimmt man auch häufig dünnen Hafer- oder Gerstenschleim zum Mischen von Milch und Milchzucker oder überhaupt zum Verdünnen der Milch.

Lahmann's vegetabile Milch. Sie wird aus Mandeln und Nüssen gewonnen, eingedickt und sterilisiert. Die Masse enthält 25 pCt. Fett, 7 pCt. Pflanzenkasein, 4 pCt. Rohr- bezüglich Traubenzucker. Diese Milch wird in kleinen Mengen einem Gemische von Kuhmilch und Wasser zugesetzt.

Durch Versetzen der Milch mit Pankreatin, wie es z. B. bei den Präparaten von Paulke, Timpe, Voltmer, Löflund stattfindet, wird ein Teil Kaseïn in Albumose übergeführt.

Alle diese Milchpräparate müssen keimfrei gemacht werden.

2. Ersatzmittel, bei welchen das Kuhkaseïn ganz oder teilweise ausgeschlossen ist:

Bei Biedert's Rahmgemenge wird Eiereiweiss mit Kalilauge verrührt, die Gallerte wird zerschnitten und Butterfett, Milchzucker und Milchsalze unter Erwärmen zugesetzt und mit Wasser verdünnt.

Bei Rieth's Albumosemilch wird zum Rahm Milchzucker, Milchsalze und Hühnereiweiss zugesetzt, das durch Erhitzen auf 130° koaguliert wurde.

Hartmann verwendet in ähnlicher Weise Somatose, welche aus Fleischalbumosen und Salzen besteht.

Backhaus mischt Rahm mit süsser Molke, so dass vorwiegend statt Kaseïn Molkenprotein und Albumin vorhanden ist.

Diese Gruppe hat für die Volksernährung in Anbetracht der hohen Preise keinen Zweck, sondern ist nur ärztlich für besondere Fälle in Betracht zu ziehen.

3. Ersatzmittel, bei welchen Mehl verwendet wird, welches durch Diastase oder durch Rösten teilweise in lösliche Stärke, Dextrin und Zucker überführt wird. Derartige Vorschläge wurden von Liebig gemacht. Zur Zeit sind bekannt:

Das Kindermehl von Nestle, Kuffke, Knorr's Hafermehl, Präparate von Liebe, Löflund, Hartenstein (Leguminose).

Wegen ungenügender Bildung des diastatischen Fermentes bei Kindern sollten diese Präparate auf das spätere Alter, vom 5. Monate an, beschränkt bleiben, während man neuerdings sich jedoch wiederum überzeugt hat, dass auch in früheren Perioden, die allerersten ausgenommen, diese Ersatzmittel gut ausgenutzt werden.

Als Beispiele der Zusammensetzung solcher Kindermehle siehe folgende Tabelle:

	Wasser	Eiweiss	Fett	Kohlenhydrate		Salze
				löslich in Wasser	unlöslich	
Nestle's Kindermehl (Vevey).	6,6	9,6	4,3	42.9	34,4	2
Hartenstein's Leguminose	13,0	13,1	—	7,0	55.6	—
Knorr's Hafermehl	10.0	12.6	6,1	5,6	63,7	1,4
Liebe's Extrakt	23.9	1,0	—	71,3		1,3
Löflund's Extrakt		1.5	—	62,4		1,7

Einen vollständigen Ersatz für die Muttermilch zu bieten, ist bis jetzt kein Präparat imstande. Selbst die präparirte Kuhmilch, welche im sterilisierten Zustande die grössten Mängel der früheren Zeit beseitigt, vermag keinen vollwertigen Ersatz zu bieten. Auf jeden Fall giebt es stets eine Anzahl von Kindern, welche die künstliche Ernährung schlecht oder gar nicht vertragen. Siehe auch die Tabelle Seite 196 über Kindersterblichkeit.

Bei der auf dem Kontinente oft noch geradezu blödsinnigen Art des Einwickelns und übermässigen heissen Zudeckens der Säuglinge muss auch daran gedacht werden, dass die armen Würmer oft einfach Durst haben, der nicht mit Milch, sondern mit Wasser gestillt werden muss.

Wir müssen darauf dringen, dass die Mütter selbst stillen. Nur in ganz bestimmten Ausnahmsfällen hat auf ärztliche Anweisung hin das Stillen von Seiten der Mutter zu unterbleiben. Keine gesunde Mutter darf sich dem Stillgeschäfte entziehen, sei es aus Eitelkeit (Erhaltung schöner Brüste), sei es infolge Irreführung durch die Ideen der modernen Frauenemanzipation, sei es endlich durch die oft traurige moderne Erwerbsstellung der Frau in den Arbeiterkreisen. Diese Unsitte, wie sie z. B. in den Moosgegenden Bayerns aus Eitelkeit und namentlich in Textilindustriebezirken aus zwingender Not üblich geworden ist, ist unbedingt zu verdammen und ihre Beseitigung anzustreben, wie es bereits Rousseau und Locke forderten. Nach ärztlichen Beobachtungen steht fest, dass nach gesellschaftlichen Krisen in der Textil- und Baumwollindustrie — so in den 60er Jahren in England infolge der nordamerikanischen Sklavenbefreiung, in den 70 er Jahren in Nordamerika (New York, Massachusets), in der neueren Zeit nach v. Rechenberg in der Zittauer Gegend, — trotzdem durch die massenhafte Entlassung von Arbeiterinnen die Not stieg, die Kindersterblichkeit abnahm, was sicherlich zum Teil durch die bessere Pflege und Reinlichkeit der Kinder, vor allem aber dadurch herbeigeführt wurde, dass die Mütter ihrem Beruf wiedergegeben waren und selbst stillten.

c) Zu den hygienisch notwendigen Massregeln der Milchwirtschaft gehört auch die Untersuchung und Kontrolle der Milch.

Die Vorprüfung auf dem Markte erstreckt sich auf die Feststellung des spezifischen Gewichts, über welches bereits oben S. 300 gesprochen wurde. Entspricht dasselbe nicht den Anforderungen, so muss die genaue Untersuchung vorgenommen werden. In zweifelhaften Fällen wird die „Stallprobe“ vorgenommen, die nur Abweichung von 2 ° im spezifischen Gewicht und von 0,3 pCt Fett ergeben darf. Zusatz von Brunnenwasser kann durch den Nachweis von Nitraten ermittelt werden. Festzustellen ist ferner der Säuregrad, wobei in Betracht kommt, dass eine Milch im kühlen

Zustande noch flüssig sein kann, während sie bei demselben Säuregrade erhitzt bereits gerinnt.

Zu dieser Feststellung gehört auch die Ermittlung der Bakterien und ihrer Zahl, welch letztere jedoch nach den milchwirtschaftlichen Verhältnissen ganz ausserordentlichen Schwankungen unterworfen ist (siehe darüber Seite 311), sodass man eine Minimalzahl nicht einmal für frische Milch ansetzen kann. Die Prüfung auf krankheitserregende Bakterien dürfte äusserst schwer gelingen, weil stets Mischmilch vorliegt, in welcher die Keime verteilt sind. Am sichersten gelingt der Nachweis von Tuberkelbazillen dadurch, dass man den keimreichen Zentrifugenschlamm Meerschweinchen in die Peritonealhöhle injiziert.

Der Nachweis von Konservierungsmitteln (siehe S. 300) erstreckt sich besonders auf die Ermittlung von Soda, Natriumbikarbonat, Borsäure, Salicylsäure, Wasserstoffsuperoxyd.

Die wichtigste Untersuchung ist die auf den Fettgehalt der Milch. Die optischen Methoden, so z. B. mit Feser's Laktoskop, sind durchaus unzuverlässig, weil die Durchsichtigkeit von der Zahl und Grösse der Milchkügelchen abhängt, die grossen Schwankungen unterworfen ist, und weil ausserdem das Kasein für die Undurchsichtigkeit in Betracht kommt. Auch die Cremometer hatten früher für den Milchbetrieb eine gewisse Bedeutung zur Messung des Rahmes, sind aber jetzt ganz überflüssig. Eine leidlich annähernde Bestimmung des Fettgehaltes erhält man durch das Laktobutyrometer von Marchand-Tollens. Die Milch wird mit Aether unter Zusatz von einigen Tropfen Natronlauge geschüttelt, wodurch sich das Fett löst, dann wird Alkohol hinzugefügt, und es bildet sich über dem Alkohol eine Aetherfettlösung, welche an einer Skala abgelesen wird, deren Wert man empirisch festgestellten Tabellen entnimmt. Auch diese Methode ist jetzt fast überflüssig geworden durch das Butyrometer von Gerber. In dem besonders konstruierten, an einer Stelle zu einer graduierten Röhre verengten Glasgefässe wird Milch mit Schwefelsäure und Amylalkohol versetzt, wodurch eine Lösung aller Stoffe entsteht. Durch Zentrifugieren mit einer Handzentrifuge scheidet sich die Fettlösung ab, deren Volumen an der Teilung der graduierten Röhre abgelesen werden kann. Diese Methode gestattet in kurzer Zeit eine sehr grosse Anzahl von Fettbestimmungen ziemlich genau auszuführen, so dass die grossen Molkereien ihren Betrieb dadurch überall bereits gesichert haben. In zweifelhaften Fällen muss noch eine genaue Untersuchung auf Fette stattfinden entweder mittelst des Extraktors oder mittelst des araeometrischen Verfahrens von Soxhlet. Bei dem letzteren wird Milch mit Kalilauge und Aether kräftig geschüttelt; die Aetherfettlösung, die sich beim Stehen bildet, in ein Glasrohr gebracht, welches auf konstanter Temperatur gehalten wird; in dieser Aetherfettlösung schwimmt ein Aräometer, mit dem man das spezifische Gewicht derselben bestimmt, dessen Wert man besonderen Tabellen entnimmt.

4. Honig.

Honig ist der zuckerreiche Saft, den die Arbeitsbienen aus dem Nektar verschiedener Blüten aufsaugen, im Honigbeutel (Kropf) durch invertierende Enzyme verarbeiten und dann in den Waben wieder von sich geben, um die Brut der Königin aufzufüttern. Der Rohrzucker des Nektar wird in Invertzucker verwandelt (s. S. 234); der Gehalt an Rohrzucker schwankt zwischen 0—8, der des Invertzucker von 64—82 pCt.; der Geschmack und Geruch hängt von den Pflanzen ab.

Unter türkischem Honig versteht man einen Kunsthonig aus teilweise invertiertem Rohrzucker. Die Fälschungen bestehen in Zusatz von Mehl, Stärke, Sirup, Wasser.

III. Reizmittel.

Man kann diese Stoffe in zwei Gruppen einteilen, deren eine 1. die dem normalen Stoffwechsel näherstehenden Körper umfasst, so dass sie gewissermassen physiologische Reizmittel sind, während die zweite Gruppe 2. andere, dem Organismus ganz fremdartige Bestandteile enthält.

1. Physiologische Reizmittel.

Diese Gruppe wirkt durch ihren Gehalt an Coffeïn (Kaffeïn, Theïn) oder Theobromin. Coffeïn ist Trimethylxanthin $C_5H(CH_3)_3N_4O_2$, sein Wärmewert beträgt nach Stohmann 5331,4 cal., Theobromin ist Dimethylxanthin $C_5H_2(CH_3)_2N_4O_2$, so dass diese Gruppe durch Xanthin $C_5H_4N_4O_2$ hinüberleitet zur Harnsäure $C_5H_4N_4O_3$, deren Wärmewert 2749,9 cal. beträgt. Es hat sich herausgestellt, dass bei Gaben unter 0,5 gr Coffeïn im Körper vollständig zersetzt wird und erst bei grösseren Gaben teilweise unzersetzt ausgeschieden wird. Infolge dessen wird bei grösseren Gaben das Reizmittel zu einem nur medikamentös verwertbaren Gifte.

Die eigentliche Kaffeepflanze (Coffea arabica, Cinchonacee) stammt ursprünglich aus Arabien und Abyssinien, und wird jetzt vielfach in den Tropen, besonders in Ost- und Westindien und Brasilien gebaut. Auch Coffea liberica ist in letzter Zeit in Ceylon und Jamaika angebaut worden, weil diese Abart der die dortigen Plantagen zerstörenden Kaffekrankheit durch eine Oidiumart, hemileja vastatrix, nicht unterworfen ist. Die Beeren dieser Abart sind doppelt so gross wie die der Coffea arabica. Der Kaffekäfer, Lecanium coffeae, geht an alle Varietäten.

Die Kaffeekirschen gleichen unseren Kirschen, jedoch enthalten sie zwei von einer dicken, lederartigen, Pergament genannten Haut umhüllte Steine. Nach Entfernung des dicken Fleisches lässt man die Samen in einer Zisterne liegen, bis die beginnende Fäulnis das Abwaschen des anhaftenden Schleimes gestattet. Dann werden die Samen getrocknet. Darauf wird dieser Pergamentkaffee enthülst und die Bohnen werden nach der Grösse sortiert. Die natürliche Farbe der Kaffeebohnen wechselt von weisslich bis blassgelb bei Bourbonkaffee, bis zu hochgelb des indischen und bis zu grünlich des Mokka- und Jamaikakaffees. Die Malayen trinken vielfach Aufgüsse der Kaffeeblätter. Nur selten werden Aufgüsse der rohen Bohnen gemacht, in der Regel werden dieselben vorher geröstet, wobei sich das Aroma entwickelt und die Farbe durch gelbbraun in schwarz übergeht. Der erste Grad bewirkt einen Gewichtsverlust von 12 pCt., der zweite von 20 pCt., der dritte von 23 pCt. Der richtige Grad ist kastanienbraun und hierbei ist der Gehalt 1 pCt. Coffeïn. Der rohe Kaffee enthält: 0,8 pCt. Coffeïn, 13 pCt. Pflanzeneiweiss, 15,5 pCt. Zucker und Gummi, 13 pCt. Fett und flüchtige Oele, 5 pCt. Kaffeegerbsäure, 34 pCt. Zellstoff, 6,7 pCt. Mineralbestandteile, 12 pCt. Wasser.

Der Thee stammt von Thea chinensis, Cameliacee. Der Theestrauch wächst in Assam wild, wird in China, Japan, in Indien und Westindien angebaut. Die Hauptarten sind Thea viridis (grüner), bohea (brauner), stricta (gradästiger Theestrauch). Der Unterschied zwischen grünem und schwarzem Thee liegt jedoch in der verschiedenen Bearbeitung der frischen Blätter. Um grünen Thee zu erhalten, werden die frischen Blätter in tiefen, erhitzten, gusseisernen Gefässen schnell getrocknet, während zur Herstellung des schwarzen Thees die Blätter an der Sonne oder in flachen Pfannen über Holzkohlenfeuer langsam getrocknet werden. Thee enthält 1,35 pCt. Theïn, 21,22 pCt. Stickstoffsubstanz, 7,13 pCt. Gummi und Dextrin, 0,67 pCt. ätherische

Oele, 3,62 pCt. Fett, 12,36 pCt. Gerbsäure, 20,30 pCt. Zellstoff, 16,75 pCt. andere stickstofffreie Stoffe, 5,11 pCt. Mineralbestandteile, 11,49 pCt. Wasser.

Der Gehalt an Theïn ist nicht allein bestimmend für den Handelswert der Theesorten. So enthält Ziegelthee, d. h. der aus Blätterabfällen, Zweigspitzen und den für den Handel nicht verwertbaren Resten bestehender, in Backsteinform gepresster Thee, der von den asiatischen Steppenvölkern verwertet wird, mehr Theïn als die bei uns verkäuflichen Sorten, deren Gehalt zwischen 0,9 bis 4,5 pCt. schwankt. Das Theïn ist an Gerbsäure gebunden, und dieses gerbsaure Theïn ist nur in heissem Wasser löslich und scheidet sich in kaltem Wasser unter Trübung des Thees wieder ab. Pekkoblüten sind die zartesten Blätter, aber keine Theeblüten. Russischer oder Karawanenthee wird jetzt fast gar nicht mehr verwertet, sondern der Thee kommt jetzt fast ausschliesslich auf dem Seewege nach Europa, selbst nach Russland.

Der Unterschied in der Wirkung zwischen Kaffee, Thee und Kakao erklärt sich durch die Nebenwirkung der anderen Bestandteile. Hiermit steht auch die Verlangsamung der Resorption stickstoffhaltiger Bestandteile in Verbindung, und man empfiehlt deshalb im allgemeinen stark eiweisshaltige Nahrungsmittel nicht gleichzeitig mit theïnhaltigen Getränken zu geniessen. Kaffee und Thee vermehren beide die Atmung. Kaffee allein vermindert die Hautthätigkeit und steigert den Blutdruck und infolge dessen die Harnsekretion. Thee allein befördert die Hautthätigkeit und vermindert den Blutdruck. Gemeinsam ist dem Kaffee und Thee infolge des Gehaltes an Coffeïn ihre Einwirkung auf das Nervensystem. Sie wirken zunächst anregend, dann aber treten Kopfschmerz, Schwindelgefühl, Schlaflosigkeit, Arbeitsunfähigkeit bis zu starker Nervosität ein, die sich in Muskelzittern, Halluzinationen, Angstzuständen äussert; Palpitation, Herzkrämpfe, Verstopfung, nervöse Verdauungsstörungen können sich einstellen.

Beim Rösten der Kaffeebohnen entstehen infolge trockener Destillation Körper, die man unter dem Namen Caffeon oder empyrumatisches Kaffeeöl zusammengefasst hat. Diese Körper bewirken vermehrte Herzthätigkeit, Schwindel, Kongestionen, Schweissausbrüche, Aufgeregtheit, Darmkatarrhe.

Im Jahre 1896 wurde verbraucht in Deutschland:

Kaffee (roher)	129884 Tonnen	(pro Kopf u. Jahr 2,46 kg)
Thee	2625	(0,05 „)
Kakao (Bohnen + Schalen)	12114	(0,23 „).

Die Fälschungen der ganzen Kaffeebohnen werden bisweilen durch Färbungen mit Kupfersalzen, Kurkuma, Indigo, Berlinerblau, Chromgelb bewirkt, besonders ist das bei dem Havariekaffee beliebt, der infolge längeren Liegens am Meeresgrunde verdorben ist. Diese verdorbenen Kaffeebohnen, welche sich nicht so gut brennen lassen, sind bis zu 40 pCt. in angeblich frischem Kaffee nachgewiesen worden. Bei rohem Kaffee ist es leichter, solche Fälschungen zu erkennen, als bei gebranntem Kaffee, wie überhaupt der beste Schutz gegen alle Fälschungen der ist, ganz rohe Bohnen zu kaufen. Im gebrannten Kaffee finden sich besonders Maiskörner oft als Zusatz, welche durch Glasieren schwerer erkennbar gemacht werden. Dieses Verfahren besteht im Bespritzen mit Zucker oder Zuckerlösung, sobald die Bohnen in der Trommel zu schwitzen anfangen. Durch die Glasur soll verhindert werden, dass die aromatischen Stoffe sich verflüchtigen; tatsächlich aber wird dadurch nur der Betrug (bis 10 pCt. schlechter Zusatz) mit minderwertiger Ware begünstigt.

Viel häufiger sind jedoch die Verfälschungen bei dem gemahlenen Kaffee. Eicheln, Getreide, Zichorie, Rübenwurzeln, Kastanien, die Hüllen der Kaffeesamen, viele Wurzeln und Stengel u. dergl., sogar Thon und Ocker und andere Mineralien sind oft beigemengt. Aus Thon, Brotkrumen und Lupinenmehl wurden künstliche Kaffeebohnen hergestellt.

Auch der Thee wird sehr häufig gefälscht. Bereits gebrauchter, oft mit Gerbsäure (Katechu) besprengter und wieder getrockneter Thee oder Gemische anderer Blätter (Weiden-, Weidenröschen-. Ahorn-, Eichen-, Pappelnblätter) mit Theeblättern oder mit Theestaub wurden als ächter Thee, sogenannter Lügenthee (Lie-tea, Mahloo) namentlich in England verkauft. In Deutschland wird in neuerer Zeit ein Gemisch von jungen Blättern der Erdbeere, des Waldmeisters und der Brombeere verwendet, dessen Aroma dem des chinesischen Thees gleichkommen soll. Gefärbt wird der Thee oft mit Indigo, Berlinerblau, Kupferacetat, Kurkuma, Kaliumchromat, Bleichromat. Zusatz von Eisenpulver (magnetisch nachweisbar), von Blei- und Graphitpulver (welches sich nach dem Aufgiessen senkt) sind häufig. Früher wurde der Thee auch in Bleikisten versendet, wodurch sich Blei dem Thee beimischte und Vergiftungen hervorrief.

Ausser Kaffee und Thee enthalten noch folgende Gewächse Coffeïn: Paullinia sorbilis, eine Sapindacee in Süd-Amerika, aus welcher die Pasta guarana gewonnen wird, die 3 bis 5 pCt. Coffeïn, etwas Theobromin und ungefähr 26 pCt. Gerbstoff enthält. Ferner verschiedene Ilexarten, so Ilex paraguayensis in Südamerika, welche den Jesuiten- oder Paraguaythee oder Maté liefert; so der Apalachenthee nordamerikanischer Indianer. Eine Cyklopiaart in Südafrika liefert den Buschthee. Die Nüsse von einer Guttifere Afrikas, der Kola acuminata, enthalten 2,4 pCt. Coffeïn und 0,023 pCt. Theobromin.

Es ist eine höchst auffallende Erscheinung, dass die verschiedensten Naturvölker der verschiedensten Himmelsstriche ein und dasselbe, weder durch Geruch noch Geschmack, noch andere bemerkbare Eigenschaften der Pflanzen auffallende, für die Sinne ganz verdeckte basische Reizmittel sich verschafft haben.

Kakao und Kakaobohnen sind die Samen von Theobroma cacao, Bütneriacee, die in ihrer Heimat Mexiko getrocknet oder einer Gärung (gerottet) unterworfen wird. Kakao enthält Eiweiss, Stärke, Fett, Salze und einen harzartigen Farbstoff (Kakaorot) und vor allem die Base Theobromin (1,56 pCt.). Wegen der schweren Verdaulichkeit des Fettes (Kakaobutter) wird der Kakao entölt, um in geröstetem Zustande in Abkochungen mit Wasser oder Milch mit oder ohne Zusatz von Zucker genossen zu werden. Unter Chokolatl verstand man ursprünglich in Mexiko eine kalt genossene, mit Schaum bedeckte Mischung aus Kakaomehl und Wasser, die mit Honig oder Vanille oder duftenden Blumen, gelegentlich sogar mit Schotenpfeffer gesüsst oder gewürzt wurde.

Jetzt verstehen wir unter Schokolade Mischungen des Kakaomehles mit 50 pCt. selbst 70 pCt. Zucker und mit Gewürzen. Die Schokolade wird häufig durch Zusätze von Stärke oder Mehl gefälscht oder auch mit Beimengungen der pulverisierten und gerösteten Kakaoschalen versetzt. Manche Kakaoarten werden mit Soda hergestellt (holländischer Kakao). Infolge seines relativ hohen Nährwertes und seiner Dauerhaftigkeit und wegen seiner leichten Transportierung ist der Kakao ein unvergleichliches Nahrungsmittel auf Reisen und wurde trotz des hohen Preises sogar als Soldatenkost empfohlen (Bunge). Auch aus Kolanüssen wird Schokolade hergestellt. Durch Zusatz von Fleischmehl kann der Nährwert noch erhöht werden.

Ueber die Zusammensetzung (in pCt.) des Kakao siehe folgende Tabelle auf S. 324.

Ersatzmittel für die physiologischen Reizmittel.

Wir begegnen seit Langem Versuchen, den teueren Bohnenkaffe durch Surrogate der verschiedensten Art zu ersetzen. Ursprünglich nur den Reichen zugänglich, wurde der Kaffee durch Mischungen mit

	Wasser	Stickstoff-substanz	Theobromin	Fett	Stickstoff-freier Extrakt	Rohfaser	Asche
Enthülster Kakao	3.63	11.93	1,56	49,32	26.43	3,65	3,48
Die Schalen .	7,83	13,03	0,76	6,38	43,79	14,69	13,2 darunter 5,9 Sand
Entölter Kakao.	5.3	17,4		25,0	39,7	5,3	5,0
Schokolade	1,55	5,06		15,25	11,03	1,15	2,15

billigen Ersatzmitteln allen Bevölkerungsschichten erreichbar, und infolge seines Geruches und Geschmackes in vielen Teilen der Welt zu einem fast unentbehrlichen Reizmittel. So scheint es für viele Teile Europas geradezu ausgeschlossen, dass wir zu der guten Gewohnheit unserer Vorfahren zurückkehren, morgens ein kräftiges Frühstück mit Suppe oder Mus als Grundlage zu nehmen. Der Kaffee brachte diese gute Sitte auch deshalb zum Verschwinden, weil er nicht nur angenehm für die Sinne ist, sondern auch zur Aufnahme von festen Nahrungsmitteln, Brot mit Butter, reizte. So wurde es zur Gewohnheit, morgens frisches Brot zu verlangen und so wurde durch den Kaffeegenuss eine vollständige Umwälzung im Betriebe der Bäckereien durch die Nachtarbeit herbeigeführt, wodurch dieses Gewerbe besonders für jugendliche Personen besondere hygienische Gefahren annahm, s. S. 254.

Die Einwirkungen auf Herz, Muskeln und Darmkanal machen den Bohnenkaffee zu einem besonders gefährlichen Mittel bei Leuten, welche sich körperlich anstrengen müssen, also gerade bei der Arbeiterklasse. Ganz besonders gefährlich ist der Bohnenkaffee bei Kindern, deren zarte Nerven und Verdauungsorgane dadurch vom Anbeginn ruinirt werden. Ueberhaupt wird durch Reizmittel wie Kaffee, Bier, Wein, Schnaps, bereits in jungen Jahren der Grund zu einer ganzen Reihe späterer Krankheiten gelegt. Zu dem Kampfe gegen den Alkoholmissbrauch muss früher oder später der Kampf gegen den Missbrauch von Kaffee und Thee hinzukommen, und vielleicht wird dabei ein grösserer Erfolg erzielt, weil diese Personen weniger rückfällig werden (Bunge). In Grönland dürfen die Robbenfänger keinen Kaffee trinken, weil er schädlich wirkt und durch den Genuss desselben die Personen zu Schwindel neigen.

Geradezu unsinnig ist es, den Tag, nachdem der Körper durch die Nachtruhe gestärkt ist, damit zu beginnen, die Nerven durch ein Gift, wie es der Bohnenkaffee und Thee enthalten, sofort zu lähmen und somit für das bevorstehende Tagewerk in seiner Leistungsfähigkeit herabzusetzen. Auf die erste reizende Wirkung muss eben notwendig die Lähmung folgen, so dass bald erneuerte Reize (Alkohol, Frühschoppen) notwendig werden. So wird der Tag statt mit einer Kräftigung durch den Morgenkaffee auf die gesundheitswidrigste Weise begonnen. Ebenso zu verdammen ist der Genuss von Kaffee und Thee spät abends, und namentlich Kopfarbeiter sollten sich hüten, ihr Nervensystem durch Coffeïn zeitweilig höher zu spannen, denn auf diese zeitweilige Spannung folgt eine um so sicherere und vollständigere Nervenzerrüttung.

Der Ersatz des Alkohols durch Coffeïn ist nicht viel klüger als der Ersatz des Morphins durch Opium oder Cocaïn. Gift bleibt eben schliesslich Gift. Bei Gewohnheitstrinkern mag der Kaffee dem Alkohol gegenüber wohl das kleinere Uebel sein, aber ein Uebel bleibt er doch. Für unseren Nachwuchs sollte man ernstlich daran gehen, alle diese Reizmittel aus der normalen Ernährung zu verbannen und in Bezug auf die Volksernährung eine Umwandlung anzubahnen.

Die bis jetzt bekannten K a f f e e s u r r o g a t e sind nur in Mischungen mit Bohnenkaffee geniessbar, ohne denselben jedoch der Gesundheit zuträglicher zu machen. Sie sind in ihrer Mehrzahl in hygienischer Hinsicht geradezu Uebel schlimmster Art, weil sie den Armen und Schwachen gerade am meisten treffen. Die grösste Anzahl derselben sind ausserdem nur in gemahlenem Zustande käuflich und dadurch Fälschungen und gesundheitsnachteiligen Beimischungen erst recht ausgesetzt.

Die einzigen Kaffeeersatzmittel, welche nicht schädlich sind, sind die aus C e r e a l i e n hergestellten. Und zwar werden sie durch Rösten von Gerste oder von Malz bereitet, wobei eine teilweise Umwandlung in Dextrin erfolgt. Die meisten dieser Präparate leiden an dem Uebelstande, dass der Geschmack des Aufgusses zu mehlig süsslich und fad oder bei zu starkem Rösten zu bitter wird. Dieser Uebelstand ist etwas behoben bei dem Malzkaffee von Kathreiner, bei dem der gemalzten Gerste mittelst eines aus der Kaffeefrucht dargestellten Extraktes Wohlgeruch und Geschmack des Bohnenkaffees verliehen wird. Die Zusammensetzung dieses Surrogates ist folgende:

Wasser	Stickstoff-substanz	Fett	Zucker	Extrakt-stoffe	Stärke	Dextrin	Zellstoff	Asch
4,73—8,55	9,31—10,81	1,55—1,79	bis 5,82	34,76—74,67	5,27—19,72	bis 22,40	11,18—11,77	2,02

Neuerdings werden die bei der Entfettung übrig bleibenden Reste der Erdnuss in geröstetem Zustande als Kaffeebohnen (z. B. Austriabohnenkaffee) verwertet. Die Mehrzahl der Kaffeeersatzmittel wird jedoch in gemahlenem Zustande verkauft. Allen diesen Ersatzmitteln fehlt selbstverständlich das Coffeïn. Ausser den bereits erwähnten Ersatzmitteln seien aus der grossen Menge derselben noch folgende erwähnt: Rüben-, Eichel-, Feigen-, Leguminosen-, Cichorienkaffe. Der letztere hat folgende Zusammensetzung:

Wasser	Stickstoff-substanz	Fett	Zucker	Sonstige stickstoff-freie Substanz	Zellstoff	Asche
12,16	6,09	2,05	15,87	46,71	11,10	6,12

2. Fremdartige Reizmittel.

a) Tabak.

Die Blätter verschiedener Abarten von Nicotiana tabakum werden im reifen Zustande einer Gärung unterworfen, welche durch bestimmte Bakterien erfolgt. Dadurch bildet sich erst der eigentümliche Geruch und Geschmack des fertigen Tabakes aus. Man fängt jetzt an durch die Reinkulturen der besseren Sorten die schlechteren Sorten günstiger zu beeinflussen. Nach erfolgter Gärung werden die Blätter nochmals getrocknet und dann zu Rauch- (Zigarren-, Zigarretten-), Kau- und Schnupftabak technisch verarbeitet. Der wichtigste Bestandteil des Tabaks ist das giftige Nikotin $C_{10}H_{14}N_2 = (C_5H_4N)_2H_6$ Hexahydrodipyridyl, oder nach Anderen Propylpiperidin $C_5H_{10}(C_3H_7)N$, welches sich als apfelsaures Salz mit 0,7 bis 4,7 pCt. vorfindet.

Der Wert des Tabaks wird nicht allein durch den Nikotingehalt, sondern durch die Güte des Beizens bestimmt. So enthalten die feinen Havannatabaksorten weniger und der stark betäubende syrische Tabak gar kein Nikotin. Durch das Brennen des Tabakes bilden sich Pyridinbasen. Im Tabakrauch finden sich neben Nikotin als

Produkte der trockenen Destillation Kohlenoxyd, Kohlendioxyd, Kohlenwasserstoffe, Fettsäuren, Ammoniak und Ammonbasen, Pyridin, Collidin. Der Tabak ist ein heftiges Gift, an welches man sich nur allmälich gewöhnen kann. Anfangs treten Kopfschmerz, Reizerscheinungen im Schlunde und Magen ein, in schweren Fällen Magenkatarrhe, Herzklopfen bis zu nervöser Herzschwäche, Gliederzittern, hypochondrische Verstimmung, Schlaflosigkeit, allgemeine Schwäche, fortschreitende Lähmungen (Tabes nicotiana), Unempfindlichkeit für Farben, Skotome, Mückensehen (Myiodesopsie, Mouches volantes), selbst Erblindung. Die häufigsten chronischen Störungen sind Verdauungsstörungen mit psychischen Depressionszuständen. Das Tabakkauen soll angeblich den Zungenkrebs häufiger eintreten lassen, ähnliches wird auch berichtet über die Benutzung von Gänsekielzigarrenspitzen. Da Tabak zweifellos auch auf Nichtraucher giftig wirkt, ist das Rauchen in Zimmern, wo gegessen wird und sich Nichtraucher befinden, auf jeden Fall eine Rücksichtslosigkeit, die bei gebildeten Leuten unmöglich sein sollte.

Nachdem in nördlichen Ländern ein Rückgang des Tabakgenusses vorübergehend bemerkbar war, scheint neuerdings das Zigarettenrauchen unter dem Einflusse des Radfahrens bei den Damen der wohlhabenden Stände zuzunehmen, und somit eine eigentümliche Art der Emanzipation nach aussen kenntlich zu machen.

Der Tabak wird vielfach mit minderwertigen Blättern gefälscht bis herunter zum Kartoffelkraut in Feldzügen (Vorpostentabak, Liebesgaben), ohne dass daraus besondere gesundheitsschädliche Nachteile entstehen. Früher wurden durch den Schnupftabak infolge der Verpackung in bleihaltiger Folie gelegentlich auch Bleivergiftungen beobachtet.

Die Tabakarbeiter leiden unter den scharfen Ausdünstungen der Blätter und unter dem Tabakstaub (Tabacosis, Tabaklunge siehe auch Seite 154). Die ausserordentlich ungünstigen Sterblichkeitsverhältnisse der Tabaksarbeiter (das Durchschnittsalter der Lebenden betrug nur 25 Jahre, das Durchschnittsalter wurde vom 15. Jahre auf 32, vom 20. auf 33, vom 25. auf 36, vom 30. an auf nur 38 Jahre berechnet) sind zum Teil darauf zurückzuführen, dass bei der überaus leichten Arbeit auch schwächliche und mit Krankheitsanlagen behaftete Personen, besonders auch jugendliche Individuen und Frauen unterkommen, die für andere Erwerbszweige untauglich sind. Die Errichtung von ärarischen Tabakfabriken für die notleidende Bevölkerung industriearmer Gegenden ist deshalb ein

Danaergeschenk. Das übliche Anfeuchten der Deckblätter mit Mundspeichel ist hygienisch um so mehr zu beachten und abzustellen, als Tuberkulose in der Tabakindustrie sehr häufig vorkommt.

Der persönliche gesundheitliche Schutz für Raucher sollte darin bestehen, wenigstens bei nüchternem Magen (Morgenzigarre) und spät abends nicht zu rauchen. Bei anstrengenden Körperbewegungen, bei Märschen der Soldaten, bei allem Sport hat das Rauchen zu unterbleiben. Das Verschlucken des Rauches ist zu vermeiden. Pfeife und Zigarre sollen nicht beständig mit den Lippen gehalten werden. Die Zigarren sollen nicht bis zum letzten Reste geraucht werden (in cauda venenum!). Zigaretten enthalten wohl das meiste Nikotin. Raucher müssen sich öfter am Tage, besonders aber vor dem Schlafengehen den Mund sorgfältig reinigen und spülen.

Von dem gewiss berechtigten Standpunkte, dass Bildung und Reinlichkeit Hand in Hand gehen sollen, ist kein Genuss so schwer begreiflich wie das Rauchen und gar Kauen und Schnupfen des nach Herkunft und Bereitung entschieden schmutzigen Tabakes. Tabak ist eher ein umgekehrter Gradmesser der Kultur wie Seife.

Im Jahre 1879 hatte das deutsche Reich einen Verbrauch von 4 982 046 Tausend Stück Zigarren, 751 614 Zentnern Rauchtabak, 126 247 Zentnern Schnupftabak, 50 000 Zentnern Kautabak im Gesamtwerte von 300 Millionen Mark. In Oesterreich wurden 1893 für 85 242 360, in Böhmen für 22 452 248 fl. verraucht. Im Jahre 1893 betrug der Verbrauch an Tabak pro Kopf in kg: Nordamerika 3,1. Niederlande 2,5, Belgien 2,5, Schweiz 2,3, Deutschland 1,5 (i. J. 1896 1,8 kg bei einem Gesamtverbrauch von 93 581 Tonnen), Schweden 1,2. Russland 0,9, Frankreich 0,8, Italien 0,7, England 0,7, Dänemark 0,1.

b) Der gewohnheitsmässige Gebrauch von anderen Alkaloïden ist örtlich beschränkt und kommt bei uns nur sporadisch vor. Ebenfalls der Pyridingruppe gehört das Cocaïn an, es ist Benzoylekgoninmethylester $C_{17} H_{21} N O_4$. Es wird aus den Blättern von Erythroxylon Coca gewonnen. Die Indianer der Anden ballen die Blätter zu Kügelchen mit etwas ungelöschtem Kalk und Asche und geniessen sie ganz regelmässig, so dass sie die Entfernungen hiernach bestimmen und, wo wir von einem Kilometer sprechen, nach einer Cocana rechnen. Der Cocaïnmissbrauch führt rasch zu körperlichem und geistigem Siechtum.

In Ostindien werden die Nüsse einer Palme (Areka Catechu), die Betelnüsse, mit Catechu gemischt gekaut. Die narkotische

Wirkung ist wie beim Tabakkauen eine vorübergehende, die Färbung und Zerstörung der Zähne eine dauernde.

Von Canabis indica wird das getrocknete Kraut gewöhnlich mit Wasserpfeifen geraucht oder gekaut. Die Spitzen und zarten Pflanzenteile und die getrockneten Blumen von Canabis indica heissen Haschisch. Auch das Extrakt des indischen Hanfes führt diesen Namen. Haschisch enthält grosse Mengen eines narkotischen Prinzips, dessen Alkaloïdnatur derzeit noch strittig ist. Die Wirkung ist eine aufregende, die Phantasie mächtig anregende, später lähmende, schlaferzeugende. Die Lähmung der Peristaltik, die das Opium herbeiführt, fehlt.

Das Opiumrauchen ist besonders in China in Brauch.

c) Alkohol.

Das wichtigste und verbreitetste, aber auch gefährlichste Reizmittel ist der Alkohol, besonders der Aethylalkohol $CH_3 CH_2 O H$. Kleine Mengen von Alkohol werden vom Körper vollständig verbrannt, wobei als Zwischenstufen wahrscheinlich Acetaldehyd $CH_3 C O H$, Essigsäure CH_3COOH, Formaldehyd $HCOH$, Ameisensäure $HCOOH$ auftreten. Aber die aus dieser Verbrennung des Alkohols stammende Wärme darf nicht mit der aus der Zersetzung von wirklichen Nahrungsmitteln entwickelten kinetischen Energie gleichwertig betrachtet werden, und selbst eine Ersparung anderer Nahrungsstoffe durch den Alkohol kommt auf diesem Wege nicht zustande. Der Wärmebildung steht nämlich die Wärmeabgabe entgegen und selbst in kleinen Mengen, mit denen der Körper fertig werden kann, verlangsamt der Alkohol den Stoffwechsel und verhindert somit die normale Entwicklung der kinetischen Energie aus den wirklichen Nahrungsmitteln. Die Wärmeabgabe kommt dadurch zustande, dass der Alkohol die Gefässnervenzentren erregt, dann aber lähmt und so eine Erweiterung der Hautgefässe herbeiführt, so dass der Gesamterfolg eine Herabsetzung der Körpertemperatur ist.

Eine Wärmebildung, welche zur Herabsetzung der Körpertemperatur führt, bedarf jedenfalls einer anderen Erklärung, und diese dürfte wohl einfach darin liegen, dass die Verbrennung des Alkohols ein Mittel zum Entgiften ist. Den verschiedenen Giften gegenüber besitzt der Organismus auch verschiedene Entgiftungsmittel, z. B. Erbrechen, Schweissausbruch, Abführen, Diurese. Nur durch diese Auffassung lässt sich der scheinbare Widerspruch zwanglos erklären. Man sollte deshalb die Wärmemenge aus Alkohol bei der Wärme- und Energiebilanz unberücksichtigt lassen und darüber mindestens doch die umgekehrt in Rechnung zu stellenden Momente nicht unbeachtet lassen. Vielleicht beruht das Wärmegefühl auch noch weiter darauf, dass die Organe, welche die Kälteempfindung vermitteln, gelähmt werden.

Ganz sicher ist das letztere der Fall bei der scheinbar erregenden Einwirkung des Alkohols auf das psychische Gebiet. Die Verstandestätigkeiten werden geschwächt und schliesslich aufgehoben, — die Eskimo nennen den Branntwein „das wodurch man den Verstand verliert“ — und dadurch tritt das von den Fesseln des Verstandes befreite Gemütsleben einseitig in den Vordergrund. Die Gefühlsduselei ist eines der ersten Kennzeichen beim Betrunkenen. Die Gestikulationen sind als unnötige Kraftäusserungen, als eine Beseitigung der Hemmung aufzufassen, die den nüchternen Menschen veranlassen, nicht mehr Bewegungen zu machen, als zu einer Tätigkeit notwendig sind. Am wichtigsten ist in dieser Beziehung die Betäubung des Müdigkeitsgefühls, welches zu dem Vorurteile geführt hat, dass Alkohol den Müden zu neuer Tätigkeit stärkt. Gerade auf dem letzteren Umstande beruht die volksverderbliche Wirkung des Alkokols, weil die Arbeiterkreise sich dadurch über den Hungerzustand hinweg täuschen und das Geld, welches für eine rationelle Ernährung notwendig wäre, zu einer Verminderung ihrer Arbeitsmaschine benützen.

Für die Ernährung hat der Alkohol noch das Bedenkliche, dass selbst schon kleine Mengen die Ausnützung der Nahrungsmittel entschieden herabsetzen. Infolge dieses Umstandes ernähren sich enthaltsame Leute mit geringer Nahrung besser als Alkoholiker mit reichlicher Nahrung und auf diesem Umstande beruht ganz sicher die Mehrzahl der Missverständnisse von Nordländern über die Ernährung von Südländern und besonders auch über die Ausnützung von pflanzlichen Nahrungsmitteln. Das Ueberschwemmen von Magen und Gehirn mit grossen Mengen von Bier während und ausser den Mahlzeiten (Frühschoppen, Sonntagstrunk) beeinträchtigt die Ernährung und führt zu Fettansatz (pastöses, gedunsenes, aufgeschwemmtes Aussehen, Bierbauch). Der Alkohol bewirkt nämlich in grösseren Mengen ähnlich dem Phosphor eine vermehrte Stickstoffausscheidung bei gleichzeitiger Verminderung der Sauerstoffaufnahme. Auch die Geschmacksrichtungen des Trinkers werden entschieden verkehrte, indem er das Fleisch einseitig bevorzugt, während er sich anderseits nicht genügende Bewegung macht, um dasselbe richtig auszunützen. So kommt es zu einer Ueberladung des Blutes mit Fleischbasen und deren Folgezuständen, Nierenleiden, Gicht.

Die schlimmsten Folgeerscheinungen des Alkoholmissbrauches sind wohl die Schädigungen des Nervensystems. Bei andauerndem Gebrauche und grossen Gaben führt derselbe zu Gedächtnisschwäche, Tabes alkoholika und zu den sogenannten Alkoholpsychosen (Delirium tremens, Paranoia alkoholika, Säuferwahnsinn mit einer modernen Varietät, dem Tropenkoller). Vom Jahre 1888 bis 1890 waren in Deutschland unter 4787 Geisteskranken 2160 Säufer. Während das Irrenhaus oft die eine Endstation des Lebenswandels eines Alkoholikers ist, ist das Zuchthaus oft die andere Endstation.

Trunksucht und Verbrechen begleiten vielfach einander. Meist sind es Affektverbrechen, Körperverletzungen, Totschlag, Vergehen gegen die Sittlichkeit, aber auch Diebstahl, Brandstiftung und Selbstmord werden im Rausche ausgeführt. Auch mit Arbeitsscheu fällt der Alkoholismus oft zusammen. In Preussen waren von den Insassen der Zuchthäuser i. J. 1894 18,2 pCt. Gewohnheitstrinker, und 15,6 pCt. hatten die Verbrechen, wegen welcher sie verurteilt waren, in betrunkenem Zustande ausgeführt. Unter den wegen Mord Verurteilten waren 46 pCt., wegen Brandlegung 48 pCt., wegen Diebsthal 52 pCt., wegen Sittlichkeitsverbrechen 60 pCt., wegen Raub 69 pCt., wegen Körperverletzungen 74 pCt. Trinker. Hierzu kommt noch, dass infolge des Alkoholismus viele Verbrecher rückfällig werden.

Wie weit der Alkoholmissbrauch schon verbreitet ist, geht z. B. daraus hervor, dass man sogar schon Kindern Alkohol verabreicht, so in der Pfalz Wein, in Bayern Bier, in Böhmen, Ostdeutschland, Polen Schnaps. Sogar die Nahrungsmittel (Kartoffeln) begiesst man mit Schnaps, da man den Alkoholgeruch nicht mehr entbehren kann. Wie weit dadurch die physische Entartung der Bevölkerung fortschreiten kann, lässt sich an der Tatsache ermessen, dass man absichtlich Zwergrassen von Hunden durch Verabreichung von Alkohol im Futter züchtet.

Wenn auch die direkten Verbrechen in der Mehrzahl mit dem Genusse von Schnaps zusammentreffen, so sind die schädlichen Folgen des Biergenusses nach anderer Richtung ebenso volksverderblich. Das Bier eignet sich nämlich zur Vertreibung der Langeweile noch mehr und trägt dadurch zum Verkommen und Verlumpen in den mittleren Bevölkerungsschichten sehr wesentlich bei. Die direkten Verletzungen sind bei Biertrinkern sogar häufiger.

Nach der Reichsunfallstatistik verschuldete 1893 in Deutschland: der Branntwein 685 Leichtverletzte, 266 Schwerverletzte und 28 Tote; das Bier 4629 Leichtverletzte, 1033 Schwerverletzte und 85 Tote.

Der Biertrinker hat wenig Veranlassung, sich über den Schnapstrinker aufzuhalten, und es ist nur ein Ausfluss der Selbstberäucherung des Pharisäers, wenn der Philister sich nach Wein als begeistert oder erheitert, nach Bier als gemütlich bezeichnet, während er den im selben Stadium des Branntweingenusses Befindlichen als „besoffen wie ein Schwein“ bezeichnet.

Wenn auch genaue Analysen ergeben, dass der Alkohol infolge seiner Eigenschaften zur ärztlichen Anwendung geeignet ist, und wenn auch ferner feststeht, dass der Körper kleine Gaben unschädlich zu machen imstande ist, so dass innerhalb dieser Grenzen eine Schädigung durch Alkohol ausgeschlossen erscheint, so liegt trotzdem die Gefahr in diesen Fällen darin, dass diese Grenzen schwer festzustellen sind und selten festgehalten werden. Selbst bei dem sogenannten mässigen Genusse werden gelegentlich akute Räusche beobachtet. Bei gewohnheitsmässiger Aufnahme grösserer Mengen steht die Sache natürlich schlimmer, namentlich wenn gleichzeitig die Ernährung unzureichend ist und grosse Körperanstrengungen gefordert werden.

Der Kampf gegen diese gefährlichen Seiten des Alkoholmissbrauches kann in zweifacher Weise angestrebt werden: durch Mässigkeit oder durch volle Enthaltsamkeit. Da wir Reizmittel bei unseren Kulturzuständen kaum ganz entbehren können und da die physiologischen Reizmittel für viele Leute besondere Gefahren bieten, so scheint ein mässiger Genuss von Alkohol ein für viele angemessener Ausweg aus dem Dilemma zu sein. Jedenfalls ist ein Glas leichten Tischweins sicher nicht so gefährlich wie die in Amerika verbreitete Unsitte des Trinkens von vielem eiskaltem Wasser beim Essen. Die Gefahr des mässigen Genusses von Alkohol liegt nur darin, dass der Alkohol selbst die Beurteilung der Grenze erschwert und dass wohl niemand so genau die Grenzen für sich feststellen kann. Ziehm und Moritz glauben als diese äusserste Grenze für den Erwachsenen täglich 30—40 g Alkohol (= ungefähr 1 Liter Schenkbier) annehmen zu können.

Die Mässigkeitsgesetze, welche den Alkohol nicht als Entschuldigungsgrund für Vergehen anerkennen, sind deshalb nur Gesetze des Vielvertragenkönnens, beseitigen aber die Gefahr für das Individuum eigentlich gar nicht.

Am erfolgreichsten erscheint deshalb die vollständige Enthaltsamkeit durch Prohibitionsgesetze (Teetotaler oder Abstainer). In der Enthaltsamkeitsabteilung einer grossen englischen Versicherungsgesellschaft traten von 1866 bis 1887 von 3937 erwarteten Todesfällen nur 2789 = 71 pCt. ein; in der anderen Abteilung von 6144 erwarteten Todesfällen traten 5984 = 97 pCt. ein; so dass also 26 pCt. der Enthaltsamen weniger starben.

Starke körperliche Anstrengungen, Maximalleistungen im Sport, Feldzüge, militärische Gewaltmärsche, Reisen im Eismeer und in den Tropen werden besser überstanden, wenn gar kein Alkohol genossen wird. Die meisten Walfischfänger enthalten sich vollständig des Alkohols. Zur heissen Jahreszeit und in warmen Klimata wird der Alkohol noch schlechter vertragen (Tropenkoller), was bei den deutschen Kolonien bis jetzt noch gar nicht beachtet wird. Man gewöhnt sich auch tatsächlich an nichts leichter als an das blosse Wassertrinken, weil schliesslich wirklicher Durst doch nur durch Wasser gelöscht wird.

Ein wichtiges Kampfmittel gegen den Alkoholmisbrauch liegt darin, dass akoholische Getränke, besonders aber Branntwein nur an bestimmten Orten verkauft werden sollten. Es sollte daher den kleinen Krämern das Recht genommen werden, Branntwein zu schenken, weil sonst unter beliebigen Vorwänden eben nur Schnaps gekauft wird. Für die Auffassung des Kampfes gegen den Alkohol ist bezeichnend, dass die nördlichen germanischen Völker, die in erster Linie eines Reizmittels bedürfen, in der Bekämpfung am meisten fortgeschritten sind. In Deutschland, dem Lande des modernen Kunstsuffes, findet man kaum den Anfang des Verständnisses für diese Frage. In der Bukowina wurde sogar ein Bauer als Wahnsinniger in das Irrenhaus eingesperrt, weil er die Mässigkeitsbewegung in einigen Bezirken in Fluss gebracht hatte. Die gebildete Jugend unserer Hochschulen wird sich, wenn sie sich ernstlich an den idealen Aufgaben unseres Volkes beteiligen und dessen Blüte sein will, wohl dazu aufraffen müssen, den germanischen Kunstsuff, eine neue Auflage des klassischen „graeco more bibere“, stark einzuschränken, weil nichts so verderblich auf das Volk wirkt, wie das schlechte Beispiel gebildeter Kreise. Ein biederer Schwabe nannte betrunkene Studenten, die sich stolz für die künftigen Säulen des Staates erklärt hatten, schon jetzt die „Säu'le“ des Staates.

Wichtig ist es, dass man bei der Erziehung der Kinder beginnt und zwar derart, dass man den Unfug des Trinkens beim Essen abstellt und endlich aufhört, Alkohol als ein Kräftigungsmittel zu verabreichen (E. Hueppe, Nothnagel). Die Verabreichung von Schnaps gehört vielfach zu den Betriebsbesonderheiten, und die Produzenten und Unternehmer pflegen häufig einen Teil des Lohnes direkt oder indirekt in Schnaps auszuzahlen. Hiergegen muss der Staat einschreiten, indem er Wirten niemals Konzessionen als Unternehmer erteilt. Aber auch die Arbeiter müssen sich selbst ermannen, weil die Sucht nach Alkohol durchaus keine Eigentümlichkeit der kapitalistischen Betriebsweise ist.

Die einzelnen alkoholischen Getränke.

Ebenso auffallend wie das Auffinden der alkaloidhaltigen physiologischen Reizmittel ist die Gewinnung alkoholhaltiger Getränke bei den meisten Völkern. Jäger- und Hirtenvölker verstanden es, aus Honig (Meth) oder Milch (Kephir, Kumys siehe Seite 297) ebenso alkoholische Getränke zu gewinnen, wie ackerbautreibende Völker aus den verschiedensten Cerealien. So finden wir bierartige Getränke aus Hirse in Afrika, aus Reis in Japan und China, aus Agave in Mexiko, aus den Wurzeln der Kavapflanze (Piper methysticum) auf Samoa; die Indianer Nordamerikas benutzten den Saft des Zuckerahorns oder den Mais. Ja selbst die Destillation und die Gewinnung eines konzentrirten Alkohols findet sich in primitiver Form bei manchen Naturvölkern.

Wir müssen drei Gruppen von alkoholischen Getränken unterscheiden:

1. Solche, die durch direkte Vergärung von Zucker entstehen, z. B. Wein. Hierher gehören auch die Obst- und Beerenweine, ferner der Saft von Palmen, vom Zuckerahorn, von der Zuckerbirke und Zuckeresche, von Honig. Ferner gehören hierher die durch Vergärung von Milch durch Milchzuckerhefe erzeugten Getränke.

2. Bier und diesem ähnliche alkoholische Getränke werden dadurch gewonnen, dass Kohlenhydrate, welche nicht direkt die Alkoholgährung eingehen können, wie z. B. Stärke, zunächst durch Hydrolyse in Zucker übergeführt werden, welcher dann weiter zu Alkohol vergoren wird. Diese hydrolytische Umwandlung von Stärke in gärungsfähigen Zucker wird z. B. durch den Mundspeichel vollführt. So wird auf Samoa aus den Wurzeln der Kavapflanze ein alkoholisches Getränk dadurch bereitet, dass Jungfrauen diese Wurzeln kauen und so mit Geduld und Spucke gärungsfähig machen. Das Reisbier der Japaner wird durch Aufschliessung des Reises durch eine Aspergillusart, in China und Java durch eine Mukorart hergestellt, wobei vielleicht die Hefe als eine Sprossform dieser Pilze sich bildet. Vor allem aber benützt man das diastatische Ferment der keimenden

Gerste zum Aufschliessen der Stärke. Diese Erfindung stammt von den alten Aegyptern, ihre erste Verbesserung von den Galliern.

3. Branntwein und ähnliche alkoholische Getränke werden nach der Vergärung noch einer Destillation unterworfen.

α) Wein.

Wein ist ein aus Weintrauben gewonnenes, kellermässig behandeltes alkoholisches Getränk. Der Traubensaft ist mit Ausnahme des aus der Färbertraube gewonnenen farblos. Die rote Farbe des Rotweines ist in den Beerenhülsen enthalten. Der Weisswein wird derart gewonnen, dass der durch Keltern von den Kämmen (Kerne, Kernfrucht, Rebenstiele, Beerenhülsen) befreite Traubensaft sich selbst überlassen wird; während man bei der Erzielung von Rotwein die zerquetschten Trauben mit den Kämmen vergären lässt. Infolge dessen gelangt der Farbstoff und mit ihm eine erhebliche Menge von Gerbstoff in den Rotwein, wodurch derselbe einen adstringierenden Geschmack gewinnt.

Der Traubenmost enthält Traubenzucker, Fruchtzucker, Apfelsäure, Weinsäure oder in Südweinen statt der letzteren Traubensäure, ferner Gummi, pektinartige Stoffe, Eiweisskörper und Gerbstoff. Die Menge der Bestandteile schwankt, abgesehen von der ev. Mitverwertung der Kämme, je nach der Art der Trauben, der Lage der Weinberge und den einzelnen Jahrgängen. Der Erreger dieser alkoholischen Gärung ist Saccharomyces ellipticus und scheint in verschiedenen Abarten vorzukommen und an die Oertlichkeit gebunden zu sein. Infolge des letzteren Umstandes hat man und zwar mit einigem Erfolge versucht, die Eigenschaften der Weine durch Verwendung von bestimmten Reinkulturen der Hefen zu beinflussen.

Noch mehr abhängig als von der Hefe ist das Ergebnis der Gärung, d. h. der Wein in seinen Eigenschaften von der Natur des zu vergärenden Mostes. Auch die Nebenbedingungen, d. h. Kellerräume, Kelterung, Lagerung sind sehr wichtig. Besonders in Frankreich, am Rhein und an der Mosel ist dieser Zweig zu einer Wissenschaft geworden, und so hat der Wein schon längst aufgehört, ein Naturerzeugnis zu sein.

Bei einem bestimmten Gehalte an Alkohol hört die Gärung auf, so dass bei sehr zuckerhaltigen Mosten ein Teil Zucker (besonders Lävulose) unvergohren bleibt (= Süssweine). Ein kleiner Teil des Alkohols wird bei Luftzutritt stets weiter zu Essigsäure oxydiert. Durch den Alkohol wird die Weinsäure als Weinstein ausgeschieden (saures weinsaures Kali und neutraler weinsaurer Kalk), der sich an den Fasswandungen absetzt. Bei der Nachgärung entwickelt sich die Blume oder das Bouquet durch die Bildung von Fruchtäthern, wie Aethyläther von Oenanthyl- und Caprinsäure. Auch die Nebenprodukte, wie Bernsteinsäure und Glyzerin, deren Menge je nach den Bedingungen der Vergärung schwankt, sind für den Geschmack wesentlich. Das Eiweiss des Traubensaftes wird als Nährmaterial der Hefe verbraucht, seine Reste werden ebenso wie das Gummi und die pektinartigen Stoffe durch den Alkohol abgeschieden, so dass sie als Klärmittel beim Niedersinken wirken. Ausbruch- oder Auslese-weine werden aus edelfaulen oder am Stamme gewelkten, trockenen Beeren hergestellt. Infolge des Wasserverlustes sind diese Beeren am zuckerreichsten. Zu medizinischen Zwecken werden einzelnen Sorten absichtlich Zuckerzusätze hinzugefügt oder es werden zu diesem Zwecke Cibeben (Sultanrosinen) mitvergoren. Südweine erhalten ausserdem vielfach einen absichtlichen Zusatz von Alkohol. Im Folgenden ist die Zusammensetzung einiger Weinsorten ersichtlich:

	Spec. Gewicht	Alkohol Vol. %	Extrakt	Zucker	Säure = Weinsäure
Rheingau-Weine	0,9958	11,45	2,299	0,374	0,455
Französische Weine .	0,9946	9,40	2,341	—	0,589
Tokayer	1,0128	14,89	7,22	5,14	0,69
Oesterreichische Weine	0,9954	9,49	2,706	—	0,538
Griechische Weine	1,10109	15,4	3,418	—	—

Die Untersuchung des Weines ist eines der schwierigsten Kapitel der Nahrungsmittelchemie. Diese Untersuchung erstreckt sich auf die Feststellung des specifischen Gewichtes durch das Pyknometer oder die Senkwage, Bestimmung des Alkoholgehaltes, des Extraktes, der Summe der freien Säuren (als Weinsäure berechnet), der flüchtigen Säuren (als Essigsäure berechnet), ferner des Gerbstoffes und des Zuckers. Bei der Bestimmung der Asche hat man Chlor, Schwefelsäure und Phosphorsäure zu ermitteln. Bei den Farbstoffen kommt in Betracht, dass auch künstliche Färbungen durch Theerfarbstoffe (Fuchsin) und Pflanzenfarbstoffe (Heidelbeeren, Malven) stattfinden.

Die Beurteilung des Weines ist um so schwieriger, als eine Einigung über das, was man als Wein tatsächlich anzuerkennen hat, bis jetzt nicht zu erzielen war. Wir müssen ferner daran festhalten, dass auch der sogenannte Naturwein ein Kunstprodukt ist, denn aus der der Natur überlassenen Weintraube würde niemals Wein werden. Unter diesen Umständen musste die Weinverbesserung platzgreifen. Enthält ein Wein zu wenig Zucker, so kann er durch einfachen Zusatz von Zucker zu einem tadellosen Getränke werden; oder ein Zusatz von etwas Wasser kann die Säure abstumpfen; oder die Mischung zweier Weine kann ein angenehmeres Getränk liefern als jedes für sich. Zum Transport bedürfen manche Weine eines Alkoholzusatzes. Wir haben demnach ganz verschiedenartige Verfahren einer „wirklichen“ Weinverbesserung.

Der „Verschnitt (Coupage)“ des Weines besteht in der Mischung verschiedener Sorten. Den Zusatz von Alkohol nennt man „Vinage“, den Zusatz von Wasser nennt man „Taufen“ oder „Moulliren“, den Zusatz von 1,5 bis 2 pCt. Glycerin zu dem Tischwein, wodurch dem Wein mehr „Körper“ verliehen wird, nennt man „Scheelisieren“. „Chaptalisiren“ besteht darin, dass saurer Most mit Marmorstaub neutralisiert und vor der Gärung mit Zucker versetzt wird (Südfrankreich). Das „Gallisieren“ besteht im Zusatz von Wasser und Zucker.

Verschnitt, Chaptalisieren und Gallisieren sind wirkliche Verbesseruugen. Es giebt Moste von solchem Säure- und so geringem Zuckergehalte, dass die daraus hergestellten Weine geradezu gesundheitsschädlich sein würden. Notwendig ist nur, dass die Art des Zuckers gesetzlich vorgeschrieben wird. Der früher viel verwendete Trauben- oder Kartoffelzucker (Neuwieder Sonne) war früher im Grossen nicht rein darstellbar, so dass man ihn meistens wieder verlassen hat; beim Vergären bildet sich aus dem Traubenzucker das stark rechtsdrehende dextrinähnliche Amylin oder Gallisin. Der sogenannte Invertzucker ist nicht immer reiner, mit Säuren invertierter Rohrzucker, sondern besteht oft aus durch Säuren hydratisiertem unreinem Syrup und Melassen des Rübenzuckers. Es sollte einfach der Zusatz von kristallinischem Rohrzucker für die Weinverbesserung verlangt werden.

Das „Gipsen“ des Weines befördert die Klärung und insbesondere die Verbesserung der Farbe bei Rotweinen. Es bildet sich durch Umsetzung von Gips mit Weinstein Kaliumsulfat; als Grenze müsste festgesetzt werden 1 gr Kaliumsulfat bei Weissweinen, 2 gr Kaliumsulfat bei Rotweinen. Da jedoch diese Grenzen selten eingehalten werden, so wäre es am besten, das Gipsen ganz zu verbieten. Das „Petiotisieren“ besteht darin, dass die Trester wiederholt mit neuem Zuckerwasser vergoren werden. Diese Weine müssen als Halbweine kenntlich gemacht werden und dann ist gegen ihre Verwertung nichts einzuwenden. Das „Schwefeln“ des Weines zur Beseitigung der Nachgärung führt zur Bildung von zu viel Schwefelsäure, so dass dieser Prozess ebenso wie der Zusatz von Saccharin und Salicylsäure untersagt werden muss. Zum Konservieren des Weines dient auch das „Pasteurisieren“ desselben. In Griechenland werden die leichten Landweine mit dem Harze der Aleppo- oder Strandkiefer (Pinus halepensis) versetzt und durch die antiseptischen Harzsäuren und ätherischen Oele dauerhaft gemacht.

Das Pasteurisieren des Mostes wird hauptsächlich dazu angewendet, um die alkoholische Gärung frei von Nebenzersetzungen zu leiten, was besonders zur Erzielung bestimmter Eigenschaften durch Reinkulturen besonderer Hefearten wichtig ist.

Der Verbrauch an Wein betrug im Jahre 1896 pro Kopf in Russland 3,3, in Deutschland 5,7, in Oesterreich-Ungarn 22,1, in Frankreich 103 Liter.

β) Das Bier.

Bier ist ein aus Gerstenmalz unter Zusatz von Hopfen und Wasser durch Hefe gewonnenes, nicht destilliertes Getränk, welches sich meist noch im Zustande einer gewissen Nachgärung befindet. Bei der Malzbereitung wird die Gerste mit Wasser geweicht und quillt so auf. Diese gequollene Gerste wird dann auf Malztennen bei 8 bis 12° zum Keimen gebracht. Dadurch bildet sich Diastase, welche die Stärke in Maltose überführt, und Peptase, welche die Eiweissstoffe löst. Darauf wird durch das Darren, d. h. durch die Entziehung von Feuchtigkeit durch Hitze die weitere Keimung unterbrochen.

In den Malzräumen entwickeln sich viele Wasserdämpfe und Kohlensäure, so dass eine gute Lüftung durch Exhaustoren vorzunehmen ist. Für die Arbeiter ist das lange Verweilen auf der Darre wegen der grossen Hitze und wegen des Staubes ungesund, so dass man versucht hat, diese Prozesse mehr mechanisch durchzuführen.

Auf dieses „Malzen“, d. h. Herstellung der Diastase folgt das Maischen. Die Gerste wird nämlich geschroten, und dann wird das Malz durch Maischen mit heissem Wasser zu der Bierwürze umgestaltet und zwar durch Kochverfahren oder Aufgussverfahren.

Die Bierwürze wird dann weiter „gehopft“ und „gekocht“.

Der Hopfen besteht aus den unbefruchteten weiblichen Blütendolden von humulus lupulus, welche in kleinen klebrigen Kügelchen das Lupulin enthalten. Das letztere enthält Hopfenharz, Hopfenbitter, Hopfenöl und Gerbsäure. Die Gerbsäure dient durch Niederschlagen der Eiweissstoffe zum Klären des Bieres, während das Hopfenbitter dem Biere einen angenehmen bitteren Geschmack und das Hopfenöl einen aromatischen Geschmack verleiht. Nach dem Kochen wird das Bier abgekühlt. Dieses geschieht auf Kühlschiffen.

Darauf folgt die Gärung der Bierwürze durch Hefe, wodurch aus dem durch Hydrolyse der Stärke erhaltenen Malzzucker Alkohol und Kohlensäure entstehen. Daneben entstehen auch in kleineren Mengen Glyzerin und Bernsteinsäure, ferner etwas Milch- und Essigsäure. Die Obergärung findet bei etwas höherer Temperatur (12 bis 18°) statt, als die Untergärung (3 bis 8°). Nach Hansen werden jetzt die verschiedenen Abarten der Bierhefen rein gezüchtet, um das Einschleppen von wilden Hefen und von Bakterien und ferner die unerwünschten Nebenwirkungen nach Möglichkeit zu verhüten.

Schank- oder Winterbiere unterscheiden sich von den Lager- oder Sommerbieren und deren weiteren Unterarten, den Bock- und Exportbieren, dadurch, dass bei den ersteren eine weniger gehaltreiche Würze verwendet wird. Je nachdem das Malz bei niedriger oder höherer Temperatur gedarrt ist oder noch geröstetes Malz oder gebrannter Zucker zugesetzt wird, erhält man helle oder dunkle Biere. Obergärige Biere sind die leichten Berliner Weisse, Gose, Mumme, Lichtenhainer und die schweren Porter und Ale.

In der Tabelle S. 340 ist der Gehalt einiger Biere an den wichtigsten Bestandteilen angegeben.

In den Gärräumen kann sich ebenso wie in den Weinkellern Kohlensäure anhäufen, die durch Ventilatoren oder dadurch zu beseitigen ist, dass man die Luft über mit Sodalösungen oder Kalkwasser getränkte Strohbündel streichen lässt. Bei den in Brauhäusern Beschäftigten hat man früher den Nagelpilz als Erreger einer Onychomykosis an der lunula des Nagels beobachtet.

Die Abwässer der Bierbrauerei, Weichwässer der Mälzerei und Spülwässer enthalten viele zersetzungsfähige organische Stoffe. Die Abwässer sollten mit Kalk geklärt oder durch Berieselung gereinigt werden, ehe sie in offene Wässer eingeleitet werden. Gross ist die Rauchbelästigung durch Brauereien, besonders in grossen Städten. Die schweflige Säure, welche sich beim Schwefeln des Hopfens bildet, muss durch hohe Kamine abgeleitet werden.

			Wasser	Alkohol	Extrakt	Asche
Obergärige		Berliner Weissbier	91,64	2,51	4,85	0,17
		Pale-ale	89,08	4,98	6,03	0,31
Untergärige	Schank	Pilsner bürgerl. Schankb.	91,78	2,98	5,23	0,20
	Lager	Münchener Hofbräu	90,64	3,70	5,87	—
		Schwechater	89,95	3,90	6,15	0,19
	Export	Pilsner bürgerliches	89,92	4,60	5,48	0,18
		Pschorr	89,55	4,00	6,45	0,19

Beim Ausschank des Bieres ist in hygienischer Hinsicht zu beobachten, dass bei Verwendung von Druckapparaten die Luft von reinen Orten entnommen werden muss. Die Leitungsröhren sollen aus Zinn mit höchstens 1 pCt. Blei bestehen. Zwischen Luftpumpe und Windkessel muss ein Behälter zum Ansammeln und Ablassen des Schmieröls eingeschaltet werden. Gasförmige Kohlensäure soll nicht angewendet werden, allenfalls kann flüssige Kohlensäure zugelassen werden.

Statt Gerste oder auch neben Gerste wird bei der Weissbiererzeugung auch Weizen verwendet. Trauben- und Stärkemehlzucker darf jedoch nicht verwertet werden. Andere Bittermittel anstatt des Hopfenbitters, wie Quassia, Pikrinsäure, werden nur selten verwertet und sind auf jeden Fall zu verbieten. Zum Haltbarmachen des Bieres dient vorwiegend die Salicylsäure, doch ist dieselbe zu vermeiden. Bei leichten Bieren wird auch Saccharin verwertet, welches untersagt werden sollte. Zulässig ist allein das Pasteurisieren, besonders für den Versandt nach den Tropen. Hefetrübe Biere werden durch Alaun oder Schwefelsäure geklärt, saure Biere werden mit kohlensaurem Alkali neutralisiert, was beides unzulässig ist.

Die Untersuchung des Bieres erstreckt sich auf die Feststellung des spezifischen Gewichtes, des Alkohol- (Stärke des Bieres), Extrakt- (Schwere des Bieres), Glyzeringehaltes und des Säuregrades. Bei der Asche kommt besonders der Phosphorsäuregehalt in Betracht. Zum etwaigen Nachweise des Stärkezuckergehaltes oder Amylingehaltes dient der Polarisationsapparat.

Der Verbrauch des Bieres betrug im Jahre 1896 pro Kopf und Jahr in Litern:

a) in den Ländern:

Baiern.	235,8	(gegen 223,5 im Jahre 1895)
Belgien	194	
Württemberg	188,9	171,0
England	145	
Deutschland	115,8	„ 106,8
Baden	110,5	102,5
Elsass	78,8	68,6
Oesterreich-Ungarn	44	
Frankreich	22,4	
Russland	4,7	

b) nach den Städten:

München	566 Liter
Frankfurt a. M.	428 „
Nürnberg	321
Breslau	189 „
Prag	172
Wien	145
Ofen-Pest	48
Moskau	28
Paris-Marseille	11

In Deutschland betrug 1896 der Wert des Verbrauches pro Kopf 50 Mark, pro Familie 250 Mark, für das ganze Reich 2500 Million. Mark. Die Selbstbesteuerung in Form von Tabak und Bier steht hinter den Militärlasten nicht zurück, nur ist der Unterschied dabei, dass das Militärleben wenigstens den direkt Betroffenen in der Mehrzahl der Fälle nützt, dass Alkohol und Nikotin jedoch in der überwiegenden Zahl der Fälle schaden.

Zur Herstellung von Bier ist in Deutschland allein eine Fläche besten Bodens erforderlich, die ungefähr der Grösse des Königreichs Württemberg entspricht, und die statt für die Volksernährung im eigenen Lande nur für die Volksverdummung ausgenützt wird.

γ) Branntwein.

Branntwein ist ein alkoholisches Getränk, welches durch Destillation gewonnen wird. Der Alkohol hierzu wird zunächst durch Vergärung von Zuckerarten gewonnen und dann einer Destillation nach verschiedenen Methoden unterworfen. Als Rohstoffe dienen 1. alkoholhaltige Flüssigkeiten, z. B. Wein (Wein- oder Franzbranntwein, Cognak); 2. zuckerhaltige Stoffe, z. B. Melasse von Zuckerrohr (Rum), süsse Früchte, Pflaumen (Slivowitz), Kirschen, Wachholderbeeren (Genever) u. s. w. 3. vor allem aber stärkemehlhaltige Stoffe, z. B. Getreide (Kornbranntwein), Mais, Reis (Arak) und ganz besonders Kartoffeln.

Das Aufschliessen der Stärke geschieht bei den Getreidearten in ähnlicher Weise wie beim Biere. Die Kartoffeln werden durch gespannte Dämpfe gekocht und auseinander gerissen. wodurch die Stärkekörner frei werden und verkleistern. Die aufgeschlossenen Cerealien und Kartoffeln werden angemaischt und dann abgekühlt und darauf der Gärung unterworfen. Die Gärung wird bei 15 ⁰ nach Art einer Obergärung eingeleitet und die aufgetriebene Hefe zu Presshefe verarbeitet. Die vergorene Maische wird dann wiederholten, sogenannten fraktionierten Destillationen unterworfen, was jetzt ausschliesslich in den sogenannten Säulen- oder Kolonnenapparaten geschieht. Der Rohspiritus muss dann noch rektifiziert werden. Die so entstehenden alkoholischen Flüssigkeiten unterscheidet man: in Sprit mit 90—95 pCt., Spiritus oder Weingeist bis 90 pCt. und Branntwein unter 50 pCt. Alkoholgehalt.

Zu diesen Prozessen ist hygienisch zu bemerken, dass die beim Kochen der Kartoffeln entstehenden Dämpfe einen narkotischen Stoff enthalten, durch welchen manchmal Arbeiter betäubt werden. Die Kochwässer der Spiritusbrennereien enthalten Solanin und verursachen beim Vieh häufig Zittern. Daher dürfen diese Wässer nur nach Behandlung mit Kalk abgelassen werden. Wegen ihres Gehaltes an organischen Stoffen sind die Abwässer der Spiritusbrennereien sehr zersetzungsfähig und können dadurch auch offene Wässer verunreinigen. Der Rauch dieser Brennereien belästigt die Umgebung in oft ausserordentlich schlimmer Weise. Der Destillationsrückstand, die Schlempe, ist ebenso zersetzungsfähig, wird aber trotzdem vielfach als Viehfutter angewendet (siehe S. 300).

Bei der Reinigung des Rohspiritus enthalten die ersten Destillate, der Vorlauf, mit über 90 pCt. kein oder nur spurenweise Fuselöl; der später überdestillierende Nachlauf ist aber desto reicher an Fuselöl (Propyl-, Butyl-, Amylalkohol und -Aldehyd). Das Fuselöl selbst wird zur Darstellung verschiedener Aetherarten (Apfel-, Birnenöl u. w.) für Parfümerien und Liköre verwertet. Minderwertige Branntweine, so namentlich der Kartoffelbranntwein, enthalten meist Fuselöl.

Da der Amylalkohol die Gefahren des Aethylalkohols in etwa 50fach grösserem Masse bietet, so muss unbedingt für Trinkbranntwein ein fuselfreies Getränk gefordert werden.

Branntweine, denen aromatische oder bittere Pflanzenstoffe zugesetzt werden oder die direkt als Spiritusauszüge von Pflanzenstoffen unter Zusatz von Zucker gewonnen oder die als Mischungen von ätherischen Oelen mit Weingeist, Zucker und Wasser hergestellt werden, nennt man Liköre (z. B. Wachholderbeerenlikör (Genever), Absinth, Curaçao, Pfefferminz, Ingwer-, Kümmelschnaps).

Im Jahre 1893 betrug in Deutschland der Verbrauch an Spiritus zu gewerblichen Zwecken 664 000 hl, zu Getränken 2 226 000 hl, also beinahe 4 mal so viel. Im Ganzen betrug i. J. 1893 die Spiritusgewinnung in Deutschland 3 263 000 hl, in Oesterreich-Ungarn 2 349 176 hl, in Russland 3 266 351 hl. Pro Kopf und Jahr (1896) entfiel Genuss-Alkohol in Litern: Niederlande 26,7, Russland 14,1, Deutschland 13,2, Oesterreich-Ungarn 12,45, Frankreich 12,42, England 8,4, Schweden 4,8 Liter.

Das gefährlichste alkoholische Getränk ist unstreitig der Branntwein. Gerade er hat zum Verkommen der weniger bemittelten Bevölkerung in sittlicher, materieller und sozialer Hinsicht in allen Kulturstaaten ausserordentlich viel beigetragen. Durch den Alkohol wurden schon ganze Volksstämme und Rassen vernichtet oder am sittlichen und sozialen Aufraffen verhindert (Russland, Polen). Unbestreitbar ist sein „Verdienst“ als Pionier der europäisch-christlichen Kultur in unzivilisierten Erdteilen. Die Indianer Nordamerikas sind durch das „Feuerwasser“ dem Aussterben viel schneller zugeführt worden als es sonst wohl möglich gewesen wäre. Die Patagonier nennen den Branntwein bezeichnender Weise „das Getränk der Christen, Uiñaes-Pulku“.

d) Essig.

Unter Essig versteht man Essigsäure enthaltende Flüssigkeiten, welche durch Oxydation des Aethylalkohols gewonnen werden. $CH_3CH_2OH + O_2 = CH_3COOH + H_2O$. Diese Oxydation wird veranlasst durch den Mikrokokkus aceti, einen den Bakterien zugehörigen Gärungserreger. Die feineren Sorten des Essigs werden dadurch gewonnen, dass man alkoholische Getränke, wie Wein, Bier, Most (Apfel-) sich selbst überlässt und nur für Luftzutritt sorgt. Gewöhnlich wird jetzt die Schnellessigfabrikation nach Pasteur durchgeführt: man lässt verdünnten Kartoffel-Spiritus durch mit Buchenholzspähnen locker gefüllte Fässer rieseln, wobei dem herabträufelnden Spiritus reichlich Luft entgegentritt.

In hygienischer Hinsicht ist bei der Essigfabrikation dafür zu sorgen, dass die Fabrikräume nur von geschulten Arbeitern (ev. mit angefeuchteten Tüchern vor dem Munde) betreten werden dürfen, und dass diese Räume gründlich gelüftet werden. Eine starke Belästigung der Umgebung ist nicht zu befürchten.

IV. Aufbewahrung der Nahrungsmittel.

1. Ess-, Trink- und Kochgeschirre

können Veranlassung zu Gesundheitsschädigungen geben. Einige Metalle werden nämlich von Säuren und fetten Speisen angegriffen, gelöst und wirken dann als Gifte. In erster Linie sind diesbezüglich Blei und Kupfer zu nennen. Bleiverbindungen sind enthalten in den Glasuren von Thonwaren, in dem Emaile von eisernen Geschirren, in den Verzinnungen von Blechgefässen, Krügen, Körben, in den Metallteilen von Bier-, Wein-, Essiggefässen, in Selterswasserverschlüssen, in der zum Verpacken dienenden Zinnfolie, Staniol. Selbst die Reinigung von Flaschen mittelst Schrot hat schon zu Bleivergiftungen geführt. Der Bleigehalt der Geschirre darf 10 pCt. nicht übersteigen. Wenn sie verzinnt werden, so soll das Zinn nicht mehr als 1 pCt. Blei enthalten. Emaile oder Glasur darf bei halbstündigem Kochen mit 4proc., gebräuchlichem Essig an letzteren kein Blei abgeben. Aufsätze auf Flaschen, Syphons, Kindersaugflaschen dürfen nur 1 pCt. Blei enthalten. Blei- und zinkhaltiger Kautschuk darf zur Herstellung von Mundstücken für Saugflaschen, zu Trinkbechern, Spielwaren, zu Leitungen für Bier und Wein nicht verwendet werden. Die Metallfolien zum Verpacken von Tabak, Käse u. s. w. dürfen nur bis 1 pCt. Blei enthalten.

Geschirre aus Kupfer, Messing, Neusilber können zur Bildung von Grünspan führen; die Verzinnung von Kupfer, Messing, die Versilberung des Neusilbers sichern dagegen. Kupfergeschirre dürfen in ganz blankem Zustande zum Kochen verwendet werden, jedoch dürfen die Speisen darin nicht stehen bleiben. In Krankenhäusern und anderen Anstalten, welche mit der Massenernährung zu rechnen haben, sollten Kupfergeschirre ganz vermieden oder nur in gut verzinntem Zustande zum Kochen verwendet werden.

Zinkgefässe sind zur Aufbewahrung von Milch nicht zu verwenden, weil sich milchsaures Zink bilden kann; auch für Bier sind sie nicht zu empfehlen.

Aluminium und Nickel lösen sich in einigen Säuren, doch scheint dieses bis jetzt zu keinem Bedenken Veranlassung zu geben, nur dürfen die Speisen darin nicht stehen bleiben.

Als gesundheitsschädlich sind Farben von Arsen (z. B. für Brot- und Fruchtkörbe), Antimon, Kupfer, Quecksilber, Kadmium, Zink, Zinn, Chrom, Uran, ferner Gummigutti, Korallin, Pikrinsäure nicht anzuwenden.

Alle Gefässe, welche zur Aufbewahrung oder Zubereitung von Nahrungsmitteln dienen, sind stets sorgfältig zu reinigen. Daraus ergiebt sich auch die Notwendigkeit, bei dem sogenannten Gebrauchswasser dieselben strengen Anforderungen in Bezug auf Unmöglichkeit der Infektion und die Verunreinigung zu stellen, wie beim Trinkwasser. Siehe Seite 128.

2. Die Aufbewahrung der Nahrungsmittel.

Die aufbewahrten Nahrungsmittel müssen trockene Luft, gleichmässige Wärme haben und frostfrei liegen. Fleischwaren soll man frei aufhängen, so dass sich die einzelnen Stücke nicht berühren können. Der Zutritt von Insekten muss durch Fliegengitter, Fliegenschränke und Fliegenglocken verhindert werden. Die jetzige Art der Aufbewahrung in Eisschränken ist wenig geeignet, weil die Luft in ihnen zu feucht ist. Passende Konstruktionen für die Verwertung kalter, trockener Luft bestehen bis jetzt leider noch nicht im Kleinen. Riechende Nahrungsmittel, wie z. B. Käse, sollten von anderen aufzubewahrenden Nahrungsmitteln möglichst getrennt werden. Gesunde Kartoffeln und Obst sollten schon stets bei der Einlagerung von fauligen oder verdächtigen getrennt werden. Wurzelgewächse sind in mit Stroh gefüllten Erdgruben oder in trockenen und luftigen Kellern aufzubewahren.

Konservierung der Nahrungsmittel.

Die Konservierungsmethoden für Nahrungsmittel sollen entweder den gesamten Nährwert eines Nahrungsmittels oder einen besonders wichtigen Teil eines solchen wie Eiweisskörper, Pepton, Stärke, Zucker, Fett, Oel in einen Zustand versetzen, dass dieselben jederzeit zu Gebote stehen. Zu diesem Zwecke müssen die ganzen Nahrungsmittel oder deren wertvolle Bestandteile von vornherein in einem Zustande gewonnen werden, der ein Verderben derselben ausschliest, oder, wo dies unmöglich ist, müssen die Nahrungsmittel so behandelt werden, dass ein Verderben derselben später nicht mehr eintreten kann. Es ist zu beachten, dass Nahrungsmittel durch Zersetzungen einmal eine ekelerregende Beschaffenheit erlangen und dass sich dabei weiter giftige Spaltungsprodukte bilden können, durch welche Vergiftungen bewirkt werden. Diese beiden Alterationen können an sich tadellose Nahrungsmittel oder deren Einzelbestandteile treffen, wenn nicht jede sekundäre Veränderung, jede Zersetzung durch die Konservierungsmethode aufgehoben ist. Dann aber können durch Nahrungsmittel auch parasitische, krankheitserregende Kleinlebewesen in entwickelungsfähigem Zustande verbreitet und übertragen werden, wenn dieselben von kranken Pflanzen oder Tieren gewonnen werden, auch wenn die Konservierung in einer Form geschieht, dass eine augenfällige Zersetzung nicht bemerkbar wird.

Hieraus ergiebt sich, dass die Gewinnung des Materials vorher in einer den hygienischen Anforderungen genügenden Weise gesichert sein muss, ehe die Konservierungstechnik im engeren Sinne in Frage kommt. Diese Technik ist teilweise darauf gerichtet, die Nahrungsmittel in einen Zustand zu versetzen, der dieselben vorläufig unzersetzlich macht, teilweise aber auch darauf, dieselben so zu behandeln, dass jede Zersetzung und Krankheitserregung unbedingt ausgeschlossen wird. Einzelne Methoden behandeln die Nahrungsmittel nur so weit, dass sie noch einer besonderen kulinarischen Behandlung bedürfen, während bei anderen Methoden die Konserve sofort gebrauchsfähig wird. Manche sonst brauchbare Methode kann für besondere Fälle ungeeignet sein, weil sie den Geschmack zu sehr beeinträchtigt. Dann ist bei den Konserven zu beachten, dass sie uns die Nahrungsmittel wenn irgend möglich in eine kompendiöse, transportfähige Form überführen und weiter, dass die Einschlussgefässe an sich unschädlich sind und nicht durch Abgabe von Zinn, Kupfer oder Blei an die Konserven gesundheitsschädlich wirken.

Alle diese Punkte sind zu beachten, wenn die Konservierungstechnik ihre wichtige Rolle für Volks- oder Heeresernährung erhalten oder gewinnen soll, und es giebt keinen verkehrteren Standpunkt, als ein bestimmtes Verfahren ein für allemal behördlich vorschreiben zu wollen. Jede Methode hat Vorzüge und Nachteile und jede Methode muss in ihrer Gesamtheit von der Gewinnung des Rohmaterials bis zur Zubereitung in der Küche beurteilt werden.

Die unzersetzte Entnahme der ganzen Nahrungsmittel, die aseptische Konservierung, ist nur bei einigen pflanzlichen möglich, wenn man die Wurzeln, z. B. bei Kartoffeln oder die Samen bei Cerealien oder Leguminosen als solche gewinnt und aufbewahren kann. Bei Obst ist dieses Verfahren nur auf Monate hinaus durchführbar und nur für feinere Sorten lohnend. Bei Nahrungsmitteln aus dem Tierreiche, Fleisch und Milch, ist diese Methode praktisch nicht durchführbar und deshalb muss in allen derartigen Fällen in der Auswahl des Rohmaterials doppelte Vorsicht angewendet werden. Eine gesetzlich geregelte und durchgeführte tierärztliche Beaufsichtigung, wie sie aber nur bei Schlachthäusern wirklich durchführbar ist, entspricht diesen Anforderungen. Auf dem Lande sieht es bei uns in dieser Hinsicht vielfach nicht besser aus als in den viehreichen Pampas und Prärieen von Amerika.

Ist die Frage der Gewinnung des Rohmaterials entschieden, so bezwecken die eigentlichen Konservierungsmethoden die Kleinlebewesen entweder zu vernichten oder sie vorübergehend an der Ausübung von Zersetzungen zu verhindern. Die Methoden sind also aseptische, antiseptische und desinfizierende oder sterilisierende.

1. Die Wasserentziehung weit genug getrieben. verhindert die Kleinlebewesen an ihrem Auskeimen und an der Vermehrung. Eine teilweise Wasserentziehung durch Einkochen, Kondensation, wird bei der Milch in Verbindung mit dem Verhüten sekundären Zutrittes von Zersetzungserregern angewendet. Ebenso verfährt man bei Bouillon und Fleischextrakt. Ohne Kochen wirkt der geringe Wassergehalt teilweise konservierend bei Käse.

Eine weitergehende Wasserentziehung findet von der Natur selbst bei der Samenbildung statt, so dass die Getreide- oder Cerealiensamen als solche oder in Mehlform konserviert werden können; das Mehl ist jedoch sehr hygroskopisch und deshalb weniger geeignet. Das Brot und noch mehr der wasserärmere Zwieback sind aus demselben Grunde zu den Konserven zu rechnen und sie waren in früheren Zeiten fast die einzigen überall beschaffbaren Konserven. Kartoffeln, Gemüse, Obst werden direkt des grössten Teiles ihres Wassers beraubt, um auf längere Zeit haltbar zu sein. Ebenso verfährt man für das Vieh bei der Gewinnung des Heues.

Fleisch und Fische werden ebenfalls in grossen Stücken und selbst im ganzen in einzelnen Gegenden durch Dörren an der Sonne lufttrocken gemacht und dadurch vor Zersetzungen behütet; Bukanieren in San Domingo, charqui in Mexiko. Eine noch bessere Konserve wird aus diesen Nahrungsmitteln gewonnen, wenn man dieselben nach dem Trocknen in Mehlform bringt und wenn man dieses Fleisch-

und Fischmehl sorgfältig verpackt. Dies ist zweifellos eine der wichtigsten Formen, um den Nährwert des Fleisches zu gewinnen und gleichzeitig die leichteste Transportfähigkeit zu erzielen: carne pura. Das Fleischmehl kann noch mit pflanzlichen Mehlen zur vollständigen Ernährung verbunden werden, s. S. 252. Die bisherigen Fleischmehle waren wegen ihres Geruches und Geschmackes auf die Dauer für die Massenernährung ungeeignet. In allerletzter Zeit hat Finkler durch eine besondere Reinigungs- und Entfettungsmethode diesen grossen Uebelstand behoben; das von ihm als „Tropon" eingeführte Eiweiss ist aus tierischem und Pflanzeneiweiss dargestellt.

Wasserentziehend wirkt auch der Zusatz gewisser Salze wie Kochsalz. Salpeter, von Zucker und Alkohol, welche Körper entweder allein oder in Verbindung mit anderen Verfahren angewendet werden. Das Salzen oder Pökeln wird bei Fleisch bald in der länger dauernden, aber besseren alten Weise, bald nach verschiedenen Patenten ausgeführt, welche das Verfahren abkürzen sollen. Das Salzen der Fische ist ebenso wichtig (Stockfisch). Von den Fetten wird besonders die Butter auf diese Weise haltbarer gemacht. Der Zusatz von Zucker erfolgt bei der Milch in Verbindung mit der Kondensation; ähnlich ist es bei Zuckerzusatz zum Obst. Alkohol dient zum Haltbarmachen von Obstkonserven und von gewissen Südweinen.

Die Verbindung der Wasserentziehung mit dem Zusatz wasserentziehender Körper hat für einige amerikanische Länder grosse Bedeutung; Tasajo ist in Streifen getrocknetes, gesalzenes Fleisch, Pemmikan ist getrocknetes. gesalzenes und gestossenes oder grob gemahlenes Fleisch. Bei den pflanzlichen Nahrungsmitteln wird diese Verbindung fast nur bei der Herstellung gezuckerter Früchte angewendet.

2. Konservierung durch Luftentziehung beruhte ursprünglich auf der Auffassung, dass der Luftsauerstoff die Zersetzungen bewirkt. Da es aber anaërobiotische Spaltungen der Substrate giebt, so wird von der Luftentziehung praktisch nur Gebrauch gemacht, um nach vorausgegangener anderweitiger Konservierung das nachträgliche Eindringen von Luftkeimen unmöglich zu machen. In unvollständiger Weise wird dieser sekundäre Luftabschluss durch Einpacken in Pergamentpapier oder Stanniol, in besserer Weise durch Ueberschütten mit verflüssigtem Fett (Pemmikan) und am besten durch Zulöten der Büchsen verhütet. Die Konservierung durch Einschluss in Fette, Gelatine, Oele wird bei Sardinen im grossen angewendet, aber stets in Verbinduag mit anderen Verschlüssen.

3—5. Die Luftverdichtung und Luftverdünnung wirken ebenfalls nicht oder nicht genügend, um Zersetzungen unmöglich zu machen. Auch die Filtration der Luftkeime, z. B. durch Baumwolle, hat denselben Zweck, die nachherige Luftinfektion zu verhüten.

6. Eine Filtration durch keimfreie Filter ist bis jetzt nur für das Wasser zu erreichen (siehe Seite 144).

7. Die Entziehung der Wärme wird im kleinen in Form von Eisschränken, im grossen von Eiskellern oder Eishäusern besonders in der Fleischkonservierung bei den Schlachth äusern verwertet (s. S. 288).

8. Das Erhitzen in Form des Kochens im Wasserbade findet besonders beim Konservieren von Gemüse und Obst Anwendung. Bei Fetten dient dieses Verfahren vorteilhaft zum Konservieren der Butter (siehe S. 306). Zum Konservieren von animalischen Nahrungsmitteln reicht das einfache Kochen im Wasserbade meist nicht aus, weil die Hitze in dieser Form verhältnismässig langsam und ungleichmässig eindringt. In der Regel muss man die Form des Dampfes wählen. Im Grossen dient hierzu bis jetzt fast ausnahmslos der gespannte Dampf. Wird bei dessen Verwendung die Luft als schlechter Wärmeleiter ausgetrieben, so dass die Objekte in reinem, luftfreien Dampfe von 1—2 Atmosphären gekocht werden, so wird der Zweck einer vollständigen Sterilisation der Nahrungsmittel in der möglichst schnellsten und sichersten Weise erreicht. Bei der verhältnismässig kurzen erforderlichen Zeit treten auch meist keine so tiefgreifenden Veränderungen ein wie beim Kochen, welches viel längere Zeit erfordert. In dieser Weise wird das Fleisch stückweise in Büchsen konserviert; ähnlich ist auch die Herstellungsweise der Konserven aus Fleischpepton und Fleischextrakt. Ebenso verfährt man bei Milch (siehe S. 312).

9. Um die grossen Fleischvorräte von Argentinien, wo die Tiere nur der Häute wegen geschlachtet wurden, für Europa auszunützen, hatte Liebig Fleischextrakte dargestellt, welche aber nur die Extraktivstoffe enthalten. Kemmerich und später andere gingen dazu über, Fleischpeptone herzustellen, und man hat allmälich in verschiedener Weise das Fleisch entweder mit Salzsäure-Pepsin oder mit Pankreatin oder Papayotin peptonisiert. Diese Erzeugnisse von Südamerika und Australien enthalten bis zu 20 pCt. Eiweiss, 35 bis 60 pCt. Albumosen und teilweise auch Pepton. Scholl hat durch Anwendung alkalischer Lösungen den Eiweissgehalt der Fleischextrakte (Puro) bedeutend erhöht. Andere Erzeugnisse versuchen nur die Eiweisskörper, insbesondere die Albumosen, in pulverförmiger Form dar-

zubieten (Peptonum siccum). In ähnlicher Weise hat man auch Kaseinpräparate hergestellt (Eukasin = Kaseïn-Ammoniak, Nutrose = Kaseïnnatrium). Diese Erzeugnisse sind namentlich für ärztliche Zwecke, aber auch für Reisen sehr wertvoll.

10. Am beqemsten ist die Konservierung durch Zusätze antiseptischer Mittel, welche entweder das Rohprodukt allein vor der Zersetzung bewahren, oder welche weniger eingreifende, weniger zeitraubende, oder weniger kostspielige Nebeneingriffe erfordern. Jeder derartige Zusatz fügt aber Bestandteile hinzu, welche den Geschmack belästigen, oder dem menschlichen Organismus entweder in zu grosser Menge zugeführt nicht mehr indifferent sind, oder welche teilweise direkt zu den Medikamenten gerechnet werden müssen. Die Hygieniker sind deshalb mit Recht gegen solche Zusätze eingenommen und die Beobachtungen nicht eingetretener Schädigungen durch die Zusätze oder die experimentellen Angaben, dass die Zusätze in den verwendeten Mengen gleichgiltig sind, genügen in den meisten Fällen nicht, um alle berechtigten Bedenken zu beseitigen. Die Zusätze werden dann am unbedenklichsten, wenn sie durch die weitere Behandlung wieder beseitigt werden, oder wenn sie unmittelbar vor der Zubereitung leicht, z. B. durch Auswaschen, zu beseitigen sind.

Von den antiseptischen Gasen wird bei dem Räuchungsprozesse Anwendung gemacht. Auch Kohlensäure kann verwendet werden, da sie das Leben vieler Kleinlebewesen direkt schädigt oder die Vermehrung verhindert. Von den antiseptischen Mitteln, in deren Lösungen die Nahrungsmittel eingelegt oder mit denen sie bestrichen werden, haben die Salze, besonders Kochsalz und Salpeter, beim Pökeln Verwendung gefunden. Gewürze und Essigsäure dienen nur für vorübergehende Zwecke. Von der Unzahl der hierher gehörigen Mittel fallen die meisten wegen des Geschmackes oder ihrer medikamentösen Eigenschaften aus. Am meisten werden Salicylsäure, Borsäure und borsaure Salze, darunter Magnesiumborate mit Glyzerin, angewendet. Der Zusatz von Kupfersulphat bei Gemüsen bezweckt die schöne grüne Farbe zu erhalten, muss aber untersagt werden. Insbesondere für die Konservierung von Fleisch frisch geschlachteter Tiere und von Fischen eignen sich von allen diesen Mitteln Borsäure und ihre Salze am besten, weil sie vor dem Gebrauche fast vollständig durch Wässern entfernt werden können.

Zur physiologischen und hygienischen Beurteilung jeder Konservierung und Konservierungsmethode ist unbedingt die Kenntnis der Gewinnungsweise des Rohmaterials und seiner Beaufsichtigung, die

Kenntnis der besonderen Konservierungsform und ihrer biologischen Grundlagen, und schliesslich die Kenntnis der Herstellung zum unmittelbaren Gebrauche notwendig.

C. Marktordnung und Nahrungsmittelgesetzgebung.

Nicht nur in gesellschaftlicher, sondern auch in hygienischer Hinsicht ist die Magenfrage eine der wichtigsten unseres Kulturlebens. Mangel auf der einen, Ueberfluss auf der anderen Seite, schlechte Beschaffenheit, ungeschickte Zubereitung verursachen sehr häufig Ernährungsstörungen. Diese führen entweder direkt zu weit verbreiteten Krankheiten oder beeinflussen die Krankheitsanlage ungünstig, so dass sie für das Entstehen von Seuchen indirekt von grosser Bedeutung sein können (z. B. Typhus und verdorbene Nahrung; Fleckfieber, Cholera und Hungersnot). Wir müssen in weiterer Auffassung in der schlechten Beschaffenheit der Nahrungsmittel geradezu eine Volkskrankheiten vermittelnde Bedingung unseres öffentlichen Lebens erkennen und haben deshalb eine der wichtigsten Aufgaben der öffentlichen Gesundheitspflege darin zu erblicken, derartige gesundheitsschädliche Zustände abzustellen und zulässigere Einrichtungen anzubahnen.

Ohne direkte Bestimmungen und Vorkehrungen in dieser Hinsicht vermag weder der einzelne, noch eine Gruppe gleichartiger Individuen sich den nötigen Schutz gegen Entwertungen, direkt gesundheitsschädliche Verunreinigungen und gegen Fälschungen zu verschaffen. Zunächst besteht unsere Aufgabe darin: 1. überhaupt derartige öffentliche Zustände zu schaffen, welche die Versorgung eines Gemeinwesens mit Lebensmitteln übersichtlich gestalten und eine ausreichende Beaufsichtigung über die Nahrungs- und Genussmittel ermöglichen; 2. haben wir Einrichtungen zu treffen, welche bestimmten Bevölkerungsgruppen, die sich in gesellschaftlicher Abhängigkeit befinden (Militär, Gefangene, zum Teil auch die Fabrikarbeiter), es ermöglichen, Fehler der Ernährung in quantitativer und qualitativer Hinsicht zu vermeiden — Massenernährung. Durch gewissenhaftes Erstreben und Durchführen dieser Einrichtungen wird man sicher vieles dazu beitragen, um tüchtige gesellschaftliche und nationale Leistungen zu erzielen.

In Bezug auf den ersten Punkt begegnen wir bereits im Altertume, dann fortlaufend seit dem Mittelalter allerlei ortspolizeilichen Bestimmungen, welche jedoch nur das Mass und Gewicht ins Auge fassen, um eine direkte pekuniäre Schädigung der Käufer zu verhindern. Dadurch wurden aber die gesundheitlichen Gefahren durch verdorbene, schlecht aufbewahrte oder absichtlich gefälschte Nahrungsmittel kaum oder gar nicht berührt. Hierzu kommt, dass die Produktion der Nahrungsmittel und das Verhältnis von Produktion im eigenen Lande zur Einfuhr von aussen zu einer nationalökonomisch wichtigen Frage ersten Ranges geworden ist. Das Nebeneinander dieser drei ganz verschiedenen Gesichtspunkte war schliesslich mit den früheren Gesetzen nicht mehr in Einklang zu bringen und so entstanden teils aus örtlichen Bedürfnissen verbesserte **Marktordnungen**, teils aus dem übergeordneten Interesse der Gesamtheit heraus in einzelnen Staaten neue umfassende **Gesetze**: In England: The Sale of food and drugs Act 1875; in Deutschland das „Gesetz, betreffend den Verkehr mit Nahrungsmitteln, Genussmitteln und Gebrauchsgegenständen“ vom 14. Mai 1879; in Oesterreich das „Gesetz vom 16. Jänner 1896, betreffend den Verkehr mit Lebensmitteln und einigen Gebrauchsgegenständen“, welches Ende 1897 in Wirksamkeit getreten ist.

Diese Gesetze unterwerfen den Verkehr von Nahrungs- und Genussmitteln, ferner den Verkehr mit Ess-, Trink-, Kochgeschirren, ferner mit Tapeten-, Spielwarenfarben und anhangsweise mit Petroleum einer gesetzlich geregelten Beaufsichtigung. Hierbei werden bestimmte Arten der Herstellung, Aufbewahrung und Verpackung untersagt. Verboten wird ferner das gewerbsmässige Verkaufen und Feilhalten von Nahrungs- und Genussmitteln von einer bestimmten Beschaffenheit oder unter einer der wirklichen Beschaffenheit nicht entsprechenden Bezeichnung. Untersagt wird weiter das Verkaufen von Tieren, welche an gewissen Krankheiten leiden, bezüglich das Schlachten und Verkaufen und Feilbieten des Fleisches derartig kranker Tiere. Ebenso wird verboten die Verwendung bestimmter Stoffe und Farben zur Herstellung von Kleidungsstücken und anderen Sachen, so Spielwaren, Tapeten u. s. w. Verboten wird ferner das gewerbsmässige Feilhalten und Verkaufen von Gegenständen, welche diesem Gesetze widersprechen.

Das Gesetz bedroht mit schwerer Strafe denjenigen, der zum Zwecke der Täuschung in Handel und Verkehr Nahrungs- und Genussmittel nachmacht oder verfälscht; ferner den, der fahrlässig oder wissentlich Nahrungs- und Genussmittel, welche verdorben, nachgemacht oder verfälscht sind, unter Verschweigung dieses Umstandes verkauft oder unter zur Täuschung geeigneter Bezeichnung feilhält. Verboten ist und wird mit besonders schweren Strafen bedroht das

Verkaufen, Feilhalten und sonstige Inverkehrbringen von Nahrungs- und Genussmitteln und Gebrauchsgegenständen, welche geeignet sind, durch Genuss und Gebrauch die menschliche Gesundheit zu schädigen oder gar zu zerstören.

Vom hygienischen Standpunkte betrachtet kommt nicht allein die direkte Gesundheitsschädigung, sondern auch die Wertminderung (Nahrungsmangel) in Betracht, so dass also Nahrungsmittelgesetze in erster Linie gesundheitliche Gesetze sind.

Zur Durchführung solcher Gesetze gehört in erster Linie die Aufklärung der Bevölkerung über die Bedeutung der Nahrungsmittel und den relativen Wert derselben, weil vielfach die Sucht besteht, Waren um einen so niedrigen Preis zu kaufen, zu welchem sie in reinem und unverfälschtem Zustande überhaupt nicht hergestellt werden können. Der Unterricht in der Gesundheitspflege in den Schulen und durch öffentliche Vorträge ist ein unerlässliches Kampfmittel gegen diese Gefahren.

Zur Durchführung der Nahrungsmittelgesetze gehören **Untersuchungsanstalten**, welche am besten vom Staate oder den grösseren Gemeinwesen einzurichten sind, damit die Untersuchungen zu einem so billigen Preise durchgeführt werden können, dass jedermann die Möglichkeit einer Untersuchung geboten ist. Vor allem aber müssen diese öffentlichen Untersuchungsanstalten mit dem Rechte ausgerüstet werden, Untersuchungen in den zur Herstellung, Aufbewahrung und zum Feilhalten der Nahrungsmittel bestimmten Räumen vornehmen zu dürfen. Diese Anstalten haben auch die Aufsichtsorgane (Markt-Kommissäre) auszubilden, denen die Ueberwachung der täglich einlaufenden und auf dem Markte und in den Markthallen feilgebotenen Nahrungsmittel obliegt.

Zur Durchführung oben genannter Gesetze trägt die Errichtung von übersichtlichen Zentralanlagen durch die Gemeinwesen wesentlich bei, weil durch diese Einrichtungen die Beaufsichtigung alles einlaufenden Materials sehr erleichtert wird. Ein Teil dieser Einrichtungen ist bereits früher besprochen worden, besonders sind dies die Zentralschlachthäuser (siehe Seite 286). Auch die Hauptverfälschungen wurden bereits bei den einzelnen Nahrungsmitteln erwähnt.

För den Verkauf bleibt es jedoch am wichtigsten, dass in den Städten M a r k t h a l l e n geschaffen werden und dass die öffentlichen Märkte und die Winkelkrämereien verschwinden. Die Uebersichtlichkeit und die grosse Reinlichkeit der Markthallen sind ein unersetzlicher Vorteil gegenüber dem sonst üblichen Betriebe. In Riesenstädten muss man wenigstens eine Halle für den Grosshandel haben und in den einzelnen Stadtteilen Einzelhallen für den Kleinverkauf.

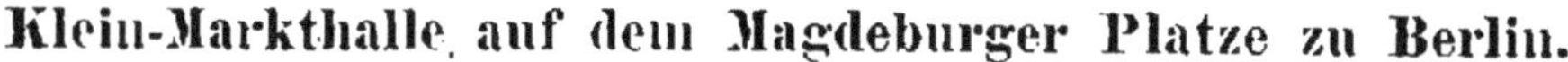

Klein-Markthalle auf dem Magdeburger Platze zu Berlin.

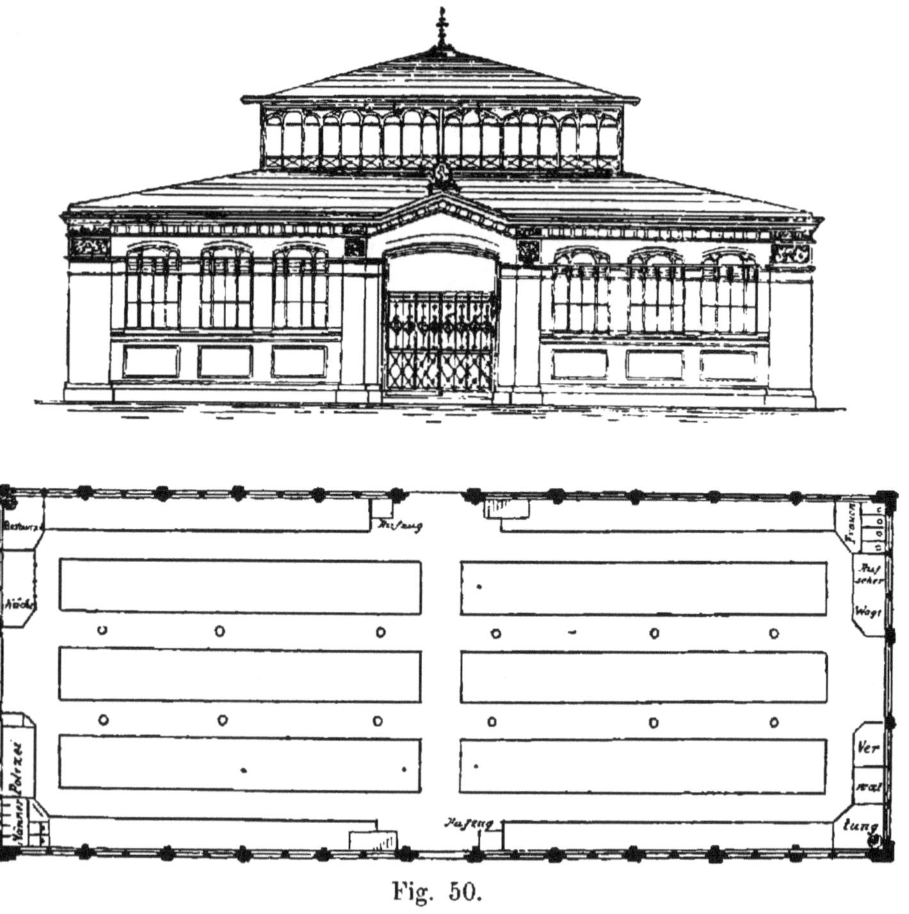

Fig. 50.

Die erste Markthalle wurde in Paris ins Leben gerufen. Von Boffrant gegründet, wurde sie 1810 unter Napoleon I. erweitert, später ganz umgebaut und 1857 neu eröffnet. Die Einrichtung dieser Halle ist mustergiltig für alle späteren gewesen. So wurden z. B. Markthallen erbaut in Brüssel im Jahre 1875, Frankfurt a. M. 1879, Berlin 1886—1892 (eine Zentralmarkthalle und 13 Einzelmarkthallen), Wien 1888 (eine Zentralmarkthalle), Prag 1897.

Zum Verständnisse der Nahrungsmittelfrage dürfte es vielleicht auch dienen, wenn angeführt wird, dass die wichtigsten Lebensmittel in den 23 Hauptmarktorten des preussischen Staates im September 1897 folgende Preise pro 1 kg hatten und zwar in Bezug auf heimische Produkte für das Fleisch im Kleinhandel: Rindfleisch von der Keule

135, vom Bauch 115, Schweinefleisch 138, Kalbfleisch 130, Hammelfleisch 128; geräucherter Speck 152, Tafelbutter 228, Schweineschmalz 154; Weizenmehl 32, Roggenmehl 26, ein Schock = 60 Stück Eier 340 Pfennige.

In Paris wurden im Grossverkauf im Jahre 1892 abgesetzt: 6 829 050 Hühner, 888 857 Enten, 541 308 Gänse, 356 180 Truthühner, 1 945 551 Tauben, 68 404 Perlhühner, 92 437 Fasanen, 479 564 Rebhühner, 14 000 000 Lerchen, 67 000 Schnepfen, 230 417 Wachteln, 349 293 Krammetsvögel und Amseln, 35 000 Kibitze und Bachstelzen, 3 005 432 Kaninchen, 277 991 Hasen, 145 599 junge Ziegen, 12 193 Rehe und Hirsche, 1133 Wildschweine, 6223 Lämmer. 23 615 492 kg Seefische, 6 372 280 kg Flussfische, 6 375 340 kg Schaltiere (Hummer, Krebse, Krabben), 17 000 000 Austern, 12 243 422 kg Butter, 16 000 000 Stück Eier, 7 270 000 kg Käse, 1 537 135 kg besseres Obst und Gemüse (Ananas, Spargel, Trüffel, Aprikosen, Granaten, Melonen, Weintrauben), 5 048 485 kg minderwertiges Obst (Äpfel, Birnen, Nüsse, Kirschen, Pflaumen, Schoten, Konservefrüchte, Konservegemüse), 3 756 240 kg Gemüse und Salat, 5 283 075 kg Kresse.

Diese Zentralanlagen und überhaupt die strenge Kontrole der Nahrungsmittel sind besonders zu Zeiten von Epidemien nötig, um das Verschleppen von Seuchen durch Nahrungsmittel und durch die Produzenten und Verkäufer derselben zu verhüten.

Litteratur.

R. Edelmann: Fleischbeschau. 1896.
F. Elsner: Die Praxis des Chemikers. 6. Aufl. 1895.
J. Forster: Ernährung und Nahrungsmittel. 1882.
Forster: Massenernährung. Pettenkofer-Ziemssen's Handbuch. 1882. II. 1. 367.
E. v. Freudenreich: Die Bakteriologie in der Milchwirtschaft. 2. Aufl. 1898.
G. Grotenfelt: The principles of modern dairy practice. 1894.
A. Hilger: Verfälschung der Nahrungs- und Genussmittel. 1882.
F. Hueppe: Mitteilungen a. d. k. Gesundheitsamt. II. 1884. S. 309.
F. O. Hultgren und E. Landergren: Untersuchungen über die Ernährung schwedischer Arbeiter. 1891.
Johne: Der Trichinenschauer. 5. Aufl. 1896.
J. König: Chemie der menschlichen Nahrungs- und Genussmittel. 2. Aufl. 1882/83.
J. Munk: Einzelernährung und Massenernährung. 1893.

Neumann-Wender: Gesetz vom 16. Jänner 1896, betreffend den Verkehr mit Lebensmitteln. 1897.
Ostertag: Handbuch der Fleischbeschau. 2. Aufl. 1895.
G. Osthoff: Markthallen, Schlachthöfe und Viehmärkte. 1894.
Prausnitz: Ueber die Kost in Krankenhäusern. Vierteljahrschrift für öffentliche Gesundheitspflege. 1893. Bd. 25. S. 563.
C. v. Rechenberg: Die Ernährung der Handweber. 1890.
H. Scholl: Die Milch. 1891.
A. Stutzer: Nahrungs- und Genussmittel. 1894.
Tollens: Kurzes Handbuch der Kohlenhydrate. 1888.
R. Wehmer: Abdeckereien. 1893.
Th. Weyl: Die Gebrauchsgegenstände. 1894.
A. Würzburg: Die Nahrungsmittel-Gesetzgebung im Deutschen Reiche. 1894.

---

2. Ernährungsgesetze und Massenernährung.

A. Einheiten für das Kost- und Energiemass.

Die im vorigen Kapitel besprochenen Nahrungsstoffe und Nahrungsmittel werden in verschiedener Weise in der Kost gemischt zur Ernährung verwerthet, um so bei dem jugendlichen Einzelwesen die Körperbildung zu ermöglichen, bei dem Erwachsenen die Körperbestandteile zu erhalten und bei allen die Wärmebildung und die Kraftleistungen zu vermitteln.

Zur Feststellung des Stoffverbrauches an Nahrungsmitteln dienen verschiedene Methoden.

Die Grösse des Eiweissumsatzes wird entweder durch die Harnstoffbestimmung mit Merkurinitrat oder durch die Stickstoffbestimmung im 24stündigen Harne gemessen. Die derzeit gebräuchlichste Methode für die letztere Bestimmung ist die von Kjeldahl, welche darin besteht, dass man die organische Substanz mit konzentrierter Schwefelsäure erhitzt; dadurch wird der Stickstoff in Ammoniak übergeführt, der überdestillirt und mit titrirter Schwefelsäure aufgefangen wird. Die Methoden der Stickstoffbestimmung im Harn als Massstab des Eiweissumsatzes haben den Fehler, dass sie 1. die Stickstoffausscheidung durch den Schweiss und eventuell auch durch die Ausathmungsluft und 2. den Umstand unberücksichtigt lassen, dass der der 24stündigen Untersuchungsperiode entsprechende Stickstoff zu einem Teil erst in den folgenden Tagen zur Ausscheidung gelangt. Doch haben diese Methoden die Bequemlichkeit, dass man an sehr vielen Versuchspersonen arbeiten kann. Neben diesen Stickstoffbestimmungen im Harn muss man selbstverständlich auch die Stickstoffausscheidung durch den Kot mituntersuchen, weil die letztere einen Massstab für das unbenützte Eiweiss abgiebt.

Die Untersuchung der Kohlensäureabgabe kann nur in ganz kurzen Zeiträumen durch die Bestimmung der Kohlensäure in der Ausathmungsluft ermittelt werden. Für längere Zeiträume ist beim Menschen nur die Untersuchung im Respirationsapparate von Pettenkofer geeignet. Dieser Apparat gestattet aber auch, alle Produkte (gasförmige, flüssige und feste) in Betracht zu ziehen. Doch leidet er an dem Uebelstande, dass eigentlich nur der Ruhezustand zuverlässig ermittelt werden kann und dass die Untersuchung von nur wenigen Personen möglich ist.

Ein Teil des zersetzten Kohlenstoffs wird in Wirklichkeit mehr indirekt bestimmt, nämlich insofern, als die aus dem Harnstoff oder Urinstickstoff berechnete Energie der Arbeitsleistung nicht entspricht, so dass also das Defizit durch den Kohlenstoff- und Wasserstoffgehalt der Nahrung gedeckt werden sollte. Mit Rücksicht auf die oben erwähnten Fehler der Stickstoffbestimmung hat man deshalb vermutlich der Kohlenstoffverbrennung der Fette und Kohlenhydrate einen zu hohen Wert zugesprochen, die Eiweisszersetzung etwas unterschätzt.

Eine Methode, welche für die hygienischen Verhältnisse wichtiger ist und welche die an einzelnen Personen gewonnenen Ergebnisse mindestens berichtigt, besteht darin, dass man den wirklichen Ernährungsbedarf einer grösseren Gruppe gleichartiger Individuen ermittelt, die sich einer genauen Kontrolle unterwerfen lassen, z. B. von Soldaten, Gefangenen, Arbeitern. Und zwar ermittelt man diesbezüglich die tatsächlich verbrauchten Nahrungsmittel, d. h. die Rohwerte (siehe auch S. 363), und dann auf Grund der Ausnützungsversuche an einzelnen Individuen die Reinwerte (siehe auch S. 246). In ähnlicher Weise kann man auch gut geführte Haushaltungsbücher benützen, um für ganze Familien die Durchschnittswerte zu ermitteln.

Diese Ermittelungen müssen noch ergänzt werden durch Versuche mit einseitiger Ernährung und beim Hungerzustande. Derartige Versuche haben zunächst das allgemeine Ergebnis geliefert, dass die Ausnützung der einzelnen Nahrungsstoffe sich etwas verschieden gestaltet, je nachdem die Nahrung fleischlos und fleischarm oder in ausreichender Weise mit Fleisch gemischt ist. So beträgt die mittlere Verdaulichkeit von:

	Eiweiss pCt.	Fett pCt.	Kohlenhydrate pCt.
Fleischarmer oder fleischloser Kost	72	91	93
Gemischter Kost	83	90	93

Vom Gesamtenergiegehalt einer Nahrung werden nach Abzug des unbenützt Ausgeschiedenen dem Körper bei fleischloser oder fleischarmer Kost 91 pCt., bei gemischter Kost 92 pCt. zugeführt. Der Reinwert für die Nahrungsstoffe stellt sich demnach:

Kalorien	pro 1 g		
	Eiweiss	Fett	Kohlenhydrate
Bei fleischarmer, oder fleischloser Kost	3,0	8,5	3,8
Bei gemischter Kost .	3,4	8,3	3,8

An der Hand dieser Ermittelungen habe ich in den folgenden Tabellen auf Grund der Ermittelungen über den Nahrungsbedarf folgende Berechnung ausgeführt und zwar bezogen auf das Körpergewicht von 70 kg oder auf die Einheit von 1 kg. (Siehe Tabelle S. 359).

Nach diesen Ermittelungen sind:
bei der Ruhe A für Erhaltung der Eigentemperatur und der geringen unwillkürlichen Bewegungen verfügbar 1610 Rein-Kalorien. Der Wärmeverlust betrug 1500 Kalorien. Also sind für die geringen Bewegungen 1610—1500 = 110 Kalorien = 46 750 kgm Arbeit vorhanden.

Bei Arbeit sind für Wärme und mechanische Arbeit verfügbar:

B1 2766 Rein-Kalorien
B2 2773 „ „
C 2919 „ „
D 2949 „ „

Demnach sind verfügbar für mechanische Arbeit ohne Berücksichtigung der durch die Arbeit gesteigerten Wärmeabgabe, d. h. also nur bei Abzug der Wärmeabgabe des ruhenden Körpers:

pro 70 kg Körpergewicht		Eiweiss	Fett	Kohlenhydrate	Kalorien in der Gesamtheit für 70 kg Körper-Gewicht	Kalorien für 1 kg Körpergewicht
A. Volständige Ruhe nach Hueppe.	In der Nahrung wurden zugeführt	65 gr	30 g	300 g	—	—
	deren Rohkalorien.	(65 × 4,1 =) 266,5	(30 × 9,3 =) 279	(300 × 4,1 =) 1230	1775,5	25,364
	deren Reinkalorien	(65 × 3,4 =) 221	(30 × 8.3 =) 249	(300 × 3,8 =) 1140	1610,0	23,000
B. Oberbaier bei mittlerer Arbeit (Tischler, Maurer, Soldat in der Garnison) 1. nach Voit.	In der Nahrung wurden zugeführt	118 g	56 g	500 g	—	—
	deren Rohkalorien.	(118 × 4,1 =) 483,8	(56 × 9,3 =) 520,8	(500 × 4.1 =) 2050	3054,6	43,637
	deren Reinkalorien	(118 × 3,4 =) 401,2	(56 × 8,3 =) 464,8	(500 × 3,8 =) 1900	2766,0	39,514
2. nach Hirschfeld	In der Nahrung wurden zugeführt	100 g	110 g	400 g	—	—
	deren Rohkalorien.	(100 × 4,1 =) 410	(110 × 9,3 =) 1023	(400 × 4,1 =) 1640	3073,0	43,90
	deren Reinkalorien	(100 × 3,4 =) 340	(110 × 8,3 =) 913	(400 × 3,8 =) 1520	2773,0	39,614
C. Japaner bei gewöhnlicher Arbeit und vegetabilischer Kost nach Scheube	In der Nahrung wurden zugeführt	126 g	16 g	633 g	—	—
	deren Rohkalorien.	(126 × 4,1 =) 516,6	(16 × 9,3 =) 148,8	(633 × 4,1 =) 2595,3	3260,7	46,581
	deren Reinkalorien	(126 × 3,0 =) 378	(16 × 8,5 =) 136	(633 × 4,1 =) 2405,4	2919,4	41,7
D. Baierischer Arbeiter bei anstrengender Arbeit (Schmied, Soldat im Feldzuge) nach Voit.	In der Nahrung wurden zugeführt	145 g	67 g	500 g	—	—
	deren Rohkalorien.	(145 × 4,1 =) 594,5	(67 × 9,3 =) 623,1	(500 × 4,1 =) 2050	3267,6	46,680
	deren Reinkalorien	(145 × 3,4 =) 493	(67 × 8,3 =) 556,1	(500 × 3,8 =) 1900	2949,1	42.130

B1—A 2766—1500 = 1266 Kalorien
B2—A 2773—1500 = 1273
C—A 2919—1500 = 1419
D—A 2949—1500 = 1449

Bei Arbeit beträgt jedoch (siehe auch S. 161) die		
Wärmeabgabe durch Strahlung und Leitung	1789	Kal.
Verdunstung durch die Haut	384	
„ „ „ Lunge	192	„
„ „ in Summa bei Arbeit	2365	
zunächst ab Wärmeverlust bei Ruhe	1500	„
demnach beträgt das Mehr an Wärmeverlust durch Arbeit	865	„

Nach dieser Berichtigung sind also tatsächlich verfügbar für mechanische Arbeit (Kraftleistung; das mechanische Wärmeäquivalent = 425) mit Berücksichtigung der vermehrten Wärmeabgabe durch die Arbeit:

B 1. 1266 — 865 = 401 Kal. = 170 425 kgm = 14,5 pCt.
B 2. 1273 — 865 = 408 = 173 400 = 15
C 1419 — 865 = 554 = 235 450 = 19
D. 1449 — 865 = 584 „ = 248 200 „ = 20 „

Die maximale Tagesleistung eines starken Mannes von 70 kg berechnet sich für 8 Stunden nach Versuchen am Ergostaten auf 200—250 000 kgm. Man sieht aus meiner Berechnung, dass die Forderung von Voit in Bezug auf Eiweiss, Fett und Kohlenhydrate dem wirklichen Energie-Bedürfnisse für die Arbeit ganz ausgezeichnet entspricht.

Nach der einen Ansicht (Th. Engelmann) wird alle chemische Spannkraft erst in Wärme und dann ein Teil dieser letzteren in mechanische Arbeit als Muskelkraft übergeführt. Nach Anderen (Pflüger, A. Fick) wird ein Teil der chemischen Energie direkt und ohne Zwischenbildung von Wärme in Muskelarbeit umgesetzt. Während die besten kalorischen Maschinen höchstens 10 pCt. der Energie in mechanische Arbeit umsetzen, verwertet der Muskel 15 bis 20 pCt. zur Krafterzeugung.

A. Der Stoffverbrauch beim Hunger und der Eiweissumsatz.

Der Stoffverbrauch beim Hunger hängt wesentlich vom Fettgehalte des betreffenden Organismus ab. Bei fettreichen Personen ist der

Eiweissverbrauch kleiner. Es hängt dieses mit einer Art Selbstregulierung des Eiweisszerfalles zusammen. Wenn der Organismus mit einer bestimmten Eiweissmenge sich im sogenannten „Stickstoffgleichgewichte" befindet — d. h. nur so viel Eiweiss zersetzt, als mit der Nahrung zugeführt wird, so dass also der Eiweissbestand des Körpers selbst unangegriffen bleibt, — und es wird nunmehr die Eiweisszufuhr gesteigert, so wird in demselben Masse auch die Eiweissausscheidung grösser. Umgekehrt wird, wenn weniger Eiweiss gereicht wird, die Eiweissausscheidung etwas herabgesetzt. Die Eiweissverarmung erfolgt beim Hunger langsam, wenn sie nicht durch psychische Einflüsse oder durch Fieber künstlich gesteigert wird.

Aus dieser Selbstregulierung des Eiweisszerfalles ergiebt sich aber auch, dass ein an Eiweiss verarmter Körper nicht durch blosse Zufuhr von Eiweiss wieder zu einem höheren Bestande an Eiweiss gelangt. Ein Fleischansatz ist mit alleiniger Eiweisszufuhr unmöglich. Bei fetten Menschen wird durch den Verbrauch des Fettes beim Hungern das Eiweiss geschont und noch langsamer zersetzt. Wird einem an Eiweiss verarmten Körper neben Eiweiss Fett zugeführt, so kann nunmehr ein Ansatz von Fleisch erfolgen, weil jetzt ein Teil Eiweiss verfügbar wird, der ohne Fettzufuhr selbst zersetzt würde.

Diese eigentümliche Erscheinung hängt wohl mit dem Bau des Eiweismolekels (Plasmamolekel, Plastidul, Biogen) zusammen. Dasselbe muss sehr aktiv und in einer fortwährenden Umlagerung seiner Atomgruppen begriffen sein. Aus Eiweiss kann sich Zucker, Glycogen, Milchsäure, Fett bilden. Das Biogen muss deshalb zwei grosse Gruppen enthalten, eine relativ beständige stickstoffhaltige und eine stickstofffreie. Die letztere kann durch die Kohlenstoffgruppen von Nahrungseiweiss, aber auch durch Fette und Kohlenhydrate beim Wiederaufbau des Molekels zur Verfügung gestellt werden.

Im Hungerzustande erliegen Kinder infolge ihres starken Eiweiss- und Fettverbrauches schon nach Verlust von $^1/_4$ ihres normalen Körpergewichtes, d. h. etwa am 5. Tage. Erwachsene Menschen vermögen ohne Wasserzufuhr bei völliger Enthaltung von Nahrungsaufnahme (Karenz) drei bis vier Wochen, mit Wasserzufuhr jedoch sechs Wochen zu leben, wobei das Gewicht bis auf die Hälfte abnehmen kann.

Das Nahrungseiweiss dient nicht nur zum Ersatze des verbrauchten Körpereiweisses, sondern es kann auch entsprechend seinem

Wärmewerte für den Energieverbrauch eintreten. Man bezeichnet nach Voit das in den Körpersäften kreisende und zur Energiebildung verwendbare Eiweiss als Zirkulationseiweiss. Ein richtig ernährter leistungsfähiger Körper zeichnet sich stets durch gute Muskelmasse, straffe Muskulatur, geringen Fettgehalt und reichlichen Vorrat an Zirkulationseiweiss aus. Auf diesen Umständen beruht das relativ hohe spezifische Gewicht und die sogenannte Konstitutionskraft. Diese zeigt sich nicht nur in den hohen Leistungen, sondern auch in der grösseren Widerstandsfähigkeit gegenüber Klima und Seuchen. Dies hat Pettenkofer i. J. 1854 anlässlich der Cholera gezeigt und die Brehmer'sche Methode verwertet es planmässig zur Erzielung einer grösseren Widerstandsfähigkeit der Schwindsüchtigen.

Die Eiweisszersetzung ist abhängig von dem mit der Nahrung aufgenommenen Eiweiss, von der Masse der Organe und Säfte, dann von der Energie der Zellen. Muskulöse, aber fettarme Menschen haben einen viel grösseren Eiweissumsatz als fette oder aufgedunsene, aufgeschwemmte Individuen. Aus diesem Grunde strebt der kräftig arbeitende Mensch ganz instinktiv danach, die Eiweisszufuhr zu steigern. Diese Steigerung erfolgt ganz instinktiv, trotzdem die Arbeiter zu einer „Luxuskonsumption" von Eiweiss gar keine Mittel haben. Sie muss deshalb physiologisch tief begründet und unerlässlich sein. Dies geht aus verschiedenen Versuchsreihen unzweideutig hervor. Siehe folgende Tabelle.

Man hat zunächst versucht, die unterste Eiweissgrenze festzustellen. Hirschfeld setzte bei sich unter Steigerung des Fettes die Kohlenhydrate, Kumagava umgekehrt unter Steigerung der Kohlenhydrate die Fette aufs äusserste herab und beide gelangten dabei für sich zu dem Minimalwerte von Eiweiss, mit dem sie sich im Stickstoffgleichgewichte halten konnten. Eine nennenswerte mechanische Arbeit wurde hierbei aber nicht geleistet. Die Versuche waren auch viel zu kurz, um entscheidend zu sein. Der Vegetarianer nach Voit war ein kräftiger Mann und lehrt, dass einzelne Individuen auf Wochen mit einer mässigen Eiweisszufuhr auskommen können, wenn Fette und besonders Kohlenhydrate in genügender Menge vorhanden sind.

Die Handweber zeigen jedoch sowohl als Individuen, wie als Gruppe von Individuen, dass der Organismus im allgemeinen und bei jahrelanger Einwirkung mit so geringer Eiweisszufuhr nicht ordentlich bestehen kann, dass ferner eine so geringe Eiweisszufuhr, wie sie bei der Kartoffelkost stattfindet, selbst bei ausreichender oder sogar sehr grosser Zufuhr von Fett und Kohlenhydraten, durchaus ungenügend

A. Einzel-Versuche		Hirschfeld, Eigenversuch	73	39	173	378	0,534	2,369	5,178	45,451	41,420
		Handweber nach v. Rechenberg .	52	49	43	437	0,942	0,827	8,404	46,010	41,791
		Vegetarianer nach Voit .	57	55	23	574	0,965	0,403	10,070	48,991	44,586
		Kumagava, Eigenvers.	48	54.7	2,5	569,8	1,139	0,052	11,870	53,821	45,006
B. Massen-Versuche bei mittlerer Arbeit	bei vorwiegend vegetarian. Kost	Japaner nach Scheube durchschnittl.	50	90	12	452	1,8	0,24	9,004	46,581	41,705
		Handweber nach v. Rechenberg	57	65	49	485	1,140	0,859	8,508	47,646	43,050
	bei gemischter Kost	Oberbaier nach Voit .	70	118	56	500	1,685	0,80	7,143	43,637	39,514
		Vorschlag nach Hirschfeld .	70	100	110	400	1,428	1,571	5,714	43,90	39,614
		Schwede nach Hutgren und Landergren	70,3	134	79	485	1,863	1,123	6,9	46,372	41,875
B. Massen-Versuche bei schwerer Arbeit	bei vorwiegend vegetarian. Kost	Bergarbeiter in Nassau nach Steinheil	67	133	113	634	1,985	1,686	9,462	62,613	47,142
		Italienischer Ziegelarbeiter nach Ranke	65	167	117	675	2,723	1,8	10,384	70,399	62,928
		Irländer nach Ed. Smith	65	130	25	1330	2,0	0,384	20,461	95,661	86,939
	bei gemischter Kost	Oberbaier nach Voit	70	145	67	500	2,071	0,957	7,146	46,680	42,130
		Schwede nach Hutgren und Landergren	63,5	189	101	673	2,976	1,59	10,598	70,340	63,588

ist. Dieses hängt wahrscheinlich damit zusammen, dass eiweiss- und fettarme Kost zu einer Wasseraufspeicherung im Körper führt, indem bei sehr kohlenhydratereicher Kost die Zwischenstufen der zerfallenden Kohlenhydrate in dem Saftstrome und in den Gewebszellen mehr Wasser festhalten als die Zerfallsprodukte der Eiweisskörper und Fette. Daraus erklärt sich auch das gedunsene Aussehen solcher Leute und ihre ausserordentlich geringe physische Leistungsfähigkeit. Trotz der übergrossen Menge von Kalorien, die mit der Nahrung zugeführt werden, sind die Handweber zu keinerlei anstrengender Arbeit, z. B. zur Feldarbeit, zu gebrauchen, und die Irländer müssen Massen einnehmen, die für andere Menschen einfach unglaublich erscheinen.

Im allgemeinen erweist sich selbst bei einer grossen Anzahl von Kalorien eine eiweissarme Nahrung als eine Art langsamen Hungertodes mit bedeutender Herabsetzung der Leistungsfähigkeit.

Die italienischen Arbeiter mit Polenta als Grundlage, die Bergarbeiter in Nassau haben es verstanden, zu ihrer schweren Arbeit nicht nur die Zahl der Wärmeeinheiten, sondern auch die Eiweissmenge zu steigern.

Besonders haben sich die Naturvegetarianer wie die Chinesen, Japaner, Hindu, ihre vorwiegend pflanzliche Kost auf Grund von ihrer jahrtausendalten Erfahrung eingerichtet. Die Eiweisszufuhr ist in diesem Falle nach der Tabelle sehr beträchtlich und lehrt, dass eine vernünftige vegetarianische Lebensweise sehr wohl möglich ist, wenn nur neben den stickstofffreien Bestandteilen eine reichliche Eiweisszufuhr erfolgt. Die zugeführte Gesamtmenge von Kalorien ist sogar geringer als bei den Webern.

Auch für gemischte Kost ergeben die Zahlen der Tabelle ebenso entschieden, dass die Eiweisszufuhr eine ziemlich beträchtliche sein muss, wenn der Körper vollständig leistungsfähig sein soll. Der Historiker Joh. v. Müller drückte die Bedeutung der Eiweisszufuhr für kraftfrohe Menschen so aus, dass er sagt, die Freiheit gedeihe, wo Käse bereitet wird!

Pro 1 kg Körpergewicht müssen wir bei gemischter Kost im Durchschnitte für die Massenernährung für mittlere Arbeit (z. B. Tischler, Maurer, Soldaten in der Garnison) für Kopf und 24 Stunden mindestens 1,6 bis 1,8 g, bei schwerer Arbeit (Schmiede, Soldaten im Manöver und Feldzuge) 2,0 bis 2,5 g Eiweiss fordern, gleichgiltig wie das Verhältnis von Fett und Kohlenhydraten ist. Diese von Voit aus dem wirklichen Bedarfe ermittelten, von mir durch Erfahrungen der Volksernährung in den verschiedenartigsten Ländern nach der energetischen Seite ergänzten Zahlen, stimmen fast genau mit den Ermittelungen von Pflüger und Bleibtreu überein, die pro 1 kg 1,725 g Eiweiss als Bedarf ermittelten. Unter dieser Voraussetzung wird bei der Massenernährung den individuellen Schwankungen Rechnung getragen, weil bei der Verteilung der Mahlzeiten immerhin ein individueller Ausgleich möglich ist und praktisch überall berücksichtigt wird. Gegenüber der generellen Forderung eines hohen Eiweissgehaltes der Nahrung, der allein die richtige Ausnützung der Fette und Kohlenhydrate sichert und die Leistungsfähigkeit der ganzen Maschine ermöglicht, ist es zunächst untergeordnet, ob diese Eiweisszufuhr durch tierisches oder pflanzliches Eiweiss erfolgt.

Die Tabelle lehrt aber auch noch weiter, dass die einseitige Berücksichtigung der Kalorien, wie sie in den letzten Jahren wiederholt empfohlen wurde, zu ganz falschen Resultaten führt, wenn man nicht, wie ich es gethan habe, auf eine Einheit z. B. 70 kg oder 1 kg umrechnet. Es zeigt sich bei einer solchen Umrechnung, dass die kräftigen Arbeiter bei gemischter Kost grosse Leistungen bei weniger Gesamtkalorien zu leisten vermögen, wenn ein relativ grosser Teil durch die Eiweisszufuhr gesichert ist; während andererseits bei zu geringem Eiweissgehalte selbst eine grössere Zahl von Gesamtkalorien eine verminderte Leistungsfähigkeit zur Folge hat, oder zu so ungeheuerlicher Steigerung der Menge führt wie bei den Irländern. Der erste Fall entspricht dem normalen Betriebe einer richtig konstruierten und geleiteten Maschine, der letztere dem Arbeiten eines zu schwachen, aber überheizten Dampfkessels.

Daraus folgt praktisch, dass bei genügender Eiweisszufuhr das Gesamtvolumen der Nahrung verhältnismässig gering sein kann, und dies ist für arbeitende Menschen ausserordentlich wichtig, um nicht zu viel Ballast zu schleppen. Weiter ergiebt sich, dass die Masse der Nahrung selbst unter Berücksichtigung ihrer Wärmewerte ein durchaus ungenügender Massstab ist. In dieser Beziehung ist weiter anzuführen, dass selbst die scheinbar dürftigste Ernährung, wie z. B. die Kartoffelkost, und überhaupt jede Volksernährung so viel Material zuführt, um das Gefühl der Sättigung herbeizuführen.

Dass bei kräftiger Arbeit die Zersetzung des zirkulierenden Eiweisses von einschneidender Bedeutung ist, ergiebt sich nicht nur aus dem instinktiven Verlangen nach Steigerung der Eiweisszufuhr bei starker körperlicher Arbeit, sondern besonders auch bei Erzielung maximaler Körperleistungen im Sport. So fand ich z. B. bei einem sechswöchentlichen Rudertraining im Durchschnitte der letzten vierzehn Tage ohne jedes Zeichen von Uebertrainiertsein bei vorzüglicher Körperverfassung und Leistungsfähigkeit gegenüber dem Anfangszustande eine Vermehrung des Harnstoffes um 25 pCt., der Harnsäure um 120 pCt., der Phosphorsäure um 80 pCt., so dass also tatsächlich nicht nur die Fette, Kohlenhydrate, bezüglich die daraus ergänzte kohlenstoffhaltige Gruppe des Eiweissmolekels, sondern das ganze Eiweissmolekel in Angriff genommen wird, vorausgesetzt, dass man die Untersuchung über genügend lange Zeiträume ausdehnt. Trainieren zu maximalen Körperübungen heisst aber praktisch: Abnahme des Wassergehaltes des Körpers, Erhöhung des spezifischen Gewichtes, Erhöhung des Bestandes an zirkulierendem aktiven Serumeiweiss und Vermehrung der roten Blutkörperchen. Auch derartige Ermittlungen wird man nicht vernachlässigen dürfen, wenn man die Ernährungsfrage vom Standpunkte der Energetik und der Zusammensetzung der Nahrungsmittel lösen will.

Das praktische Ergebnis aller dieser Ermittelungen ist, dass wir die Menge der Gesamtkalorien und die Eiweisszufuhr als die Grundlage jeder exakten Berechnung für Ernährungszwecke ansehen müssen, und zwar müssen wir pro 1 kg Körpergewicht bei mittelschwerer Arbeit 1,6 bis 1,8 g Eiweiss und rund 45 bis 50 Roh-Kalorien oder 40 bis 43 Rein-Kalorien, bei schwerer Arbeit 2,0 bis 2,5 g Eiweiss und 50 bis 60 Roh- oder 45—50 Rein-Kalorien fordern. Dies bezieht sich auf eine gemischte Kost, bei der die Vegetabilien die Grundlage bilden, also auf die Verhältnisse der Mehrzahl der Arbeiter.

Können wir auch mit Eiweiss allein einen Körper praktisch nicht erhalten, so können wir andererseits ohne reichliche Eiweisszufuhr nicht verhüten, dass die Arbeitsmaschine in ihrem Bestande gefährdet wird und dass grössere Momentanleistungen und gute Dauerleistungen unmöglich gemacht werden. Ich halte es für einen ganz bedenklichen Rückschritt in der Ernährungslehre, dass auf Grund von nur individuellen Erfahrungen und viel zu kurzdauernden Versuchen die gegenteiligen Erfahrungen über Massenernährung bei kräftiger Arbeit und bei maximalen Leistungen unterschätzt worden sind. Nur der Umstand, dass die Zahlen über die Nahrungsstoffe vielfach ohne Berücksichtigung von Körpergrösse und Gewicht erhoben und die Umrechnungen auf eine Einheit unterlassen wurden, erklärt derartige Angaben. Nach meiner Auffassung entsprechen die Forderungen von Voit den Durchschnittsverhältnissen von Mitteleuropa ganz vorzüglich, während ich für Nordländer bei gleichem Eiweissgehalte ein Weniger an Kohlenhydraten und ein Mehr an Fett für richtiger halte und umgekehrt in den Tropen ein Weniger an Fett zulassen könnte, wenn ein entsprechendes Mehr an geeigneten Kohlenhydraten (Reis) gegeben wird.

Bei gesteigerter Körperanstrengung und somit bei gesteigerter Oxydation muss viel Sauerstoff zugebote stehen, und dieses erreicht man nur durch Vermehrung der Sauerstoffträger, d. h. der roten Blutkörperchen, und dieses setzt ebenfalls eine ausreichende und reichliche Zufuhr von Eiweiss in der Nahrung voraus.

Da das Eiweiss im Körper nicht vollständig oxydiert wird und neben dem Endprodukte Harnstoff auch grössere Mengen von Harnsäure und deren Vorstufen, Kreatin, Xanthin und Hypoxanthiu auftreten, so ist noch bei maximalen Körperanstrengungen im Sport, Turnen und beim Militär ganz besonders Rücksicht auf die Wasserausscheidung zu nehmen. Würden bei einem Fleischfresser durch Schwitzen das Blut und die Gewebsflüssigkeitsmenge stark vermindert, so würden die genannten, nur in grossen Mengen warmen Wassers löslichen Stoffe ausfallen und nicht aus dem Körper entfernt werden. Der Schutz der Fleischfresser dagegen besteht darin, dass sie als Anpassung an die Besonderheiten der Ernährung verkümmerte Schweissdrüsen haben. Dieses Nichtschwitzen schützt den Fleischfresser gegen solche Ablagerungen und gegen die Gefahr, dass sich diese Stoffe im Blute anhäufen, welche sonst als Selbstgifte in Betracht kommen. Wegen des Nichtschwitzens schadet dem Fleischfresser die Fleischnahrung nicht. Beim Menschen ist deshalb die Angewöhnung an die Wasserverluste durch die Haut durch planmässige Uebungen (Uebungsmärsche, Training) ebenso wichtig wie die geeignete Auswahl der Nahrungsmittel selbst. Beim Militär würde deshalb eine weniger nasse Bereitung der Kost sehr zu empfehlen sein.

Ausser durch Eiweiss selbst kann ein Teil der Funktion des zirkulierenden Eiweisses durch andere stickstoffhaltige Stoffe übernommen werden. Der Leim (siehe auch Seite 245) vermag das zum Ansatze dienende Eiweiss bei den Säugetieren nicht zu ersetzen, wohl aber vermag er einen Teil des zirkulierenden Eiweisses so zu ersetzen, dass er trotz Fehlens der Tyrosin liefernden aromatischen Gruppe dem zirkulierenden Eiweiss so weit als gleichwertig betrachtet werden kann, wie es seinem Wärmewerte entspricht.

Ob die eigentlichen Peptone zum Aufbau von Eiweiss dienen,

oder ob sie nur ebenso wie Leim zirkulierendes Eiweiss ersetzen, ist noch strittig.

Die Amidoverbindungen wie Asparagin ersparen beim Menschen kein Eiweiss, während sie bei Pflanzenfressern ähnlich wirken wie Leim beim Menschen und Fleischfressern.

Wollte man bei der Zusammensetzung einer Nahrung nur auf das Eiweiss Rücksicht nehmen und dasselbe aus einem einzigen Nahrungsmittel gewinnen, so würde man bei einzelnen derselben ganz ungeheuerliche Mengen nötig haben, und dieser Ballast würde gleichzeitig die Ausnützung des Eiweisses erschweren oder unmöglich machen. Aus diesem Grunde sind wir genötigt, bei der Deckung des Eiweissbedarfes stets auch die anderen Nahrungsstoffe zu berücksichtigen.

C. Zersetzung der Fette und Nahrung der Fleischesser.

Durch die Zufuhr von Fett allein in der Ernährung wird die Zersetzung des Körperfettes beschränkt oder verhindert, der Eiweisszerfall jedoch nur wenig eingeschränkt. Somit wird durch die Fettzufuhr allein nur das Körperfett geschont. Bei gleichzeitigem Genusse von Eiweiss und Fett übt jedoch das Fett eine eiweisssparende Wirkung aus, d. h. der Eiweisszerfall des Körpers wird ein kleinerer. Indem dann die Nahrungsfette für das Körperfett eintreten, wird die Zersetzung des Körperfettes beschränkt und es kann nunmehr sogar zu einer Fettablagerung kommen. Je nach dem Verhältnisse von Eiweiss zu Fett kann man einmal überhaupt den Körperbestand und dessen Leistungen ermöglichen, weiter jedoch darüber hinaus einen Fettansatz (Fettmästung) erzielen. Die Fettsäuren wirken auf den Fettverbrauch und auf die Eiweissersparnis ebenso ein wie die Neutralfette, während hingegen das Glyzerin ohne Einfluss ist.

Mit Eiweiss und Fett ist eine vollständige Ernährung möglich, vorausgesetzt, dass auch die Salze und Reizmittel in entsprechender Weise zur Verfügung stehen. Die Jäger- und Hirtenvölker schätzen aber auch neben dem Blute gerade das fette Fleisch, wie es Darwin von den Gauchos berichtete. Dasselbe wissen wir von den Eskimos. Aber über dem Thran der Eskimos darf man nicht den Rindstalg in England und Russland, das Schweineschmalz in Deutschland und Amerika, das Gänseschmalz an den Ostseeküsten, den Paprikaspeck in Ungarn, das Leinöl im Erzgebirge, das Olivenöl in Südeuropa und das Palmöl in Afrika vergessen. Früher glaubte man, dass die Leute in den Tropen und Subtropen mit Spuren von Fett auskommen. Aber die Forschungsreisenden berichteten sowohl aus Zentralafrika, wie aus den Tropen von Brasilien übereinstimmend, dass bei anstrengenden Expeditionen und bei dauernder Ernährung mit magerem Fleische das Bedürfnis nach Fett ausserordentlich zunimmt und in keiner Weise gegen die Anforderungen im Norden zurücksteht. Vom Standpunkte der Ernährungslehre ist es wichtig, festzustellen, dass es ganze Völker giebt, die noch jetzt ausschliesslich von Fleisch leben. Die Ureuropäer, die Arier, wurden durch die Eiszeit Europas, die keine vegetarianische Ernährung zuliess, nach Nietzsche's Ausdruck zum herrlichen blonden Raubtier. Die einseitige animalische Ernährung ist eine durchaus naturgemässe.

D. Zersetzung der Kohlenhydrate und die vegetarianische Lebensweise.

Infolge der kulinarischen Gewohnheiten haben sich die Kulturvölker an ein Vielerlei in der Nahrung gewöhnt und besonders bei sitzender Lebensweise tritt keine ausgiebige Ausnützung des Fettes ein. Giebt man doch sogar an, dass nur 50 bis 100 g desselben zersetzt werden können und ein Mehr davon zur Ablagerung führen müsse. Der Grund hierzu dürfte darin liegen, dass sich der Kulturmensch gewöhnte, einen Teil seines Nahrungsbedarfes beim Uebergang zum Ackerbau dem Pflanzenreiche zu entnehmen. Dadurch verlernte er allmälich, die Fette ausgiebig zu verwerten, und tatsächlich wird bei den Kulturmenschen ein grosser Teil der Funktionen des Fettes durch Kohlenhydrate ersetzt. Die Kohlenhydrate sind einmal nach ihrem isodynamischen Werte Wärme- und Kraftbildner wie die Fette, so dass sie es ermöglichen, dass das in der Nahrung zugeführte Fett zum Ansatze kommt (Mast). Die abgemagerten Plantagen-Neger werden während der Ernte des Zuckerrohrs trotz der schweren Arbeit fett.

Vielleicht kann sogar Fett direkt aus Kohlenhydraten gebildet werden. Ferner sind die Kohlenhydrate eiweisssparend wie die Fette. Bei Zufuhr von Kohlenhydraten wird die Fett- und Eiweiss-Zersetzung herabgesetzt. Man kann also durch Zusatz von Kohlenhydraten das Stickstoffgleichgewicht durch geringere Eiweissmengen erreichen. Die Kohlenhydrate haben den Nachteil, dass ihre Zersetzungsprodukte

Wasser zurückhalten (siehe Seite 364), dass bei zu starker Zufuhr von Kohlenhydraten ein gedunsenes, aufgeschwemmtes Aussehen entsteht. Bei allzu grosser Zufuhr von Kohlenhydraten bekommt der Körper, besonders bei zu geringer Eiweisszufuhr, ein zu geringes spezifisches Gewicht und zeigt Seuchenerregern gegenüber eine Herabsetzung der Widerstandskraft und überhaupt eine geringe physische Leistungsfähigkeit.

Der grösste Nachteil der Kohlenhydrate besteht darin, dass sie als aus dem Pflanzenreiche stammend viele unverdauliche Nebenstoffe mit sich führen, welche, wie die Cellulose, auf die Darmschleimhaut reizend einwirken. Auf diese Weise kommt es zu starker Kotbildung und damit nicht nur zur Ausscheidung der unverdaulichen Bestandteile der kohlenhydrathaltigen Nahrungsmittel, sondere auch zur Mitausscheidung noch nährungsfähiger Stoffe und durch zu starke Ausscheidung der Verdauungssäfte zu einer Eiweissverarmung des Organismus. Ferner gehen die Kohlenhydrate leicht Gärungen ein, deren Produkte (Milch-, Buttersäure) reizend wirken und zu Darmkatarrh führen können.

Wenn die Nahrungsmittel dem Pflanzenreiche entnommen werden, ist es sehr wohl möglich, neben den Kohlenhydraten die ausreichenden Eiweissmengen zu verabfolgen. Doch ist im Allgemeinen bei pflanzlicher Nahrung der Fettgehalt ein sehr geringer, und daher muss ein Mehr von Kohlenhydraten für das mangelnde Fett im isodynamischen Sinne eintreten. Gerade so wie die einseitige tierische Ernährung erfordert auch die einseitige pflanzliche Nahrung eine besondere Gewöhnung. Nach längerer Ernährung mit magerem Fleische trat bei den Mitgliedern der Expedition v. d. Steinen's nach Ehrenreich eine solche Sucht nach Kohlenhydraten neben Fett ein, dass die Mitglieder 250 g Rohrzucker auf einmal essen konnten.

Hiernach lässt sich die Möglichkeit der sogenannten vegetarianischen Lebensweise ganz sachlich beurteilen. Man kann drei Gruppen von Vegetarianern unterscheiden: 1. Vegetarianer aus religiös-sittlichen Motiven. Wie bei den Speiseverboten der Aegypter und Juden eine totemistische Grundlage unverkennbar ist, so scheint mir dieses auch bei manchen Verboten der Hindus der Fall zu sein. Das Entstehen solcher physiologisch unbegreiflicher Verbote können wir auch jetzt noch in unzivilisierten Ländern beobachten, wenn z. B. ein Häuptling bei seinem Tode erklärt, in die Bananen zu fahren, und so seinem Stamme den Genuss einer unentbehrlichen Frucht verleidet. Auch anders begründete religiöse Momente machen sich diesbezüglich oft geltend. So hat der Fisch bei den Christen eine ganz eigentümliche Bedeutung und daher kommt es auch, dass die katholische Kirche Fische und Fischotter nicht zu den Fleisch-, sondern zu den Fastenspeisen zählt. Auch über die Fastenverbote ist selbstverständlich eine nüchterne naturwissenschaftliche Darlegung ausgeschlossen. Man kann höchstens auf den praktischen Unterschied hinweisen, der zwischen dem Fasten eines armen Dorfschullehrers bei leerer Kammer und dem eines höheren Priesters bei mit den verschiedensten herrlichen Fastenspeisen wohl gefüllter Kammer besteht.

Die zweite Gruppe sind die ächten Vegetarianer. Sie umfasst als a) Natur-Vegetarianer jene Völker, welche seit Jahrhunderten oder Jahrtausenden vorwiegend oder ausschliesslich von Vegetabilien leben, wie z. B. die Japaner und Chinesen, und sich ganz daran angepasst haben. Diese Völker betrachten Beefsteaks als eine durch die Umstände verbotene Frucht und suchen nach Möglichkeit frutti di mare als Zukost zu bekommen.

Die vegetarianischen Anthropoiden verschmähen bekanntlich als Zukost tierische Nahrungsmittel auch nicht, nehmen Nester aus, verzehren die ganze Vogelbrut und Eier und machen mit Eifer die Niederjagd im eignen Pelz und dem der Artgenossen und kümmern sich gar nicht um die Ideen unserer Kultur-Vegetarianer von ihrem ausschliesslichen Rechte auf Vegetabilien.

Auch die Naturvegetarianer sind stets so lüstern nach Fleisch, dass die Neger am Kongo neben ihren aus Maniokwurzeln hergestellten Kuangeklössen Raupen, Engerlinge, Termiten etc. leidenschaftlich essen!

Vor allem verstehen die Natur-Vegetarianer es, die Pflanzenstoffe selbst geschickt zu verwerten. Die Grundlage dieser Kost bildet der enthülste Reis, der fast zellulosefrei ist und das best ausnützbare, nur wenig kothbildende pflanzliche Nahrungsmittel ist; siehe Seite 247. Ausserdem verstehen sie es, die Eiweisskörper der Leguminosen in Form eines Bohnen- und Erbsenkäses frei von der störenden Cellulose in eine leicht assimilierbare Form überzuführen. Diese Leute leben also nicht von einer Handvoll Reis, sondern haben eine sehr eiweissreiche, leicht assimilierbare Pflanzennahrung in langen Zeiträumen ausprobiert. Als Anpassung daran ist ihr Darm um $^1/_5$ länger als der der Europäer.

b) Viel schlechter steht es mit den Vegetarianern aus Not in Europa mit der Kartoffel und dem groben Schrotbrot als Grundlage der Nahrung, bei der viel zu wenig Eiweiss genossen wird und durch zuviel Cellulose noch ausserdem die Ausnützung der Nahrung herabgesetzt wird.

3. Die dritte Gruppe bilden unsere vegetarianischen Excentrics aus Marotte. Wie in der Nahrung so huldigen diese auch auf benachbarten Gebieten meist Absonderlichkeiten, wenn dieselben nur mit der genügenden Zahl von Schlagworten ausgerüstet sind. Schon der Umstand, dass das ungeschickteste Gebäck, das Grahambrot, mit seinem Ueberreichtum an der die Ausnützung erschwerenden Cellulose die Grundlage ihrer Nahrung ist, kennzeichnet diese Richtung in physiologischer und nationalökonomischer Hinsicht gegenüber den Naturvegetarianern mit ihrer zweckmässigen Kost. Dass die Wortführer dieser Richtung meist auf den Nerven und dem Magen niedergebrochene frühere Schlemmer sind, ist in Verbindung mit diesem physiologischen Unsinn für diese extreme Richtung besonders kennzeichnend.

Ein Umstand kommt bei allen drei Gruppen von Vegetarianern vorteilhaft zur Geltung. Die Vegetarianer sind nämlich meistens in Bezug auf den Genuss von Alkohol sehr mässig oder enthaltsam, und infolge dieses Umstandes ist auch die Ausnützung der Nahrungsmittel meist eine vorzügliche. Diese Leute leben auch im Allgemeinen mässig, und dieser günstige Einfluss täuscht eben in Bezug auf die Menge der tatsächlich verbrauchten Nahrungsmittel und -Stoffe. Nur auf diese Weise konnte der Unsinn sich so lange halten, dass Japaner, Hindu und Chinesen sich von einer Handvoll Reis, Araber von ebensowenig Datteln, Griechen von Olivenöl und einem Stück Brot erhalten könnten.

Nicht als Vegetarianer können wir selbstverständlich die Leute anerkennen, welche zwar aus religiöser oder sittlicher Ueberzeugung, oder aus sozialen Gründen das Töten der Tiere und das Fleisch von Tieren vermeiden, aber tierische Produkte, wie Milch, Butter, Käse, Eier geniessen. Die Hirtenvölker, bei denen dieses vielfach zutrifft, weil sie die Produkte ihrer Herden nicht verkaufen können, sind aber nur aus praktischen volkswirtschaftlichen Gründen keine Fleischesser, da die von ihnen gezüchteten Tiere ihre Handelsprodukte sind. Sie essen jedoch alle ohne Ausnahme Fleisch, wenn sie Veranlassung haben, Tiere ihrer Herden zu töten (z. B. Osterlamm, abgestürzte Tiere).

Neben Fleisch werden Kohlenhydrate nicht nur gesondert aufgenommen, sondern indem wir Eiweiss in einem Nahrungsmittel zu uns nehmen, führen wir gleichzeitig auch Fett oder Kohlenhydrate ein. Siehe diesbezüglich die späteren Tabellen nach **Bunge** S. 381.

E. Gemischte Kost.

Als naturgemässe Lebensweise finden wir bei den Jäger- und Hirtenvölkern zweifellos die animalische Kost, während wir bei den Ackerbauvölkern ebenso naturgemäss eine vegetarianische Kost und bei den meisten Kulturvölkern eine gemischte Kost beobachten. Diese letztere kann sich bald der der fleischessenden, bald mehr der der vegetarianisch lebenden Völker nähern. Die grosse Masse der Bevölkerung bei uns, die Bauern und die sogenannten Arbeiterkreise, sind mit Rücksicht auf den Kostenpunkt darauf hingewiesen, das teuere Fleisch in verhältnismässig geringen Mengen zu sich zu nehmen und dafür mehr Vegetabilien zuzuführen. Während in Nordeuropa im Laufe der letzten Jahrhunderte die Kartoffel zum Hauptnahrungsmittel geworden ist — Verbrauch in Deutschland i. J. 1896 25 791 625 Tonnen; pro Kopf 492,8 kg —, finden wir in Süddeutschland, Oesterreich und Italien vorwiegend Mehlspeisen als Grundlage.

Die Kartoffel hat sich in den besser situierten Kreisen besonders Anhang verschafft, weil sie eine vielseitige Verwendung ermöglicht, bei der armen Bevölkerung jedoch hauptsächlich deshalb, weil sie das Gefühl der Sättigung leicht zu erreichen gestattet (Irland, Oberschlesien, Adler- und Erzgebirge, Eifel). Die Kartoffel zwingt zu einer Aufnahme von zuviel, ohne dabei selbst bei einem Uebermasse von Kalorien den Körperbestand und die Leistungsfähigkeit desselben genügend zu erhalten. Bei seiner Kartoffelkost kann der Irländer und Oberschlesier noch arbeiten, aber der Handweber ist bereits nicht mehr zur Feldarbeit kräftig genug! Diese Kost entbehrt vor allem einer genügenden Geschmacksanregung und bedarf unbedingt einer Verbesserung, da sie trotz der grossen Zahl der Gesamtkalorien infolge des Mangels an Eiweiss einem schleichenden Hungertode zuführt. Ganz ähnliche Beobachtungen hatte man früher an Gefangenen gemacht. Dieselben sind gesetzlich zu einer bestimmten Freiheitsstrafe, aber nicht zu einem langsamen Hungertode und zu dauerndem Siechtume verurteilt, und doch war dies bei der früheren kartoffelreichen und eiweissarmen Kost derselben ein häufiges Vorkommnis. Die an Kohlenhydraten reiche Kost wird ausserdem um so schlechter ausgenützt und um so weniger lange vertragen, als es an Bewegung im Freien fehlt.

Es gelingt, die Mängel der Kartoffelernährung etwas zu beseitigen, wenn man statt der Kartoffeln besser zusammengesetzte pflanzliche Nahrungsmittel zuführt, und dieses bestätigen auch die Erfahrungen an den kräftigen Holzhauern im bairischen Gebirge mit ihrer Schmalzkost und an den Japanern mit der Reisnahrung. Die feineren von Zellstoff möglichst befreiten Cerealien (Reis, feinere Brotsorten, Mehl, enthülste Leguminosen) würden schon eine wesentliche Verbesserung darstellen. So hat man in Deutschland durch Einführung eines feineren Brotes an Stelle des früheren zellstoffreichen Kommisbrotes eine wesentliche Verbesserung in der Soldatenkost herbeigeführt. Die Einführung von Reis in die Volksernährung (Salzreis) stösst leider noch auf grosse Schwierigkeiten.

Es ist ganz ausser Zweifel, dass man, wenn man bei vegetarianischer Kost den Eiweissgehalt in genügender Menge steigert, ein besseres Gesamtergebnis erzielt. Aber selbst dann haftet der einseitigen vegetarianischen Kost immer noch der Mangel der Einförmigkeit an, der leicht zu einem Abgegessensein führt, wobei in dem Widerstreite zwischen Missbehagen und Hunger oft das erstere siegt und sich Verdauungsstörungen ergeben.

Wie der Naturvegetarianer uns lehrt, indem er, so weit es möglich ist, die pflanzliche Nahrung mit tierischer mischt und sich sogar uns sonderbar erscheinende Leckerbissen aus dem Tierreiche zu verschaffen weiss, so müssen auch wir damit rechnen lernen, dass das Fleisch, selbst wenn es als Nahrungsmittel durch Vegetabilien ersetzt werden kann, als Genussmittel zur Geschmacksverbesserung durch kein einziges Reiz- und Nahrungsmittel auch nur annähernd erreicht wird. Noch am nächsten stehen dem Fleische Magermilch und Käse.

F. Abhängigkeit der Ernährung von Körperübungen, Klima, Alter und Beruf.

Gleichgiltig ob die Ernährung mit einer einseitigen oder gemischten Kost erfolgt, ist der Körperzustand von der Beschäftigung, dem Klima und dem Lebensalter abhängig. Je intensiver die Körperbewegungen sind, je kräftiger die Muskelmassen sind, je energischer die Zellen arbeiten, um so stärker muss auch die Zufuhr an Nahrung, besonders auch an Eiweiss sein. Wir sehen dieses deutlich hervortreten bei Völkern gleicher Rasse oder gleicher Mischrasse. So ist ein gewaltiger Unterschied zwischen dem kräftigen Bauern in Pommern und Mecklenburg und einem Fabrikarbeiter oder Handweber des Erzgebirges. Umgekehrt ergänzt eine kräftige Nahrung die Körperübung. So finden wir, dass die gutgenährten Südjakuten grosse starke Leute, die schlechtgenährten Nordjakuten dagegen dürftige Erscheinungen sind.

Es wurde früher (Seite 368) bereits darauf hingewiesen, dass man trotz der landläufigen Vorurteile auch in den Tropen bei anstrengenden Körperleistungen neben Eiweiss eine reichliche Zufuhr von Fett nötig hat. Für die Durchschnittsverhältnisse kann man sagen — die nötige Eiweissmenge vorausgesetzt —, dass im arktischen Klima Fett, in den Tropen Kohlenhydrate vorgezogen werden. Man muss sich aber hüten, dies ohne weiteres und allein aus den klimatischen Verhältnissen an sich abzuleiten. Es hängt diese Erscheinung vielmehr zunächst mit den möglichen Anpassungen an die gebotenen Nahrungsmittel zusammen (fleischessende Jägervölker in den arktischen Gegenden, sich von Pflanzenstoffen nährende Ackerbauer in den Tropen). Zu diesen durch die Verhältnisse gebotenen Angewöhnungen ist auch zu rechnen, dass wir im Sommer mehr den Kohlenhydraten, im Winter dagegen mehr den Fetten den Vorzug geben. Europäern ist bei Uebersiedelung in die Tropen anzuraten, sich an die seit Jahrtausenden dort übliche Ernährung der Tropenbewohner möglichst anzupassen. Bei Mässigkeit im Alkoholgenuss und erst recht bei vollständiger Enthaltung von Alkohol wird man inbezug auf die Ernährung sicher nirgends gar zu ängstlich zu sein brauchen, wenn nur die anderen hygienischen Momente genügend beachtet werden (s. S. 224).

Kinder haben einen viel intensiveren Eiweissverbrauch als Erwachsene, während wiederum ältere Leute jenseits des sechzigsten Lebensjahres einen geringeren Stoffverbrauch zeigen. Für das Kostmass der Kinder in Waisenhäusern, Erziehungs- und Besserungsanstalten gehen die Zahlenangaben je nach den besonderen Nebenumständen, vor allem nach den Altersstufen sehr weit aus einander. Im allgemeinen dürften für 6 bis 8jährige Kinder 55 bis 60 g Eiweiss, 40 bis 45 g Fett, 140 bis 150 g Kohlenhydrate genügen, während für 12 bis 15jährige Kinder 65 bis 80 g Eiweiss, 40 bis 50 g Fett und 200 bis 250 g Kohlenhydrate zu verlangen sind. In diesem Alter ist auf die Verwendung der relativ billigen Magermilch in solchen Anstalten Rücksicht zu nehmen.

Bei dieser Gelegenheit sei ausdrücklich auf die grosse Bedeutung der richtigen Pflege der Zähne für die Ernährung hingewiesen. Die Kinder müssen gewöhnt werden, ordentlich zu kauen und das Essen mechanisch zu zerkleinern und richtig einzuspeicheln. Das Trinken beim Essen vermeidet das Kind wohl zunächst selbst instinktiv. Die Gewöhnung an das Trinken beim Essen führt dazu, dass die Zähne zum Zerkleinern nicht genügend gebraucht werden, weil das Essen durch die Getränke heruntergespült wird. Für die Zähne und die Mundschleimhaut ist auch die Temperatur der Nahrung wichtig. Zu heisse Speisen können Verbrennungen und schwere Magenkatarrhe bewirken, eiskalte Speisen führen zu Störungen der Magenverdauung (die Dyspepsie der Eiswasser trinkenden Amerikaner). Die Temperatur für Säuglinge soll die Blutwärme von ca. 37° C. sein, für Erwachsene sollte dies ebenfalls die höchste sein, während nach unten 7—10° nicht unterschritten werden sollen. Durch das Zuführen übermässiger Mengen von Flüssigkeiten beim Essen wird der Magen- und Darmsaft zu sehr verdünnt, so dass die Nahrungsmittel zu wenig chemisch verarbeitet werden; s. auch Tropenanämie S. 165.

Im höheren Alter in Armen- und Versorgungsanstalten und Pfründen ist infolge der Abnahme der Körpermasse und infolge des Sinkens der Kräfte sowohl weniger Eiweiss als auch ein geringerer Umsatz der stickstofffreien Nahrungsbestandteile zur Erhaltung des Stickstoffgleichgewichtes und der Kraftleistungen erforderlich. Es ist jedoch zu berücksichtigen, dsss im Alter die zur Ausnützung der Nahrung erforderliche Erregbarkeit abnimmt, so dass inbezug auf die Qualität der Nahrungs- und Reizmittel eine besondere Sorgfalt verwendet werden muss. Ferner ist mit Rücksicht auf die Veränderungen des Gebisses auch auf die Zubereitungsweise zu achten. Für Frauen (und Männer) dürften wohl 80 (bis 92) g Eiweiss, 35 (bis 45) g Fett, 270 (bis 330) g Kohlenhydrate genügen.

Für die Erwachsenen im kräftigen Lebensalter vergleiche Tabelle Seite 359 pro 70 kg, bezüglich pro 1 kg Körpergewicht.

Für das Militär besorgt der Staat bis jetzt im Frieden die vollständige Ernährung in der Regel nicht. Besonders in Bezug auf die Lieferung des Nachtmahles in der Garnison gehen die Ansichten sehr auseinander. Die berufsmässigen Volksbeglücker sind für das Nachtmahl, während die erfahrenen Truppenoffiziere meist dagegen sind und geltend machen, dass nur so für den Soldaten Gelegenheit geschaffen wird, sich einige Stunden etwas freier zu bewegen. Leider verabreichen die meisten Armeeen bis jetzt noch kein vollständig ausreichendes Kostmass. Die deutsche kleine Friedensportion (107 Eiweiss, 35 g Fett, 420 g Kohlenhydrate) ist überhaupt zu fettarm und die Eiweissmenge ist nur ausreichend unter der Voraussetzung, dass sich die Soldaten beim Nachtmahl eine Ergänzung beschaffen. Die grosse Friedens- oder Mannöverportion (135 g Eiweiss, 39 g Fett, 538 g Kohlenhydrate) bietet zu wenig Fett bei ausreichender Eiweissmenge und zu viel Kohlenhydraten. Die kleine Kriegsportion mit 142 g Eiweiss, 51 g Fett, 458 g Kohlenhydrate ist zu fettarm. Die grosse Kriegsportion mit 181 g Eiweiss, 64 g Fett, 558 g Kohlenhydrate bietet zu viel an Kohlenhydraten, zu wenig an Fett. Mit Rücksicht auf die grossen Leistungen ist die Menge von Eiweiss — eine genügende Fettmenge vorausgesetzt — nur vorteilhaft, weil dieses den Ballast herabsetzt. Es müsste also die Kost stärker animalisch werden, um derartigen Anforderungen genüge zu leisten. Beim Garnisonsleben genügen die Masse für mittlere Arbeit, während für die Manöver und Feldzüge soviel Eiweiss und Fett geboten werden muss, wie bei schwerer Arbeit. Besonders eine stärkere Fettzufuhr ist dann unerlässlich, um den Ballast der Kohlenhydrate, der sich mit grossen Marschleistungen schlecht verträgt, angemessen herabzusetzen.

Für Gefangene muss die Nahrung nach der geforderten Arbeit eingerichtet werden, so dass z. B. für leicht oder schwer Arbeitende dieselben Zahlen anzusetzen sind, wie oben für die Arbeiter angegeben wurden, während für alte Gefangene die obigen Zahlen für ältere Leute in Betracht kommen. Die tägliche Kost der Gefangenen enthält jetzt nach Durchführung der angeregten Verbesserung in den preussischen Strafanstalten 100 g Eiweiss, 50 g Fett, 553 g Kohlenhydrate; es wird jetzt täglich 30—43 g Fleisch neben 650 g Brot als Grundlage gereicht, im übrigen erfolgt die Ergänzung durch Kartoffeln, Erbsen etc.

G. Masse und Verteilung der Kost.

Ausser dem Gehalte an Eiweiss und an Kalorien ist auch noch das Volumen der Nahrung zu berücksichtigen, weil dasselbe für das Sättigungsgefühl von entscheidender Bedeutung ist. In dieser Beziehung ist unter Hinweis auf die Einzelheiten bei den Nahrungsmitteln zu bemerken, dass das Fleisch im gekochten oder gebratenen Zustande weniger Wasser enthält als im frischen, bei mittelfettem Fleisch ungefähr 57 bis 62 pCt. gegenüber 75 bis 79 pCt., dass ferner das Mehl 12 bis 15 pCt., Brot 36 bis 42 pCt., Erbsen roh 15 pCt., als Erbsenbrei 73 pCt., als Erbsensuppe sogar 90 pCt., Kartoffeln 76 pCt., Kartoffelbrei 90 pCt. Wasser enthalten.

Die Konsistenz der Nahrungsmittel ist auch deshalb von Bedeutung, weil Kinder zur Ausbildung des Gebisses, Erwachsene zur Erhaltung desselben unbedingt eine des Kauens bedürftige Nahrung nötig haben, während im höheren Alter wegen der Defekte der Zähne die breiartige Konsistenz erforderlich sein kann. Das tägliche Volumen der Nahrung soll im allgemeinen pro 70 kg Körpergewicht 1600 bis 2000 g betragen, während 2500 bis 3000 g schon ein Extrem darstellen, wie es nur der Kartoffelesser zu bewältigen vermag.

Mit Rücksicht auf das Volumen und die mechanische Seite der Verdauung ist zu beachten, dass bei der Massenernährung Konserven immer nur vorübergehend oder als Ergänzung in Betracht kommen dürfen. Der eiserne Bestand des Soldaten im Felde, der für 3 Tage als Vorrat dienen soll, wird jetzt mit Zwieback oder Fleischzwieback als Grundlage hergestellt: z. B. 1350 g Zwieback, 950 g Erbswurst, 300 g Kartoffelkonserven, 60 g komprimirter Kaffee, 25 g Salz oder 1750 g Fleischzwieback, 60 g Kaffee, 25 g Salz; auch geräucherter Speck ist ganz vorzüglich, ferner Mischung von Fleischmehl mit Brot oder Leguminosenmehl, auch Schokolade mit Fleischmehl und Fleischextrakt zur schnellen Herstellung einer Suppe.

Mit Rücksicht auf das Volumen der Nahrung ist es auch von Wichtigkeit, die Mahlzeiten richtig zu verteilen. Dieses hängt selbstverständlich von der üblichen Tageseinteilung ab. In England fällt die Hauptmahlzeit auf den Abend, dafür wird aber der Tag mit einem kräftigen Frühstück eröffnet und zwischen beiden eine kräftige Mahlzeit eingelegt. Die Mahlzeiten verhalten sich inbezug auf das Volumen wie $^1/_4$ $^1/_4$ $^1/_2$. Bei uns pflegt man mit einem schwachen Frühstück zu beginnen, die Hauptmahlzeit in die Mitte des Tages zu verlegen und den Abend mit einem tüchtigen Essen abzuschliessen, so dass das Verhältniss ungefähr ist wie $^1/_8$ $^1/_2$ $^3/_8$. Vielfach ist es aber bei uns üblich, zwischen Frühstücks- und Mittagszeit und zwischen Mittags- und Abendessen noch einen Zwischenimbiss (Vesperbrot, Mittagskaffee, Jause) einzuschalten. In diesem Falle ist das Verhältnis gewöhnlich so, dass das Frühstück 14, Mittagessen 45, Abendessen 35 und die Zwischenmahlzeiten zusammen 6 pCt. des Gesamtvolumens betragen. Während bei mässiger Arbeit die Hauptmahlzeit 40 bis 50 pCt. des Gesamteiweisses enthält, umfasst sie bei sehr anstrengender Arbeit nur $^1/_3$ der Gesamtkost. Man giebt gewöhnlich in der Hauptmahlzeit für

Kinder von 6—15 Jahren:	40 g Eiweiss,	20 g Fett,	80 g Kohlenhydrate;
ältere Leute:	40 g	30 g	85 g
Erwachsene:	60 g „	35 g „	160 g „

In den sogenannten *Volksküchen* wird gewöhnlich eine Mittagsmahlzeit verabreicht, welche für Erwachsene etwas zu wenig Eiweiss und Fett enthält. In den Berliner Volksküchen werden durchschnittlich 35 g Eiweiss, 20 g Fett, 180 g Kohlenhydrate verabreicht und zwar bekommt man jetzt für 25 Pfennige:

a) Gelbe Erbsen und Kartoffeln 1000 g, Speck 50 g; mit 55,5 g Eiweiss, 41 g Fett, 165 g Kohlenhydrate.

b) Milchreis 1000 g, Schmorfleisch 100 g; mit 38 Eiweiss, 18 g Fett, 120 g Kohlenhydrate.

c) Kohl und Kartoffeln 1000 g, Schweinefleisch 100 g; mit 39 g Eiweiss, 68 g Fett, 163 g Kohlenhydrate.

d) Grüne Bohnen 1000 g, fettes Schweinefleisch oder Speck 60 g; mit 20 g Eiweiss, 53 g Fett, 133 g Kohlenhydrate.

In der deutschen Armee wird verabreicht pro Kopf und Tag:

a) Die *kleine Friedensportion* mit 107 g Eiweiss, 35 g Fett, 420 g Kohlenhydrate besteht aus 750 g Brot, 150 g Fleisch, 90 g Reis oder statt des letzteren 120 g Graupen oder 230 g Leguminosen oder 1500 g Kartoffeln.

b) Die *grosse Friedensportion* mit 135 g Eiweiss, 39 g Fett, 538 g Kohlenhydrate besteht aus 750 g Brot, 250 g Fleisch, 25 g Salz, 15 g geb. Kaffee, 120 g Reis oder statt des letzteren 150 g Graupen oder 300 g Leguminosen oder 2000 g Kartoffeln.

c) Die *kleine Kriegsportion* mit 142 g Eiweiss, 51 g Fett, 458 g Kohlenhydrate besteht aus 750 g Brot oder 500 g Zwieback und aus 375 g Fleisch oder 250 g Rauchfleisch oder 170 g Speck und aus 125 g Reis oder 125 g Graupen und aus 25 g Salz und 25 g geb. Kaffee.

d) Die *grosse Kriegsportion* mit 181 g Eiweiss, 64 g Fett, 558 g Kohlenhydrate besteht aus 750 g Brot, 500 g Fleisch, 170 g Reis oder statt desselben die obigen anderen Vegetabilien.

In *Indien* werden bei *Expeditionen* verabreicht:

a) Für die europäischen Truppen 1 Pfd. (engl.) = 453,58 g

Fleisch (frisch oder Büchsenfleisch), 1 Pfd. Brot oder Zwieback, 1 Pfd. Gemüse, dazu gedörrtes Obst, Schokolade, Thee, Salz, Zucker.

b) Für die einheimischen Truppen 2 Pfd. = 907,16 g Reis oder Weizenmehl, 4 Unzen (1 Pfd. = 60 Unzen) = 30 g enthülste Erbsen, 2 Unzen = 15 g Fett, 1 Unze = 7,5 g Salz.

Wie in der Armee, so ist bei uns auch im Volke das Brot die Grundlage der Nahrung und zwar rechnet man für die Arbeiterbevölkerung ebenfalls 750 g Brot pro Kopf und Tag. Zur Feststellung des Bedarfs geht man folgendermassen vor:

Zur Ernährung werden gefordert	118 g Eiweiss,	56 g Fett,	500 g Kohlenhydrate
750 g Brot liefern (rund)	45 „ „	3,8 „ „	375 „ „
Es fehlen demnach	73 „	52,2 „	125 „

Aus den früher dargelegten Gründen muss die Nahrung vorwiegend eine vegetabilische sein.

Die fehlenden 125 g Kohlenhydrate sind enthalten in	Diese Mengen enthalten aber gleichzeitig noch		Es fehlen demnach noch	
1. 620 g Kartoffeln, oder	12,5 g Eiweiss,	1,3 g Fett od.	60,5 g Eiweiss,	50,9 g Fett oder
2. 170 g Reis oder	13,5 g	1,4 g	59,5 g	50,8 g
250 g Bohnen	57,5 g	5 g	15,5 g	47,3 g

Wollte man dieses Defizit von Eiweiss und Fett noch durch Vegetabilien ersetzen, so würde man das Volumen der Nahrung bei Brot als Grundlage in jener ungeheuerlichen Weise steigern müssen, wie es nur der Kartoffelesser zu bewältigen vermag. Es ist deshalb rationeller, diesen Mangel an Eiweiss und Fett aus dem Tierreiche zu decken und dadurch gleichzeitig die Kost schmackhafter und abwechslungsreicher zu machen. Im Falle 1 und 2 fehlen je (rund) 60 g Eiweiss und 50 g Fett, man kann diese fehlende Menge nunmehr decken

bei 1. durch Fleisch oder Speck, Butter;
bei 2. Magermilch (Milchreis) oder Speck oder Schmalz zum Brot;
bei geräucherten Speck oder fettes Schweinefleisch.

Tabelle a.

100 g Eiweiss sind enthalten	
in 25000 g	Aepfeln
9000	Möhren
5000 „	Kartoffeln
4200	Frauenmilch
3000 „	Kohl
3000	Kuhmilch
1250	Reis
1000	Mais
800 „	Weizen
750 „	Hühnereiweiss
750	fettreichen Fisches (Aal)
650	fetten Schweinefleisches
620 „	Hühnereidotters
600	fetten Rindfleisches
550 „	mageren Fisches
480 „	mageren Rindfleisches
430 „	Erbsen.

Tabelle b.

Zugleich mit 100 g Eiweiss dieser Nahrungsmittel werden aufgenommen	Fett g	Kohlenhydrate g
Aepfel . .	—	3300
Hühnereiweiss.	2	—
	3	—
Mageres Rindfleisch	7	—
Erbsen .	7	230
Kartoffeln	8	1090
Reis	11	990
Weizen	14	580
Möhren	20	820
Kohl .	21	220
Reis	30	1300
Mais . .	46	740
Kuhmilch . . .	107	140
Fettes Rindfleisch	150	—
Frauenmilch	170	270
Hühnereidotter	200	—
Aal . .	220	—
Fettes Schweinefleisch	250	—

Man wird in diesen Fällen nicht ein einziges animalisches Nahrungsmittel nehmen, sondern verschiedene, weil gleichzeitig darauf Rücksicht zu nehmen ist, dass in den beiden Zwischenmahlzeiten das Brot nicht trocken genossen werden kann, sondern dass dazu Schmalz oder Butter oder Speck oder ein Stück Wurst oder ein Stück Käse gegessen wird. Dieser Ausgleich des Eiweisses kann leicht auf Grundlage der Tabellen a u. b nach Bunge berechnet werden.

Wie vom Brote könnte man selbstversändlich auch von einem anderen pflanzlichen Nahrungsmittel als Grundlage ausgehen. So sind z. B. 500 g Kohlenhydrate, von denen wir ausgehen müssen, enthalten

in 10 000 g Weisskohl oder
2 500 „ Kartoffeln „
1 000 „ Roggenbrot
853 Leguminoen
„ 658 „ Reis.

Hieraus erkennt man sofort deutlich, welchen Vorzug der Reis für das Volumen der Nahrung hat gegenüber allen anderen pflanzlichen Nahrungsmitteln. Man sieht aber auch sofort die enormen

Nachteile der Kartoffel als Grundlage. Diesen Vorzug des Reises macht man sich auch thatsächlich in Ostasien zu nutze, indem man den Reis als Grundlage benutzt. Und zwar rechnet man nach Scheube pro 50 kg Körpergewicht

bei ruhiger Lebensweise 600 — 700 g Reis,
arbeitender „ 750—1050 „ „

Die Ergänzung der Reismahlzeiten muss in ähnlicher Weise berechnet werden, wie es oben für Brot durchgeführt wurde.

Für die Massenernährung ist es noch ausserordentlich wichtig, darauf hinzuweisen, dass das jugendliche Alter und die Lehrlinge in den Gewerben nicht nur einer der geforderten Arbeit entsprechenden Kost bedürfen, sondern auch darüber hinaus ein Mehr für die Ausbildung ihres gerade in dieser Periode sehr entwicklungsfähigen Körpers notwendig haben. Selbst in den Pensionaten und Alumnaten für die Kinder der wohlhabenderen Stände wird in dieser Hinsicht vielfach noch arg gefehlt.

In den Volksküchen muss selbstverständlich strengste Reinlichkeit herrschen, und es ist ausserordentlich nützlich, wenn die Frauen der wohlhabenderen Stände sich ernstlich mit dieser nützlichen sozialen Einrichtung abgeben.

Für grössere Gruppen gleichartiger Individuen (Militär, Gefangene, Arbeiter) ist es wichtig, dass die Nahrungsmittel im Grossen eingekauft werden, weil sie dann nicht nur relativ billiger, sondern auch vor allem verhältnismässig besser geliefert werden. Die Konsumvereine sind, so sehr sie auch von den kleinen Zwischenhändlern verurteilt werden, vom Standpunkte der Volksernährung eine überaus segensreiche Einrichtung.

Vom Standpunkte der Massen- und Volksernährung muss darauf hingewiesen werden, dass infolge der Auswüchse unserer Grossindustrie die Frauen in viel zu grosser Zahl als Arbeiterinnen beschäftigt werden. Die Frauen lernen infolge dessen überhaupt nicht einen Haushalt führen und verstehen von der Küche gewöhnlich gar nichts. Selbst auf dem Lande werden derartige Klagen immer lauter. Aber gerade bei der verhältnismässig eintönigen Kost der Arbeiter und Bauern ist eine schmackhafte Zubereitung von ganz besonderem Werte. Wir haben deshalb darnach zu streben, dass einmal die Frauen möglichst wenig zur Fabrik- und Feldarbeit herangezogen werden, und dass sie ihrem Berufe als Hausfrau wiedergegeben werden. Darin besteht die Emanzipation der Frauen in den Arbeiterkreisen. Wo dieses geschehen ist, zeigt sich überall eine Besserung der sozialen

Zustände. Diesen segensreichen Einfluss der als Hausfrau waltenden Arbeiterfrau auf den Gesundheitszustand der Familie und namentlich der Kinder sehen wir deutlich durch die Tatsache bestätigt, dass nach grossen industriellen Krisen, wo tausende von Arbeiterinnen brotlos wurden, trotz der äusserst drückenden Not die Kindersterblichkeit sogar abnahm. Wenn die Frau ebenso wie der Mann morgens in die Fabrik eilen muss, so unterbleibt meist das richtige Frühstück und der Mann gewöhnt sich statt dessen daran, den Tag mit einem Schnaps zn beginnen. Dann haben wir aber auch anzustreben, dass die Frauen wieder Kochen und Haushalten lernen, und wir müssen deshalb die Bemühungen, Haushaltungs- und Kochschulen für die arbeitenden Kreise einzurichten, entschieden unterstützen.

Von grosser Bedeutung ist auch die Ernährung in den Krankenanstalten. Mit Rücksicht auf die verschiedenen Gruppen der Krankheiten werden meist verschiedene Formen eingeführt. Die eine Form ist für Rekonvaleszenten und solche Leute, deren Magen keinerlei Schwierigkeiten macht, und dient auch als Grundlage für die Wärterkost. Die Grundlage für letztere muss die für gesunde, stark arbeitende Menschen sein, die für die Kranken dieser Kategorie die von schwach arbeitenden Menschen. Bei den anderen Diätklassen wird nur eine allgemeine Norm festgesetzt und die Ergänzung durch Extradiät nach Vorschrift des Arztes bestimmt. So dienen z. B. als Grundlage für diese feinere Kost Milchsuppe oder Brühsuppe (mit Reis, Gries, Hafermehl, Sago und ähnlichen Stoffen). Weniger empfindlichen Kranken giebt man Rindfleisch mit Brühkartoffeln oder Bohnen oder Graupen, Hammelfleisch mit Kartoffelbrei, Kalbfleisch mit Reis. Für die Wärter und Rekonvaleszenten dient als Grundlage Rindfleisch mit Kartoffeln oder Reis, Hammelfleisch mit Brühkartoffeln, Schweinefleisch oder Schweinepökelfleisch mit Kartoffeln oder Kohlrüben oder Leguminosen oder ortsübliche Mehlspeisen.

Mit Rücksicht auf die Ordnung in den Krankenhäusern ist es üblich, dass das Frühstück um 7 Uhr morgens, das Mittagessen um 12 Uhr und das Abendessen um 6 Uhr verabreicht wird. Vom ärztlichen Standpunkte muss diese Einteilung als ein grober Unfug bezeichnet werden, da die Abendmahlzeit entschieden zu früh ist, um über Nacht ausreichend vorzuhalten; und andererseits die Kranken in der Mehrzahl morgens der Ruhe bedürfen und somit 7 Uhr ganz entschieden zu früh ist. Vorläufig scheint aber bei der Schwerfälligkeit unserer bureaukratischen Einrichtungen an eine Anpassung der Beamten an das Bedürfnis der Kranken noch nicht gedacht werden zu können.

H. Geldwert der Nahrungsmittel.

Es ist in nationalökonomischer Hinsicht wichtig, den Nährwert eines Nahrungsmittels festzustellen. Diese Feststellung ist von grosser Bedeutung, weil dadurch den Leitern von grossen Speiseanstalten, z. B. beim Militär, bei Gefängnissen, Krankenhäusern, Erziehungsanstalten, Volksküchen eine Uebersicht gegeben wird über die Menge der Nahrungsmittel, die sie für eine bestimmte Summe erhalten können. Weiter hat man es aber dadurch in der Hand, die Kost so zusammenzusetzen, dass sie bei einem geforderten Gehalte an Nahrungsstoffen und Kalorien gleichzeitig billig ist.

Zur Berechnung des Nährwertes legt man nach König das Verhältnis von Eiweiss im Rindfleisch, Fett im Schmalz und Kohlenhydraten in den Kartoffeln im Verhältnisse von 5 3 1 zu Grunde und nimmt somit an, dass 1 pCt. Eiweiss in einem Nahrungsmittel 5 mal und 1 pCt. Fett 3 mal mehr für den Organismus ausgenutzt wird als 1 pCt. Kohlenhydrate. Z. B. enthält Rindfleisch 19,5 pCt. Eiweiss, 6,4 pCt. Fett, 1 pCt. stickstofffreie Stoffe. Hiernach berechnet König für 1 kg Rindfleisch

$$\underbrace{[195 \times 5 =]}_{\text{Eiweiss}} 975 + \underbrace{[64 \times 3 =]}_{\text{Fett}} 192 + \underbrace{[1 \times 1 =]}_{\text{stickstoffreie Substanz}} 1 = 1168$$

Nährwerteinheiten.

Ferner enthält z. B. Roggenmehl 11,5 pCt. Eiweiss, 1,9 pCt. Fett, 69,6 pCt. Kohlenhydrate. Somit für 1 kg Roggenmehl

$$\underbrace{[115 \times 5 =]}_{\text{Eiweiss}} 575 + \underbrace{[19 \times 3 =]}_{\text{Fett}} 57 + \underbrace{[696 \times 1 =]}_{\text{Kohlenhydrate}} 696 = 1328$$

Nährwerteinheiten.

Dividiert man nun mit der Summe der Nährwerteinheiten in den Marktpreis des Nahrungsmittels, so hat man angeblich eine genaue Vorstellung vom Werte des Nahrungsmittels.

So sind nach König in 1 kg der folgenden Nahrungsmittel enthalten an

Nährwerteinheiten:

Milch	320	Kartoffeln	304
Kalbfleisch	1157	Reis	1177
Rindfleisch	1168	Roggenmehl	1328
Schweinefleisch .	1836	Weizen	1328

Magerkäse	1914	Erbsen	1713
Fettkäse	2315	Bohnen	1755
Speck	2737	Linsen	1842

Im Durchschnitt aus verschiedenen Nahrungsmitteln bekommt man zur Zeit nach Demuth für 1 Mark 185 g Eiweiss + 107 g Fett + 495 g Kohlenhydrate; Fett allein kostet im Durchschnitt 1 g 0,12 Pfennige. Demnach hat 1 g Kohlenhydrate (240 g Kohlenhydrate sind isodynam gleich 100 g Fett) den Wert von 0,05 Pfennigen. Für 1 Mark erhält man also = [185 × x Eiweiss] + [107 × 0,12 Fett] + [495 × 0,05 Kohlenhydrate]; 1 g Eiweiss hat demnach einen Nährgeldwert von 0,33 Pfennig. So erhält man z. B. für 1 Mark

	Gewichtsmenge g	Verdauliche Nahrungsstoffe			Kalorien	Nährgeldwert in Pfennigen
		Eiweiss g	Fett g	Kohlenhydrate g		
Rindfleisch	660	136	33	3	1027	48,7
Magermilch.	10000	296	70	475	4173	129,7
Magerkäse	1250	420	135	68	3783	158,1
Roggenbrot.	4000	188	16	1890	8878	158,9
Kartoffeln	16666	221	23	3292	14874	240,3
Reis	1500	70	26	1167	5400	84,0
Erbsen	2500	457	41	1431	8640	227,2

Es würden also hiernach Rindfleisch und Reis teuere Nahrungsmittel sein, während Magermilch, Magerkäse, Roggenbrot billige, Kartoffeln und Erbsen sehr billige Nahrungsmittel wären.

Richtiger als die Berechnungsweisen von König und Demuth ist die von v. Rechenberg. Er legt die Energiereinwerte, mit denen sich die Nahrungsmittel wirklich an der Kraftleistung des Körpers beteiligen, zu Grunde, d. h. das Verhältnis von

	Eiweiss	Fett	Kohlenhyd.
	3,4	8,3	3,8
oder	0,9	2,2	1,0

Hiernach ergab sich z. B. für das Erzgebirge im Jahre 1890 nach von Rechenberg:

Nahrungsmittel	Mass	Einkaufspreis in Mark	Energiewert (nach Abzug der Abfälle und unverdaul. Bestandteile) in Kal.	Für 1 Mark erhält man Kal. Reinwert	1000 Kal. (Reinwert) kosten Mark
Kartoffeln (9 pCt. Abfälle .	1 kg	0,056	800	14288	0,070
Roggenmehl		0,2467	3260	13213	0,076
Roggenbrot		0,1867	2030	10873	0,092
Weizenmehl		0,3256	3370	10346	0,097
Cerealien, wie Reis, Graupen		0,346	3300	9538	0,105
Frisches Obst .	"	0,08	580	7250	0,138
Abgerahmte Milch	1 l	0,06	420	7014	0,143
Semmeln .	1 kg	0,333	2290	6877	0,145
Schweinefett (ausgeschmolzen).		1,35	8870	6473	0,152
Quarg . .		0,213	1310	6157	0,163
Kuhmilch (Vollmilch) .	1 l	0,123	670	5447	0,184
Geräucherter Speck	1 kg	1,49	6170	4140	0,241
Zucker		0,95	3830	4043	0,248
Butter . .		2,06	7560	3667	0,272
Schweinefleisch (10 pCt. Knochen)		1,146	3480	2729	0,301
Ein Häring (135 g schwer, 50 pCt. Abfall) . .	1 Stück	0,08	174	2175	0,460
Eier (57 g Inhalt)	1 kg	0,05	73	1440	0,685
Rindfleisch (15 pCt. Knochen)		1,08	1220	963	0,885

Die so ermittelten Zahlen stimmen auch mehr mit der Volksauffassung über die Preise überein, als die nach der Berechnungsweise nach König und Demuth erhaltenen. Billig sind hiernach: Kartoffeln, Cerealien, Leguminosen, bei denen 1000 Kalorien bis zu 0,2 Mk. kosten. Mässig teuer sind: feines Gebäck, Fett, Butter, Milch, gewöhnliche Käsesorten, gewöhnliches Obst; 1000 Kalorien von denselben kosten 0,2—0,4 Mk. Teuer sind: die frischen grünen Gemüse, Eier, sämtliche Fleischwaren, selbstverständlich auch alle Reizmittel. 1000 Kalorien dieser Nahrungs- und Reizmittel kosten über 0,4 Mk.

Mit Rücksicht darauf, dass die Nahrungsmittel nicht nur zur Kraftleistung, sondern auch zum Aufbau des Körpers und zu dessen Ersatz dienen, reduzirt sich jedoch tatsächlich im physiologischen Sinne der Wert der letzteren Gruppe um etwas. Hierbei ist ausserdem zu berücksichtigen, dass Reizmittel unentbehrlich sind und dass Fleisch gleichzeitig Ersatzstoff, Wärme- und Kraftbildner und das beste Reizmittel ist.

Litteratur s. Kap. 1, S. 355.

---

3. Kleidung.

A. Elemente der Kleidung, Kleidungsstoffe und ihre Herstellung.

Als **Grundstoffe** für die Kleidung dienen vorwiegend tierische und pflanzliche Stoffe (Fig. 51) und zwar Haare von Schafen, dann von

Fig. 51.

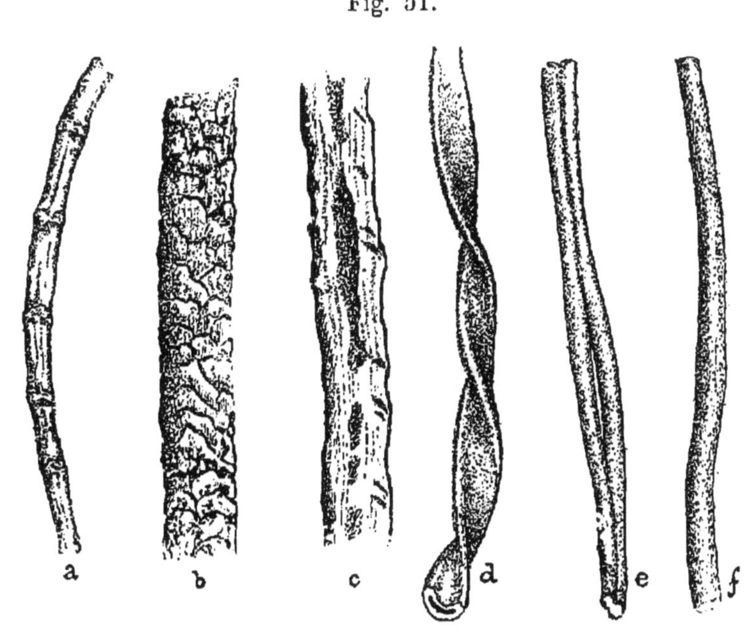

Gespinnstfasern.

a Leinenfaser. b ungebrauchte Tierwolle, c stark abgenützte Tierwollfaser mit Längsstreifung und Markzellen, d Baumwollfaser, e Doppelfaden, f einfacher Faden der Seide.

der Angora-, Alpakka-, Vikuñaziege, vom Lama und Kameel; ferner Seidenfäden, Pflanzenfasern. Mineralische Stoffe (Asbest) und ungewebte Stoffe wie Leder, Gummi finden nur für ganz bestimmte Zwecke Verwendung.

Je nach der Rasse der Tiere ist die Länge, Kräuselung und Feinheit der Haare sehr verschieden. Das gereinigte Haar zeigt unter dem Mikroskope dachziegelförmig sich deckende Kutikularplättchen der Membran. Bei alten getragenen Wollstoffen verschwinden die Vorsprünge, die Querstreifung wird undeutlich, die Faser zeigt fibrilläre Längsstreifung und Markzellen. Man unterscheidet die kurze, starkgekräuselte Streichwolle (Bukskin, Flanell, Loden) und die aus glatten langen Haaren bestehende Kammwolle.

Die Seide ist das Sekret der Spinndrüsen der Raupen von Bombyx Mori. Das Sekret wird in Form von zwei Fäden ausgeschieden, die sich zu einem Doppelfaden vereinigen. Erstarrt bilden sie einen einzigen ununterbrochenen Faden, mittelst dessen sich die Raupe in den Kokon einpuppt. Ehe der Schmetterling ausschlüpfen kann, wird er getötet und der Faden vorsichtig abgewickelt. Auch die Raupen einiger anderer Schmetterlinge, wie des Ailanthusspinners (Saturnia cynthia) und des Eichenseidenspinners (Antherea) bilden ähnlich verwendbare Kokons.

Von pflanzlichen Fasern werden verwerthet die Bastfasern vom Flachs (Linum usitatissimum). Das Flachsstroh wird durch Rösten von der Oberhaut und dem Holzkörper getrennt und dann durch Klopfen, Brechen und Hecheln das Bastgewebe gesondert. Hanf von Canabisarten und Jute von Tiliaceen werden ähnlich wie Leinen hergestellt. Baumwolle besteht aus den Samenhaaren von Gossypiumarten.

Bei dem Material tierischer Herkunft können Krankheitsübertragungen stattfinden, wenn die Haut von kranken Tieren stammt, z. B. die sogenannte Hadernkrankheit (siehe S. 153), die meist mit Milzbrand zu identifiziren ist, aber auch durch Proteusarten veranlasst werden kann.

Im rohen Zustande ist die Wolle stark mit Schweiss und Fett verunreinigt, so dass eine sorgfältige Wäsche erforderlich ist. Diese Wollwäsche wird meist in Waschmaschinen (Leviathan) ausgeführt. Ausser der Wäsche wird die Wolle der Karbonisation mittelst Schwefelsäure oder Salzsäure unterworfen, um die anhaftenden vegetabilischen Stoffe zu zerstören, besonders aber auch deshalb, um die Wolle aus Gemischen wieder zu verwerten und die beim Sortiren der Lumpen übersehenen Nichtwollstoffe endgiltig zu beseitigen. Die Abwässer aus den Apparaten der Wollwäsche und Karbonisation sind zersetzungsfähig, bezüglich durch die Säure für Fische gefährlich und dürfen nur im geklärten und neutralisierten Zustande in offene Wässer abgelassen werden. Jetzt wird vielfach die Karbonisirung mit Säuregasen ausgeführt, die in Kondensatoren aufgefangen werden (Fig. 52).

Flachs und Hanf müssen durch Rösten oder Rotten gereinigt werden. Hierbei wird durch einen Fäulnisprozess die Bastfaser von dem anderen Teile des Flachsstengels getrennt, was rein mechanisch ohne Zerreissen der Faser unmöglich ist. Dabei werden auch die eiweissartigen und harzigen Bestandteile gelöst und entfernt. Die Luftröste erfolgt durch Ausbreiten auf dem Felde; die Teichröste dadurch, dass die Pflanzen in Röstgruben mit Wasser bedeckt werden, wobei sich ein abscheulicher Gestank entwickelt; die Kastenröste er-

Fig. 52.

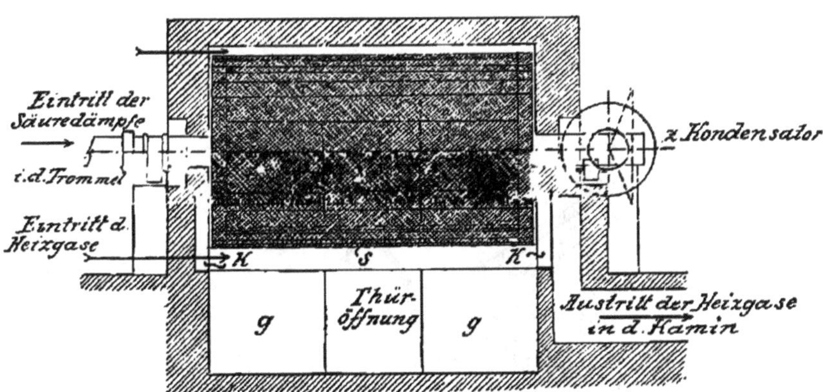

folgt in Bottichen bei einer Temperatur von 30—35° unter Zusatz von faulenden Stoffen. Die Verbesserung für die Zukunft dürfte höchstwahrscheinlich darin bestehen, dass man besondere Arten von Bakterien für diesen Prozess rein kultiviert. Bei der Kastenröste entsteht viel Ammoniumsulfid, so dass der Prozess für die Arbeiter gefährlich werden kann.

Die genannten Kleidungsgrundstoffe müssen in Spinnereien in Garn verwandelt und dieses auf Webstühlen mit der Hand oder mit Maschinenbetrieb zu Tuch verarbeitet werden.

Die geschorene Wolle und die Lumpen können beim Sortieren des ungereinigten Materials einen übelriechenden und gesundheitsschädlichen Staub entwickeln, der es wünschenswert macht, dass diese Manipulation statt auf Tischen mit voller Platte auf solchen mit Drahtnetzplatten vorgenommen werde, welche die Abführung des Staubes gestatten (Fig. 53). Die alten Stoffe werden zum Herstellen von Kunstwolle zerrissen in sogenannten Wölfen, Opener, Oeffner. Diese letzteren Namen

Fig. 53.

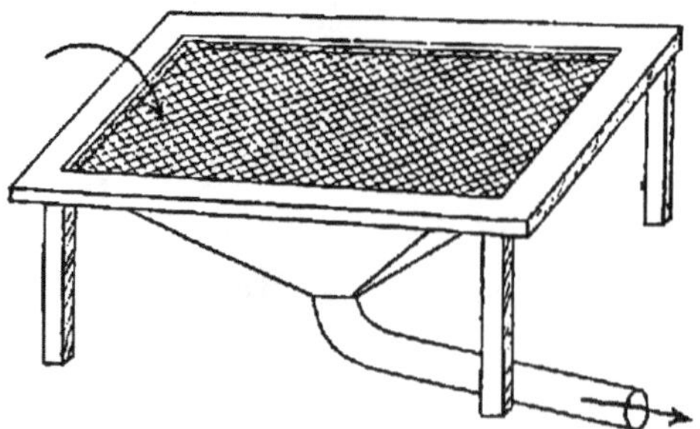

Sortiertisch mit Staubabführung.

Fig. 54.

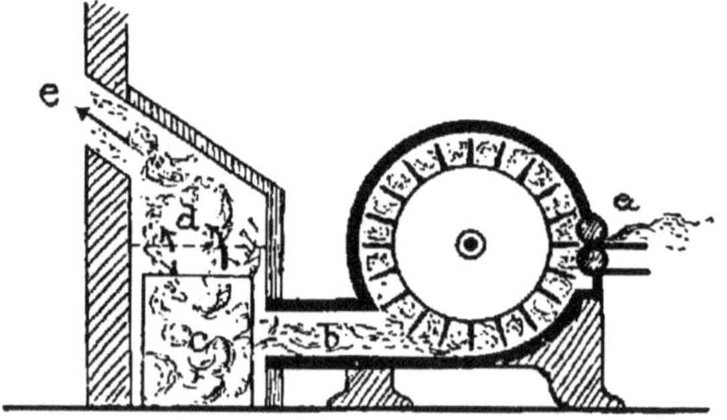

Reisswolf mit Staub-Absaugung.

Fig. 55.

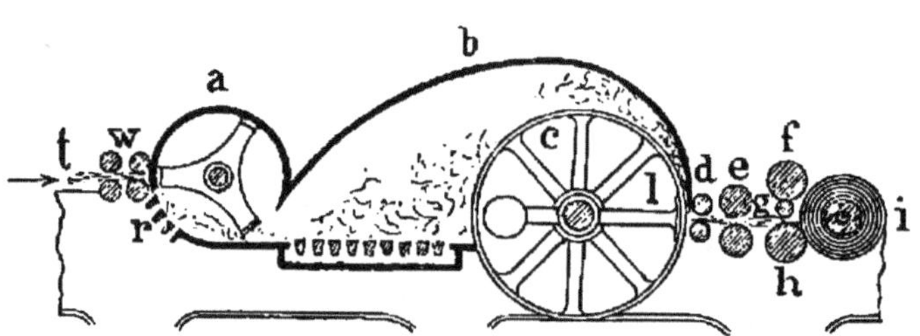

Schlagmaschine mit Staubabsaugung.

t Lattentuch mit Riffelwalzen w, a Schlagcylinder mit Schlagflügeln und Rost *r*, b Flugraum, c Siebtrommel, l Schirm, d, g, e, f, h Walzen, i Spule.

sind speziell bei Baumwolle gebräuchlich, weil diese in festgepressten Ballen bei uns ankommt. Unter dem Namen Reisswolf, Klopfwolf, Haderndrescher (Fig. 54) und Schlagmaschinen (Bateur, Fig. 55) sind Maschinen zu verstehen, welche das Rohmaterial zerbrechen, in seine einzelnen Bestandteile zerreissen und dasselbe so von den anhaftenden Bestandteilen, z. B. den Karden der Baumwolle befreien (Fig. 56). Die Wölfe dienen zum Zerreissen und Lockern, die Schlagmaschinen zur

Fig. 56.

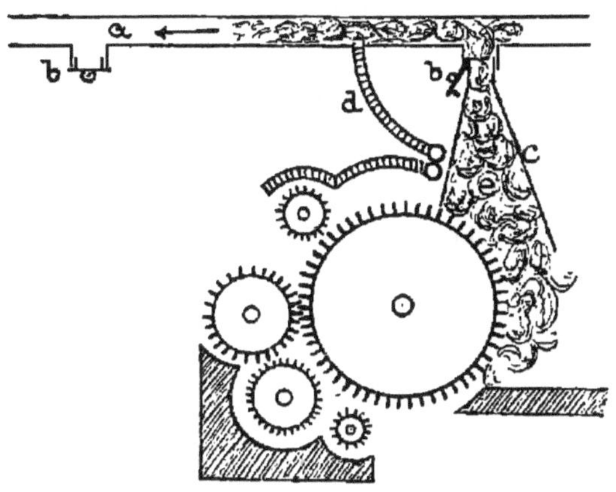

Staubabsaugung bei der Reinigung der Karden.

weiteren Reinigung. Bei diesen Prozessen wird ausserordentlich viel Staub entwickelt, der für die Arbeiter äusserst schädlich ist (Pneumonie cotonneuse, Phthisis (siehe S. 154). Diese Vorbereitung des Materials zur Herstellung der Garne wird deshalb meistens in abgeschlossenen Kästen vorgenommen, von denen aus durch Exhaustoren eine Absaugung des Staubes stattfinden kann (Fig. 53—56).

Der Staub von tierischen Haaren kommt beim Kämmen der Bürsten, bei den Tapezierer-, Sattler- und Kürschnerarbeiten in Betracht. Vor allem ist aber der Staub gefährlich, welcher sich beim Schneiden und Sieben der Haare von Hasen, Kaninchen, Bibern bei der Hutfabrikation entwickelt. Die Felle werden nämlich vor dem Enthaaren vielfach mit Scheidewasser und metallischem Quecksilber behandelt, wobei sich Merkuronitrat bildet. Dann werden dieselben getrocknet und darauf gelockert und geklopft (Fachen), und so kommt es zum Einathmen des Quecksilberstaubes (siehe S. 154).

Eine besondere Gefahr liegt bei der Textilindustrie darin, dass die Spinnereiabfälle bei mässigem Feuchtigkeitsgehalt und bei Zutritt von Luft sich selbst entzünden können. Als Ursache dieser Selbstentzündung wurden von F. Cohn sogenannte thermophile Bakterien ermittelt.

Ein mehr sozialpolitisches Interesse bietet die Beobachtung, dass bei den Spinnmaschinen die einzelnen Völker bis jetzt ganz bestimmte Grenzen ihrer Leistungsfähigkeit zeigen. Namentlich inbezug auf die Entlohnung der Arbeiter und auf die damit zusammenhängenden kulturellen und hygienischen Errungenschaften ist dies von Wichtigkeit. Eine Handspindel macht in der Minute nur 500 Umdrehungen. Bei Maschinenbetrieb vermag jedoch der Chinese nur Spindeln mit höchstens 1000 Umdrehungen zu bewältigen, der Japaner 3000, der Deutsche 9000, der Engländer 11 000, der Amerikaner 14 000.

Die Webereien bieten für die Arbeiter keine besonderen Gefahren. Nur scheinen Bruchschäden wegen des fortwährenden Stehens öfter vorzukommen. Die Hauptgefahr für die Arbeiter liegt darin, dass, wenn die Stühle über 50 Touren in der Minute machen, die Webschützen leicht herausfliegen und dadurch besonders Augenverletzungen herbeiführen. Beim Walken, Spülen und Nassrauhen der Wollstoffe sind die Arbeiter infolge der Nässe rheumatischen Erkrankungen ausgesetzt. Beim Scheeren der Tuche entstehen oft Fingerverletzungen, auch ist bei dieser Arbeit der Staub (Scheerflocken) sehr lästig. Das starke Ventiliren der Räume würde diesen Staub nur in den ganzen Räumen verbreiten, und dadurch würde derselbe noch lästiger. Man versucht deshalb jetzt den Staub unmittelbar am Entstehungsorte abzusaugen.

Auch das trockene Rauhen der Baumwolle erzeugt ausserordentlich viel Staub, so dass es in besonderen Räumen mit angemessenen Absaugvorrichtungen vorgenommen werden sollte.

Die Färberei, Bleicherei und Druckerei der Gewebe kann den Arbeitern durch Verbrühungen und durch giftige Farben, z. B. arsenhaltiges Fuchsin, Gefahr bringen. Auch die bei diesen Prozessen sich entwickelnden Wasserdämpfe wirken sehr unangenehm. Beim Bleichen der Gewebe ist mit Rücksicht auf die Verwendung von Chlorkalk und die Entwickelung von Chlor für gutschliessende Deckel der Bleichbottiche und für die Entfernung der Gase nach den Schornsteinen zu sorgen. Auch durch die grelle Beleuchtung haben die Arbeiter in den Bleichereien viel zu leiden.

Von Abwässern der Textilindustrie sind besonders die Abwässer der Wollwäsche und der Färberei zu nennen. Die Abwässer der Waschmaschinen werden entweder auf Pottasche oder durch

Schwefelsäure auf Fett verarbeitet oder endlich durch zugesetzten Kalk gereinigt. Die Abwässer der Färbereien müssen von den suspendierten Bestandteilen befreit werden, was meist durch Kalkzusatz geschieht. Eine vollständige Klärung ist jedoch äusserst schwer zu erreichen. Am vollkommensten gelingt dieselbe noch durch Torf und Koks. Auch die Flachsröstwässer, besonders bei der Kastenröste müssen in ähnlicher Weise gereinigt werden, ehe sie in die offenen Flüsse abgelassen werden. Ebenso dürfen die chlorhaltigen Abwässer der Bleichereien nicht ohne weiteres in die Flüsse gelangen. Die beim Bleichprozesse sich bildenden Abgänge der Laugen und des Säurebades können sich neutralisieren, eventuell unter einem weiteren Zusatze von Kalkmilch. Dann erst dürfen sie abgelassen werden.

Besondere Aufmerksamkeit ist in der Textilindustrie der Beschäftigung jugendlicher Personen zu widmen.

Bei maschinellem Betriebe sind selbstverständlich angemessene Vorkehrungen gegen Unfälle zu treffen.

Ueble Gerüche entstehen so ziemlich bei allen Prozessen der **Gerberei**, so dass bei ungenügender Ventilation leichte Vergiftungserscheinungen, Uebelkeiten und Ohnmachten ziemlich häufig sind.

Den Häuten haftet zersetzungsfähiges Material an, welches durch die Gerberei beseitigt werden muss. Dieses Reinmachen zur Herstellung der „Blösse“ wird durch Fäulnis, z. B. mit „faulem Ascher“, „Kotbeize“, bewirkt.

In den Lohmühlen bildet sich sehr viel an sich nicht giftiger und nicht infektiöser Staub, der jedoch zu Katarrhen der Athmungsorgane führen kann, so dass Ventilationsvorkehrungen vorzuschreiben sind. Beim Abkochen von Sumach entstehen narkotisierende Dämpfe, welche abzuleiten sind. Diese Reizungen der Schleimhaut der Athmungsorgane durch Gase und Staub sind auf jeden Fall die Veranlassung, dass die Gerber, trotzdem in der Gerberei vorwiegend starke, kräftige Leute verwendet werden, bis zu 40 pCt. an Tuberkulose sterben.

Der Infektion mit Milzbrandbazillen sind die Gerber vielfach ausgesetzt und zwar hauptsächlich durch die aus China und Amerika eingeführten Trocken- oder Wildhäute. Durch die Abwässer der Gerbereien und Ueberschwemmungen von Wiesen mit dem infektösen Material wurde schon der Ausbruch von Milzbrandepidemien unter Vieh in bis dahin noch nicht betroffenen Gegenden beobachtet. Dadurch, dass der Staub aus den Fellen auf Futterstoffe gelangte, kamen ebenfalls schon Infektionen von Haustieren vor.

Bei dem Schwitzen der Häute für Sohlenleder in verschlossenen warmen Räumen, in denen die Häute einen Fäulnisprozess durchmachen, bildet sich stets Schwefelammonium, durch welches wiederholt Todesfälle veranlasst wurden. Derartige Räume sind einer gründlichen Ventilation zu unterwerfen.

Bei Behandlung der Häute mit Kalkmilch und Schwefelarsen (Rhusma) leiden die Arbeiter oft an Blutunterlaufung (Fingercholera) und Geschwüren an den Fingern (Nachtigall). Die Spülwässer enthalten bei letzterem Prozesse arsenige Säure, welche vor dem Ablassen der Wässer durch Eisensalze ausgefällt werden muss.

Die Lohbrühe und sämtliche Abgänge der Gerberei dürfen infolge dessen nicht ohne weiteres in offene Wässer abgelassen werden. Die festen Abgänge sind zu sammeln, die flüssigen in Klärbassins mit Kalkmilch zu desinfizieren oder durch Berieselung unschädlich zu machen. Das Einweichen der getrockneten Häute in fliessenden Wässern führt zur Schädigung der Fischzucht, und sollte bei neuen Konzessionierungen das Einweichen in Weichkästen vorgeschrieben werden, deren Wässer dann wie oben zu behandeln sind.

In der Pelzgerberei entsteht schädlicher Staub dadurch, dass ausser den Reinigungsstoffen Kreide, Gips, Sägespähnen auch Haare in die Luft gelangen.

Die von den Gerbereien gelieferten Häute werden appretiert und poliert, wobei ebenfalls viel Staub entwickelt wird. Beim Glanz- und Lackleder enthält der Schleifstaub Kieselsäure und Bleiverbindungen, bei gefärbtem Leder allenfalls auch andere Gifte.

Auch die **Industriearbeiter und Handwerker**, welche das Rohmaterial für die Bekleidung zum Gebrauche fertigzustellen haben, wie Schuster, Hutmacher, Kleidermacher, sind hygienisch oft recht bedenklich gestellt. Nach den Ergebnissen der Wiener Krankenkassen kamen in den Jahren 1892 bis 1896 durchschnittlich jährlich von 100 Todesfällen bei den Kleidermachern 96, bei den Schustern 74,7 auf Erkrankungen der Athmungsorgane, speziell auf Tuberkulose jedoch bei den Kleidermachern 72,3, Schustern 71,2, Hutmachern 58,3. Die Schuster leiden besonders häufig infolge der gezwungenen, die Eingeweide drückenden Haltung an Erkrankungen der Verdauungsorgane; bei Schustern fallen bis 67 pCt. aller Erkrankungen, bei anderen Gewerben nur ca. 40 pCt. auf derartige Erkrankungen. Die einzelnen Arbeiter und die kleinen Meister arbeiten meist in unhygienischen, aus Ersparnis schlecht ventilierten, schmutzigen, überfüllten Arbeitsräumen. Die speziellen Veränderungen des Skelettes (Schusterbrust), Krampf in der Beinmuskulatur, Entzündungen der Schenkelhaut, der sogenannte Schusterkrampf und die Atrophie der Muskulatur des Daumens durch Anwendung des Knieriemens und ähnliche Veränderungen durch die besonderen Eigentümlichkeiten des Gewerbes (Bäckerknie und Plattfuss der Bäcker, Plattfuss der Kellner) haben kein allgemein hygienisches Interesse.

Bei der Herstellung der Nähnadeln ist für Absaugung des Staubes Vorkehrung zu treffen, Fig. 57.

Fig. 57.

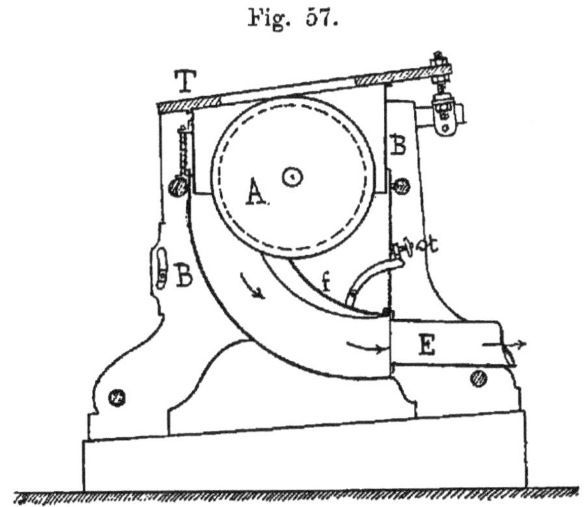

Vorrichtung zum Schutz gegen Staub in den Nadelschleifereien von Leo Lammertz in Aachen.

A Schleifscheibe. B Schutzkasten, E Staubrohr zum Sauggebläse, f gekrümmtes, durch st stellbares Blech, welches verhütet, dass Staubteile von der rotierenden Scheibe mitgerissen werden. T Tischplatte mit Schleifstelle.

Eine der wichtigsten Eigenschaften der aus oben genannten Elementen hergestellten **Kleidungsstoffe** ist das spezifische Gewicht. Dieses ist von dem Verhältnisse der Elemente zu der eingeschlossenen Luft abhängig. Das spezifische Gewicht der verschiedenen Kleidungselemente schwankt nur innerhalb sehr enger Grenzen, so dass man es im Durchschnitt auf 1,3 annehmen kann. Das spezifische Gewicht der Gewebe ist wesentlich abhängig von der Art der Herstellung, z. B. bei Wolle in Form von Flanell 0,095, von Trikot 0,179, von Kammgarn 0,358. Die verschiedenen Grundstoffe eignen sich jedoch nicht gleichmässig gut für jede Herstellungsweise von Geweben.

Die Elastizität der Gewebe hängt ab von der Elastizität der

Gewebsfasern und von der Herstellungsweise des Gewebes. Während die natürliche Elastizität der Wolle von keinem anderen Stoffe erreicht wird, kann man durch Herstellung von Trikotstoffen Leinen, Seide, besonders aber auch Baumwolle dem Wollgewebe viel ähnlicher machen.

Die wichtigste Eigenschaft der Gewebe besteht darin, dass sie zwischen den Fasern Luft einschliessen, so dass geradezu **der grösste Teil unserer Kleidungsstoffe aus Luft besteht.** Das Porenvolumen beträgt z. B.

bei glattgewebten Leinen	49	pCt.
„ glattgewebter Baumwolle	52	„
„ Trikot-Leinen	73	„
„ „ -Seide	83	„
„ „ -Baumwolle	85	„
„ „ -Wolle	86	„
„ Flanell-Baumwolle	89	„
„ „ -Wolle	92	„
„ Sommer-Kammgarn	72	„
„ Winter- „	82	„

Auf diesem Luftgehalt beruht die Luftdurchgängigkeit und auch die Eigenschaften, welche für die Er- und Entwärmung entscheidend sind. Glattgewebte Stoffe sind weniger durchlässig als lockergewebte (Flanell oder Trikot). Sämischgares Leder ist durchgängiger als weissgares (Glacé). Nach **Pettenkofer** war das Verhältnis so, dass bei gleichem Drucke und bei gleicher Fläche

bei Flanell	10,4
Leinwand	6,0
sämischgarem Leder	5,4
Glacéleder	0,2

Luft durchgingen. Bei gleicher Gewebsart und bei gleichem Rohmaterial weist ein dicker Stoff ein grösseres Porenvolumen und damit eine grössere Luftmenge auf als ein dünner Stoff.

Bei dem hohen Gehalte an Luft sind die Kleidungstoffe sehr hygroskopisch und vermögen entsprechend der relativen Feuchtigkeit der eingeschlossenen und sie umspülenden Luft Wasser in Form von Dampf und tropfbarer Flüssigkeit aufzunehmen. Die Grenze zwischen diesen beiden Formen des Wassers wird von der Temperatur mitbestimmt. Sowie der Taupunkt überschritten ist, muss sich tropfbares sogenanntes „zwischengelagertes“ Wasser bilden, welches zum Teil kapillar festgehalten wird (= kleinste Wasserkapazität). Im Gegensatze dazu steht die maximale Wasserkapazität, welche sich aus dem Porenvolumen ergiebt und den Zustand der Füllung aller Poren mit Wasser bezeichnet. Die kleinste Wasserkapazität ist von der natürlichen Elastizität der Faser und von der Benetzbarkeit abhängig. So nimmt z. B. mit Lanolin gefettete Baumwolle 50 bis 60 pCt., Wolle 30 bis 35 pCt. weniger Wasser auf als entfettete Stoffe.

Porenfüllung einiger Kleidungsstoffe.

Kleidungsstoff		1 g Stoff nimmt auf		Porenfüllung = Verhältnis von a : b
		a) an maximalem Wasser	b) an minimalem Wasser	
Flanell-	Wolle	10,3	1.343	13,0
	Baumwolle	6,0	1,118	18,6
Trikot-	Wolle	4,8	1,278	26,6
	Baumwolle	4,2	1.143	27,2
	Seide .	3,8	1,514	39,8
	Leinen	2,1	1,191	56,7
Glatte Baumwolle und Leinen		0,8	0,810	100,

Aus der Gewebsart und den natürlichen Eigenschaften der Grundsubstanz ergiebt sich hiernach, dass die Poren glattgewebter Stoffe nach der Benetzung vollständig mit Wasser gefüllt sind, dass bei Trikotgeweben 43 bis 73 pCt. lufthaltig bleiben und dass bei Flanell sogar 81 bis 87 pCt. lufthaltig und damit für die Luftzirkulation und die Ventilation der Kleidung erhalten bleiben.

Auch die Schnelligkeit, mit welcher die Stoffe Wasser aufnehmen (Benetzbarkeit) ist von grosser Bedeutung. Am leichtesten benetzbar sind Seide, Leinwand und Baumwolle. Am schwersten benetzbar ist Wolle, teils wegen ihres natürlichen Fettgehaltes besonders aber wegen der Rauhigkeit der Faser infolge des Schüppchenüberzuges. Glattgewebte Stoffe benetzen sich nur im appretirten Zustande schwer; so sind z. B. die blauen Leinenkittel der Arbeiter und Bauern am Rhein, in Belgien und in Frankreich im frischen Zustande fast wasserdicht. Infolge dieses Verhaltens saugen sich Leinwand, Baumwolle, abgetragene alte Wollstoffe schneller voll Wasser, Trikotstoffe langsamer und Flanell schwimmt tagelang auf Wasser. Ebenso verhalten sich die Stoffe, wenn man das Wasser regenartig aufträufeln lässt. Umgekehrt geben die glatten Stoffe aufgenommenes Wasser viel schneller ab als Trikotstoffe und Flanelle. Im durchnässten Zustande legen sich die glatten Stoffe der Haut dichter an als die anderen Stoffe und bewirken so ein viel stärkeres Kältegefühl und viel schroffere Unterschiede im nassen und trocknen Zustande.

Besonders wichtig ist das Verhalten der Kleidungsstoffe zur Wärme.

Gleichartige Gewebe aus verschiedenartigen Elementen strahlen die Wärme gleichmässig aus, während Stoffe von ungleicher Webweise Unterschiede aufweisen. Setzt man die Wärmestrahlung für Flanell 100, so hat Trikot 101 und glatte Gewebe 101 102. Die Absorption der Wärmestrahlen stellt sich bei gleichem Stoffe für verschiedene Farben derart, dass Weiss = 100 gesetzt, sich für Hellgelb 102, Dunkelgelb 140, Rot 165, Blau 198, Schwarz 208 ergiebt. Für verschiedene Stoffe von gleicher Farbe beträgt die Absorption z. B. für Weiss bei Baumwolle 100, bei Leinen 98, bei Flanell 102, bei Seide 108.

Die Wärmeleitungsfähigkeit war in früheren Versuchen sehr verschieden angegeben worden, so sollte z. B. die Wärmebewegung durch Leitung bei Seide um 3 pCt., bei Leinen um 5 pCt., bei Flanell um 14 pCt., Winterbukskin um 20—25 pCt. verhindert werden. Es hat sich jedoch herausgestellt, dass dieses Resultat nur zustande kam, weil die Dicke der Kleidungsstoffe unberücksichtigt geblieben war. Bei gleicher Dicke ergab sich jedoch, dass die verschiedenen Kleidungsstoffe die Wärme gleich gut leiten. Diese Wärmeleitung der trockenen Stoffe wird durch zwischengelagertes Wasser beträchtlich erhöht. So ist z. B. nach Rumpel die Wärmeabgabe durch Leitung von einem mit feuchter Flanellbinde umkleideten Arm ebenso gross, wie die (durch Strahlung) vom nackten Arm, wozu noch ausserdem durch Wasserverdunstung ein beträchtlicher Verlust an Wärme kommt.

B. Die Bekleidung.

Die physikalischen Eigenschaften der Grundstoffe und der aus denselben hergestellten Kleidungsstoffe kombinieren sich in der Kleidung in verschiedenster Weise, wobei noch weiter zu berücksichtigen ist, dass Gewohnheit, Mode, besondere Zwecke (Uniform) die Sache noch verwickelter gestalten.

Der Grund für die Bekleidung des Körpers liegt in der Regelung und Ersparnis der Wärmeabgabe des Körpers durch die Kleidung. Durch Bekleidung wird die Art des Wärmeverlustes von der Haut stark verändert. Der unbekleidete Körper würde, weil die Luft ein sehr schlechter Wärmeleiter ist, die Wärme bei Stehen und Bewegung vorwiegend durch Strahlung und nicht durch Leitung abgeben; wohl aber erfolgt eine Abgabe durch Leitung an die umgebenden Gegenstände, besonders an die Lagerstätte, an das Bett, an das Waschund Badewasser. Gerade diese Wärmeabgabe durch Leitung vom unbedeckten Körper wird unangenehm empfunden, und die europäische Kleidung hat in den Tropen entschieden mit zum Niedergange der einheimischen Bevölkerung beigetragen; manche der unter dem Namen von Missionären reisenden englischen Baumwollreisenden haben dadurch im Namen des Christentums diesen Völkern ebenso geschadet, wie durch das Getränk der Christen (siehe S. 343). Selbst der leicht bekleidete Körper ist gegen diesen Wärmeverlust durch Leitung sehr empfindlich, was jeder bemerkt, wenn er sich in ein kaltes Bett legt. Die natürliche Wärmeabgabe durch Strahlung wird durch die Kleidung zu Gunsten der künstlichen Wärmeabgabe durch Leitung herabgesetzt.

Mit dieser Veränderung des natürlichen Verhältnisses von Leitung zu Strahlung hängt es auch zusammen, dass die bekleidete Haut oft nicht recht durchblutet wird und somit ihre Funktion versagt. Dieses Gefühl des Unbehagens, welches sich bis zu wirklichen Krankheiten steigern kann in Form von akuten und chronischen Katarrhen der Schleimhäute, sogar von Nierenleiden, hängt vermutlich von zwei Momenten ab. Einmal ist es die Behinderung der natürlichen Wärmeabgabe überhaupt und die dadurch herbeigeführte Wärmestauung, dann aber wahrscheinlich noch der Umstand, dass mit der Behinderung der Wärmeabgabe auch Selbstgifte im Körper zurückgehalten werden. Für diese letztere Möglichkeit spricht die Ermittelung von Arloing, dass bei Einspritzungen der Schweiss für Versuchstiere noch giftiger ist als der Urin. Die alte Beobachtung über den schädlichen Einfluss des Ueberfirnissens von Tieren dürfte somit durch beide Momente, Störungen der Wärmeabgabe und Selbstgifte, erklärt werden. Es scheint, dass sich seitens der Haut eine ähnliche Luftverschlechterung der Kleiderluft einstellt, wie bei der Luftverderbnis der Zimmer. Der Kohlensäuregehalt der Kleidungsluft, der nur von der Haut herrührt, ist in verschiedenen Abschnitten der Kleidung zwar verschieden, aber immer grösser als der der Luft im Freien und am grössten zwischen der Haut und der ersten Kleidungsschicht.

Die Wärmeabgabe vom Körper durch Strahlung und Leitung wird durch die Kleidung gehemmt dadurch, dass die Körperwärme erst in die Kleider durch Leitung übergeht und erst dann von der Oberfläche derselben ausgestrahlt wird. Für die Wärmeleitung innerhalb der Kleidung kommt die Wärmeleitung, Feuchtigkeit des Stoffes und die Länge des Weges von der Hautoberfläche bis zur freien Oberfläche in Betracht, während für die Bestrahlung von der Kleideroberfläche die oben angegebenen Beziehungen zur Umgebung, sowie die Insolation von Einfluss sind. Wenn man die Ausstrahlung der nackten Haut bei 15° gleich 100 setzt, so beträgt dieselbe bei 23° nur 69 pCt., bei 29° nur 56 pCt., bei 32° nur 31 pCt. Die absoluten Temperaturen betragen nach Rubner für die Haut des unbekleideten Körpers je nach der Aussentemperatur 27—34°, bei Bekleidung mit Wollhemd jedoch bei 15° aussen 28,5°, mit Leinenhemd dazu 24,8°, mit Weste dazu 22,9°, mit Rock dazu aussen 19,4°. Bei Bekleidung der Haut und bei 15° beträgt demnach die Herabsetzung der Ausstrahlung bei Bekleidung mit Wollhemd 73 pCt., Woll- und Leinenhemd übereinander 60 pCt., Weste dazu 46 pCt., dazu noch Rock 33 pCt. Somit verliert ein vollständig angekleideter Mensch durch Kleidung nur $^1/_3$ der Wärme, welche er im nackten Zustande abgeben würde. Die Bekleidung wirkt also den Verlusten durch Strahlung und Leitung gegenüber geradeso wärmeersparend wie bei nacktem Körper eine Erhöhung der Temperatur den Verlusten durch Strahlung.

Je näher die Kleidung der Haut ist, um so höher temperiert ist die Kleidung, desto geringer ist die relative Feuchtigkeit der Kleiderluft und desto höher das Sättigungsdefizit derselben. Im Allgemeinen wird deshalb die Verdunstung von der Haut durch die trockenen Kleider nicht gehemmt, weil das hohe Sättigungsdefizit der Kleiderluft trotz des hygroskopischen Verhaltens derselben die Kleiderluft genügend trocken hält. Die Kleidung enthält jedoch infolge ihres hygroskopischen Verhaltens ziemlich beträchtliche Mengen hygroskopisch gebundenen Wassers, welches erst bei Herabsetzung der Temperatur als zwischengelagertes Wasser auftreten kann. Infolgedessen ist die Temperatur der umgebenden Luft für die Verdunstung des zwischengelagerten Wassers von grosser Bedeutung, und davon hängt auch ab, ob die Kleidung am Körper selbst bald trocken, bald feucht ist. Es hängt aber auch weiter davon ab, dass die einzelnen Schichten einer durchnässten Kleidung sehr ungleichmässig am Leibe trocknen. Bei gesteigerter Muskelthätigkeit (marschieren) steigert sich die Wärmebildung und bei hoher Aussentemperatur hält der Wärmeverlust hiermit nicht immer gleichen Schritt. Während im Sommer in der Ruhe, im Schatten, in bewegter Luft die Temperatur wie im Winter in den Kleidern von innen nach aussen abnimmt, kann in der Sonne eine solche enorme Steigerung der Kleidertemperatur bemerkt werden, dass eine vollständige Umkehr der Temperaturabstufung eintritt und die äussersten Kleiderschichten am wärmsten werden, selbst über die Bluttemperatur hinaus. Dann ist ein Faktor der normalen Wärmeabgabe aufgehoben und die ungünstige Veränderung des Verhältnisses von Wärmestrahlung zu Wärmeleitung durch Kleidung macht sich durch Ueberheizung des Körpers, durch Hitzschlag geltend, ähnlich wie bei Hemmung der Wärmeabgabe durch zu heisse feuchte Luft. Man sollte deshalb, wie es in den Marinen aller Länder längst geschieht, und wie es in der russischen Armee bereits durchgeführt ist, beim Militär eine Sommeruniform einführen, weil der Soldat solchen Verhältnissen gegenüber sich nicht so ausgiebig schützen kann, wie es sonst durch Ablegen der Kleidung möglich ist.

Ausser der Befeuchtung und Durchnässung der Kleidung durch Schweiss kommt noch die Durchnässung durch Regen und Schnee in Betracht, um die Poren der Gewebe für Luft undurchlässiger zu machen. Diesem letzten Uebelstande sucht man dadurch zu begegnen, dass man zur obersten Bekleidung Stoffe nimmt, welche den natürlichen Fettgehalt der Wolle und damit deren schwere Benetzbarkeit besitzen. Hierher gehören besonders die sogenannten Naturloden. Leider sind dieselben für viele Zwecke zu dick. Deshalb hat man versucht, auch die anderen Gewebe wasserdicht zu imprägniren. Dieses geschieht durch Mischungen von Alaun, Bleiacetat und Gelatine, welche die Adhäsion zwischen Faser und Wasser verhindern und damit die kapillare Aufsaugung der Stoffe herabsetzen. Diese natürlich wasserdichten oder wasserdicht imprägnirten, porösen Stoffe nehmen nur wenig Wasser auf und setzen die Durchlässigkeit für Luft nur bis höchstens 10 pCt. herab. Leider lässt diese Wasserundurchlässigkeit nach einiger Zeit nach. Diese Imprägnirungsstoffe treten der Ventilation der Kleidung und dadurch der Beseitigung des hygroskopischen oder zwischengelagerten, von der Haut aufgenommenen Wassers etwas entgegen, so dass diese Stoffe z. B. für die Infanterie wenig brauchbar sind, weil die Leute zu stark schwitzen. Für Reiter und für einzelne Personen, welche sehr viel im Freien sich aufhalten müssen (Jäger, Reisende) sind sie dagegen von ausserordentlichem

Vorteile. Gummi und Kautschukmäntel führen, weil diese Stoffe für die Luft ganz undurchgängig sind, zu einer starken Behinderung der Wärmeabgabe des Körpers, und deshalb sind sie nur dort zu empfehlen, wo dem Schutze gegen Durchnässung gegenüber alle anderen Momente zurücktreten (Seeleute).

Der Schutz gegen direkte Strahlung von Flammen besteht in Bekleidungsstücken wie Hauben, Gamaschen, Armstutzen aus Asbest oder in Imprägnierung der Stoffe mit Ammoniumphosphat und Salmiak oder Ammoniumsulfat und kieselsaurem Bleioxyd (Bleiessig und Wasserglas) oder wolframsaurem Natron.

Während wir als Hygieniker auf die Form und Art der Oberkleidung der Mode gegenüber nur wenig Einfluss ausüben können und höchstens beim Militär Verbesserungen etwas schneller anzubahnen vermögen, gelingt es uns noch am ehesten, das Verständnis für eine richtige **Unterkleidung** allgemein zu verbreiten. Die bahnbrechenden Untersuchungen von Pettenkofer und die daran anschliessenden von seinen Schülern Krieger, Schuster und in der letzten Zeit die grundlegenden Arbeiten von Rubner haben uns erst das Verständnis für die oben angegebenen Eigenschaften der Kleidung vermittelt. Sehr viel hat zur Anbahnung des Verständnisses auch Jäger beigetragen, indem er durch Schaffung seines „Systemes“ das allgemeine Interesse für die Bekleidungsfrage wachrief. Dieses grosse Verdienst wird auch durch die marktschreierischen Uebertreibungen in keiner Weise geschmälert. Auch Lahmann ist durch seine Reformbaumwolle von Bedeutung geworden.

Wir können wenigstens für die Unterkleider ziemlich bestimmte technisch durchführbare Forderungen aufstellen, die allen hygienischen Anforderungen genügen. Bei wenig empfindlicher Haut, bei kühler und feuchter Aussentemperatur, bei Reisen, bei welchen grosse Temperaturextreme nnd Witterungsumschläge in Betracht kommen, ist Wolle als Flanell und Trikot unbedingt an erster Stelle zu nennen. Bei mehr empfindlicher Haut und höherer Aussentemperatur empfiehlt sich besonders Baumwolltrikot, während die anderen analogen Gewebe entweder nicht vollständig an diese Stoffe mit ihren physikalischen Eigenschaften heranreichen (Leinen in Flanell- und Trikotform) oder (wie Seidentrikot) ausserdem zu teuer sind. Neuerdings hat Vodel auch Versuche gemacht, durch Verbindung von Wolle mit Baumwolle und Leinen (Kurzhals und Wellhausen) die technischen Mängel der einzelnen Grundstoffe zu beheben. Diese porösen, kreppartigen Gewebe sind für Wohlhabende in erster Linie zu nennen;

leider sind vorläufig die Kosten noch zu bedeutend, um dieser Unterkleidung eine allgemeine Verbreitung zu verschaffen.

Für die Verwertbarkeit der Stoffe zur Unterkleidung kommt die Art, wie sie sich Schmutzstoffen gegenüber verhalten und wie sie sich reinigen lassen, noch wesentlich in Betracht.

Mit den Staubteilchen und Hautschüppchen gelangen auch viele Bakterienkeime in die Kleidung, sowohl in die Ober- wie in die Unterkleidung. In getragener Kleidung findet man namentlich bei ungenügender Reinigung grosse Massen von solchen Bakterien. Auf diese Weise bilden sich durch Zersetzung des aufgesaugten Schweisses üble Gerüche, vielleicht auch Gifte, so dass Berührungen mit Wunden oder das Einschleppen von Kleiderfetzen durch Schüsse beim Militär zu Eiterungen und phlegmonösen und erysipelatösen Prozessen führen können. Die Kleider können auch zu Trägern von Infektionskrankheiten werden, besonders sind es die Erreger der Tuberkulose und noch mehr die der akuten Exantheme, welche auf diese Weise verschleppt werden können. Bei Erkrankungen an Cholera und Abdominaltyphus kann die Leibwäsche durch Fäces und Erbrochenes beschmutzt werden und entwicklungsfähige Keime enthalten, und durch Verschicken solcher Wäsche ist wiederholt der Ausbruch von Cholera beobachtet worden.

Was die Unterkleidung speziell betrifft, ist zu erwähnen, dass die glattgewebten Stoffe das Wasser bez. den Schweiss besser aufnehmen, während die gelockerten Stoffe mehr geeignet sind, den staubförmigen Schmutz der Hautschüppchen aufzunehmen und nach aussen zu befördern, so dass sie selbst schmutziger werden, während die Haut desto reiner bleibt. Die lockere Webung ist demnach ein weiterer Vorzug der Trikot- und Flanellstoffe zu Gunsten der Reinlichkeit der Haut. Nur müssen diese Stoffe entgegen der berüchtigten Forderung Jäger's dafür um so häufiger gereinigt werden, während man bei glatten Geweben, weil sie die Unreinlichkeiten schlechter aufnehmen, öfter baden muss. Allmälich ist es in Europa Mode geworden, weniger zu baden, aber dafür die Wäsche häufiger ins Bad zu schicken, während man in früheren Zeiten regelmässig badete, aber die Wäsche seltener wechselte.

Die Grundstoffe und Gewebsformen sind noch weiter wichtig wegen der Behandlung in der Wäsche. Bei unrichtigem Waschen in zu heissem Wasser verfilzen die Wollstoffe sehr stark, wodurch ihre sonstigen Vorzüge zum Teil verloren gehen, während die glatten Stoffe in der Wäsche selbst sich verhältnismässig wenig ändern;

Baumwolltrikot verfilzt weniger leicht als Wollstoffe. Diese geringe Abnutzbarkeit der glatten Stoffe ist aber hygienisch ein geringer Vorteil gegenüber den sonstigen Mängeln. Auf jeden Fall ist es bei gutem Willen möglich, die Waschmethoden auch im Hause dem Bedürfnisse entsprechend zu ändern. Vor allem dürfen die lockeren Stoffe, Trikot und Flanell, nicht mit kochendem Wasser gebrüht werden, sondern müssen mit lauem Wasser gewaschen werden, dann verfilzen sie nicht und ihre Haltbarkeit wird bedeutend verlängert.

Bei der Männerkleidung ist das gestärkte und geplättete Oberhemd sehr unpraktisch und nachteilig. Es wirkt wie ein hydropathischer Umschlag und beeinflusst die Wärmeleitung in der ungünstigsten Weise. Zu vermeiden sind enge Kragen. Durch das Zunehmen des Sportes, besonders des Radfahrsportes, ist man jetzt glücklicher Weise von diesem hygienischen Monstrum etwas abgekommen, so dass es vielleicht gelingt, es zunächst auf die grosse Gesellschaft zu beschränken und so allmälich durch eine bessere Form des Hemdes zu ersetzen. Ebenfalls unpraktisch ist das lange hängende Beinkleid der Männer, weil es infolge seiner Schwere entweder durch die Befestigung an Hosenträgern die Athmung behindert, oder durch Befestigung mit einem Riemen den Bauch zu sehr beengt (Gefahr von Unterleibs-Brüchen). Die lange Hose der östlichen Germanenstämme lag eng an und wurde bis zum Knie durch Binden gehalten. Die kurze Kniehose, wie sie zuerst von westlichen Germanenstämmen verwertet wurde, gestattet dagegen eine leichte elastische Befestigung am Leibe, so dass die Brust ganz frei bleibt.

Schlimmer sieht es mit der Frauenkleidung aus. Besonders das jetzige Korsett oder Mieder ist ein ästhetisches und hygienisches Ungeheuer. Wie die alten Skythen und Patagonier ihren Kopf verunstalteten, die Chinesinnen ihre Füsse verkrüppeln, so hat wiederum die Europäerin die blödsinnige Erfindung gemacht, den Körper in der Mitte durch wespenartige Einschnürung zu verunstalten und zu schädigen. Durch das jetzt übliche Korsett wird die Leber eingeschnürt (Schnürfurche der Leber), die Baucheingeweide werden in eine falsche Lage gedrängt, die Athmung behindert. Während die Taille bei der Ansicht von vorn und hinten wespenartig eingezogen erscheint, was als schön gelten soll, erscheint bei der Ansicht von der Seite der Bauch in unnatürlicher Weise nach vorn getrieben (Fig. 58), wodurch die erstere Absicht in abscheulicher Weise vereitelt wird und die schöne natürliche Form der Hüfte ganz verlōren geht. Der Kampf gegen das Korsett ist, in der bisherigen Weise geführt, ganz aussichtslos, weil die Frauen tatsächlich in Folge der ungenügenden Stärke der Muskulatur, als Folge der Nichtübung derselben, einer Stütze bedürfen. Dieser Kampf gegen das Korsett und andere Hilfsmittel der Damenkleidung kann nur so geführt werden, dass die Kinder durch eine richtige Erziehung genügend gekräftigt werden, um diesen Panzer u. s. w. entbehren zu können. Hierzu dürfte das Aufblühen des Sportes und der Bewegungsspiele viel beitragen. Das Korsett ist zum Teil auch deswegen beliebt und sogar nötig, weil es gewöhnlich die Last der einschneidenden Unterröcke und Oberkleider tragen muss. Man muss also eine bessere Befestigungsweise der Unterkleider anbahnen und die Frauen

Fig. 58.

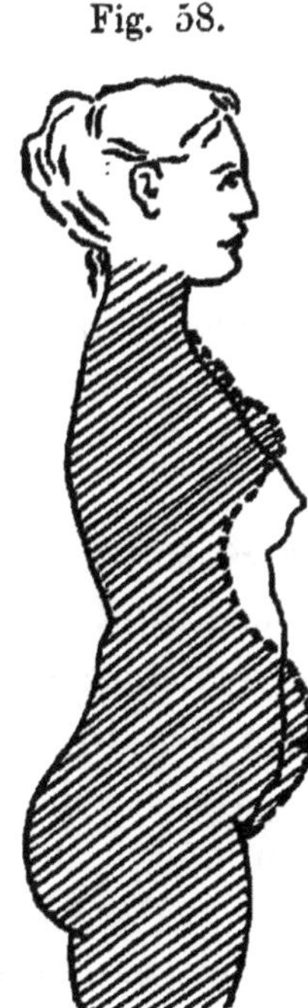

—— natürliche Form. durch Kunst verändert.

müssten geschlossene Beinkleider tragen und zwar am Körper von leichtem, waschbarem Stoffe (Shirting, Baumwolle) und darüber eine zweite von Wolle (wie beim Radeln). Dann lässt sich die Zahl und Schwere der Unterröcke verringern oder der Unterrock sogar ganz entbehren. Während z. B. derzeit das Gewicht der Sommerkleidung der Männer etwa 3 kg, das der Winterkleidung derselben bis über 7 kg beträgt, wiegt die Kleidung des schwächeren Geschlechtes derzeit durchschnittlich selbst im Sommer 10 kg und geht bis 15 kg und selbst noch darüber. Ein durchlässiger, nicht gepanzerter Büstenhalter mit elastischen Seitenteilen und ev mit Schulterträgern, der seine Stütze am Becken findet, würde dann die weniger und leichter gewordene Unterkleidung mit Sicherheit tragen können und auch eine bessere, nicht zu Varicen führende Befestigung der Strümpfe ermöglichen. Ein direktes Tragen der Röcke durch die Schultern ist zu widerraten wegen der Schwäche und Form der Schultern und wegen der Behinderung der Athmung. Ausser den direkten Nachteilen des Korsetts muss auch die schwere und seltene Reinigung und Wechslung desselben erwähnt werden und die, anlässlich der relativ hohen Preise, seltene Möglichkeit bei den ärmeren Klassen, mehrere Korsetts zu besitzen.

Der Miederthorheit schliesst sich die Modethorheit der Farben an. Ohne Rücksicht auf die Gesichtsfarbe und die Vermögensverhältnisse verlangt man aus Nachäffung bestimmte Farben und berücksichtigt die wichtigeren Eigenschaften der Kleidungsstoffe selbst viel zu wenig. Das Grün des Grasfrosches oder das Rot des Krebses muss eben getragen werden, wenn es grade Mode ist, ja selbst dann werden solche Geschmacklosigkeiten mit gemacht, wenn giftige Farben wie Arsen, Blei, Kupfer, gewisse Anilinfarben dazu verwendet werden müssen.

Die **Bedeckung des Kopfes** sollte mehr als üblich Rücksicht auf die Lüftung nehmen. Die weichen Filzhüte und die durchlässigen Sportmützen entsprechen den hygienischen Anforderungen am meisten. Die schweren Kopfbedeckungen des Militärs sind wohl alle der Reform bedürftig. Bei unseren klimatischen Verhältnissen sind Pelzmützen im Winter wohl kaum nötig, da bei unseren Temperaturen der Spiritus noch nicht einfriert. Für den Sommer ist für warme Klimate der Tropenhelm sehr zweckentsprechend. Bei sehr starker Insolation ist für im Freien beschäftigte Arbeiter und für Soldaten der Nackenschutz sehr nützlich. Beim Schneiden und Frisieren der Kopfhaare und beim Rasieren ist die Uebertragung von Krankheiten möglich, so dass eine Ueberwachung dieses Gewerbes nötig ist; besser Situierte sollten sich ihr eigenes Besteck mit Bürsten etc. halten.

Besondere Aufmerksamkeit und Sorgfalt verlangt die **Fussbekleidung.**

Als Unterkleidung sind Fusslappen wohl nur beim Militär und in Arbeiterkreisen gebräuchlich, obwohl sie den Vorzug leichter Reinigungsmöglichkeit besitzen. Sonst sind Strümpfe in Brauch. Bei passendem Schuhzeug sollten eigentlich die Strümpfe überflüssig sein, besonders wo sie oft einen so starken Druck ausüben, dass der

Blutumlauf durch dieselben gehemmt wird, was viel zu dem Kältegefühl beiträgt. Da dieselben jedoch den Schweiss und Schmutz aufnehmen, tragen sie andererseits viel zur Reinhaltung des Fusses bei, nur müssen sie der grossen Inanspruchnahme gemäss viel häufiger gereinigt werden als es üblich ist. Für Schweissfüsse sind Strümpfe mit handschuhfingerförmigen Spitzen für die einzelnen Zehen zweckdienlich, weil so der Schweiss besser aufgesaugt wird und die einander zugekehrten Interdigitalflächen der Zehen sich nicht direkt berühren können. Die japanische Form mit einer besonderen Zehen-Abteilung für die grosse Zehe nimmt am meisten Rücksicht auf den anatomischen Bau des Fusses.

Als Material für Strümpfe ist eine feine Wolle allem anderen Material bei weitem überlegen. Als Futter für die Schuhe empfiehlt sich am meisten nicht appretiertes, naturgraues Baumwollentrikot oder Leinen.

Als Material für das Schuhzeug selbst ist zunächst für die Sohle ein starkes Rinds-Leder am besten; durch seine isolierende Eigenschaft bildet es einen Schutz gegen elektrische Ströme, wie sie jetzt vielfach auf Strassen in Betracht kommen. Bast- oder Schnursohlen sind nur bei ganz trockner Witterung und bei wenig Gebrauch zu verwenden. Für das Oberleder muss dort, wo Feuchtigkeit in Betracht kommt, unter allen Umständen ein kräftiges lohgares Leder benützt werden. Bei trockener Witterung kann als Oberleder das poröse sämischgare Leder, Tuch oder Segelleinen in Verwendung kommen. Wenn Segelleinen und Tuch wasserdicht imprägniert sind und am Rande einen Besatz von kräftigem Leder erhalten, so kann man derartige Schuhe in Städten mit Vorteil gebrauchen, da sie sehr porös sind und den Fuss somit ausgiebig ventilieren. Das lohgare Leder ist an sich sehr undurchlässig für Luft und wird noch viel undurchlässiger, wenn es zum Erhalten der Schmiegsamkeit öfter gefettet wird. Die Wichse macht das Leder brüchig, sodass das gelbe Leder vorzuziehen ist.

Dort, wo viel Feuchtigkeit in Betracht kommt, muss das Oberleder möglichst wasserundurchlässig gemacht werden und dadurch wird es geradezu auch luftundurchlässig und leitet die Wärme noch besser. In noch höherem Masse ist dies bei Gummischuhen der Fall. Der Fuss schwitzt infolgedessen ausserordentlich und ist dadurch Erkältungen ganz besonders ausgesetzt. Ein Hilfsmittel dagegen ist darin geboten, dass der Schuh etwas weiter hergestellt wird, als es in den Städten bis jetzt üblich ist und dass man für Märsche und Reisen die Strümpfe ganz beiseite lässt und den Schuh mit Heu ausstopft nach dem ausgezeichneten Verfahren unserer Bauern und der an die grimmigste Kälte gewöhnten Lappen. In verfeinerter Form erreicht man dasselbe durch besondere auswechselbare Einlagen von Lufha, Stroh oder Asbest. Wer selbst bei dicken Strümpfen an Kälte der Füsse leidet, wird überrascht sein, in einem derartigen Schuh ohne Strümpfe kein Kältegefühl zu haben, weil eben in Folge des grösseren Raumes und des Wegfallens des Druckes der Fuss besser durchblutet wird. Häufige Fussbäder und Reinlichkeit sind ein wichtiges Mittel gegen Kältegefühl; bei starker Schweissbildung, welche starken Seifengebrauch verlangt, ist nachheriges leichtes Einfetten vor Märschen unentbehrlich. Die Streupulver mit Magnesia (Talk) als Grundlage können bei Reinlichkeit ganz entbehrt werden.

Das Oberleder muss für jeden Fuss gesondert geschnitten werden und darf nicht in der Mitte eine Bruchfalte haben.

Besonders wichtig ist die richtige Form der Sohle. Für die Sohlenlänge ist die sogenannte Meyer'sche Linie massgebend, welche (Fig. 60, a-b) von der Mitte der Ferse durch die Mitte der grossen Zehe

Fig 59. Fig. 60.

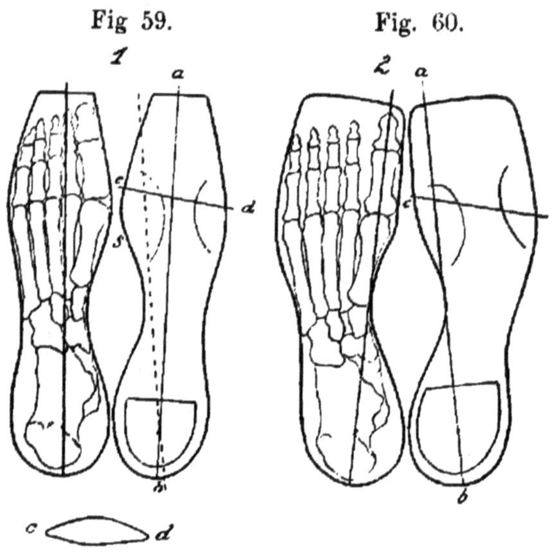

verläuft. Die grösste Breite der Sohle wird durch die Starcke'sche Linie bestimmt, welche (c-d) schräg auf die erste vom Capitulum ossis metatarsi I zum V verläuft. Die gewöhnliche Sohlenform ist jedoch so geschnitten, dass der Schuh rechts und links um eine in die Mitte gelegte Linie symmetrisch verteilt wird, die meist annähernd mit der anatomischen Axe zusammenfällt (Fig 59). Die Folge dieses Sohlenschnittes ist, dass eine Subluxation der grossen Zehe bei s eintritt, wodurch dieselbe nach Aussen abgedrängt wird und deutlich der sogenannte Ballen entsteht. Dadurch ist der Raum für die anderen Zehen beschränkt und diese legen sich anstatt neben- unter- und übereinander, weil sie eben in dem beschränkten Raume so gut wie es geht, sich zurechtfinden müssen. Die richtige und natürliche Abwicklung des Fusses erfolgt so, dass erst die Ferse aufgesetzt wird, dann der äussere Fussrand auftritt und darauf der Fuss über die grosse Zehe abgewickelt wird. Zum richtigen Gehen muss deshalb die grosse Zehe sich gerade abwickeln können. Die Konstruktion des sogenannten rationellen Stiefels nach v. Meyer, Fig. 60, scheint mir jedoch nicht ganz richtig zu sein. Die grosse Zehe des Kindes spreizt allerdings in dieser Weise nach innen ab, aber beim Erwachsenen, der nie Schuhzeug getragen hat, können wir sehen, dass diese letzte Erinnerung an den Greiffuss mit zunehmendem Alter infolge des Gehens etwas abnimmt und die grosse Zehe nicht mehr so abspreizt, sondern mehr gerade liegt. Die klassischen, nach der natürlichen Fussform geschnittenen Sohlen der griechischen und römischen Sandalen und Schuhe zeigen dies bereits deutlich; die damalige Sohlenform verkümmert nur die kleine Zehe, was die Künstler, um eine ideale Bogenform des Fusses zu erhalten, noch stärker übertrieben.

In Fig. 61 ist links unter Einzeichnung des Knochengerüstes die Sohlenform so rationell dargestellt, wie sie sich aus einer Umrisszeichnung des Fusses ergiebt; rechts ist schraffiert der Abdruck der belasteten Fussohle eingezeichnet, aus dem man ersieht, dass die Schuhsohle in der Tat etwas weniger „krumm“ sein kann (g), als es Meyer verlangt. Wenn man die Sohle nach vorn etwas länger macht, was zum Abwickeln nur vorteilhaft ist, so kann man auch den rationellen Schuh etwas eleganter gestalten als die plumpe Form der Fig. 60 darstellt, die als typisch rationell aufgefasst wird.

Die Sohle muss eine leichte Vertiefung für die Ferse, f, und für die Ballen, c—d, haben und nicht flach oder gar gehöhlt sein, Fig. 59, c—d.

Auf abnormale entweder angeborene oder durch die Beschäftigung erworbene Missbildungen, wie Plattfuss (Bäcker, Kellner), vorspringende Ballen, ist ebenfalls Rücksicht zu nehmen, so dass man bei Erwachsenen nicht ohne Weiteres zu einer ganz rationellen Schuhform gelangt. Das Oberleder muss der Höhe der Grosszehe entsprechend bei dieser (z bei z y in Fig. 61) und nicht in der Mitte des Schuhes (c d in Fig. 59) am höchsten sein; zum Verhüten des Einwachsens der Nägel ist es am praktischsten, dieselben gerade zu schneiden. Das Oberleder muss dem Abwickeln der Zehen genügenden Spielraum bieten, weil sich der Fuss beim Belasten senkt und länger wird. Längenmass und Sohlenschnitt müssen nach dem belasteten Fusse gemessen werden, während beim Spann die grössere Höhe des nicht belasteten Fusses zu berücksichtigen ist.

Fig. 61.

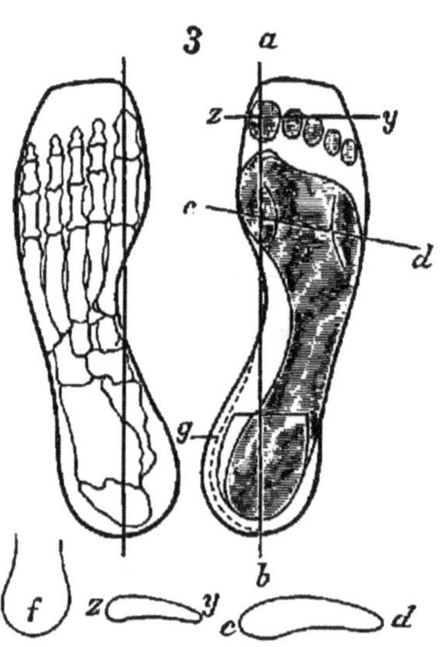

Vor den „orthopädischen" Schuhfabriken zur Herstellung „rationeller" Fussbekleidung muss man direkt warnen, weil diese es in der Kunst des Fussverkrüppelns schon zur Methode gebracht haben.

Am schnellsten ist der Stiefel angezogen und deshalb wird er in Deutschland und Russland beim Militär noch immer bevorzugt. Beim österreichischen Militär sind dieselben jedoch in letzter Zeit bei der Infanterie, Jägern und Landwehr abgeschafft worden und nur für Pioniere und berittene Truppen beibehalten werden. Die beste Anpassung an den Fuss gestattet unbedingt der Schnürschuh, der, wo Anstrengungen in Betracht kommen, bis über die Knöchel reicht und auch mit Recht in der Touristik und bei Reisen allein verwendet wird. Wo grössere Anstrengungen oder Schmutz nicht so in Betracht kommen, ist der niedrige Halbschuh zum Schnüren noch vorzuziehen, weil er eine gute Ventilation ermöglicht und durch eine Gamasche Schutz gegen Kälte und Feuchtigkeit gewonnen werden kann.

Der Absatz muss möglichst niedrig, breit und lang sein, weil er nur so eine feste Basis giebt und das richtige Abwickeln von der Ferse zur Grosszehe ermöglicht. Der vordere Rand desselben muss senkrecht zur Meyer'schen Linie gehen, damit er nicht schief getreten wird. Je niedriger der Absatz ist, um so weniger unschön ist ein rationeller Schuh, wie man dieses an den absatzlosen klassischen Sandalen und Schuhen der Römer sehen kann.

Von grosser hygienischer Bedeutung ist ferner das **Bett**, weil wir in demselben einen sehr beträchtlichen Teil unseres Lebens zubringen. Trotzdem das Schlafzimmer nur für den internen Gebrauch bestimmt ist, wird das Bett gewöhnlich derart ausgestattet, als ob es sich um ein Ausstattungsstück handele; das Bett wird noch mit Paradedecken am Tage extra zugedeckt, statt gründlich gelüftet zu werden. In Deutschland ist schon die Form des Bettes im allgemeinen sehr unzureichend. Dasselbe ist meist zu klein und zu schmal; das empfinden besonders Fussgänger nach anstrengenden Märschen oft in der unangenehmsten Weise, besonders wenn sie vorher in italienischen oder französischen Betten geschlafen haben, welche infolge ihrer grösseren Länge und Breite viel bequemer sind. Wenig angemessen sind auch die zweischläfrigen grossen englischen Betten, weil das Zusammenschlafen jedenfalls vom hygienischen Standpunkte zu verurteilen ist. Im Norden und bei uns auf dem Lande besteht noch vielfach der Unfug, dass man weiche mit Gänsefedern gefüllte Betten als Unter- und Zudeckbett nimmt. Eine Entwöhnung von dieser Verweichlichung und härterer Gewöhnung ist im allgemeinen Interesse entschieden anzubahnen. Für bessere Betten empfiehlt sich zunächst als Unterlage eine Sprungfedermatraze, darüber eine Rosshaarmatraze, während für das Militär und für Krankenanstalten, bei denen eine gründliche Reinigung und allenfallsige Desinfektion der Bettstelle und der Betten nötig ist, am besten unten ein elastischer, federnder Rahmen eingespannt wird, auf den ein mit Jute oder Stroh gefüllter Sack kommt. Die billige Strohfüllung hat den Vorteil, dass das Material durch Verbrennen ganz unschädlich gemacht werden kann, während die Herkunft des Materials manchmal unzuverlässig ist und das richtige Stopfen der Säcke öfter Schwierigkeit macht. Die durch Dampf sterilisierbaren Matrazen aus Jute genügen für die meisten Fälle. In Krankenhäusern ist bei Darmkrankheiten (Cholera,

Typhus) über die Matraze noch eine Gummidecke zu legen. Das bei uns übliche keilförmige Kopfkissen ist wenig zweckmässig, weil es der natürlichen Lage des Kopfes nicht angepasst ist. Besser ist eine nicht zu hohe Kopfrolle oder ein straff gespanntes kleines Kissen. Der Kopf soll möglichst horizontal liegen, um dadurch ein wirkliches Ausruhen und Durchbluten des Gehirnes im Schlafe zu ermöglichen; die halbsitzende Lage, wie sie bei unseren Landbewohnern üblich ist, muss verworfen werden. Da im Bette die Wärmeregulierung keine Schwierigkeiten bietet, so genügt es, dass die Ueberzüge ebenso wie die Nachtwäsche aus glatten Stoffen (Baumwolle, Leinen) hergestellt werden. Wenigstens liegt kein physiologisches Bedürfnis vor, für diese Zwecke zu den verhältnismässig teueren und schwer zu reinigenden lockeren Geweben überzugehen. Zum Zudecken sollte die Gewöhnung an eine einfache Wolldecke, die allenfalls in Leinen einzuschlagen ist, angebahnt werden. Steppdecken, mit Baumwolle oder Daunen gefüllt, kommen wohl nur selten in Betracht; Federbetten sind ganz zu vermeiden. Das Bettgestell wird man im Privathause bei aufmerksamer Behandlung und sorgfältiger Reinlichkeit ruhig in Holz machen können. Für Anstalten ist unbedingt die eiserne Bettstelle vorzuziehen, weil sie leicht reingehalten und sterilisirt werden kann.

Das Schlafzimmer soll tagsüber tüchtig durchlüftet werden. Als Schlafzimmer und Kinderstube sollen lichte, trockene Räume benützt werden, während es üblich ist, aus Eitelkeit die besten Räume für die Gesellschaften zu reservieren. Für ärmere Klassen, wo ein Zimmer für alles dient, muss vor dem Schlafengehen tüchtig gelüftet werden. Bei richtigem Wärmen der Zimmer ist es am besten, auch in der Nacht bei geöffnetem Fenster oder mindestens in ventiliertem Zimmer zu schlafen.

Litteratur.

Kratschmer: Die Bekleidung. 1894.

Lahmann: Die Reform der Kleidung. 3. Aufl. 1898.

v. Meyer: Die richtige Gestalt der Schuhe. 1858 u. Zeitschr. f. Hyg. 1888. Bd. III. S. 487.

v. Pettenkofer: Kleidung, Wohnung und Boden. 3. Aufl. 1873 u. Zeitschr. f. Biol. Bd. I.

Rubner: Eine Serie von Artikeln im Arch. f. Hyg. Bd. Xff; ebendas. Bd. 31. S. 217 u. Bd. XXXII. S. 1.
Sömmering: Ueber die Wirkung der Schnürbrust. 1793
Starcke: Der naturgemässe Stiefel. 1881.

---

4. Hautpflege und Abhärtung.

Die Kleidung vermag nicht sämtliche Schmutzstoffe von der Haut aufzunehmen. Ein Teil derselben muss unbedingt noch mechanisch entfernt werden. Besonders in vielen Industriezweigen, welche Staub entwickeln, wird eine Unmenge Schmutz auf der Haut abgelagert, der für sich entfernt werden muss. Dieses ist aber um so notwendiger, als diese Stoffe, wie schon bereits früher erwähnt, zum Teil reizende Eigenschaften haben und Entzündungen und Erkrankungen der Haut herbeiführen können.

Während die Naturvölker in der Regel sehr reinlich sind und sich regelmässig baden, während die alten Kulturvölker der Hautpflege eine ganz besondere Aufmerksamkeit widmeten, während ferner die Kulturvölker in Ostasien, z. B. Japaner, Siamesen sich täglich, oft sogar mehrmals am Tage baden, ist diese gute Sitte, welche früher in Europa ebenfalls heimisch war, später verschwunden. Nicht wenig hat dazu der Siegeszug der Syphilis beigetragen, indem die Behörden zur Vermeidung dieser Seuche die Volksbäder schlossen. Es entstand sogar die Vorstellung, dass die „Dreck- und Speckschicht konserviere", und man wollte dieselbe um keinen Preis entfernen; man badete selten und selbst dann nicht! In den kalten europäischen Ländern, Skandinavien, Russland, hat sich wenigstens das wöchentliche Dampfbad erhalten. Am beschämendsten ist es wohl für die zivilisierten Europäer, wenn man die Reinlichkeit der Türken mit der Unreinlichkeit der ersteren zu vergleichen Gelegenheit hat. Allmälich hat sich aber bei den Mitteleuropäern das Verständnis wieder Bahn gebrochen, dass eine bessere und reichlichere Hautpflege auch bei ihnen eingeführt werden muss. Das noch immer sehr niedrige Niveau wird besonders dadurch gekennzeichnet, dass sich bei uns in öffentlichen Gebäuden, Hotels, Restaurants, Klubs und Verkehrsanlagen (Eisenbahn) nur selten ausgiebige Wascheinrichtungen finden, wie sie in England und den vereinigten Staaten üblich sind. Nur an Seen,

Fig. 62.

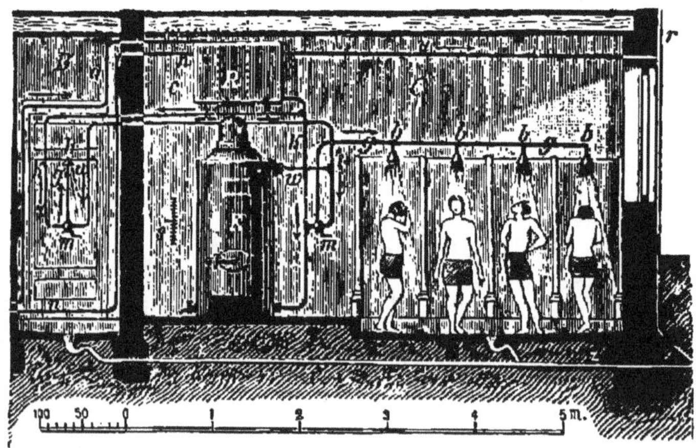

K Heizkessel
R Kaltwasserbehälter
A Pumpraum
B Einzelbad
C Mannschaftsbad
m Misch- und Absperrventil
b Schräge Brausen
s Wasserstandszeiger

Fig. 63.

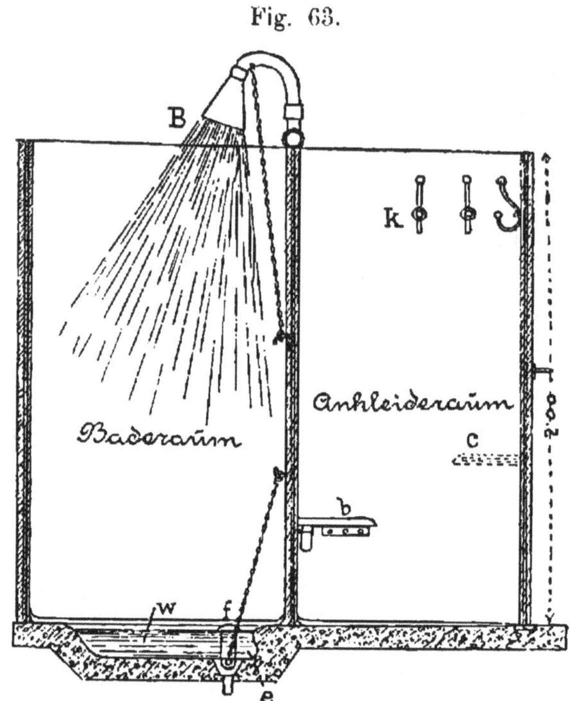

Brausebad nach den Grundsätzen des Preisgerichtes für den Preis des Brauerbundes.

k Kleiderhaken, c Tisch, b Stuhl, B Brause, w Vertiefung für die Füsse, e Abflussventil mit Ueberlauf f.

Teichen und Flüssen bietet das sommerliche Voll- und Schwimmbad einen teilweisen Ersatz. Im Anschlusse daran haben von den nordischen Völkern die Engländer zuerst eine regelmässige tägliche Körperreinigung eingeführt.

Die hierzu beliebte Temperatur des Wassers wird von den klimatischen Verhältnissen mitbestimmt. Die Südeuropäer nehmen die Seebäder erst, wenn das Wasser schon sehr warm ist, während ich selbst z. B. die Temperatur des mittelländischen Meeres in einem kühlen April bereits sehr angenehm empfand. Wenn wir Nordländer auch das kühle oder nur mässig warme Schwimmbad im freien Flusse als Erfrischungsbad jedem anderen Bade vorziehen, so hat gerade das stärkere Bekleidungsbedürfnis in den kälteren Ländern als Korrektiv das Dampfschwitzbad bevorzugt. In Skandinavien und Russland wird dasselbe so einfach hergerichtet, dass tatsächlich jeder Mensch sich diese Wohlthat verschaffen kann, während bei uns diese Badeform nur als Luxusbad erscheint. Gerade wegen der durch die Kleidung bewirkten Veränderungen des Verhältnisses in der Wärmeabgabe durch Strahlung zu dem durch Leitung ist das Benutzen eines solchen Bades von ausserordentlich wohltuender Wirkung für die Durchblutung der Haut. Allein der hohe Preis und die Unmöglichkeit, der Arbeiterbevölkerung diese Form in genügender Weise zugänglich zu machen, haben nach anderen Formen suchen lassen.

Die Wannenbäder, die bereits bei den alten Pelasgern (Badestube in Tiryns, die der Beschreibung Homer's genau entspricht) in Gebrauch waren, eignen sich nur für eine geringe Anzahl von Menschen. Die Japaner allerdings benutzen ein heisses Wannenbad von 40° C. und darüber, wobei allerdings die Erwärmung durch das Bad die gesuchte Hauptwirkung zu sein scheint. Für unsere Verhältnisse erscheint als eigentliches Volksbad das Brausebad am geeignetsten. Dasselbe wurde als Massenbad zuerst vom Oberstabsarzt Münich in der preussischen Armee eingeführt und hat sich in derselben schnell eingebürgert. Auf Grund dieser ausgezeichneten Erfahrungen hat dann Lassar dasselbe als Volksbad zu verwerten und zu verbreiten gesucht. Die Einrichtungen eines solchen Bades ergeben sich ohne weiteres aus den beiliegenden Fig. 62 u. 63. Als Hausbäder empfehlen sich Wannenbäder, welche mit einem Uebersteiger-Badeofen geheizt werden, so dass man einen Hahn für warmes, einen für kaltes Wasser und einen für die Brause zur Verfügung hat. Nach dem Vorgange der irischen Bäder hat man neuerdings auch kleine transportable Dampfbäder konstruiert, die man bequem im Zimmer aufstellen kann.

Nach dem Vorgange von Göttingen hat jetzt bereits eine Anzahl Schulen ebenfalls Brausebäder eingeführt, die in regelmässigem Turnus benutzt werden und es ermöglichen, dass alle Kinder wöchentlich gebadet werden. Die Erziehung zur Reinlichkeit beim Militär wird durch diese Schulbäder in erfreulicher Weise ergänzt, so dass die europäischen Kulturvölker hoffentlich in absehbarer Zeit wieder zu den reinlichen Völkern gezählt werden können. Als Arbeiterbäder kommen selbstverständlich die Brausebäder in erster Linie in Betracht.

Während diese Bäder vorwiegend der Reinlichkeit dienen, sind für die körperliche Ausbildung und Erfrischung die Schwimmbäder unersetzlich und es entsteht deshalb die weitere Aufgabe dort, wo Flussbäder nicht oder nicht in genügender Weise vorhanden sind, Schwimmbäder für alle Klassen der Bevölkerung einzurichten. Das bestgeleitete, welches ich selbst kenne, ist das zu Offenbach a. M.; hier ist streng durchgeführt, dass jeder, der das Schwimmbad betritt, vorher eine gründliche Abseifung vorgenommen haben muss, sodass eine starke Verunreinigung des Wassers durch die Badenden selbst um so mehr ausgeschlossen wird, als gleichzeitig für einen starken Zu- und Abfluss von Wasser gesorgt ist. Wenn in dieser Hinsicht nachlässiger verfahren wird, wie es leider nur zu oft geschieht, kann die bakteriologische Verschmutzung eines solchen Wassers eine ausserordentliche Höhe erreichen. Im allgemeinen ist die Verunreinigung der geschlossenen Schwimmbäder nach Hesse und Koslik eine geringe. Beim Schwimmen in verschmutztem Flusswasser wurde von A. Pfuhl der Grund zum Entstehen des Typhus gefunden, und Baginsky giebt ähnliches für typhusähnliche, „putride Infektion“ an, die in Berlin in Bassinbädern entstanden sein soll; auch Fälle von infektiösem Ikterus (Weil'scher Krankheit) scheinen so in Prag entstanden zu sein. Da das Schwimmen auch eine körperliche Erholung sein soll, so ist das Anlegen von Schwimmschulen in Teilen des Flusses, die von Abgängen sichtbar verschmutzt sind, ein unbegreifliches Vorgehen. Dagegen giebt es nur ein Mittel, künstliche Schwimmbäder zu errichten, die dann noch den Vorteil haben, dass das Schwimmen durch das ganze Jahr betrieben werden kann. Ein wirkliches „Verseuchen“ der Flüsse (s. S. 121) ist so selten, dass man nicht durch derartige voreilige amtliche Erklärungen die Bevölkerung ängstlich machen und vom Baden abschrecken sollte. Aber man sollte deshalb auch in der absichtlichen Verunreinigung von Flüssen, welche immer noch warme Anhänger hat, etwas Zurückhaltung üben und die möglichste Reinheit der offenen Wässer anstreben. Ein sonst dazu geeigneter Wasserlauf, der nicht zum Segeln, Rudern, Schwimmen und Schlittschuhlaufen ausgiebig benutzt wird, hat im nationalen und hygienischen Sinne seinen Beruf verfehlt.

Mit der Reinigung und Kleidung steht im engsten Zusammenhange die Frage der **Abhärtung.** Da wir hart gegen die Luft sein sollen, die Luft uns aber auf dem Wege der Strahlung die Wärme entzieht, so ist es nicht recht verständlich, wie man glaubt, jemanden abhärten zu können, indem man ihn nur mit kaltem Wasser behandelt, welches im Gegenteile dem Körper die Wärme durch Leitung entzieht. Die Kaltwasserfanatiker machen in der Tat in der überwiegenden Mehrzahl der Fälle den Eindruck kränklicher, bleichsüchtiger und durchaus nicht wetterharter Menschen. Es ist geradezu ein Unfug, wenn schwächliche Kinder aus dem warmen Bette heraus mit kaltem Wasser behandelt werden, so dass als nächste Folge die Abhärtung zwar ausbleibt, dafür aber Katarrhe und Anämie, ja selbst der Tod eintreten können. Eine kurze kalte Uebergiessung zur rechten Zeit wirkt dagegen auf die Reaktionsfähigkeit der Haut in ausgezeichneter Weise ein. Kaltes Wasser ist nur bei gleichzeitiger Berücksichtigung des Körperzustandes, der umgebenden Temperatur und der Bewegungsmöglichkeit von Nutzen. Unsere luftscheu machende Kleidung erfordert mehr Luft- als Wasserbäder.

Die von Rickli zu Heilzwecken eingeführten Licht- und Luftbäder sind bis jetzt nur in Heilanstalten möglich. Der Einfluss dieser Bäder ist ein ganz ausserordentlich günstiger, weil die Haut dabei wieder lernt, in normaler Weise richtig zu arbeiten. Nach einem solchen Bade erscheint selbst eine leichte Kleidung als ein grosser Wärmeschutz, und man verzichtet dann gern auf das Ueberladen mit Kleidungstoffen, welche in ihrer Häufung der Durchlüftung und der Abhärtung entgegenwirken.

Unsere Reinigungsweise kann deshalb sehr häufig nicht zur Abhärtung führen, weil wir nach dem Bade sofort wieder in unsere luftscheu machende Kleidung hineinfahren. Dann aber wird auch durch die Seife nicht nur der Schmutz entfernt, sondern die Haut wird mechanisch stärker abgeschuppt als unbedingt erforderlich ist und die feine Fettschicht wird vollständig beseitigt und so geht dem Körper ein wichtiges Schutzmittel gegenüber der Luft verloren. Die alten Griechen, welche nur warmes Wasser, aber keine Seife verwendeten und nach dem Bade den Körper wieder fein einölten, waren in dieser Beziehung uns im physiologischen Können ganz bedeutend überlegen.

Im Sport haben wir längst bessere Mittel für die Durchlüftung und Abhärtung. Ein Jeder kennt das Behagen, mit welchem man sich in der Schwimmanstalt stundenlang dem abwechselnden Genusse von Luft und Wasser aussetzt. Die einzelnen athletischen Sports werden in leichtester Bekleidung ausgeführt, so dass die Luft überall reichlich zutreten kann. Dieses gesundheitliche Moment des Sportes ist so wichtig, dass man es möglichst intensiv ausnutzen sollte.

Die Kleidung ist nicht nur ein Wärmesparmittel, sondern auch ein Regulationsmittel für die Wärme. Wir machen uns durch die Kleidung bis zu einem gewissen Grade von der Nahrungsaufnahme unabhängig, indem wir die Regulierung der Wärme nicht durch Steigerung oder Herabsetzung der Nahrung, sondern durch ein mehr oder weniger an Kleidung ermöglichen. Ohne die Kleidung würden wir im Winter sehr viel mehr essen müssen als im Sommer, und eine derartige chemische Wärmeregulierung durch eine weitgehende Wandelbarkeit des Essbedürfnisses würde uns in der Ausführung unserer Tätigkeit zu sehr behindern. Die willkürliche Wärmeregulierung durch die Kleidung ist jedoch ungenau im Vergleiche zu den feinen Reaktionen, die die Haut auslöst, und darin liegt die Gefahr, dass man durch einseitige Berücksichtigung der Kleidung die Verweichlichung bedeutend steigern kann. Aus diesem Grunde sollte die Bekleidung nicht so weit gehen, um die Reaktionsfähigkeit der Haut aufzuheben, welche schon durch die Kleidung an sich in falsche Bahnen geleitet ist. Ausserdem wird durch einseitige Berücksichtigung der Kleidung auch die chemische Wärmeregulierung beeinträchtigt, und dieses Moment, welches sich in herabgesetztem Appetit und geringerer Leistungsfähigkeit der Verdauungsorgane kenntlich macht, kann sich für den Kulturmenschen sehr leicht bis zu wirklichen Erkrankungen steigern, insofern dieselbe nicht nur zu gesteigerter Wärmebildung, sondern auch zu vermehrter Wärmeabgabe führt.

Besonders nach sehr starken, von Schweissausbruch begleiteten Körperübungen soll man sich nicht unnötig der Zugluft aussetzen. Gut ist es, wenn man sich sofort vollständig lauwarm abduschen oder abwaschen kann, um den Schweiss zu beseitigen und die Kälte durch den verdunstenden Schweiss zu vermeiden; dann erst sollte eine kalte Dusche folgen. Das zuerst sehr angenehm empfundene sofortige längere kalte Duschen macht die Haut reizbar und führt schneller zum Zustande des Uebertrainiertseins. Nach erschöpfenden Körperleistungen ist ein Dampfbad oder ein warmes Vollbad mit nachfolgender kalten Dusche das beste Erfrischungsmittel.

Nach alledem sollten wir uns am besten daran gewöhnen, morgens gleich nach dem Aufstehen vollständig entkleidet — bei niedriger Aussentemperatur allenfalls bei geschlossenen Fenstern oder bei mässig erwärmtem Zimmer — ein Luftbad mit Körperübungen mit leichten Hanteln, zu je $2^1/_2$ kg, oder leichten Keulen zu machen, dann eine kurze Waschung, Vollbad oder Brausebad, je nach Gelegenheit, zu nehmen, uns schnell anzuziehen und nun erst zu frühstücken. Ebenso sollte der Abend mit Hantel- oder Keulenluftbad und einigen Tiefathmungen geschlossen werden.

Litteratur.

Lassar: Die Kulturaufgabe der Volksbäder. 1889.
R. Schultze: Volks- und Hausbäder. 1894.

---

5. Körperübungen.

Die ersten Versuche, die Körperübungen planmässig im Sinne neuzeitlicher Bedürfnisse zu gestalten, ging im vorigen Jahrhunderte in Deutschland von den Philanthropinen aus, im Zusammenhange mit diesem Reformversuche des ganzen Unterrichtswesens (vergl. S. 8). Damit war zum ersten Male wieder das klassische Erziehungsideal der alten Griechen erreicht, welche Menschen erzogen und dazu die musische und gymnastische Ausbildung erforderlich hielten, indem sie Geist, Charakter und Körper harmonisch durchbilden wollten. Selbst in der mittelalterlichen Erziehung der Ritter war dieser Grundgedanke anfangs vorhanden, nur dass die Entartung zu schnell eintrat. Vittorino da Feltre, Mafeo Veggio, Mercurial, Luther, Locke, de Montaigne knüpften dann an die klassischen oder volkstümlichen Körperübungen von neuem an. Doch erst Simon und Guts Muths legten den Grund zu der jetzigen Bewegung.

Ein Versuch, die Körperübungen zur Ertüchtigung eines ganzen Volkes zu verwerten, wurde zuerst von Jahn mit Energie durchgeführt. Später hat Lorinser (1836) zuerst wieder mit Entschiedenheit darauf hingewiesen, dass die Schule die Kinder körperlich verdirbt, und in neuerer Zeit geschah dies von Hartwich 1880 in seinem berühmt gewordenen Mahnrufe „Woran wir leiden“. In England waren es vor allem die sozialen Verhältnisse, welche dazu führten, dass die gesamte Bevölkerung sich nach einem Gegenmittel umsah, welches sie in dem Sport und Spielen im Freien fand. In Deutschland hingegen entwickelte sich als die allgemein giltige Form für den Betrieb der Leibesübungen das Turnen.

Wir haben somit jetzt auch bei uns zwei wesentlich verschiedene Arten des Betriebes der Leibesübungen — das Turnen und den Sport. Beim Turnen ordnet sich der Ausübende dem Willen eines anderen unter und empfängt die Vorschrift zur Uebung von einem anderen, während im Sport das Individuum über sich selbst frei verfügt. Inbezug auf diese technische Verschiedenheit des Ausganges stellen sich deutsches und schwedisches Turnen und die militärische Uebungsweise in einen scheinbar schroffen Gegensatz zu dem Sporte, und dieser Gegensatz ist zum Schaden der Sache, zum Schaden der Schüler und des ganzen Volkes besonders bei uns immer und immer wieder hervorgehoben worden. Das wirkliche Bedürfnis verlangt, dass beide Richtungen gepflegt und organisch von höheren Gesichtspunkten ausgestaltet werden.

Das deutsche Turnen geht wesentlich aus von der Unterdrückung der unzweckmässigen Mitbewegungen und sucht deshalb durch tadellose Haltung ein gutes Gesamtresultat für die ganze körperliche Ausbildung und Haltung zu erzielen, indem es gleichzeitig auf einen Wechsel der oberen und unteren Gliedmassen, der rechten und linken Seite, der Beuge- und Streckmuskeln Wert legt.

Das schwedische Turnen geht hinwieder von dem Grundsatze aus, der in der Heilgymnastik sich volles Bürgerrecht erworben hat, nämlich den einzelnen Muskel, bezüglich eine bestimmte Muskelgruppe für sich auszubilden, indem man ihr einen bestimmten Widerstand aktiv oder passiv entgegensetzt. Für den normalen gesunden Menschen ist das deutsche Turnen das Natürlichere und physiologisch Richtigere, weil es gleichzeitig bewusste Nerven- und Muskelgymnastik ist.

Beide Schulen, die deutsche sowohl wie die schwedische, suchen ihr Ziel besonders dadurch zu erreichen, dass sie neben und vor den einfachen sogenannten volkstümlichen oder athletischen Uebungen, wie Laufen, Springen u. s. w. Geräte verwerten. Beide Methoden wollen, indem sie die einzelnen Muskeln oder Muskelgruppen direkt oder unter Berücksichtigung der Antagonisten in Kraft und Haltung beeinflussen, den Körper harmonisch ausbilden. Beiden liegt also die Idee zugrunde, durch Gliederpuppengymnastik schliesslich einen ganzen Menschen fertig zu bekommen. Beide vernachlässigen gleichmässig, dass zur harmonischen Ausbildung des Körpers auch die Ausbildung der inneren Organe, hauptsächlich die von Herz und Lungen, gehören, und beide verkennen, dass wir in unserem Bau eine von diesen Theorien wesentlich abweichende Grundlage haben. Unser Körperbau weist uns in erster Linie auf das Stehen hin, und es giebt keine Harmonie und Körperschönheit, bei der dieses Moment nicht sichtlich und voll in die Erscheinung tritt. Den kurzbeinigen Muskelprotzen mit überladenen Schultern und Armen staunen wir vielleicht an, aber schön halten wir nur den schenkellangen Mann mit gleichmässig durchgearbeiteter, nicht überladener Muskulatur.

Dieses ist aber nur möglich, wenn die Grundlage der Körperausbildung jene Fähigkeiten in den Vordergrund stellt, welche den Menschen vor seinen vierhändigen Vorfahren auszeichnen. Dieses sind der aufrechte Gang, die Fähigkeit im Laufe und Sprunge und die Freiheit in Wurfbewegungen.

In dieser Hinsicht hat sich der Sport die natürliche Grundlage mehr erhalten als das Turnen und man sieht deshalb gerade in England eine ausserordentliche Zahl schön gebauter Menschen, die niemals mit Bewustsein eine harmonische Ausbildung angestrebt haben. Andererseits hat der Sport den Fehler, dass der Ausübende leichter einseitig nur die Fähigkeiten ausbildet, zu denen er ein besonderes Talent hat, die anderen hingegen vernachlässigt, sodass sich eine grosse Einseitigkeit ergeben kann. Dies spricht sich auch in den Hauptzielen aus. Während die Turner als Ziel ihrer Wettkämpfe eine allseitige Durchbildung im Fünf- oder Sechskampf anstreben, will der Sportsmann in einer Uebung eine beglaubigte Höchstleistung (Record) erzielen.

In Bezug auf den Betrieb reiht sich das Spiel dem Sport an und es ist kein Zufall, dass die Bewegungsspiele im Lande des Sports, in England, in neuerer Zeit ihre Hauptausbildung erfahren haben, während im Rahmen des Turnens die Spiele nur eine Bewegung wie viele Hundert andere sind. In den Spielen vermag das Kind seinen Kräften entsprechend sich an den Uebungen zu beteiligen und wird dadurch ungesucht gekräftigt und gerade in jener Richtung entwickelt, die für die menschliche Gestalt am kennzeichnendsten ist, sodass es auf dieser Grundlage mit zunehmenden Jahren ungesucht zu den einfachen Uebungen des planmässigen Laufens, Springens, Werfens und

Ringens gelangt. Im Spiele kommt dem Einzelsport gegenüber ein wichtiges erzieherisches Moment dazu, insofern der beste nichts erreicht, wenn er nicht mit den anderen zusammen arbeitet. Im Spiel lernt das Kind sich gleichzeitig aus eigener Einsicht unterordnen unter allgemeine Gesichtspunkte, ohne einen besonderen Befehl zu erwarten; es wird dadurch im Freien zur freien Persönlichkeit entwickelt.

So hat jede der Betriebsweisen, Turnen, Sport, Spiele, ihre Besonderheiten, keine genügt allein, eine muss immer durch die anderen ergänzt werden. Während der nur auf Befehl nach Art des Turnens Gelehrte leicht zu einem ja nickenden Pagoden wird, so wird der nur sportlich Ausgebildete über seinem Einzelinteresse leicht das Wohl der Gesamtheit ausser Auge lassen, so dass Turnen und Sport geradezu notwendige Ergänzungen sind zur vollen körperlichen Ausbildung eines Menschen. Diese beiden Betriebsweisen finden dann noch ihre weitere Ergänzung durch das Bewegungsspiel.

Während das Turnen, um seine Betriebsweise leicht durchzuführen, auf den Bau von Hallen hinarbeitet, führt der Sport hinwieder aus seiner Betriebsweise heraus ebenso mit Zwang ins Freie. Während in Deutschland unter dem Einflusse des neuzeitlichen Schulturnens die alten Spielplätze fast ganz aufgegeben wurden, hat in der neuesten Zeit der Einfluss des Zentralausschusses für Jugend- und Volksspiele es dahin gebracht, dass jetzt in Deutschland fast jede Stadt wieder einen oder mehrere Spielplätze besitzt, so dass wir hoffen können, dass die im Spiele geschulte Jugend diese Uebungen auch in späteren Jahren treibt und wir so wieder zu einer Volksgesundheit durch die Volksspiele gelangen. Umgekehrt hat man in England und Amerika bereits infolge der Uebertreibungen Mängel des Sports empfunden, die man dadurch auszugleichen sucht, dass man dem Turnen Eingang verschafft oder eine allseitige Körperausbildung dadurch anstrebt, dass sich Athletenschulen gebildet haben, die mit Hanteln oder Keulen den ganzen Körper auszubilden versuchen.

Eine noch so planmässige und angeblich harmonische Ausbildung, welche mit Bewusstsein alle einzelnen Bewegungsmöglichkeiten ausbildet, wie dieses z. B. das neuere Schulturnen nach Spiess tut, kann trotzdem nicht alle für die körperliche Ausbildung notwendigen Fähigkeiten zur Entwicklung bringen. Die feineren Koordinationstätigkeiten, wie sie zu den Handfertigkeiten nötig sind, werden durch keine der genannten Bewegungsformen ausreichend ausgebildet, so dass in der Erziehung noch ein besonderer Handfertigkeitsunterricht notwendig wird. Besonders in unseren naturwissenschaftlichen

Laboratorien macht sich bei den Studierenden in der Regel dieser Mangel an manueller Geschicklichkeit recht störend bemerkbar. Planmässig wurde dieser Unterricht im vorigen Jahrhunderte in den Philanthropinen gegeben. In der neueren Zeit ist derselbe von Dänemark aus besonders durch Mikkelsen wieder eingeführt und unter dem dänischen Namen Slöjd weit verbreitet worden; in Deutschland hat sich v. Schenckendorff grosse Verdienste um die Sache erworben.

Die einzelnen Körperübungen sind für die verschiedenen Altersstufen verschieden wichtig. Den physiologischen Wert der Uebungen erfahren wir am einfachsten, wenn wir die Uebungen maximal treiben, wie es zum Erzielen von Höchstleistungen erforderlich ist. Wir lernen dann die besonderen Ermüdungsformen für jede Uebung kennen und haben dann zur Verwertung der Uebung für die körperliche Ausbildung nur zu beachten, dass die betreffende Uebung nicht bis zur Erschöpfung getrieben wird.

Bei der Entwicklung des Körpers haben wir zu berücksichtigen, dass zunächst die Verdauungsorgane des Kindes verhältnismässig voluminös sind, weil sie nicht nur den augenblicklichen Bedarf zu verarbeiten haben, sondern auch das Material zum Aufbau bewältigen müssen. Bei den Mädchen nimmt jedoch der Unverstand der Mütter Anstand daran, dass die jugendliche Form den verkehrten Idealen der erwachsenen Frau nicht angemesen erscheint, und zwingt das Kind in Korsette ein, welche auf die Verdauungsorgane tief schädigend einwirken. Wir bemerken deshalb so häufig, dass die Kinder ganz unabhängig von den Schulverhältnissen nur durch solche verkehrte Auffassungen bleichsüchtig werden, in der Ernährung leiden, ja dass es geradezu als unfein gilt, wenn die Kinder ordentlich essen. So können auch Kinder aus den best situierten Gesellschaftskreisen einfach verhungern. Die aus dem Vorwiegen der Verdauungstätigkeit scheinbar hervorgehende körperliche Plumpheit verliert sich mit zunehmendem Alter ganz von selbst und gerade solche Kinder werden dann später kraftvolle, schlanke Frauen und Männer.

Von grossem Einflusse sind die Körperübungen auf das Nervensystem und zwar erstens dadurch, dass sie einer Ueberarbeitung des Nervensystems durch einseitige geistige Dressur entgegenwirken, dann aber auch dadurch, dass sie bestimmte Seiten des Nervensystems ausbilden, welche durch die geistige Abrichtung fast unberührt bleiben. Vor allem sind es gewisse Charaktereigenschaften, die hierdurch günstig beeinflusst werden. Der Heftige muss sich mässigen lernen, der Langsame lernt schnell einen Entschluss fassen und ausführen, jeder lernt sich beherrschen und die auszuführende Bewegung vorher schnell im Geiste zu erfassen. Die Schönheit der Bewegung erfordert, dass die antagonistischen Muskeln in angemessener und zweckdienlicher Weise innerviert werden zum Verhüten unzweckmässiger und unschöner Mitbewegungen. In der Betonung des letzteren Umstandes ist das deutsche Turnen eine unersetzliche Nervengymnastik, während die vorher genannten Charaktereigenschaften durch Spiel und Sport fast mehr ausgebildet werden als durch das Turnen.

Während die Schule und viele sozialen Tätigkeiten unsere Sinne verschlechtern, sind die Körperübungen geeignet, die Sinne nicht nur zu erhalten, sondern auch auszubilden. In Braunschweig hat in den Mittelschulen im Verlaufe von ca. 20 Jahren durch die Spiele die Zahl der Brillenträger um $^2/_3$ abgenommen.

Bei der eigentlichen Ausbildung der Muskeltätigkeit ist damit zu rechnen, dass die Ausbildung des Skelettes sich langsam und nicht gleichmässig vollzieht, so dass sie beim männlichen Geschlecht im Norden erst gegen das 25., im Süden mit dem 20. bis 23. Lebensjahre ihren Abschluss findet; bei grossen dauert es länger als bei kleinen Leuten.

Besonders wichtig für die Ausbildung des Körpers ist die Pubertätszeit. In ihr vollzieht sich vor allem für die inneren Organe, Herz und Lunge, eine ganz bedeutende Umwandlung. In den Kinderjahren ist das Herz verhältnismässig klein, die Aorta weit, die Herzarbeit leicht, der Blutdruck geringer, der Blutumlauf erleichtert. Zur Reifezeit vergrössert sich das Herz fast auf das Doppelte seines Umfanges, während das Wachstum der Weite der Pulsadern anfängt stille zu stehen, der Blutdruck steigt infolge dessen, die Herzarbeit wird eine grössere. Nach Beneke verhält sich das Volumen des Herzens zur Weite der Aorta: bei einem Kinde wie 25 : 20, unmittelbar vor der Geschlechtsreife wie 140 : 50, nach erfolgter Geschlechtsreife wie 290 : 61. Das Volumen des Herzens nimmt im Laufe der Entwicklung um das 12 fache, der Umfang der Aorta nur um das 3 fache zu. Auf 100 cm Körperlänge kommen beim Kinde 50 cm³, beim Erwachsenen 150 cm³ Herzvolumen. Die Wachstumsgrösse beträgt in den Jahren 7 bis 14 für das Herz jährlich 5,6 bis 7,5, für die Lunge 45 bis 50 cm³, in den Entwicklungsjahren jedoch für das Herz jährlich 19 bis 30, für die Lunge 100 bis 140 cm³.

Gerade in der wichtigsten Periode des menschlichen Organismus, in den Entwicklungsjahren ist demnach das Hauptkennzeichen die Entwicklung von Herz und Lunge, und darauf muss selbstverständlich bei einem planmässigen Betriebe der Körperübungen eine besondere Rücksicht genommen werden. Dieses geschieht durch das einfache natürliche Turnen nach Guts Muths, Jahn und Jäger, dieses geschieht bei dem modernen Sport und den Spielen, während es in dem Schulturnen nach Spiess und im schwedischen Turnen vernachlässigt wird.

Gemeinsam ist dem Betriebe aller Körperübungen bei Erwachsenen, dass die geübten Muskeln an Volumen zunehmen, jedoch in einer Breite, welche von der natürlichen Anlage abhängt, so dass die absolute Leistungsfähigkeit des Muskels und sein Volumen nicht vollständig parallel gehen. Bei Beginn von Muskelübungen treten leicht Schmerzen auf und infolge der stärkeren Bildung von Ermüdungsstoffen, die als Selbstgifte wirken (s. S. 367), auch Fieber, z. B. bei Rekruten. Der Urin ist nach starker körperlicher Anstrengung für Tiere giftiger als in der Ruhe.

Der Umfang des Brustkorbes nimmt in der Regel beim Betriebe der Körperübungen zu und ebenso die vitale Lungenkapazität. Doch sind in dieser Hinsicht die einzelnen Uebungen sehr verschiedenwertig. Bei einseitiger Entwicklung der Kraft mit schweren Gewichten kann der Umfang des Brustkorbes durch die Muskulatur bedeutend vergrössert werden, während die Ausdehnungsfähigkeit des Brustkorbes und die Zunahme der Lungenkapazität eine geringe sein kann, weil nur die Hilfsmuskeln der Athmung, aber nicht die eigentlichen Athemmuskeln ausgebildet werden. Umgekehrt nimmt bei Laufübungen und Rudern die Muskulatur und damit der scheinbare Umfang des Brustkorbes wenig, die Ausdehnungsfähigkeit und Lungenkapazität hingegen bedeutend zu.

In den Entwicklungsjahren wird die durch das Drücken der Schulbänke häufig gesteigerte Neigung zur Onanie durch die Körperübungen in vorteilhafter Weise bekämpft. Ein übermässiger Betrieb der Körperübungen, der häufig bis zu vollständiger Erschöpfung führt, soll nach sportlichen Beobachtungen bei einseitigen Athleten zu einer Herabsetzung der geschlechtlichen Erregbarkeit und Leistungsfähigkeit führen. Die einseitige Muskelhypertrophie einzelner Muskelgruppen durch übertriebenen Kraftsport führt bisweilen zu krankhaften Veränderungen des Rückenmarkes, zu neurasthenischen Erscheinungen und zu Lähmungen, selbst zu spinaler fortschreitender Muskelatrophie.

Aus den Ermüdungerscheinungen ersehen wir am ehesten, welches

Organ von der betreffenden Uebung am schärfsten mitgenommen wird. Indem wir die Uebungen in der Regel unter dieser Grenze halten, vermögen wir die Ausbildung nach Wunsch zu leiten.

Bei einem Schnelllauf bis 100 m, der in 11 bis 12 Sekunden mit einem einzigen Athemzuge zurückgelegt werden kann, steigt die Zahl der Pulsschläge auf 180 bis 200, ja der Puls kann ganz unregelmässig werden, so dass also wesentlich die Ueberanstrengung des Herzens in Betracht kommt; ähnlich wirkt der Sprung mit Anlauf fast nur auf das Herz. Wird die Laufstrecke grösser (200 bis 400 m), so nimmt die Herz- und Athemthätigkeit zu, und erst bei noch längerer Dauer tritt eine Art Gleichgewicht zwischen den erhöhten Anforderungen und Leistungen ein. Wir haben es bei dem Laufe also je nach der Art desselben in unserer Macht, Herz und Lunge in ganz verschiedener Weise zu beeinflussen. Beim Rudern tritt die Athemlosigkeit als Zeichen der Lungenübermüdung stärker in den Vordergrund als die Erhöhung der Herzthätigkeit, so dass das sportsmässige Rudern, wenn man sich von den äussersten Grenzen fernhält, geradezu als die idealste Uebung für die Ausbildung der Athmungsorgane gelten muss, was sich auch in der hohen Lungenkapazität der Ruderer ausspricht. Das Schnellschwimmen nimmt Herz und Lunge fast in gleichem Masse in Anspruch. Schlittschuhlauf als Schnell- und Dauerlauf und ebenso Radfahren sind je nach der Strecke und Schnelligkeit wie der Lauf Herz- oder Herz- und Lungenproben. Das Spurten beim Radfahren ist eine der schärfsten Herzproben, so dass Berufsradfahrer sehr viel an Herzhyperatrophie leiden und vorzeitig nach wenigen Jahren invalide werden; so mussten 1897 in Frankreich 4 von 7 der berühmtesten französischen Radfahrer bei der Superrevision vom Militärdienste zurückgewiesen werden.

Bei allen derartigen Uebungen tritt eine starke Inanspruchnahme der Haut durch die Schweissbildung ein, welche bei richtigem Verhalten, wie es bereits früher betont wurde, zur Abhärtung der Haut zu verwerten ist. Der regere Stoffwechsel, der sich in Erhöhung der Kohlensäureausscheidung, aber auch in Steigerung von Harnstoff, Harnsäure und Phosphorsäure ausspricht (vergleiche Seite 366), wirkt in günstiger Weise auf die Ernährung ein. Werden solche Uebungen übertrieben, so können sie allerdings schädlich wirken. Die ungeheure Anspannung des Nervensystems macht sich dann in Form von Schlaflosigkeit, Muskelzittern, fieberhaften nervösen Zuständen bemerkbar als sogenanntes Uebertrainiertsein. Die Ueberanstrengung des Herzens führt zur Hypertrophie desselben analog der Arbeitshypertrophie des

Herzens, namentlich des rechten Ventrikels (Arbeiterherz). Diese macht sich besonders dann störend bemerkbar, wenn später die Körperübungen infolge solcher krankhaften Zustände ganz unterlassen werden, weil dann das Herz für die nicht arbeitende Muskulatur zu gross ist. Seitens der Lungen treten Haemorrhagien auf (Haemoptoë). Solche lädierte Stellen können dann Prädilektionsorte für die Ansiedlung von Tuberkelbazillen abgeben, so dass eine Anzahl von Turnern und Sportsleuten durch Uebertreibungen oder unrichtigen Betrieb der Körperübungen allenfalls Schaden erleiden können. Andere Uebungen ermüden nur die eine oder andere Muskelgruppe. Das Heben eines schweren Gewichtes z. B. ermüdet nur die Arm- und Schultermuskulatur und muss bereits ausgesetzt werden, wenn der übrige Körper noch in gar keiner Weise angegriffen ist und Herz und Lunge noch nicht im geringsten erschöpft sind.

Wir unterscheiden demnach physiologisch folgende Ermüdungsformen:

1. Muskelermüdung.
2. Nervenermüdung.
3. Herzermüdung.
4. Lungenermüdung.
5. Uebertrainiertsein als andauernde Nervenerschöpfung.

Vom physiologischen und turntechnischen Standpunkte können wir die Uebungen in verschiedene Gruppen einteilen:

1. Die Ordnungsübungen. Diese verlangen die gespannteste Aufmerksamkeit und eine grosse Anstrengung des Erinnerungsvermögens. Diese Uebungen haben für die Entwicklung und Kräftigung des Körpers gar keinen Wert, sondern sind geradezu wegen der Ueberanstrengung des Gehirns körperlich eher schädlich, aber sie sind unerlässlich als Drill, um eine grössere Anzahl von Ausübenden einem bestimmten Willen und Befehle unterzuordnen.

2. Die Schnelligkeitsübungen. Diese dienen zur Fortbewegung des Körpers (Gehen, Laufen, Rudern, Schwimmen, Radfahren). Diese Uebungen bilden neben den besonderen Muskelgruppen, welche durch die Leistung direkt angestrengt werden, besonders Lunge und Herz aus. Beim Schnellgehen steigert sich die Athemgrösse gegenüber dem Liegen um das Vierfache, beim Schnelllauf um das Siebenfache und beim Schnellrudern um das Zwanzigfache. Bei diesen Uebungen muss selbstverständlich die Schnelligkeit nach der Länge des Weges geändert werden, so dass diese Gruppe hinüberführt zur nächsten, nämlich zu den

3. Dauerübungen. Bei diesen werden dieselben Uebungen wie bei den Schnelligkeitsübungen betrieben, jedoch nicht bis zur äussersten Uebermüdung und Athemlosigkeit. Diese Uebungen sind für die gesamte Ausbildung deshalb auch ganz ausserordentlich wichtig, weil sie gerade jene Muskelgruppen ausbilden, welche für die menschliche Erscheinung in Gang und Haltung die typischsten sind. Dagegen werden die Arm- und Schultermuskeln weniger in Anspruch genommen und somit weniger ausgebildet. Während die Anstrengung und dementsprechend die Ermüdung der betreffenden Muskeln und der inneren Organe bei den Schnelligkeitsübungen eine ausserordentlich grosse ist, ist die mechanische Arbeit eine relativ kleine.

Umgekehrt ist bei grossen Dauerleistungen die mechanische Arbeit eine ganz gewaltige. Wenn z. B. ein Bergsteiger von 75 kg Körpergewicht 2000 m hoch steigt, so hat er eine Arbeitsleistung von 75 × 2000 = 150 000 kgm vollbracht, also so viel als erforderlich ist, um 150 000 kg 1 m hoch zu heben. Rechnet man noch die Arbeit des Herzens, der Brustmuskeln u. w. hinzu, unter der Annahme, dass die Zahl der Pulsschläge von 72 bis auf 100 steigt, so kommen noch 22 500 kg dazu. Hiernach verrichtet dieser Bergsteiger in Summa 172 500 kgm Arbeit, die, weil noch die Reibung des Bodens zu überwinden und das Gewicht des Rucksackes zu tragen ist, auf rund 180 000 kgm geschätzt werden muss. Diese kolossale Leistung wird normal in 5 Stunden bewältigt unter der Annahme, dass der Bergsteiger während einer Stunde 360 m senkrecht aufsteigen würde; dieses entspricht bei 30 pCt. Bodensteigung einer horizontalen Strecke von 1500 m, die in der Ebene in 12 Minuten zurückgelegt werden, so dass also der Bergsteiger die 5fache Zeit braucht. Diese mechanische Arbeit in anderer Weise zu leisten, würde der Mensch allerdings nicht imstande sein.

Für die Bewegung des Blutes in den unteren Gliedmassen sind ausgiebige Schenkelbewegungen unerlässlich, so dass der im Schulturnen eingeführte normale Kurzschritt und die vielen Schrittabarten des Spiess'schen Schulturnens vom physiologischen und hygienischen Standpunkte entschieden zu verwerfen sind, weil bei langsamen und geringfügigen Bewegungen ein genügender Einfluss auf die Blutbeförderung in den Venen nicht stattfindet. Der Meterschritt nach Jäger muss die normale Form für das Turnen werden.

4. Kraftübungen. Diese können entweder mehrere kleine Muskelgruppen lokalisiert oder grosse Muskelbezirke allgemein in Anspruch nehmen. Zur ersten Gruppe gehört die Mehrzahl der Turn-

übungen und zwar sowohl der Freiübungen mit Belastung durch Hanteln, Stab oder Keule, als auch die Uebungen in Stütz und Hang an den Geräten. Zu der zweiten Gruppe, d. h. zu den allgemeinen Kraftübungen, gehören das Heben schwerer Lasten, der Stoss und Wurf schwerer Gewichte, das Ringen und der Faustkampf.

Die lokalisierten Muskelübungen wirken vorwiegend kräftigend auf einzelne Muskelgruppen. Ihr Einfluss auf die Gesamtumsetzung des Körpers, auf Athem, Blutkreislauf ist ein beschränkter. Man sucht diesen Mangel dadurch auszugleichen, dass man die einzelnen Muskelbezirke nacheinander systematisch in Tätigkeit setzt. In diesem Umstande liegt ein gewisser physiologischer Mangel des Turnens als System und zwar sowohl des schwedischen als auch des deutschen Schulturnens nach Spiess. Das letztere ist dadurch geradezu zu einer Bewegungsschule geworden, welche alle Bewegungsmöglichkeiten „logisch“ durchzuarbeiten versucht, während in Wirklichkeit dieser grosse physiologische Mangel des Geräteturnens nur behoben werden kann durch intensiven Betrieb der athletischen natürlichen Uebungen und der Spiele.

Die allgemeinen Kraftübungen verursachen eine den grossen mechanischen Kraftleistungen entsprechende Umsetzung im Körper, dieses zeigt sich besonders in der gewaltigen Zunahme der Muskulatur und in der Steigerung der Körperkraft, sogar sehr häufig in der Hypertrophie des Herzens. Die Gefahren dieser allgemeinen Kraftübungen liegen in der augenblicklichen Anstrengung, welche ein Fixieren grosser Muskelgruppen beansprucht und im Momente der Ausführung den Menschen zwingt, den Brustkorb festzustellen, sodass Herz und Lunge gerade dann in ihrer Sauerstoffzufuhr beeinträchtigt werden. Es kann dann unter Umständen zu einer Dehnung des rechten Herzens kommen. Aehnliche Erscheinungen hat man übrigens auch bei militärischen Gewaltmärschen häufig beobachtet und sie können auch beim Radfahren eintreten.

5. Geschicklichkeits- und Schlagfertigkeits-Uebungen. Diese schliessen sich den lokalisierten Kraftübungen am nächsten an Doch tritt bei ihnen die Koordinationstätigkeit der Muskeln mehr in den Vordergrund. Diese Uebungen stellen deshalb hohe Anforderungen an das Zentralnervensystem. Sie sind mehr Nervenübungen als Muskelübungen und sind ganz besonders charakteristisch für das deutsche Turnen. Gerade durch diese Uebungsgruppen an den Geräten wird das deutsche Turnen zu einer wesentlichen Ergänzung des Sportes. Diese Uebungen tragen zur vollendeten Körperhaltung am

meisten bei, während ihr Ausbildungswert für die Muskulatur selbst ein verhältnissmässig untergeordneter ist oder nur insoweit in Betracht kommt, als sie gleichzeitig lokalisierte Kraftübungen sind. Von den Sports gehört nur das Fechten hierher, welches als Körperübung gar nicht hoch genug geschätzt werden kann.

Körperübungen für die einzelnen Altersklassen.

Vor dem Schulbesuche kommen bei dem Kinde selbstverständlich nur die leichtesten Spiele in Betracht, die in den Kindergärten eine gewisse planmässige Ausbildung erfahren haben.

Wichtig ist die erste Zeit des Schulbesuches bis etwa zum 10. Jahre. Um diese Zeit muss das Kind an das Sitzen gewöhnt werden, wodurch gerade die wichtigsten Organe (Verdauungs- und Kreislaufsorgane) am schwersten betroffen werden. So giebt Axel Key an, dass in Schweden zu Beginn der Schule im 7. Lebensjahre nach 1jährigem Schulbesuch bereits jeder 13., nach 3jährigem Schulbesuch jeder 5. Knabe an Bleichsucht leidet. Die wichtigen Anregungen für den Blutkreislauf, tiefe Athemzüge und ein stetes Bewegungsbedürfnis sind mit den Anforderungen der Sitzschule schwer in Einklang zu bringen; dazu kommen noch die oft schlechten, wenig ventilierten oder überfüllten Schulklassen mit ihrer schlechten Luft. Dem physiologischen Bedürfnisse dieser unteren Klassen entsprechen einzig und allein die Bewegungsspiele im Freien und von den einzelnen Uebungen besonders die Schnelligkeitsübungen, die sich ganz naturgemäss aus den Bewegungsspielen entwickeln. Nur bei schlechtem Wetter sollten die Kinder durch Ordnungsübungen an einen gewissen Zusammenhalt gewohnt werden, und die Freiübungen sollten noch einen rein vorbereitenden Charakter tragen. Planmässige Gerätübungen mit Klassenzielen sind für diese Altersstufen durchaus abträglich. Die unnatürlichen Künsteleien der Kinder im Zirkus und auf den Varietébühnen muss ich um so mehr verurteilen, weil ich sonst den Darbietungen guter Artisten viel Interesse entgegen bringe und derartige gute Darstellungen für viel nützlicher halte als viele unserer blöden und unsittlichen Theaterdarbietungen.

Die nächsten Schuljahre bis zur Pubertät müssen ebenfalls auf die Entwicklung der Kreislaufs- und Athmungsorgane ganz besondere Rücksicht nehmen, sodass auch für diese Jahre das Bewegungsspiel unbedingt im Vordergrunde stehen muss. Die Schnelligkeitsübungen können jedoch schon systematisch betrieben und gelegentlich bis zu

Dauerübungen gesteigert werden. Die Turnkunst kann in dieser Periode die Belastung in Form von Hanteln, Keule und Eisenstab (für Mädchen Holzstab) hinzufügen. Gegen Ende dieser Periode ist das Skelett bereits kräftiger und die Muskulatur leistungsfähiger geworden.

In der folgenden Periode, die man bis zum 20. Jahr rechnen kann, stehen die Schnelligkeitsübungen noch immer im Vordergrunde und müssen nur planmässig in Form des Laufens über verschiedene Strecken (50, 100, 200, 400 m) geübt werden. Hinzu tritt Hindernislaufen und Laufen über die mittleren Strecken (800 bis 1600 m). Gehübungen sind als korrektes Schnellgehen und in Form von Eilmärschen auszuführen. Für die Freiübungen ist der Meterschritt nach Jäger als normale Bewegungsform anzusehen. Das Schulturnen hat immer noch den Schwerpunkt auf die Geschicklichkeit und Koordinationsübungen zu legen. Jedoch müssen allmälich die lokalisierten Kraftübungen, besonders die Wurfübungen, vorsichtig hinzugefügt werden; schwere Kraftübungen aber, bei denen die Anstrengung in den Vordergrund tritt, sind noch zu vermeiden. Auch der Beginn für die eigentlichen Schlagfertigkeitsübungen, d. h. Fechten und Ringen, fällt in diese Zeit. Selbstverständlich ist der Betrieb der Uebungen im Freien in diesen Jahren um so notwendiger, als ein Teil der Jünglinge noch die Schule besucht und in der Mittelschule bei den hohen intellektuellen Anforderungen die Ausbildung des Körpers doppelt nötig ist.

Die Stählung des Charakters muss in diesen Jahren ganz besonders angestrebt werden. Aus diesem Grunde müssen die Bewegungsspiele zu Kampfspielen entwickelt werden. Nur die bewusste Kraft erhöht uns sittlich und ermöglicht es uns, unsere körperlichen Fähigkeiten in den Dienst höherer Aufgaben zu stellen. Gerade die Gefahr ist krafterweckend und gerade das Drohen einer Gefahr bringt oft erst die in uns schlummernden Kräfte zum Bewustsein. Der Einzelne sowohl wie ein ganzes Volk bedürfen der Gefahr zur höchsten Kraftentfaltung. Die Gefahrentwöhnung in philisterhafter Selbstbeschaulichkeit ist für den einzelnen und für das ganze Volk verderblich, weil wir mit Entfernung der Gefahr das Bewusstsein unserer Kraft verlieren. Gegen die Gefahr giebt es aber nur eine wirksame Hilfe und das ist die planmässige Uebung und Stählung unserer Kraft in körperlicher, sittlicher und geistiger Hinsicht.

Die Spiele müssen deshalb einen Wetteifer anregenden Wert in sich tragen, sie müssen durch sich selbst die Kampflust erwecken, sie müssen zum Mute erziehen. Von Spielen ist deshalb für die kalte Jahreszeit und für die Uebergangsjahreszeiten das Fussballspiel in erster Linie zu schätzen, besonders wo bei uns die rohen Entartungen des Spieles, wie sie die amerikanischen Berufsspieler zeigen, grundsätzlich ausgeschlossen sind; das Spiel ohne Aufnehmen des Balles (Association) ist deshalb für die Schulen am meisten zu empfehlen. Für die anderen Jahreszeiten können Schlagball, Schleuderball, Cricket in Betracht kommen je nach den örtlichen Verhältnissen. Auch planmässige Fusswanderungen sind zu pflegen.

Von den eigentlichen sportlichen Uebungen fallen in diese Periode besonders Schwimmen, kurzer Lauf (Sprinting), Schlittschuhlaufen und Radfahren. Beim Schwimmen muss nicht nur das froschartige deutsche Brustschwimmen geübt werden, sondern wegen des grösseren physiologischen Uebungswertes das Schnellschwimmen mit schraubenartigen Handüberhandtempo und für schnelles Schwimmen auf grössere Strecken das Seitenschwimmen. In dieser Beziehung lässt die Ausbildung auf unseren Schwimmschulen noch viel zu wünschen übrig. Sportliche Leistungen fallen insofern schon in diese Periode, als im allgemeine der Einzelne seine besten Leistungen im kurzen Schnellauf und zum Teil auch im Schnellschwimmen auf kurze Entfernungen mit dem 17. bis 18. Lebensjahre erreicht und seine besten Zeiten über 20 Jahre nur selten verbessert.

Hygienisch wichtig ist auch noch die Zeit für das Turnen Das normale Schulturnen erfordert eine sehr rege geistige Mitarbeit und wirkt deshalb fast so ermüdend wie Mathematik und klassische Sprachen. Allerdings ist die Ermüdungsform eine andere; aber ein Turnen, welches den Körper wirklich ausbildet, muss stets so intensiv betrieben werden, dass es das ganze Nervensystem ermüdet. Mit Turnunterricht sollte deshalb die Schule nicht morgens beginnen, weil darunter die nachfolgenden Stunden leiden würden. Aber auch zum Schlusse des Vormittagsunterrichts eignet sich das Turnen nicht, weil es dann geistig abspannend statt erholend wirkt. Das Turnen gehört auf den Nachmittag, während zur körperlichen Erholung zwischen den einzelnen Schulstunden leichte selbstgewählte Spiele und leichte Turnübungen dienen sollten.

Wir können die Klassenziele des systematischen Turnens als Bewegungsschule recht gut mit zwei, höchstens drei wöchentlichen Turnstunden erreichen, während wir für die körperliche Ausbildung und als Gegenmittel gegen den geistigen Drill unbedingt 2 Stunden täglich seitens der Schule fordern müssen.

Am schwierigsten erscheint es, in dieser Periode die Bedürfnisse in den Kreisen der Arbeiter, Handwerker und kleinen Kaufleute zu befriedigen. Gerade diese Klassen sind zum Teil durch ihre Beschäftigung besonderen Gefahren ausgesetzt und gerade auch der Gefahr für die Lunge, wie dieses sich in der Zunahme der Tuberkulose ausspricht. Es genügt durchaus nicht, die Zeit der Kinderarbeit zu beschränken, sondern es muss auch eine Uebung der Kraft hinzutreten. Das Turnen in Lehrlingsabteilungen in den Turnvereinen genügt dazu aus den vielfach angeführten Gründen aber nicht. Es muss unbedingt noch das Bewegungsspiel im Freien hinzukommen. Vorläufig sollten wenigstens die Sonntage in dieser Richtung ausgenützt werden.

Die nächste Periode vom 20. bis 35. Lebensjahre ist die Zeit der höchsten physischen und körperlichen Leistungsfähigkeit. Anfangs überwiegen noch die Geschicklichkeitsübungen später die Kraftübungen, so dass die Liebhabereien des Einzelnen in Form der einzelnen Sports mehr hervortreten. In dem planmässigen Turnen wird in dieser Zeit die theoretisch gesuchte harmonische Ausbildung so erreicht, dass der einzelne in der Zeit zwischen dem 25. bis 30. Jahre dem Ideale eines allseitig durchgeturnten Menschen am meisten entspricht. Die Geschicklichkeitsübungen lassen wohl dem noch Jüngeren gegenüber etwas nach, sodass jemand über 25 Jahre in einer Sprinting-Meisterschaft und bei den Stürmern einer erstklassigen Fussballmannschaft nichts mehr zu suchen hat, dafür erhöht sich aber die Leistung in den mittleren Laufstrecken und besonders ist die Kraft bereits höher entwickelt, und dieses Zusammentreffen dient dazu, um dem Körper die höchste Vollendung zu geben.

Vom 30. bis 45 Jahre sind die Kraft- und Dauerübungen zum Teil noch in Zunahme begriffen, während die Schnelligkeits- und Geschicklichkeitsübungen allmälich etwas nachlassen. Nur solche Geschicklichkeitsübungen, die eine ganz besonders hohe Technik erfordern, wie Fechten, Schlittschuh-Kunstlaufen, zeigen oft erst nach dem 30. Jahre die höchste Leistungsfähigkeit.

Gegen Ende dieser Periode machen sich bereits gewisse Altersveränderungen geltend. Vom 35. Jahre an bemerkt man häufig schon eine Abnahme der vitalen Kapazität der Lungen.

Vom 40. Jahre ab beginnen sich die Erscheinungen der Presbyopie, der Altersveränderungen des Auges einzustellen. Die Frau wird gegen das 45. Jahr unfruchtbar. Vom 50. Jahre ab tritt eine Abnahme der Körpergrösse und des Körpergewichtes ein. Der

Stoffwechsel zeigt allmälich eine negative Bilanz. Die elastischen Fasern nehmen ab, es beginnt deshalb ein Schwund der Lungenbläschen und eine Abnahme der Dicke der Haut. Bei schlechten Gewöhnungen in der Haltung, im Sitzen und Stehen können Alterskyphosen eintreten durch teilweisen Schwund der Zwischenwirbelscheiben. Es kann sich eine gewisse Rigidität der Knochen der Wirbelsäule bilden durch teilweise Verkalkungen. Ein Teil dieser Veränderungen setzt jedoch sicher nur deshalb frühzeitig ein, weil in Folge mangelnder Körperübungen der durch die Muskelarbeit vermittelte normale Ernährungsreiz fehlt, so dass die Altersveränderungen viel später einsetzen und nicht die hohen Grade erreichen, wenn man auch über die Zeit von 45 Jahren hinaus Körperübungen planmässig treibt und wenn der schädliche Reiz des Alkoholmissbrauches vermieden wird.

Am gefährlichsten ist für die älteren Jahre zweifellos die kalkige Einlagerung in die Gefässwände, welche zu Zerreissungen und damit zu Schlaganfällen führen können. Unter den Körperübungen in den Jahren über 45 sind forcirte Kraftübungen, welche einen plötzlichen Druck ausüben, zu vermeiden. Mir selbst sind eine ganze Anzahl kräftiger alter Herren bekannt, die noch bis zum 70. Jahre und darüber sich beim planmässigen Betriebe der Körperübungen einer ausserordentlichen körperlichen Geschicklichkeit und Kraft erfreuten. Aehnlich wurde in den alten römischen Heeren das Alter erst vom 70. Jahre an gerechnet.

Bei den Turnübungen müssen besonders diejenigen Uebungen vermieden werden, bei denen der Kopf nach unten kommt, und solche, bei denen die Gelenke übermässig in Anspruch genommen werden. Als Bewegungen im Freien fallen für diese Periode die eigentlichen Kampfspiele weg, während leichtere Ballspiele wie Golf und Tennis noch sehr gut getrieben werden. Besonders Dauermärsche im Gebirge können bis ins hohe Alter die nötige Bewegung im Freien verschaffen.

Bei allen Körperübungen in den Jahren, in denen dieselben zu Kampfzwecken, Wettturnen, Records in Betracht kommen, ist es wichtig, daran festzuhalten, dass wegen der ganz bestimmten Anforderungen an Herz, Lungen und Nieren nur vollständig Gesunde zu solchen Maximalleistungen zugelassen werden. Wird diese Vorsicht angewendet, so ist die planmässige Steigerung der Uebungen zu Höchstleistungen unter gleichzeitiger strenger Regelung der Diät im Training von ausserordentlichem erzieherischem Werte. Denn diese

Leistungen sind nur möglich, wenn der Ausübende sich für die Zeit des Trainings vollständig abwendet von den feindlichen Gottheiten Bachus, Venus, Nikotiana. Wenn ohne diese Vorsicht Körperübungen zu Maximalleistungen getrieben werden, so treten akute Dilatationen und Hypertrophien des Herzens, Lungenblutungen mit ihren Folgen, der Tuberkulose, in späterem Alter auch Leber- und Nierenleiden, sowie Gicht ein. Da diese Zustände nicht notwendige Folgen der Uebungen, sondern nur die Folgen eines unvernünftigen Betriebes sind, sollten sie nicht dazu ausgenützt werden, um gegen den eifrigen Betrieb von Körperübungen in Schule und Volk Stellung zu nehmen. Ohne den planmässigen Betrieb von Körperübungen, von Turnen, Sport und Spiel ist eine positive Gesundheitspflege in Schule und Volk undenkbar.

Befreiungen vom Turnen und anderen Uebungen sollten in der Schule nur durch beamtete unabhängige Aerzte erfolgen. Oft ist nur teilweise Befreiung von der einen oder andern Uebung erforderlich, während andere Uebungen nur nützlich wirken. Diese Forderung muss um so entschiedener erhoben werden, als erfahrungsgemäss die Turnbefreiungen von den Eltern nur angestrebt werden, um noch Zeit für andere Sitzarbeit, wie Musik zu gewinnen.

In der Schule ist ein Zusammenarbeiten von Arzt und Turnlehrer um so nötiger, als viele Turnlehrer blosse Unterrichtler mit Klassenzielen, aber keine wirklichen Erzieher sind und als anderseits viele Aerzte mit der Technik von Turnen, Sport und Spiel nicht genügend vertraut sind.

Die Turnhallen müssen in Riemenboden hergestellt werden und müssen einen darin ausgesparten mit Lohe- oder Sandmischungen versehenen Raum zur Pflege von Spring- und Wurfübungen haben. Sie müssen heizbar und gut beleuchtet sein, sowohl mit Tageslicht wie mit künstlichem Licht. Vor Betreten der Halle sind besondere absatzlose Turnschuhe anzulegen. Die Hallen sollten reichlich Waschgelegenheiten haben.

Litteratur.

Du Bois-Reymond: Ueber die Uebung. 1881.
E. Hartwich: Woran wir leiden. 3. Aufl. 1882.
F. Hueppe: Ueber die Körperübungen in Schule und Volk und ihren Wert für die militärischen Uebungen. 1895.
Volksgesundung durch Volksspiele. 1898.

G. Kolb: Beiträge zur Physiologie maximaler Muskelarbeit — ohne Jahreszahl.
F. Lagrange: Physiologie des exercices. 1890.
„ L'hygiène de l'exercice. 1890.
Leiterstorfer: Das militärische Training. 1897.
A. Mikkelsen: Arbejdsstillinger. 1896.
A. Mosso: Die körperliche Erziehung der Jugend. 1894.
F. A. Schmidt: Die Leibesübungen. 1893.
„ Unser Körper. 1898.
Thurn: Die Entstehung von Krankheiten als direkte Folge anstrengender Märsche. 1872.
H. Wickenhagen: Turnen und Jugendspiele. 1898.

---

6. Wohnung.

Als Schutz gegen die Unbilden des Aussenklimas hat sich in allen Zonen die Herrichtung von Wohnungen als notwendig erwiesen. Meist war daneben auch das Bedürfnis nach Schutz gegen reissende Tiere und feindliche Menschen mit bestimmend. Mit der Wohnung wird für den Menschen ein besonderes **Binnenklima** geschaffen, welches manche Abweichungen vom Aussenklima zeigt und durch das Zusammendrängen von vielen Menschen auf einem beschränkten Raume gesundheitliche Schädigungen zeitigt. Die Sorge für eine gesunde Wohnung ist deshalb für den Kulturmenschen eine der allerwichtigsten. Die Art der Ausführung wirkt durch Begünstigung des Familienlebens oder durch die Vernachlässigung desselben sittlich und kulturell so ausserordentlich ein, dass die Art der Bewohnung eines der wichtigsten Kennzeichen für den Charakter und Kulturstand eines Volkes ist. Dieses Moment macht sich nicht nur bei den verschiedenen Völkern, sondern auch innerhalb eines und desselben Landes und Volkes oft in verschiedenen Gegenden kenntlich. Besonders hat das Schutzbedürfnis mit Zunahme der Bevölkerung zu einem starken Zusammendrängen an geeigneten Punkten geführt. Aehnlich bewirkte Handel und Verkehr an manchen Orten grosse Ansiedelungen, namentlich an Flüssen. Die modernen Industrieverhältnisse haben ähnliche Anhäufungen von Menschen auf beschränktem Raume herbeigeführt. Durch diese Umstände wurden die Gefahren für jedes einzelne Haus ins Unermessliche gesteigert, besonders dadurch, dass in diesen Zentren eine ganz besonders enge Bauart notwendig wurde, um der zusammenströmenden Bevölkerung Unterkunft zu gewähren. Wir haben demnach neben den hygienischen Beziehungen des einzelnen Hauses auch die Gesamtbebauung zu berücksichtigen.

A. Bauplan und Bauordnung.

Die Bauordnungen suchen teils erfahrungsgemäss bewährte Einrichtungen festzulegen, teils für Neuanlagen oder Umbauten bessere Bauweisen anzubahnen. Wir finden tatsächlich in allen älteren Städten Strassen, die sowohl in Bezug auf den Untergrund als die Bauweise der einzelnen Häuser allen hygienischen Anforderungen Hohn sprechen und infolgedessen bei Epidemien durch die Häufung der Fälle sich besonders kenntlich machen, so z. B. das berüchtigte Hamburger Gänge-Viertel während der Cholera-Epidemie 1892, die Judenstadt in Prag bei Typhus und Cholera. Es tritt deshalb in den meisten neueren Städten die Forderung hinzu, verbaute alte Stadtteile in zeitgemässer Weise umzubauen, und hierzu müssen die Bauordnungen genügende Handhaben bieten, damit nicht die umgebauten Stadtteile einfach nur eine Aenderung der Strassenfluchten zeigen, ohne jedoch hygienische Verbesserungen durchgreifender Art zu bringen. Wenn es sich um Stadterweiterungen handelt, so müssen dieselben zielbewusst vorgearbeitet werden, damit den verschiedenen Bedürfnissen in genügender Weise Rechnung getragen wird; z. B. muss darauf Rücksicht genommen werden, dass der Fabriksverkehr an die Peripherie kommt, aber so, dass an der Peripherie auch Teile bleiben, die villenartig durchgeführt werden können, damit die auf die geistige Arbeit angewiesene Bevölkerung die für ihre Tätigkeit notwendige Ruhe finden kann.

Bei Erweiterung einer Stadt muss von vornherein Klarheit darüber herrschen, ob die Grösse der Stadt eine Zentralisation derart zulässt, dass z. B. der Hauptgeschäftsverkehr, Markthallen und ähnliche Einrichtungen in der Mitte des Gesamtgebietes bleiben können, oder ob die Erweiterungen so vor sich gehen müssen, dass in der Peripherie kleinere Zentren für einzelne Teile zu schaffen sind, d. h. also ob im Ganzen die Zentralisation oder die Dezentralisation vorherrschen muss.

Bei der Ausbreitung der Städte, wie sie die moderne Industrie herbeigeführt hat, tritt innerhalb dieses allgemeinen Rahmens stets eine gewisse Dezentralisation ein, indem ein Teil der Bevölkerung im Innern der Stadt den Geschäften nachgeht, aber mehr peripher wohnt. Dadurch wird es nötig, dass die Verkehrsverhältnisse, Strassenbahnen, Radfahren, in angemessener Weise berücksichtigt werden. Die meisten Bauordnungen lassen in diesen Beziehungen das eine oder andere zu wünschen übrig. Alle haben damit zu kämpfen, dass die berechtigten hygienischen Forderungen in den älteren Stadtteilen aus Geldgründen schwer durchführbar sind, weil die Bauplätze gerade dort den höchsten Wert haben.

Schon in den alten Grossstädten hat man diese übelen Erfahrungen gemacht. So betrug die Höhe der Häuser in Babylon etwa 15 m, in Rom bei einer Strassenbreite von nur 5- 7 m etwa 20 m, in Byzanz sogar gegen 30 m. Während wir im Norden besondere Rücksicht darauf zu nehmen haben, dass das zerstreute Tageslicht allen Stockwerken zugute kommt, hat man in heissen Klimaten oft die Strassen absichtlich eng gebaut, um dem Tageslichte den Zutritt nach Möglichkeit zu verwehren. Dieser Schutz gegen die Hitze ist aber gesundheitlich sehr bedenklich und wird durch das italienische Sprichwort hinreichend gekennzeichnet „dove non va il sole, va il medico“.

Die Höhe (h) des Gebäudes wird bis zum Dachgesimse gerechnet, wenn das Dach unter einem Winkel von 45 ° gebaut ist, sodass die Höhe des Hauses der Strassenbreite (b) gleich sein muss ($h = b$), um auf die Fenster des Erdgeschosses noch diffuses Tageslicht zu bringen. Bei steileren Dächern muss noch eine Konstante (c) in Rechnung gesetzt werden, die auf 3 bis 6 m angenommen wird. Es wird dann in diesem Falle $b = h + c$. Sollen aber auch die Zimmer der unteren Stockwerke selbst genügend Licht erhalten, so muss die Strasse breiter sein, z. B. $b = 1^1/_2 h$.

Wird die Strassenbreite festgesetzt, z. B. Nebenstrassen 12 m, Verkehrsstrassen 20 m, Hauptverkehrsstrassen 30 m, so sind die grössten zulässigen Häuser im ersten Falle gegen 12, bezüglich 20, bezüglich 30 m hoch. Die Zulässigkeit grösster Gebäudehöhen schwankt an den breitesten Strassen zwischen 20 m in Köln bis 25 m in Wien, in Chicago sogar bis 40 m. Es ist wünschenswert, dass die Höhe der Gebäude unabhängig von der Strassenbreite eine Grenze findet, damit nicht durch die Zahl der Stockwerke die Anzahl der Inwohner ins Ungeheuere gesteigert werden kann. Die Zahl der Wohngeschosse betrug schon im alten Babylon 4, in Rom bis 7, in Byzanz bis 10. Jetzt ist die Höchstzahl in Köln mit 4, in Berlin mit 5, Paris mit 6, Rom mit 7 fixiert, während man in Chicago und New-York schon 20stöckige Häuser hat. Selbst für Riesenstädte genügen als Höhe 20 m und als Zahl der Stockwerke 5, um einen genügenden Luftraum der einzelnen Zimmer und genügenden Lichtzutritt zu ermöglichen.

Die teueren Preise für den Baugrund haben in den Städten dazu geführt, die Baufläche mit Neben- und Hintergebäuden bisweilen vollständig bis auf den Rest zu verbauen. Die älteren Bauordnungen tragen diesen Verhältnissen zu wenig Rechnung. So wird z. B. in Prag nur verlangt, dass $^1/_{15}$ der Baufläche unbebaut bleibt, während in amerikanischen Städten und in Hamburg im Gängeviertel, in Prag in der Judenstadt sogar Häuser existieren, die ausser dem Zugange zu den Hintergebäuden gar keinen Platz unbebaut lassen. Hygienisch müssen wir für neue Bauordnungen, d. h. für Neubauten überhaupt fordern, dass die unbebaute Fläche dadurch bestimmt wird, dass die Höhe des Hinterhauses dem Abstande vom Vorderhause entspricht, d. h. $h = b$ auch für den Hof.

Für die Luftmenge und den Wechsel der Luft der Stadt ist ausser der Breite der Strassen auch die Tiefe der einzelnen Häuserblöcke von Wichtigkeit. Wählt man zur Feststellung ein Rechteck als Grundfigur, so erhält man dadurch die Blocktiefe gleich der gesamten Tiefe zweier mit der Rückfläche aneinander stossender Baustellen. Das Radial- und Dreiecksystem sind nur ausnahmsweise als Norm für die Anordnungen der Blöcke möglich. Die Tiefe der Baustelle schwankt zwischen 20 bis 50 m, die Blocktiefe demnach zwischen 40 und 100 m. Als Länge der Blöcke nimmt man das $1^1/_2$ bis 4fache der Tiefe. Im Allgemeinen ist für die Tiefe der Blöcke jedoch 60 m nicht zu überschreiten, weil bei noch grösserer Tiefe die Zahl der Quer- und Hintergebäude zu gross werden kann.

Im Allgemeinen empfiehlt sich für die Stadt eine Zonenbauordnung derart, dass man 1. eine innere Geschäftsstadt, 2. Vorstädte, 3. Villen- oder Landhausbezirke unterscheidet, welche hinüberführen 4. zu den wirklichen Landteilen. Nach dieser Einteilung können auch die Besonderheiten für die Strassenbreite und die Bauweise festgesetzt werden. In den ersten Bezirken sind die hygienischen Forderungen praktisch inbezug auf das zu verbauende Terrain und die Strassenbreite meist undurchführbar, während in den Vorstädten diese Forderungen vorgeschrieben werden können. Wir fordern für die 3. Bezirke, dass die Strassenbreite sich zur Höhe wie 3:2, in den Vorstädten wie 1:1 verhält, während wir in den Zentren 2 3 leider zugeben müssen. Für die Bezirke 1 und 2 wird die Front der Häuser unmittelbar an die Strasse gerückt, doch können in den Vorstädten durch Zurücktreten der Fronten um 3 m bereits Vorgärten geschaffen werden. In dem 3. Bezirke ist es jedoch üblich, die Häuser bis 20 m von der Strasse zurückzurücken und dadurch Vorgärten zu gewinnen.

Das geschlossene Nebeneinanderbauen der Häuser in Reihen erfolgt in den Blocks bei 1 und 2. Die Häuser werden unmittelbar aneinander gebaut und zwischen den einzelnen Häusern Brand- oder Feuermauern, d. h. massive Mauern ohne Unterbrechung errichtet. Sind zwischen den Häusern kleine Durchgänge vorhanden und beträgt der Abstaud weniger als 5 m, so muss mindestens die Mauer des einen Hauses als Brandmauer aufgeführt werden. Erst bei einem Abstande von über 5 m ist es gestattet, dass beide Häuser Oeffnungen nach der Seite haben. In den Bezirken 2 sind derartige enge Durchgänge überhaupt von vornherein nicht zu gestatten und es ist überhaupt besser, solche Durchgänge, wie sie in vielen älteren Städten bestehen, bei Neubauten durch Aneinanderschliessen der Häuser ganz und gar zu beseitigen. In den 3. Bezirken werden die Häuser einzeln und frei aufgeführt, sodass zwischen allen Häusern freie Durchlässe für Luft und Licht bestehen (Landhäuser, Villen).

Um eine ausgiebige Ventilation der Stadt zu ermöglichen, müssen Strassen und Plätze etwa 50 pCt. der Gesamtoberfläche betragen. Es ist deshalb bei Ausbreitung einer Stadt von vornherein darauf Rücksicht zu nehmen, dass neben den Strassen auch eine ausgiebige Zahl von kleineren, parkartigen Plätzen (Square) freigehalten werden, wie sie in London so wesentlich zur Gesundung der Stadt beitragen. In den alten Städten sollten dazu stets die durch die Niederlegung der Stadtmauern und das Schleifen der Festungswälle freigewordenen Ländereien benützt werden, weil ohne dieses sonst kaum Plätze zu beschaffen sind. Das Bebauen solcher Flächen mit Privat- oder Spekulationsbauten sollte ganz allgemein gesetzlich untersagt werden.

In den Vorstädten und Landhausbezirken ist nach Möglichkeit eine Bepflanzung der Strassen durch Baumreihen anzulegen zur Milderung des grellen Lichtes, welches von den Strassen und Häusern reflektiert wird, zur Reinigung des Untergrundes und zur Erzielung von Schatten und aus allgemeinen ästhetischen Gründen. Die Bäume sollen in einem ungefähren Abstande von 7 m stehen. Als Bäume empfehlen sich besonders Ulme, Ahorn, Platane, weniger Linde, Rosskastanie, Weissdorn, Akazie. Die Squares sind als parkartige Gartenanlagen zu halten. Daneben wird aber die Anlage von wirklichen Spielplätzen nötig, die für die allgemeine Volksgesundung, für Kinder und Erwachsene von einschneidender Bedeutung sind. Die englischen Städte gehen in dieser Richtung in sehr erfreulicher Weise voraus. In Bezug auf die Gsösse öffentlicher Gärten beziehungsweise von Naturparken in oder unmittelbar bei grossen Städten dienen folgende Zahlen:

Philadelphia — Fairmount-Park	1130	ha
Wien — Prater	931	„
Paris — Bois de Boulogne	850	„
Paris — Bois de Vincennes	850	
Wien — Prater	781	
Dublin — Phönixpark	712	
New York — Pelham Bay-Park	711	„
New York — Van Cortlandt-Park	458	
London — Bushey-Park	445	
New York — Zentralpark	337	
London — Westendpark	319	
Berlin — Tiergarten	260	
London — Regents-Park	191	
London — Hyde-Park	157	
Berlin — Kleiner Tiergarten	135	
London — Viktoria-Park	107	
London — Battersea-Park	101	
London — Greenwich-Park	70	
Berlin — Treptower Park	70	„

Das Londoner Stadtgebiet zählt 42 Parks und öffentliche Gärten mit 1817 ha Grün- oder Gartenfläche und 30 500 ha Flächenraum überhaupt; das bedeutet bei einer Einwohnerzahl von 4 Millionen auf jede Million 454 ha unbebaute Frischluftquellen und 7625 ha Stadtraum zusammen. Die Festung Paris umfasst ein Stadtgebiet von 7802 ha, an welches sich das Bois de Boulogne mit 850 ha und ebenso das Bois de Vincennes ebenfalls mit 850 ha anschliessen. Da diese grossen Parks vor den Thoren von Paris liegen, ergiebt sich freilich bei $2^1/_2$ Millionen Einwohner für jede Million nur ein Stadtraum von 3120 ha. Dafür sind aber von den 877 km Strassennetz 204 km bepflanzt. Ausserdem liegen innerhalb dieser Festung 136 Plätze mit Anlagen, wie der Tuilerien-Garten bei den elyseeischen Gefilden. Berlin hat im Weichbilde nur 65 Plätze mit einem Flächenraum von 453 ha; dazu kommen 109 ha grosse Gärten, zusammen also ca. 562 ha, bei einem Flächenraume für das ganze Stadtgebiet von 6060 ha. Es entfallen somit für 1 Million Menschen 375 ha unbebautee Frischluftquellen und 4040 ha Stadtraum. Die Berliner wohnen also doppelt so eng wie die Londoner; trotzdem soll der botanische Garten verbaut werden!

Bei den neuzeitlichen Verkehrsverhältnissen hat man beim Strassenbau noch Rücksicht zu nehmen auf die Anlage von Pferdebahnen, elektrischen Bahnen, Fusssteigen, von Reitwegen und Fahrbahnen für Radfahrer.

In die Strassen müssen aber auch die Kanäle zur Ableitung der Abwässer, dann die Röhren für die Wasser- und Gasleitung, für die elektrischen Leitungen, für Pressluft und selbst für Dampf kommen. Bei den häufigen Reparaturen würde ein fortwährendes Aufreissen nötig sein, sodass es sich empfiehlt, besondere zugängliche Tunnels (Subways) für diese Zentralanlagen zu schaffen.

Man kann sie zum Teil auch unter der Decke der grösseren Abzugskanäle anlegen oder man verlegt sie in eine Kiesbettung unter den Fuss- oder Bürgersteig, die durch abhebbare Platten leichter zugänglich gemacht wird.

Wichtig ist auch noch die Strassenrichtung. Da die Strassen sich meist senkrecht durchschneiden, so ist die Lage meistens durch die Oertlichkeit gegeben. Ist man von solchen Bedingungen unabhängig, so soll man die Strassenrichtung nicht rein äquatorial westöstlich nehmen, weil hierbei eine stark ausgeprägte Schatten- und Sonnenseite sich ergiebt. Die meridianale Strassenrichtung von Nord nach Süd verteilt zwar die Besonnung und Beschattung gleichmässig, aber die Sonne dringt im Sommer zu stark in die Fenster ein. Die Richtungen entsprechen den herrschenden Windrichtungen nicht, die von Südwest nach Nordost oder von Südost nach Nordwest gehen. Wegen der Lüftung der Städte empfiehlt es sich deshalb, die Strassen von Nordost nach Südwest oder von Nordwest nach Südost zu richten, weil bei dieser Richtung Sonne und Wind am gleichmässigsten verteilt und am besten ausgenützt werden.

Bei dem Bebauungsplane muss die Art der **Strassenbefestigung** und des **Pflasters** von vornherein festgestellt werden. Die Strasse soll möglichst eben sein und das Material derselben eine gleichmässige und geringe Abnützung erfahren. Die Steigung der Strassen soll zur Schonung der menschlichen und tierischen Kräfte höchstens 8 pCt. betragen; muss darüber hinausgegangen werden, so ist von Strecke zu Strecke ein horizontales Stück einzuschalten. In Bezug auf den Strassenbau haben wir bis heute die alten Römer und Mexikaner noch nicht erreicht. Vom hygienischen Standpunkte ist zu fordern, dass das Pflaster geruchlos und wasserdicht ist, dass es leicht trocknet und die Wärmestrahlen weder zurückwirft, noch sich stark erhitzt, sondern möglichst schnell die Wärme an den Untergrund abgiebt. Dazu muss gefordert werden, dass das Pflaster möglichst geräuschlos ist, weil der Lärm und die Erschütterung der Gebäude viele Arbeiten unmöglich machen.

Das Pflaster kann durchlässig oder undurchlässig hergestellt werden. Bei der durchlässigen Herstellung werden Schmutzstoffe in den Untergrund hinein gespült oder aber Sand zwischen den Fugen nach oben getrieben und dadurch die Staubbildung verstärkt, andererseits wird aber eine Ventilation des Untergrundes in beschränktem Masse ermöglicht.

Bei undurchlässigem Pflaster besteht die Möglichkeit, dass Gase aus dem Untergrunde in die Häuser eindringen, wobei besonders zu berücksichtigen ist, dass die Gasröhren niemals vollständig dicht sind. Man muss deshalb bei undurchlässigem Pflaster durch Konstruktion der Hausfundamente Vorkehrungen dagegen treffen. Die üblichen Formen des durchlässigen Pflasters sind:

1. Makadam oder Chausseen aus Steinschlag. Dieselben sind geräuschlos und angenehm zum Fahren, aber sehr schwer rein zu halten und liefern sehr viel Staub, der bei Regen oder beim Besprengen zur Reinigung zu einer zähflüssigen, schwer zu beseitigenden Masse sich gestaltet. Sowohl die Untermasse als auch das Deckmaterial müssen mit der Dampfwalze gefestigt und geebnet werden, wenn sie den obigen Anforderungen entsprechen sollen.

In den ersten und zweiten Bezirken ist als durchlässiges Pflaster nur 2. das Steinpflaster möglich, indem auf die gewalzte Schotterunterlage grosse Würfel von Granit, Porphyr, Syenit oder von Basalt aufgesetzt und festgerammt werden. Andere Steinmaterialien, wie Grauwacke, Sandstein, dann künstliche Materialien, wie Klinker, Thonplatten, Schlackensteine werden zu stark abgenützt.

Man kann das Pflaster undurchlässig herstellen unter Verwertung folgender Materialien:

Unter den Zementen unterscheidet man:

1. a) Puzzolane aus vulkanischen Tuffgesteinen, nach deren Zusatz (= hydraulische Zuschläge) gewöhnlicher Kalkmörtel unter Wasser langsam erhärtet, z. B. Puzzolane aus Italien und der Auvergne und Trass vom Rhein, deren durch Säuren zersetzbare Silikate, und b) Santorine, deren freie amorphe Kieselsäure mit dem Kalk Verbindungen eingeht.

2. Romanzement, Zementkalk, hydraulischer Kalk, welche durch mässiges Brennen thonhaltiger Kalkgesteine entstehen, sich nach dem Brennen mit Wasser nicht löschen, aber gemahlen im Wasser schnell erhärten.

3. Portlandzement aus natürlichen Thonmergeln oder aus künstlichen Mischungen von Thon und Kalk, welche nach Entfernung von Sand und Feuerstein durch Schlemmen bis zur Sinterung gebrannt werden.

Beton, Konkret, Grobmörtel wird aus Steinbrocken, Ziegelsteinstücken, Kies und Sand durch Mischung mit hydraulischem Kalk oder Zement gebildet.

Unter Asphalt versteht man beim Bauen den zerkleinerten, kalkigen, mit Erdharz durchtränkten Asphaltstein, nachdem er in Kesseln mit Bergtheer zusammengeschmolzen und mit Feinkies vermengt wurde; ohne Kieszusatz heisst die Masse Asphaltkitt oder Mastix.

3. Undurchlässiges Steinpflaster erhält man, wenn man nach dem Vorgange der Römer eine feste Unterlage von Beton oder ähnlichen Materialien nimmt und die Fugen zwischen den Steinen mit Theer, Pech, Mastix oder Zement verstreicht. Der grosse Mangel eines jeden Steinpflasters ist das lästige Geräusch.

4. Das Holzpflaster wird so hergestellt, dass auf ein geebnetes Sandbett Bretter gelegt werden, auf welche die Holzwürfel aufgesetzt werden. Das Holzpflaster muss mit Asphalt- oder Theermasse widerstandsfähig und wasserdicht gemacht werden. Bei uns werden die Holzwürfel jetzt meist in Betonmasse eingebettet, wodurch die Undurchlässigkeit dieses Pflasters erst gesichert wird. Bei unserem Klima ist Holzpflaster weniger zu empfehlen, trotzdem seine Geräuschlosigkeit manche Vorteile bietet.

Das zweifellos beste Pflaster für unsere Verhältnisse ist für die ersten und zweiten Bezirke

5. das Asphaltpflaster auf einer Unterlage von Beton. Dasselbe ist vollkommen wasserdicht, trocknet sehr schnell, kann gespült und gekehrt werden und ist fast geruchlos. Ein Mangel desselben ist, dass die fremden Bestandteile auf demselben zu Staub zerrieben werden, der sich um so mehr bemerkbar macht, als eine stärkere Spülung nicht angebracht ist wegen der dadurch bewirkten Glätte. Nachteilig ist auch die stärkere Wärmestrahlung des Asphaltpflasters.

Das Quergefälle muss sich nach der Glätte des Materials

richten. Bei Steinpflaster darf es 1 25, bei Holzpflaster 1 40 und bei Asphaltpflaster 1 60 nicht überschreiten.

Für Reitwege empfiehlt sich eine Mischung von Kies und Sand, die durch Besprengen genügend staubfrei zu halten ist.

Die Fusswege werden am besten durch grosse Steinplatten aus Natursteinen oder aus Kunststeinen hergestellt, oder noch besser ist ein fugenloser einheitlicher Trottoirbelag aus Asphalt.

Bei dem Bebauungsplane ist von vornherein auch die Anlage der Zentraleinrichtungen, Kanäle, Wasserversorgung vorzusehen, sodass mit der Erweiterung der Anschluss an dieselbe erreicht werden kann. Zu diesem Behufe muss der Untergrund planmässig drainiert und aufgeschüttet werden, und es muss in Bezug auf das Ausfüllungsmaterial den hygienischen Anforderungen insofern Rechnung getragen werden, als zersetzungs- und fäulnisfähiges Material, wie Stroh, Kehricht, pflanzliche und tierische Abfälle zu Strassenaufschüttungen nicht zu verwenden ist. Sollen alte Stadtteile umgebaut werden, wie dieses in den letzten Zeiträumen wiederholt nötig war, so ist es unzulässig, nur eine Aenderung der Fluchtlinie und damit blos ein schönes und gleichmässiges Aussehen des Stadtteils herbeizuführen. In allererster Linie müssen solche Umlagerungen als Assanierungsmassnahmen aufgefasst und gesetzlich festgestellt werden, damit die alten Infektionen und Durchseuchungen des Untergrundes durch Kanalisation und Aufschüttung und durch Zufuhr von infektionsunverdächtigem Wasser und durch Vorschriften für den Bau der einzelnen Häuser endgiltig beseitigt werden. Zur Durchführung gehört dann noch das gesetzlich festzustellende Enteignungsrecht (Expropriationsrecht), damit nicht von den Besitzern Schwierigkeiten gemacht werden können.

B. Der Bauplatz.

Nach Möglichkeit sind die vorher angeführten Gesichtspunkte zu berücksichtigen. Der Boden soll porös, trocken und frei von Verunreinigungen sein. Der Grundwasserstand muss zu diesem Zwecke derartig reguliert werden, dass er möglichst wenig schwankt; dazu gehört Oberflächendrainage (S. 79) oder Tiefkanalisation (siehe später) damit der höchste Grundwasserstand die Kellersohle des Hauses nicht berührt. Ist das Grundwasser sehr hoch, so muss der Grund für die Fundamente durch Piloten hergerichtet werden und eigentliche Kellergeschosse sind unmöglich. Liegt das Haus im Bereiche der Ueberschwemmungen, so muss durch Aufschüttung (Colmatage) die Sohle des Hauses aus dem Bereiche des Wassers herausgehoben werden, oder die Häuser müssen besonders hohe Grundmauern bekommen, wie es z. B. am Rhein üblich ist.

Rein örtliche Grundwasseransammlungen durch Lagen von Lehm oder Thon können durch Kanäle entwässert werden. Der Bauplatz ist noch mit richtiger Neigung und Abfluss für den Regen zu versehen.

In alten Städten ist der Baugrund durch alten Bauschutt stark erhöht, z. B. liegt in Hissarlik (Troja) der gewachsene Boden 16 m unter der jetzigen Oberfläche. Noch schlimmer sind in alten Städten vergessene Kanäle und Abortgruben. So fanden sich z. B. in Prag beim Baue der Markthalle nach dem Niederreissen der alten Gebäude drei grosse Senkgruben von 10 m Tiefe, 2 mittlere von 3—4 m Tiefe und 13 kleine von $1^1/_2$ m Tiefe. Auf einem anderen Bauplatze fanden sich 3 grosse Gruben von 12 m, 9 kleine von 2—3 m Tiefe, die alle unbekannt waren. Die Beseitigung solcher alter Unratquellen und solchen alten Bauschuttes kann ausserordentliche Schwierigkeiten für die Herrichtung eines Bauplatzes bieten. Mit dem Baue des Hauses sollte deshalb stets erst begonnen werden, wenn die Beseitigung der Abfall-Stoffe geregelt ist, eventuell der Anschluss an die Kanalisation gesichert und die Besorgung des Trinkwassers vorgesehen ist.

C. Der Bau des Hauses.

Das **Fundament** hat die Aufgabe, die Hausmauern zu stützen und das Haus gegen aufsteigende Bodenfeuchtigkeit zu schützen. Zu diesem Zwecke muss die Kellersohle für Wasser und Luft undurchlässig hergestellt werden; dazu muss die Grundmauer eine isolirende Schichte von Asphalt, Zement oder Beton erhalten. Die Trockenheit des Mauerwerkes wird dadurch gesichert, dass man in den wasserdicht hergestellten Grundmauern Hohlräume anbringt (Fig. 64, h u. 65), oder eine kleine, in Zement gedichtete Vormauer aufführt (Fig. 66, J), wobei der Zwischenraum H gegen die Strasse abgedeckt wird; oder aber, dass man vor der Fenstermauer einen umlaufenden Graben zur Isolierung (Fig. 67, H) zieht, welch' letztere Anordnung z. B. in London fast allgemein durchgeführt ist. Das Mauerwerk wird im Bereiche des Bodens vorteilhaft mit Zementmörtel oder durch Asphalt und Zementlagen auf Beton abgedichtet.

Die Wandungen des Hauses. Man unterscheidet Massivbau,

Fachwerkbau, Eisen- und Holzbau. Beim Massivbau werden die äusseren Mauern aus natürlichen oder künstlichen Steinen gebaut, die im natürlichen Zustande verbleiben (Rohbau) oder einen Ueberzug von Mörtel erhalten (Putzbau).

Beim Fachwerkbau haben die Wandungen (Fig. 68) ein Gerüst aus Holz oder Eisen, das mit Steinen (Luftziegeln, gebrannten Ziegeln, Neuwieder Bimstein) ausgefüllt wird. Statt dieser Steine verwendet man jetzt auch vielfach Gipsdielen. Diese sind Tafeln, welche 5 bis

Fig. 64.

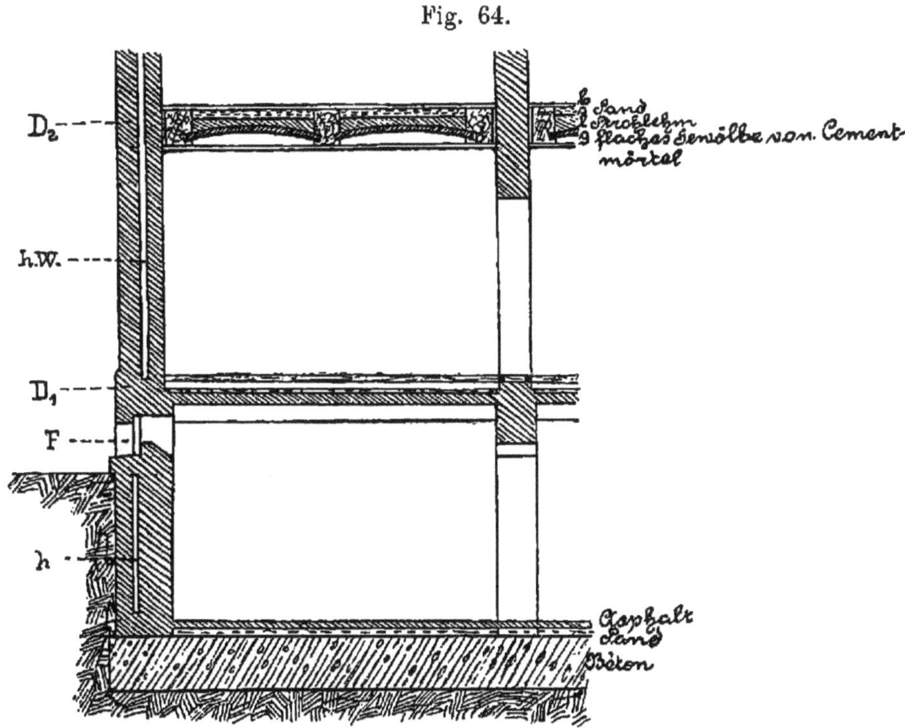

Trockenlegung von Mauern und Fussböden.

15 cm dick sind und aus Gips mit Rohreinlagen bestehen. Die Spreutafeln werden aus einer Mischung von Gipsbrei mit Spreu hergestellt. Diese Gipstafeln lassen sich mit Gipsbrei leicht und fest verbinden.

Der Rabitzputz besteht aus einem Geflecht von verzinktem Eisendrahte, dessen Maschen mit einem Gipsbrei ausgefüllt werden. Dieser Putz ist wenig haltbar, aber mehr feuersicher als die Gipsdielen. Bei Moniertafeln wird ein Geflecht von Eisen mit Rundeisenstäben versteift und mit Zementmörtel beworfen.

Der Fachwerkbau eignet sich zur schnellen Herstellung von Häusern, an die keine hohen Anforderungen in Bezug auf Festigkeit

Fig. 65.

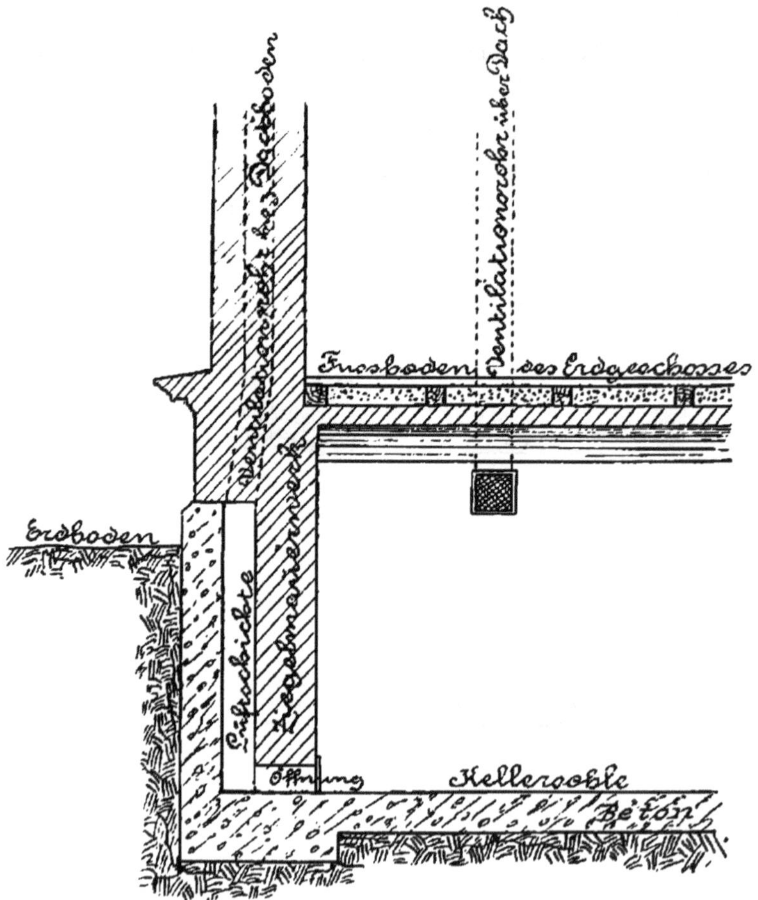

Isolierung und Trocknung von Kellern.

Fig. 66.

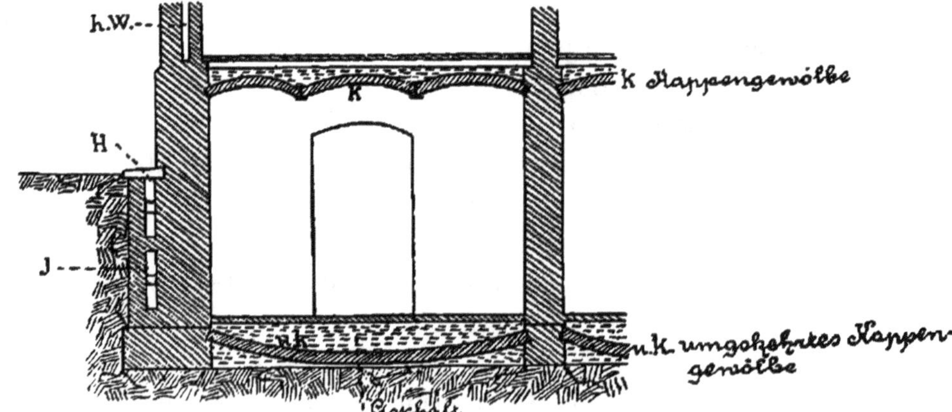

Fig. 67.

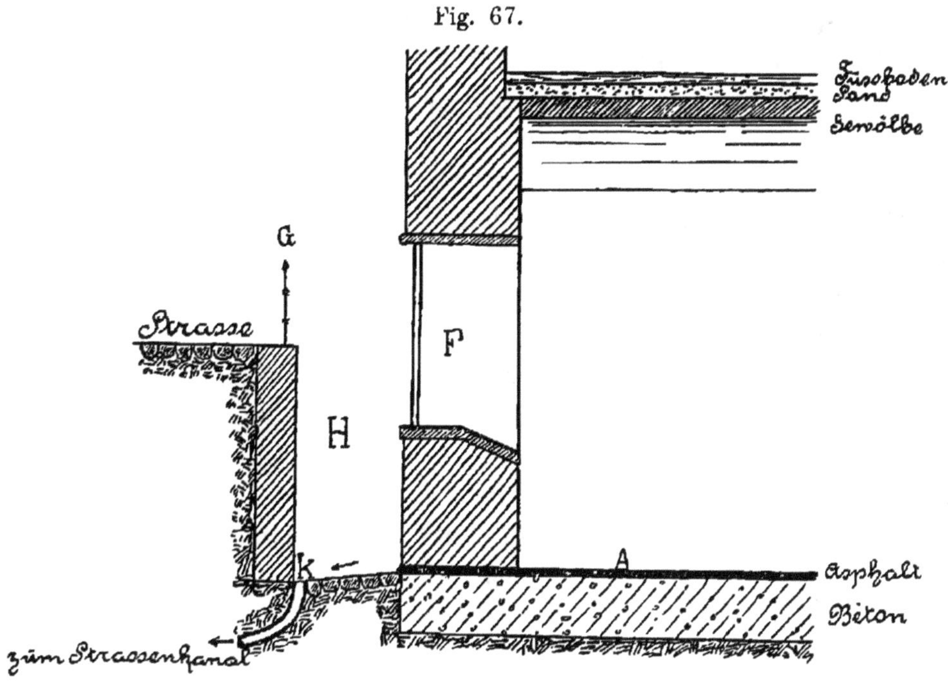

Hausfundament.

H umlaufender Graben, F Fenster, G Gitter, k Wasserablauf.

Fig. 68.

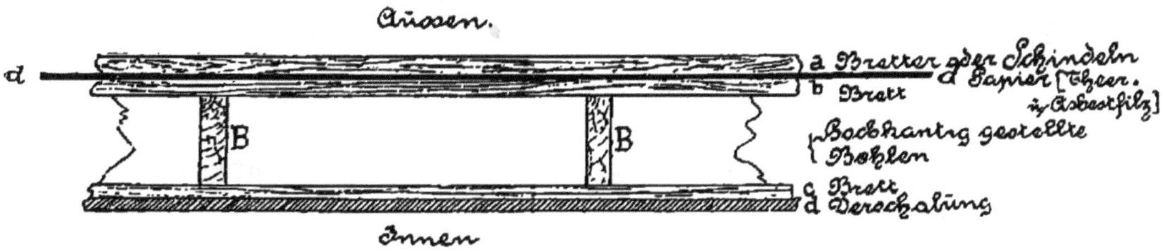

Dichte Fachwerkswand.

gestellt werden. Im Allgemeinen kommt er nur für die Zwischenwände in Betracht.

Der Eisenbau besteht aus Stützen von Eisenträgern, während die Füllungen aus Glastafeln oder Rollblech hergestellt werden. Der Eisenbau ist im Sommer zu warm und im Winter zu kalt, so dass er sich nur zu besonderen Zwecken, z. B. bei Ausstellungen, eignet.

Der Holzbau ist wegen seiner Feuergefährlichkeit mehr auf Einzelbauten beschränkt. Wo er für Städte verwertet wird, wie in Norwegen, gehört das Abbrennen der ganzen Städte zur Regel. Der

Bau ist sehr warm, wenn die Fugen zwischen den Balken mit Moos verstopft und durch Bretter oder Schindelbeläge eine genügende Abdichtung hergestellt wird. Für vorübergehenden Gebrauch und für Einzelwohnungen im Gebirge, im Walde und auf dem Lande hat er noch immer seine Berechtigung. Um die Isolierung gegen den Boden herzustellen, verzichtet man oft auf das Kellergeschoss, und pflegt die unterste Balkenlage auf kleine Steinpfeiler zu legen, die das Holzwerk vom Boden trennen, sodass eine isolierende Luftschicht zwischen Boden und Bau vorhanden ist.

Das Baumaterial ist in verschiedener Weise für die Luft durchlässig. Am durchlässigsten ist Tuffstein, dann folgen Fichtenholz, Luftmörtel, Ziegel, Zement, Sandstein, Kalkstein, Eichenholz, Bruchstein, Gips und glasierte Ziegel. Man hat die Durchlässigkeit des Baumaterials für Luft früher stark überschätzt, in der Annahme, dass die Porenventilation das wesentlichste Mittel zur Luftzufuhr sei. Gegenüber dem Luftbedarfe ist die Menge Luft, welche durch das Baumaterial eindringt, eine ganz verschwindende, besonders deshalb, weil die Durchlässigkeit des Materials durch den Verputz der Wände, durch den Anstrich, durch Tapeten noch sehr stark herabgesetzt wird. Die Luftdurchlässigkeit der Wände wird in absteigender Reihenfolge herabgesetzt durch Kalkanstrich, Leimfarbe, Tapete, Oelfarbe, Stuck. Nur wenn starke Luftströme in Form von Wind senkrecht die Wände treffen, kann die Porenventilation merkbar in Betracht kommen.

Die Aufsaugungsfähigkeit des Bau-Materials für Wasser sollte die Bedeutung haben, dass an den inneren Wandungen kondensiertes Wasser aufgesaugt, nach aussen geleitet und dadurch zum Verdunsten gebracht wird. Eine Kondensation von Wasserdampf an den inneren Wandungen bis zum Triefen kommt jedoch bei sonst richtiger Konstruktion der Wohnung und ausgiebiger Ventilation nur selten in Betracht. Eine starke Aufsaugungsfähigkeit des Baumaterials hat sogar den einen grossen Nachteil, dass Regen, welche die Aussenwände treffen, die Wand erst recht durchfeuchten.

Eine wasserdichte Oberfläche ist deshalb an der Aussenwand direkt vorteilhaft, an der inneren Seite in der Regel nicht nachteilig.

Der Wassergehalt der Mauern hängt ab von der Bauzeit, insofern im Sommer das zum Baue verwendete Wasser bei dem hohen Sättigungsdefizit der Luft besser aufgenommen wird, sodass es vorteilhaft wäre, wenn jedes Haus vor dem Beziehen eine Austrocknung während des Sommers durchgemacht hätte. Um den Wassergehalt des Mauerwerks möglichst gering zu gestalten, darf das Bewerfen oder

Verputzen der Mauer erst nach genügendem Austrocknen der Wände vorgenommen werden, wozu mindestens 6 bis 8 Wochen erforderlich sind.

Wichtig ist, dass die Wassermenge beim Baue möglichst beschränkt werde, damit der Austrocknungsprozess nicht verlangsamt wird. Bei zuviel Wasser friert der Mörtel im Winter leicht ab, bei zu wenig Wasser jedoch kann die Mauer austrocknen, ehe der Mörtel erhärtet ist. Das Erhärten beruht darauf, dass das Hydratwasser aus dem Aetzkalk durch Kohlensäure verdrängt wird:

$$Ca(OH)_2 + CO_2 = Ca\,CO_3 + H_2O$$

so dass das Wasser einfach verdunsten kann.

Zur Bestimmung des Hydratwassers bestimmt man den Gehalt an Aetzkalk durch Titrieren. Emmerich nimmt zur Bestimmung des Wassers eine bestimmte Menge des Mörtels mit einer besonderen Stanze aus Stahl und bestimmt deren Wassergehalt in einem Vacuumapparate und berechnet aus der Menge der Probe die Menge des Wassers des gesammten Mörtelbewurfes des Zimmers. Vollständig trockene Wände enthalten 0,5 bis 1 pCt. Wasser, doch können Wohnungen ohne Gefahr bereits bezogen werden, wenn der Gehalt noch 2 pCt. beträgt. Der Termin zum Beziehen sollte stets durch eine Untersuchung bestimmt werden, während das Fixieren eines Termins sehr willkürlich ist.

Vor dem Anbringen des Anstriches muss der Verputz ausgetrocknet sein, weil sonst sogenannte Kühlflecke entstehen.

Das Mauern kann nur im nassen Zustande des Materials geschehen. Die ganzen Ziegeln werden in Wasser getaucht, wobei sie 5 pCt. ihres Gewichtes an Wasser aufnehmen; andere Steine werden stark mit Wasser besprengt, sodass im Durchschnitt 10—20 pCt. des Volumens der Steine mit Wasser gefüllt werden. Der Mörtel wird hergestellt aus 1 Teil gelöschten Kalkes und 2—3 Teilen Sand. Dabei bildet sich das Hydratwasser $CaO + H_2O = Ca(OH)_2$. 1 m^3 frischer Mörtel enthält ungefähr 150 l mechanisch gebundenes Wasser und 100 l Hydratwasser. Für 100 m^3 Mauerwerk rechnet man 12 m^3 Mörtel. Dieses ganze Wasser muss bis auf 2 pCt. wieder fortgeschafft werden, ehe das Haus bezogen werden darf.

Das Hydratwasser muss nach der obigen Formel durch Kohlensäure ausgetrieben werden und das gesamte Wasser nunmehr verdunsten. Das Hydratwasser tritt gegenüber dem mechanisch gebundenen Wasser bedeutend zurück. Die Vorstellung von Liebig, dass man das Austrocknen durch Entwicklung von Kohlensäure beschleunigen muss, hat demnach keine volle Berechtigung; das einfache mechanische Verdunsten durch trockene Luft ist das Wichtigere. Dasselbe geschieht durch Heizen, durch Kokskörbe (z. B. von Keidel) bei offenen Fenstern oder durch Kokskörbe nach v. Kosinski mit Ventilation.

Unter dem Einflusse der Luftkohlensäure verhärtet der gewöhnliche Kalkmörtel meist nur oberflächlich, so dass er als Verputz für viele Zwecke nicht schnell fest genug wird. Ein besseres Verputzmaterial erhält man durch Zusatz von Portlandzement zum Kalkmörtel. Noch besser, allerdings auch teurer, ist ein Verputz aus Portlandzement oder aus einem über 400 ° gebrannten Gips, weil die Erhärtung dieser Materialien unabhängig vom Luftzutritte und der Witterung ist.

Fertige lufttrockene Wohnungen können nachträglich einen hohen Wassergehalt der Mauern annehmen. Dies geschieht, wenn die Aussenwände durch Niederschläge stark durchnässt werden, wenn infolge von ungenügender Isolierung gegen den Boden Grundwasser aufsteigen kann, oder wenn durch unrichtige Anlage der Hauskanäle, durch Rückstau oder Undichtigkeiten derselben, oder durch Undichtigkeiten der Wasserleitungen Wasser in die Gebäude gelangt. Noch häufiger geschieht es durch Schwitzwasser, z. B. wenn in der kalten Jahreszeit die Luft ungeheizter Zimmer durch Athmung oder Reinigung viel Wasserdampf enthält, der durch Lüftung nicht beseitigt wird. Bei Eintritt warmer Witterung kann durch Oeffnen der Zimmer bei fehlender Heizung der Wasserdampf der wärmeren Luft sich an den kälteren Flächen der Wände niederschlagen.

Die **Baumaterialien** müssen schlechte Wärmeleiter sein und eine geringe Wärmekapacität besitzen, weil schlecht leitendes Material eine zu rasche Entwärmung im Winter und eine zu schnelle Erwärmung im Sommer verhindert.

Wärmeleitungscoefficienten einger Körper:

ruhende Luft	0,04
Holz	0,1—0,2
Stein	2—4
Blei	14
Eisen	28
Kupfer	69

Poröse Steine sind schlechtere Wärmeleiter als dichte.

Wenn die specifische Wärme des Wassers 1 ist, so ist die der folgenden Körper:

Hölzer	0,5
Luft	0,2377
Steinmaterialien	0,2—0,25
Eisen	0,1138
Kupfer	0,0952
Blei	0,0314

Lufthaltiges Baumaterial bedarf also geringerer Wärmemengen, um die Temperatur desselben um eine bestimmte Grösse zu erhöhen; ausserdem ist es leichter, so dass man dem ganzen Baue eine geringere Wandstärke geben kann. Um die Trockenheit der Mauern zu erhalten, hat man vielfach isolierende Luftschichten in denselben angebracht (siehe Fig. 64 und 66 h W). Wenn nicht für genügende Ableitung der Feuchtigkeit und ausreichende Ventilation dieser Hohlräume (Fig. 65) gesorgt wird, kann leicht Schwitzwasserbildung in denselben und damit statt Trockenheit Durchfeuchtung der Wände eintreten.

Zum Schutze der Aussenwände gegen Durchfeuchtung dient besonders bei Holzbauten ein Belag von Schindeln oder Schiefer-Platten, bei Verputzbau Zement- oder Gipsverputz, mit oder ohne Anstrich von Oelfarbe oder Wasserglas.

Im Innern wird die natürliche Luftdurchlässigkeit der Materialien durch den Verputz in folgender absteigender Reihenfolge herabgesetzt: Kalkanstrich, Leimfarbe, Oelfarbe, Stuck. In Schlafzimmern und Krankensälen sollte mindestens bis 2 m Höhe ein Oelfarbenanstrich vorhanden sein, damit man die Wände abwaschen und sterilisieren kann.

Die Dicke der Mauern richtet sich wesentlich nach der Konstruktion und nach dem Zwecke des Hauses, sodass im Allgemeinen bei Ziegelbauten im Erdgeschoss $2^1/_2$ Stein, im ersten und zweiten Stocke 2, und im dritten bis vierten $1^1/_2$ Stein vorgeschrieben werden (Steinlänge = 25 cm). Beim Fachwerkbau ist die Wandstärke geringer, im ersten Stocke 25 cm und im zweiten nur halb so stark.

Die **Kellergeschosse**, welche als Wirtschaftsräume dienen, müssen von den Wohngeschossen durch undurchlässige Schichten getrennt werden (siehe Fig. 66 und 67). Kellergeschosse, welche als Aufenthaltsorte und Wohnräume dienen, müssen genügende Fenster erhalten, durch isolierende Schichten trocken gehalten werden und ihre Sohle darf in diesem Falle nur 0,5—1 m unter Terrain liegen (siehe Fig. 64 und 67).

Das Dach hat das Haus gegen Niederschläge, gegen starke Erwärmungen im Sommer und starke Entwärmungen im Winter zu schützen. Das Material muss eine hohe Wärmekapacität und ein geringes Wärmeleitungsvermögen besitzen. Holz- und Strohdächer genügen diesen Anforderungen am meisten, sind aber zu feuergefährlich. Natürliche Schiefer und Dachziegeln aus künstlichen Steinen sind feuersicher, haben jedoch einen ungünstigen Einfluss auf die Temperatur, sodass man als Untermaterial Holz oder ein besonderes Füllmaterial verwenden muss.

Die **Zwischendecken** oder Fehlböden trennen die einzelnen Stockwerke von einander. Die Balken, welche die einzelnen Stockwerke stützen, werden oben und unten mit Brettern verschalt und müssen dann in der Regel noch besonders ausgefüllt werden, um die Schallleitung herabzusetzen. Typen der Zwischendecken-Konstruktionen zeigen die Figuren 69 bis 72. Figur 69 stellt eine Anordnung vor, bei der man sich mit einer einfachen Abdeckung begnügt. Selbst in diesem Falle ist es wünschenswert, dass eine undurchlässige Schichte das untere Stockwerk gegen das obere vor Nässe schützt. Eine sehr einfache Vorrichtung stellt Figur 70 dar, bei der auch unten eine glatte Fläche hergestellt ist, die einen Verputz aufnehmen kann. Meistens werden Balkendecken der Typen Figur 71 und 72 erforderlich und zwar zeigt Figur 71 die Konstruktion für schweres Füllmaterial, wobei der Zwischenraum nicht ganz ausgefüllt werden kann, und Figur 72 die Konstruktion für leichtes Füllmaterial.

Das **Füllmaterial** für Zwischendecken ist selten vom Anfang an rein. Oft dient Bauschutt vom Abbruche alter Gebäude, untermischt mit dem Inhalte von Müllgruben, Asche, Kehrricht dazu, welche zersetzungsfähige Materialien enthalten. Durch die Undichtigkeiten der Bretter dringt dann Schmutz und Wasser beim Reinigen der Fussböden noch hinzu, sodass das Zwischendeckmaterial von länger bewohnten Häusern — nach der Menge von Kochsalz und Stickstoff beurteilt — oft stärker verunreinigt ist, als der Boden unter und um Abortgruben und Kanälen. Auch Salpeter findet sich stets in demselben, sodass man sogar derartiges Material zur Gewinnung von Salpeter verwenden konnte. Weiter bildet sich dabei stets Kohlensäure und häufig auch stinkende Gase. Diese gasförmigen Produkte, die von den Zwischendecken aufsteigen, sind geeignet, die Widerstandsfähigkeit der Bewohner gegen Seuchen herabzusetzen.

Das Holz wird durch eine Anzahl von Tieren, aber auch Pilzen, angegriffen, und so in seiner Festigkeit gestört. Die Zerstörung des

Fig. 69.

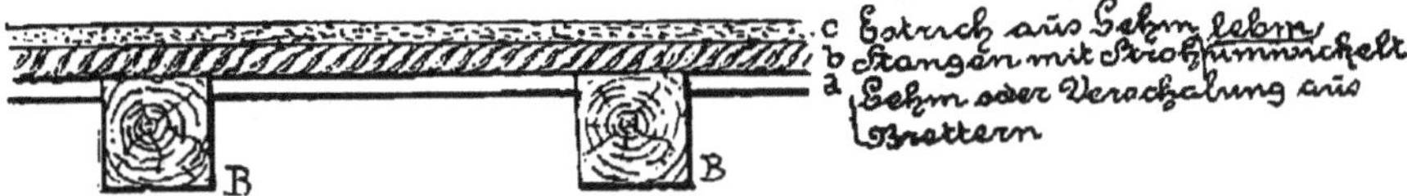

Der gestreckte Windelboden.

Fig. 70.

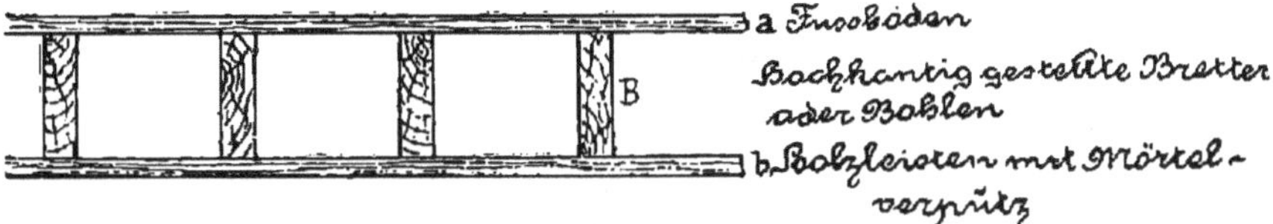

Die amerikanische Zwischendecke.

Fig. 71.

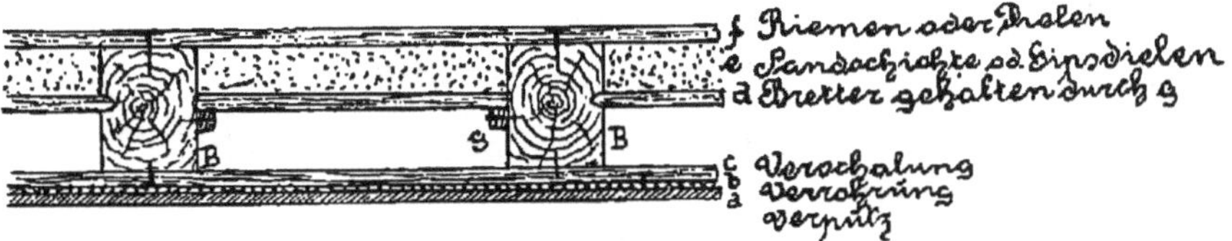

Balkendecke mit Bretteinschub.

Fig. 72.

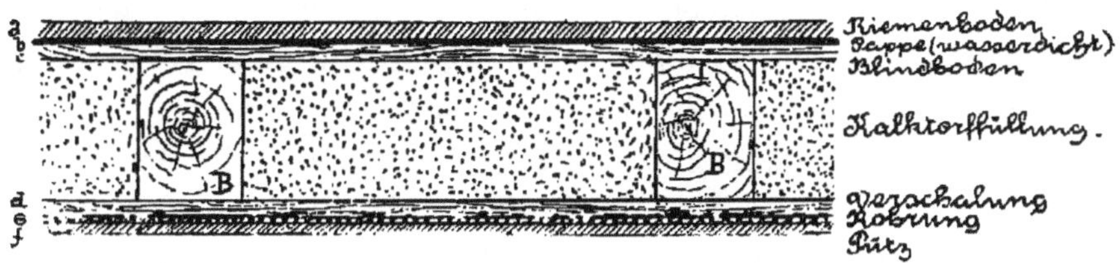

Balkendecke.

Holzes erfolgt besonders durch den Hausschwamm (Merulius lacrymans). Das vom Hausschwamme einseitig zerstörte Holz bewirkt Risse und Fugen im Fussboden, wird morsch und vermag sehr viel Wasser aufzunehmen. Der Hausschwamm erhöht die Feuchtigkeit der Wohnungen, wodurch ebenfalls die Widerstandsfähigkeit der Bewohner beeinflusst wird.

Die Holzbestandteile können durch Imprägnieren gegen Zerstörung durch Hausschwamm geschützt werden. Nur Kreosotöl enthaltende Stoffe, die genügend leicht eindringen, und Metallsalze, wie Kupfersulfat oder Zinkchlorid schützen das Holz einigermassen.

Der direkte Nachweis von krankheitserregenden Bakterien in den Zwischendeckenfüllungen ist bis jetzt in Bezug auf die Erreger des malignen Oedems, Tetanusbakterien und Bacterium coli commune gelungen.

Bei Undichtigkeiten der Fussböden wird auch die Staubentwicklung im Zimmer wesentlich begünstigt, und auch dies trägt dazu bei, die Gesundheit der Bewohner ungünstig zu beeinflussen.

Von den üblichen Füllmaterialien sind in Bezug auf Feuchtigkeit und Begünstigung der saprophytischen Wucherungen Steinkohlengrus und Koks am ungünstigsten, Aetzkalk und Gips enthaltender Sand und reiner Kies am günstigsten. Die Bauordnungen haben das Verbot der Verwendung von infektionsverdächtigem Bauschutte zum Auffüllen des Baugrundes ebensogut zu enthalten, wie das Verbot der Verwendung von altem Bauschutte zu Zwischendeckfüllungen. Bei zweifelhaftem Materiale muss eine vorherige Desinfektion desselben durch Glühen vorgenommen werden.

Undichtigkeiten in älteren Böden müssen mit Gips verputzt werden. Zur Verhütung der Staubbildung kann auch ein Belag mit Linoleum dienen, weil dieses ebenso wie der geölte Fussboden ein feuchtes Aufwischen zum Verhindern der Staubbildung ermöglicht. Auch Teppiche dienen als Abschluss gegen den Fussboden; jedoch müssen die Teppiche selbst regelmässig mit feuchten Theeblättern aufgewischt werden, oder aber sie müssen von Zeit zu Zeit ausgeklopft werden. Selbstverständlich sind Teppiche nur da am Platze, wo Krankheitsübertragungen ausgeschlossen sind. In den Zimmern müssen zur Erzielung genügender Reinlichkeit und zum Verhüten gefährlichen Staubes Spucknäpfe zur Aufnahme der Sputa angebracht werden, während es bei uns noch mit dem Begriffe von Bildung und und Reinlichkeit vereinbart ist, Fussböden, Treppenhäuser u. s. w. rücksichtslos zu bespucken.

Das **Treppenhaus** muss feuersicher hergestellt und von allen Teilen des Hauses leicht zugängig sein. Beim Eingange in das Treppenhaus sind Vorrichtungen zum Reinigen des Schuhwerkes anzubringen. Die Treppe muss leicht begehbar sein, dazu soll die Höhe der einzelnen Stufen 16 bis höchstens 21 cm betragen. Bei Haupt-Treppen muss die Breite des Auftritts 32 cm sein. Nach 12 bis 18 Stufen muss ein Absatz eingeschaltet werden; ausserdem ist für Licht und Luft zu sorgen. Treppenhäuser, welche nur Oberlicht haben, können wie Ventilationsschläuche einen zu starken Luftzug bewirken, während dies bei Fenstern in jedem Stockwerke nicht zu befürchten ist.

Anordnung der Wohnräume in einem Gebäude.

Die Anordnung der Wohnräume in einem Gebäude richtet sich nicht nur nach dem allgemeinen Mietspreise, sondern innerhalb dieses Rahmens nach der besonderen Bauweise. In dieser Beziehung unterscheiden wir das Einfamilienhaus, das Zweifamilienhaus und die Mietskaserne oder das Zinshaus. Das Familienhaus hat den Vorzug, dass das Familienleben einen höheren Reiz bietet, wodurch die Liebe zum häuslichen Leben vertieft, dem Wirtshausleben entgegengetreten und der Vergnügungssucht ausserhalb des Hauses ein Gegengewicht geboten wird. Der häufige Wechsel der Wohnungen bei Mietskasernen lässt das Gefühl des Heims nicht recht aufkommen, sodass auch die häusliche Kunstpflege, die zur höheren Kultur unbedingt erforderlich ist, stets darunter leidet.

Der einzige Nachteil des Familienhauses liegt in den höheren Anlagekosten und zum Teil auch in der durch die räumliche Verteilung bedingten grossen Arbeitsleistung der Hausfrau. In den ersten und zweiten Bezirken einer Stadt ist, wie man in englischen und holländischen Städten sieht, das Familienhaus nur durchführbar, wenn ganz schmale, oft nur einfensterige Häuser gebaut werden, die dann 3 bis 4 Stock hoch sein müssen, um den genügenden Raum zu beschaffen.

Die Hausfrau muss infolgedessen viel Treppen steigen. Das viele Treppensteigen ist aber für Frauen, besonders für junge Mütter nicht nur lästig, sondern oft auch direkt schädlich, und trägt wesentlich bei, den Gang in einen unschönen, schleppenden, selbst durch Bewegungsspiele nicht mehr zu berichtigenden zu gestalten, der uns an den Engländerinnen so missfällt und der Grazie der Frau sehr abträglich ist.

Besser ist das Familienhaus in den Landhausbezirken einzurichten, weil man sich dort mit dem Erdgeschosse und einem Stockwerke begnügen kann, weil die Möglichkeit besteht, die Grundfläche des Hauses breiter und zur Aufnahme mehrerer Zimmer geeigneter zu gestalten. Man sollte sich aber auch in diesen Fällen von der englischen Unsitte, die Küche in das Kellergeschoss zu verlegen, frei halten. Die Engländerin ist nur pro forma Hausfrau, in Wirklichkeit aber hat sie in der Küche nichts zu sagen, während in Deutschland, wo die Hausfrau in der Küche und im Hause wirklich Herrin zu sein pflegt, bei dieser Lage der Küche ein fortwährendes Treppensteigen zwischen Kellergeschoss und Erdgeschoss nötig ist. Man sollte deshalb bei uns im Familienhause die Küche mit Speisezimmer, Wohn- und Kinderzimmer stets in das Erdgeschoss verlegen. In dieser Beziehung erscheint Bukarest mit seinen vorwiegend einstöckigen Familienhäusern in Gartenanlagen fast als eine ideale Stadt, deren Ausdehnung nur eine unverhältnismässig grosse ist im Vergleiche zu unseren Städten.

Der Nachteil des Familienhauses in Bezug auf Treppen wird bei uns so stark empfunden, dass dadurch die Ausgestaltung der Mietskasernen begünstigt wurde, bei denen eine Familie auf einem einzigen Flur alle Räume zusammen hat.

Das freistehende Haus hat den Vorteil, dass man die Zimmer nach der Beleuchtung richten kann. Man wird die Schlafzimmer nach Osten, Wohn- und Kinderzimmer nach Süden, die Arbeitszimmer und Ateliers nach Norden verlegen. Die der Sonne nicht ausgesetzte Nordseite ist zur Aufnahme von Küche, Speisekammer, allenfalls auch von Speisezimmer besonders geeignet.

Bei dem Mietshause pflegt man die Wohn- und Gesellschaftsräume nach der Strasse, Schlaf-, Kinder- und Wirtschaftszimmer nach rückwärts zu legen. Bei den Mietskasernen finden sich oft sogenannte Lichthöfe und Ventilationsschächte, deren angrenzende Zimmer nur für Nebenräume (z. B. Speisekammern) benützt werden sollten. In besseren Mietskasernen sollten für jede Wohnung 2 Klosets vorhanden sein, das eine für die Dienstboten, weil bei deren geringer Hautpflege ihr wenig entwickelter Sinn für Reinlichkeit zu Unreinlichkeiten oder gar Krankheiten führen kann. Die Klosets müssen in der Wohnung selbst, nicht im Treppenhause untergebracht sein. Eine Symbiose von Kloset und Küche sollte vermieden werden.

Während im Familienhause das Kellergeschoss leicht für die Vorräte hergerichtet werden kann, wobei die Kühle des Kellers der Zersetzung der Nahrungsmittel entgegenwirkt, müssen in Mietskasernen die Vorrats- und Speisekammern im Wohngeschosse untergebracht werden, besonders auch weil man in Städten jetzt grössere Vorräte nicht anzulegen pflegt. Dieselben müssen deshalb möglichst nach Norden mit einem nach aussen gehenden Fenster zur Ventilation versehen sein, und dürfen nicht unmittelbar neben der heissen Küche liegen. Im Mietshause dient der Keller für grosse Vorräte, z. B. von Kohlen, während Schrank- und Waschkammer im Dachgeschosse unterzubringen sind.

Die Dienstbotenräume in Mietskasernen sollten stets in kontrolierbarer Weise im Wohngeschosse untergebracht werden. Das Verlegen aller Dienstbotenräume eines Hauses unter das Dach führt zu den grössten sittlichen Unzuträglichkeiten und auch zu Feuersgefahr für das Haus.

Bei neueren Mietswohnungen muss unbedingt ein Badezimmer vorhanden sein, welches neben dem Schlafzimmer anzuordnen ist. Das Badezimmer muss für Wasser undurchlässig sein und leicht zu reinigende Flächen haben.

Die Küche ist ausschliesslich für die Zubereitung von Speisen bestimmt. Leider besteht in Oesterreich noch in ausgedehntem Masse die Schweinerei, dass Dienstboten in der Küche in Klappbetten schlafen, deren abdeckbare Platte am Tage zur Zubereitung von Speisen benützt wird. Die Küche muss leicht zu reinigen sein, und mit einem wasserundurchlässigen Fussboden und mit glatten wasserdichten Wänden versehen sein. Sie bedarf reichlich des Lichtes, um die Reinlichkeit auch kontrolieren zu können. Zur Abführung des Wasserdampfes muss sie auch gut ventiliert sein. Die Speisekammern müssen ebenfalls sehr sauber gehalten werden und mit Fliegenfenstern versehen sein. Für Küche und Speisekammer sind noch Deckel aus Draht zu beschaffen, um der Verunreinigung von Insekten vorzubeugen. Auch Eisschränke für die wärmere Jahreszeit sind in grossen Haushaltungen nicht zu entbehren.

Die Art der Bewohnung ist für die Gesundheitsverhältnisse, so weit sie in der Sterblichkeit ihren Ausdruck finden, von einschneidender Bedeutung. Das Verhältnis der Sterbefälle in Stadt und Land betrug in Preussen inclusive der Totgeborenen auf 1000 Lebende auf dem Lande 28, in der Stadt 30,4. In England exclusive der Totgeburten auf dem Lande 19,5, in der Stadt 24,2. Die grössere Sterblichkeit in der Stadt findet gerade durch die dichte Bewohnung ihre ausreichende Erklärung. Ja, wenn man die reinen Ackerbau- und Industriebezirke mit einander vergleicht, so steigt die Sterblichkeit der Stadt auf das Doppelte des Landes, trotzdem die soziale Lage der Bauern in vielen Gegenden eine sehr schlechte geworden ist. Besonders sind es in den Städten die Säuglingssterblichkeit und die Tuberkulose, welche sich dem Lande gegenüber stark bemerkbar machen.

In Bezug auf Bevölkerungsdichtigkeit starben in Leipzig 1875—76:

bei Wohnungen mit		
bis 1 Einwohner	jährlich von 1000	11
„ 1,5 „	„ „	18
„ 2 „	„ „	20
„ 2,5 „	„ „	26
„ 3 „	„ „	27
über 3 „	„ „	34

In Berlin starben 1875—76:

von Bewohnern des	Kellers	von 1000	35,6
„ „ „	Erdgeschosses	„ „	29,4
„ „ „	1. Stockes	„ „	28,6
„ „ „	2. „	„ „	29,2
„ „ „	3. „	„ „	32,9
„ „ „	4. u. 5. „	„ „	36,5

Dass die Sterblichkeit in den oberen Stockwerken steigt, beruht darauf, dass dort die kleinen Mieter mit Aftermietern sich zusammendrängen.

Auf ein bewohntes Grundstück kamen 1890—91 Einwohner:

Berlin	73	Frankfurt	20
Dresden	36	Köln	15
Hamburg	34	London	8
München	32	Liverpool	6
Hannover	22	Manchester	5

Aus diesen Zahlen sieht man, wie die grossen Differenzen der ganzen Verhältnisse es dahin bringen, dass in England reine Fabriksstädte günstiger dastehen, wie bei uns Städte, die wegen ihrer besonderen gesundheitlichen Verhältnisse und sozialen Annehmlichkeiten von besser situierten Kreisen aufgesucht werden. Relativ am teuersten sind überall die kleinen Wohnungen, sodass in Berlin z. B. der unverheiratete Arbeiter $^1/_{10}$, der verheiratete Arbeiter mit vielen Kindern bis zu $1/_3$ seines Einkommens verausgaben muss. Im allgemeinen werden von dem Einkommen für die Wohnung verbraucht: in London $1/_8$, Berlin $1/_5$, Wien $1/_3$.

Die weitläufigere Bebauung hat nicht nur grosse Annehmlichkeiten, sondern sie ist auch billiger, und es ist bei derselben nur auf eine Ausgestaltung des Verkehrswesens besonders Rücksicht zu nehmen.

In Berlin hatten 1890 0,9 pCt. Wohnungen kein heizbares Zimmer, 50 pCt. bestanden in einem einzigen heizbaren Zimmer, ja in einzelnen deutschen Städten war es noch ungünstiger. In Wien hatten von 100 Bewohnern im Durchschnitt nur 35,47 eine Wohnung aus einem bis zwei Zimmern. Von den 19 Stadtbezirken Wiens hatten in 6 Bezirken über 50 pCt. der Bewohner nur 1 bis 2 Zimmer. Von 100 Wohnungen wurden in Wien übervölkert befunden, das heisst, es wohnten 4 und mehr Personen in einem Raume, im Durchschnitte 4,34 und in einem Bezirke bis 8,94 pCt. der Wohnungen. Eine solche Uebervölkerung grenzt schon an chinesische Zustände und macht es verständlich, dass die Frage der Arbeiterwohnungen eine der wichtigsten der ganzen Gesundheitspflege ist.

Die Uebervölkerung hat einen grossen Einfluss auf die körperliche Beschaffenheit der Bewohner. In Deutschland kamen in den drei Jahren 1893—94, 1894—95 und 1895—96 pro 1000 km^2 469 Rekruten, die vorwiegend industriellen Bezirke Westphalen, Rheinprovinz, Königreich Sachsen stellten 811, die vorwiegend agrarischen (Mecklenburg, Pommern, Westpreussen, Ostpreussen und Posen) 337. Das industrielle Gebiet, welches 11,5 der Gesammtfläche bildet, stellte im Ganzen 19,9 pCt. der Rekruten. Das agrarische Gebiet mit 25,5 der Gesammtfläche stellte 18,3 pCt. aller Rekruten. Der Uebervölkerung entsprechend stellen die Industriebezirke demnach absolut fast doppelt so viel dienstfähige Leute für das Heer, aber relativ ist das Menschenmaterial der agrarischen Bezirke bedeutend besser, siehe S. 218.

Die Hygiene hat in den Städten die schwierige Aufgabe, dieses ungünstige relative Verhältnis zu Ungunsten der Stadt durch sanitäre Verbesserungen auszugleichen. In dieser Beziehung spielt zweifellos das **Wohnungselend** die grösste Rolle, da die Ernährung der Arbeiter in den Städten im allgemeinen zweifellos besser ist als die der Landarbeiter.

Um dieses Ziel zu erreichen, bedürfen wir unbedingt besonderer *Wohnungsämter*. England hat eine derartige Einrichtung bereits, indem es sogenannte Uebelstandsinspektoren (inspectors of nuisances) eingeführt hat, welche die Häuser ihrer Bezirke regelmässig zu untersuchen haben. Ihre Wahrnehmungen gehen in Form einer Aufforderung zur Verbesserung der erhobenen Uebelstände an die Hausbesitzer, welche letzteren diesen Aufforderungen meist prompt nachkommen. Geschieht Dies nicht, so wird das Gericht angerufen, welches in der überwiegenden Mehrzahl der Fälle gegen die säumigen Hausbesitzer entscheidet, ja, man geht in England sogar soweit, dass ganze säumige Gemeinden verurteilt werden, innerhalb einer bestimmten Frist Assanierungsarbeiten durchzuführen.

Bei uns fehlt für Derartiges in unseren Bauordnungen die Möglichkeit einer richtigen Handhabe, weil unsere Sanitätsbeamten ohne Initiative sind. Die freiwilligen Kommissionen bei uns haben in vielen Städten eine ungeheure Summe von hygienischen Unzuträglichkeiten festgestellt und lediglich unter dem Eindrucke der erhobenen Zustände, also rein moralisch gewisse Verbesserungen indirekt herbeigeführt. In Epidemiezeiten sind die besonderen Sanitätskommissionen mit etwas weiter gehenden Vollmachten ausgestaltet, die aber wegen der lediglich vorübergehenden Zustände durchgreifende Verbesserungen auch nicht erzielen können. Eine durchgreifende Regelung dieser Fragen ist von grösster Bedeutung für die öffentliche Gesundheitspflege, und eine Entscheidung des Reichsgerichtes über den Hausschwamm zeigt, dass auch bei uns Grundlagen der gesetzlichen Regelung schon jetzt vorhanden sind.

Für die gesetzliche Regelung ist in erster Linie festzuhalten, dass das Vermieten von Wohnungen ein Gewerbe ist, welches der Aufsicht unterliegen muss wie jedes andere Gewerbe. Die Anlagen im Hause müssen technisch und hygienisch den Anforderungen entsprechen, und wenn es möglich ist, soll der Anschluss an Zentralanlagen hergestellt werden. Wünschenswert wäre es, wenn sich bei uns die sanitäre Beurteilung der Wohnungen auf hygienische Missstände und drohende Gefahren, wie in England, zur Gewohnheit ausbilden würde. Viele Aerzte würden auf diese Weise im Dienste der Oeffentlichkeit eine ausreichende Einnahme haben, und es könnte so dem ärztlichen Stande ein angemessener Einfluss auf den Gesundheitsdienst im weiteren Umfange gesichert werden.

Bei unseren sozialen Kämpfen ist mit der Freizügigkeit und dem kolossalen Aufschwunge der Industrie in unserem Jahrhundert eine ungeheuere Anhäufung von Arbeitsuchenden in den Städten zustande gekommen. Die Zahl der Wohnungen und die Vermehrung derselben stand zu diesem Bedürfnisse in einem oft schreienden Gegensatze, so dass die oben dargelegten Uebervölkerungsverhältnisse sich ergaben, deren Abstellung unabweislich ist. Die Sozialhygiene verlangt in vollem Einklange mit der Nationalökonomie, dass das zum Lebensunterhalte Notwendige in ausreichender Menge und guter Beschaffenheit und zu einem angemessenen Preise zugänglich gemacht wird.

Bis jetzt ist die Lösung dieser Frage in Bezug auf **Arbeiterwohnungen** nur in beschränktem Masse gelungen, und zwar vorwiegend bei grossen staatlichen und privaten Unternehmungen, bei

Fig. 73.

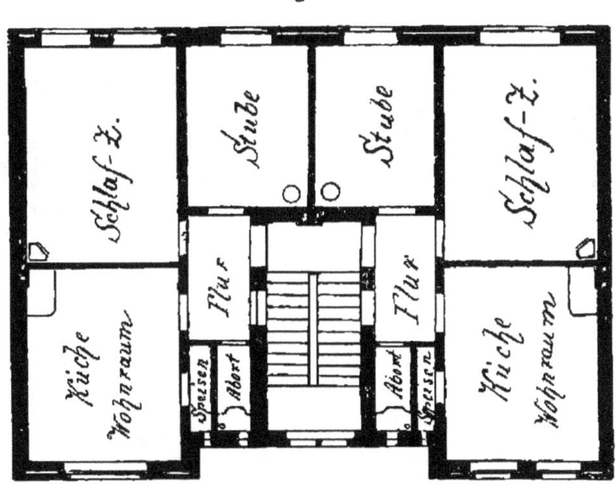

Plan eines Arbeiterwohnhauses.

denen die Arbeitgeber tatkräftig mit dem notwendigen Verständnisse eingriffen, wie dies zuerst in Mühlhausen geschehen ist. Am schwierigsten ist es, den in den Städten bei kleinen Unternehmern und Gewerbetreibenden angestellten Arbeitern angemessene Wohnungen zu beschaffen.

Schon hieraus geht hervor, dass allein die Frage, welche Wohnungsform zu wählen ist, sehr verschieden beantwortet werden muss. Arbeiterwohnungen in der Peripherie einer Stadt werden gewöhnlich in der Form von Mietskasernen gebaut werden müssen, weil eine grössere Menschenmenge auf einem kleinen Raum untergebracht werden muss. In solchen Fällen muss der Luftraum für den Einzelnen gesetzlich festgelegt werden, damit die Uebervölkerung solcher Wohnungen durch Aftermieter hintan gehalten wird. Auch die kleinste

Wohnung muss in diesen Fällen vom gemeinsamen Flur vollständig abgeschlossen und mit Aborten versehen sein (Fig. 73). (Ueber die Wassermenge siehe S. 127.)

In vielen Fällen ist es zweckmässiger, die Arbeiterwohnungen in Form von Arbeiter-Kolonien etwas weiter von der Stadt zu entfernen und durch zweckentsprechende Verbindung einen leichten Ver-

Fig. 74.

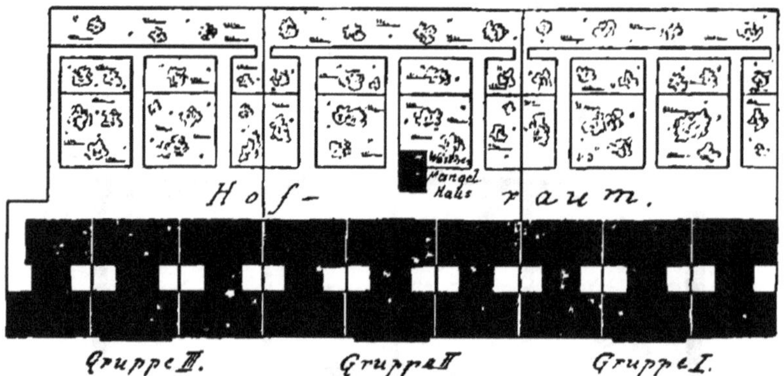

Häusergruppe des gemeinnützigen Bauvereins zu Dresden.

Fig.

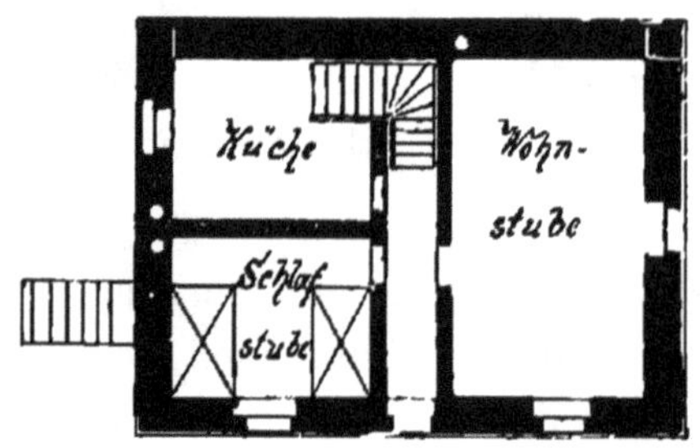

Einfamilienhaus der Firma Villeroy & Boch in Mettlach. Erdgeschoss.

kehr mit der Stadt herzustellen. In diesen Fällen gelingt die Beschaffung des nötigen Kapitals durch gemeinnützige Baugesellschaften, welche sich mit einem geringen Verdienste begnügen können; Fig. 74. Diese Gesellschaften haben gewöhnlich Jahre lang mit schlechten Geschäften zu rechnen, weil es ausserordentlich schwer gelingt, die fluktuierende Arbeiterbevölkerung sesshaft zu machen. Besser gelingt das letztere durch Baugenossenschaften, bei denen die Inhaber der Wohnungen durch Erwerben von Anteilscheinen Mitbesitzer werden, wodurch sie gesellschaftlich gehoben und zum Sparen und besseren Familienleben herangezogen werden. Eine Voraussetzung ist, dass die Wohnungen in diesen Fällen den Charakter des Familien-

Fig. 76.

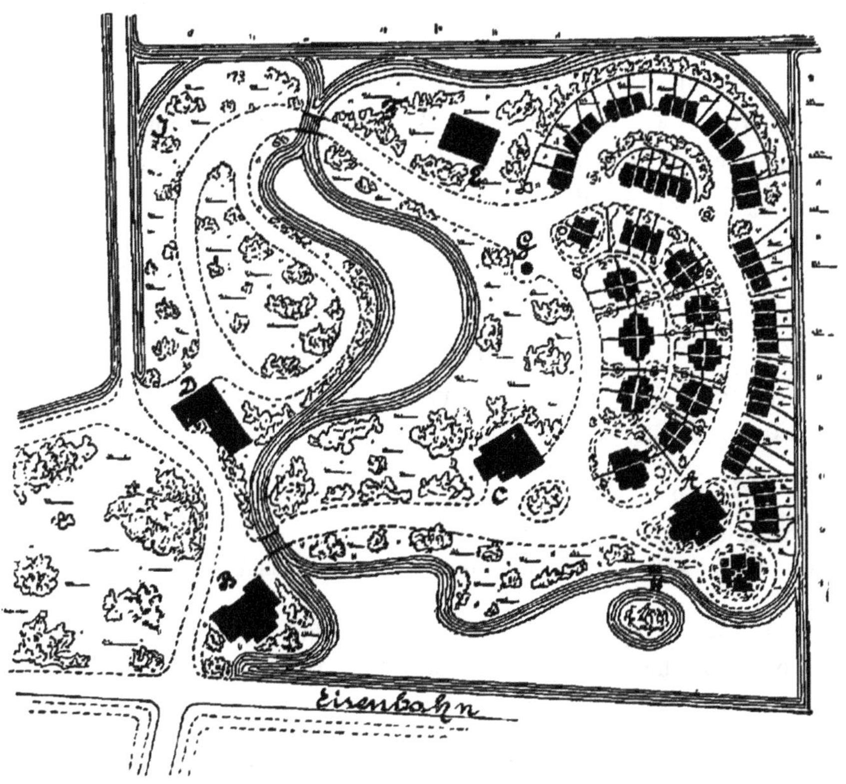

Der „Agnetapark", Ansiedlung des niederländischen Presshefe- und Spirituswerkes in Delft.

A Kochhaus, B Verkaufshaus, C Wohnhaus des Besitzers, D Schule, E Vereins-Gebäude, F Kinder-Spielplatz, G Musikzelt, H Bootschuppen, J unverbautes Baugelände.

hauses annehmen, das heisst, die Familie bewohnt ein abgeschlossenes, wenn noch so kleines Haus allein (Fig. 75). Das vollständige Uebergehen eines solchen Hauses in den alleinigen Besitz eines Arbeiters hat sich im allgemeinen nicht bewährt, weil die Leute mit Geld schlecht zu wirtschaften verstehen, sodass diese Häuser bald Gegenstand der Spekulation werden und oft in unberufene Hände fallen.

Wo der Platz zu Gebote steht, sollte man die Arbeiterwohnungen nicht nur in Form von Rechtecken bauen, sondern durch einen gewissen Wechsel der Bauweise, durch Unterbrechung mit Gartenanlagen die ganze Anlage gefällig machen. Am besten gelingt dies dort, wo bei grossen Industrieunternehmungen die Besitzer der Arbeiterkolonieen die Sache in die Hand nehmen. Als Beispiel sei der „Agnetapark“ erwähnt, den der Besitzer der Presshefe- und Spiritusfabrik in Delft, van Marken errichtet hat; Fig. 76.

Einer gewissen Vermeidung der Anhäufung von Arbeitern in den Städten lässt sich in Zukunft vielleicht dadurch entgegentreten, dass manche Industriezweige mehr auf das Land verlegt werden. Nachdem früher für das Zusammendrängen der Industrie in den Städten der Gesichtspunkt des besseren Verkehrs bestimmend war, können jetzt die Verkehrsverhältnisse dem Industriebedürfnisse besser und leichter angepasst werden.

Litteratur.

Albrecht: Wohnungsstatistik und Wohnungsenquête. 1895.
Baumeister: Stadterweiterungen. 1876.
„ Moderne Stadterweiterungen. 1887.
Emmerich und Recknagel: Die Wohnung. 1894.
Flügge: Anlage von Ortschaften. 1882.
F. v. und M. Gruber: Anhaltspunkte für die Abfassung neuer Bauordnungen. 1893.
Nussbaum, Wernich und Hueppe: Das Wohnhaus. 1896.
Oldendorff: Einfluss der Wohnung auf die Gesundheit. 1895.
Pignant: Principes d’assainissement. 2. Aufl. 1898.
Richter: Strassenhygiene. 1894.
Stübben und Wernich: Hygiene des Städtebaues. 1896.

D. Beleuchtung.

1. Lichteinheiten und Lichtmessung.

Eine auf das absolute Masssystem begründete Lichteinheit besitzen wir bis jetzt noch nicht. Am nächsten kommt diesem die Platineinheit. In Deutschland gilt als Einheit die Parafinkerze von 20 mm Durchmesser und 50 mm Flammenlänge, in England die Walratkerze von 44,5 mm Flammenlänge, in Frankreich die Rüböllampe von Carcell. Exakter als diese ist die Amylacetatlampe von Hefner-Alteneck, deren Flammenhöhe 40 mm betragen soll. (Eine deutsche Kerze ist gleich 1,2 Hefnerlicht. 1 Hefnerlicht = 0,817 Paraffinkerzen, = 0,893 englische Kerze, = 0,1 französische Einheiten.) Die Platinlampe besteht in einem schmalen Streifen Platinblech, der durch elektrische Ströme zum Erglühen und bei successive gesteigerter Temperatur zum Schmelzen gebracht wird. Ein Hefnerlicht ist gleich $^1/_{20}$ Platineinheit. Man misst das natürliche oder künstliche Licht durch Vergleich mit einer derartigen Einheit mit Hilfe eines sogenannten Photometers. Derartige Photometer bestehen bereits eine ganze Anzahl. Am bekanntesten ist das Fettfleckphotometer von Bunsen (Fig. 77). Auf der senkrecht gegen die Verbin-

Fig. 77.

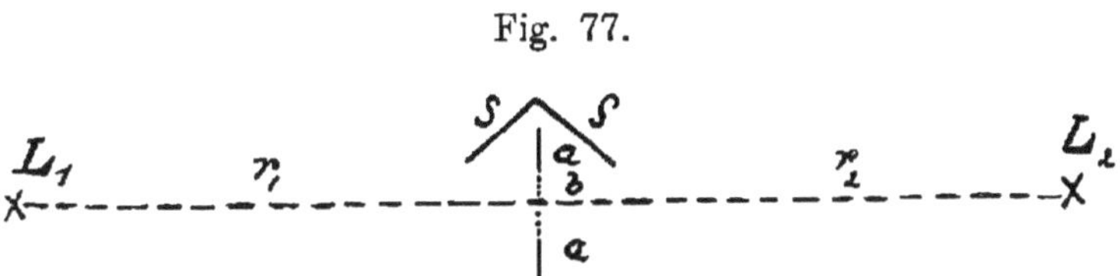

dungslinie der beiden Lichtquellen L_1L_2 gestellten Papierfläche a—a befindet sich ein Fettfleck b. Von links her betrachtet erscheint der Fleck dunkel auf hellem Grunde, wenn der Schirm a—a in der Nähe von L_1, dagegen hell auf dunklem Grunde, wenn er in der Nähe von L_2 ist. Dazwischen giebt es eine Stellung, in welcher der Fettfleck gerade verschwindet z. B. $l_1 : l_2 = r_1^2 : r_2^2$, wobei $r_1 = r_2$ ist. Indem man nun die Entfernung der Lichteinheit L_2 unverändert lässt, dagegen die zu prüfende Lichtquelle L_3 an stelle von L_1 setzt und solange verschiebt, bis der Fettfleck verschwindet, erhält man die Gleichung: $l_2 : l_3 = r_2^2 : r_3^2$.

Von den vielen anderen Constructionen ist noch das Milchgas-Photometer von J. Weber zu nennen (Fig. 78). In dem horizontalen Tubus A wirft eine Normalkerze K ihr Licht auf eine verstellbare Milchglasplatte f. Der zu A bewegliche Tubus B wird mit seinem unteren Ende auf den zu untersuchenden, mit weissem Papier bedeckten Platz gerichtet, wobei der Ansatz T und die Scheidewand q seitliches Licht abhalten. Blickt man nun durch O, so erscheint auf dem Diaphragma d das Licht des Platzes neben dem auf die Milchglasplatte geworfenen und durch das Prisma p reflektierten Kerzenlichte. Man hat nun die Platte f so lange zu verschieben, bis beide Helligkeiten gleich sind.

Zum Messen der sichtbaren Fläche des Himmelsgewölbes dient der Raumwinkelmesser von Weber; Fig. 79. Mittelst einer auf dem Messstabe t verschiebbaren Linse L wird ein Bild der Fensteröffnung auf eine in Quadrate geteilte Papierscheibe geworfen. Bei einer Brennweite von 11,5 cm hat jeder Quadratgrad 2 mm Seitenlänge. Zieht man nun

Fig. 78.

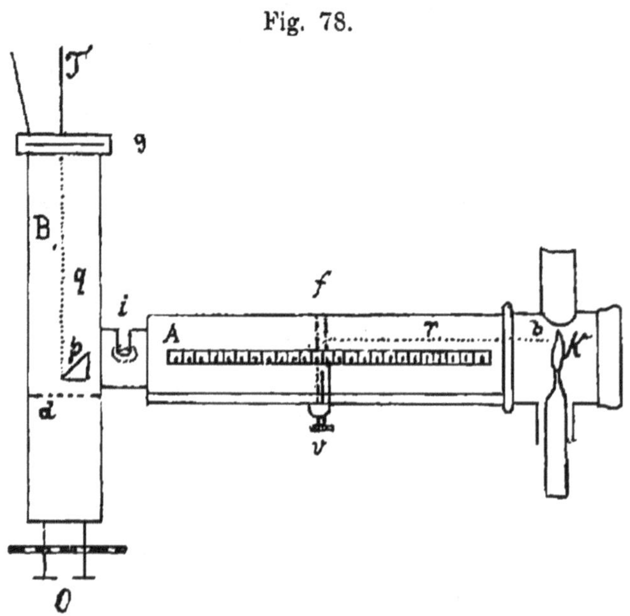

Fig. 79.

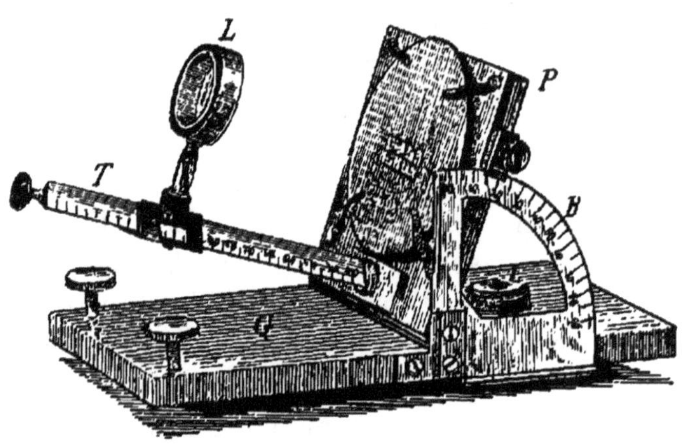

von dem Randpunkte des auf dem Papiere sichtbaren Himmelsgewölbes gerade Linien nach dem Mittelpunkte der Linse, so bilden diese Linien denselben Raumwinkel, wie diejenigen Strahlen, die von den Randpunkten des Fensters nach dem Mittelpunkte der Linse gezogen werden. Die Zahl der auf der Platte *P* sichtbaren Quadrate gibt die Grösse des nicht reduzierten Raumwinkels Ω an. Man stellt nun den Apparat so ein, dass der Mittelpunkt des Fensterbildes auf die durch den Stift *c* markierte Mitte der Papierscheibe fällt. Die Linie vom Mittelpunkte der Linse zum Stifte *c* gibt die mittlere Richtung der Lichtstrahlen an, deren Winkel α gegen die Horizontalebene an dem Gradbogen *b* abgelesen wird. Der reduzierte Raumwinkel ω ist gleich $\Omega \sin \alpha$.

Die hygienische Bedeutung des Lichtes liegt in dem Einflusse auf die Sehschärfe. Wenn bei einer Lichtintensität 1 eine Schrift bei 60 m Entfernung gelesen werden kann, so ist die Entfernung bei $^1/_4$ Lichtintensität nur noch 47 m, bei $^1/_8$ nur noch 42 m und bei $^1/_{10}$ Lichtintensität 38 m und selbst weniger.

2. Tageslicht.

Sonnenstrahlen, welche das Auge in der Richtung der Sehachse treffen, können Schwachsichtigkeit mit zentraler Verdunklung des Gesichtsfeldes bewirken. Es findet eine Vernichtung der Netzhautelemente durch Eiweissgerinnung statt. Von hellen Flächen, von Schnee, Felswänden reflektiertes Sonnenlicht kann Lichtscheu, Bindehautentzündung, Lidkrampf und Nachtblindheit bewirken.

Die Lichtstärke auf einem Arbeitsplatze in einem Zimmer hängt ab 1. von der Grösse des sichtbaren Himmelsabschnittes, 2. von der Leuchtkraft des Himmels, 3. vom Oeffnungswinkel, 4. vom Einfallswinkel der Strahlen, 5. von der reflektierenden Kraft der leuchtenden Arbeitsfläche und 6. von der Menge des von den gegenüberliegenden Häusern und von den Zimmerwänden reflektierten Lichtes. H. Cohn hat gefunden, dass Arbeitsplätze eben zum Sehen genügend beleuchtet sind, wenn die Zahl der reduzierten Raumwinkelgrade 50 beträgt. Der Raumwinkel ist für die Lichtstärke eines vom Tageslichte beleuchteten Platzes fast allein massgebend, weil das von den Zimmerwänden reflektierte Licht diese Helligkeit nur wenig vermehrt; nur wenn der Raumwinkel unter diese Grösse geht, oder gar kein direktes Himmelslicht auf einen Platz fällt, kommt das reflektierte Licht in Betracht. H. Cohn hat die Forderung aufgestellt, dass ein Platz bei künstlicher Beleuchtung mit Lampen eine Helligkeit von mindestens 10 M-Kerzen — im roten Lichte gemessen — haben soll. Das Tageslicht würde bei 10 M-K im roten

Lichte gemessen eine Gesammtlichtmenge von 23 M-Kerzen besitzen. Im roten Lichte gemessen entsprechen 10 normale M-Kerzen 4,3 M-Kerzen Tageslicht in Bezug auf die Gesammtlichtwirkung. Immerhin sind 10 M-Kerze Tageslicht, gemessen im roten Lichte und deshalb gleich 23 M-Kerzen Gesammtlicht, eine so geringe Zahl, dass man die Forderung von Cohn, dass ein Platz eine Helligkeit von 10 M-Kerzen haben soll, für künstliches und natürliches Licht annehmen kann.

Fig. 80.

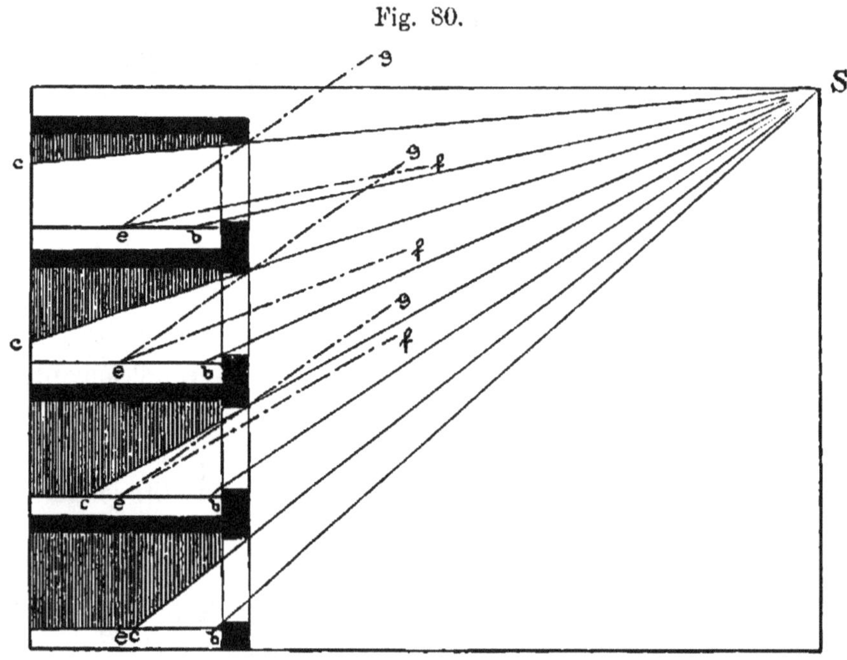

Tageslichtmessung nach Foerster.

Dieser Grösse von 10 M-Kerzen im rothen Lichte entspricht der **Raumwinkel** von 50°.

Für die Beleuchtung des Zimmers kommt dann der **Oeffnungswinkel** in Betracht; Fig. 80. Derselbe wird begrenzt durch eine untere von dem Platze e nach der oberen Kante des gegenüberliegenden Hauses gezogene Linie ef und durch eine nach der oberen Fensterkante gezogenen Linie eg. Der Oeffnungswinkel feg muss mindestens 5° betragen, wenn der Platz 10 M-Kerzen im roten Lichte haben soll. In der Figur hat der Platz in der Mitte des Zimmers im untersten Stockwerke gar keinen Oeffnungswinkel, im 2. Stocke einen zu geringen.

Der **Einfallswinkel** wird gebildet durch die horizontale Tischfläche cb und durch die Linie, welche von der Lichtquelle S und dem oberen Fensterrande zu dem Platze zieht (Sc). Als obere Linie des mittleren Einfallswinkels nimmt man die Halbierungslinie des Oeffnungswinkels. Bei 28° Einfallswinkel hat der Platz 10 M-Kerzen Tageslicht.

Oeffnungs- und Einfallswinkel werden ebenso wie der Raumwinkel, durch die Enge der Strassen, breite Fensterpfeiler, aber auch durch die Vorhänge in den oberen Teilen der Fenster stark beschränkt. Gerade die oberen Teile der Fenster sind für die Tagesbeleuchtung die wichtigsten, so dass sie in Arbeitszimmern ganz unbedeckt bleiben müssen. Die Fenster sollen deshalb auch möglichst hoch an die Decke hinauf gehen und nicht bogenförmig abschliessen. Die gesammte nutzbare Fensterfläche muss $1/5$—$1/6$ der Bodenfläche des Zimmers betragen.

Die Fensterlage für Arbeitszimmer ist sehr wichtig. Nordfenster vermeiden zwar das blendende Licht, aber dasselbe ist auch viel weniger hell. Bei Schulzimmern wird man deshalb die sonnenhellen Südostzimmer mit Vorteil nehmen, um allen Plätzen genügendes Tageslicht zuzuführen. Für die Vorhänge sind graue, durchscheinende und diffus reflektierende Stoffe am besten. Sie nehmen bei senkrechter Stellung nur 57 pCt. Licht weg, während die gewöhnlichen weissen 75 pCt. und die grauen Vorhänge 87 pCt. Licht wegnehmen. Die Fenster sollen bei Arbeitszimmern nur auf einer Seite sein, und das Licht soll von links herein fallen.

Die Leuchtkraft des Tageslichtes schwankt nach der Bewölkung des Himmels. Weber fand sie im Dember 579—9863 M-Kerzen, im Juli 8414—69 180 M-Kerzen. Die Sonnenscheinzeit beträgt in Wien:

im Monat.	in Stunden	in pCt. der Tageslänge
Januar	86,4	31
Februar	100,8	35
März	141,8	38
April	140,3	34
Mai	221,4	47
Juni .	234,7	49
Juli	290	60
August	212,5	48
September	156,9	42
Oktober	69,3	24
November	65,9	21
Dezember	61,4	20

Die lichtreflektierende Kraft der Arbeitsfläche ist von grosser Wichtigkeit. Das Nähen dunkler Stoffe ist anstrengender als das von hellen, schwarze Schiefertafeln wirken ermüdender als weisse Kunststeintafeln. Arbeitszimmer müssen hell gehalten werden, um das reflektierte Licht zu benützen.

Das von gegenüberliegenden Wänden reflectierte Licht darf jedoch nicht zu grell sein, weil es blendet und weil nur mässige Mengen seitlich auf das Auge fallenden Lichtes die Sehschärfe nicht beeinträchtigen.

Wie schon früher gesagt wurde, geht die Sauerstoffaufnahme und Kohlensäureabgabe der Tiere im Lichte energischer vor sich, als im Dunkeln. Die Erregbarkeit der Nerven und die Leistungsfähigkeit der Muskeln, ferner die Stimmung des Menschen werden durch Sonnenlicht gehoben, worauf auch bei dem Hausbau Rücksicht zu nehmen ist.

Das diffuse Tageslicht ist etwas abhängig vom Luftdrucke; nimmt man 100 Einheiten am Meere an, so sind in München bei einer Höhe von 528 m nur noch 91, in Mexiko bei einer Höhe von 2270 m nur noch 61 Einheiten vorhanden.

3. Künstliche Beleuchtung.

Zur künstlichen Beleuchtung dienen, wenn man zunächst von der elektrischen Beleuchtung absieht, Körper, welche angezündet weiter brennen. Diese Körper müssen jedoch zur Bildung einer Leuchtflamme selbst gasförmig gemacht werden können.

Ueber das Leuchten der Flamme bestehen zwei Ansichten. Nach der einen von Davy werden in der Flamme kleine Partikelchen Kohle ausgeschieden, und zur Weissglut erhitzt, so dass deren Emissionsvermögen das Leuchten bewirkt:

$$\underset{\text{Aethylen}}{C_2H_4} = \underset{\text{Methan}}{CH_4} + \underset{\text{Kohlenstoff}}{C}.$$

Nach der anderen Ansicht von Lewis bilden sich Dämpfe von Kohlenwasserstoffen, welche glühend das Leuchten bewirken:

$$3\,\underset{\text{Aethylen}}{C_2H_4} = 2\,\underset{\text{Methan}}{CH_4} + 2\,\underset{\text{Acetylen}}{C_2H_2}.$$

Wenn die Luftzufuhr und damit die Verbrennung beschränkt wird, oder wenn mehr Kohlenwasserstoffe zugeführt werden, als in der Flamme verbrennen können, so scheiden sich schwere Kohlenwasserstoffe und kleinste Kohlenpartikel als Russ aus. Wir haben hiernach nicht leuchtende, gut leuchtende und russende Flammen zu unterscheiden. Wie eine Flamme brennt, hängt bei den Kohlenwasserstoffen in erster Linie von dem Verhältnisse des Kohlenstoffes zum Wasserstoffe ab.

Das Verhältnis der Grundstoffe ist:

bei Methan $C\ H_4$, leuchtet nicht, heizt stark,
„ Aethan $C : H_3$, leuchtet wenig,
„ Aethylen $C : H_2$, leuchtet gut,
„ Acetylen $C : H$, brennt mit russender Flamme.

Ausser den natürlichen Kohlenwasserstoffen und den Materialien, welche beim Verbrennen Kohlenwasserstoffe bilden, giebt es auch noch andere, welche zu Leuchtzwecken verwertbar sind. Spiritus z. B. leuchtet für sich nicht, ebenso Generatorgas, welches aus Wasserstoff und Kohlenoxyd besteht. Fette Oele verbrennen mit russender Flamme und wurden früher trotzdem zur Beleuchtung verwertet. Hat man es mit den bis jetzt betrachteten Körpern zu thun, so haben wir folgende Mittel an der Hand, um eine richtig leuchtende Flamme herzustellen.

1. Wenn das Material an der Luft mit russender Flamme brennt, so kann man durch starke Luftzufuhr eine nicht russende Flamme erzielen. Dies erreicht man durch Aufsetzen von Zylindern, die bereits von Lionardo da Vinci erfunden worden sind, der auch die erste richtige Konstruktion einer Lampe erdacht hat. Mit Hilfe der Zylinder lassen sich die fetten Oele zur Beleuchtung verwertbar machen. Umgekehrt wird durch starke Luftzufuhr eine gerade richtig leuchtende Flamme entleuchtet und zur Heizflamme gemacht, z. B. die Gasflamme im Bunsenbrenner.

2. Russende Flammen können wir durch Mischung mit nicht leuchtenden, blos heizenden Flammen zum richtigen Leuchten bringen, z. B. eine Mischung von Spiritus und Terpentinöl giebt angezündet leuchtende, nicht russende Flamme. Wir können auch leuchtende Flammen dadurch herstellen, dass wir nicht leuchtende und russende Kohlenwasserstoffe mischen, bis das richtige Verhältnis zwischen Kohlenstoff und Wasserstoff vorhanden ist. Nicht leuchtenden Flammen müssen wir absichtlich schwere, an sich russende Kohlenwasserstoffe zusetzen, um das richtige Mischungsverhältnis herauszubekommen. Eine solche Anreicherung mit Kohlenwasserstoffen nennt man Karburirung. Sie wird z. B. erreicht durch Benzol, Acetylen, Ligroin; Verwertet man zu diesem Zwecke nach Viole Naphthalindämpfe, so nennt man sie Albocarbonbeleuchtung.

3. Nicht leuchtende Flammen kann man dadurch zum Leuchten

bringen, dass man durch die Hitze derselben geeignete Körper in Weissglut versetzen lässt, deren Ausstrahlung dann als Leuchtquelle dient, z. B. ein Platindraht in einer Gasflamme. Die erste derartige Beleuchtung war das Drummond'sche Kalklicht, bei dem ein Kalkstift mit Knallgas in Weissglut versetzt wurde.

Ganz abweichend von den bis jetzt betrachteten Methoden ist das elektrische Licht, welches dadurch entsteht, dass infolge einer Unterbrechung des Stromes (Bogenlicht) oder eines Widerstandes in der Leitung (Glühlicht) an bestimmten Stellen der Leitung eine hohe Temperatur erzeugt wird, durch welche geeignete Körper, wie z. B. Kohle zum Glühen gebracht werden.

Die **Kerzen** kommen nur noch untergeordnet in Betracht. Am gebräuchlichsten sind Stearinkerzen, deren Dochte mit Bor- und Phosphorsäure getränkt und dadurch so schwer werden, dass sie beim Brennen sich nach unten krümmen, wodurch das Dochtende in der Flamme verbrennt. Mit den Stearinlichtern wurde ein frommer Wunsch Goethe's erfüllt: „Wüsst' nicht, was sie Besseres erfinden könnten, als wenn die Lichter ohne Putzen brennten.“ Die Paraffinkerzen schmelzen leichter als Stearinkerzen und bekommen daher einen dünneren Docht. Die Talglichter brennen stets mit russender und sehr wechselnder und zuckender Flamme.

Auch die **fetten Oele**, die unter Druck in den Docht eingetrieben wurden, werden jetzt nicht mehr allgemein verwertet.

Leuchtgas kann aus allen Kohlenstoff und Wasserstoff enthaltenden Stoffen dargestellt werden, die beim Erhitzen unter Luftabschluss Kohlenwasserstoffe liefern. Am besten ist die Steinkohle dazu geeignet. Das Rohmaterial wird in eisernen Retorten geglüht, von wo die Dämpfe in eine Vorlage gelangen. In dieser bleiben die schweren Bestandteile, Theer und Wasser, als Kondensationsprodukte zurück. Das Kondenswasser enthält Ammoniak als Karbonat, Sulfid, Chlorid, Cyanid. Der kondensierte Theer enthält feste Kohlenwasserstoffe, z. B. Naphtha und Paraffin, und flüssige, z. B. Benzol, Toluol, ferner Hydroxylderivate, wie Karbol, Kreosol, Anilin und Pyridin. Das unreine Gas enthält etwas Dampf von Benzol und Naphthalin, besonders aber Aethylen, Acetylen, Wasserstoff und Kohlenoxyd.

Das unreine Gas enthält aber noch als störende und giftige Bestandteile Stickstoff, Ammoniak, Cyan, Cyansulfid, Schwefelwasserstoff, Schwefelkohlenstoff und Kohlensäure. Diese Bestandteile müssen durch Reinigung entfernt werden, jedoch bleiben so viel Schwefelkohlenstoff und Naphthalin im gereinigten Gase zurück, um dessen charakteristischen Geruch zu bewirken.

Die Reinigung geschieht im Scrubber, indem es über eine Fläche von Koks oder Steinkohlen mit Wasser gewaschen wird; es bilden sich dabei etwas Kohlenoxyd, Kohlensäure und Wasserstoff:

$$C + O = CO, \quad C + O_2 = CO_2, \quad C + H_2O = CO + H_2,$$
$$C + 2H_2O = CO_2 + 2H_2.$$

Durch Aetzkalk oder kalkhaltige Massen nach verschiedenen Patenten werden die Schwefelbestandteile und das Ammoniumkarbonat entfernt.

Das gereinigte Leuchtgas enthält ungefähr 50 pCt. Wasserstoff, 30 pCt. Methan, 10 pCt. Kohlenoxyd und 6 pCt. schwere Kohlenwasserstoffe. Der Rest ist in Form von Verunreinigungen als Wasserdampf, Stickstoff, Ammoniak, Schwefelwasserstoff, Kohlensäure und solchen Kohlenwasserstoffen vorhanden, welche wie Naphthalin wegen des Geruches nicht vollständig entfernt werden. In dieser Mischung von nichtleuchtenden, heizenden Körpern wie Wasserstoff, Methan, Kohlenoxyd, von russenden wie Acetylen, Benzol, Toluol, Naphthalin und von leuchtenden Kohlenwasserstoffen wie Aethan, Aethylen ist das Leuchtgas unmittelbar verwendbar. 100 kg Zwickauer Kohle liefern 36 m^3, böhmische Kohle 45 m^3 und rheinische und englische Kohle 55—60 m^3 Leuchtgas.

Ursprünglich verwendete man offene Flammen aus einem axialen Loche (Einlochbrenner) oder aus einem flachen Schnitte (Fledermaus-, Schmetterlingbrenner). Alsdann ging man zu einer Verbesserung über, indem man die Flamme durch Zylinder vor Störungen schützte und durch stärkere Verbrennung das Licht etwas weisser machte. Bei dem Argandbrenner strömt das Gas aus einem Specksteinkranze mit kleinen Oeffnungen. Eine wesentliche Verbesserung ist der Regenerativbrenner von Siemens (Fig. 81), bei dem die Luft, welche der Flamme zuströmt, vorher erwärmt wird. Durch die intensivere Verbrennung ist die Flamme weisser als beim Argandbrenner. Eine Modifikation stellt die Wenhamlampe dar, bei welcher die Flamme nach unten gerichtet ist, so dass dieselbe keinen Schatten wirft. Eine Verbesserung der Wenhamlampe ist der invertierte Regenerativbrenner von Siemens (Fig. 82), bei dem die Luft für die Flamme an dem erwärmten Metall, a, i, vorgewärmt wird.

Eine andere wesentliche Verbesserung stellt das Gasglühlicht von Auer dar. 1848 hatte Prankenstein Gaze mit Magnesia und Zirkon imprägniert und durch eine Spiritusflamme in leuchtende Weissglut versetzt. 1885 konstruirte Auer seinen Glühstrumpf (s. Fig. 83, S), welcher mit Zirkon-, Lanthan-, Zerium- und Yttriumverbindungen imprägniert wurde. 1891 hat Auer zum Imprägnieren Thorium als

Fig. 81.

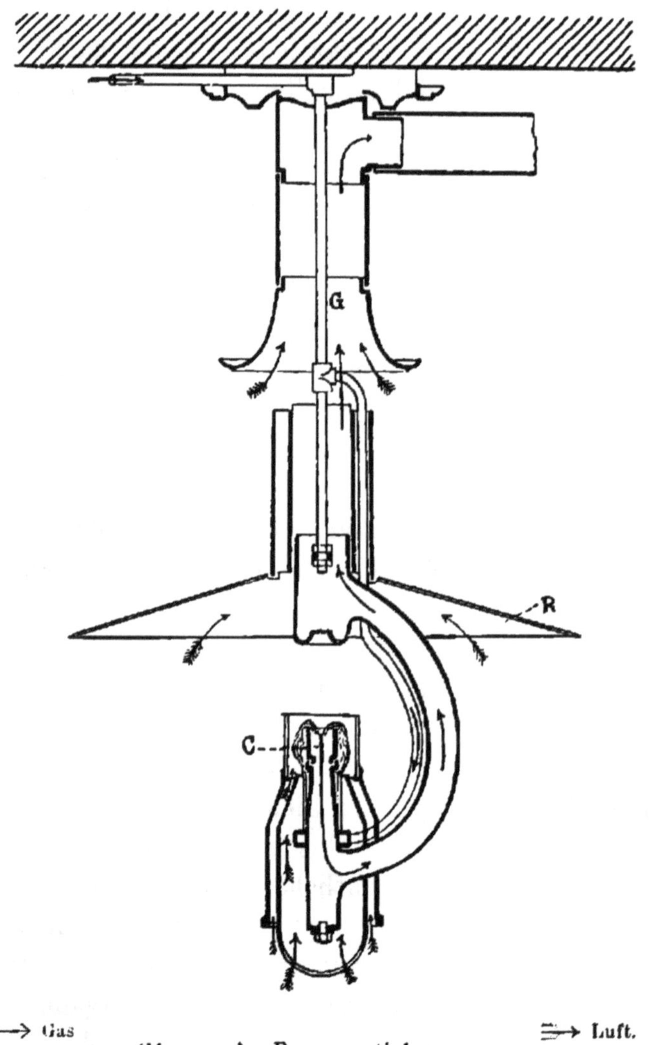

Siemen's Regenerativbrenner.

Die Flamme schlägt über einen inneren kleinen Porzellancylinder nach unten in den Ableitungskanal für die Verbrennungsgase hinein, welche in der Richtung der inneren Pfeile → abziehen. Die von unten zuströmende Luft erhitzt sich an dem heissen Conus. Das Gas wird dadurch vorgewärmt, dass es in dem oberen, als Ventilationsrohr dienenden Teil des Abzugsrohres zugeführt wird.

Hauptbestandteil genommen, welche sich durch sein grosses Lichtemissionsvermögen hervorragend eignet. Bei dem Auer'schen Lichte muss erst das Gas durch einen Bunsenbrenner entleuchtet werden,

Fig. 82.

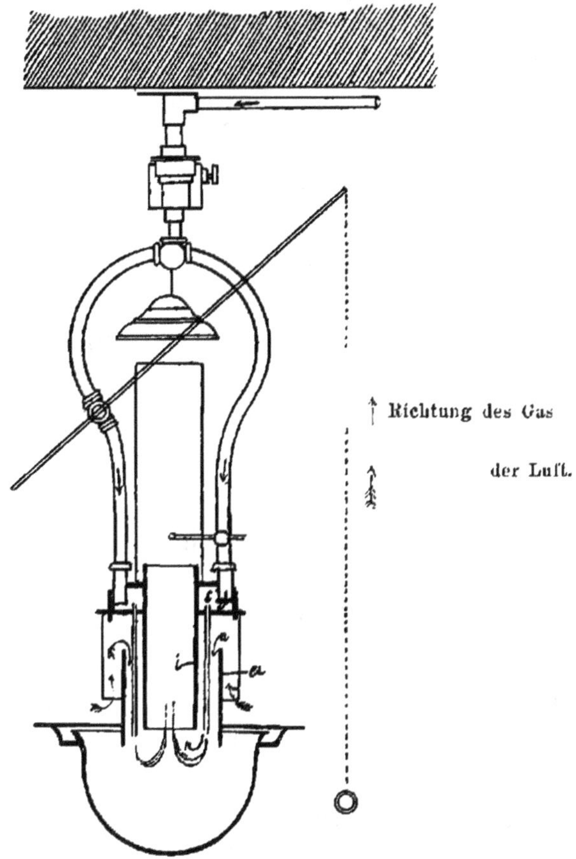

Fig. 83.

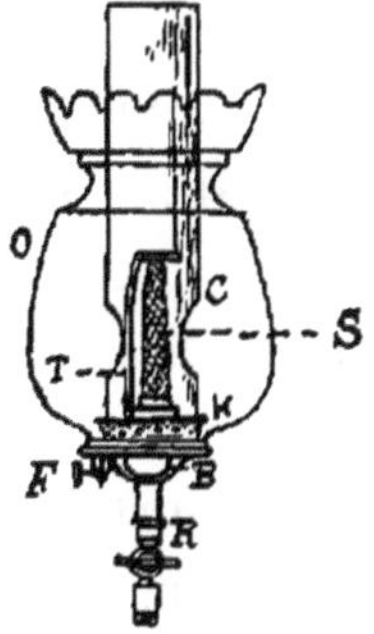

Auer'scher Brenner.

um so eine nicht leuchtende, aber stark heizende Flamme zu erzielen, welche die Körper des Strumpfes in Weissglut versetzt.

Statt Steinkohlentheer kann man auch Oelgase verwenden, welche aus Oelen und Fetten gewonnen werden, aber zu teuer sind. Auch Holz- und Torfgase sind teuerer. Petroleumgas ist, von den Entstehungsorten, z. B. in Baku, abgesehen, für grössere Anlagen nicht zu verwerten. Unter Luftgas versteht man Luft, welche Dampf von Kohlenwasserstoffen (Gasolin, Benzin, Petroleumäther) als sogenannte Karburinflüssigkeit passiert und sich mit denselben sättigt. Um die innige Mischung der Kohlenwasserstoffe zu erhalten, muss man besondere Lampen verwenden, z. B. die Gasolinlampe.

Wassergas oder Generatorgas wird gewonnen, indem man Wasserdampf über glühende Kohlen leitet. Es bildet sich dann ein Gemisch von Wasserdampf 20—50pCt., Kohlenoxyd 30—40pCt., Kohlensäure 3—4pCt., Methan 0,3pCt. und Stickstoff 47—50pCt. Das Gas brennt mit heisser, nicht leuchtender Flamme. Das Gas riecht nicht, so dass ihm zum Erkennen von Ausströmungen durch Beimischung von Naphthalin ein Leuchtgas ähnlicher Geruch gegeben wird. Wassergas muss entweder durch Dampf von Kohlenwasserstoffen karbonisiert werden, oder zum Glühendmachen von Körpern mit hohem Emissionsvermögen verwertet werden. Dazu verwertet man Körbchen von Platindraht oder Kämme aus Nadeln von gebrannter Magnesia nach Fahnehjelm (Fig. 84, M) oder den Auer'schen Glühstrumpf.

Der **Brennspiritus** wurde 1848 von Prankenstein zur Erzeugung von Glühlicht verwertet. Nachdem sich in den letzten Jahren das Auer'sche Gasglühlicht sehr bewährt hat, hat man neuerdings wieder angefangen, Spiritus zur Herstellung von Glühlicht durch Konstruktion von transportablen Lampen zu verwerten. Nachdem man jetzt Spiritus aus sehr billigem Rohmaterial wie Cellulose, Torf herstellen kann, dürfte diese Spiritus-Glühlampe den Verteuerungen des Petroleums durch Ringbildung der Besitzer der Petroleumquellen wirksam entgegentreten.

Petroleum soll nach der einen Ansicht (Engler) im Gegensatze zu den Kohlen ein tierisches Produkt sein. Da es aber unter Verhältnissen vorkommt, unter denen Tierreste nicht oder nicht vorwiegend beteiligt sind, so scheint die ursprüngliche Herkunft des Ausgangsmaterials, Tier oder Pflanze, nebensächlich zu sein im Vergleiche zu dem Umstande, dass infolge der Nebenbedingungen die Zersetzung des Materiales eine etwas andere geworden ist. Bei Zersetzung derselben oder ähnlicher Stoffe unter Luftabschlus entsteht bei Zutritt von Süsswasser Torf und Kohle, bei Zutritt von Meerwasser Petroleum. Die besondere Art des Ausgangsmaterials und die wechselnden Nebenbedingungen während der Zersetzung dürften dann die Differenzen in der Zusammensetzuug der verschiedenen Petroleumarten erklären.

Wir unterscheiden besonders das amerikanische und kaukasische Petroleum. Das amerikanische Petroleum enthält vorwiegend gesättigte oder Grenzkohlenwasserstoffe ($C_n H_{2n+2}$). Das kaukasische Petroleum enthält bis zu 80pCt. Naphtene ($C_n H_{2n}$). Das Rohpetroleum wird durch Destillation gereinigt.

Fig. 84.

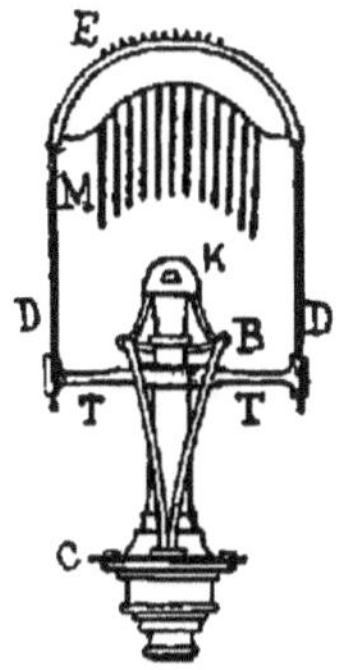

Magnesia-Glühkamm von Fahnehjelm.

Bei 40—150° gehen die Petroleumäther (Gasolin, Ligroin, Petroleum-Benzin) über, welche als Lösungsmittel für Fette, Oele, Harze und als Fleckwasser und Putzöl dienen. Um sie zur Beleuchtung zu verwerten, muss man entweder besondere Lampen verwenden oder man muss sie zur Sättigung von atmosphärischer Luft (Gasolinlampen) oder von Wasserstoff als leuchtende Stoffe benützen. Bei 150—300° geht das Leuchtpetroleum oder Kerosin über. Der Entzündungspunkt, bei dem das flüchtige Oel selbst zum Brennen kommt, liegt oberhalb 43°. Er darf nicht höher liegen als 60°, weil sonst zu viel russende Dämpfe vorhanden sind. Die Temperatur, auf welche Petroleum erhitzt werden muss, um entzündliche, zum Leuchten geeignete Dämpfe zu bilden, nennt man Entflammungspunkt; derselbe soll zwischen 21 und 33° liegen. Liegt der Entflammungspunkt unterhalb 21°, so sind zu viel leicht explosive Dämpfe (Petroleum-Aether) vorhanden, und das Petroleum kann in den gewöhnlichen Lampen nicht gebrannt werden.

Da das kaukasische Petroleum in der Regel mehr schwerflüssige Bestandteile enthält, so hat man besondere Rückstandsbrenner oder Forsunken konstruiert, um es auch in mässig gereinigtem Zustande zum Brennen verwenden zu können. Das gut gereinigte kaukasische Petroleum ist so gut wie das amerikanische und bedarf keiner besonderen Lampen.

Ueber 300° Grad erhitzt, erhält man Vaselin, welches zu Salben und zum Einfetten von Metallen dient, während als Rückstand Paraffin und Naphtha verbleiben, welche letztere auch als Brennmaterial in Russland viel Verwendung findet.

Durch Verbesserung der Brenner und reichlichere Luftzufuhr hat man die Petroleumflamme zu einer vorzüglich leuchtenden gemacht. Unter dem Einflusse des Auergasglühlichtes hat man neuerdings auch Petroleumflammen entleuchtet und damit für Glühkörper geeignet gemacht.

Kalciumkarbid wird durch Schmelzen von Kalk mit Kohle im elektrischen Strome erzeugt. Es bildet mit Wasser unter Abscheidung von Kalciumhydroxyd Acetylen.

$$1.\ CaO + 3C = \underset{\text{Kalciumkarbid.}}{CaC_2} + CO$$

$$2.\ CaC_2 + 2H_2O = Ca(OH)_2 + \underset{\text{Acetylen.}}{C_2H_2}$$

Da Kalciumkarbid als fester Körper beliebig transportfähig ist, so scheint theoretisch die Acetylengasbeleuchtung dort die beste zu sein, wo man auf transportable Lampen angewiesen ist. Vorläufig ist jedoch die Explosionsgefahr noch nicht genügend behoben. Da Acetylen an sich mit russender Flamme brennt, hat man besondere Brenner konstruiert, welche eine reichliche Luftzufuhr und damit eine vollständige Verbrennung ermöglichen.

Das **elektrische Bogenlicht** zwischen zwei mit dem positiven und negativen Pole einer Dynamomaschine verbundenen Kohlenspitzen kommt, nur bei einer bestimmten Entfernung zwischen denselben zustande; Fig. 85. Die Kohlenenden verbrennen langsam, aber mit dem Unterschiede, dass der positive Pol etwas stärker als der negative verbrennt, wodurch sich die Entfernung der Spitzen etwas ändert. Die Regulierung der Entfernung der Kohlenspitzen ist deshalb eine der wichtigsten Verbesserungen des Davy'schen Lichtbogens. Trotzdem wird eine vollständige Ruhe und Gleichmässigkeit der Flamme nicht erreicht, weshalb sich das Bogenlicht vorwiegend für freie Plätze und grosse Räume eignet, weil die Ausnützung der Energie eine vorzügliche ist. Auch für indirekte Beleuchtung ist es sehr gut zu verwerten. Die gewöhnliche Anordnung ist so, dass die dünnere negative Kohlenspitze unten, die breitere positive oben ist, weil man auf diese Weise

Fig. 85.

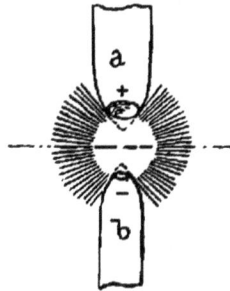

Kohlenspitze mit Lichtbogen.

Fig. 86.

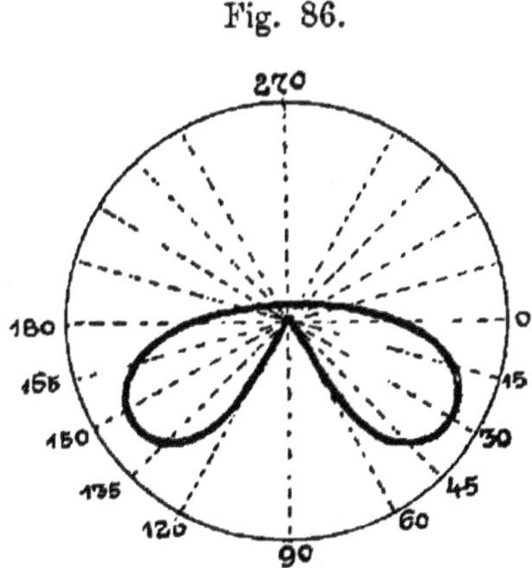

Diagramm der Lichtstärke des Bogenlichts.

die abgebrannte Fläche am positiven Pole wie einen Reflektor verwerten kann, wie es das Diagramm, Fig. 86, kenntlich macht. Das elektrische Glühlicht ist schon seit 1838 durch Jobard bekannt, wurde aber erst 1879 durch Swan und Edinson durch die Konstruktion der jetzigen Glühlampe praktisch verwertbar. Die Glühlampe besteht aus einem birnförmigen, geschlossenen Glasgefässe, in dem eine verkohlte Baumwollfaser (Swan) oder Bambusfaser (Edison) eingelassen ist, die mit einem eingeschmolzenen Platindrahte in Verbindung steht, welcher den Kontakt mit dem Stromkreise herstellt. Um ein Verbrennen der Kohlenfaser zu verhindern, muss die Birne luftleer gemacht werden.

Kohlenstäbchen waren schon 1845 von Starr verwendet worden. Statt direkt aus vegetabilischen Fasern werden die Kohlenfäden jetzt in der Regel aus in Zinkchlorid gelöster und in Alkohol ausgewaschener Cellulose oder auch aus Collodium dargestellt, welches „denitrirt" wird. Um ein dauerhaftes Material mit höherem Emissionsvermögen zu verwenden, wurden bereits verschiedene Versuche gemacht. Moleyns hatte 1841 Platinspiralen verwendet, Auer versuchte 1897 Osmium, welches im Vacuum und in indifferenten Gasen sehr hitzebeständig ist, weiter versuchte er Thoroxydüberzüge über Platin. Nernst verwendete 1897 Thonerde, welche keinen Luftabschluss erfordert, sondern auch in der Luft verwendet werden kann.

Das Glühlicht gestattet im Gegensatze zum Bogenlichte eine Teilung und damit eine Anpassung an die Grösse des Raumes, so dass es für kleinere Räume allein in Betracht kommt. Das elektrische Glühlicht ist keinen Störungen von Zugluft ausgesetzt, und zuckt deshalb bei richtiger Anlage, eventuell unter Einschaltung von Akkumulatoren, nicht.

Während wir für gewöhnlich die künstliche Beleuchtung direkt verwerten, hat man neuerdings auch eine indirekte diffuse Beleuchtung, ähnlich der des Tageslichtes zu erreichen versucht. Es hat sich nämlich herausgestellt, dass bei direkter Beleuchtung durch das Vorlegen beim Arbeiten, besonders beim Schreiben, durch das Werfen von Schatten des sich vorüber beugenden Körpers ein Lichtverlust von 12—86 pCt. entsteht. Bei indirekter Beleuchtung findet man Differenzen von nur 5—39 pCt. und im allgemeinen einen Verlust von etwa 21 pCt. Helligkeit. Die indirekte Beleuchtung mit diffusem Lichte ermöglicht eine gleichmässigere Verteilung des Lichtes und eine bedeutende Beschränkung der schädlichen Schattenbildung. Um die Einführung der künstlichen Beleuchtung haben sich besonders Erismann und Renk verdient gemacht. Der Oberlichtreflektor von Hrabowski Fig. 87, besteht aus einem Reflektor. A bis F, welcher die von der Flamme ausgehenden Strahlen zum Teil (39 pCt.) direkt nach unten reflektiert, z. B. A bis B. Die Flamme ist noch von einem prismatischen Glasringe umgeben (G H), der andere Strahlenbündel (42 pCt.) auf den Reflektor wirft, P S T, und sie auf diese Weise dem Zimmer zuführt. Der Rest der Strahlen (19 pCt.)

trifft unten eine abschliessende Opalglasblende M N, welche einen Teil des Lichtes durchgehen lässt, R, einen Teil jedoch auf den Reflektor zurückwirft, U V W, und so dem Zimmer zuführt. Zur indirekten Beleuchtung kann man grosse Petroleumlampen, Gaslampen, besonders Auerlicht verwerten. Am meisten empfiehlt sich jedoch elektrisches Bogenlicht. Bei indirekter Beleuchtung müssen die Wände des Zimmers hell gehalten werden, um Lichtverluste möglichst zu vermeiden.

Die verschiedenen Lichtquellen müssen verschiedenen Anforderungen genügen, wenn das Licht hygienisch günstig sein soll. 1. Die **Farbe des Lichtes** soll sich der des Tageslichtes nähern. Die von

Fig. 87.

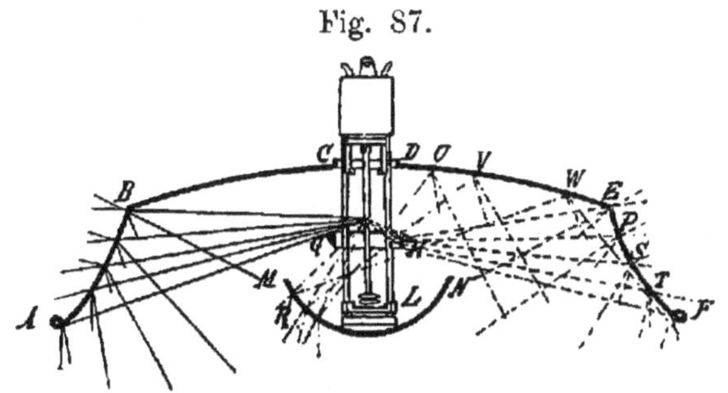

Oberlichtreflector von Hrabowski nach Cohn (1/20 nat. Gr.).

selbst leuchtenden Flammen enthalten jedoch alle mehr gelbe und rote Strahlen, während der violette Teil des Spektrums zu schwach vertreten ist. Dieser Mangel wird etwas behoben durch Karbonisierung und starke Luftzufuhr, besonders aber durch Verwertung der Glühkörper, sodass das Auerlicht und Wassergaslicht eine dem Tageslichte ähnliche Beleuchtung hervorrufen. Das Bogenlicht enthält zu viele violette und ultraviolette Strahlen, so dass es die Netzhaut stärker reizt als die übrigen Lichtarten.

Die **Lichtstärke** muss so gross sein, dass ein Arbeitsplatz mindestens die früher geforderte Helligkeit von 10 M-Kerzen hat.

Dies lässt sich durch Vermehrung der Anzahl der einzelnen Flammen, durch Anbringung von Arm- und Kronleuchtern stets erreichen. Die neueren Petroleumlampen gewähren bei einem seitlichen Abstande von 0,5—0,75 m diese Lichtstärke, Gasflammen bei Argand- und Auerbrennern bei einem seitlichen Abstande von 0,5 m und bei einer Höhe von 0,75—1,00 m.

Die **Flächenhelligkeit oder der Glanz** einer Flamme kann unter Umständen zu gross werden und muss dann durch Milchglasschirme, oder bei Mangel besonderer Farben durch farbige Glasschirme herabgesetzt werden. Man versteht unter Glanz die von einer Einheit der leuchtenden Fläche ausgehende Lichtmenge. Als Flächeneinheit nimmt man mit Rubner den Quadratcentimeter an. Derselbe beträgt bei

Kerze	0,6	Normal-Kerzen
Schnittbrenner	1,44	
Argandbrenner	1,58	
Auerlicht	4,38	
Elektrisches Glühlicht	11,06	
Bogenlicht bis zirka	2000	
Sonnenlicht	90000	"

In dieser Beziehung stehen die Glühlampen in erster Linie, dann folgen die Regenerativbrenner, Petroleumlicht und Argandbrenner, während das elektrische Bogenlicht am ungünstigsten ist.

Die unmittelbare **Gefahr** ist bei Kerzen- und Oelbeleuchtung äusserst gering. Beim Petroleum bestehen bestimmte Gesetze über die Aufbewahrung der Vorräte. Beim Ueberhitzen der Bassins bei Petroleumlampen können sich unter Umständen explosive Gemische mit Luft bilden, welche zu Bränden führen.

Bei Leuchtgas kommen Explosionsgefahren erst dann vor, wenn die Luft über 5pCt. Gas enthält. Bei 10—15pCt. ist die Gefahr am stärksten, bei 25pCt. erfolgt ein ruhiges Abbrennen; nur wo starke Staubentwicklung vorhanden ist, z. B. in Mühlen, können Staubexplosionen durch geringe Beimischungen von Gas begünstigt werden. Bei dem Gase ist noch die Giftigkeit in Betracht zu ziehen, die sich durch seinen Gehalt an Kohlenoxyd ergiebt. Die Vergiftung mit CO beginnt bereits bei 0,5 bis 0,1pCt. Eine Luft, welche 1pCt. Gas enthält, besitzt bereits die zum Vergiften notwendige Menge von 0,1 pCt. Kohlenoxyd; 0,4pCt. CO, das heisst 4pCt. Leuchtgas in der Luft wirken bereits in 10 Minuten tötlich, so dass die Vergiftung viel früher eintritt, als eine Explosion. Immerhin sind auch heftige Explosionen bereits bekannt.

Die Gefahr der elektrischen Beleuchtung hängt zum Teil von der Art der Ausführung, z. B. Gleichstrom mit geringer Spannung bis 120 Volt oder Wechselstrom mit einer Spannung bis zu 10 000 Volt, ab, ausserdem von der richtigen Einschaltung von Kurzschluss zur Vermeidung von lokalen Ueberhitzungen, durch welche vor einigen Jahren der Palast des Mikado von Japan abbrannte. Wenn in dieser Beziehung die entsprechenden Vorkehrungen getroffen sind, so ist das elektrische Glühlicht das gefahrloseste von allen, welches besonders in Räumen verwertet werden kann, welche leicht brennbare und explosive Stoffe enthalten.

Die **Kosten** der Lichtquellen hängen neben allgemeinen Preisschwankungen auch sehr wesentlich von lokalen Verhältnissen ab, was besonders von der elektrischen Beleuchtung gilt. Der Wert der Gasbeleuchtung ist wesentlich von der Konstruktion der Lampen abhängig, so dass die besseren Konstruktionen (Regenerativ- und Auerbrenner) die Lichtmenge zu einem billigen Preise liefern.

100 M-Kerzen kosten nach Fischer in Hannover:

Bogenlicht	5,4—12,3	Pfg.
Glühlicht	14,8	
Gas-Regenerativbrenner	6,3—10	
Gas bei anderen Brennern	14,4—36	„
Petroleum (je nach den Brennern)	4—12	„
Rüböl	41,3—67,2	„
Paraffin	139	„
Stearin.	166	
Walrat.	270	„
Wachs	308	„

Die **Instandsetzung** der Lichtquelle ist beim elektrischen Lichte am bequemsten. Kürzlich ist auch mit Hilfe von Platinschwamm eine Selbstentzündungsvorrichtung für Gase konstruiert worden, sodass das besondere Anzünden gerade so entfällt, wie beim elektrischen Strome.

Die **Wärme-Produktion** durch das Licht macht sich dadurch bemerkbar, dass die Wärmestrahlung der Flamme das Auge belästigen kann und dass die Wärmemenge die Zimmertemperatur erhöht. Das Sonnenlicht enthält 50 pCt., das elektrische Licht 80 pCt., Gaslicht 90 pCt., eine Petroleumflamme 94 pCt. Wärmestrahlen. Diese Wärmestrahlen werden zum Teil durch Glas oder Glimmer, die in Form von Zylindern verwertet werden, absorbiert. Die Wärmeproduktion wird bei den einzelnen Lichtquellen um so geringer, je günstiger die Ausnützung für die Beleuchtung selbst ist, wie man aus der Tabelle im einzelnen ersehen kann.

Beleuchtungsart	Die einstündliche Erzeugung von 100 Kerzen kostet in Pf.	Der Konsum betrug	Dabei wurden entwickelt		
			Wasser kg	Kohlensäure m³	Wärme in Kal.
Wachskerze	308	Gramm	0,88	1,18	7900
Stearinkerze	166	920	1,04	1,30	8900
Paraffinkerze	139	770	0,99	1,22	9200
Talgkerzen	160	1000	1,05	1,45	9700
Rüböl	67		0,85	1,00	6800
Petroleum (grosser Rundbrenner)	4	200	0,22	0,32	3300
Petroleum (kleiner Flachbrenner)	12	600	0,80	0,95	7200
Leuchtgas (Regenerativbrenner)	10	Liter 350		—	1500
Leuchtgas (Auerbrenner)	11	400	0,64	0,35	3700
Leuchtgas (Argandbrenner)	15	800	0,86	0,46	4800
Leuchtgas 2-Lochbrenner	40	1200	2,14	1,14	12000
Wassergas Fahnehjelm	30	560	—	—	14000
Wassergas mit Auerkörper	10	400	—	—	4500
Elektrisches Bogenlicht	14.8	—	0	Spur	57
Elektrisches Glühlicht	5,4	—	0	0	290

Die **Verunreinigung der Luft** ist bei den einzelnen Leuchtkörpern sehr verschieden. Am günstigsten stellt sich die elektrische Beleuchtung, weil nur das Bogenlicht Spuren von Kohlensäure liefert, das Glühlicht gar keine Verbrennungsprodukte bildet. Die übrigen Lichtquellen können Verbrennungsprodukte liefern, welche direkt giftig wirken. Besonders bei russenden Flammen entsteht infolge ungenügender Verbrennung stets Kohlenoxyd, daneben meist Akroleïn. Infolge des Schwefelgehaltes von Gasen und Petroleum kann sich schweflige Säure bilden. Das Leucht- und Generatorgas sind besonders gefährlich, weil sie stets Kohlenoxyd enthalten, sodass bei Rohrbrüchen (vergl. S. 85) durch Aspiration des Gases dasselbe in die Häuser eindringen kann oder aber durch Undichtigkeiten der Leitung und Offenstehen der Hähne Leuchtgasvergiftungen eintreten können.

Litteratur.

Rosenboom: Die Gasbeleuchtung. 1895.
Weber: Die Beleuchtung. 1895.

E. Wärmeregulierung und Heizung der Wohnung.

Während die Wärmeregulierung des bekleideten Körpers im Freien im allgemeinen keine Schwierigkeiten macht, weil die drei Entwärmungswege, Leitung, Strahlung und Wasserverdunstung in Tätigkeit treten können, findet im Zimmer die Wärmeregulierung bei ruhigem Aufenthalte statt, wodurch diese Ausgleichsvorrichtungen zum Teile ausser Tätigkeit gesetzt werden. Die Wärmeschwankungen in einem Zimmer dürfen sich deshalb nur in engen Grenzen bewegen.

1. Die Wärmeregelung im Sommer und in den Tropen.

Die Temperatur der Wohnungen ist in erster Linie abhängig von der Temperatur der Wände. Die Wände stellen grosse Wärmebehälter dar, welche fort und fort Wärme an die Zimmerluft abgeben. Andererseits werden die Wände und das Dach des Hauses durch die Sonnenstrahlen erhitzt, so dass die Temperatur im Zimmer extreme Grade erreichen kann. Nach Flügge ist die Erwärmung der Wände durch Insolation sehr stark abhängig von der Himmelsrichtung der bestrahlten Wände, wie folgende Ermittelung von ihm ergibt, nach der das Maximum der Temperatur an der Innenfläche betrug:

Richtung der Wand.	Bei einer Wanddicke von 15 cm		Bei einer Wanddicke von 50 cm	
	Temperaturgrade	Zeit	Temperaturgrade	Zeit
Nordwand	20	—	20	—
Südwand	23	6 Uhr nachmitt.	21	1 Uhr früh
Ostwand	28,5	3	23	9 abends
Westwand	30	9 abends	24	3 früh

Die Nordwand erhält im Sommer nur morgens und abends und nur kurze Zeit Sonnenstrahlen, die Südwand von früh bis abends, die Ostwand von früh bis Mittag, und die Westwand von Mittag bis abends. Diese Dauer der Bestrahlung wechselt etwas nach der Jahreszeit und ist ausserdem von der Helligkeit des Himmels abhängig. Sie ist ferner abhängig von dem Winkel, unter welchem die Sonnenstrahlen auffallen, so dass die mehr von senkrecht auffallenden Strahlen getroffenen Ost und Westwände sich stärker erwärmen.

In den Tropen ist die Insolationswärme der Wände nicht so stark wie bei uns, weil die Sonne höher steht und die Strahlen mehr in einem spitzen Winkel auftreffen, dagegen wird dort das Dach um so intensiver bestrahlt. Direkt getroffene Mauern können eine Insolationstemperatur von 50° erreichen, die aber infolge der Leitung durch die Wände zum Teile verloren geht.

Die an der inneren Wand auftretende Temperatur ist aber nicht nur abgeschwächt, sondern auch zeitlich verschoben. In jedem Hause ist die Temperatur in den oberen Stockwerken höher, weil die inneren Wärmequellen des Hauses und die Insolation des Daches sich geltend machen.

Die Folgen einer hohen Innenwärme des Hauses machen sich durch Störung der Wärmeabgabe bemerkbar, die in Form von Erschlaffung und Appetitlosigkeit auftritt. Besonders gefährdet sind kleine Kinder, welche in unvernünftiger Weise zugedeckt werden (s. S. 317). Durch den Aufenthalt in den relativ feuchten Wohnräumen kann die Respirationsschleimhaut dadurch ungünstig beeinflusst werden, dass der Unterschied gegenüber der relativ trockenen Luft im Freien zu gross wird, wodurch vielleicht eine Anlage für Katarrhe der Respirationsschleimhäute, für Croup und Diphtherie geschaffen wird.

Die sommerliche Temperatur hat den Nachteil, dass die Nahrungsmittel sich leichter zersetzen, besonders die Milch, so dass besonders bei Kindern die Zahl der Darmkatarrhe und der Kindercholera zunimmt (s. S. 197).

Der Schutz gegen die Sommerhitze besteht in unseren Mietskasernen ausschliesslich in der Abhaltung der direkten Sonnenstrahlen durch Vorhänge, Rollläden (Jalousien) oder Fensterläden, die in Verbindung mit Doppelfenstern auch meist genügen. In heisseren Klimaten schützt man sich dadurch, dass man die Mauern extrem stark macht, oder aber, dass man die Strassen sehr eng anlegt, dass man die Wohnräume nach den schattigen Höfen verlegt und durch umlaufende Gallerien von der Aussenseite des Hauses trennt, oder dass man das einzelne Haus von West nach Ost ausrichtet und das Dach weit ausladend über die Aussenwand fortführt. Bei uns könnte man allenfalls die Aussenwand durch isolierende Luftschichten (vgl. S. 453) für Wärme undurchlässiger machen, wobei jedoch die früher erwähnten Durchfeuchtungsverhältnisse zu berücksichtigen sind. Am wichtigsten ist eine gute Isolierung des Daches. Die Versuche, die Luft im Zimmer zu kühlen, dadurch dass man Wasser auf dem Fussboden zum Verdunsten oder Eis zum Schmelzen bringt, führen zu keinem ausreichenden Resultate, weil 1 l Wasser bei seiner Verwandlung in Dampf nur 580 Kalorien, 1 kg Eis beim Schmelzen 80 Kalorien bindet. Ein kräftiger Luftstrom leistet sicher in den meisten Fällen mehr.

2. Heizung.

A. Allgemeine Forderungen.

Die Heizvorrichtungen sollen eine angenehme, nicht stark schwankende, leicht regulierbare Temperatur ermöglichen. Wir verlangen für Wohn-, Arbeits- und Kinderzimmer eine Temperatur von 17—20°, für Schlafzimmer 12—15°, Badezimmer 20—23°, Krankenzimmer 22°, Hafträume für Gefangene 18°, Werkstätten 10—15°, Turnsäle, Treppenhäuser und Korridore 12—15° C.

a) Die Luft der Wohnung darf durch die Heizung nicht zu trocken werden. Infolge der niedrigen Temperatur hat die Luft im Freien im Winter eine sehr geringe absolute Feuchtigkeit (s. S. 168). Wird eine solche Luft im Zimmer erwärmt, so entsteht ein sehr bedeutendes Sättigungsdefizit, so dass die Luft sehr stark austrocknend wirkt. Dieser Unterschied im Feuchtigkeitsverhalten kann die Empfindlichkeit der Respirationsschleimhäute für Katarrhe, Croup und Diphtherie steigern.

b) Die Temperatur soll im Zimmer möglichst gleichmässig verteilt sein. Da die warme Luft aufsteigt und die kalte sich zu Boden senkt, so können durch ungleichmässige Verteilung der Luft kalte Füsse entstehen, die bei dem Mangel an Bewegung unangenehm werden, während zu starke Hitze dem Kopfe lästig und beim geistigen Arbeiten hinderlich ist. Durch Ausstrahlen von Heizflächen kann die eine Körperseite übermässig erwärmt werden, während die andere zu kühl bleibt. Beim Heizen kann die Luft des Zimmers bereits genügend warm sein und doch fröstelt man, wenn die Wände die genügende Temperatur noch nicht angenommen haben. Dies ist beim Anwärmen Morgens oft der Fall, besonders aber beim schnellen, starken Heizen von wenig oder unregelmässig benutzten Zimmern.

c) Die Temperatur, welche unsere Wärmequellen liefern, hängt ab von der spezifischen Wärme derjenigen Substanzen, aus denen unsere Heizkörper bestehen. Unter spezifischer Wärme oder Wärmekapazität versteht man die Anzahl der Wärmeeinheiten, welche notwendig ist, um 1 kg der Substanz um einen Grad zu erhöhen.

	Specif. Wärme per 1 kg	Wärmekapazität per 1 m³
Kupfer	0,095	844
Schmiedeeisen	0,114	886
Gusseisen	0,139	935
Glas	0,178	442
Backstein	0,189	340
Wasser	1,0	1
Wasserdampf bei constantem Druck	0,301	0,191
Luft	0,238	0,312

d) Die Wärmemenge, welche von einem Material abgegeben werden kann, hängt aber nicht nur von der Wärme ab, welche das Material aufzuspeichern vermag, sondern von der Natur des übertragenden Materials, welches Wärme nach aussen abgeben soll. Nennen wir die Temperatur auf der einen Seite t, auf der anderen Seite t_1, die Wanddicke d, so ist die Wärmeabgabe $g = \frac{l\,(t-t_1)}{d}$ für den Fall, dass $t-t_1 = 1$ und $d = 1$. Wenn also z. B. 1 m² Oberfläche eines 1 m dicken Körpers gegeben ist, und die Temperaturdifferenz zwischen der inneren Wärme aufnehmenden Fläche und der äusseren Wärme abgebenden Fläche 1° beträgt, so ist l für

Kupfer	69	Kalorien
Eisen	28	
feinkörnigen Marmor	3,8	
Kalkstein	2	
gebrannter Thon	0,15	
Quarzsand	0,27	
Holzasche	0,06	

e) Daneben ist auch das Ausstrahlungsvermögen zu berücksichtigen, welches von der Oberflächenbeschaffenheit des Materials abhängt. So strahlt z. B. 1 m² Oberfläche bei einer Temperatur-Differenz von 1° in einer Stunde aus:

Kupfer	0,16	Kalorien
Messing poliert	0,258	„
Schwarzblech poliert	0,45	
Schwarzblech gewöhnlich	2,17	
Gusseisen	3,17	
Baustein	3,60	

Soll Schnelligkeit der Heizung erzielt werden, so wird man diejenigen Materialien bevorzugen, welche ein hohes Leitungsvermögen besitzen, wie Kupfer oder Eisen. Wird dagegen Dauer der Heizung gewünscht, so müssen Materialien benützt werden, welche die Wärme festhalten und eine geringe Leitung besitzen, wie Marmor oder Thon. Eine noch langsamere Abgabe kann man bei Sand und Asche erreichen, die man deshalb als Wärmeschutzmittel verwertet.

Die bei der Verbrennung der Heizmaterialien erzeugte Wärme wird demnach auf dem Wege von Leitung und Strahlung durch Vermittelung verschiedenartiger Materialien der Zimmerluft mitgeteilt. Eine direkte Verwertung der Strahlungswärme der Brennmaterialien selbst findet nur selten z. B. bei Kaminen statt. So beträgt z. B. der Strahlungskoeffizient für Holz und gewöhnliche Kohle nur 0,25 pCt. der Gesammtwärme, für Koks 0,5 pCt.

f) Die Brennmaterialien müssen sich unter Wärmeentwicklung mit Sauerstoff verbinden. Die Temperatur, welche zur Einleitung der Verbrennung notwendig ist, nennt man die Entzündungstemperatur. Nach der Entzündung müssen die Stoffe die Verbrennung selbsttätig weiter leiten.

Wir unterscheiden hierbei die Verbrennungswärme und den pyrometrischen Effekt.

g) Die Verbrennungswärme bezeichnet die Anzahl der Wärmeeinheiten, durch welche die Temperatur von 1 kg Wasser um 1° erhöht wird. Wasserstoff liefert bei der Verbrennung zu Wasser 34500 Kalorien, Kohlenstoff bei Verbrennung zu Kohlensäure 8100, zu Kohlenoxyd 2500, Kohlenoxyd zu Kohlensäure 2400, Methan (CH_4) 12700, Oelbildendes Gas (CH_2) 11100, Alkohol 7200 Wärmeeinheiten. Man kann hiernach bei Kenntnis der Zusammensetzung der Brennmaterialien einen theoretischen Wärmeeffekt berechnen unter Berücksichtigung, dass 1 Teil Sauerstoff mit 8 Teilen Wasserstoff Wasser bildet, dass ferner das hygroskopische Wasser bei seiner Verdampfung 600 Kalorien verbraucht. Eine Kohle enthält z. B. 0,7 kg Kohlenstoff, 0,2 kg Wasserstoff, 0,08 kg Sauerstoff und 0,02 kg hygroskopisches Wasser, so erhält man

$$x = (0,7 \quad 8100) + (34500 \quad 0,2 - \tfrac{1}{8} \quad 0,08) - (0,02 \quad 600)$$
$$= 7103 \text{ Kalorien.}$$

h) Unter pyrometrischem Effekt versteht man die Heizkraft, ausgedrückt in den höchst erreichbaren Temperaturgraden.

	Kalorimetrischer Effekt. Kalorien	Pyrometrischer Effekt. Grad C.	Minimaler Luftbedarf. m^3
1 kg Holz	2700	1600	5.2
1 „ Torf . . .	2740	1800	7,3
1 „ Braunkohle	4200	2200	7,3
1 Steinkohle	7000	2500	9
1 „ Koks	7200	2600	9
1 m^3 Wassergas .	2500	2250	10
1 Leuchtgas	5000	2600	11

Wir müssen bei den Heizkörpern die Fläche, welche vom Feuer unmittelbar berührt wird, die direkte Heizfläche, von der übrigen Fläche unterscheiden, welche von Feuergasen bestrichen oder durch Strahlung erwärmt wird, indirekte Heizfläche. Beide zusammen bilden die Gesammtheizfläche. Die Wärmeabgabe beider zeigt einige Verschiedenheiten, die aussserdem noch von der Form der Heizfläche abhängen.

i) Temperatur und Luftmenge. Zur Erzielung einer vollständigen Verbrennung bedarf es der Zufuhr bestimmter Mengen von Sauerstoff, bezüglich von Luft. Die in der vorhergehenden Tabelle angegebenen Luftmengen sind jedoch theoretische Minima, welche je nach der Art der Oefen praktisch im Allgemeinen um etwa das Doppelte überschritten werden müssen. Die Luftzuführung ist von grossem Einfluss auf die Temperatur, insofern mit stärkerer Luftzufuhr die Verbrennungstemperatur herabgesetzt wird, wodurch aber auf der anderen Seite das Erglühen der eisernen Ofenwandungen verhütet wird. Bei Zuführung des obigen Luftminimums beträgt die Temperatur für Holz 1600° C., bei doppeltem Luftminimum nur 960°, bei Steinkohle im ersten Falle 2500°, im letzten nur 1200° C. Von dieser Verbrennungstemperatur wird jedoch praktisch nur ein Teil für die Erwärmung der Zimmer nutzbar, im besten Falle etwa 80 pCt.; aber davon geht noch die Wärmemenge in Abzug, welche zur Erzielung von Zug im Rauchrohre und durch Strahlung an die Wände verloren geht, so dass häufig nur 25—30 pCt. und bei Kaminen noch sehr viel weniger für den eigentlichen Heizzweck übrig bleibt. Die Höhe der Temperatur ist von grossem Einflusse auf die Bildung der Gase. Wasser wird bei ca. 1000°, Kohlensäure bei 1300° dissoziirt, d. h. in Kohlenoxyd und Sauerstoff gespalten. Aber auch durch die Aufwärtsbewegung des Luftstromes durch die brennenden Materialien wird Kohlensäure durch Wiederaufnahme von Kohlenstoff aus glühender Kohle in Kohlenoxyd zurückgeführt oder karbonisirt. Die Luft wird bei dem Verbrennungsprozesse durch den Weg durch die glühende Kohlenschicht sauerstoffärmer und reicher an Kohlensäure und Kohlenoxyd, deren wechselndes Verhältnis von den eben dargelegten Faktoren abhängig ist. Bei stärkerer Glut wird Kohlenoxyd überwiegen, bei schwächerer Kohlensäure.

Wegen der Zufuhr der nötigen Luft ist die Konstruktion der Ofenthüren und des Rostes von ganz besonderer Wichtigkeit.

Die frühere Art der Regulierung durch Ofenklappen ist jetzt in den meisten Staaten polizeilich untersagt, weil durch das Anbringen solcher Klappen das Einströmen von Kohlenoxyd in die Zimmer möglich ist und dadurch wiederholt Kohlenoxydvergiftungen herbeigeführt wurden. Bei Nichtvorhandensein von Ofenklappen ist bei geschlossenen Thüren die Gefahr des Eindringens von Kohlenoxyd in die Zimmerluft praktisch fast unmöglich. Durch glühendes Eisen kann zwar Kohlenoxyd diffundiren, und es ist auch möglich, dass auch durch kleine Explosionen im Ofen eine bedeutende Spannung der Gase im Innern des Ofens entsteht. Aber im allgemeinen werden die Verbrennungsgase auf ihrem Wege zum Rauchrohre einem viel geringeren Widerstande begegnen, als auf dem ersteren Wege, so dass bei ausgiebigem Zug des Rauchrohres die Zimmerluft einen Druck nach dem Ofen ausübt, der dem Austritte von Gasen aus dem Ofen in das Zimmer entgegenwirkt.

Soll ein Abschluss der Oefen erreicht werden, so wird dieser vorteilhafter durch Thüren erzielt, die mit einer Luftregulierung versehen sind und ev. luftdicht abgeschlossen werden können.

k) Die Verbrennung des Materials findet in dem Verbrennungsraume statt, der durch den Rost in den eigentlichen Feuerungsraum und in den darunter liegenden Aschenfall geschieden wird. Die Luftzufuhr findet durch den Rost hindurch statt und nur bei ganz leicht brennbarem Material, wie Holz, kann ein Rost fehlen.

Je nach der Art der Oefen werden die Roste als Schieber-, Treppen-, Pendel- oder Korbroste konstruirt oder, wo eine mechanische Füllung vorhanden ist, auch als Schüttelroste.

Von ganz besonderer Wichtigkeit für die richtige Verbrennung ist noch das Rauchrohr (Schornstein, Kamin, Esse), dessen Weite sich nach der Ofengrösse richten muss. Theoretisch sollte jeder Ofen ein besonderes Rauchrohr haben, praktisch ist es jedoch zulässig, mehrere Oefen an ein gemeinsames Rauchrohr anzuschliessen. Das letztere ist besonders dann möglich, wenn Oefen desselben Geschosses in Betracht kommen. Wenn Oefen verschiedener Geschosse an dasselbe Rauchrohr angeschlossen werden, so kann entweder der Zug des einen Ofens durch den des anderen behindert werden, oder es können Rauchgase des einen Ofens durch den Ofen eines anderen Geschosses in die Wohnung eindringen. (Schornsteinaufsätze siehe bei Lüftung.)

Im Allgemeinen ist es nötig, die Schornsteine hoch zu bauen. Anfangs wächst der Zug mit der Höhe schneller, später langsamer. Bei noch weiterer Erhöhung tritt kein Zuwachs an Zugwirkung, sondern wieder eine Zugverminderung durch stärkere Reibung ein. Im Allgemeinen genügt eine Höhe von 15—20 m, während die Grenze etwa bei 30—50 m liegt. Nur wo eine besondere Rauchbelästigung der Umgebung in Betracht kömmt, z. B. bei Fabriken, müssen die Rauchrohre gelegentlich noch höher geführt werden.

Es ist nicht praktisch, die Schornsteine durch eiserne Röhren zu erhöhen, weil in diesen Röhren der Rauch zu sehr abgekühlt wird und weil dies den Zug stört. Die Schornsteine sollten möglichst innerhalb des Daches in die Höhe geführt werden und das Dach nicht zu stark überragen, um die Abkühlung möglichst zu vermeiden.

Praktisch ist es deshalb, für das Zusammenhalten der Wärme möglichst viele Schornsteinrohre in einen Röhrenkasten zu vereinigen. Die Einwirkung der Sonnenstrahlen kann sich dadurch ungünstig bemerkbar machen, dass die äussere Luft gelegentlich zu stark erwärmt und dadurch die Temperaturdifferenz zwischen der äusseren Luft und den Rauchgasen vermindert wird. Für guten Zug in den Schornsteinen soll die Temperatur der Rauchgase zwischen 100 und 200° liegen.

Bei den grossen hygienischen Nachteilen einer stark russhaltigen Luft (siehe S. 154) ist die Frage der Rauchverbrennung von ausserordentlicher Bedeutung. Die absichtliche Verbrennung eines bereits entwickelten Rauches ist viel zu kostspielig, um auf diese Weise die Frage zu lösen. Bei stark Russ entwickelndem Brennmaterial, wie es aus Billigkeitsgründen in den Fabrikbetrieben bevorzugt werden muss (böhmische Braunkohle, schlechte Schwarzkohle) ist die einzige praktische Möglichkeit, der Rauchbildung erfolgreich entgegenzutreten, in der Konstruktion der Roste und in der selbsttätigen Beschickung derselben mit dem Heizmaterial gelegen. Eine noch weitere Verbesserung dürfte wohl nur mit Aenderung des Maschinenbetriebes zu erreichen sein, wenn nämlich das Heizmaterial in Pulverform oder bei Naphtha in feinem Strahl durch Injektoren in die Heizkammern geführt wird, wodurch eine vollständig russfreie Verbrennung erzielt werden kann.

Wenn übrigens gelernte Heizer oft recht grobe Fehler machen, kann man sich über die mangelhafte Bedienung der Heizungen in den Privatwohnungen nicht wundern, die durch ihre Menge schliesslich doch am meisten zur Rauchbelästigung beitragen.

l) Mit der Aufstellung von Oefen in Zimmern ist der Uebelstand verknüpft, dass mit dem Heizmaterial viel Schmutz und Staub in die Wohnräume verschleppt wird; auch beim Reinigen der Oefen muss die Asche und der Russ, die zu entfernen sind, in ähnlich staubbildender Weise wirken. Bei sehr heissen, besonders eisernen Heizflächen wird ausserdem der aufgelagerte Staub verbrannt und bildet übelriechende, unsere Sinne stark belästigende Gerüche. Während diese letzteren Misstände nur durch Wahl des Systems und strenge Beaufsichtigung bekämpft werden können, muss man gegen die ersteren Uebelstände gelegentlich, z. B. in Schulen, Gefängnissen, dadurch ankämpfen, dass man die Beschickung des Ofens nicht vom Zimmer aus, sondern vom Flur aus besorgt; Fig. 94.

m) Die Hygiene hat noch ein ganz besonderes Interesse daran, dass die Luft, welche der Heizung zugeführt wird, nicht von verdächtigen oder unreinen Quellen herstammt, sondern dass sie auch als reine Luft der Lüftung der Zimmer dienstbar gemacht wird, so dass die Frage der Heizung oft mit der der Lüftung im Zusammenhang betrachtet werden muss.

B. Die besonderen Heizanlagen.

Man scheidet die Heizanlagen gewöhnlich in Lokal- und Zentralheizungen. Richtiger ist es nach Büsing zu unterscheiden: Lokalheizung mit lokaler Feuerung, Lokalheizung mit zentraler Feuerung und Zentralheizung.

1. Lokalheizung mit lokaler Feuerung.

Dieselbe bietet die Möglichkeit, überall angebracht werden zu können und die Erwärmung jedes Raumes unabhängig von der eines anderen zu gestalten.

Neben den alten Oefen, welche für periodische und kurze Heizungen dienen und nur während des Tages oder während der Benützung des Zimmers in Tätigkeit gesetzt werden, verfügt man jetzt auch über Oefen welche dauernd in Gebrauch sind.

Bei den Kaminen existirt kein Heizraum, sondern nur eine offene Feuerstelle, von der aus die Verbrennungsgase direkt in den Schornstein gelangen. Bei dieser Art der Verbrennung wird bei grösserer Höhe des Feuerungsmateriales nur die Hälfte der strahlenden Wärme desselben ausgenützt und durch Leitung gar keine Wärme entwickelt. Da der Strahlungskoeffizient (siehe S. 491) für Holz 0,25 beträgt, so ist der Wärmeeffekt 0,25 × 0,5 = 0,125 pCt. der gesammten Wärme, welche das Material bei vollkommener Verbrennung liefern könnte, bei Koks 0,5 × 0,5 = 0,25 pCt. Der Fussboden bleibt bei den Kaminen stets kalt und die Luft des Zimmers wird ungenügend erwärmt und es ist stets starker Zug im Zimmer vorhanden.

Eine wesentliche Verbesserung ist der Kamin von Douglas-Galton (Fig. 88), bei welchem das Rauchrohr R von einem Mantel umgeben ist, in den die Luft von aussen bei L eintritt, um sich an dem Rauchrohre zu erwärmen, und so vorgewärmt oben bei A in das Zimmer gelangt. Eine weitere Verbesserung ist im Anbringen einer Thüre gelegen. Bei dieser Art der Kamine beträgt die Ausnützung des Brennmateriales etwa 5 pCt.

Eine andere Verbesserung der Kamine ist der sog. Gaskamin, bei welchem eine leuchtende Gasflamme F gegen eine gewellte Platte aus Messing- oder Kupferblech T geleitet wird, von der aus die Wärme in das Zimmer ausgestrahlt wird, während die Luft L^1, L^2 sich an den warmen Röhren b, c erwärmt, welche die Verbrennungsgase dem Kamin G zuleiten. Die Gasflamme F erhält durch den Raum a nach dem Regenerativsystem vorgewärmte Luft. Die derzeit beste Form dieser Art von Feuerung ist von Fr. Siemens konstruirt (Fig. 89). Vielfach hält man an der Form der Kamine fest und setzt einfach einen Ofen in denselben.

Das Leuchtgas hat auch noch in anderer Ofenform Verwendung gefunden, indem man die Verbrennungsgase der nicht leuchtenden Gasflamme durch ein System von Röhren abführt, an denen sich die Zimmerluft erwärmt. Zur vorübergehenden Erwärmung kleiner Zimmer genügt auch der Gesundheitsofen von Schönheyder, Fig. 90, mit leuchtender Flamme.

In der Figur ist die oben in das Zimmer eintretende Luft W dadurch, dass sie an dem Rohre mit den warmen Verbrennungsgasen F vorbeistreicht, vorgewärmt worden und man kann in dieser Weise

Fig. 88.

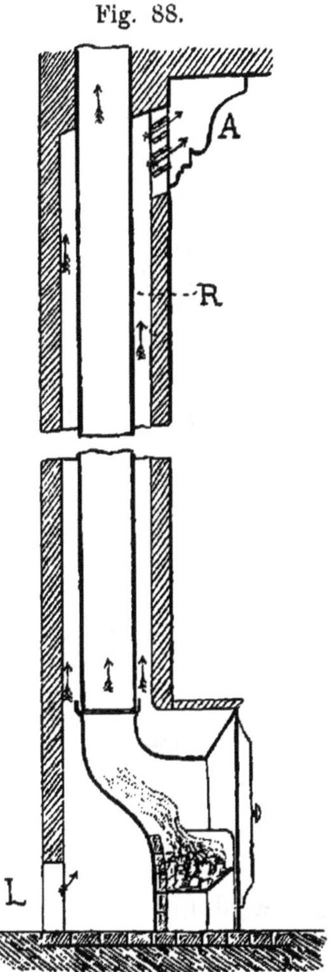

Ventilations-Kammin von Douglas-Galton.

die Heizflamme benützen, um die Luft des Zimmers in bestimmter Weise zu beeinflussen. Stellt man die Klappe Z, unter Schluss von K_1 in richtiger Weise, so hat man es in der Hand, durch Klappe Z die kalte Luft des Zimmers unten eintreten und sie oben bei W erwärmt in das Zimmer zurückgelangen zu lassen. Man erreicht auf diese Weise ein Kreisen der Zimmerluft, so dass durch diese fortwährende Mischung von kalter und warmer Zimmerluft eine gleichmässige Verteilung der Temperatur im Zimmer erreicht wird. Oefen mit dieser Einrichtung nennt man Zirkulationsöfen.

Wenn man aber unter Schluss der Klappe Z und Oeffnen von K frische Luft aus dem Freien an den Heizkörper treten lässt, z. B.

Fig. 89.

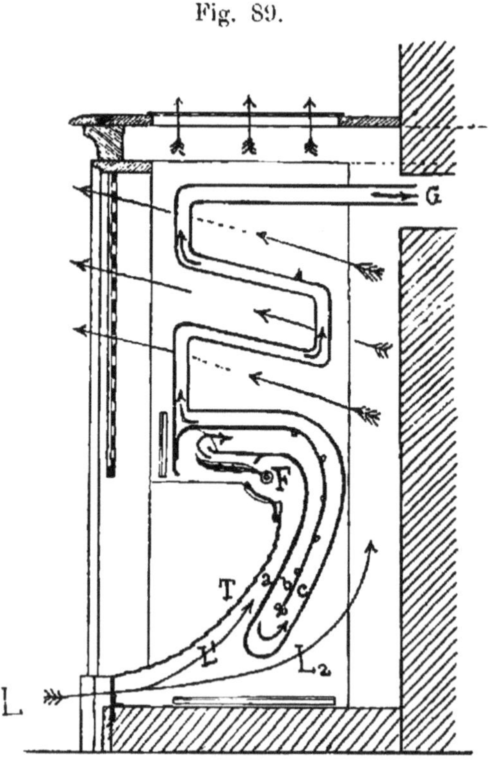

Siemen's Regenerativ-Gaskamineinsatz.

⟶ Gas ⟹ Luft.

durch den Kanal Fr, so wird diese frische Luft, indem sie an dem Heizkörper vorbeistreicht, erwärmt und tritt nun als vorgewärmte frische Luft in das Zimmer ein. Oefen mit dieser Einrichtung nennt man Ventilationsöfen.

Während sich die Kamine in Ländern mit niedrigen Wintertemperaturen wie in England noch zu halten vermochten, hat sich in den kalten Ländern Skandinavien, Russland der Kachelofen eingeführt.

Bei dem Kachelofen (Fig. 91 u. 92) wird die Wärme aufgespeichert und die einmal dem Material mitgeteilte Wärme fort und fort abgegeben, eine Regulirung der Wärmeabgabe ist unmöglich, beziehungsweise nur durch Oeffnen der Fenster zu erreichen.

Bei unseren Temperaturverhältnissen bedürfen wie regulirbarer Oefen. Dies erreicht man am besten durch eiserne Oefen.

Die einfachste Form ist der gusseiserne Kanonenofen, bei welchem in einem kurzen Rohr das Heizmaterial verbrannt wird und dessen Heizgase sofort in das Rauchrohr eintreten. Diese Oefen haben

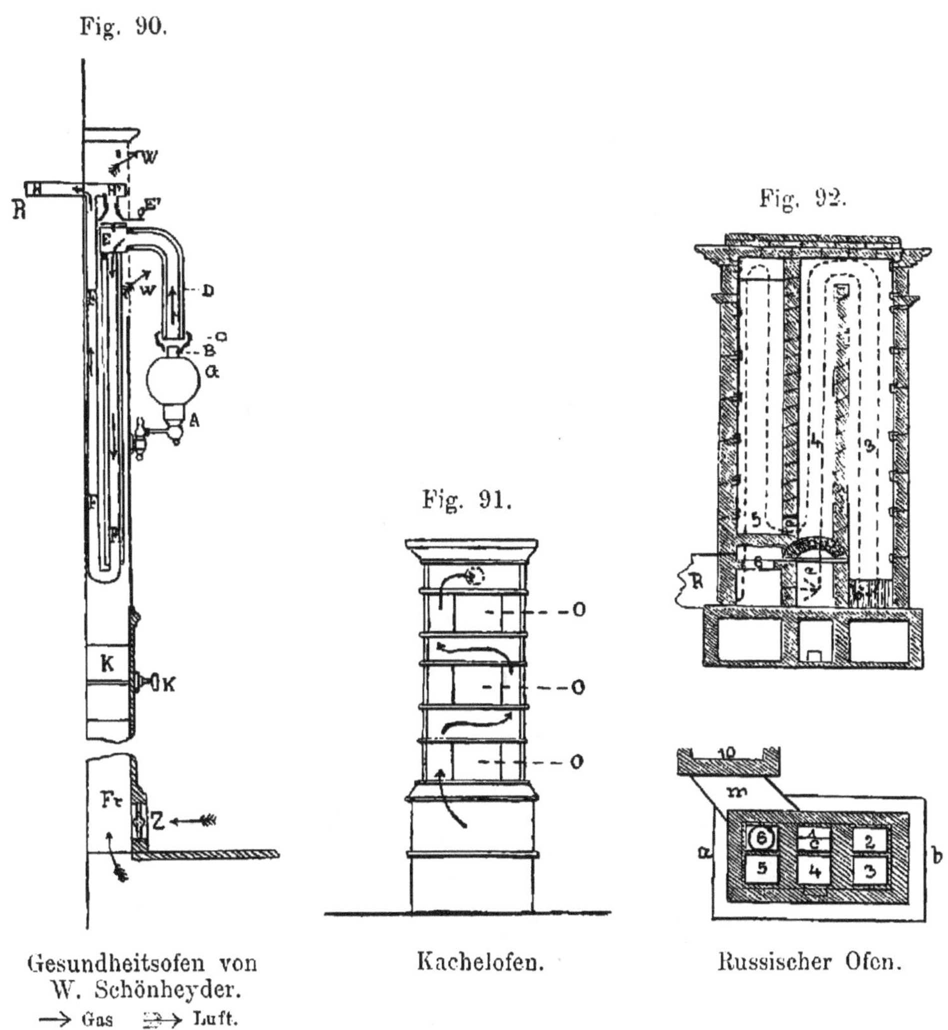

Gesundheitsofen von W. Schönheyder. → Gas ⇒ Luft.

Kachelofen.

Russischer Ofen.

den Vorteil, sehr schnell angeheizt zu werden, aber sie müssen fort und fort beschickt werden, weil das Gusseisen die Wärme sehr schnell abgiebt, und eine Wärmeaufspeicherung nicht eintritt. Dieser Ofen ist also gerade das Gegenteil des Kachelofens. Die Wärmeabgabe erfolgt ausschliesslich durch Strahlung der erhitzten Eisenfläche. Die früher zur Verhinderung der schnellen Abkühlung angebrachten Klappen mussten wegen der Gefahr der Kohlenoxydvergiftung beseitigt werden.

Man hat diese Oefen dadurch verbessert, dass man sie innen mit Steinen fütterte, welche einen Teil der Wärme aufstapelten und langsamer zur Abgabe brachten. Wichtiger sind diese Oefen dadurch

Fig. 93.

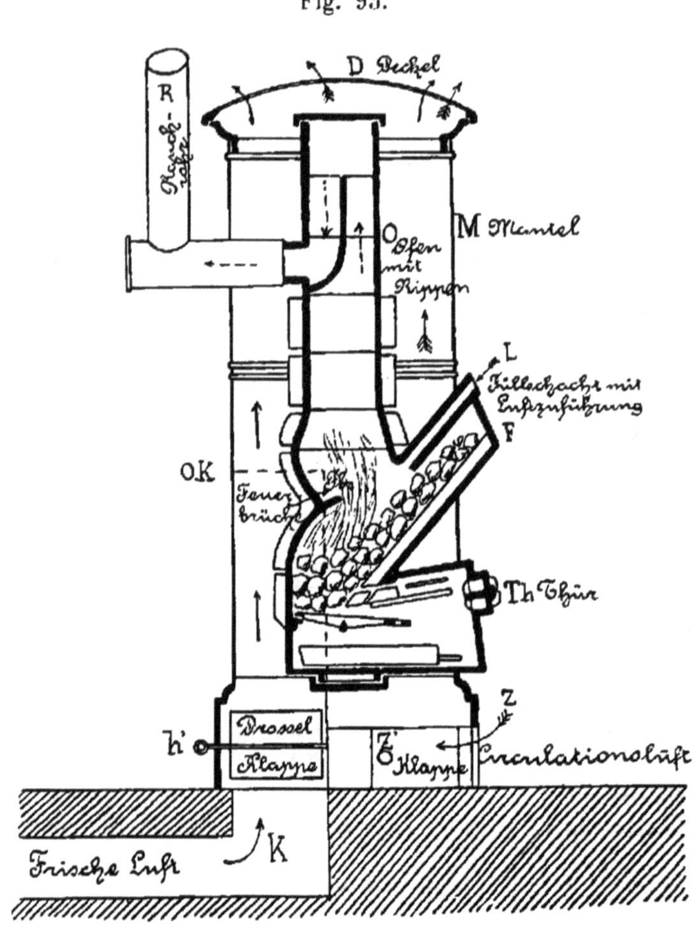

Regulierungsschachtofen mit Mantel von Käuffer.
⇒ Zirkulationsluft ---→ Rauchgase ⟶ frische Luft.

geworden, dass sie die Grundlage für die Regulieröfen abgaben, welche zugleich auch als Daueröfen ausgebildet werden konnten. Eine vorzügliche Konstruktion ist der Ofen von Käuffer Fig. 93. Bei dieser Art von Oefen ist der eigentliche gusseiserne, event. mit Rippen verstärkte Ofen mit einem Füllschacht für das Feuerungsmaterial versehen, dessen Thüre mit regulirbarer Luftzuführung ausgestattet ist. Diese Oefen sind Füll- oder Schüttöfen weil sie das Brennmaterial auf einmal für die Dauer bis zu 24 Stunden aufnehmen können. Durch Anbringen eines Mantels M kann der Ofen als Zirkulationsofen Z, bei Anbringung eines Luftzufuhrkanales K auch als

Fig. 94.

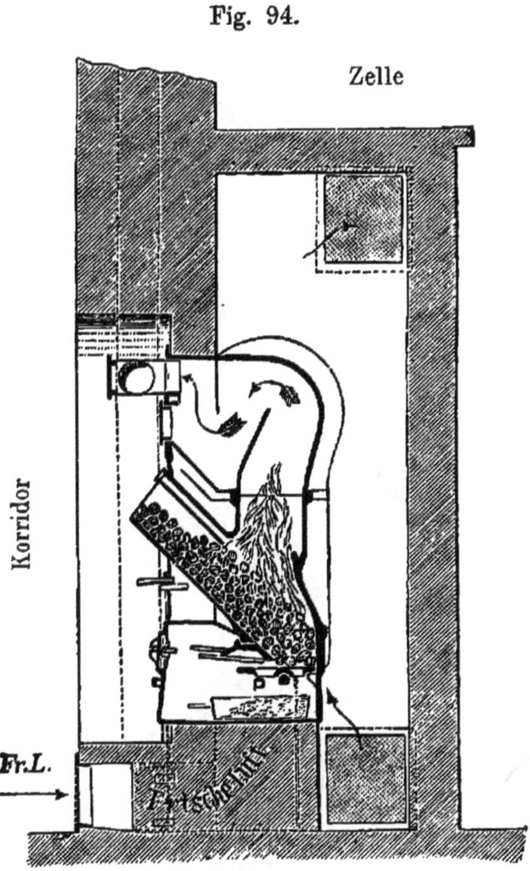

Ventilationsofen dienen. Der Luftzufuhrkanal sollte, wie es die Figur zeigt, etwas höher ausmünden, bei OK, als es vielfach üblich ist; bei niedrigem Austritt der frischen Luft kann sich dieselbe eventuell sonst am Boden ausbreiten, ohne vorgewärmt zu sein. Fig. 94 zeigt die Anordnung eines solchen Ofens für den Fall, dass die Heizung von einem Treppenhause aus erfolgt. Eine ähnliche Konstruktion zeigt der Ofen von Keidel (Fig. 95), der ebenfalls als Zirkulations- und Ventilationsofen konstruirt werden kann; ähnlich ist die Anordnung der Sturm'schen Oefen.

Eine andere Form von Daueröfen ist von Meidinger angegeben (Fig. 96), bei der statt des seitlichen Füllschachtes ein von oben zu beschickender Zylinder eingesetzt wird. Dieser Ofen hat gar keinen Rost. Um sicher zu funktionieren, muss bei Konstruktion der letzteren Art unbedingt, bei Konstruktion vorhergenannter Art vorteilhaft eine nicht backende oder nicht sinternde Kohle, wie Anthracit, oder allen-

Fig. 95.

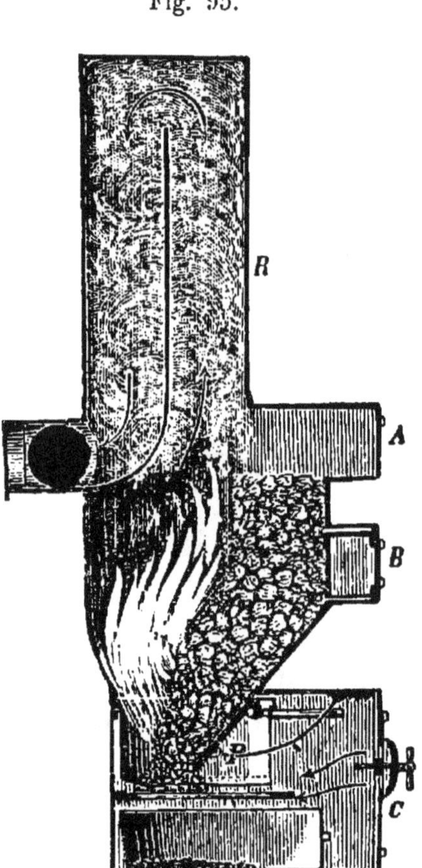

Verticalschnitt durch den Ofen.

falls Koks verwendet werden, weil nur dann das selbständige Nachrücken der Kohle möglich ist.

Eine andere Art stellt der sogenannte amerikanische Füllofen dar (Fig. 97), bei welchem ein trichterförmiger Füllzylinder Tr in einen grösseren Korb mit sog. Korbrost KR ausmündet, so dass die Flamme seitlich vom Füllzylinder und nicht wie im Meidinger-Ofen im Füllzylinder selbst ist. Die Verbrennungsgase können entweder direkt,

Fig. 96.

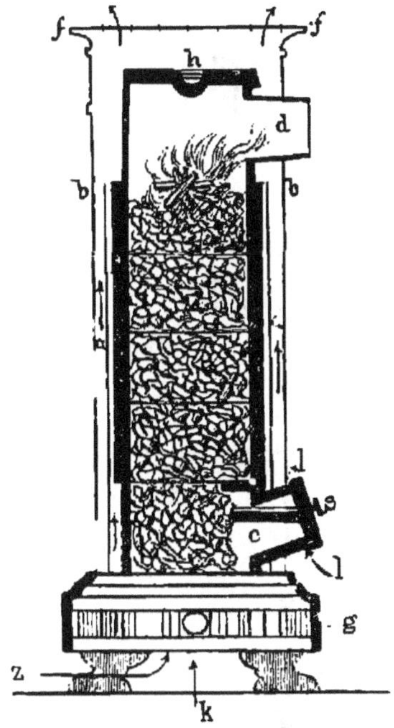

Meidinger Ofen.

Fig. 97.

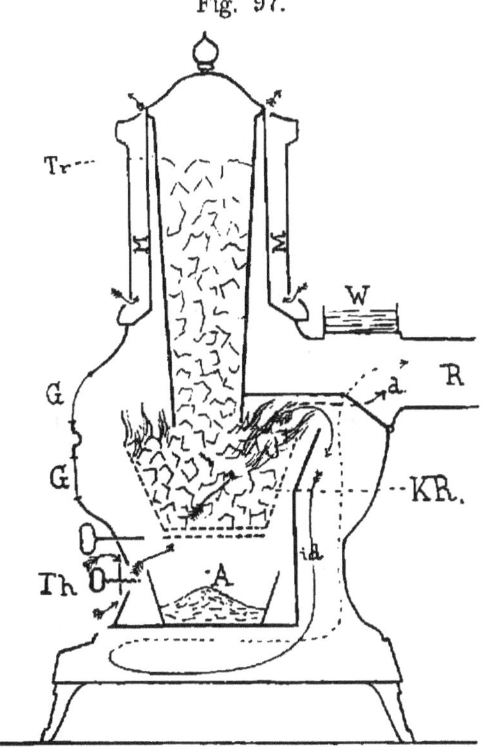

Amerikanischer Füllofen.

d, oder zur besseren Ausnützung auf einem Umwege id dem Rauchrohre R zugeführt werden; G ist eine Glimmerthür, die das Beobachten der Verbrennung gestattet.

Bei dem Ofen von Lönhold (Fig. 98, 99) wird das Heizmaterial K auf die sog. Pendelroste P R gebracht. Die Heizgase H werden gezwungen, durch den Schlitz eines Chamottesteins C nach unten zu

Fig. 98. Fig. 99.

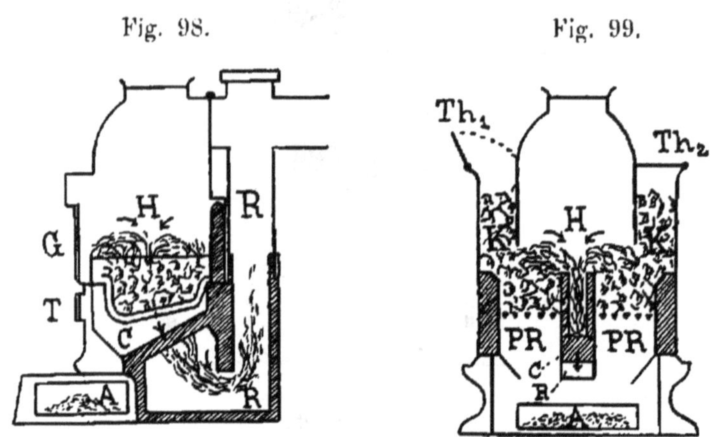

Ofen mit Lönhold'scher Sturzflammenfeuerung.

stürzen, wodurch eine innigere Mischung mit Luft und bessere Verbrennung erzielt wird; von hier erst gelangen sie in das Rauchrohr R; die Glimmerthür G gestattet Beobachtung der Flamme.

Auf die wärmsten Stellen der Oefen stellt man Gefässe mit Wasser, Fig. 97 W, um der früher angegebenen Forderung (S. 489) Genüge zu leisten.

2. Lokalheizung mit zentraler Feuerung.

Bei dieser Heizung ist die Wärmequelle für mehrere Räume gemeinsam, und zwar wird sie gewöhnlich im Kellergeschosse des Hauses untergebracht. Da in den einzelnen Räumen keine Verbrennung erfolgt, so sind stets besondere Ventilationseinrichtungen nötig. Die Art der Wärmeübertragung durch Wasser oder Dampf gestattet nicht nur einzelne Gebäude, sondern sogar ganze Gruppen von Häusern von einer einzigen Quelle aus mit Wärme zu versehen, die in Amerika sogar bis zu Distriktsheizungen erweitert wurden. Wir unterscheiden Wasser- und Dampfheizung.

a) Wasserheizung. Bei der Warmwasser-Niederdruckheizung (Fig. 100) wird das Wasser in einem Heizkessel aus Röhren A u. Fig. 101 bis auf höchstens 100° erwärmt, wodurch es specifisch leichter wird als die darüber stehende kalte Wassersäule, so dass es aufsteigt und durch das Steigrohr S in ein unter Dach befindliches

Fig. 100.

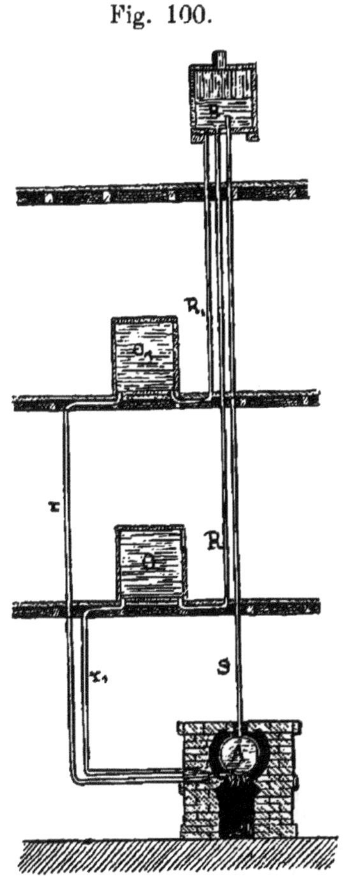

Warmwasser-Niederdruck-Heizung.

offenes Expansionsgefäss B gelangt. Von hier fällt es in Fallröhren R_1 R den Oefen oder Kaloriferen (O_1 O) der einzelnen Stockwerke zu und gelangt dann nach Abgabe seiner Wärme durch die Röhren r_1 r wieder in den Kessel, so dass ein in sich geschlossenes Röhrensystem besteht. Die Heizkörper in den einzelnen Zimmern sind entweder 1. Zylinder- oder Säulenöfen, oder 2. Röhrenöfen oder 3. Rippenröhre.

Fig. 101.

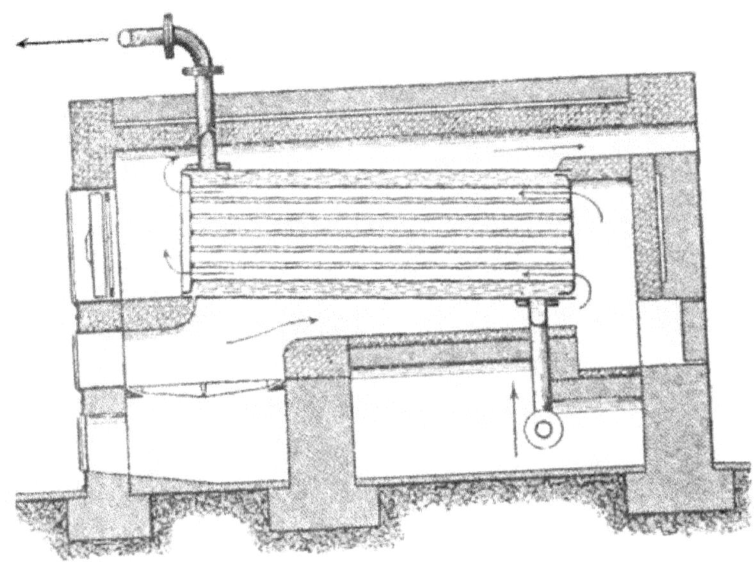

Warmwasser-Röhrenkessel.

Fig. 102.

Fig. 103.

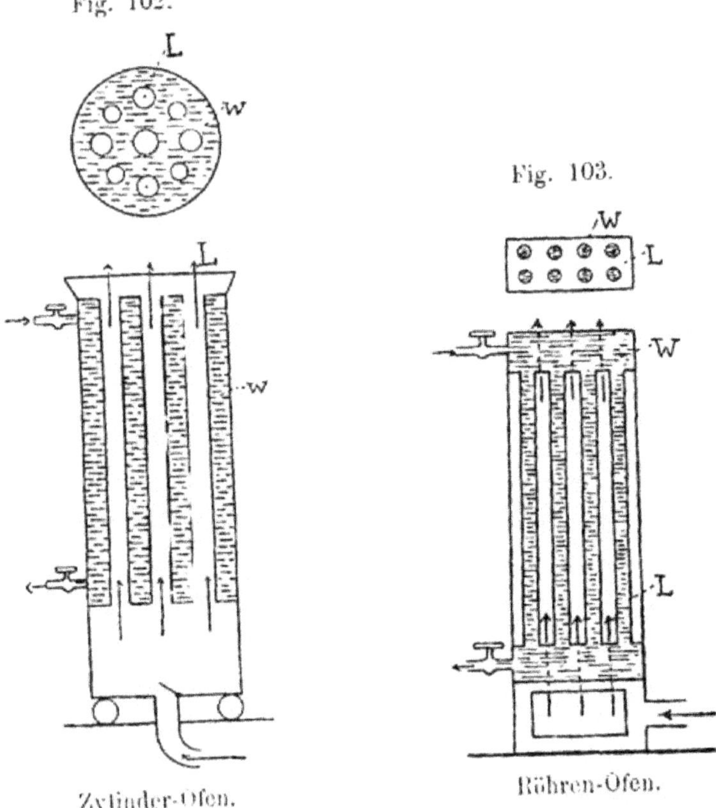

Zylinder-Ofen.

Röhren-Öfen.

Die Zylinderöfen (Fig. 102) bestehen aus einem Mantel aus Eisenblech, innerhalb dessen Röhren für das Wasser W senkrecht angebracht sind, so dass die Zimmerluft L innerhalb des Mantels dieselben bespülen und die Wärme von den Wasserröhren aufnehmen kann.

Fig. 104.

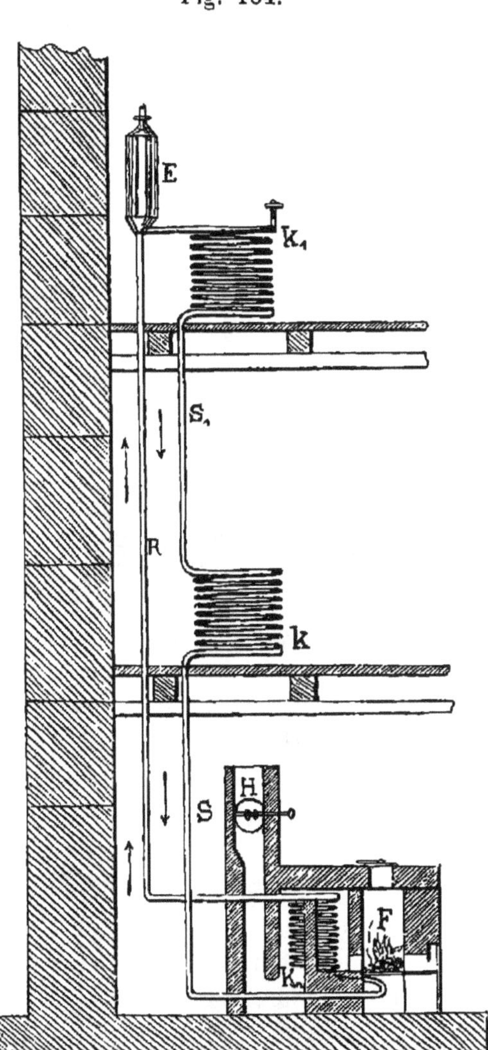

Central-Wasserheizung nach Perkins.

Die Röhrenöfen (Fig. 103) unterscheiden sich von den ersteren dadurch, dass die Wasserröhren oben und unten mit einem Wassergefäss W verbunden sind, so dass das Wasser in das obere Gefäss eintritt, durch die Röhren dem unteren Gefässe zufliesst und von da erst abläuft. Die Zimmerluft L kann zwischen den Röhren zirkulieren.

Die Rippenrohre sind Röhren, deren Wandungen zur Vergrösserung der wärmeabgebenden Oberfläche mit Scheiben oder sog. Rippen besetzt sind.

Die Wasser-Mitteldruckheizung, bei welcher die Erhitzung des Wassers auf 120° erfolgt, wird bei ähnlicher Anlage dadurch ermöglicht, dass das Rohr im Expansionsgefäss durch ein Druck- und Saugventil geschlossen wird, welches so belastet wird, dass es sich erst bei 120° öffnet, so dass das überschüssige Wasser aus der Röhre

Fig. 105.

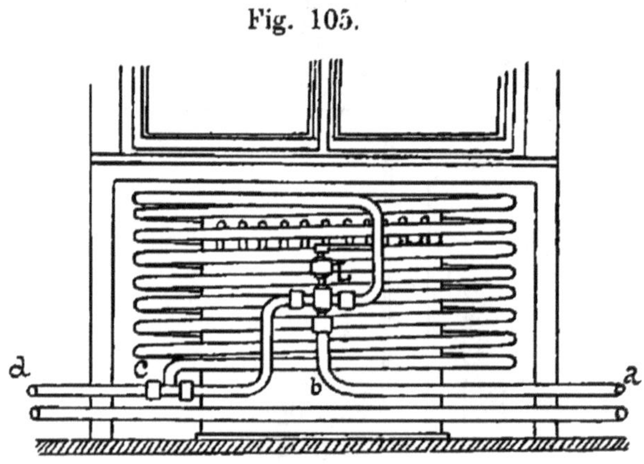

Heizkörper, in einer Fensternische angebracht.

a b Zuflussrohr, c d Abflussrohr, L Zweiweghahn, um entweder das heisse Wasser durch die Heizschlange gehen zu lassen oder es direkt dem nächsten Heizkörper zuzuweisen. also das Zimmer von der Heizung auszuschliessen.

in das Reservoir tritt und beim Erkalten des Wassers wieder in das Röhrensystem zurücktritt.

Die Hochdruck- oder Heisswasserheizung nach Perkins (Fig. 104) stellt ein kontinuirliches, in sich geschlossenes Röhrensystem dar, von welchem ein Stück vom Feuer bespült wird. Das Rohr wird im Expansionsgefäss E durch ein Ventil auf 200° gestellt. Die Röhren haben einen nur sehr geringen Durchmesser und müssen zur Verhütung der Explosion auf 150 Atmosphären geprüft sein. Als Heizkörper in den Zimmern dienen die mehrfach gebogenen Röhren selbst (Fig. 105).

Die Heizkörper bei allen Wasserheizungen können in Fensternischen angebracht werden, so dass durch Herstellung eines Luftkanals in der Fensternische zugleich die Zufuhr frischer, an den Heizkörpern erwärmter Luft herbeigeführt wird.

b) Dampfheizung. Während bei der Wasserheizung das Wasser

Fig. 106.

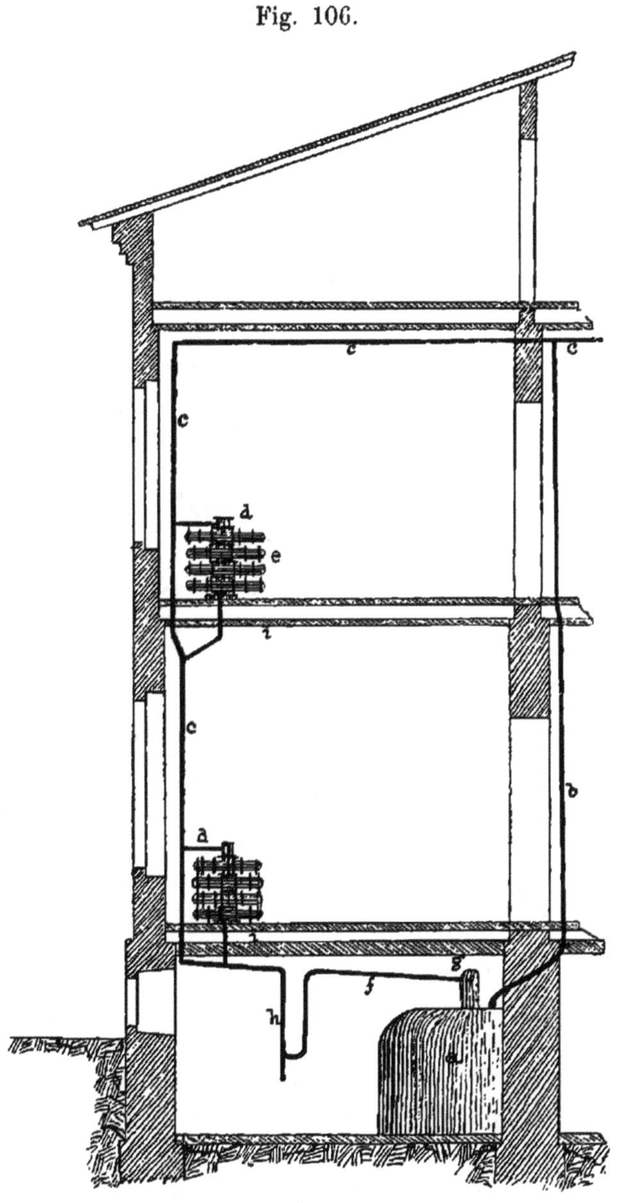

Bechem-Post: Niederdruck-Dampfheizungs-Schema.

selbst wegen seiner grossen Wärmekapazität zur Wärmeübertragung benutzt wird, eignet sich die geringe Wärmekapazität des Dampfes nicht zur Wärmeübertragung, weil man sonst sehr grosse Dampfmengen nötig hätte. Man verwendet vielmehr diejenige Wärme, welche bei der Kondensation des Dampfes frei wird, indem nämlich bei der Bildung von 1 Liter Kondenswasser aus Dampf 540 Wärmeeinheiten frei werden, die für die Zimmer verfügbar werden, wenn die Kondensation in den Heizapparaten der Zimmer vor sich geht. Infolge der Kondensation entsteht ein Vacuum, zu dessen Ausgleich Luft in die Röhrensysteme durch besondere Hähne oder selbsttätige Ventile ein-, bezw. beim Zuströmen neuen Dampfes wieder ausströmen muss.

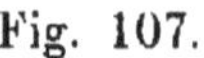

Fig. 107.

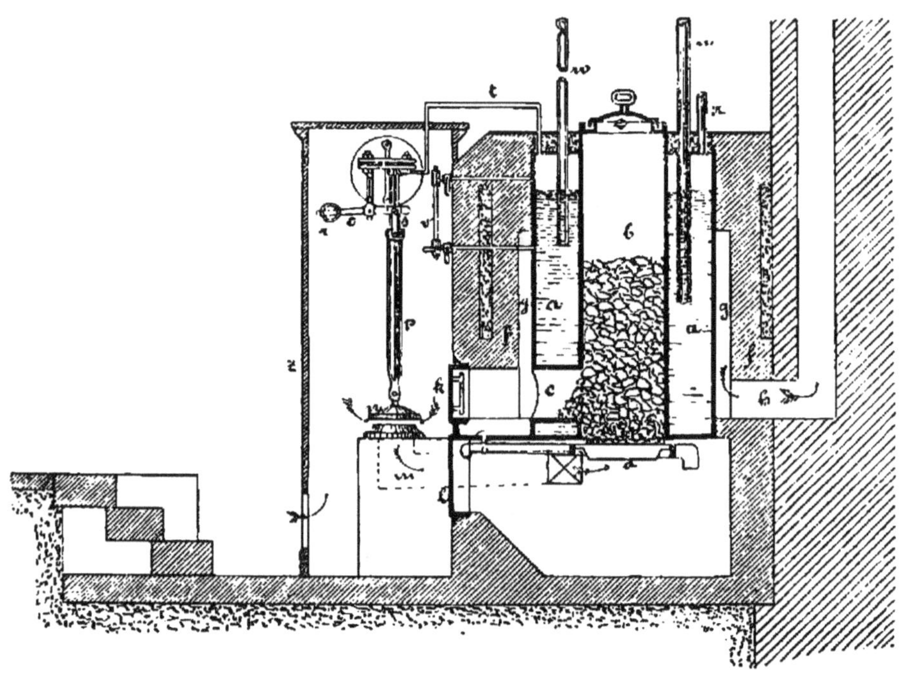

Dieser Vorgang ist zuweilen mit Geräusch verbunden. Man lässt deshalb auch häufig das Kondenswasser nicht in das Dampfrohr zurückfliessen, sondern durch besondere Röhren austreten, die ein geringeres Volumen besitzen können als die Dampfrohre, weil das Volumen des Dampfes 1700 mal grösser ist als das von Wasser. Das luftfreie Kondenswasser wird jedoch vorteilhaft zum Speisen der Kessel verwertet.

Die Niederdruck-Dampfheizung nach Bechem und Post hat eine neue Aera in der Beheizung für mittelgrosse Gebäude eröffnet. Das Schema der Anlage ergiebt sich aus Fig. 106. Bei der einfachsten Form strömt der Dampf vom Kessel a im Inneren der Röhre b in die Höhe, während das Kondenswasser an der Peripherie

Fig. 108.

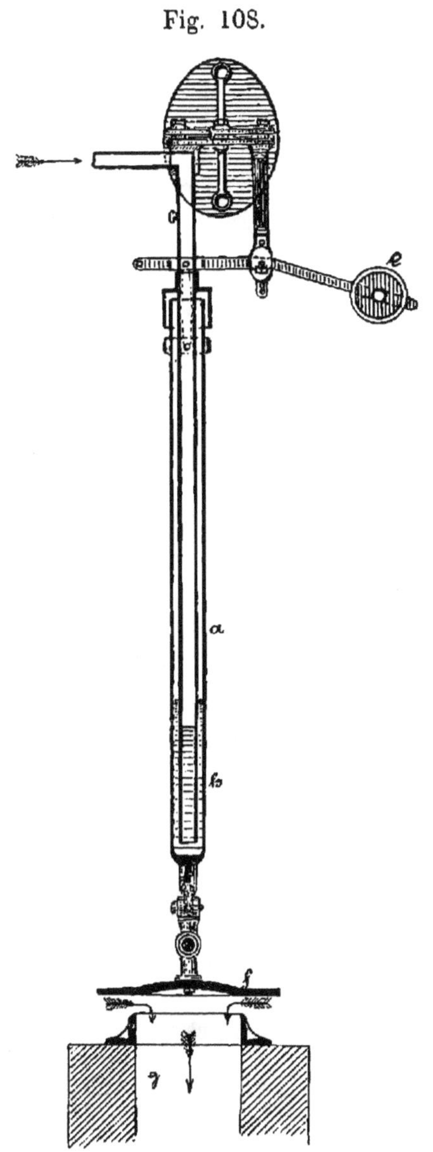

der Röhre c zurück- und dem Kessel zuläuft. Das Kondenswasser kann event. bei h auch abgelassen werden.

Der Kessel der Heizung (Fig. 107) a hat einen zentralen Füllschacht b, der von oben bei c beschickt wird. Die Verbrennungsgase gelangen von g durch h nach dem Kamin. In dem Kessel befindet sich ein offenes Standrohr u, welches mit der äusseren Luft kommuniziert, so dass der Dampf den Druck einer Atmosphäre nicht übersteigen kann. Die Kessel sind infolge dessen explosionssicher und nicht konzessionspflichtig. Der im Kessel entwickelte Dampf gelangt

Fig. 109.

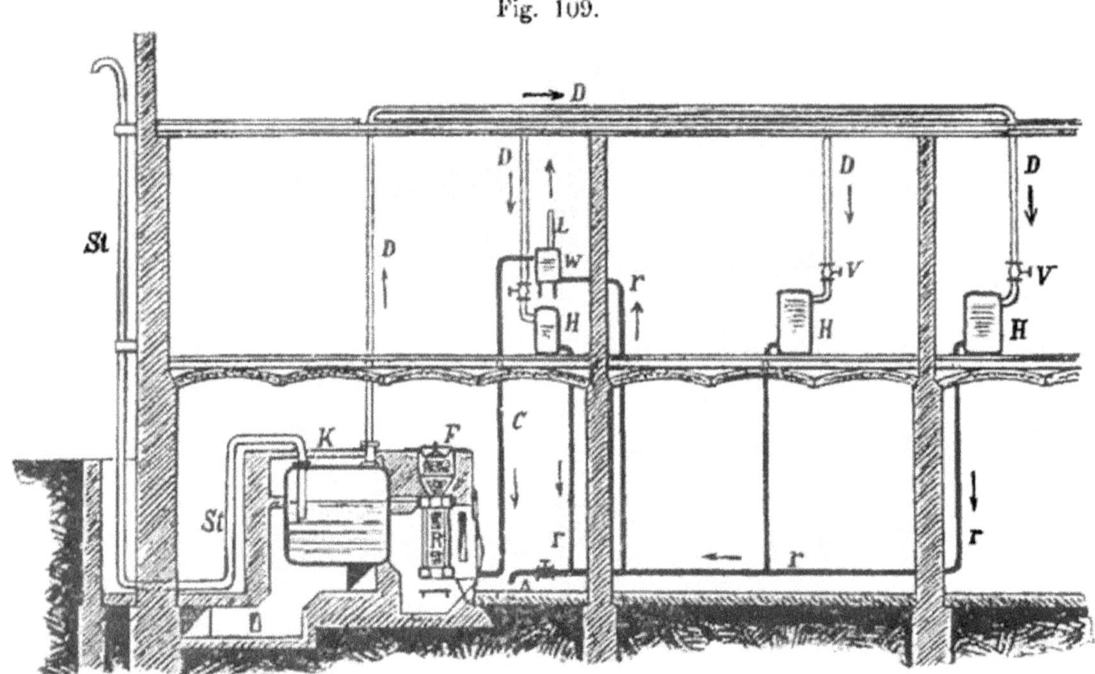

Dampfniederdruckheizung System Körting mit Syphonregulierung, ohne Isoliermantel.

K Konzessionsfreier Kessel.
St Standrohr.
R Donneley-Rost.
F Fülltrichter.
H Oefen aus ovalen Batterieelementen.
D Dampfleitung.
V Dampfventile derselben.
r Condenswasserleitung.
A Entleerungshahn.
W Wassergefäss.
C Rücklauf zum Kessel.

Die Regulierung der Wärme erfolgt durch das mehr oder weniger Oeffnen der Dampfventile, wodurch die Oefen H aus dem Gefässe W mehr oder weniger mit Wasser gefüllt werden und so die wirksame Heizfläche ganz nach Wunsch variiert werden kann.

durch das Steigrohr x in die Wohnung; w ist eine Alarmpfeife, welche bei zu starkem Sinken des Wassers ertönt und so den Wärter benachrichtigt, dass Wasser nachgefüllt werden muss. Das wesentlichste der Anlage liegt in folgender Einrichtung: Der Dampf gelangt durch das Rohr t zu einem Apparat p, und wirkt so, dass er durch Nähern

Fig. 110.

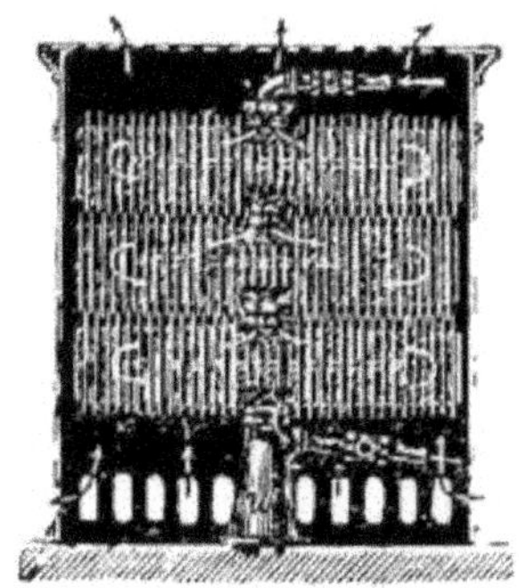

Fig. 111.

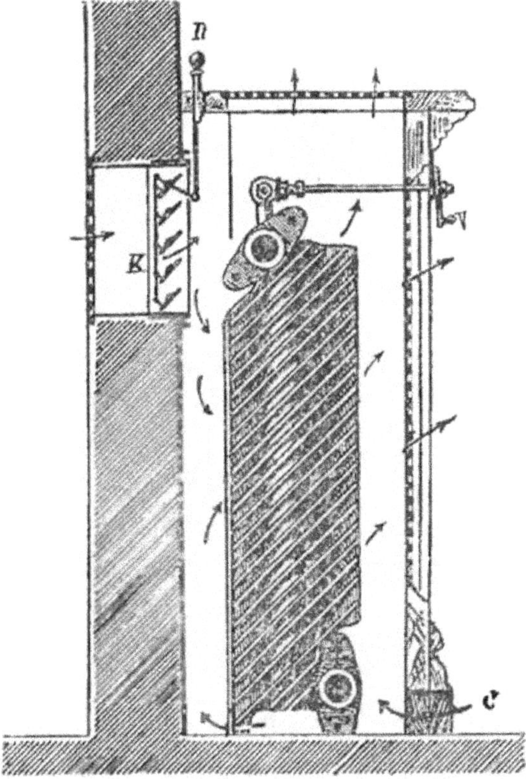

oder Entfernen der Platten n mehr oder weniger Luft durch den Kanal m dem Roste d zuführt.

Das genauere ergiebt sich aus der folgenden Fig. 108. Der Dampf tritt durch das Rohr b in ein Doppelrohr a ein, welches unten

Fig. 112.

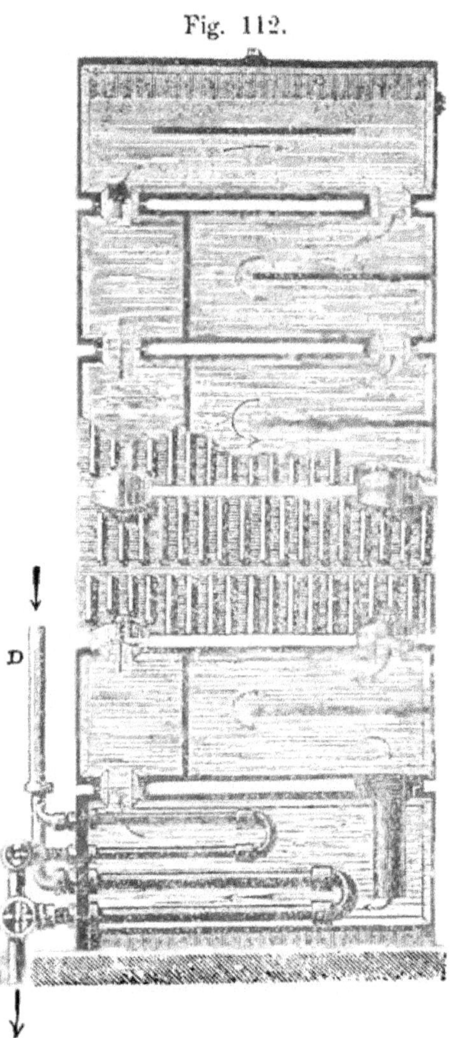

Dampfwasserofen aus Normal-Elementen mit variabler Heizfläche.

bei h einen Quecksilberverschluss hat. Die Spannung des Quecksilbers ist durch das Ventil e geregelt. Steigt nunmehr die Spannung des Dampfes in b, so wird die Platte f herabgedrückt und verschliesst die Zuströmung zu dem Luftkanal g, so dass der Feuerung weniger Luft zugeführt wird; die Verbrennung lässt nach, die Dampfspannung sinkt, die Platte f wird wieder gehoben, der Zutritt der Luft zum Roste frei und damit die Verbrennung wieder stärker.

Eine sehr brauchbare Modifikation ist das System von Körting mit sogen. Syphonregulierung (Fig. 109), bei der durch Oeffnen der Dampfventile die Oefen H aus dem Gefässe W mehr oder weniger mit Wasser gefüllt werden, so dass die wirksame Heizfläche nach Belieben variiert werden kann.

Als Heizkörper dienen in der Regel Rippenrohre (Fig. 110), von denen mehrere zu einer Batterie oder zu einem Ofen vereinigt werden.

Fig. 113.

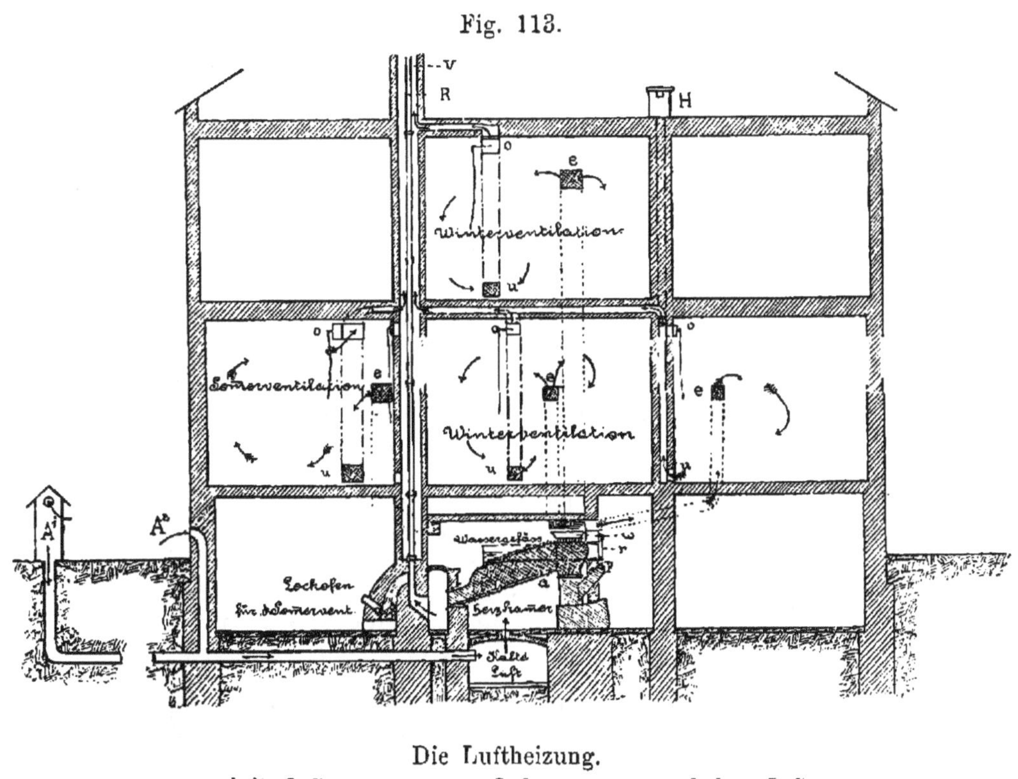

Die Luftheizung.

—— kalte Luft. ------ warme Luft. — — verdorbene Luft

Diese Heizkörper werden in Fensternischen angebracht, innerhalb deren ein Zufuhrkanal von aussen frische Luft eintreten lässt, welche sich an dem Heizkörper erwärmt und in dem Heizkasten oben als frische, vorgewärmte Luft in das Zimmer eintritt. Die Fig. 111 zeigt diese Anordnung für die schrägen Rippen, wie sie von Körting angegeben sind. Wird der Luftkanal für frische Luft K abgestellt, so kann durch den Kanal C Zirkulation der Zimmerluft erreicht werden.

Um die Vorteile des Dampfes mit denen des Wassers für die Wärmeabgabe zu vereinigen, sind auch verschiedene Dampfwasseröfen konstruiert worden, bei denen eine grössere Wassermenge durch Dampfschlangen, D, erhitzt wird (s. Fig. 112).

Bei der Hochdruck-Dampfheizung wird Dampf von 4 bis 6 Atmosphären benutzt, der jedoch vor Eintritt in die Leitung wieder auf niedrige Spannung gebracht wird. Soll Dampf auf grössere Strecken geleitet werden, so kann nur die Hochdruck-Dampfheizung in Betracht kommen, die sich allein zur Distriktsheizung eignet. Besonders in Fabriken wird man diese Art der Heizung oft vorteilhaft verwenden, um bereits vorhandene Feueranlagen auszunützen.

Die Möglichkeit, den Dampf auf grosse Entfernungen zu leiten, benutzt man auch zu Verbindungen verschiedener Systeme, indem man die Wärmeentwicklung in grossen Dampfkesseln vornimmt, von denen aus andere Heizungen gespeist werden. Man erhält so Dampf-Warmwasserheizungen, Dampf-Heisswasserheizungen, Dampf-Niederdruckdampfheizungen.

3. Zentralheizung.

Die einzige wirkliche Zentralheizung ist die Luftheizung, weil bei dieser die Bildung der Wärme und die Heizkörper ausserhalb der zu beheizenden Zimmer liegen.

Bei der Luftheizung (Fig. 113) haben wir eine Heizkammer, d. h. eine ummauerte Kammer im Kellergeschosse, welche zur Aufnahme des Heizapparates oder der Kalorifere dient. Als solcher dient gewöhnlich ein gusseiserner Schütt- oder Füllofen a, der von aussen, F, beschickt wird; sehr gut haben sich die Oefen von Körting bewährt, Fig. 114 u. 115. Da sich auf dem Ofen Staub ansetzen kann, welcher verbrannt wird und dadurch die Luft der Zimmer verschlechtert, so muss die Heizkammer zugänglich sein und regelmässig gereinigt werden.

An den höchsten Stellen werden Wassergefässe, w, angebracht, die von aussen durch ein Standrohr, r, beobachtet werden, um der Luft den nötigen Wassergehalt zu verleihen.

Sehr wichtig ist die Zufuhr der reinen kalten Luft. Die Entnahmestelle derselben muss gegen Staub und üble Gerüche geschützt werden und von Winden möglichst unabhängig sein. Man entnimmt deshalb die Luft, wenn irgend möglich, etwas vom Hause entfernt (A^1) und nur, wenn in der Nähe keine Unratquellen sind, allenfalls aus einem

Kanale am Hause selbst (A^2); bei dem System Sturtevant entnimmt man die Luft einem über Dach geführten Kanal.

Zur Abhaltung von Insekten und groben Verunreinigungen wird ein Drahtfilter angebracht. Um feinere Staubpartikelchen abzuhalten, lässt man den Kanal in eine grössere Kammer eintreten, in der sich die Luftgeschwindigkeit vermindert, so dass sich der Staub mechanisch

Fig. 114.

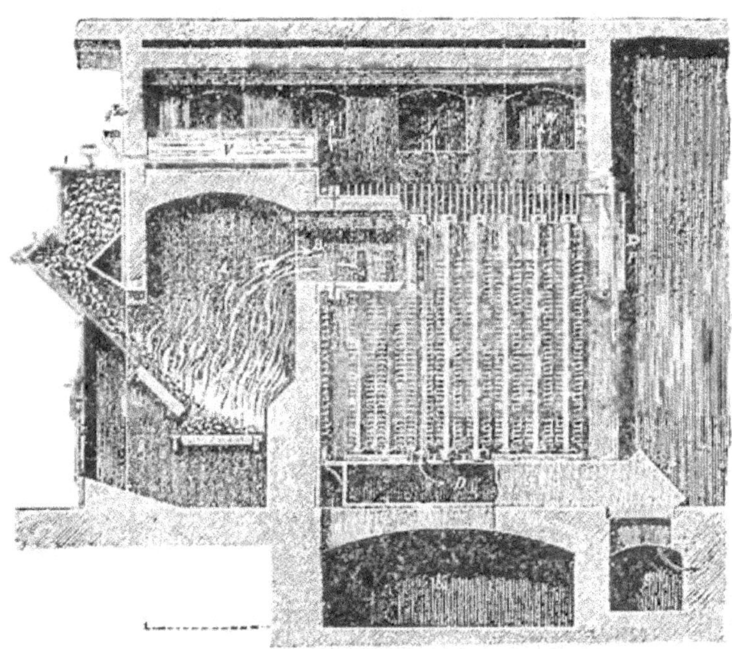

K Kaltluftkanal, T Schüttfeuerung, B Verteilungsrohr, C Batter.-Elemente, D Sammelrohre, PP Reinigungsklappen, S Fuchs, V Wassergefäss, W Heissluftkanäle.

niedersetzt, oder man wirft in der Kammer für kalte Luft dem Staube fein vertheiltes Wasser als sog. „Wasserschleier" entgegen, um so den Staub mechanisch niederzuschlagen, oder man lässt die Luft durch Wasser eintreten, oder aber man kann Filter aus feinen Stoffen anbringen, bei denen jedoch zu beachten ist, dass durch die starke Herabsetzung der Geschwindigkeit der Querschnitt so verlegt wird, dass man die nötige Menge Luft oft nur maschinell zuführen kann.

Die Kanäle für heisse Luft werden von der Höhe der Heizkammer möglichst vertikal nach den einzelnen Zimmern geführt, so dass also die kalte Luft, unten eintretend, an dem Ofen erwärmt oben als warme

Luft in die Kanäle eintritt. Diese Kanäle müssen beim Bau bereits vorgesehen werden.

Jeder Raum muss seinen besonderen Heissluftkanal bekommen, dessen Austrittsöffnung c etwa 2 m hoch gelegt wird. Die Austrittsöffnungen der warmen Luft in den Zimmern sollen 60 cm² nicht überschreiten, so dass man bei grösseren Sälen mehrere Zufuhrkanäle für Luft nötig hat. Man giebt den Kanälen eine solche Richtung, dass die Luft nach der Decke des Zimmers gerichtet wird. Die Abfuhrkanäle für die verbrauchte Zimmerluft haben unten, u, und oben, o,

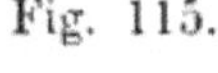

Fig. 115.

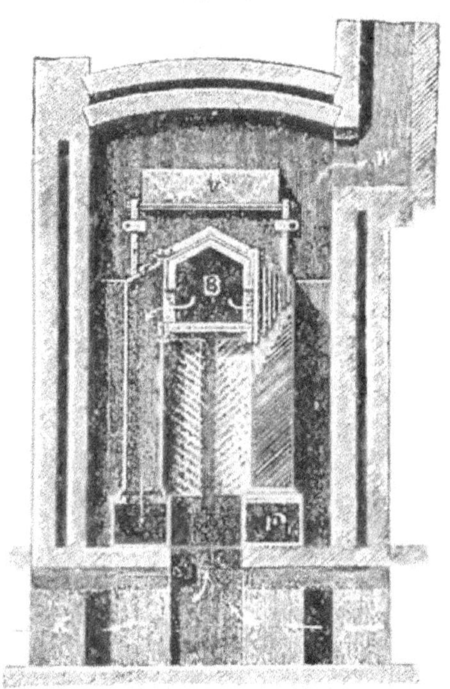

verschliessbare Oeffnungen. In der Regel wird die untere Oeffnung u offen gehalten, so dass die verbrauchte Zimmerluft, nachdem sie kühler geworden ist und sich zu Boden gesenkt hat, als verdorbene und abgekühlte Luft unten eintritt und abgesaugt wird.

Die obere Oeffnung dient dazu, um die warme Luft schnell zu entfernen, wenn eine Ueberheizung des Zimmers oder starke Rauchentwickelung stattgefunden hat, oder aber sie dient zur Sommerventilation.

Die Kanäle für die verdorbene, abzuführende Luft können in

einen gemeinsamen Ventilationsschlauch oder Kamin, V und H, einmünden, in dem das Rauchrohr R der Heizkammer für Zug sorgt.

Soll im Sommer die Luftheizung zur Zuführung kühler Luft dienen, so wird natürlich die Heizkammer nicht geheizt, sondern ausschliesslich durch einen besonderen Lockofen der Zug im Kamin herbeigeführt. Es tritt dann kalte Luft aus den Oeffnungen e ein, die, nachdem sie sich im Zimmer erwärmt hat, durch die obere Oeffnung o ausströmt.

Die Luftheizung ist also ihrer Natur nach stets auch Ventilationsheizung und in der Anlage allen anderen Heizungen gegenüber anders geartet, insoferne bei den anderen die Ventilation nebenbei besorgt werden muss, aber nicht im System liegt.

Die Luftheizung verlangt, um richtig zu funktionieren, dass die Thüren und Fenster geschlossen werden, um nicht die Eigenartigkeit der Ventilation zu erschweren. Um schneller anzuheizen, wird oft eine Zirkulation, Fig. 116, dadurch herbeigeführt, dass man die bereits erwärmte Luft nicht in den Abführkanal, sondern durch eine besondere Art von Klappen, c, in den Zirkulationskanal C eintreten lässt, von wo sie als bereits etwas vorgewärmte Luft in die kalte Luftkammer K eintritt.

Eine Regulierung der Heizung ist auch noch dadurch möglich, dass man von dem kalten Luftkanal K eine Nebenleitung als Mischkanal M in Verbindung bringt mit dem Kanal für warme Luft W. Durch angemessene Stellung der Klappen m kann man entweder den Querschnitt für die warme Luft oder für die kalte Luft verengern und dadurch nach Belieben kalte, warme oder gemischte Luft in das Zimmer eintreten lassen.

Die Temperaturregulierung liegt bei der Luftheizung trotz dieser letztgenannten Möglichkeiten fast ausschliesslich in der Hand des Heizers, der deshalb über die Temperatur der Räume informirt sein muss, ohne die Räume selbst zu betreten. Bei kleineren Anlagen bringt man deshalb Thermometer, die vom Flur aus abgelesen werden können, oder bei grösseren elektrische Thermometer an, die den Heizer orientiren, ohne dass er die Heizanlage zu verlassen braucht, z. B. im deutschen Reichstagsgebäude. Die Luftheizung ist besonders für grosse oder unregelmässig benutzte Gebäude, grosse Säle, Kirchen, Turnhallen, Gewächshäuser geeignet. Eine Anordnung dieser Art zeigt Fig. 117.

Bei der Luftheizung ersetzt man oft die Feuerluft-Heizapparate, weil sie leicht zum Glühen kommen, durch Heizkörper anderer Systeme

Fig. 116.

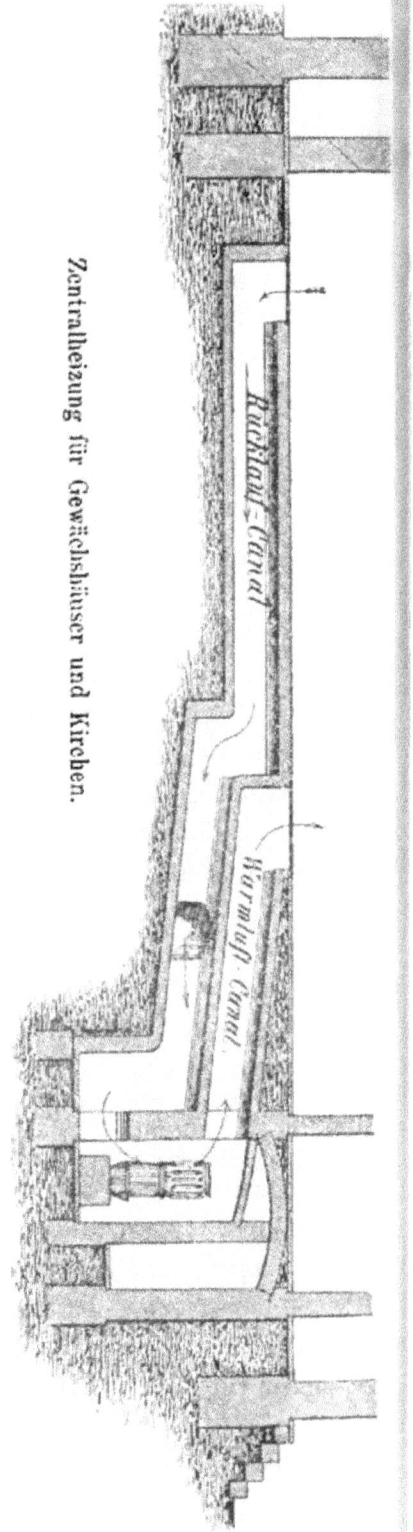

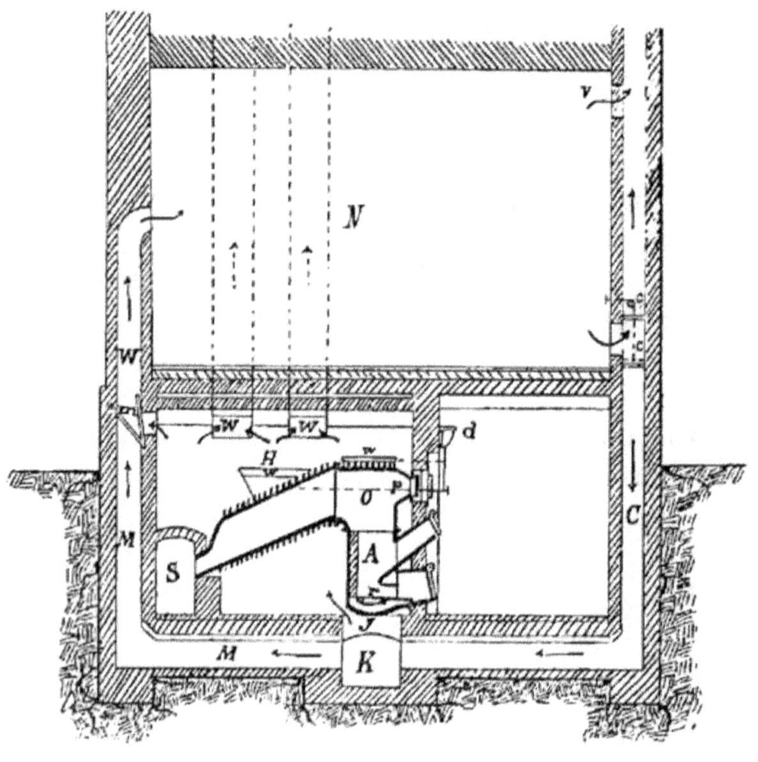

Luftheizung.

H Heizkammer	W Warmluftkanal.
O Ofen	M Mischkanal m. Mischklappe.
S Schornstein	V Abführkanal.
K Kaltluftkanal	C Zirkulationskanal.

Ist die Klappe e e in die obere Stellung gebracht, so strömt die Luft aus dem Zimmer N durch den Kanal C wieder nach der Heizkammer.

Fig. 117.

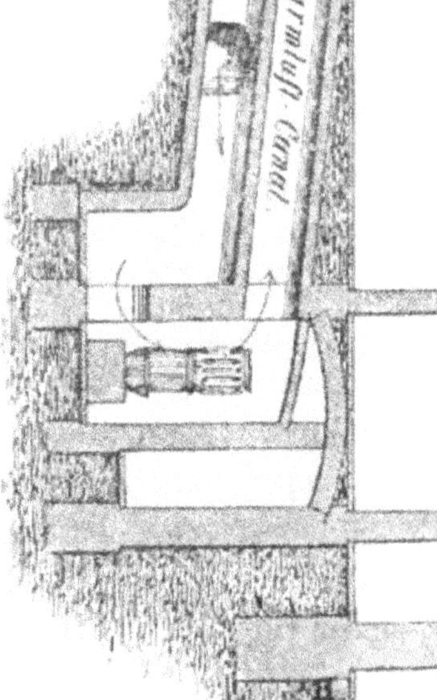

Zentralheizung für Gewächshäuser und Kirchen.

und nennt dann diese kombinierten Heizungen Dampf-Luftheizungen, Heisswasser-Luftheizungen, Warmwasser-Luftheizungen. In die Reihe dieser Kombinationen gehört auch das amerikanische Sturtevant-System, welches sich ganz besonders für grosse Gebäude, besonders Fabriken, Gefängnisse, Schulen eignet und auch bei uns bereits Eingang gefunden hat.

Bei diesem System, Fig. 118, erfolgt die Heizung entweder durch Frischdampf oder durch Abdampf, so dass sie an vorhandene Heiz-

Fig. 118.

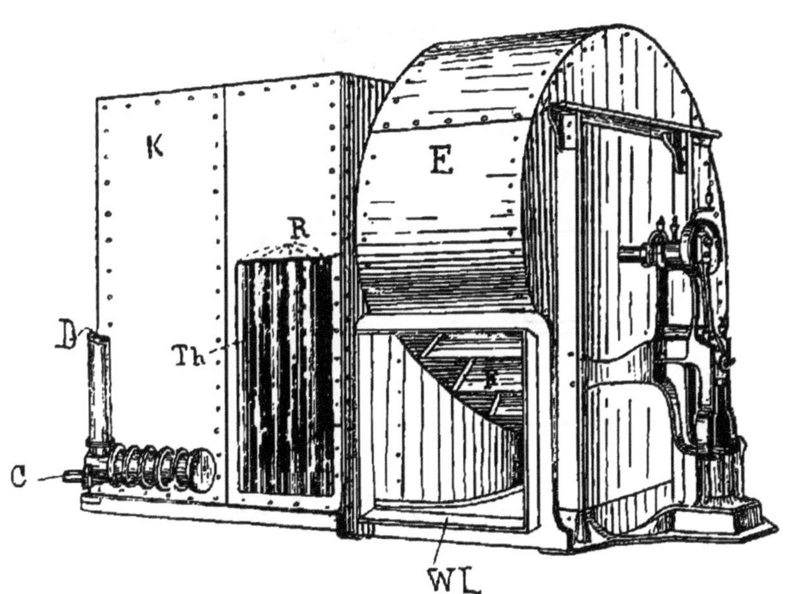

Sturtevant's Dampfluft-Heizapparat.
(Thür bei Th. ausgehängt.)

anlagen bei Fabriken angeschlossen werden kann. In den patentierten Heizapparaten wird frische Luft erwärmt und den Gebäuden in besonderen Röhrensystemen zugeführt. Die letzteren können beim Bau vorgesehen, aber auch nachträglich angebracht werden, was ein wesentlicher Vorteil ist. Die frische Luft wird von einem als Exhaustor oder Radgebläse konstruierten Apparat E, dessen Flügel F z. Th. sichtbar gemacht sind und der im untersten Geschosse aufgestellt ist, angesaugt. Die frische Luft wird durch einen oberhalb des Daches mündenden Schacht entnommen, wodurch eine relative Reinheit derselben gesichert ist, welche durch ein ausgedehntes System von Filtern noch verstärkt wird. Die Erwärmung der angesaugten Frischluft erfolgt dadurch, dass dieselbe Kästen, K, mit zahlreichen Dampfheizrohren, R, mit grosser Geschwindigkeit passirt, wobei sie auf 40—50° erhitzt und in die Wohn- oder Fabrikräume gedrückt wird; D ist die Dampfzuleitung für die Heizrohre R, C Condenswasserrohr.

Im Allgemeinen hat jeder Kanal nur eine Ausströmung, so dass ein jeder nur ein Stockwerk mit gewärmter Luft versieht. Diese Kanäle werden stets auf einer Seite des Gebäudes angebracht.

Fig. 119.

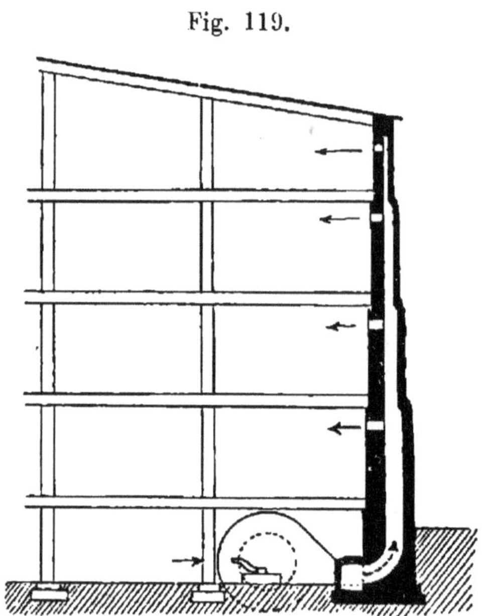

Heizungsanlage eines Gebäudes nach dem Sturtevant-System.

Es ist auch möglich, die Kanäle an der Aussenseite des Gebäudes als Pfeiler zu errichten (s. Fig. 119), wobei die Warmluftkanäle durch eine doppelte Wand mit einer ruhenden Luftschicht gegen Wärmeverluste geschützt sind. Solche Pfeiler sind dann in Abständen von 15—25 m zu errichten. Jeder Warmluftkanal kann dann eine Oeffnung in jedem Stockwerk haben.

4. Elektrische Heizung.

Dieselbe ist bis jetzt noch zu teuer, um allgemeine Bedeutung zu haben, so dass es genügt, sie der Vollständigkeit halber anzuführen.

Fussbodenheizung.

Diese Art der Heizung war bereits den Römern bekannt und ist von ihnen in Germanien verwendet worden.

In neuerer Zeit wurde sie im Friedrichsbade in Baden-Baden derart eingeführt, dass man das Thermalwasser zum Erwärmen der Fussböden benützte. Eine andere Einrichtung ist im Krankenhause zu Hamburg eingeführt worden (s. Fig. 120). Unter den einzelnen Pa-

Fig. 120.

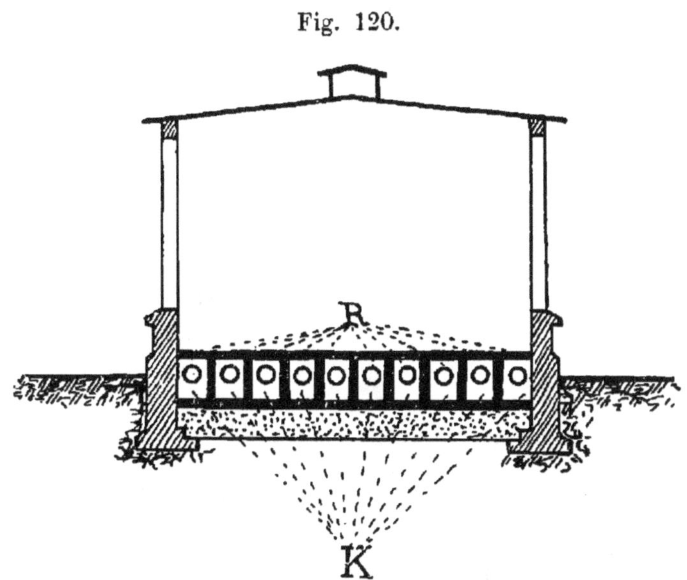

Fussbodenbeheizung.

villons befinden sich 75 cm hohe bekriechbare Kanäle, K, mit durchbrochenen Scheidewänden, die vom Keller aus zugänglich sind. Diese Kanäle sind von den Krankenzimmern durch einen dichten Zementplattenbelag vollständig geschieden; 10 cm unterhalb dieser Kanaldecke liegen die Rohre, R, einer Wasser- oder Dampfheizung, welche durch Erwärmung der Kanalluft den Fussboden heizt. Selbstverständlich können die Fussböden der Zimmer nicht aus Holz bestehen, sondern müssen aus Zement oder aus ähnlichem Materiale hergestellt werden. Der Vorteil gegenüber den anderen Heizungsmethoden liegt darin, dass der Fussboden stets warm, und die Verteilung der Wärme eine gleichmässige ist. Da bei diesen Böden die Reinigung mit Wasser möglich ist und durch die Erwärmung des Fussbodens ein schnelles

Trocknen erfolgt, so lässt sich auch die Reinlichkeit in einer ausserordentlich günstigen Weise durchführen.

Litteratur.

Büsing: Artikel Heizung in Dammer's Handwörterbuch der öffentl. u. privat. Gesundheitspflege. 1891.

Degen: Praktisches Handbuch für Einrichtungen der Ventilation und Heizung. 2. Aufl. 1878.

Fanderlik: Elemente der Lüftung und Heizung. 1887.

Rietschel: Leitfaden zum Berechnen und Entwerfen von Lüftungs- u. Heizungsanlagen. 1893.

K. Schmidt: Heizung und Ventilation. 1896.

Schwartze: Heizung, Beleuchtung und Ventilation. 1884.

Wolffhügel: Heizung in Eulenburg's Handbuch des öffentl. Gesundheitswesens. II. 1882.

Wolpert: Theorie und Praxis der Ventilation und Heizung. 1880.

F. Lüftung und Entseuchung der Wohnung.

Die Luft in einem geschlossenen Raume wird durch die Athmung der Menschen und durch die Heiz- und Beleuchtungsvorrichtungen in ihrer quantitativen und qualitativen Zusammensetzung geändert. Der Sauerstoff wird herabgesetzt, statt dessen tritt eine Zunahme an Kohlensäure auf, und neben dieser bilden sich durch Zersetzung der von der Haut und den Schleimhäuten abgesonderten Epithelien und Sekrete und durch Verbrennung der Beleuchtungsmaterialien übelriechende und giftige Gase. Solche können auch aus den Zwischendecken der Fussböden infolge der dort vor sich gehenden Fäulnisvorgänge in die Zimmerluft gelangen.

Ausserdem wird bei der Athmung des Menschen und bei der Verbrennung der Brennmaterialien Wärme und Wasserdampf gebildet, deren Menge so steigen kann, dass dadurch die Entwärmung des Körpers erschwert wird.

Durch den dauernden Gebrauch der Möbel kann Staub entstehen; derselbe kann auch aus Undichtigkeiten der Zwischendecken in die Zimmerluft gelangen, oder einfach mechanisch von aussen eingeschleppt werden. Staub wird auch mit dem Heizmaterial eingebracht, und durch Verbrennen desselben Russ gebildet. In noch grösseren Mengen geht die Staubbildung in gewissen Industrien vor sich.

Unter besonderen Umständen kann der Staub infektiöse Organismen enthalten.

Die Lüftung oder Ventilation muss demnach sehr verschiedenartige Aufgaben erfüllen, wenn sie die Luft eines Zimmers in dem Zustande der Reinheit erhalten oder in den Zustand versetzen soll, den wir von einer reinen Luft verlangen. Sie muss den Sauerstoff ersetzen und reine frische Luft zuführen; sie muss die gasförmigen Verunreinigungen aus der Zimmerluft entfernen; sie muss die gebildete Wärme abführen, um die Wärmeabgabe der Bewohner zu regeln; sie muss Staub und Krankheitskeime fernhalten oder beseitigen.

Die Ventilation im engeren Sinne hat sich zunächst gegen die physikalisch-chemische Beschaffenheit der Zimmerluft zu richten.

1. **Ventilationsbedarf und Luftkubus.** Nach den klassischen Darlegungen von Pettenkofer können wir noch immer den Gehalt an Kohlensäure als Massstab für die Reinheit der Luft verwenden, indem wir die Erfahrung benützen, dass Luft, welche mehr als 0,1 pCt. d. h. mehr als 1 pro mille Kohlensäure enthält, in bewohnten Räumen unser Befinden ungünstig beeinflusst.

Der Gehalt der Wohnungsluft an Kohlensäure muss demnach durch die Lüftung auf 1 pro mille und, wo noch höhere Reinheit verlangt wird, auf 0,7 pro mille gehalten werden; bisweilen sind wir gezwungen, selbst 1,5 pro mille zuzulassen. Die Kohlensäuremenge welche ein Erwachsener liefert, beträgt für 1 Stunde 22,6 Liter = 0,0226 m^3, für ein Schulkind im Durchschnitt 10 Liter, für eine Kerze 12, für eine Petroleumlampe 60, für eine Gasflamme 100 Liter (s. S. 486).

Die zugeführte Luft hat im Freien bereits einen Kohlensäuregehalt von 0,3 pro mille; im Bereiche von Strassen kann diese Menge aber auf 0,5 steigen.

Nennen wir L die in cbm ausgedrückte Luftmenge, welche dem Zimmer stündlich zugeführt werden muss, damit die Grenze p nicht überschritten wird, und a den CO^2-Gehalt der atmosphärischen Luft, k die von einem Menschen oder einer anderen CO^2-Quelle stündlich gegebildete Kohlensäuremenge in cbm, so ist $L = \frac{k}{p-a}$. Wir kommen so für die **Ventilationsgrösse**, das **Ventilationsquantum** oder den **Luftwechsel**

1. zu einer Minimalforderung

$$L = \frac{0,0226}{0,001-0,0003} = 32,29 \text{ m}^3$$

2. zu einer Maximalforderung

$$L = \frac{0,0226}{0,0007-0,0005} = 113 \text{ m}^3$$

Sind n Kohlensäurequellen z. B. mehrere Menschen oder Menschen und Flammen zu berücksichtigen, so lautet die Formel:

$$L = \frac{n.k}{p-a}$$

Es müssen also einem Erwachsen in der Stunde täglich 32 bis 113 m³ Luft zugeführt werden, wenn der Kohlensäuregehalt nicht über 1 bezw. über 0,7 pro Mille steigen soll.

Wenn wir zunächst nur das Minimum von 32 m³ stündlich festhalten, so hat man mit der Erfahrung zu rechnen, dass die Luft eines Wohnraumes im allgemeinen in der Stunde nur zweimal erneuert werden kann. Der Minimalluftraum, der sog. **Luftkubus** für den Erwachsenen kann demnach bei zweimaliger Erneuerung der Luft in einer Stunde auf die Hälfte des Ventilationsquantums von 32 m³, also auf 16 m³ festgesetzt werden. Dieser Luftkubus ist nach obigen Darlegungen selbstverständlich die äusserste untere Grenze, wie sie z. B. in Kasernen, Gefängnissen zugelassen werden kann. Allgemein ist der Luftkubus $K = \frac{L}{n}$ wobei L das Ventilationsquantum und n die Zahl der stündlichen Lufterneuerungen bedeutet.

Nach Morin verlangt man

	pro 1 Stunde Ventilations-quantum m³	demnach Luftkubus mindestens m³
für Krankenhäuser	60—100	30—50
für Gefängnisse	50	25
für Werkstätten	60—100	30—50
für Kasernen	30—50	15—25
für Theater	40—50	20—25
für Versammlungslokale je nach Benützung	30—60	15—30
für Schulen . .	15—20	$7\frac{1}{2}$—10
für Unterrichtsräume für Erwachsene	25—30	$12\frac{1}{2}$—15

Für bestimmte Zwecke, nämlich wenn die Behinderung der Wärmeabgabe das wichtigste Moment ist, wie in Theatern, Konzertsälen, kann man die Wärme des Zimmers nach Rietschel als Massstab für den Ventilationsbedarf in folgender Weise verwerten: $L = \frac{w(1 + \alpha t)}{0,306\,(t - t')}$, wobei t die gewünschte Temperatur, t' die Temperatur der einzuführenden kühleren Luft, w die Wärmemenge, welche die Insassen des Raumes oder die Beleuchtung stündlich an die Luft abgeben, α den Ausdehnungskoeffizienten der Luft ($^1/_{273}$ ihres Volumens) und 0,306 die zur Erwärmung eines m^3 Luft von 0^0 auf 1^0 nötige Wärmemenge bedeutet.

Die Ventilationsgrösse kann man durch folgende Methoden bestimmen:

1. Kohlensäurebestimmung nach Pettenkofer. Man stellt durch Athmung von vielen Menschen oder durch Verbrennung von Kerzen oder durch chemische Entwicklung von Kohlensäure einen möglichst hohen Kohlensäuregehalt der Luft des Zimmers her. Nach Entfernen der Menschen oder Auslöschen der Kerzen oder Sistieren der chemischen Quelle wird der Kohlensäuregehalt der Zimmerluft bestimmt; s. S. 148. Nach einer Stunde wiederholt man diese Bestimmung und berechnet nunmehr aus der Abnahme des Gehaltes die Luftmenge, welche von aussen zugeführt wurde.

2. Die Herkunft von Zugluft kann entweder subjektiv durch die Zugempfindung oder durch Ablenkung von Kerzen mit dünnem Dochte ermittelt werden. Bei einer Geschwindigkeit von 5—10 cm pro Sekunde pflegt Zugempfindung zu entstehen.

3. Erfolgt die Luftzu- oder -abfuhr durch besondere Kanäle, so wird die Geschwindigkeit gemessen durch statische Anemometer, welche den Druck des Windes messen, oder durch dynamische, bei denen man die Geschwindigkeit aus der Zahl der Umdrehungen eines Flügelrades entnimmt.

4. Zur Messung des Druckes bezüglich des Ueberdruckes der Aussen- oder Innenluft reichen die gewöhnlichen Manometer nicht aus. Es wurde zu diesem Zwecke von Recknagel das Differentialmanometer konstruirt, welches einen sehr kleinen Ueberdruck zu messen gestattet. Zu diesem Zwecke ist der eine 200 mm lange Schenkel des Manometers nicht vertikal, sondern in Form eines fast horizontalen mit ganz geringer Steigung versehenen Glasrohres angebracht; zur Füllung wird statt Wasser das leichte und ohne Widerstand bewegliche Petroleum (spec. Gewicht 0,833) verwendet. Die Umrechnung der an dem fast horizontalen Schenkel abgelesenen Höhe muss auf

eine vertikale Flüssigkeitssäule und auf Wasser als Füllungsflüssigkeit erfolgen.

Der Ersatz des Sauerstoffes erfolgt in der Regel durch Undichtigkeiten von Fenstern und Thüren.

Da in der Regel in einem Gebäude als Ganzem ein etwas höherer Luftdruck besteht, als ausserhalb desselben, so sucht sich die Luft einen Ausweg nach aussen und findet diesen, wo richtig konstruirte Klosets im Hause sind, auch dort, so dass in der Regel der Eintritt verdorbener Luft von den Klosets her unmöglich ist. Nur wenn innerhalb des Hauses in einzelnen Zimmern grosse Temperaturdifferenzen herrschen, kann Luft von ungewünschten Stellen in die Zimmer einströmen. Um ganz sicher zu gehen, wird man gut tun, die zum Ersatz dienende frische Luft unverdächtigen Stellen durch genügend weite Kanäle zu entnehmen.

Die Entfernung übelriechender gasiger Beimengungen kann bei dem oben fixirten Ventilationsquantum nur dann Schwierigkeiten machen, wenn die Bildung dieser Stoffe eine ungewöhnlich grosse ist, wie dies z. B. bei Zersetzungen im Fussboden möglich ist. In diesen Fällen ist aber eine noch so reichliche Ventilation ein mangelhafter Behelf gegenüber der Beseitigung solcher Verunreinigungsherde. Auch ausgiebige körperliche Reinlichkeit durch Bäder beim Militär, bei Schulkindern, Gefangenen unterstützen die Ventilation durch Abhaltung vermeidbarer Ausdünstungen ganz wesentlich.

2. Natürliche Lüftung.

Die natürliche Lüftung durch die Poren (s. S. 450) ist von geringer Bedeutung. Sie erfolgt (Fig. 121) vorwiegend in vertikaler Richtung durch Fussboden und Decke, und zwar im Winter, wenn das Haus gewärmt wird, von unten nach oben; im Sommer in entgegengesetzter Richtung, wenn das Haus kälter ist als die Aussenluft. An den Seitenwandungen nimmt der Ueberdruck vom Fussboden und von der Decke her gegen eine neutrale Zone zu ab, wo er Null wird. Im Winter findet infolge Erwärmung der Zimmerluft oberhalb dieser Zone Ausströmung der warmen Luft, unterhalb derselben Einströmen der kalten Aussenluft statt; umgekehrt, wenn das Zimmer kälter ist.

Bei der natürlichen Lüftung ist jedoch der Haupteintritt und Austritt der Luft durch Undichtigkeiten von Fenster und Thüren bestimmt, und die ganze Luft ist in diesen Fällen keiner Regulierung fähig, die Luft nach ihrer Herkunft oft zweifelhaft und durch das Vorhandensein der unerlässlichen Undichtigkeiten mit Zugempfindung verknüpft, so dass diese natürliche Lüftung gegenüber einer richtigen künstlichen Lüftungsanlage technisch bedeutend zurücksteht.

Fig. 121.

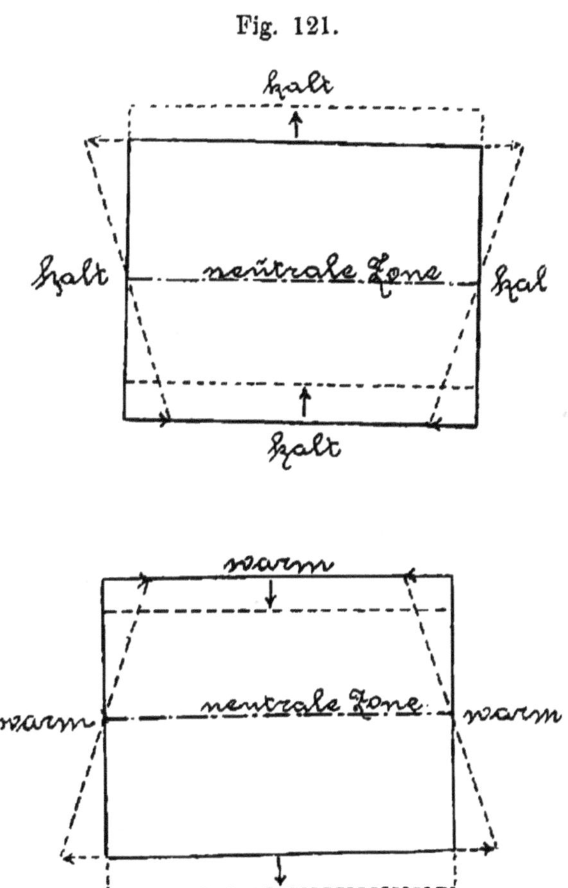

3. Künstliche Lüftung.

Bei künstlichen Lüftungsanlagen müssen: 1. Die Entnahmestellen der Frischluft so gewählt werden, dass wir reine Luft zuführen. Die Lüftung kann durch Aspiration der schlechten Zimmerluft erfolgen. Bei diesem System wird zunächst keine Rücksicht auf die zugeleitete Frischluft genommen, sondern nur durch einen Motor die Abfuhr der schlechten Zimmerluft durch besondere Kanäle besorgt; die Zuleitung frischer Luft kann dadurch angestrebt werden, dass man an den entgegengesetzten Zimmerseiten weite Zufuhrkanäle anbringt, welche die Luft von bestimmten Stellen entnehmen. In diesem Falle werden engere Oeffnungen, welche schlechte Luft zuführen könnten, praktisch ausser Funktion gesetzt.

Beim Pulsionssysteme wird durch einen Motor die Zuströmung der Frischluft besorgt, während man sich um die Abführung der verdorbenen Luft nicht kümmert.

Fig. 122.

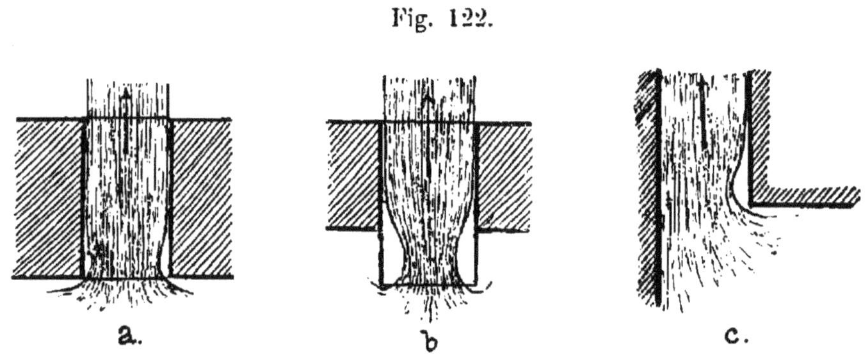

Einengung von Luftströmungen an der Mündung von Kanälen nach Wolpert.

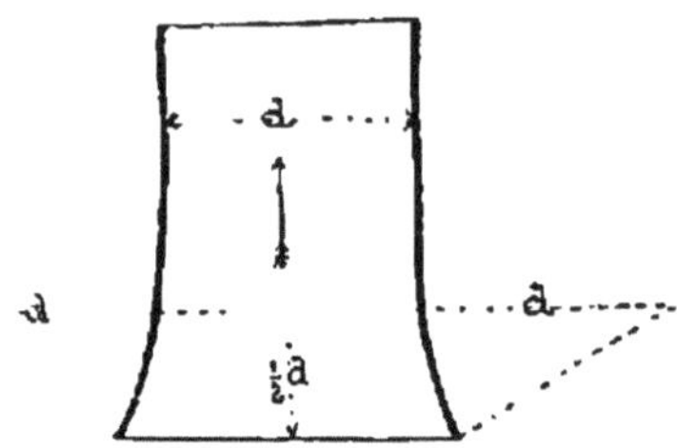

Beste Form der Mündung von Ventilations-Röhren nach Wolpert.

Beim Aspirationssystem liegt der Motor jenseits, beim Pulsionssystem vor dem zu lüftenden Raum.

2. Die Oeffnungen müssen so liegen, dass eine vollständige Durchlüftung des Zimmers ohne Zugbelästigung möglich ist. Bei den Oeffnungen ist zunächst die richtige Form derselben zu berücksichtigen, um Einengungen des Luftstromes an der Mündung der Kanäle zu verhindern (Fig. 122). Man lässt die zugeleitete warme oder eventuell im Sommer kühle Luft zur Vermeidung von Zug über Kopf-

höhe bei 2—3 m über dem Fussboden so ausströmen, dass sie eine Richtung nach der Decke zu annimmt (Fig. 123). Von da senkt sich die Luft abwärts. Wir unterscheiden nunmehr Winterventilation, bei welcher die verbrauchte und abgekühlte Luft am Fussboden bei u abgeführt wird, und Sommerventilation, bei welcher die zugeführte

Fig. 123.

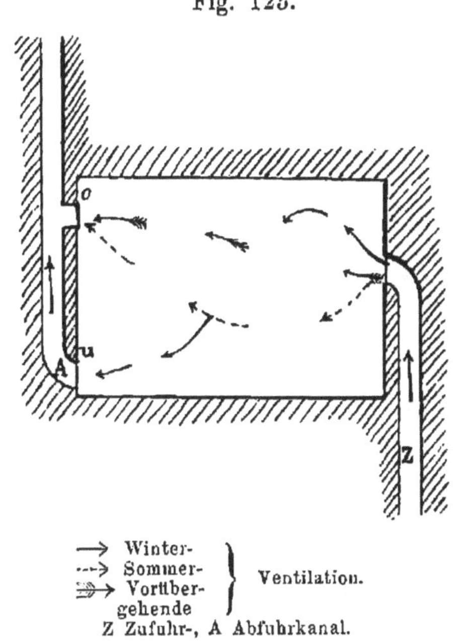

Winter-, Sommer-, Vorübergehende } Ventilation.
Z Zufuhr-, A Abfuhrkanal.

kühle Luft sich erwärmt, aufsteigt und, nachdem sie durch Athmung verdorben ist, oben bei o abgeführt wird.

Hat sich im Zimmer durch Rauchen oder starke Heizung zu viele Wärme und Rauch im oberen Teile des Zimmers angehäuft, so kann man im Winter durch eine vorübergehende Ventilation, bei der die untere Oeffnung geschlossen, die obere, wie im Sommer geöffnet wird, den oberen Teil des Zimmers stärker durchströmen und so angehäuften Rauch und Wärme schneller abführen.

3. Die Lüftung muss regulierbar sein und quantitativ ausreichen; zu letzterem Zwecke müssen wir uns besonderer Motoren bedienen.

α) Wind. Will man die drückende Wirkung des Windes in einfachster Form verwenden, so macht man die obere Fensterscheibe um eine horizontale Axe drehbar, so dass sie nach innen aufklappbar ist, oder man bringt eine obere jalousieartige Glasfläche statt einer einzigen Scheibe an. Eine verbesserte Form stellt die Sheringham-sche Klappe (Fig. 124) dar, bei der durch seitliche Bleche das seitliche Ausströmen der Luft verhindert und dieselbe gegen die Decke gerichtet wird.

Fig. 124.

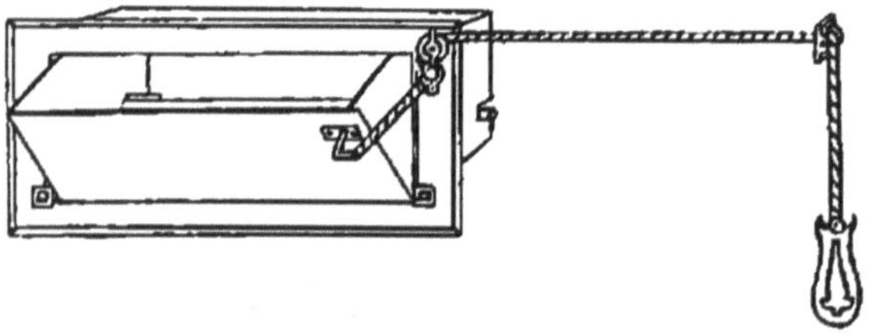

Sheringham'sche Fensterklappe.

Fig. 125.

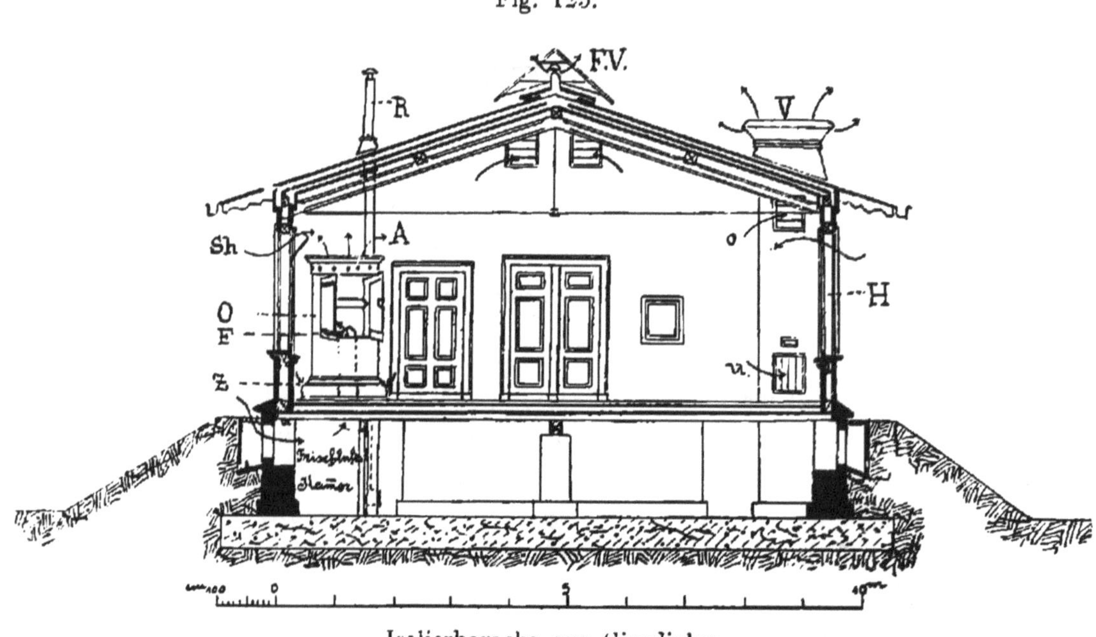

Isolierbaracke aus Gipsdielen.

O Ofen.
R Rauchrohr.
Z Zirkulationsluft.
H Luftschichte der Wand.
A Eintritt der frischen Luft ins Zimmer.
FV First-Ventilation.

V Ventilationsrohr.
u untere } Eintrittsöffnung.
o obere } Eintrittsöffnung.
Sh Sheringham'sche Klappe.
F Austritt der frischen Luft in den Mantel des Ofens.

Die saugende Wirkung des Windes wird in einfachster Form bei der einfachen Firstventilation (Fig. 125 F V) verwendet, die besondes bei Krankenbaraken und Eisenbahnen üblich ist. Das Dach trägt einen senkrechten dachartig abgeschlossenen Aufsatz mit verstellbaren Jalousien auf beiden Seiten. Indem man die dem Winde entgegengerichtete Jalousie schliesst, die abgewendete öffnet, wird der über den First streichende Wind Luft aus dem Raume absaugen. Ganz besonders nutzbar für die Lüftung kann man den Wind machen durch Anbringen von Aufsätzen (Kappen, Windhüte, Deflektoren) auf den Ventilationsöffnungen. Wir unterscheiden, Fig. 126, den

Fig. 126.

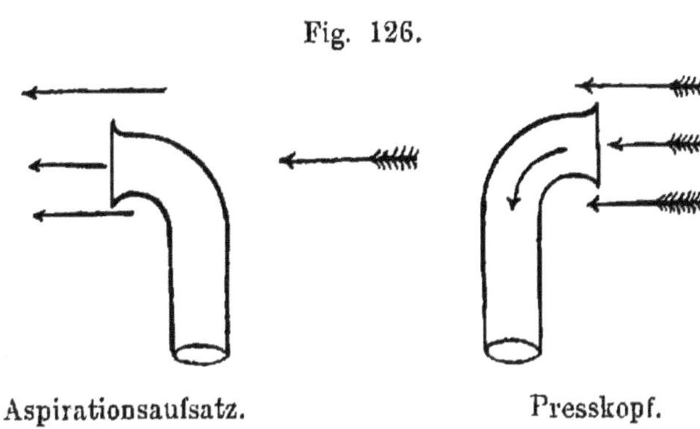

Aspirationsaufsatz. Presskopf.

Fig. 127.

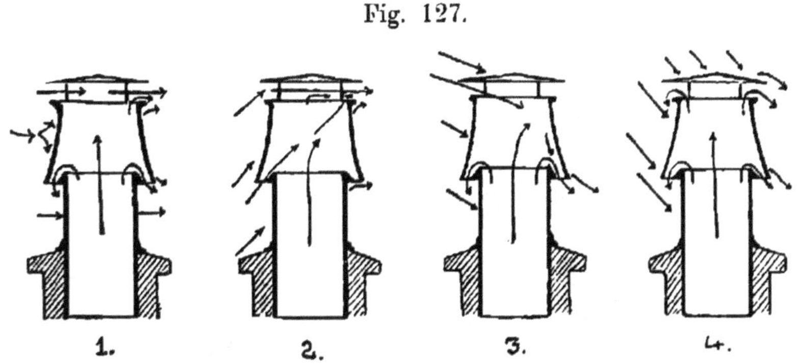

Wirkung der verschiedenen Winde auf die Luft im Wolpert'schen Sauger.

Aspirationsaufsatz, dessen Oeffnung vom Winde abgewendet wird, und den Presskopf, dessen Mündung dem Winde zugerichtet ist.

Die Aspirationsaufsätze sind besonders durch Wolpert ausgebildet worden. Die Tätigkeit dieser Aspiratoren, deren Wirkung bei verschiedenen Winden die Fig. 127 illustrirt, wird dadurch ermöglicht, dass ein Luftstrom infolge der Reibung die nächst gelegenen Teilchen mit sich fortreisst und hierdurch in seiner Umgebung eine Luftverdünnung veranlasst, die ein weiteres Zuströmen der umgebenden Luft herbeiführt. Ein Luftstrom, der gegen eine zylindrische Fläche gerichtet ist, breitet sich über die ganze Fläche aus und fliesst

Fig. 128.

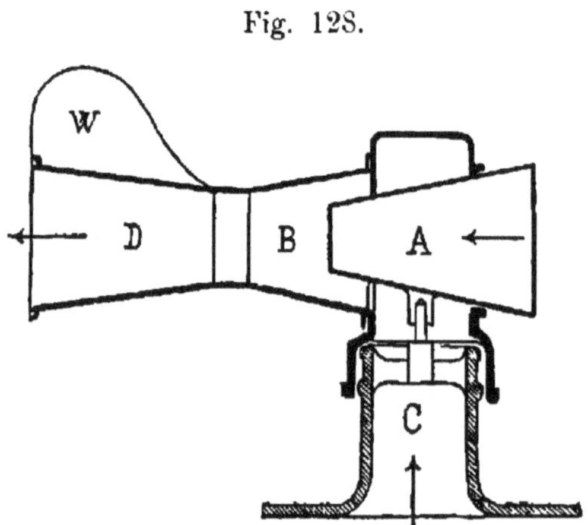

Körting'scher Ventilationskopf.

Fig. 129.

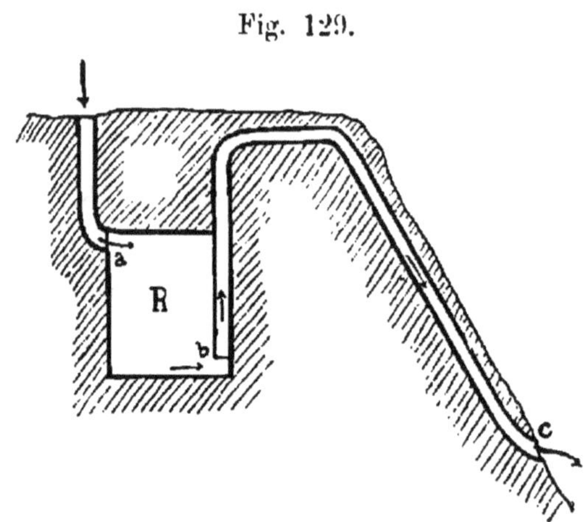

Ventilation von Räumen unter der Erde nach Wolpert.

an den Rändern in derselben Richtung weiter, wodurch an der entgegengesetzten Seite eine Luftverdünnung bewirkt wird.

Eine andere gute Form hat Körting konstruirt (Fig. 128), bei welcher der Ventilationskopf mit Hilfe der Wetterfahne W sich dem jedesmaligen Winde entgegenrichtet, während der Wolpert'sche Aufsatz fest ist.

Der Presskopf kann zur Lüftung in den tieferen Räumen

Fig. 130.

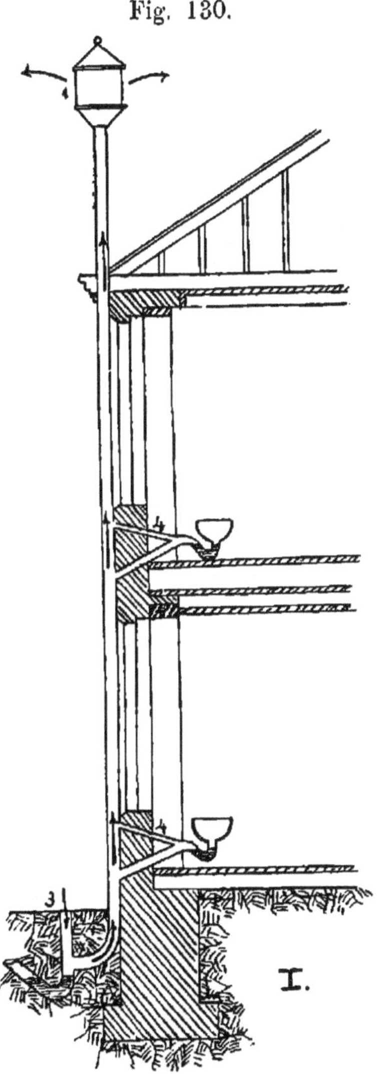

Boyle's Ventilationssystem für Kloseträume. (Engl. Anlage.)

von Schiffen verwertet werden. Er eignet sich auch zur Ventilation von Räumen unter der Erde (Fig. 129).

In welcher Weise man einen Aspirationsaufsatz in einfacher Weise zur Lüftung von Kloseträumen verwenden kann, zeigt Fig. 130 I; eine etwas kompliziertere Anordnung derselben Art Fig. 131 II. Im letzteren Falle ist die Zimmerventilation dadurch vervollständigt, dass Zufuhrkanäle für frische Luft f—e und Abfuhrkanäle für verdorbene

Fig. 131.

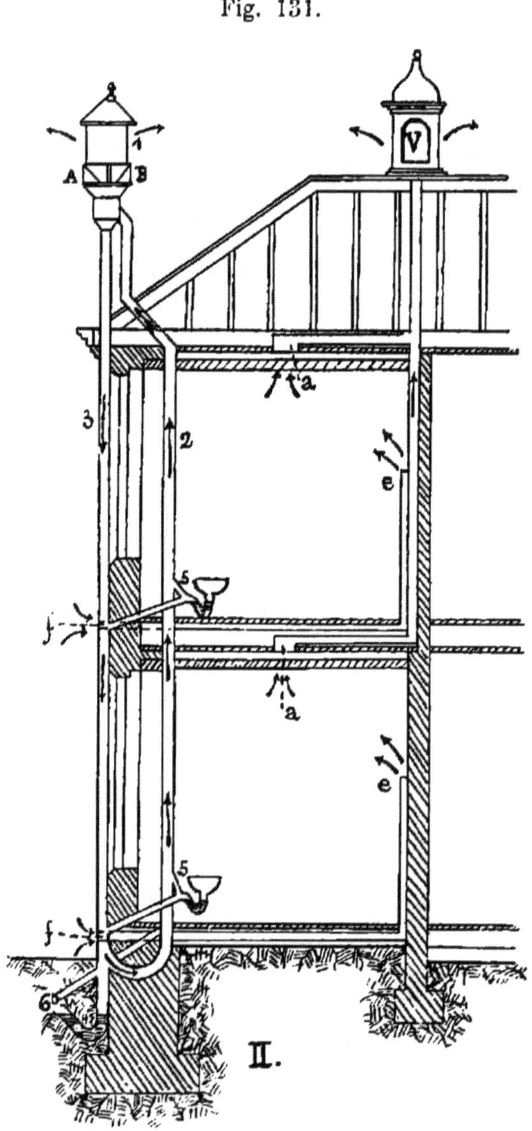

Boyle's Ventilations-System für Kloseträume. (Engl. Anlage.)

Luft a angebracht sind, welch letztere mit Hilfe des Aspirationsaufsatzes v entfernt wird.

β) Temperaturdifferenzen. Wenn Luft erwärmt wird, wird

Fig. 132.

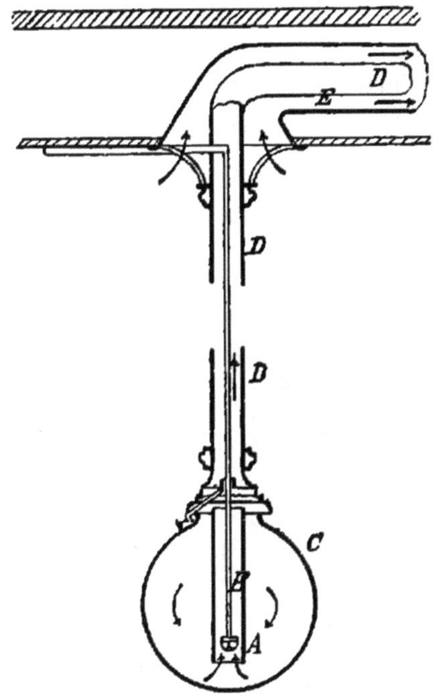

Ventilations-Globelicht.

A. Brenner, B Glaszylinder, C Milchglaskugel, D Abführrohr für die Verbrennungsgase, E Aeusserer Schacht, der von der Decke ab das Rohr D mantelartig umgiebt.

Fig. 133.

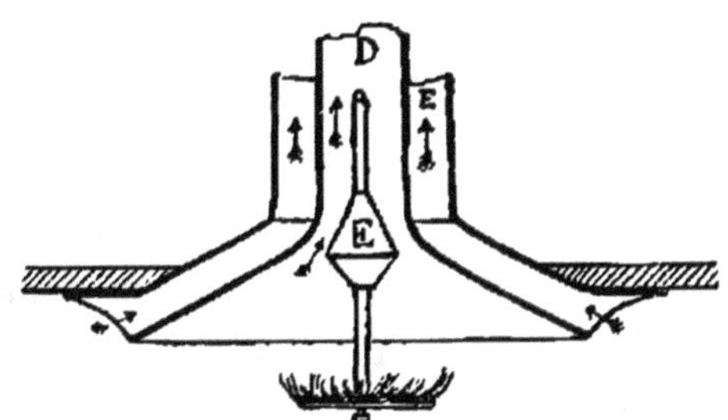

Sonnenbrenner zur Lüftung grösserer Räume.
Durch Höher- und Tieferstellen von E kann die Luftabfuhr reguliert werden.

sie spezifisch leichter; infolge der dadurch entstehenden Gewichtsdifferenz treten sehr bedeutende Gleichgewichtsstörungen in der Luft auf derart, dass die Aussenluft oder die untere kühlere Zimmerluft einen Ueberdruck über die wärmere und mehr verdorbene obere Zimmerluft gewinnt.

In einfachster Weise lässt sich das Gaslicht zur Abführung der verdorbenen warmen Luft verwerten, indem man sogen. Ventilationsglobelicht (Fig. 132) oder Sonnenbrenner (Fig. 133) anwendet. Hier-

Fig. 134.

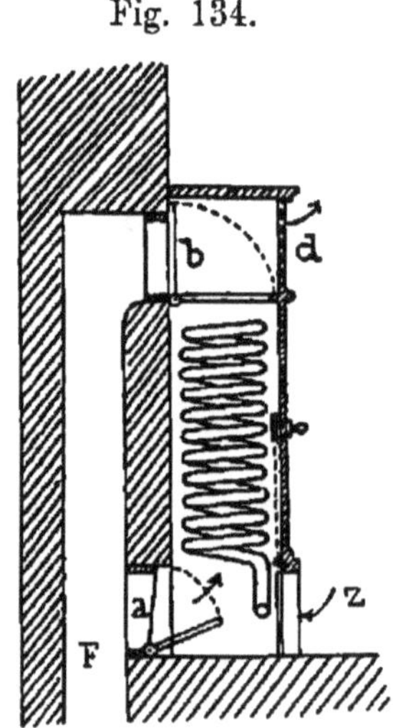

Verbindung des Heizkörpers mit der Ventilation.

a Eintritt für frische, z für Zirkulationsluft; d Austritt der erwärmten Luft in das Zimmer, b-d Eintritt für frische kühle Luft in das Zimmer; durch Mittelstellungen von a und b oder z und b lässt sich frische kalte Luft mit frischer warmer oder mit Zirkulationsluft mischen.

bei ist ein Rohr, welches die Verbrennungsgase abführt, D, von einem weiteren unten offenen Rohr E umgeben, welches die Zimmerluft ansaugt.

Besonders lassen sich die Oefen zur Ausnützung der Temperaturdifferenzen für die Lüftung verwerten. Während die Gasflammen meist als Aspirationssysteme nur die verdorbene Luft abführen, können die Oefen für die Zufuhr frischer Luft ganz besonders verwertet werden, indem man durch einen Frischluftkanal (Fig. 134) die Luft so in den Mantel eintreten lässt, dass sie den Heizkörper bestreicht, sich an demselben erwärmt und dadurch als vorgewärmte frische Luft eintritt. Ueber Zirkulationsluft siehe S. 498.

Die Anordnung eines Ofens zur Ventilation einer Krankenbaracke ergiebt Fig. 135. In diesem Falle ist das Rauchrohr R in einem Ventilationssschlauche V hochgeführt, in welchem durch die warmen Rauchgase ein aufsteigender Luftzug erzeugt wird, der die verdorbene Zimmerluft v abführt. Die Ventilation funktioniert selbstverständlich nur so lange, wie die Oefen geheizt werden. Im Sommer muss ein

Fig. 135.

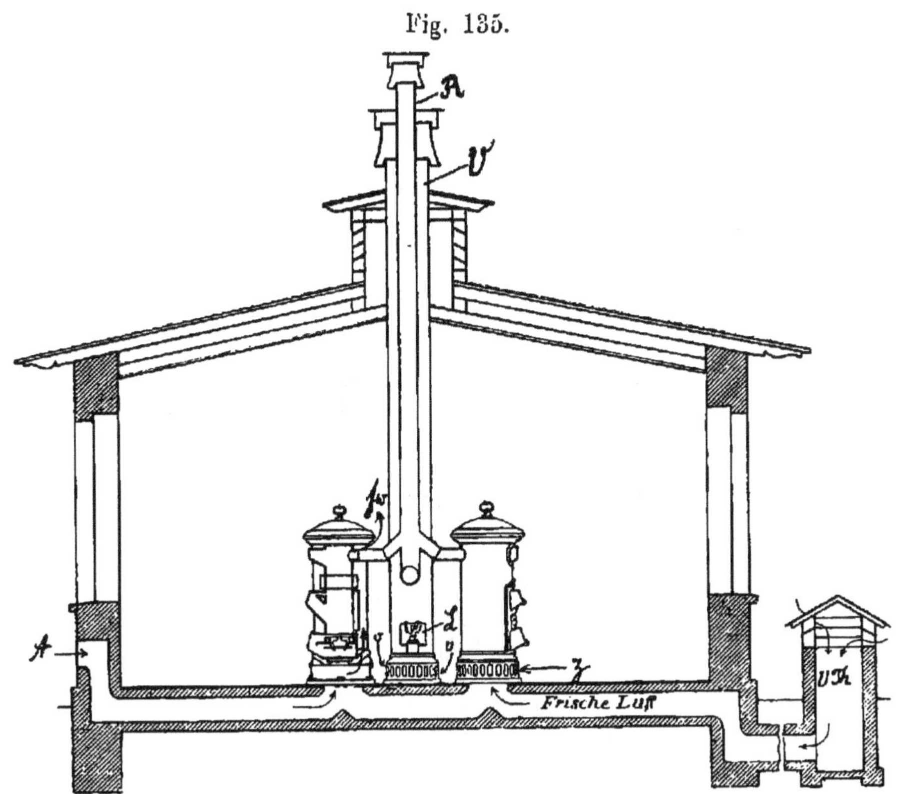

angemessener Zug in dem Ventilationsschlauche durch besondere Lockkamine L oder durch Lockflammen herbeigeführt werden.

Auch zur Lüftung von Räumen unter der Erde lassen sich die Oefen zur Aspiration verwerten, wie es Fig. 136 zeigt. Weitere Einzelheiten s. bei den Heizungsanlagen, und es sei nochmals besonders hervorgehoben, dass die Luftheizung stets eine Ventilationsheizung ist.

γ) Besondere Motoren. Dieselben haben den Vorteil, dass sie als Einsatzlüfter in besonderen Kanälen eine genaue Regulierung der Luftmenge gestatten und deshalb die Ventilation unabhängig von Nebenbedingungen, wie Wind oder Temperaturdifferenzen, gestalten.

Das Wasser wird in Form von Wasserstaub- oder Wasserstrahlventilatoren (Viktoria-Ventilator, Aeolus, Injektoren) verwendet, bei denen sich ein kräftiger Wasserstrahl in einem engen Zylinder ausbreitet und dadurch grosse Mengen von Luft mitreisst. Bei 100 l Wasservebrauch pro Stunde befördern diese Ventilatoren 300—400 m³ Luft. Sie können je nach ihrer Aufstellung oder je nachdem man

Fig. 136.

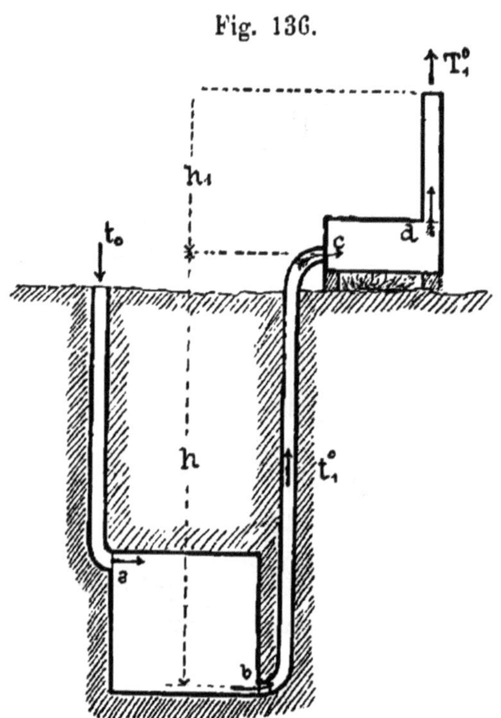

Lüftung eines kalten Raumes unter der Erde durch einen Lockherd nach Wolpert.

den einen oder anderen Schenkel der Brause (Fig. 137) in Tätigkeit setzt, für Aspiration von schlechter Luft oder für die Zufuhr reiner Luft verwertet werden.

Eine andere Form für die Verwendung von Wasser ist der Turbinenradventilator (Aërophor, Kosmos), Fig. 138, 139. Der Wasserstrahl, S D W, bewegt eine Turbine als Treibrad, R, auf dessen Welle ein zweites Flügelrad als Luftrad, B, sich befindet, welches bei seinen Umdrehungen die Luft in den Ventilationskanal drückt; je nachdem es von rechts oder von links das Wasser erhält, wird in dem gleichen Kanal die Luft im Sinne der Aspiration aus dem Zimmer oder im Sinne der Pulsation nach dem Zimmer gerichtet.

Fig. 137.

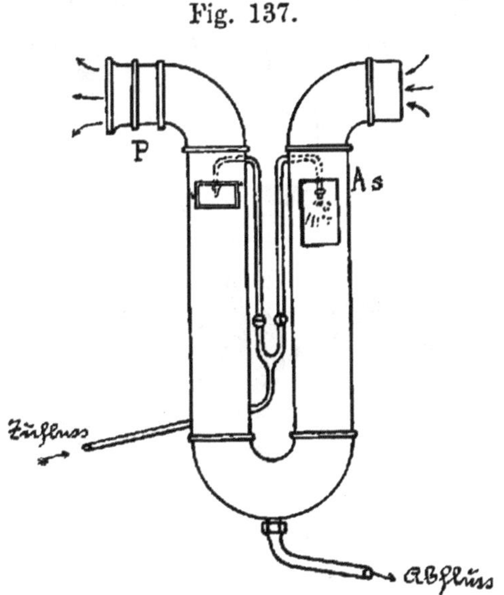

Viktoria-Ventilator von Lützner und Gümtow.

Fig. 138.

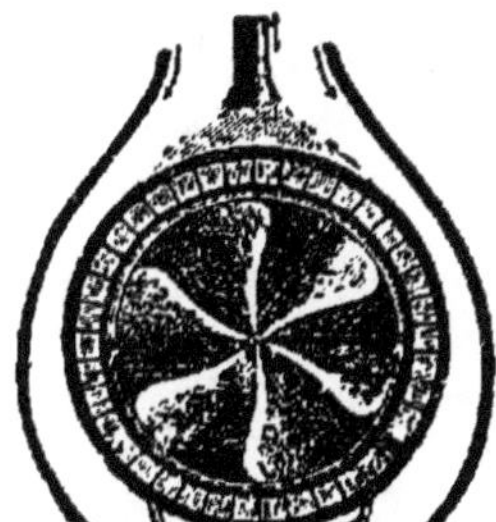

Die Anordnung eines Einsatzlüfters zur Lüftung grösserer Räume mittelst Absaugung zeigt Fig. 140, während Fig. 141 die Verbindung der Luftzufuhr durch Einsatzlüfter mit der Abfuhr der verdorbenen Luft durch Sonnenbrenner darstellt.

Fig. 139.

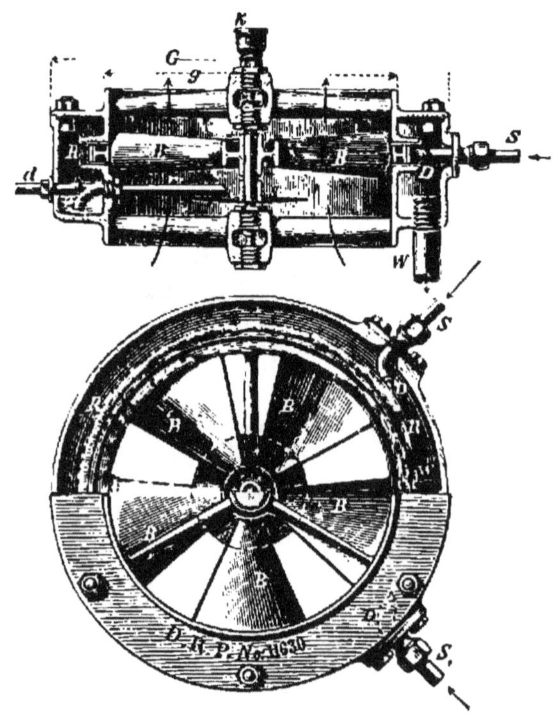

Kosmos-Lüfter von Schäffer und Walcker.

Fig. 140.

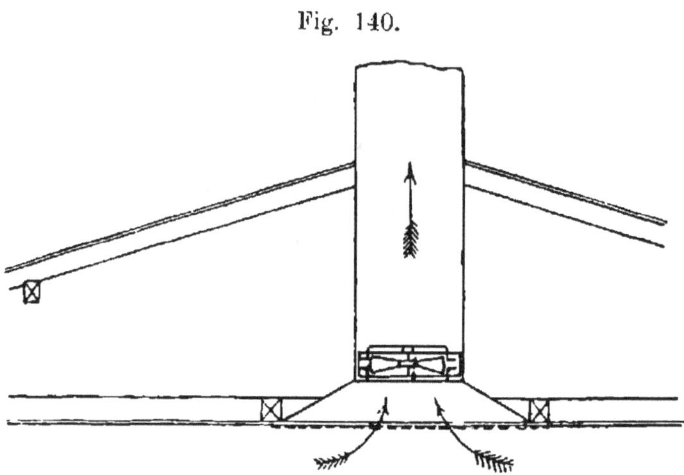

Einsatz-Lüfter zur Lüftung grösserer Räume mittelst Absaugung.

Bei den Schleudergebläsen oder Zentrifugalventilatoren, Fig. 142, wird die Luft in der Richtung der Axe des Flügelrades in

Fig. 141.

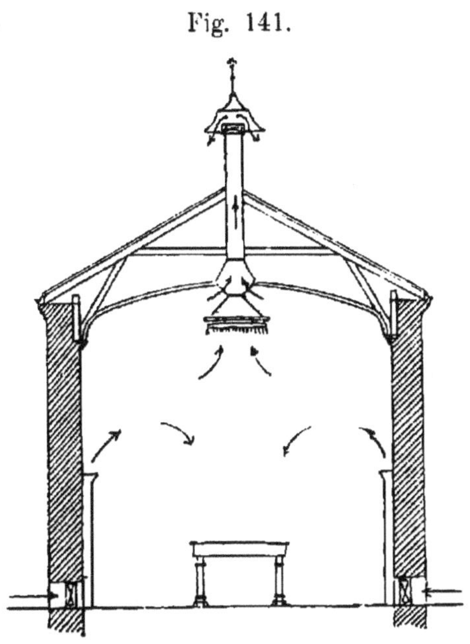

Lüftung eines Saales mittelst Zuführung durch Einsatz-Lüfter und Absaugung durch Sonnenbrenner.

Fig. 142.

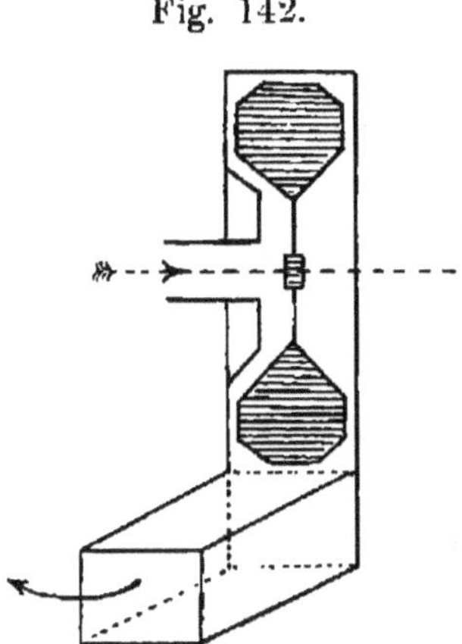

Schleuderbläser, Zentrifugalventilator.

den Ventilator getrieben; dadurch erhält die Bewegung des Rades eine so grosse zentrifugale Geschwindigkeit, dass sie tangential zum Umfange des Flügelrades und senkrecht zu dessen Axe ausgetrieben wird.

Statt das Flügelrad im Ventilationskanale durch Wasser mittelst einer Turbine in Betrieb zu setzen, kann man dort, wo Dampf, Gas, komprimierte Luft oder Elektrizität zur Verfügung steht, auch diese Kräfte benutzen, um das Luftrad zu treiben.

Bei grossen Anlagen muss man gelegentlich zu Verbindungen mehrerer solcher verschiedener maschineller Lüftungsanlagen schreiten, wie es Fig. 143 zeigt.

Fig. 143.

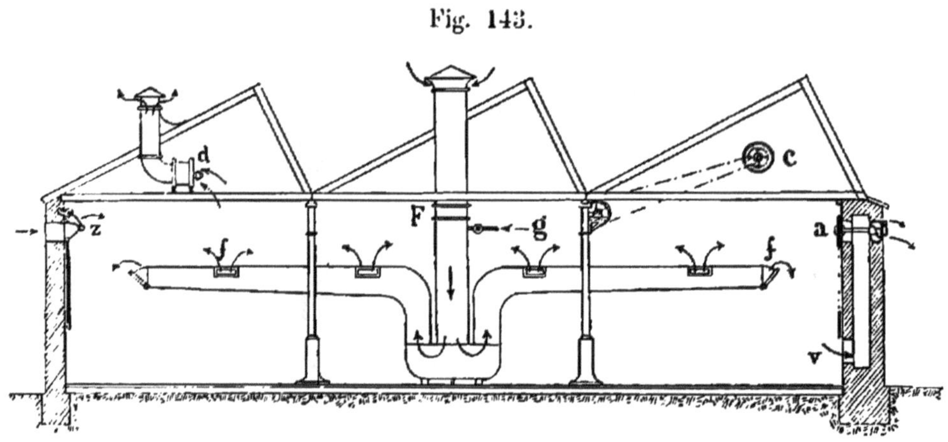

Lüftungsanlage eines Shedbaues nach **Treutler** u. **Schwarz** in Berlin.

Luftzufuhr durch z Klappe, F Ventilator, g Antrieb für den Ventilator; Luftabfuhr durch Radgebläse: a in der Wand, c in der Giebelwand, d im Dachgebälke.

4. Entfernung des Staubes und der Krankheitskeime.

Die Entfernung des Staubes erfordert besondere Vorkehrungen. Die Geschwindigkeiten, welche in einem geschlossenen Zimmer herrschen, reichen nicht aus, um den Staub schwebend zu erhalten, und erst recht nicht, um ihn fortzubewegen. Nur wenn man Fenster und Thüren öffnet und einen sehr kräftigen Luftstrom erzeugt, kann man erwarten, einen Teil des Staubes zu entfernen, wobei aber auch andererseits damit gerechnet werden muss, dass durch die Fenster neuer Staub in das Zimmer gelangt, so dass man auf keinen Fall Zimmer durch einfache Lüftung staub- und keimfrei machen kann. Man hat eine Zeit lang geglaubt, dass die Entfernung des Staubes der Ventilation selbst eine ganz neue Aufgabe stelle (Grossheim, R. Koch), indem man staub- und keimfreie Luft einführen, die staubhaltige Luft heraustreiben müsse. Zu letzterem Zweck stehen uns aber nicht genügend kräftige Motoren zur Verfügung, und der erforderliche Zug würde eher die Menschen als die Keime hinaustreiben.

Der Kampf gegen den Staub und gegen die im Staube vorhandenen lebensfähigen und event. krankheitserregenden Keime muss deshalb in ganz anderer Weise geführt werden. Wo Staub in Masse produziert wird, wie in einzelnen Gewerben, kann man nur in un-

Fig. 144.

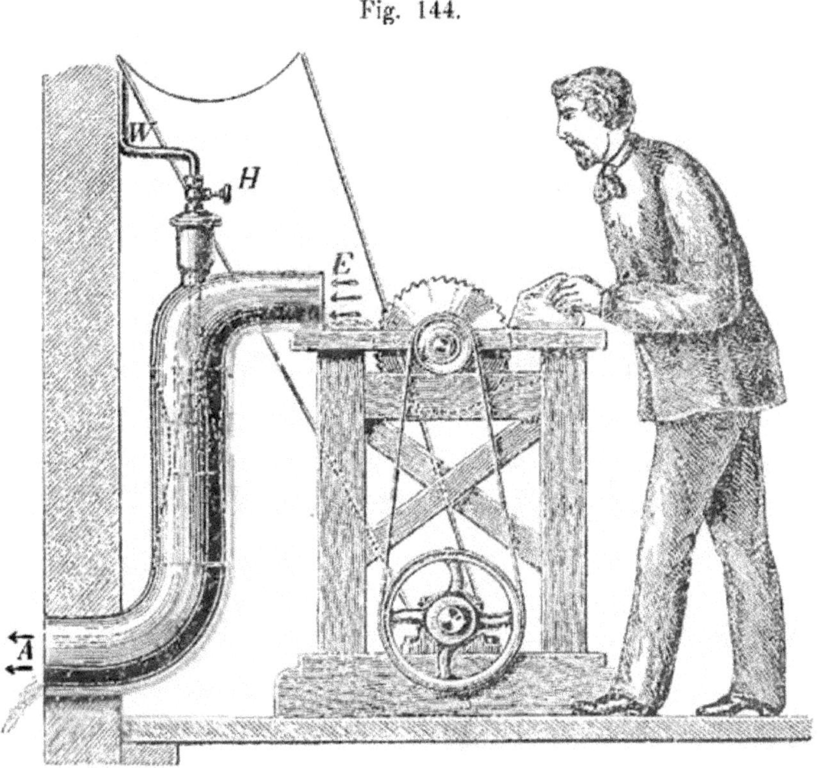

Aufstellung eines Wasserstaub-Ventilators zum Absaugen des Staubes von Kreissägen, Schleifsteinen etc.

V Ventilator, H Anlassventil mit Siebtopf, W Betriebswasserrohr, E Staubabsaugung, A Abfluss des Gemenges von Staub und Wasser.

mittelbarer Nähe der Staubquelle genügend kräftige Ströme von Luft erzeugen zum Absaugen dieses Staubes, wie es z. B. für Kreissägen und Schleifsteine Fig. 144 illustrirt. Eine andere Vorrichtung zeigt Fig. 145; s. auch Figg. 53—57, S. 390; auch der Sturtevant'sche Exhaustor lässt sich vorzüglich hierzu verwenden.

Wenn die Luft eines Raumes so staubhaltig ist, dass sie nicht ohne weiteres ins Freie gelassen werden kann oder der Staub wegen seiner Beschaffenheit sicher beseitigt werden muss, so kann man diese Luft vorher dadurch staubfrei machen, dass man ihr mit einer Brause oder Streudüse einen Wasserschleier entgegenwirft (Fig. 146), der den Staub niederschlägt und in Schlamm verwandelt, welcher abgeleitet wird.

In Wohnräumen, Krankensälen ist der Staub in erster Linie dadurch zu bekämpfen, dass man die Bildung desselben nach Möglichkeit einschränkt. Hat sich Staub gebildet, so bleibt er bei ruhiger Zimmerluft nicht schwebend, sondern er senkt sich auf den Fussboden, die unteren Teile der Wände und die Möbel. Man lässt deshalb die Zimmer, besonders nach Todesfällen oder Entfernung der Kranken, einige Tage in Ruhe und wischt dann Boden und Wände mit feuchten Tüchern ab; die Möbel müssen dann sofort trocken nachgerieben werden. In Kranken- und Schlafzimmern sind besonders auch die Räume unter den Betten täglich feucht, aber nicht nass aufzuwischen. Tapezierte Wände sind mit Brot zu reinigen, und die Brotkrümel sorgfältig aufzuheben und zu verbrennen. Konnte der Staub Krankheitserreger enthalten, kann nachträglich noch ein Aufwischen der Fussböden mit Karbolsäure oder Solutol erfolgen. Waschbare Tapeten, Oelanstriche der Wände können ebenfalls feucht gereinigt werden.

Fig. 145.

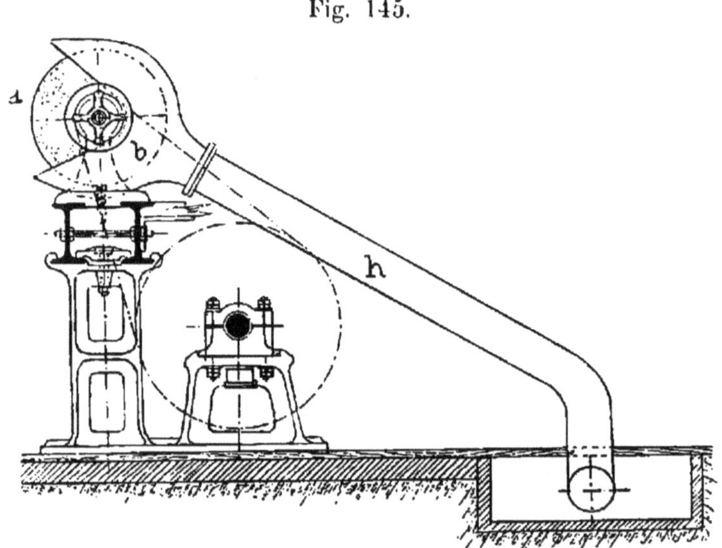

Staubabsaugung an einer Polierscheibe in der königl. Gewehrfabrik in Spandau.
a Schmirgelscheibe, b Schutzkasten, h Rohr zum Exhaustor.

Auf diese Weise gelingt es am sichersten, den keimhaltigen Staub zu beseitigen und dann erfolgt vor Wiederbenutzung der Zimmer ein gründliches Lüften.

Soll eine Desinfektion der Zimmerluft selbst stattfinden, z. B. zum Schutze der Desinfektoren selbst, so reichen die Räucherungen mit schwefliger Säure und Chlor nicht aus, nur das Formaldehyd

Fig. 146.

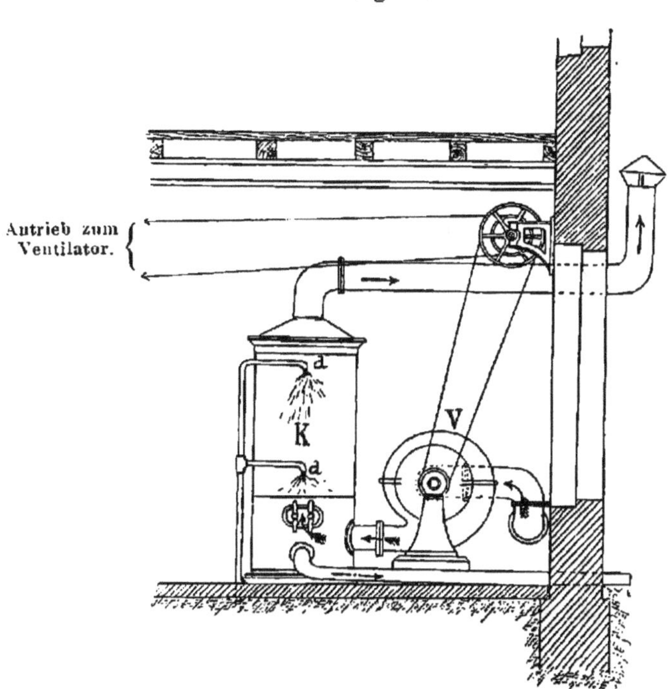

Staub-Sammler mit Körtings Zentrifugal-Streudüse.

V Exhaustor, k Kondensator, d Streudüse.
⇛ Staubluft, ⟶ reine Luft, --→ Schlamm.

kann hierzu verwendet werden. Die Desinfektionswirkung des Formaldehyd wurde 1886 von O. Loew entdeckt, während H. Buchner auf dessen Veranlassung die ersten Versuche mit pathogenen Bakterien machte. Später hat besonders Trillat ausgedehnte Versuche damit vorgenommen.

Er versucht die Polymerisation des Formaldehyds durch Zusatz von Chlorkalcium zu verhindern. Aronson vergast Paraformaldehyd in Substanz im Schering'schen Apparate und will durch das beim Verbrennen des Spiritus sich bildende Wasser die Ueberführung in

Formaldehyd bewirken. In beiden Fällen wird der grösste Teil polymerisirt und geht dadurch für die Desinfektion verloren. Schlossmann und Walther verhindern die Polymerisation durch Zusatz von 10 proc. Glycerin zu dem 40 proc. Formaldehyd (Glykoformal) und vergasen das Präparat durch Wasserdampf im Ligner'schen Apparate. Das Formaldehyd wurde erst für die Desinfektion im Grossen verwendbar durch eine Methode der Darstellung von Loew und durch die Herstellung eines 40 procentigen Präparates durch Merklin und Löseckann.

Litteratur.

Morin: Manuel pratique du chauffage et de la ventilation. 1864.
Pettenkofer: Ueber den Luftwechsel in Wohngebäuden. 1858.
„ Beziehungen der Luft zu Kleidung, Wohnung und Boden. 1873.
Recknagel: Lüftung des Hauses in Emmerich und Recknagel: Die Wohnung. 1894.
Wolffhügel: Zur Lehre vom Luftwechsel. 1893.
Ausserdem die Litteratur bei Heizung S. 524.

G. Entfernung der Abfallstoffe.

1. Allgemeines.

Wir können folgende Arten von Abfallstoffen unterscheiden:

1. Die festen und flüssigen Exkremente der Menschen und Tiere;
2. die Abwässer der Haushaltungen, Küchen, Waschküchen, Badeanstalten;
3. die Abwässer von Schlachthäusern, gewerblichen Anlagen und Industrien;
4. die Regenwässer;
5. die festen Abgänge der Haushaltungen (sog. Müll);
6. Strassenkericht, Schnee;
7. Tierleichen.

In kleineren Gemeinwesen und bei niedrigem Zustande der Kultur macht die Entfernung der Abfallstoffe keine besonderen Schwierigkeiten. Erst mit der Häufung der Menschen in grösseren Gemeinwesen treten grössere Schwierigkeiten auf, die sich bei den Grossstädten ganz ausserordentlich steigern können, wie sich dies bereits im Altertum in Rom, Athen, Byzanz, Babylon zeigte. Das Anwachsen der Städte und die Zunahme der Industrie haben in der neueren Zeit diese Schwierigkeiten noch erhöht.

Während über die Notwendigkeit, die Abfallstoffe aus der Nähe der menschlichen Wohnungen zu entfernen, keine Meinungsverschiedenheit herrscht, ist dieses umsomehr gegenüber der Art der Entfernung der Fall. Hierbei treten drei Gesichtspunkte besonders hervor: 1. das Ekelgefühl, welches derartige zersetzungsfähige Stoffe erregen, also ein rein ästhetisches Moment; 2. das Interesse der Landwirtschaft, welche einen Teil dieser Stoffe als wertvollen und unentbehrlichen Dünger für sich in Ausspruch nimmt; 3. das hygienische Moment, welches damit rechnet, dass die sich zersetzenden Massen a) die Krankheitsanlagen der Menschen den Seuchen gegenüber erhöhen und dass sich in diesen Stoffen b) direkt Krankheitserreger vorfinden können.

Während sich die hygienischen und ästhetischen Gesichtspunkte leicht vereinigen lassen, ist dieses mit den landwirtschaftlichen schwieriger der Fall, weil die Landwirtschaft diese Stoffe als Dünger nur zu bestimmten Zeiten gebraucht, so dass deren Aufbewahrung in der Zwischenzeit nicht nur durch die sich häufenden Massen Schwierigkeit macht, sondern auch durch Zersetzungen der Stoffe zu Belästigungen führt. Die von den hygienischen und ästhetischen Gesichtspunkten geforderte schnelle Entfernung aus der Umgebung der Wohnungen entzieht einen mehr oder weniger grossen Teil der Stoffe der Landwirtschaft. Man hat sich aus diesen Gründen seitens der Hygieniker gewöhnt, die landwirtschaftlichen Bedürfnisse ganz hintanzusetzen unter der Begründung, dass für die entgehenden Dungstoffe der Landwirtschaft z. B. im Guano, Chilisalpeter, in der Thomasschlacke andere Hilfskräfte bereits erschlossen wurden und in der Zukunft weitere zu erwarten sind.

Wenn jedoch die Hygiene soziale Hygiene sein und bleiben soll, so ist auf die Dauer ein derartiger Gesichtspunkt in voller Strenge undurchführbar, weil von dem Zustande der Landwirtschaft vielleicht die Existenzfähigkeit eines ganzen Landes abhängig sein kann, weil über den besonderen Interessen der Grossstädte und Industriezentren die ebenso wichtigen Interessen der Landwirtschaft nicht vernachlässigt werden dürfen. Im Altertum verstand man es, durch eine bis jetzt noch nicht wieder erreichte Wasserwirtschaft in Verbindung mit der

Ausnützung der Fäkalien der Grossstädte ganze Länder in fruchtbare Gefilde zu verwandeln, die jetzt nur noch öde Wüsten sind. Derartigen Zuständen könnten auch moderne Länder entgegengehen, wenn man sich gewöhnt, die landwirtschaftlichen Gesichtspunkte gar zu sehr zu vernachlässigen. Bei der maschinen- und viehlosen Gartenwirtschaft, wie sie z. B. in China bereits in grosser Ausdehnung besteht, ist die intensivste Ausnützung der Fäkalien bei sehr geringer Flussverunreinigung möglich.

Zunächst allerdings hat es sich in unserem Jahrhundert darum gehandelt, nachdem die Zustände in den Städten unleidlich geworden waren, die Hygiene der Städte zu verbessern, weil in den unhygienischen Zuständen derselben zunächst die grössere Gefahr gesehen werden musste.

Die Menge und Beschaffenheit der Abfallstoffe der einzelnen Städte schwankt selbstverständlich ganz wesentlich je nach der Beschäftigungsweise, d. h. besonders nach der Art und Menge der Industriezweige, dass man allgemeine Angaben darüber nicht machen kann. Zur Berechnung geht man meistens von den menschlichen Exkrementen aus. Die entsprechenden Zahlen sind bereits S. 115 mitgeteilt. In Bezug auf die Anforderung der Landwirtschaft sei nur erwähnt, dass enthalten:

die Fäces 2,2 pCt. N, 3,5 pCt. Phosphorsäure,
der Urin 1,4 N, 0,5 „

Nach Voit rechnet man für Erwachsene:

131 g Kot mit 34 g fester Substanz
1254 g Harn „ 65 g „

Das Körpergewicht wird pro Jahr ungefähr 10 mal in Form von Harn, 1 mal in Form von Kot abgeschieden.

Im Harn findet sich 17 mal mehr Kali
7 Stickstoff
2,5 Phosphorsäure als im Kot.

Es beträgt das Verhältniss von

	Stickstoff	Phosphorsäure-anhydrid	Kali
in den Fäces	100	25	20
in der Spüljauche	100	40	35
im Winterweizen	100	60	40
im Winterraps	100	110	70
im Sommerraps	100	125	70

	Stickstoff	Phosphorsäure-anhydrid	Kali
im ital. Raygras	100	125	40
in den Möhren	100	145	50
in den Runkelrüben .	100	265	50

Vom ästhetischen Standpunkte ist zu berücksichtigen, dass die Zersetzung der Abfallstoffe übelriechende Gase bildet. So beträgt nach Erismann die tägliche Zersetzung von 1 m³ Grubeninhalt

Kohlendioxyd	0,315 m³	=	0,619 kg
Ammoniak	0,148	=	0,113
Schwefelwasserstoff	0,001 „	=	0,002
Grubengas	0,579 „	=	0,414 „

Bei unzweckmässiger Anlage der Aborte und Kanäle können diese Gase in die Wohnungen gelangen und einmal Ekel erregen, andererseits aber auch insofern gesundheitsschädigend wirken, als sie die Widerstandsfähigkeit gegen Seuchen herabsetzen (siehe S. 150).

Die Gesundheitsschädigungen durch industrielle Abwässer werden besonders durch das Nutz- und Trinkwasser vermittelt (siehe S. 102).

Die Abfallstoffe können aber auch durch die Verbreitung von Infektionserregern gesundheitsschädigend wirken. In allererster Linie kommen die Krankheitserreger der infektiösen Darmkrankheiten Typhus, Ruhr, Cholera mit den frischen Exkrementen nach aussen und können durch Vermittelung des Wassers zu Seuchen führen. Wir haben vom hygienischen Standpunkte gerade die frischen Exkremente als die gefährlichsten Abfallstoffe zu betrachten. Diese Krankheitskeime werden durch die saprophytischen Fäulniserreger, mit denen sie in Abortgruben, im Kanalinhalt und im Wasser in Konkurrenz um das Nährmaterial treten, im Allgemeinen vernichtet, so dass nach längerer Fäulnis diese Infektionskeime in nicht mehr infektionsfähigem Zustande vorhanden oder bereits vollständig abgetötet sind.

Von diesem Standpunkte aus müsste man sich eigentlich gegen die sofortige Beseitigung der frischen Exkremente aussprechen, nachdem z. B. die Cholerainfektionen in Altona 1892 auf die Infektion der Wasserleitung durch frische Choleradejekte aus Hamburg zurückgeführt werden mussten. Wenn man trotzdem die Einleitung der Fäkalien in die Kanäle und damit die schnelle Entfernung aus den Städten zulässt oder sogar befürwortet, so übernimmt man die Verantwortung für eine derartige Verunreinigung und Verseuchung der Flüsse unter zwei Voraussetzungen: nämlich erstens, dass eine starke Verdünnung erfolgt, während eine gewisse Konzentration der Infektionsstoffe, d. h. eine möglichst grosse Zahl von Infektionskeimen zur Infektion gehört, und weil man sich zweitens darauf verlässt, dass die Saprophyten des Wassers die Infektionserreger erfolgreich bekämpfen. Die Pettenkofer'sche Schule hatte früher ausserdem noch drittens die Vorstellung, dass die genannten Krankheiten niemals kontagiös sind und mit Wasser nicht übertragen werden können.

Es ist dann aber schwer einzusehen, weshalb man die mindestens ebenso erfolgreiche, aber jede Gefahr der Flussverseuchung ausschliessende Bekämpfung der Krankheitserreger durch die Fäulniserreger in Abortgruben nicht zulassen soll. Selbstverständlich kann man in allen diesen Fällen nur mit der Regel rechnen, dass die empfindlicheren Krankheitserreger unterliegen werden. Unter Umständen wird dieses aber nicht der Fall sein, und dann ist auf jeden Fall die Verseuchung der Flüsse ein grösseres Uebel, als die mögliche Berührung mit dem Inhalte der einen oder der anderen Abortgrube. Für einen solchen Fall hat Finkler nachgewiesen, dass der Ausbruch einer beschränkten Typhusepidemie auf das Reinigen einer solchen Grube zurückgeführt werden musste, in welche Typhusdejekte gelangt waren.

Gegenüber den möglichen Gefahren der Fäces sind die Gefahren der anderen Abwässer und Abfallstoffe verhältnismässig gering. Beim Reinigen der Geschirre können allerdings derartige Stoffe mit den vorher genannten Keimen auch in andere Hausabwässer gelangen. Aber die grössere Verdünnung, besonders die Reinigung mit heissem Wasser, mit Seife und Soda oder gar die Desinfektion wird die Zahl der dort befindlichen entwicklungsfähigen Keime bedeutend herabsetzen und die Gefahr seitens derselben noch mehr vermindern. Auch Eitererreger, Diphtheriebakterien, Erreger von Pneumonie, Tuberkulose, akuten Exanthemen können auf diesem Wege in Abwässer gelangen. Aber die letzteren Infektionen sind auf diesem Wege noch nicht nachgewiesen worden.

Auch der Stubenkehricht kann die letztgenannten Keime führen. Aber der Staub ist in Krankenzimmern und Krankenhäusern derartig zu bekämpfen, dass derartige Keime in den Abwässern kaum noch besondere Gefahren bieten.

Abwässer von Schlachthäusern, Gerbereien, Fabriken, in denen Lumpen, Felle, Haare verarbeitet werden, können vielleicht Krankheitserreger, z. B. Milzbrandbacillen, führen. Nachgewiesen sind aber von diesen Stoffen auch nur Infektionen von solchen Personen, die unmittelbar mit solchen Dingen zu tun hatten. Der Vorsicht halber müssen dieselben natürlich desinfiziert werden, bevor sie in Flüsse abgelassen werden.

Regenwasser, Schnee, Strassenkehricht können Infektionskeime von den Strassen aufnehmen und wegspülen, doch ist diese Gefahr eine ausserordentlich geringe, weil die Stoffe im Freien durch Austrocknen, durch Licht und Konkurrenz mit Pilzen und anderen Saprophyten schnell vernichtet werden.

Wenn man diese Ermittelungen der neueren Bakteriologie berücksichtigt und in Betracht zieht, dass die verschiedenen Gruppen von Abwässern auch ohne besondere Vorschriften bereits eine ganz verschiedenartige Behandlung erfahren, ehe sie aus dem Hause herauskommen, so ergiebt sich, dass wir vom hygienischen Standpunkte die verschiedenen Gruppen der Abfallwässer durchaus nicht als gleichwertig ansehen dürfen.

Wenn auch (siehe S. 116) die verschiedensten Systeme der Entfernung der Abfallstoffe chemisch auf die Flussverunreinigung fast gleichen Einfluss haben, so ist bakteriologisch das Verhalten doch ein sehr verschiedenes. Das Wichtigste bleiben auf jeden Fall die Fäkalien und die Hygiene kann in dieser Beziehung die Forderungen der Landwirtschaft oft vollständig mit den ihrigen vereinigen. Es ergiebt sich aber auch, dass wir die übrigen Abwässer des Hauses nicht ganz so streng zu behandeln haben wie die Fäkalien, und dass wir die Regenwässer auch in Städten als hygienisch fast indifferent bezeichnen dürfen.

Die Hauptforderungen bei der Entfernung der Abfallstoffe werden sein:

1. Die Infektionserreger müssen, wenn irgend möglich, von vornherein unschädlich gemacht werden (Desinfektion im Krankenzimmer);

2. oder sie müssen so beseitigt werden, dass sie keine unmittelbere Infektion hervorrufen können,

3. dass sie aber auch keine indirekte Infektion durch Verseuchung der Flüsse bewirken können.

4. Geschlossene und offene Wässer dürfen durch die Abfallstoffe nicht so verunreinigt werden, dass sie zu Trink- und Nutzwasserzwecken ungeeignet sind.

5. Die Fäulnisgase müssen von den Wohnungen ferngehalten werden.

2. Die einzelnen Systeme zur Entfernung der Abfallstoffe.

Man pflegt die Systeme in solche mit Abfuhr und solche mit Kanalisation zu trennen.

a) Abfuhrsysteme.

Bei diesen werden die Fäkalien in der Nähe der Wohnungen in besonderen Behältern aufgehoben und nach Bedarf entfernt.

1. Klosetsystem.

Die älteste Nachricht über eine planmässige Behandlung der Dejekte finden wir in den mosaischen Gesetzen, wo bei der Lagerhygiene vorgeschrieben ist, dass jeder in den Krieg ziehende Jude im Gürtel eine Schaufel hängen haben müsse, um die Dejekte sofort zu vergraben. Im Anschlusse hieran hat ein bibelfester Geistlicher Moule das Erdkloset konstruiert (Fig. 147), bei dem durch Niederdrücken des Sitzes s^1 eine bestimmte Menge trockener Erde aus dem Reservoir H abgesondert wird, die beim Aufstehen durch das selbsttätige Heben des Sitzes über die Fäkalien ausgestreut wird. Statt fein gesiebter Erde kann auch Asche verwendet werden.

In dieselbe Gruppe gehört auch das Torfmullkloset (Fig. 148), bei dem in ähnlicher Weise durch Schliessen des Sitzes selbsttätig oder mit Hilfe eines Hebels aus einem Reservoir T Torfmull über die Fäkalien gestreut wird. Der Torfmull bindet nicht nur wie Erde und Asche die Flüssigkeit und wirkt stark desodorisierend, sondern er wirkt auch desinfizierend, namentlich wenn er mit verdünnten Säuren, Schwefelsäure oder dem diese Säure enthaltenden Mineral Kainit noch besonders präpariert wird. Diese Klosets sind zwar besonders für einzelne Zimmer (z. B. Krankenzimmer) oder einzeln stehende Häuser zu gebrauchen, können jedoch auch an Gruben angeschlossen werden, Fig. 148 G.

2. Grubensystem.

Die Gruben zur Aufnahme der Exkremente ausserhalb des Hauses wurden früher meist durchlässig aus Bruchsteinen hergestellt, so dass eine starke Infiltration der Umgebung bis zur Bildung von Bodenherden, z. B. von Abdominaltyphus, führen konnte. Vor Allem aber sickerten die Flüssigkeiten durch, so dass die festen Stoffe unendlich lange liegen bleiben konnten, ohne dass die Entfernung der Fäkalien

Fig. 147.

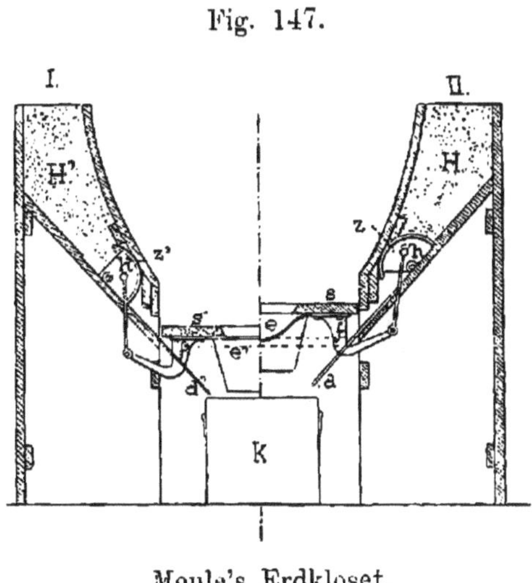

Moule's Erdkloset.

Fig. 148.

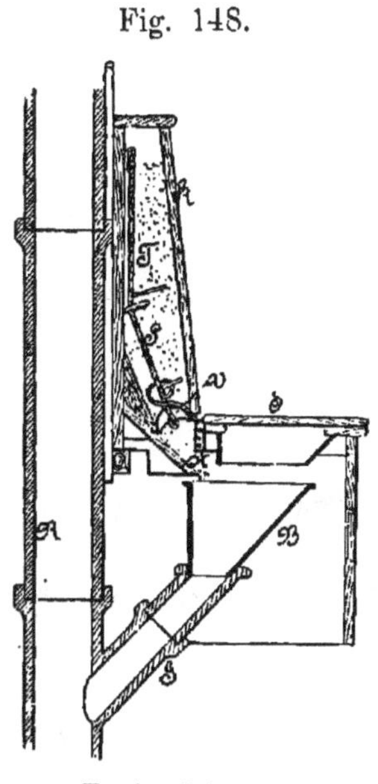

Torfmullkloset.

notwendig wurde (Schwindgruben). Die Gruben müssen im Boden und in den Wänden undurchlässig hergestellt werden, was durch sorgfältige Zementirung erreicht wird; aber die Wände müssen auch durch eine Abstampfung von Thon oder Letten wasserundurchlässig an die umgebende Erdschicht angeschlossen werden. Die Lage der Grube darf nicht innerhalb eines Hauses sein, sondern neben demselben, und sie muss den Sonnenstrahlen möglichst entzogen sein. Die Einsteigeöffnungen müssen mit guten, sicher schliessenden Deckeln verschlossen sein, damit nicht durch einen Ueberdruck der Gase die Verschlüsse durchbrochen werden können.

Fig. 149.

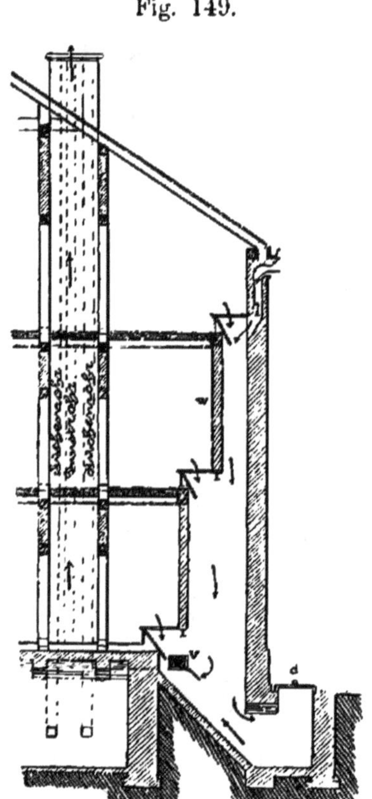

Abortanlage ohne Abfallrohre.

Am besten ist es, die Grube nach dem Vorschlage von d'Arcet zu bauen. Von der Grube (Fig. 149, v) geht ein Dunstrohr als Ventilationsschlauch über Dach. In diesem Rohre wird entweder durch die Lage desselben in oder an dem Kamin oder durch eine besondere Lockflamme eine Luftverdünnung erzeugt, so dass die Grubengase durch dieselben entfernt werden und durch die Undichtigkeiten des Klosets, durch die Absitze oder durch besondere Oeffnungen, von aussen frische Luft in dasselbe einströmt. Auf diese Weise ist eine Belästigung des Hauses durch die Abtrittsgase ausgeschlossen. Die Absitze (Brillen) brauchen in diesem Falle keine Verschlüsse zu haben. Die Absitze selbst sind entweder ohne Abfallrohr konstruiert (siehe Fig. 149) oder mit Abfallröhren (Fig. 150, g). In letzterem Falle wird bisweilen die kurze Röhre, a, des Absitzes in einen syphonartigen Abschnitt, s, geleitet, in dem sich ein sogenannter

Fig. 150.

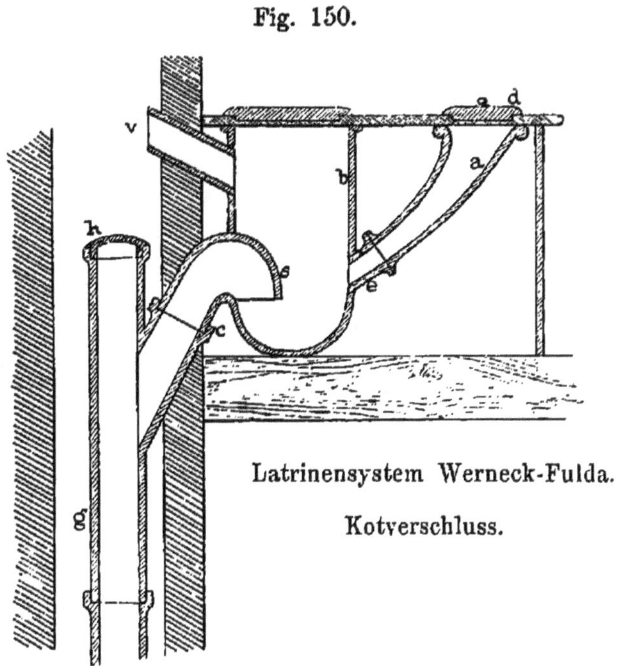

Latrinensystem Werneck-Fulda.

Kotverschluss.

Kotverschluss bildet, der das Abfallrohr von der Grube abschliesst und der durch ein Ventilationsrohr v die Gase vom Hause fernhält.

Will man die Verschlüsse noch sicherer herstellen, so bedient man sich der Wasserklosets, bei denen jedoch das zum Spülen dienende Wasser unter genügendem Drucke stehen und bei denen mindestens 6 Liter für jede Spülung zur Verfügung stehen müssen.

Man unterscheidet Wasserklosets mit festen und beweglichen Wasserverschlüssen. Der feste Wasserverschluss wird durch ein syphonartiges Stück in dem Rohre hergestellt (siehe Fig. 151 b, 153 T_1, 154 z); der eine Schenkel des Syphons kann beckenartig erweitert werden (siehe Fig. 155). Eine einfache Form des Wasserklosets mit festem Verschluss, das Trichterkloset, zeigt Figur 151. Bisweilen wird

Fig. 151.

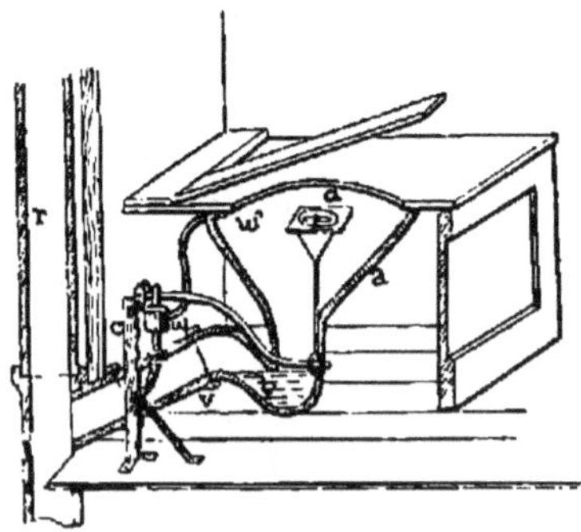

Einfaches Syphonkloset.

Fig. 152.

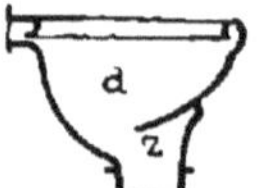

Zungenkloset.

Fig. 153.

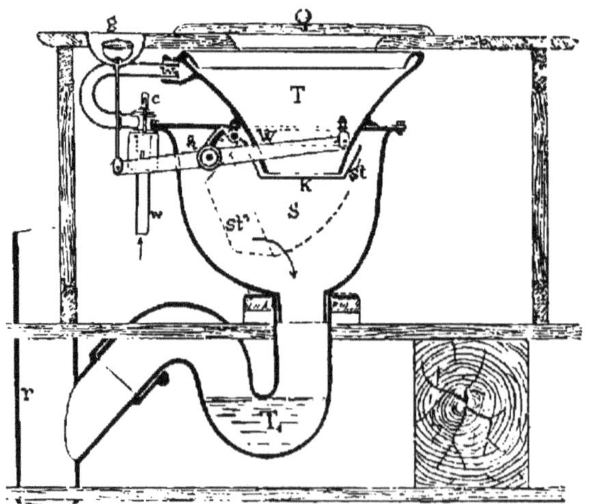

Kloset mit beweglichem Wasserverschluss.

Fig. 154.

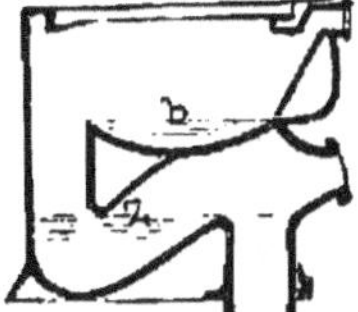

Beckenklosct.

Fig. 155.

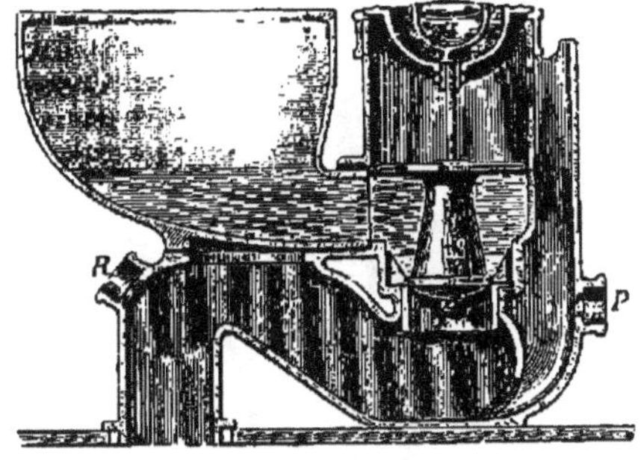

Jenning's Patent-Absitz.

S massiver Entleerungsstöpsel, U Ueberlauf, T Syphon als Geruchverschluss, R und P Reinigungsstutzen, auch zur Lüftung oder zum Anschluss eines Waschtisch-Abflusses zu benutzen.

Fig. 156.

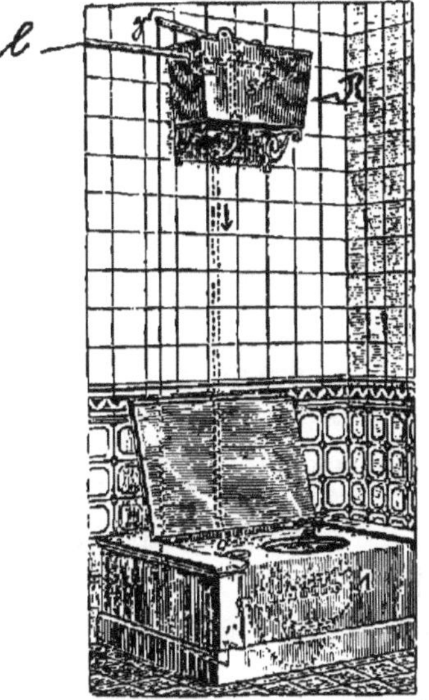

A Absitzverkleidung, welche den Syphon verdeckt. a Ablauf des Wassers aus dem Reservoir R, a^1 Einmündung des Wassers in das Absitzbecken. g Hebel, welcher durch r, r bis g^1 das Wasser im Reservoir R zum Fliessen bringt. S Schwimmkugelhahn, welcher das Nachfliessen von Wasser aus der Leitung l vermittelt.

im Trichter eine „Zunge“ angebracht, Fig. 152, um das Hängenbleiben von Papier zu verhindern. Der bewegliche Wasserverschluss kann hergestellt werden durch ein kleines drehbares Becken, welches durch einen Hebel gesenkt wird und sich nachher wieder mit einer kleinen Menge Wasser füllt. Die besseren Formen der beweglichen Klosets

Fig. 157.

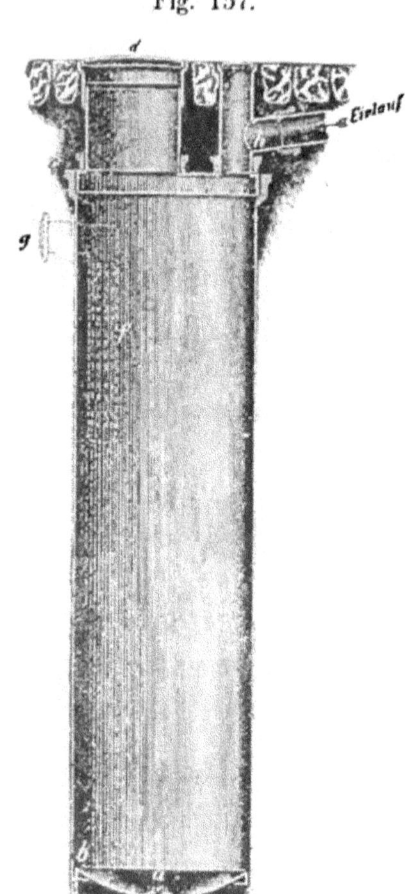

Gusseiserne Abortgrube.

werden aber stets in Verbindung mit festen Verschlüssen derartig gebracht, dass unten ein Syphonabschluss ist und oberhalb desselben ein besonderes Becken sich befindet mit beweglichem Wasserverschluss, so z. B. Fig. 153, in Form eines um eine Axe drehbaren Beckens, st, welches nach Entfernung der Fäkalien, durch Senken, st¹, sich nach Heben, st, mit einer genügenden Menge reinen Wassers füllt. Bei dem Beckenkloset oder „Washout“, Fig. 154, ist auch das obere

Becken, b, fest. Eine andere Form ist Jenning's Absitz, Fig. 155, bei dem durch das Ventil S oberhalb des festen Verschlusses T ein Becken mit Wasser gefüllt gehalten wird; durch Heben des Ventils S wird das obere Becken entleert. Die allgemeine Anordnung eines Wasserklosets zeigt Figur 156.

Statt der gemauerten Abortgruben kann man bei beschränktem Raume oder hohem Grundwasserstande auch gusseiserne Abortgruben nach Böcking herstellen, Fig. 157, die aus einem 4 m langen gusseisernen

Fig. 158.

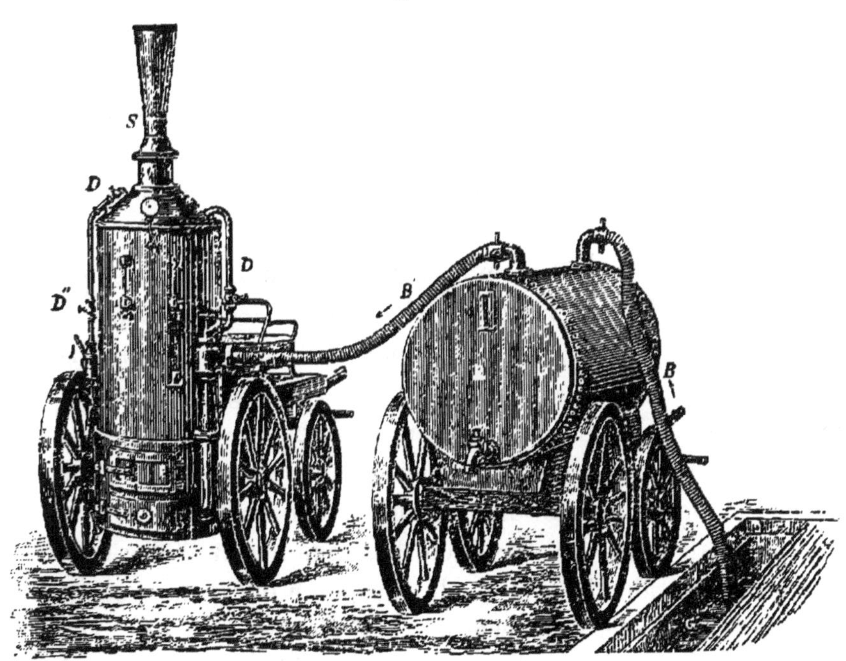

Anordnung an einem fahrbaren Kessel zur Entleerung der Latrinen in Städten, auf Fabriken etc.

L Luftsauger, D Dampfventil desselben, J Injector, D'' Dampfventil desselben, S Schornstein-Ventilator, D' Dampfventil desselben, R Transportwagen. G Latrinengrube, B Saugrohr aus derselben, B' Verbindung des Wagens mit dem Luftsauger.

Rohre von 1 bis 1,5 m Durchmesser bestehen, dessen unteres Ende mit einem nach unten gewölbten Boden b geschlossen ist, während das obere Ende in einer Muffel sitzend einen Deckel mit zwei Oeffnungen trägt, deren eine den Absitz d, der andere den Einlauf h und das Ventilationsrohr e trägt.

In Städten ist in der Regel, wenn eine Ordnung der ganzen Verhältnisse gesichert sein soll, nötig, dass das gesammte Gemisch von festen und flüssigen Stoffen zusammen entfernt wird. Dieses geschieht durch gewöhnliche Pumpen, wenn der Inhalt dieses gestattet; die Reste der festen Stoffe müssen stets manuell beseitigt werden. Am besten ist jedoch die pneumatische Abfuhr, Fig. 158, bei der ein grosses geschlossenes Gefäss R mittelst Luftpumpe oder durch Einlassen und Niederschlagen von Dampf mittelst Injektors möglichst luftleer gemacht wird, so dass der Grubeninhalt durch das Rohr B eingesaugt wird. In der Regel ist allerdings noch eine gesonderte manuelle Entfernung der letzten Reste der festen Bestandteile nötig.

Die Abfuhr des Grubeninhaltes muss durch Vorschriften und strenge Ueberwachung geregelt werden. Das Räumen der Gruben und die Abfuhr soll in Städten nur zur Nachtzeit geschehen. In mustergiltiger Weise ist dieses in Stuttgart durchgeführt, wo der Inhalt der Gruben pneumatisch entleert und in derselben Weise auf besonders konstruierte Eisenbahnwagen übertragen wird, welche den Inhalt der Landbevölkerung von ganz Württemberg zugänglich machen.

Auf dem Lande pflegt man die flüssigen Stoffe gesondert abzufahren und die festen längere Zeit in den Gruben zu lassen. Man kann zu diesem Zwecke auch durchlässige Wände in den Gruben ausführen, um die Trennung der festen von den flüssigen Stoffen leichter zu gestalten. Im letzteren Falle ist es vielfach gestattet, die flüssigen Stoffe in Kanäle oder Flüsse abzulassen. Da diese Stoffe jedoch nach den früheren Darlegungen die Gefahren der Fäkalien bieten müssen, so pflegt die Erlaubnis, die flüssigen Abgänge in der Weise durch Ueberläufe (Fig. 157 g) abzulassen, an die Verpflichtung einer vorhergehenden Desinfektion gebunden zu werden. Zum Zwecke der Desinfektion muss die Grube mit einer Nebengrube versehen sein. Man lässt nunmehr das Desinfektionsmittel mittelst eines Rührapparates in die Hauptgrube einfliessen, wodurch in derselben eine Sedimentierung der festen Bestandteile und dadurch eine Trennung von den flüssigen mit gleichzeitiger Klärung der letzteren erfolgt. Die geklärte Flüssigkeit tritt nunmehr in die Nebengrube ein und wird von dieser dem Kanal zugeführt.

Die Zahl der Desinfektions- und Klärmittel ist eine ausserordentlich grosse. Vom A—B C-Prozesse sind wir bereits bei dem X—Y—Z-Prozesse angelangt, ohne auf diesem Wege eine wirkliche Lösung der Frage erreicht zu haben. Bei dem A—B—C-Prozesse wird eine Mischung von Alaun (Alum), Blut (Blood), Thon (Clay) mit Kohle und Magnesia verwertet. Süvern verwendet Kalk, Theer und

Manganochlorid; Friedrich Thonerde oder Eisenoxyd, gelöschten Kalk und Karbolsäure; Petri Torf, Steinkohlengrus und Gastheer; Müller-Nahnsen Kalk, Alaun, Karbolsäure; Hulwa Eisen, Thon oder Kalk, Magnesia und Zellfasern.

Bei dem sogen. Polarite-Verfahren erfolgt die Klärung durch das vorwiegend aus Aluminiumsulfat bestehende Ferrozone.

Das wichtigste ist, dass durch geeignete Stoffe möglichst schnell Niederschläge herbeigeführt werden, und die wichtigsten Dienste leistet in dieser Hinsicht der Kalk, welcher von allen diesen Stoffen allein auch wirklich desinfiziert. Die Kalkmilch, die aus dem gelöschten Kalke gebildet wird, wirkt als Kalciumhydroxyd $Ca(OH)_2$ kräftig desinfizierend. Unter dem Einflusse der Kohlensäure der Luft oder von eingeleiteter Schornsteinluft bildet sich daraus Kalciumkarbonat, das sich niederschlägt und dabei die schwebenden Bestandteile niederreisst.

Bisweilen hat man der Klärung noch eine Filtration hinzugefügt. Diese Filter wurden hergestellt aus Koks, Sand und Kies oder aus Torf oder aus Sand und Polarite, einer aus Eisenoxyd bestehende Masse in erbsengrossen Stücken. Am besten scheint Torfgrus zu wirken, der nach G. Frank durch Zerreiben unter Wasser von Luft befreit ist.

Durch die Präparation mit Klär- und Desinfektionsmitteln wird hygienisch wenig, für die Landwirtschaft gar nichts erreicht, so dass diese Verfahren vorwiegend aus ästhetischen Gründen in Betracht kommen.

Eine andere Trennung besteht darin, dass man durch eine besondere Konstruktion der Klosets im Klosettrichter selbst bereits eine Trennung der Fäces vom Harn zu erreichen sucht wie z. B. im schwedischen Luftkloset. Diese Konstruktionen sind ganz wertlos.

Müssen Abort-Gruben behufs Reinigung betreten werden, so muss man durch Hinablassen eines Lichtes sich erst überzeugen, ob der Kohlensäuregehalt ein Betreten gestattet. Vor dem Betreten und Einführen eines Lichtes müssen aber ausserdem durch Kaliumpermanganat, Manganochlorid, Eisenvitriol einzeln oder in Mischung die riechenden und giftigen Gase gebunden werden. Schwefelwasserstoff bildet bei Mischung mit der 1—1½fachen Menge Luft explosive Gemische, die sich bei Berührung mit einer Flamme entzünden. Kaliumpermanganat oxydiert den Schwefelwasserstoff und andere derartige Gase. Eisenvitriol und Manganochlorid binden Schwefelwasserstoff und Ammoniumsulfid und durch ihre freie Säure Ammoniak. Flüchtige Säuren (Rübenschnitzel bei der Zuckerindustrie) werden besonders durch Aetzkalk, Pferdeharn durch Gipspulver desodorisiert.

3. Tonnensystem.

Bei diesem nehmen bewegliche Behälter und zwar Kübel, Fässer oder Tonnen (fosses mobiles, pail-system) den Inhalt auf. Zu dem System gehören stets zwei Tonnen, von denen die eine zur sofortigen Auswechslung bei Entfernung der anderen dient. Die Tonnen müssen

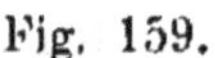
Fig. 159.

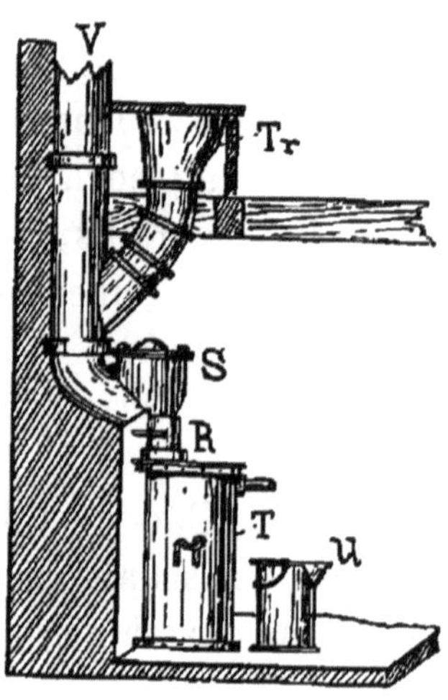

Eiserne Heidelberger Tonne mit Syphon.

in einem frostsicheren und der Insolation nicht zugänglichen Raume aufgestellt werden. Dieser Raum muss einen wasserdichten Fussboden aus Zement erhalten. Der Tonnenraum liegt im Kellergeschosse und muss deshalb zum Ein- und Auslassen der Fäser eine Rampe erhalten oder muss aussen mit Hebevorrichtungen versehen sein. Die Behälter werden aus Holz (Petroleumfässer) hergestellt, die innen verkohlt und getheert werden, oder sie bestehen aus verzinntem Eisenblech oder aber aus gusseisernen Röhren. Man unterscheidet Tragtonnen (siehe Fig. 159) von 100--110 l Fassungsraum und fahrbare Tonnen (s. Fig. 160). Im letzteren Falle macht man bisweilen die Abortanlage selbst (s. Fig. 161) aus einem gusseisernen Reservoire z. B. aus einem an beiden Enden geschlossenen Muffelrohre von 1 m Durchmesser, welches so hoch auf das Mauerwerk gelagert wird, dass an seiner tiefsten Stelle ein Abfuhrfass untergefahren werden kann, in welches der Inhalt des Reservoires ausfliessen kann. Man muss dann die Abortanlage, deren einzelne Sitze in je einem besonderen Kabinete angebracht sind, durch eine Treppe zugänglich machen.

Vor einer jeden Tonne (Fig. 159, T) befindet sich noch ein Ueberlaufseimer U. Vielfach wird bei den Tonnen ein Syphon S ange-

Fig. 160.

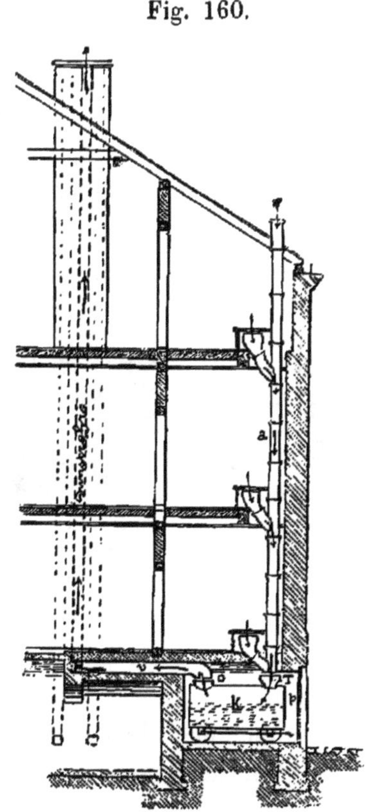

Tonnensystme.

bracht, der sich mit frischen Fäkalien füllt, die als Kotverschluss den Aufstieg von Gasen aus der Tonne verhindern. Der Anschluss der Tonne an das Fallrohr V erfolgt durch einen Ring R mit Bajonettverschluss. Die Ventilation der Tonne kann so erfolgen (s. Fig. 159), dass einfach das Fallrohr V über Dach verlängert wird, wo ein Aspirationsaufsatz für die Ventilation sorgt, oder aber durch Verbindung mit einem besonderen Dunstrohre (v in Fig. 160), so dass durch den Trichter und das Abfallrohr a Eintritt frischer Luft erfolgt.

Die grösste Ausdehnung hat das Tonnensystem bis jetzt in Manchester gefunden, während in Deutschland Heidelberg die Hauptversuchsstadt für das System wurde. Das Tonnensystem hat den einen Vorzug vor den Gruben, dass der Inhalt d. h. die Fäkalien nicht zur Infiltration des Bodens führen und das Grundwasser nicht verunreinigen. Die geringen Verunreinigungen beim Auswechseln der Tonnen können leicht beseitigt werden. Der Geruch ist nicht so stark wie bei dem älteren Grubeninhalt, da die Fäkalien verhältnissmässig frisch

Fig. 161.

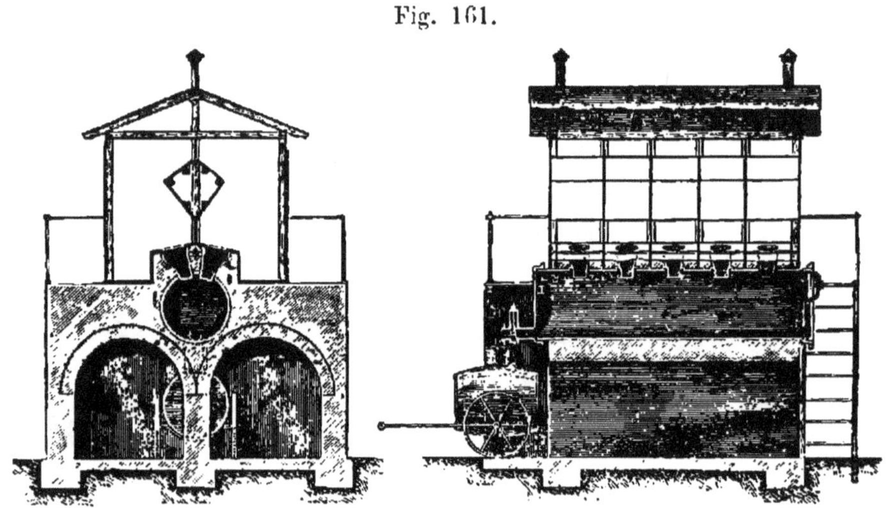

Abortanlage für Arbeiter.

sind. Zu Zeiten von Epidemien muss der Abfuhr der frischen Fäkalien jedoch eine ganz besondere Vorsicht zugewendet werden. Eine Desinfektion der Kübel durch heisses Wasser oder gespannten Wasserdampf vor Wiedergebrauch müsste unbedingt vorgeschrieben werden.

Die grösste Schwierigkeit des Systems liegt in der Regelmässigkeit der Abholung der Tonnen besonders deshalb, weil gegen die Vorschrift auch andere Flüssigkeiten in die Tonnen gelangen, welche ein rascheres Füllen derselben herbeiführen. Die abgefahrenen Tonnen können in kleineren Orten besonders im Sommer sofort auf die Felder abgeführt werden. Für den Winter und in grösseren Städten sind stets ausserhalb der Städte grosse Gruben zur provisorischen Aufnahme der Fäkalien nötig.

Um die Uebelstände der festen Fäkalien bei der Aufbewahrung in Gruben zu beheben, hat man eine besondere Präparation der Fäkalmassen zur sogenannten Poudrette vorgenommen. Man versteht darunter das Trocknen der Fäkalien zur Gewinnung ihrer wichtigsten Dungstoffe. Liernur versetzt den Grubeninhalt zum Binden des Ammoniak mit etwas Schwefelsäure und dampft dann die breiige Masse im Vaccuum ein. Podewils sucht die Fäulnis durch Räucherung zu verhindern und trocknet dabei die Massen bis auf 50 pCt. ein, entzieht dann durch künstlich zugeleitele Luft einen weiteren Teil des Wassergehaltes und mischt das Produkt mit Torf, Asche oder Erde, um es dann in Ziegelform an der Luft zu trocknen. Die Masse wird dann pulverisiert und mit Superphosphat und Knochenmehl gemischt. Buhl und Keller pressen die festen Teile der Fäkalien als Fäkalsteine ab und gewinnen aus den flüssigen Teilen, unterstützt von Aetzkalk und Schwefelsäure, durch Erhitzen das Ammoniak als Ammoniumsulfat. Durch Abpressen und Versetzen mit Torfmull werden die Fäkalsteine nach Petri hergestellt. Alle üblichen Verfahren zur Poudrettegewinnung sind über das Stadium des Notbehelfes noch nicht hinaus gekommen und haben der Landwirtschaft die versprochenen Resultate nicht geliefert.

b) Verbrennung der Fäkalien.

Man versucht auch durch Verdampfen der flüssigen und Verbrennen der festen Rückstände die Abfallstoffe unschädlich zu machen. Eine Einrichtung, die sich in dieser Beziehung bereits für kleinere Verhältnisse bewährt hat, stellt das Feuerkloset von Seipp und Weyl dar; Fig. 162. Der Urin läuft in eine besondere Schüssel H, von der aus derselbe durch die heissen Feuergase einfach verdampft wird, während die festen Massen zwischen zwei Walzen G der Feuerung zugeführt und verascht werden, so dass nachher nur noch die Asche M zu entfernen ist.

c) Kanalisation.

Bereits manche Grossstädte der alten Kulturvölker wie Babylon, Athen, Rom hatten Kanalisation. Im 12. Jahrhundert erhielt Frankfurt a. M. seine ersten Kanäle, später folgten Paris, London. Diese Kanäle nahmen meist nur die Abwässer ausschliesslich der Excremente auf, nur die Kanäle von Turin 1726 hatten Hausanschlüsse. Die ersten grossen neuen Kanalisationen waren die in Hamburg 1848, London 1853, Paris 1856.

I. Trennungs- oder Separationssysteme.

Dieselben bezwecken Fäces und Urin durch Kanäle oder Siele abzuführen und lassen allenfalls noch die Spülwasser des Hauses zu. Gemeinsam ist ihnen der grundsätzliche Ausschluss des Regenwassers. Die indifferenten Industriewässer wie das Kondenswasser müssen wie Regenwasser, die differenten Industriewässer wie die Schmutzwässer

Fig. 162.

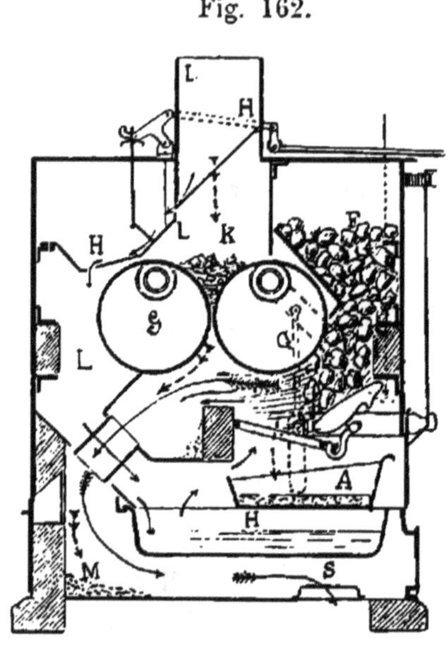

→ Urin. ⇉ Heizgase. ---> Asche der Feuerung >>--> Asche vom Koth.

des Hauses behandelt werden. Die von Höfen und Strassen erhaltenen Oberflächenwasser können mit Rücksicht auf ihr Verhalten gegenüber den Krankheitskeimen wohl unbedenklich wie die Regenwässer selbst als annähernd indifferent betrachtet werden, und hierbei ist noch besonders zu berücksichtigen, dass mit Vorhandensein eines Kanalsystems zur Entfernung von Schmutzstoffen die Höfe und Strassen nicht mehr die Ablagerungsstätte von allem möglichen Schmutze sind.

Bei dem Trennungssystem hat man entweder nur einen Kanal zur Entfernung der Schmutzstoffe und dann wird das Regenwasser oberirdisch in zementierten Gossen abgeleitet oder man hat neben den Kanälen für die Unratstoffe noch ein Kanalsystem für das Regenwasser.

Bei den Trennungssystemen haben wir solche, bei denen der

Kanalinhalt durch sein eigenes Gewicht — in Notfällen durch Spülflüssigkeit unterstützt — fortbewegt wird und solche, bei denen eine andere Kraft die Fortbewegung besorgt.

Zu den ersteren Systemen gehört das von Waring in Amerika und England (z. B. in Oxford), ferner das System Rothe, welches in Lichtenberg vollständig, in Pankow und Potsdam teilweise ausgeführt ist, dann das System von Metzger, bei welchem die Regenkanäle oberhalb der Schmutzkanäle angeordnet sind. Bei diesen Systemen werden relativ enge Kanäle verwendet und die Sicherung gegen Verstopfung wird durch Spüleinrichtungen gewonnen.

Fig. 163.

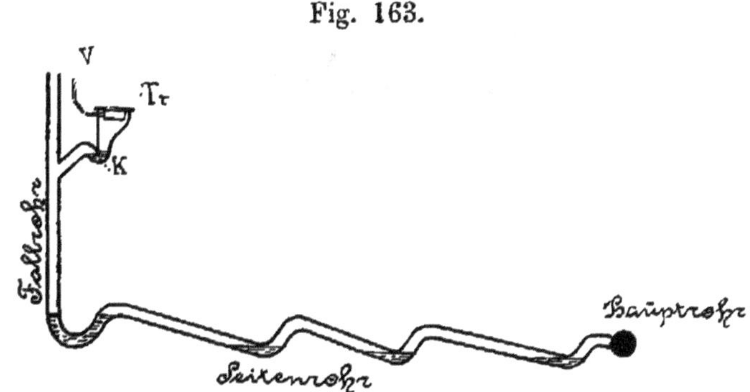

Verbindung des Aborts mit dem Hauptrohr, nach Liernur.

Bei dem pneumatischen System von Liernur, welches in Amsterdam, Leyden, Hanau teilweise eingeführt ist, sind Aborte mit besonderer Form des Trichters vorhanden (Fig. 163, Tr). Von denselben wird der Inhalt durch eiserne Röhren an eiserne Behälter als Strassenreservoire Fig. 164 a, und von diesen zu einem Hauptreservoir P abgesaugt. Dies geschieht dadurch, dass in diesen Behältern durch Dampf eine starke Luftverdünnung erzeugt wird, durch welche der Inhalt aus den Trichtern aspiriert wird, nachdem der Verschluss der Trichter geöffnet ist. Flüssigkeiten sollen möglichst ausgeschlossen werden. Die Klosets haben infolgedessen Kotverschluss K mit Ventilation V oder nur eine ganz beschränkte Wasserspülung. Der Inhalt wird auf Poudrette verarbeitet. Bei guter Ausführung sind keine Bedenken gegen das System zu erheben. Verstopfungen der Röhren und infolgedessen Anstau des Kotes in den Trichtern sind wesentlich auf schlechte Ausführung zurückzuführen.

Das System von Berlier arbeitet ebenfalls pneumatisch und hat eine etwas abweichende Konstruktion des Aborttrichters. Das System gestattet etwas stärkere Klosetspülung. Im Grossen ist es bis jetzt nicht ausgeführt.

Auch bei dem System von Shone wird Luft verwertet. An Stelle des eisernen Behälters des Liernur-Systems sind sogenannte Ejektoren

Fig. 164.

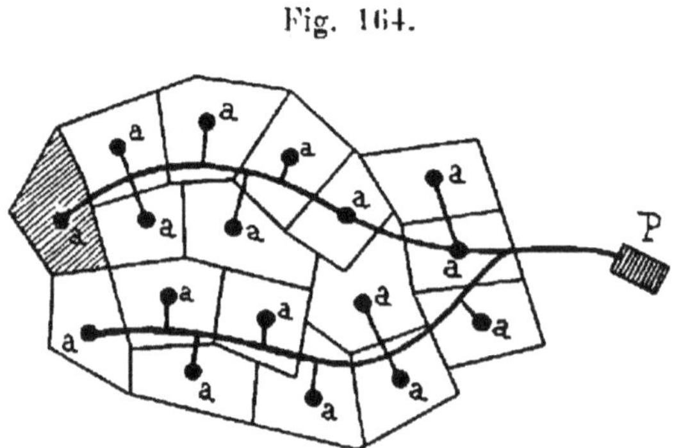

P Zentralstation.

Fig. 165.

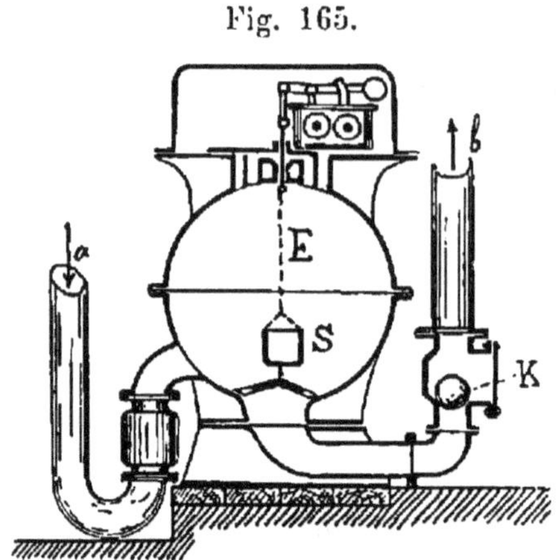

Ejektor nach Shone.

(Fig. 165), d. h. tiefe, im Grunde liegende Behälter angebracht, welchen die Fäkalien und Küchenabwässer fortwährend durch das Rohr a zufliessen. Im Ejektor wird bei Erreichung eines gewissen Füllungszustandes durch den mitsteigenden Schwimmer S ein Ventil geöffnet, welches oben comprimirte Luft in den Apparat eintreten lässt, die den Inhalt in das Abrohr b hineinpresst; das Kugelventil K schliesst nach der Entleerung wieder das Rohr b ab und die Füllung geht von Neuem vor sich. Dieses System ist ausgeführt in Wrexham, Southampton, Eastbourne und Arad.

Infolge des Ausschlusses des Regenwassers ist bei den Trennungssystemen die Menge des Kanalinhaltes eine relativ geringe und das Material ist in nicht starker Verdünnung vorhanden. Dasselbe eignet sich infolgedessen relativ gut zur Poudrettedarstellung; es kann aber auch leichter auf grössere Entfernung transportiert werden oder es kann auch in der Nähe der Städte angehäuft und leicht einer Desinfektion und Klärung unterworfen werden. Zweckmässig sind derartige Systeme dort, wo das Regenwasser beträchtliche Grössen erreicht und dort, wo infolge des steilen Gefälles und starken Wechsels des Terrains die Trennung der Regenwässer aus technischen Gründen erwünscht ist, besonders auch dort, wo wegen der Tieflage des Endpunktes der Kanalisation Schwierigkeiten gegenüber der Vorflut (Siele, Flüsse) aus zu grossen Flüssigkeitsmengen entstehen würden. Infolge der engen Kanäle kann das System bei Wegfall von besonderen Regenablässen wesentlich billiger kommen als ein System, welches alle Abwässer aufzunehmen hat.

Es ist auf jeden Fall ein grosser Fortschritt, dass man jetzt anfängt, die Trennungssysteme neben der Schwemm-Kanalisation im engeren Sinne wieder zu beachten, weil es nicht möglich ist, diese Fragen mit Schlagwörtern zu behandeln und weil es durchaus erforderlich ist, die Gesammtheit der örtlichen Verhältnisse ins Auge zu fassen.

2. Das Schwemmsystem.

Dieses hat die Aufgabe, die Fäkalien, Schmutzwässer und die Meteorwässer aufzunehmen.

a) Material, Profil, Gefälle, Reinhaltung der Kanäle.

Das Material der Kanäle ist in den einzelnen Teilen der Leitung verschieden. Die grösseren Kanäle werden aus Backsteinen hergestellt und in Zement abgedichtet. Da in der Regel das Sohlenstück Fig. 166 S. mehr mit der Kanaljauche in Berührung kommt als die nur zeitweilig benetzten Seitenteile, so pflegt man dieses Stück aus undurchlässigem Beton oder Steingut besonders herzustellen. Oft erhalten diese Sohlenstücke seitlich noch kleinere Kanäle zur Drainage des Grundwassers oder aber, was noch vortheilhafter ist, man drainiert die Kiesschüttung, welche die Kanäle mit dem ausgehobenen

Erdreiche verbindet. Diese grösseren Kanäle erhalten stets einen eiförmigen Querschnitt, wie er schon bei der Kanalisation von Athen durch Pisistratos verwendet wurde. Die engeren Kanäle be-

Fig. 166.

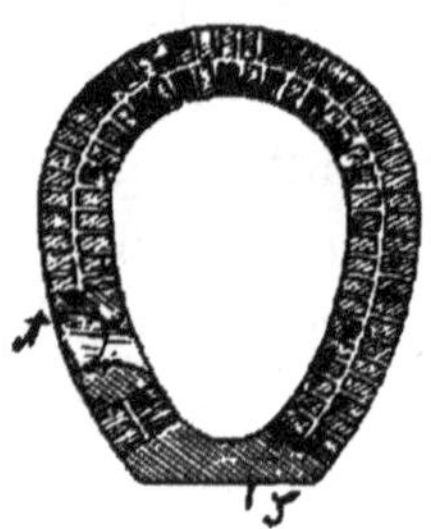

Gemauerter Kanal mit Sohlenstück S und Ansatz eines seitlichen Einlaufes A.

Fig. 167.

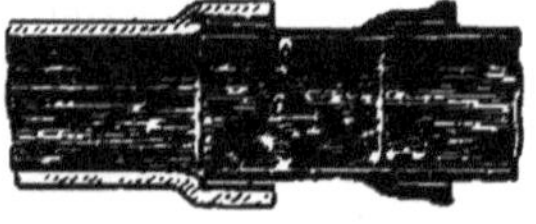

Muffen: Uebergangsrohr von Eisenrohr auf Thonrohr.

Fig. 168.

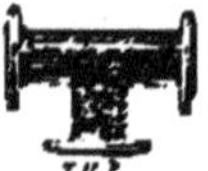

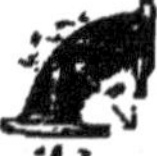

T-Stück. Krümmer

Flansch-Facons.

stehen teils aus hart gebrannten, innen glasierten Thonröhren, die durch Muffen (Fig. 167) oder aus eisernen Röhren, die durch Muffen oder durch Flanschen (Fig. 168) mit einander verbunden sind. Die Dichtung erfolgt mit Gummiringen oder mit getheerten Hanfstricken und ausserhalb gewöhnlich noch mit Thon.

Die Profilbreite der Kanäle wird von der aufzunehmenden Wassermenge bestimmt. Während die Grösse für die Hauswassermenge sich aus der Zahl der Bewohner rechnerisch ergiebt, müssten die Kanäle eigentlich so gross gemacht werden, dass sie auch die grössten Regenmengen abzuführen vermögen. Man würde dann aber auf so enorme Kanäle kommen, dass die Kosten in ungeheuerlicher Weise vermehrt und andererseits der Querschnitt der Kanäle für die Fortbewegung des durchschnittlichen Inhaltes zu gross sein würde. Man wählt deshalb die Profilbreite nicht nach wenigen grossen Regenfällen, sondern nach den häufigen Durchschnittsregenmengen und trifft für aussergewöhnliche und grössere Regenmengen besondere Vorkehrungen in Form von Notauslässen oder Regenüberläufen (Fig. 169).

Fig. 169.

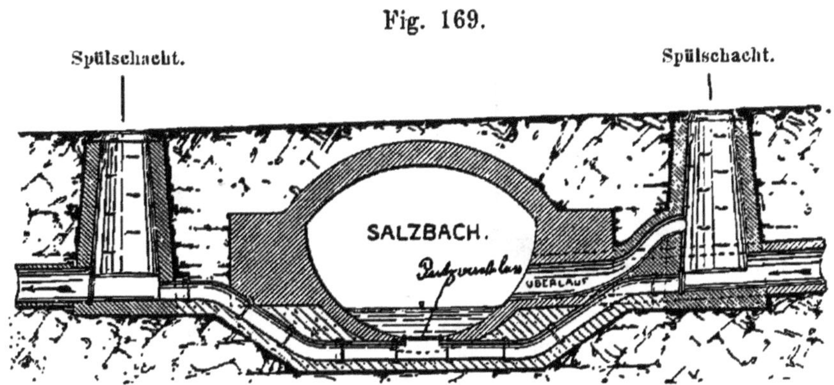

Längenschnitt der Dückeranlage in Wiesbaden.

Dieses sind Zweigkanäle in den höchsten Teilen des Profils, welche erst bei Erreichung einer gewissen Wassermenge das Wasser einem benachbarten Graben oder Flusse zuführen.

Für die Fortbewegung des Inhaltes ist nicht nur die Weite der Kanäle, sondern auch das Gefälle derselben von Wichtigkeit. Man sucht die Geschwindigkeit so zu regeln, dass dieselbe 0,25 m pro Sekunde beträgt und erreicht dieses durch ein Gefälle von 1 50 bei den Hausleitungen, von 1 : 200 bei den kleineren Kanälen, von 1 : 500 bei den grösseren Kanälen und geht bei den grössten Kanälen auf 1 1500 bis 2000. Im allgemeinen ist ein etwas grösseres Gefälle vorteilhaft, weil dann mit dem abgeführten Wasser auch die festen Stoffe fortgespült werden, ehe sie sich senken können.

Haben sich trotzdem Stoffe auf der Sohle abgelagert, so wird das Wasser in einem Rohrabschnitte mittelst eines Spülschiebers (Fig. 170) angestaut und dann durch Oeffnen des Schiebers plötzlich ein starker Strom erzeugt, der dann die festen Bestandteile mit sich reisst. Wo die Wasserversorgung genügende Mengen Wasser nicht zugebote stellt, muss man besondere Ansammlungen für diese Zwecke einrichten.

Uebermässig grosse Gefälle werden durch Einlegen von sogenannten Treppen oder Kaskaden oder durch Schächte verringert, weil derartige Gefälle durch stärkere Reibung an den Kanalwänden ein Absetzen von gröberen Stoffen veranlassen können.

Fig. 170.

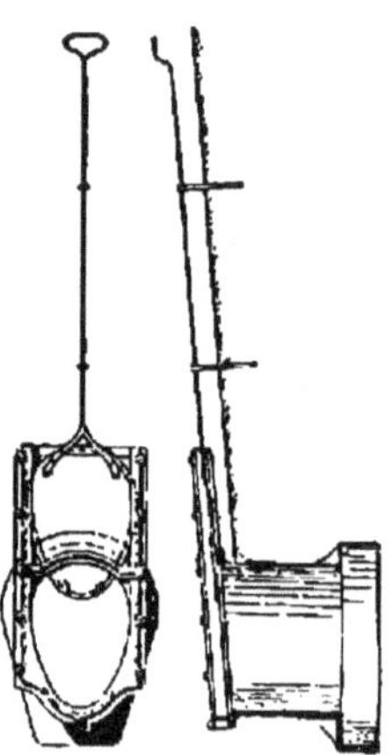

Spülschieber.

Flussläufe werden durch sogenannte Dücker (Fig. 169) überschritten, d. h. durch eiserne syphonartige Röhren, die im Flussbette liegen und die durch kräftige Spülungen rein zu halten sind.

Gegen Hochwasser müssen die Kanäle durch Hochwasser- oder Rückstauverschlüsse (Fig. 171) gesichert werden.

Die Kanäle sind selten vollständig dicht. Doch bildet sich durch Wucherung der Kleinlebewesen aus dem Spülwasser an den Wänden allmälich ein feiner Belag aus, die sogenannte Sielhaut, welche in den gewöhnlich benützten Abschnitten der Kanäle fast vollständige Wasserundurchlässigkeit herbeiführt. Immerhin kommen geringe Mengen des Schmutzwassers in den Untergrund. Diese Schmutzstoffe sind aber im Vergleiche zum Grubeninhalt sehr verdünnt und werden durch die

Richtung der Kanäle in einer Weise geleitet, dass sie in den benachbarten Häusern kaum zu bemerken sind.

Die Kanäle sollen so tief gelegt werden, dass die Kellersohlen der angeschlossenen Gebäude entwässert werden. Bei besonders tiefer Lage einzelner Keller muss jedoch hiervon abgesehen werden. Stets müssen die Kanäle frostfrei liegen und erhalten dazu eine Tiefe unter der Strasse von 2 bis 5 m. Diese Tiefe ist auch nötig, um eine Beeinflussung durch die Sommerhitze auszuschliessen. Sonst würden durch den Wechsel in der Temperatur der Kanalluft, die im Winter höher, im Sommer niedriger als die Aussenluft ist, für die Ventilation der Kanäle Schwierigkeiten entstehen. Tiefe Kanäle haben nebenbei

Fig. 171.

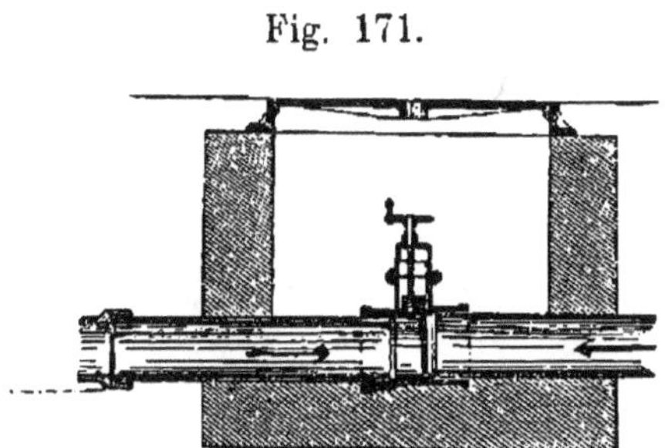

Schacht mit Rückstauverschluss.

den grossen Vorteil, dass sie bei hohem Grundwasserstand den Grundwasserspiegel senken, und vor allem, dass sie eine mehr gleichmässige Höhe desselben erzielen lassen, wodurch die Grundmauern der anliegenden Häuser geschont werden. Die Drainage durch Kanäle wird dadurch erreicht, dass durch die Aushebung des Erdreiches in einer bestimmten Richtung eine Gleichmässigkeit der Widerstände herbeigeführt wird, die dadurch erzielt wird, dass der Zwischenraum zwischen Kanalwand und dem angrenzenden Terrain mit gleichmässigem Material ausgefüllt wird und dass in der Richtung der Kanäle ein gleichmässiges Gefälle hergestellt wird.

b) Haus- und Strassenanschlüsse. Zum Verhüten des Eindringens von schlechten Gerüchen in die Wohnung werden die Anschlüsse stets mit Wasserabschlüssen hergestellt. Die Klosets werden als Spülklosets (s. S. 558, Figg. 151 bis 156) eingerichtet; siehe auch die Disposition einer Hausentwässerung, Fig. 172. Bei unrichtiger Dimensionierung der Syphone zu den Abfallröhren können die Syphonverschlüsse durch Aspiration des Wassers (Brechen) leer werden, so dass dann Gase in die Zimmer eintreten können (s. Fig. 173 A). Auch infolge Verdunstens des Wassers bei längerem Nichtgebrauche, z. B. in den Ferien, können Gase in die Zimmer gelangen (Fig. 173 B).

Auch die anderen Anschlüsse im Hause: Wassersteine, Küchen-

Fig. 172.

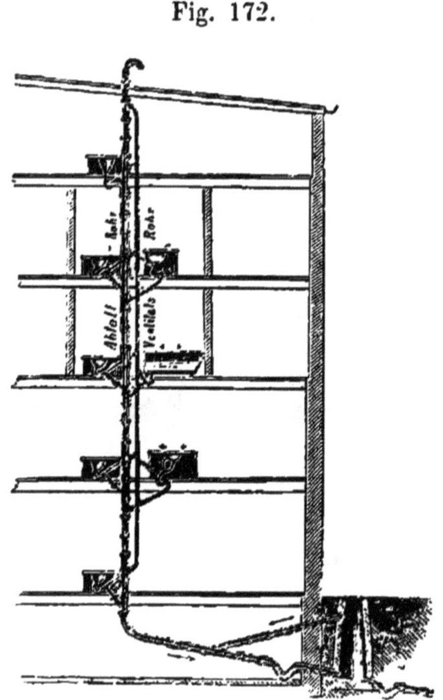

Anlage einer Hausentwässerung.

ausgüsse, Badewannen müssen stets mit Wasserabschlüssen versehen sein (Fig. 174).

Ebenso ist dieses mit den Anschlüssen im Hofe und in den Strassen der Fall. In diese Gruppe gehören die Sandfänge und Sinkkästen (s. Figg. 175, 176), in denen sich ein heraushebbarer Eimer S mit Henkel H befindet, in welchem die schweren Stoffe sich zu Boden setzen, während ein Rost R das Hineinfallen der Steine verhütet. Die Fette werden durch besondere Fettfänge zurückgehalten und abgeschöpft (Fig. 177). Zur Aufnahme des Strassenschlammes, wie er sich beim Reinigen der Strassen und durch Regen bildet, dienen die sogenannten Gullies (Fig. 178). Diese Anlagen er-

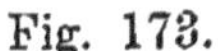

Fig. 173.

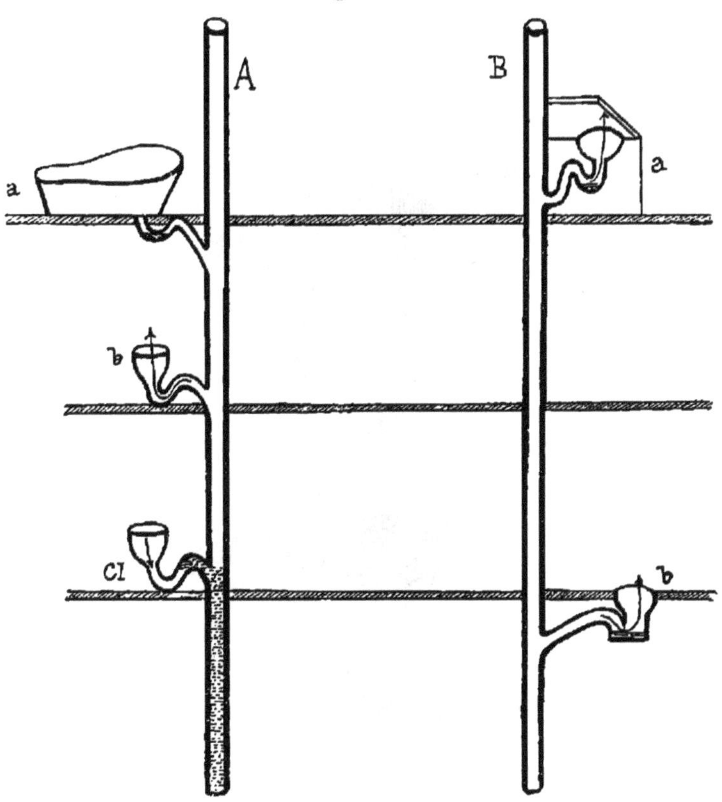

Leerlaufen des Syphons durch Brechen des Wasserverschlusses.

Verdunsten des Wassers als Ursache der schlechten Funktionierung des Syphons.

Fig. 174.

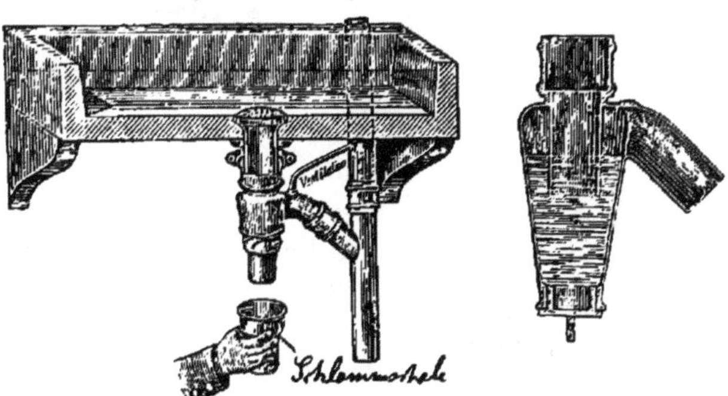

Syphon für Küchenausgüsse, Wassersteine, Pissoire Patent Böcking.

halten entweder zentralen Einlauf (Fig. 176, 178) oder seitlichen Einlauf (Fig. 175), in welchem letzteren Falle eine Deckplatte im

Fig. 175.

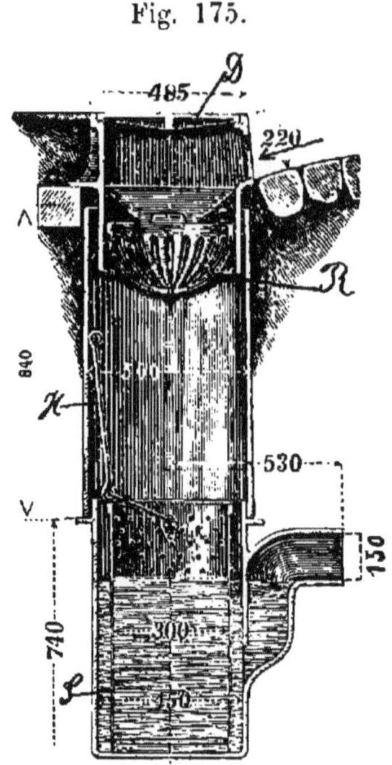

Schlamm- und Sandfang.

Fig. 176.

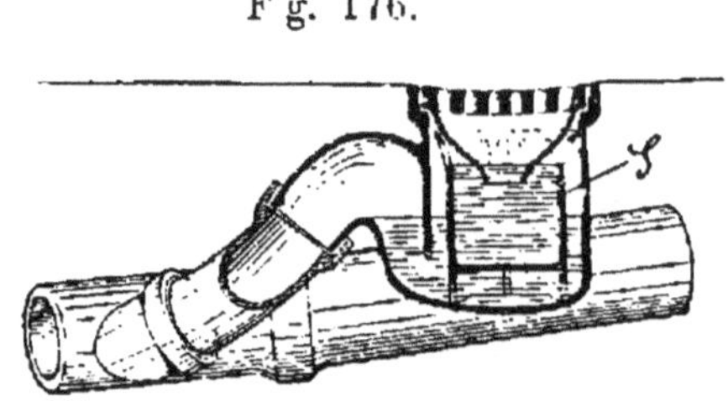

Hof-Sinkkasten.

Trottoir D den Einlauf dem Anblick entzieht. Die Einläufe der Pissoire erhalten häufig Oelverschlüsse.

Die Regenrohranschlüsse werden entweder unten mit einem Syphon versehen, so dass sie gegen die Luft der Kanäle abgeschlossen sind (Fig. 179), oder sie werden ohne besondere Syphonanschlüsse hergestellt und für die Ventilation der Kanäle mitverwertet (Fig. 180). Zur Besichtigung der Kanäle dienen noch Einsteigelöcher, sogenannte

Fig. 177.

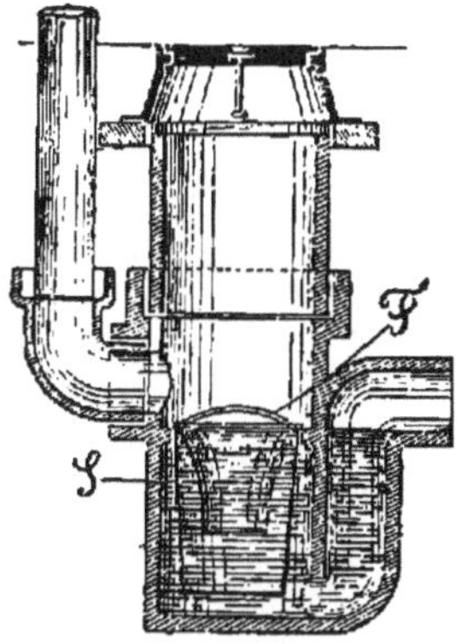

Fettfang.

Fig. 178.

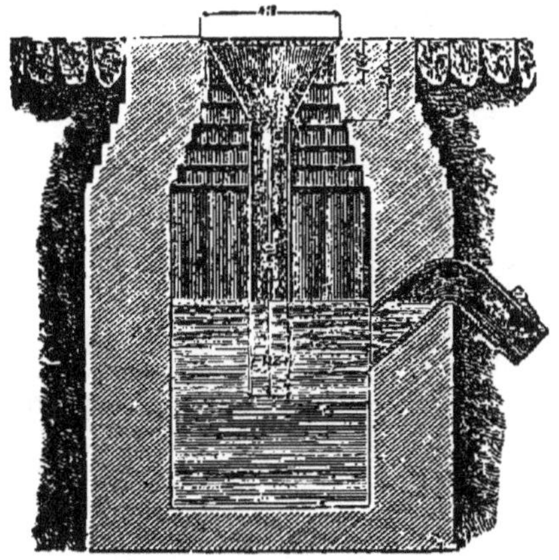

Gullie mit Einlauftrichter und Rost.

Mannlöcher, und in Entfernung von ca. 50 m werden Luftöffnuugen inmitten der Strassen angebracht.

c) Lüftung des Kanalnetzes. Durch Untersuchungen von Soyka, Rozsahegi, Renk und Crimp wurde experimentell festgestellt, dass der Luftzug in den Kanälen hauptsächlich dem Gefälle der Kanäle folgt und dass die Hauptursache für die Bewegung der Kanalluft in den Windströmungen gegeben ist. Gelegentlich können aber auch Umkehrungen der Luftströmungen eintreten, die dann zu einem Austritt der Kanalluft in die Häuser Veranlassung geben, wenn der Luft nicht der Weg durch Wasserabschlüsse verlegt und ein anderer Weg offen gehalten ist.

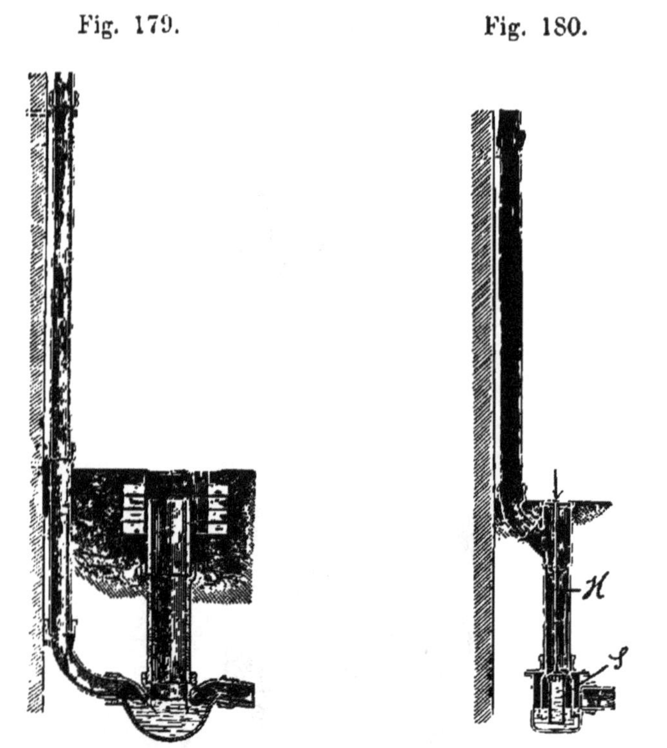

Regenrohr, nicht ventilierend. Regenrohr, ventilierend.

Bei den vielen Oeffnungen, wie sie in einem Kanalnetze gegeben sind und bei dem Druckunterschiede zwischen dem Strassenniveau und dem Dache gebraucht man in der Regel keine besonderen Ventilationsvorrichtungen, weil die Luft in den vielen Strassenöffnungen in das Kanalnetz eintritt und in den mit Aufsätzen versehenen, über Dach geführten Abfallröhren und in den Regenröhren aus den Kanälen über Dach austritt. Diese in Deutschland übliche Anordnung begnügt sich demnach mit den Wasserabschlüssen der Klosets, Spülsteine etc., schliesst aber das Abfallrohr selbst nicht mit einem Hauptwasserverschlusse gegen den Kanal ab.

In England, wo man den Geruchverschlüssen einen viel grösseren Wert beilegte, weil man in den Kanalgasen die direkte Ursache zum Entstehen von Abdominaltyphus sah — sewer gases horror —, hat man die Ventilation noch weiter ausgebildet. Man ventiliert zunächst die Syphonanschlüsse von Klosets, Küchenausgüssen etc. der Art, dass man auf der Höhe des Syphons ein Rohr anbringt, welches zu einem besonderen Ventilationsrohre geht (s. Fig. 131), während dasselbe bei uns direkt (Fig. 174) oder indirekt (Fig. 172) in das Abfallrohr einmündet. Ausserdem wird an geeigneter Stelle frische Luft von der Strasse entnommen, welche in das Abfall- bezüglich Ventilationsrohr eintritt und infolge der Erwärmung durch das Haus einen aufsteigenden Zug zur Abfuhr verdorbener Luft bewirkt. In diesem Falle (Fig. 172) wird vor Eintritt des Hauskanales in den Strassenkanal nochmals ein unterbrechender Hauptwasserverschluss (disconnecting trap) angebracht. Die Luft des Kanales ist dann durch diesen Wasserverschluss und durch die einzelnen Wasserverschlüsse im Hause von diesem letzteren ferngehalten.

Kein Rohrstrang darf tot endigen, sondern jeder muss stets über Dach behufs Lüftung verlängert werden. Jetzt begnügt man sich — entweder ohne oder mit Zwischenlagerung eines Hauptwasserverschlusses — durch Abfall-, Regen- und eventuell besondere Ventilationsröhren in den einzelnen Häusern das Kanalnetz zu lüften, während man früher häufig grössere Temperatur- und damit Druckdifferenzen dadurch herstellte, dass man an einzelnen Stellen des Kanalnetzes behufs Lüftung hohe kaminartige Ventilationsschläuche anbrachte. Die Sicherheit der Lüftung liegt bei guten Wasserabschlüssen im Hause weniger in der ev. wechselnden Richtung der Kanalluft als vielmehr in der Menge der zugeführten Luft.

Während man bei uns die Abfallröhren mit Rücksicht auf die winterlichen Temperaturverhältnisse im Innern der Häuser anzulegen pflegt, bringt man dieselben in England meist ausserhalb der Häuser an. Auf dem Wege der Heizung kann dann gelegentlich durch die Kamine verdorbene Kanalluft in die Wohnung eintreten (s. Figg. 181 und 182).

Besonders häufig werden beim Umbau von alten Häusern und bei Umänderung alter Kanalisationen grobe Fehler der Kanalisation gemacht, welche im Ausserachtlassen von Syphonanschlüssen, in falscher Richtung der Ventilationsröhren, Einschalten von Kanalstücken verschiedenen Kalibers, falschem Gefälle, Rückstau bestehen. Eine Anzahl solcher mangelhafter Einrichtungen sind in Fig. 183 zusammengestellt. Auch vergessene alte Kanäle können oft recht unliebsame Zustände herbeiführen, indem sie Zersetzungsherde in einem

Fig. 181. Fig. 182.

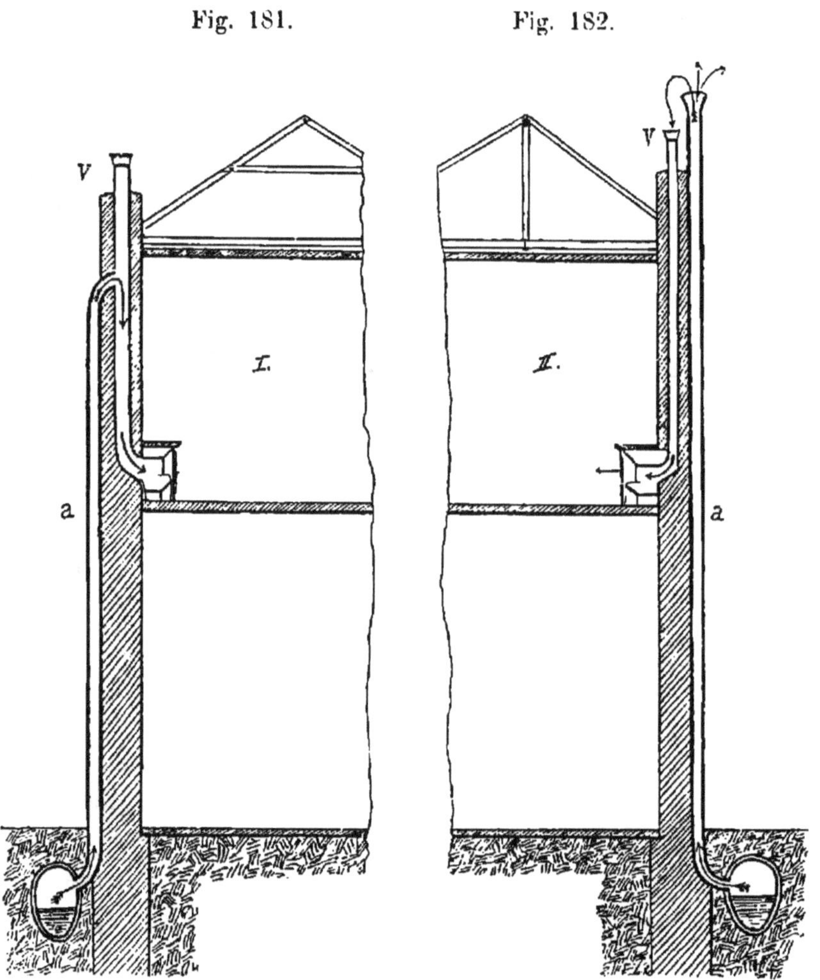

Fehlerhafte Ventilation der Abzugskanäle. Engl. Anlagen.

sonst gereinigten Boden darstellen oder bei Füllung mit Gasen eine Explosionsgefahr für Häuser und Strassen bieten. Die genaue Aufnahme der zugänglich gehaltenen Entwässerung in den Hausplan ist deshalb unerlässlich.

d) Beseitigung des Kanalinhaltes. α) Einleitung in die Flüsse. Wie aus den Analysen Seite 100 bis 103, ferner Seite 116 hervorgeht, können die Abwässer des menschlichen Haushaltes zu einer bedeutenden Verunreinigung der Flüsse führen. Es ergiebt sich aber auch, dass dort, wo die Industrie stark entwickelt ist, wie z. B. in den englischen Städten, die Verunreinigungen die höchsten Grade erreichen, wie die englische Kommission zur Untersuchung dieser Zustände in eingehender Weise festgestellt hat. Aber

Fig. 183.

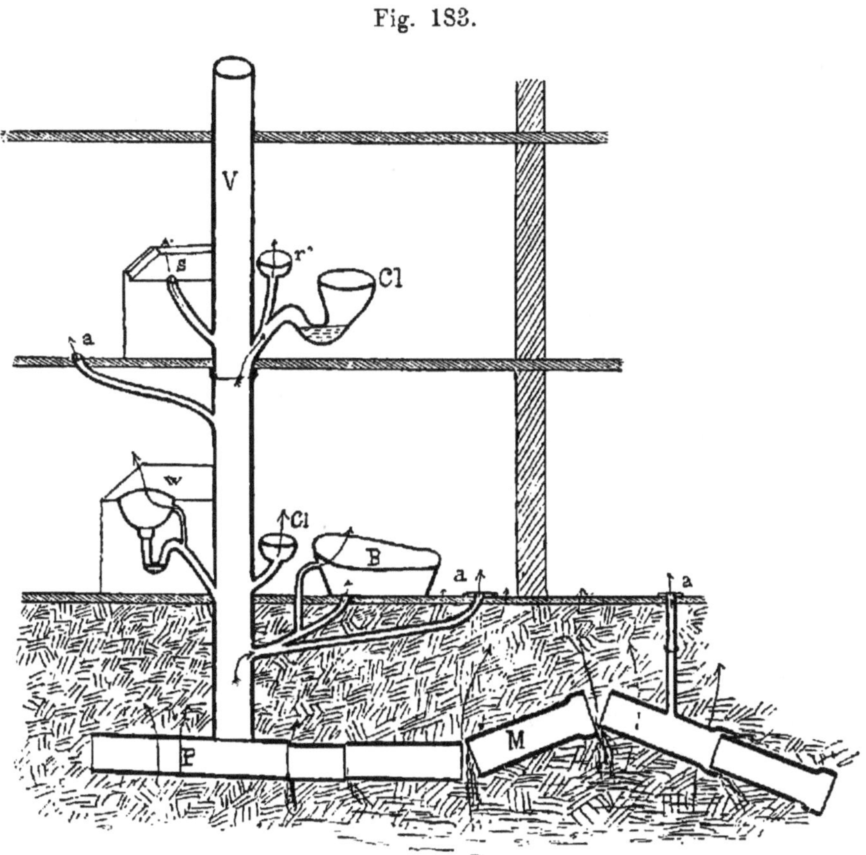

Mangelhafte Wasserverschlüsse und Entwässerungen.

auch bei uns wurden solche Zustände erhoben, so z. B. in Frankfurt a. M., Wiesbaden und in vielen Städten Böhmens. Gegenüber dem Anteile der Industrie an der Flussverunreinigung erscheint es nach den angegebenen Analysen chemisch fast gleichgiltig, welches System zur Entfernung der Abfallstoffe angewendet wird, da auch bei Verwendung von Gruben-, Tonnen- und Trennungssystemen fast ebenso hohe Grade der Flussverunreinigung sich ergeben wie bei der Schwemmkanalisation. Bei dieser ist infolge des Hineingelangens der Fäces die Menge der suspendierten Stoffe sogar grösser, die der gelösten

Stoffe infolge der Verdünnung mit Regenwasser geringer als bei den anderen Systemen.

Die schädlichen Eigenschaften der Abfallwässer beruhen darauf, dass sie Schwebe- und Sinkstoffe organischer Herkunft führen. Diese verursachen Schlammablagerungen und Zersetzungen dieses Schlammes (s. S. 116), die sich in Form von Blasen, die aus Kohlendioxyd, Wasserstoff, Grubengas, Schwefelwasserstoff bestehen, oft den Sinnen bemerkbar machen. Bei trägem Laufe des Flusses werden dadurch häufige und kostspielige Baggerarbeiten erforderlich. Die hygienischen Bedenken liegen, von den Fäulnisgasen abgesehen, besonders in der Anwesenheit von Infektionserregern, die aus den Fäkalien stammen. Tatsächlich sind auch bereits Choleraepidemien (Cholera in Hamburg und Altona 1892 und in der Irrenanstalt in Halle 1893) und vereinzelte Fälle von Abdominaltyphus durch infiziertes Flusswasser zustande gekommen. Im allgemeinen werden bei unseren Verhältnissen Krankheitserreger gegenüber den Saprophyten kaum aufkommen können und da auch die Zahl der Keime durch die Verdünnung mit dem Flusswasser relativ abnimmt, erscheint die Flussverseuchung im allgemeinen für unsere Verhältnisse nicht oft in Betracht zu kommen, während sie sich in den Tropen z. B. am Ganges zu einer dauernden Gefahr steigert. Die Verbreitung der Cholera erfolgt bei uns meist durch den Verkehr flussaufwärts und dieser Umstand zeigt deutlich, dass man die Gefahr der Flussverseuchung vielfach überschätzt hat. Aber immerhin ist die Gefahr gelegentlich vorhanden und es muss sogar die Möglichkeit zugegeben werden, dass auch bei uns im Hochsommer und bei stärkeren Flussverunreinigungen sich Krankheitserreger im Flusswasser vielleicht vermehren können. Die Reinhaltung der Flüsse von diesen Krankheitserregern wird deshalb zu einer unabweislichen Pflicht, um so mehr als das Flusswasser nicht nur noch oft zum Trinken dienen muss, sondern auch zu Badezwecken in grösserem Masse verwertet werden sollte (s. S. 416). Die Fanatiker der Schwemmkanalisation glaubten die Flussverunreinigung grundsätzlich als vollständig unbedenklich hinstellen zu dürfen, vorausgesetzt, dass das Mengenverhältnis des Flusswassers zu dem des Kanalinhaltes sich mindestens wie 15 bis 30 zu 1 verhält. Je nach der Stromgeschwindigkeit und der Konzentration der Kanaljauche, der Ufergestalt des Flusses ist dieses Verhältniss aber viel zu gering und in Frankfurt a. M., wo es 900 : 1 beträgt, war die Flussverunreinigung eine unleidliche geworden.

Zur Beurteilung muss auch die Bewohnung der Ufer herangezogen werden. Wenn unterhalb einer grossen Stadt Ortschaft an Ortschaft sich reiht, wie am Rhein, so muss dieses sicher ganz anders beurteilt werden, als wenn, wie in München an der Isar oder in Breslau an der Oder stromabwärts auf weite Strecken keine grösseren Ortschaften vorhanden sind. Bei den nachgewiesenen Infektionen durch Flusswasser ist auf jenen Fall die Staatsbehörde verpflichtet, die unterhalb gelegenen Orte sicher gegen die Gefahren der Flussverunreinigung zu schützen. Bisweilen wird unter besonders günstigen Verhältnissen inbezug auf die Wassermenge, Strömungsgeschwindigkeit, Uferbildung, Insolation eine wirkliche Selbstreinigung bis zu den nächsten Orten eintreten können. Aber dies muss auch jedesmal durch genügend lange und genaue Versuche festgestellt werden, ehe die Erlaubnis zum Einleiten des Sielinhaltes in einen öffentlichen Wasserlauf gegeben wird. Auch der Umstand, dass vielleicht Fische sich von dem frischen Kanalinhalt nähren, kann unser hygienisches Urteil nicht im geringsten bestimmen, da auf diese Weise der Rückgang der volkswirtschaftlich wichtigen Fischzucht nicht aufgehalten wird.

Die von den Schlachthäusern und gewerblichen Anlagen und Industrien gelieferten Abwässer können trotz grosser Verdünnung entweder infektiös oder giftig sein, wie bereits früher im einzelnen mitgeteilt wurde. Auch in diesem Falle muss das Hineingelangen solcher Stoffe in öffentliche Flussläufe ganz verhindert werden oder die Stoffe müssen vorher durch eine Desinfektion und Entgiftung unschädlich gemacht und geklärt werden.

Um die Abwässer auf möglichst kurzem Wege los zu werden, liess man sie früher möglichst gerade in die Flüsse gehen: Perpendikularsystem. Als man dies an einzelnen Orten unterlassen musste, liess man diese Kanäle in einen Hauptkanal einmünden, der so zum Abfangkanal (intercepting sewer) wurde und die Stoffe ausserhalb der Stadt führte: Abfangsystem (London, Wien). Bei einzelnen Neuanlagen hat man die grösseren Kanäle annähernd parallel der Thalaxe und dem Hauptkanal geführt: Parallelsystem (z. B. Frankfurt a. M.). Bei dem Radialsystem (Berlin) wird das Stadtgebiet in eine Anzahl Sektoren zerlegt, die der Oberflächenbeschaffenheit besser angepasst sind, besonders wenn überall an der Peripherie der Stadt die Möglichkeit geboten ist, den Kanalinhalt los zu werden.

β) Kläranlagen. Die einfachste Form der Kläranlage besteht in einem langen Klärbecken, so zu Frankfurt a. M., bei dem die groben Stoffe vor Eintritt in das Becken abgefangen werden. Zur Klärung und Sedimentirung wird Kalkmilch mit oder ohne Zusatz von anderen Mitteln verwendet. Bei der Kläranlage in Wiesbaden,

Fig. 184, wird das Schmutzwasser gezwungen, vor Eintritt in das Sedimentierbecken III in zwei Klärbrunnen, I und II, eine ab- und

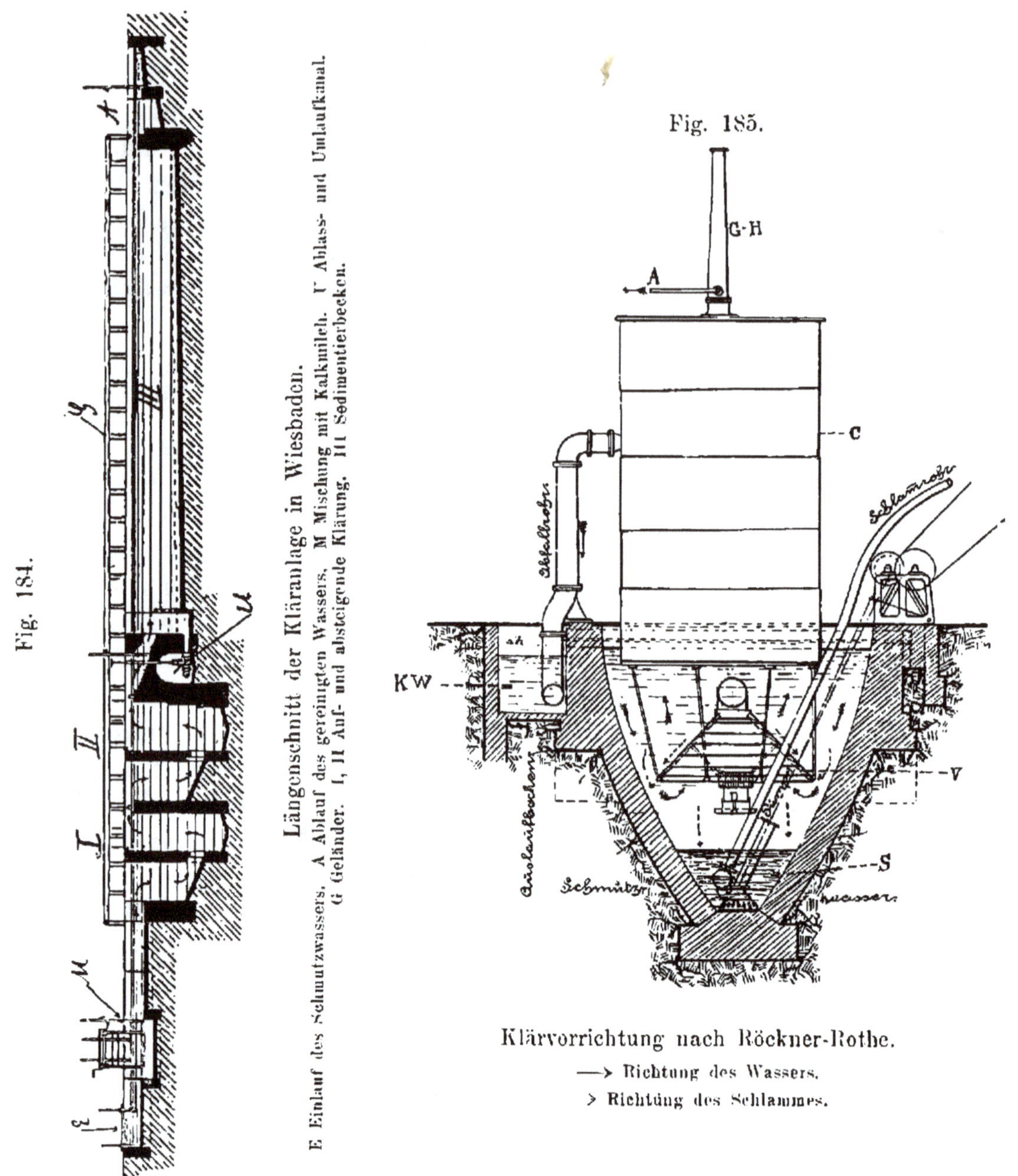

Fig. 184.

Längenschnitt der Kläranlage in Wiesbaden.

E Einlauf des Schmutzwassers. A Ablauf des gereinigten Wassers. M Mischung mit Kalkmilch. U Ablass- und Umlaufkanal. G Gelände. I, II Auf- und absteigende Klärung. III Sedimentierbecken.

Fig. 185.

Klärvorrichtung nach Röckner-Rothe.

—> Richtung des Wassers.

> Richtung des Schlammes.

aufsteigende Filtration durchzumachen, bei der sich ein grosser Teil der Schwebestoffe bereits absetzt. Bei der Methode Müller-Nahnsen werden nur derartige, etwas tiefere, schachtartige Brunnen verwertet, bei denen das Wasser durch eine Scheidewand gezwungen erst ab-, dann aufsteigt (Halle an der Saale mit 2, Dortmund mit 1 Brunnen). Das technisch beste Verfahren ist das von Röckner-Rothe, Fig. 185, (Essen, Braunschweig, Potsdam). In einem grösseren Zylinder C, der sich über dem Brunnenschachte befindet, wird durch Verbindung mit einer Luftpumpe A die Luft verdünnt. Das Abwasser steigt infolgedessen in diesem Zylinder in die Höhe, wobei es einen als Stromverteiler und Filter wirkenden, in Kegelform angeordneten Lattenrost V passiert, der die groben Bestandteile zurückhält, so dass die sich senkenden

Fig. 186.

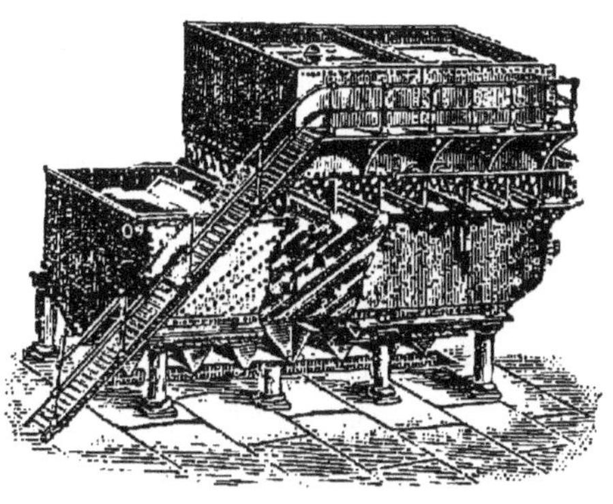

Apparat zur Reinigung und Klärung von Wasser für gewerbliche Zwecke (Dampfkessel, Wollwäschereien, Tuchfabriken, Bleichereien, Färbereien, Waschanstalten, Papierfabriken, Zuckerfabriken, Bierbrauereien, Brennereien, Gerbereien etc.) Reinigung mit Kalk und Soda.
Maschinenbau-Anstalt „Humboldt“ in Kalk bei Köln a. Rhein.

Schwebestoffe die neu hinzutretenden mechanisch mit niederreissen und das Abwasser oben gereinigt aus dem Abfallrohre einem Becken für das gereinigte Wasser KW zufliesst. Die Schlammstoffe werden bei allen diesen Systemen so weit als möglich mit Schlammpumpen abgehoben, eventuell jedoch die Reste manuell entfernt. In allen diesen Systemen wird die Sedimentierung beschleunigt durch mechanische Zusätze und hierzu dient jetzt in erster Linie oder ausschliesslich Kalkmilch, weil dieselbe gleichzeitig desinfiziert. Bisweilen werden auch noch andere, S. 562 genannte Klärmittel zur Beschleunigung der Absetzung hinzugefügt.

Für Industriewässer kann man die Reinigung in kleineren Apparaten vornehmen; Fig. 186. Bei den Industriewässern muss selbstverständlich die Reaktion in Betracht gezogen werden und es muss dementsprechend bald ein alkalisches, bald ein saures Desinfektionsmittel angewendet werden.

Durch die Filteranlagen in Verbindung mit der Kalkklärung gelingt es, aus dem Kanalinhalte die suspendierten Stoffe ziemlich vollständig auszuscheiden, die gelösten Stoffe werden jedoch nicht beeinflusst. Da Kalciumhydroxyd ein sehr starkes bakterientödtendes Mittel ist, gelingt es, die krankheitserregenden Bakterien vom Charakter der Cholera- und Typhusbakterien fast vollständig abzutödten, vorausgesetzt, dass der Kalkzusatz so gross ist, dass das aus der Kläranlage ablaufende Wasser noch deutlich alkalisch reagiert. Ebenso muss der Zusatz von Säuren bei den entsprechenden Industriewässern geregelt werden. Zu beachten ist, dass sich im ersteren Falle nach einiger Zeit infolge des Luftzutrittes kohlensaurer Kalk bildet, der wieder die neutrale Reaction des Wassers herstellt. Infolgedessen treten nunmehr die saprophytischen Zersetzungen von Neuem auf und infolge des hohen Gehaltes an gelösten Stoffen stellt sich nunmehr von Neuem die Fäulnis im Wasser ein. Die Abwässer einer Kläranlage müssen demnach, wenn sie auf längere Strecken geleitet werden sollen, in geschlossenen Kanälen geführt werden, um die Anwohner nicht zu belästigen, und nur, wenn die Einleitung in einen ziemlich grossen Fluss sofort geschehen kann, ist eine die Anwohner schädigende und belästigende Zersetzung im Wasser nicht zu befürchten.

Ein noch ungelöstes Problem ist die Entfernung der in den Kläranlagen gebildeten Schlammmassen. Bei kleineren Städten (Neuwied am Rhein) können die Massen der Landwirtschaft durch Abfuhr zugänglich gemacht werden. In grösseren Städten (Frankfurt a. M.) hat die Verwertung des Schlammes aber keine vollständige Lösung gefunden, einmal, weil die suspendierten Stoffe einen Teil der für die Landwirtschaft wichtigen Stoffe, wie z. B. Kali, Ammoniak, nicht enthalten und weil die Stoffe durch die Hinzufügung von Klärmitteln für manche Bodenarten unbrauchbar geworden sind.

γ) Bodenfiltration und Berieselung. Die Stadt Bunzlau führte 1539 die planmässige Berieselung mit ihren Kanälen ein. Ende des vorigen Jahrhunderts folgte die Stadt Edinburgh (Craigntinny-Farm) und ein Teil von Mailand. Die neuesten Versuche gingen von England aus.

Aus den Darlegungen Seite 86 bis 89 ergiebt sich, dass der Boden die Schmutzstoffe in grösseren Mengen aufzunehmen, durch chemische und biologische Einflüsse bis zur vollständigen Mineralisierung der organischen Stoffe zu verändern, dadurch unschädlich zu machen und zu entgiften vermag. Bei der Filtration durch Boden werden die schwebenden Bestandteile zurückgehalten, Ammoniak und Schwefelverbindungen zu Salpetersäure, bezüglich Schwefelsäure oxydiert und Phosphorsäure fast ganz zurückgehalten. Die Filtration durch kleinere Bodenschichten ist nur für geringere Mengen von Abwässern geeignet.

Infolge der stärkeren Verschlammung durch Zurückhalten der schwebenden Bestandteile ist die Leistungsfähigkeit solcher Boden-Filter zeitlich beschränkt und es tritt bald Uebersättigung derselben ein. Man hat deshalb versucht, diese Uebelstände durch Bepflanzung der Filterfläche zu beheben und kam so zu der sogenannten Berieselung auf besonderen Rieselfeldern,

Die Pflanzen lockern durch ihr Wachstum die oberen Bodenschichten, bringen viel Wasser zur Verdunstung und verarbeiten die Nitrate, so dass fort und fort Ammoniak in Nitrate umgesetzt werden kann. Ausserdem verwerten sie auch Phosphorsäure und Kali, die auf die Felder gebracht werden.

Die einfachste Art der Berieselung, die sogenannte „wilde Berieselung“, besteht darin, dass man die Abwässer oberflächlich über die Rieselfelder laufen lässt. Dann ging man aber dazu über, die Abwässer über den Flächen stehen zu lassen, um so das Wasser besser eindringen zu lassen. Die technische Einrichtung ist jetzt folgende. Die Abwässer werden durch die Kanäle einer Pumpstation zugeführt, wo in einem Sandfange die schweren und Schwebestoffe möglichst beseitigt werden. Dann wird das Wasser durch eine Maschine in einem eisernen Druckrohre zu dem Rieselfelde gepumpt. Zu Anfang des Rieselfeldes ist noch ein Absatzbecken für suspendierte Bestandteile und Sand eingeschaltet und von hier aus erfolgt die Zuleitung zu dem Rieselfelde durch einen meist offenen Kanal, der auf einem Damme geführt wird. Von Strecke zu Strecke sind in demselben Schützen angebracht, um die Schmutzwässer Seitenkanälen zuzuführen, welche in weiterer Verzweigung das Wasser über das ganze Rieselfeld verteilen. Die Felder selbst werden adaptiert, d. h. für den besonderen Zweck besonders hergerichtet und zwar gewöhnlich in der Grösse von 2 bis 4 Hektar. Im Durchschnitt vermag 1 Hektar Rieselfeld 15000 m^3 Abwässer aufzunehmen und reicht für etwa 400 bis 500 Menschen aus. Man unterscheidet Beete für Gemüse- und Fruchtbau mit möglichst ebener Fläche, und Hangbau für Wiesen, bei dem zwischen den Zu- und Ableitungsgräben ein etwas stärkeres Gefälle vorhanden ist. Hat das Wasser lange genug über den Feldern gestanden, werden die Zuleitungsgräben geschlossen und nunmehr tritt die Tiefdrainage in Tätigkeit, welche das überflüssige Wasser, nachdem es durch Passieren des Bodens gereinigt worden ist, einem Entwässerungsgraben zuführt.

Die Leistungen der Rieselfelder haben die von der Landwirtschaft gehegten Hoffnungen nicht ganz erfüllt. Die Beetanlagen oxydieren nur ungenügend, so dass das Drainwasser noch $1/_6$ bis $1/_7$ der organischen Substanzen enthält, während die Wiesenanlagen eine fast vollkommene Mineralisierung der organischen Stoffe bewirken. Infolgedessen musste die Bepflanzung der Rieselfelder inbezug auf die Arten der Gewächse stark beschränkt werden. Der Ertrag der Rieselfelder deckt die Kosten für Anlage, Amortisation und laufenden Betrieb nicht immer, selbst wenn man vom Ankaufspreise des Bodens ganz absieht.

Als Aushilfsmittel bei längerem Froste hat man die Einstau-Bassins eingerichtet, d. h. grosse, aber nicht tiefe Teiche in durchlässigem, drainirten Boden, in die man die Abwässer eintreten lässt. Sie versickern dort, lassen ihre Schlammteile auf dem Boden, aber das Drainwasser derselben enthält bis zur Hälfte der organischen Substanzen der Abwässer.

Bei der Kostspieligkeit der langen Druckrohrleitungen ist es wünschenswert, dass die Rieselfelder nicht gar zu weit von den Städten entfernt angelegt werden, während andererseits die mögliche Belästigung durch üble Gerüche eine möglichst weite Entfernung der Anlagen von den Städten verlangt. Bei dem grossen Gehalte an gelösten Stoffen muss die Menge der Abfallwässer in einem richtigen Verhältnisse zu der Menge des Flusswassers stehen, wenn die Einleitung der gereinigten Abwässer nicht unterhalb zu neuen Flussverunreinigungen durch Fäulnis führen soll.

Bei gut drainierten Rieselfeldern hat sich bei den Arbeitern keine Zunahme an Typhus, in Genevilliers bei Paris jedoch eine geringe Zunahme an Malaria gezeigt. In Berlin hat man sogar mitten in den Rieselfeldern Rekonvaleszentenanstalten und Krankenhäuser gebaut, ohne dass sich ein nachteiliger Einfluss bemerkbar machte, und in den Drainwässern leben dort sogar Forellen. Eine Schädigung der öffentlichen Gesundheit durch gut geleitete Rieselfelder scheint bis jetzt nirgends beobachtet worden zu sein, so dass für die Städte, welche Rieselanlagen haben, die Schwemmkanalisation auf jeden Fall die angenehmste Art der Entfernung der Abfallstoffe ist.

Bei dem günstigen Einfluss der Assanirungsarbeiten, S. 123, war der Anteil der Kanalisation in einzelnen Städten wie München,

Danzig, Berlin und Hamburg ganz besonders ausgesprochen. Die Zunahme des Typhus in Hamburg 1887 konnte auf die gewaltigen Erdbewegungen im Bereiche der Elbe bei Gelegenheit der Zollanschlussbauten zurückgeführt werden, durch welche aus dem infiltrirten Stadtgebiete eine Infektion des Flusses erfolgt sein dürfte, da innerhalb dieses Flussabschnittes das Wasser zur Wasserversorgung entnommen wurde. Auch die zur Assanirung sonst erforderlichen Erdarbeiten können vorübergehend gelegentlich eine Verschlechterung des Gesundheitszustandes veranlassen. Bei der Beurteilung müssen derartige Umstände berücksichtigt werden. Zur richtigen Beurteilung gehört in erster Linie der Einfluss auf die sog. Bodenkrankheiten wie Unterleibstyphus, während die Säuglingserkrankungen ganz ausgeschlossen werden müssen, weil sie von ganz anderen Faktoren bestimmt werden.

3. Die festen Hausabfälle, Kehricht, Müll.

Die festen Abfälle aus den Küchen, Reste von Nahrungsmitteln Asche der Brennmaterialien, Produkte der Reinigungstätigkeit in Form von Staub, Kehricht, sogen. Müll betragen durchschnittlich pro Kopf und Jahr nach Brix 0,25 m^3 mit einem Gewichte von ungefähr 150 kg. Diese Materialien sind durch ihren Gehalt an organischen Stoffen, an Stickstoff, Phosphorsäure und Kali sehr zersetzungsfähig, jedoch trotz ihrer Zusammensetzung für die Landwirtschaft von geringem Werte. Der Aufsammlung und der Abfuhr derselben wird bis jetzt noch wenig Aufmerksamkeit gewidmet.

In manchen Haushaltungen ist es üblich, diese Stoffe in der Küche zu verbrennen, so dass nur die Asche derselben die Wohnung verlässt.

Die Entfernung der Stoffe ist im Allgemeinen bis jetzt auf einer sehr niedrigen Stufe. Anzustreben ist, dass die Stoffe in geschlossenen eisernen Gefässen aufgehoben und täglich in einen verschlossenen Wagen entleert werden, der das Material aus der Stadt entfernt. Das Ansammeln des Kehrichts in Gruben (Müllgruben) ist dem ersteren Verfahren gegenüber nicht anzuempfehlen.

Ausserhalb der Stadt wird dieses Material in der Regel in grossen Gruben gesammelt, oberflächlich sortiert, so dass Lumpen, Knochen, Eisen, Glasscherben und andere noch verwertbare Sachen von den eigentlichen Abfällen getrennt werden. Diese letzteren werden dann von Zeit zu Zeit auf die Felder gefahren, auf denen sie aber sofort verackert werden müssen.

Noch besser ist es, wenn diese Stoffe sofort in Verbrennungsöfen (Destruktoren) überführt und auf diese Weise endgiltig vernichtet werden. Dieses Verfahren ist in England bereits in Brauch und wird neuerdings auch in Deutschland ausgeführt, und zwar ist die beste Anlage zur Zeit in Hamburg. Derartige Verbrennungsöfen sind von Fryer, Herzberg, Healy, Horsfall konstruiert worden, von denen der letztere unseren Verhältnissen am besten entspricht. Eine Fryer-sche Zelle verbrennt ungefähr 6000 kg, eine Horsfall'sche Zelle ungefähr 8000 kg Kehricht in 24 Stunden, so dass dieselbe für 10000, bezüglich 15000 Einwohner ausreicht. In Chicago sind auch kleinere transportable Maschinen zur Kehrichtverbrennung in Gebrauch. Vom hygienischen Standpunkte muss die Kehrichtbeseitigung durch Verbrennung als die beste Lösung der schwierigen Frage der Entfernung dieser schwer kontrollierbaren, zersetzungsfähigen Massen angesehen werden.

4. Strassenkehrricht und Schnee.

Der Strassenschmutz ist nach der Bauart der Strassen etwas verschieden, enthält aber stets durch den Mist der Tiere, durch die Abspülung der Hofoberflächen zersetzungsfähiges und unter Umständen infektiöses Material. Die Gefahr der Infektion ist in Folge der starken Verdünnung durch Regen und Reinigungswässer äusserst gering und wird noch geringer, wenn dieses Material in Flussläufen mit deren Wasser noch mehr verdünnt wird. Der Strassenschmutz wird besonders durch die Entwicklung von Staub lästig; siehe auch S. 152. Wenn der Strassenschmutz so stark angehäuft oder so zähe ist, dass er wie Hauskehricht zu behandeln ist, so muss er auch in ähnlicher Weise wie dieser in geschlossenen Wagen abgeführt werden, und er kann dann mit dem Hauskehricht zusammen aufgestapelt oder verbrannt werden.

Die Strassenreinigung muss je nach den besonderen Verhältnissen d. h. je nach der Grösse der Strassen, Art der Bewohnung, mit Besen, mit Kehrmaschinen oder mit Abziehmaschinen ausgeführt werden. Zur Beseitigung des Staubes muss dabei ein Besprengen durch Giesskannen oder besondere Sprengwagen erfolgen. Die Häufigkeit der Reinigung muss sich nach den Niederschlägen und nach der Art der Strassen richten. Bei dem Besprengen der Strassen erfolgt stets ein Aufwirbeln von Staub, so dass das Besprengen der Strassen in der Regel nur dann zulässig erscheint, wenn gleichzeitig eine sorgfältige Reinigung der Strassen erfolgt.

Noch schwieriger ist häufig die Entfernung von Schnee, namentlich dann, wenn derselbe in kurzer Zeit in grosser Menge fällt. In der Regel wird derselbe durch Wagen abgefahren. Geringere Mengen können auch so beseitigt werden, dass der Schnee in sogen. Schneeeinwürfe geworfen wird, welche in Form besonderer Kammern neben den Kanälen angeordnet sind und durch welche das Kanalwasser geleitet wird, dessen Wärme die Massen löst. Das Schmelzen des Schnees durch rohes Viehsalz sollte ausschliesslich zur Freihaltung von Strassenbahnschienen und von Abdeckungen der Kanalisation verwendet werden, während die Trottoirs durch manuelle Entfernung und Bestreuen mit Asche zu schützen sind

5. Tierleichen.

Diese sowie die nicht verwertbaren Teile von Schlachttieren werden, soweit sie nicht auf den Schlachthöfen technische Verwendung finden, in Abdeckereien gebracht und dort durch Eingraben oder Verbrennen beseitigt. Siehe hierüber Seite 285 ff. Man verwendet:

a) die trockene Destillation unter Zusatz von Pottasche und Eisenfeile und gewinnt dabei tierische Kohle (Spodium) und gelbes Blutlaugensalz (Ferrocyankalium).

b) Die Dampfsterilisation oder Mazeration durch Digestoren mit Hochdruck. Man gewinnt auf diese Weise Fett für Maschinenöl und Seifenfabrikation und Leimwasser für Appreturzwecke, während die Fleischteile und Knochen getrocknet und pulverisirt werden.

c) In dem sogen. Kafill-Desinfektor von Henneberg werden die Gase durch Einleiten in die Feuerung geruchlos entfernt und der Rückstand nach Ablassen von Fett und Leimwasser in dem Apparat selbst in Pulver verwandelt.

d) In ähnlicher Weise werden in dem Apparate von Podewils in einer rotierenden Trommel die Kadaverteile durch Dampf von 160° sterilisiert, dann Fett und Leim abgelassen und darauf das Uebrige sofort zu Dungmehl vermahlen.

e) Apparate, welche die Kadaver und Tierabgänge verbrennen und dadurch sicher und vollständig unschädlich machen ohne Rücksicht auf etwaige Verwertung; hierher gehört der Apparat von Kori.

Litteratur.

R. Blasius und F. W. Büsing: Die Städtereinigung. 1894.

J. Brix: Hygienisch-technische Massnahmen in Behring: Bekämpfung der Infektionskrankheiten. 1894.

F. Erismann: Entfernung der Abfallstoffe. In Pettenkofer-Ziemssen's Handbuch. II, 1. 1882. S. 73.

F. Fischer: Die menschlichen Abfallstoffe. 1882.

H. Gerson, J. H. Vogel, Th. Weyl: Die Schicksale der Fäkalien, Rieselfelder. 1896.

F. Hueppe: Archiv für Hygiene. IX. 1889. S. 271.

J. König: Die Verunreinigung der Gewässer. 1887.

Liernur: Rationelle Städteentwässerung. 1883—87.

J. de Mollins: Les eaux d'égout. 1891.

Pettenkofer: Vorträge über Kanalisation und Abfuhr. 1880.

Soyka: Kritik der gegen die Schwemmkanalisation erhobenen Einwände. 1889.

Virchow: Gutachten über die Kanalisation von Berlin. 1868.

„ Kanalisation oder Abfuhr? 1869.

Wehmer: Abdeckereiwesen. 1893.

Th. Weyl: Die Einwirkung hygienischer Werke auf die Gesundheit der Städte. 1893.

Flussverunreinigung, Klärung der Abwässer. 1897.

---

7. Leichenwesen.

Die endgiltige Beseitigung der menschlichen Leichen ist nach dem Kulturzustande der einzelnen Völker und nach ihren religiösen Anschauungen von jeher eine ausserordentlich verschiedene gewesen. Die Methode der Leichenbestattung wurde durch jene der Leichenverbrennung abgelöst. In der Zwangslage, in der sich die ersten Christen in Rom befanden, wurde die Leichenbestattung in den Katakomben wieder bevorzugt, so dass sich dieselbe allmälich bei den christlichen Völkern Europas als Regel ausbildete, ohne dass dieses Religionssystem an sich hierzu Anlass bietet. Neuerdings wird die Verbrennung der Leichen wieder stark empfohlen.

In einem geordneten Staatswesen müssen der Beseitigung der Leichen bestimmte Massnahmen vorangehen. Eine Schädigung der Lebendigen durch die Verstorbenen muss bei ansteckenden Krankheiten ausgeschlossen werden. Zu diesem Zwecke werden derartige Leichen in Leinentücher oder undurchlässigen Battist eingehüllt, die mit 5 proc. Karbolsäure getränkt sind. Ganz besonders wichtig ist die rasche Entfernung der Leichen aus den Wohnungen. Aus diesem

Grunde ist in neuerer Zeit der Brauch eingetreten, die Leichen möglichst schnell in Leichenhallen auf den Friedhof zu bringen und die Bestattung von hier aus vorzunehmen. Da die Leichenhallen seitens der Gemeinden leicht würdig ausgestattet werden können, so wird besonders auch bei den ärmeren Bevölkerungsschichten der Pietät in grösserem Masse Rechnung getragen, als dies bei den beschränkten Wohnungsräumen derselben möglich ist. In kleineren Orten können bei den Leichenhallen auch sehr leicht Vorkehrungen zur Obduktion der Leichen angebracht werden, besonders auch für die Leichen von Selbstmördern, absichtlich und unabsichtlich Vergifteten oder durch Verbrechen umgekommenen Personen, deren Leichname einer gerichtlichen Sektion unterzogen werden müssen.

Für das gesammte Gesundheitswesen, besonders für die Medizinalstatistik würde eine obligatorische Leichenbeschau durch hierzu angestellte Personen ausserordentlich wichtig sein. In Deutschland fehlt dieselbe noch, nur Bayern und Sachsen haben dieselbe eingeführt. Auch in Oesterreich, Italien und in vielen Städten einiger anderer Länder wurde sie eingeführt.

Die Leichenhallen und die Leichenbeschau geben auch die sichere Gewähr zur Verhütung der Begrabung von Scheintoten. Sollen Leichen transportiert werden, so ist ein Leichenpass von einem beamteten Arzte mit Bescheinigung der Todesursache und der Erklärung, dass gesundheitliche Bedenken dem Transporte der Leiche nicht entgegenstehen, beizubringen. Der Transport selbst muss in gut verpichten, luftdichten Doppelsärgen aus Metall (Zinn) geschehen.

Die Registrierung der Ursachen der Todesfälle erfolgt in den verschiedenen Ländern nach nicht ganz übereinstimmenden Systemen, von denen in Deutschland das von Virchow vorgeschlagene am meisten Verbreitung gefunden hat. Dasselbe umfasst 1. Infektionskrankheiten, 2. Zoonosen, 3. Vergiftungen, 4. parasitäre Krankheiten, 5. Tod durch äussere Einwirkung = gewaltsamer Tod, 6. Störung der Entwicklung und Ernährung, 7. Krankheiten der Organe, mit acht Unterpruppen, 8. unbestimmte und nicht angegebene Krankheiten.

Die englische Einteilung siehe S. 57.

Bestattung im Erdboden.

In den Leichen findet im Boden durch die von dem Darme einwandernden Bakterien (B. des malignen Oedems, Proteusarten, B. coli commune) zunächst eine anaërobe Fäulniss mit Bildung von Gasen wie Wasserstoff, Schwefelwasserstoff, Kohlensäure statt. Nachdem unter dem Einflusse der Gase die Haut zerissen ist, kann unter dem Einflusse des Luftzutrittes durch die poröse deckende Erdschicht die weitere Zersetzung mehr im Sinne der Aërobiose oder Verwesung verlaufen, d. h. es tritt zu den Spaltungen des Materials die Oxydation hinzu. Ausserdem beteiligen sich aber an der Vernichtung der Leiche die Larven verschiedener Fliegen, Wespen, ausserdem auch Nematoden.

Die vollständige Zersetzung der Leiche hängt ganz besonders von der Art des Bodens ab. Bei tiefem Grundwasserstande und reichlichem Luftzutritt kann die Zerstörung der organischen Substanz in Sandboden bereits in 7 Jahren, bei Kinderleichen in der Hälfte der Zeit vollendet sein. Bei lehmigem Boden und hohem Grundwasserstand zieht sich die Zerstörung bis auf 10 Jahre und noch länger hinaus. Die Kenntnis dieser Zahlen ist zur Beurteilung des sogenannten Turnus wichtig, d. h. der Zeit, von der ab die Gräber mit neuen Leichen belegt werden können oder der Kirchhof anderweitige Verwendung finden darf. Gesetzlich ist diese Verwesungsfrist in England für Erwachsene mit 14, für Kinder mit 8 Jahren festgesetzt, sie steigt jedoch zum letzteren Zwecke bis zu 20 Jahren (z. B. Sachsen) und selbst 40 Jahren (z. B. in Preussen).

Die Berechnung der Grösse eines Friedhofes muss 1. auf die tatsächliche Verwesungsfrist, bezüglich auf den gesetzlich festgestellten Begräbnisturnus, 2. auf die örtliche Mortalität, 3. auf die Bevölkerungszunahme Rücksicht nehmen. Neben diesen beiden Grössen muss man noch die Grösse der einzelnen Gräber kennen. Man rechnet gewöhnlich das Grab selbst 2 m lang und 1 m breit, dazu ringsum eine Wegbreite von 30 cm, so dass die Begräbnisfläche $2{,}60 \times 1{,}60 = 3{,}96$ oder rund 4 m² beträgt. Der aufgeworfene Erdhügel soll ungefähr 1 m Höhe haben.

Die Friedhöfe sollen etwas erhöht, auf einem durchlässigen Boden mit tiefem Grundwasserstande angelegt werden. Der Friedhof muss ausreichend mit Wasser versehen sein. Bei Tieflage des Friedhofes kann eine Ueberschwemmung und selbst Blosslegung der Särge und Leichen erfolgen und damit eine starke Verunreinigung und selbst Infektion des Wassers.

Die Bepflanzung des Friedhofes darf den Luft- und Lichtzutritt nicht behindern, so dass grössere Bäume nur in den Hauptwegen anzupflanzen sind, während auf den Gräbern selbst strauchartige, die Verdunstung befördernde Pflanzen Verwendung finden.

Unter besonderen Umständen wird die Zersetzung der organischen Stoffe bis auf die Knochen und Reste von amorphen Humussubstanzen modifiziert. Die sogenannte Mumifikation verwandelt die Leichen in eine trockene schwammige Masse, in der die Gewebselemente nicht mehr ihre Struktur beibehalten haben. Sie tritt ein in besonders trockener Luft selbst in heissen Gegenden, wie Wüsten, oder aber infolge der Kälte in tiefen Grüften oder hochgelegenen Friedhöfen (St. Bernhard Hospiz). Begünstigt wird dieser Vorgang durch Vergiftung mit Arsenik, Sublimat, öfters auch durch Phosphor und durch Alkohol.

Bei der Adipocirebildung wird nach kurzer Fäulnis das Fett und scheinbar auch das Eiweiss in sogenanntes Leichenwachs umgewandelt, in dem man Cholesterin, Kalkseifen, freie Fettsäuren und Ammonverbindungen dieser Säuren findet. Diese noch nicht vollständig aufgeklärte Umsetzung, bei der die äusseren Körperformen und selbst die Struktur der Gewebselemente gut erhalten bleiben, findet bei Luftabschluss in feuchten Böden und in fliessenden Wässern statt.

Die Frage der gesundheitlichen Beeinflussung der Umgebung durch Friedhöfe ist verschieden beantwortet worden. In letzter Zeit spricht man sich in dieser Richtung meist günstig aus. Durch das Gesetz ist die geringste Entfernung der nächsten Wohnungen von den Friedhöfen auf 35 bis 100 m festgesetzt. Bei durchlässigem Boden tritt ein so intensiver Austausch der Gräberluft mit der Atmosphäre ein, dass eine Belästigung durch Gerüche selbst auf geringere Entfernungen nicht erfolgt.

Die Beeinflussung des Grundwassers ist schwieriger zu beurteilen. Brunnen auf Friedhöfen haben bisweilen ein chemisch sehr gutes, keimarmes Wasser geliefert. Aber hierzu gehört die eine Voraussetzung, dass die Frieddöfe hochgelegen und dass der höchste Grundwasserstand in demselben eine Tiefe von mindestens 3 m unter der Erdoberfläche hat. Die Bodenfiltration lässt dann die Keime nicht in das Grundwasser hineingelangen.

Am schwierigsten zu beurteilen ist das Verhalten der Krankheitserreger in den Leichen. Die saprophytischen Bakterien zerstören wohl im allgemeinen — besonders auch durch die Temperatursteigerung infolge der Fäulnis begünstigt — die parasitischen Bakterien schnell. Doch können sich diese bisweilen trotz dieser begünstigenden Verhältnisse infolge der relativ niedrigen Temperatur in tieferen Bodenschichten länger halten. So fanden Petri und Lösener in Tierleichen im Boden Tuberkelbacillen noch nach 96 Tagen, Typhusbacillen nach 400 Tagen, Milzbrandbacillen nach 3 Jahren 10 Monaten und selbst nach 5 Jahren noch virulent. In Japan und Celebes brach unter Soldaten, welche beauftragt waren, die Massengräber von an Cholera gestorbenen Soldaten herzurichten, ein ganzes Jahr nach der ersten Beerdigung die Cholera aus. Bei dieser Unsicherheit empfiehlt es sich, Wasser für Trink- und Nutzzwecke aus dem Grundwasserstrome, der mit einem Friedhofe in Verbindung steht, erst bei grösserer Entfernung und nur aus Röhrenbrunnen zu entnehmen.

Wohlhabendere Leute setzen die Leichen ihrer Anverwandten vielfach in Grüften bei. Diese sind auf Friedhöfen zulässig, falls sie nicht überfüllt, dicht nach aussen abgeschlossen und gut ventiliret sind. Beim Oeffnen und Betreten derselben ist Vorsicht nötig. Grüfte in Kirchen sind jetzt nicht mehr zulässig.

Bei Gelegenheit von Epidemien wird das Anlegen von Massengräbern selbst auf Friedhöfen nötig, so z. B. in Hamburg 1892 wegen der Cholera. Besonders kommt diese Art der Bestattung in Feldzügen in Betracht. Bei der oft schnellen Herstellung solcher Gräber wird später häufig eine nachträgliche Verbesserung nötig, die wohl zu dem widerwärtigsten gehört, was man sich denken kann. Die geräumten Grabstätten müssen mit ungelöschtem Kalke gefüllt werden. Die Leichen werden zum Transport mit Chlorkalk und Sägespänen oder mit Mischungen von Erde, Gips und Karbolsäure bedeckt und auf breiten Brettern zu den hergerichteten neuen Gräbern getragen. Nach erfolgter Bedeckung der Leichen mit einer dicken Erdschichte sollte eine Bepflanzung der Hügel und der Umgebung erfolgen.

Die Feuerbestattung.

Derzeit ist die Leichenverbrennung als Volkssitte noch in Japan vorhanden. Auch die Gebern im Gebiete von Baku verbrennen ihre Toten durch Einleiten der natürlichen brennenden Gase in Oefen, in welche die Körper der Verstorbenen eingeführt werden, nachdem sie in mit Naphtha getränkte Leinwand eingehüllt worden sind. Eine Massenverbrennung von zahlreichen Leichen mit Petroleum fand im Jahre 1883 in Java nach dem Ausbruche des Krakatoa statt. Die jetzige Agitation für die Leichenverbrennung ging von Italien aus, wo in Mailand das erste Krematorium errichtet wurde. Zur Zeit sind in Italien 23, in Deutschland 4 (Gotha, Heidelberg, Hamburg, Offenbach), in England, Frankreich, Schweiz, Schweden und Dänemark je 1 Krematorium vorhanden.

Jetzt wird in der Regel die Verbrennung nach dem Regenerativsystem von Siemens (Fig. 187) oder mit geringer Modifikation desselben vorgenommen. Durch gleichzeitige Zufuhr von Gas und Luft wird eine heisse Flamme erzeugt, welche ein gitterartig angeordnetes Mauerwerk von Ziegeln, den sogenannten Regenerator, zur Weissglut bringt. Von hier aus dringt die heisse Luft in eine Nebenkammer, die zu schwacher Rotglut erwärmt wird. In dieser Kammer wird die

Fig. 187.

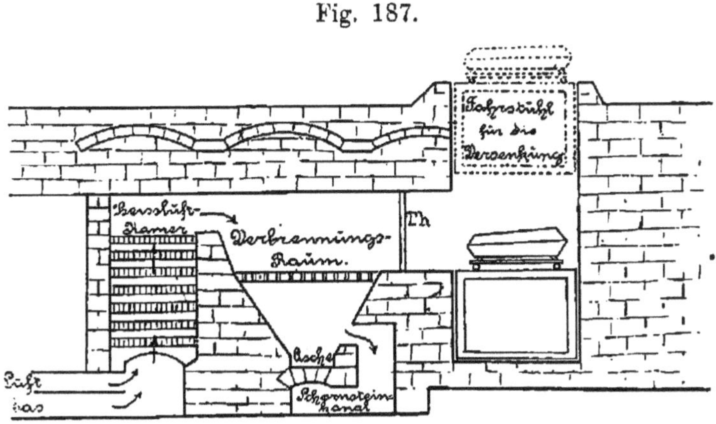

Leichenverbrennungsofen von Siemens.

eingeschobene Leiche nach Abstellung des Gases durch die durchstreichende heisse Luft eingetrocknet und bis auf Knochenreste verbrannt.

Da eine spätere Untersuchung auf Vergiftung, Mord u. dergl. ausgeschlossen ist, so muss die Erlaubnis zur Verbrennung von einer sorgfältigen Leichenschau abhängig gemacht werden. Bei der Unmöglichkeit, bei grösseren Städten die Beerdigung in genügender Nähe vorzunehmen und bei dem Umstande, dass vielfach sogar schon regelmässige Transporte mit der Eisenbahn zu diesem Zwecke nötig sind, wie in London und Paris, wird die Feuerbestattung für manche Grossstädte vielleicht zu einer Notwendigkeit werden.

Litteratur.

F. Küchenmeister: Artikelserie in der Vierteljahrsschrift für gerichtliche Medizin und öffentliches Sanitätswesen. Bd. 42, 43, 44, 46, 49. 1885 bis 1888.

A. Schuster: Beerdigungswesen. In Pettenkofer's Handbuch der Hygiene. II. 1882. S. 251.

A. Wernich: Leichenwesen. 1893.

VII. Abschnitt.

Besondere sozialhygienische Einrichtungen.

1. Schule.

Inbezug auf Bauplatz, Fundamentierung, Bau des **Schulhauses** gelten die früher aufgestellten Grundsätze. Die Gebäude selbst werden bis jetzt vorwiegend nach dem Korridorsystem gebaut, nach dem sich an einen mittleren oder seitlichen Korridor die einzelnen Klassenzimmer anschliessen. In neuester Zeit hat man jedoch versucht, z. B. in Ludwigshafen, die einzelnen Klassen nach dem Pavillonsystem zu trennen. Die Treppen müssen feuersicher hergestellt und genügend hell sein. Bei Mittelgängen müssen dieselben von der Längsseite her beleuchtet werden.

Die Belichtung der Schulzimmer soll durch Oberlicht oder durch Fenster von links her erfolgen. Die Feststellung der Lichtmenge erfolgt nach den früheren Angaben Seite 470.

Der Luftraum muss für jüngere Schüler 4—5, für ältere 9 bis 10 m^3 betragen. Die Länge der Zimmer wird durch die Rücksichten auf die Hörweite und Sehschärfe bestimmt und soll im Maximum 9 m betragen. Die Breite der Zimmer soll auch bei gutem Lichteinfalle 6—7 m nicht überschreiten. Die Höhe derselben soll ungefähr 4 m betragen. Die Form derselben ist am besten, wenn sich die Länge zur Breite verhält wie 3 zu 2. Bei einer Höhe von 4, einer Länge von 9 und einer Breite des Schulzimmers von 7 m beträgt der Luftkubus $7 \times 9 \times 4 = 252$ m^3, bei einer Höhe von 4, Länge von 10, Breite von 6 m 280 m^3, so dass bei einem Luftraum von 5 m^3 pro Kind im Maximum 50, bezüglich 48 Kinder untergebracht werden können. Aus erzieherischen Gründen sollte in den Volksschulen und unteren Klassen sonstiger Lehranstalten die Maximalzahl mit 40 Schülern festgesetzt werden, wie in Württemberg, während in Oesterreich als Maximalzahl sogar 80 zulässig sind und in Prager deutschen Schulen trotz eines Kubikraumes, der nicht einmal für diese Zahl ausreicht, bis zu 119 Schüler eingepfercht wurden.

Die Lüftung der Zimmer erfolgt fast ausschliesslich durch Oeffnen der Fenster, besonders der oberen Flügel. Dieselbe sollte jedoch bei Neuanlagen im Winter in Verbindung mit der Heizung durch Ventilationsöfen gebracht werden. Erfahrungsgemäss wird in dieser Hinsicht viel durch das hohe Wärmebedürfnis luftscheuer Lehrer gesündigt. Die Beschickung der Oefen sollte stets vom Flur aus erfolgen.

Schulbank, Tisch, Körperhaltung.

Der wichtigste Einrichtungsgegenstand ist die Schulbank oder das Subsell. Wir nennen nach Fahrner die Entfernung des Sitzrandes vom Tische Distanz Fig. 188 und unterscheiden: 1. Plusdistanz, bei welcher die senkrechte Linie von der vorderen Tischkante die vordere Bankkante nicht berührt; 2. Nulldistanz, jene Entfernung, bei welcher diese Senkrechte die vordere Bankkante trifft; 3. Minusdistanz, wenn diese Senkrechte bereits die Bankfläche trifft. Den Abstand von Tisch und Bank (D) nennt man Differenz.

Inbezug auf die Höhe der Lehnen unterscheidet man: 1. die niedrige Kreuzlehne, Fig. 189, 1, welche die Höhe des oberen Endes des Hüftbeines nicht überschreitet; 2. die Kreuzlendenlehne, 2, welche bis zur Höhe der unteren Lendenwirbel reicht; 3. die Rückenlehne, 3, 4, welche bis zur grössten Krümmung der Brustwirbelsäule geht. Sitz und Lehne können glatt sein, 1 und 3, oder auf die Beckenform und Krümmung des Rückgrats Rücksicht nehmen, 2 und 4.

Die Verbindung des Tisches mit dem Sitze kann auf zweierlei Art erfolgen: a) bei dem amerikanischen System, Fig. 190, ist der Sitz mit dem Tische der nächsten Bank zu einer Einheit verbunden, so dass immer zwei solche Abschnitte zusammengehören, um einen vollen Sitz zu bilden. Bei dem amerikanischen System wird ein Eisengerüst mit Holz belegt; es hat den grossen Vortheil, sich leicht reinigen zu lassen.

b) Bei dem deutschen System, Fig. 191, bildet der Tisch mit dem dazugehörigen Sitze eine Einheit. Bei der Ausführung aus Holz

Fig. 188.

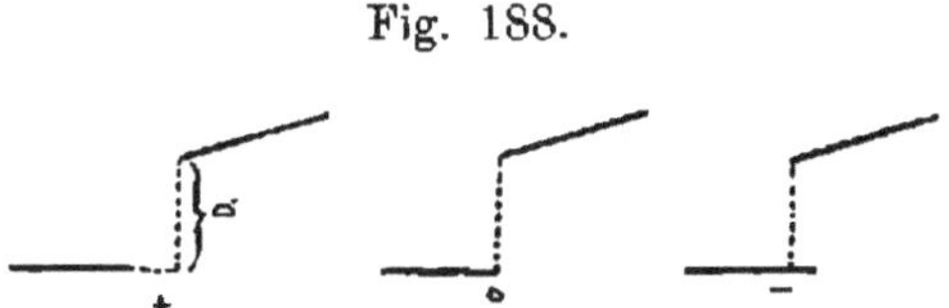

Plusdistanz. Nulldistanz. Minusdistanz.

Fig. 189.

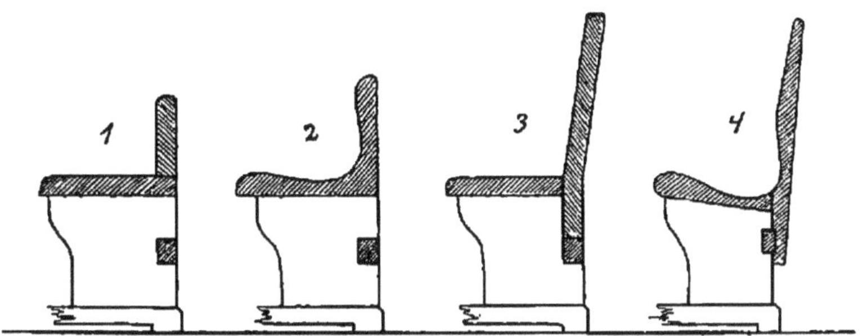

Fig. 190.

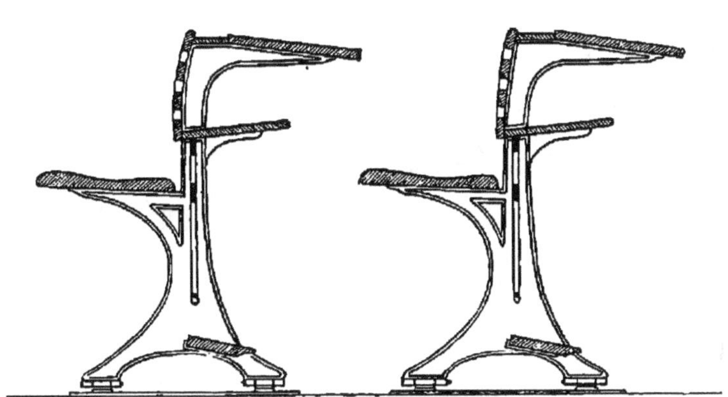

Amerikanisches System.

Fig. 191.

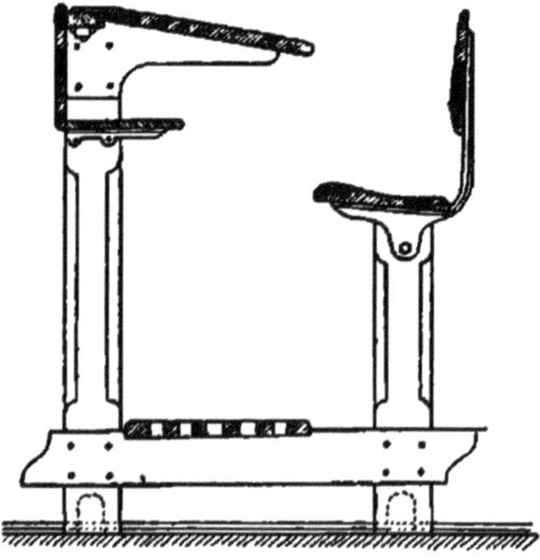

Deutsches System.

Fig. 192.

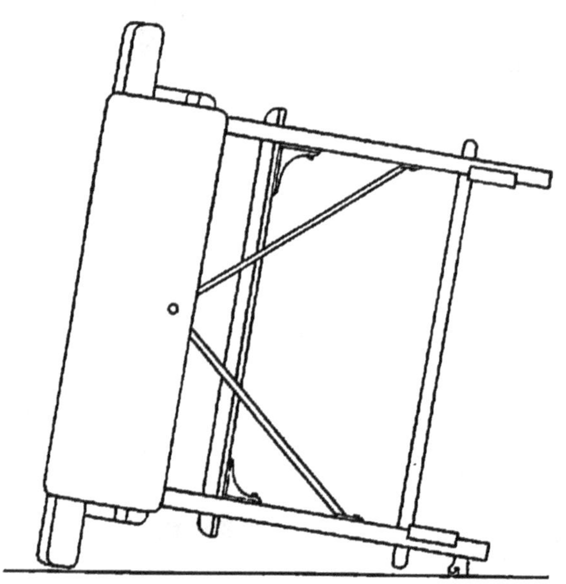

Fig. 193.

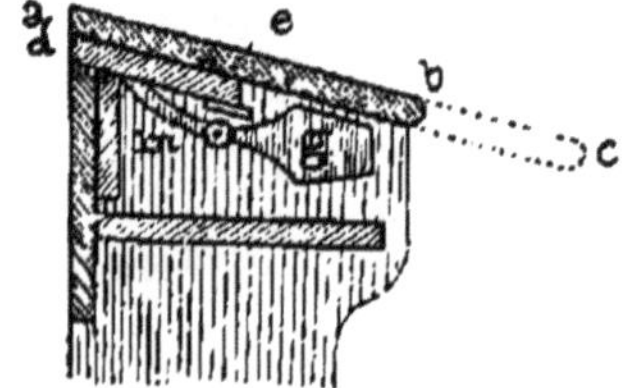

Fig. 194.

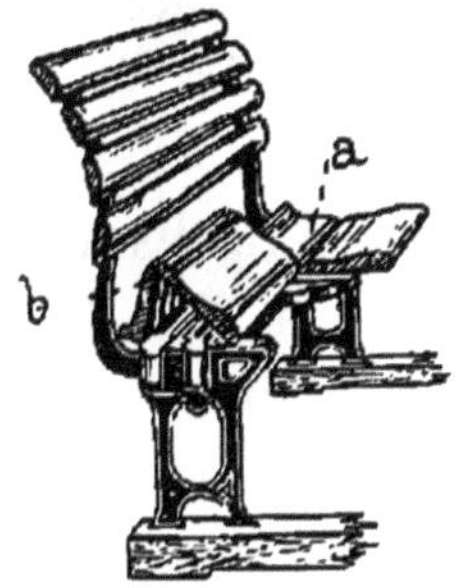

Fig. 195.

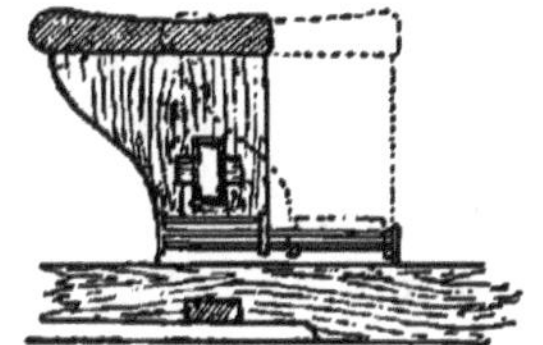

Fig. 196.

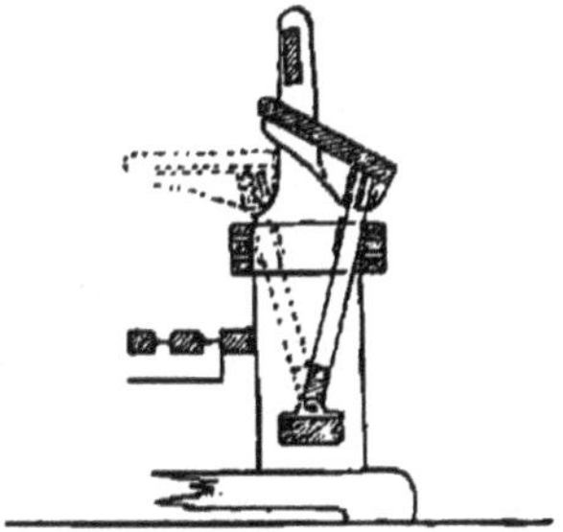

Fig. 197.

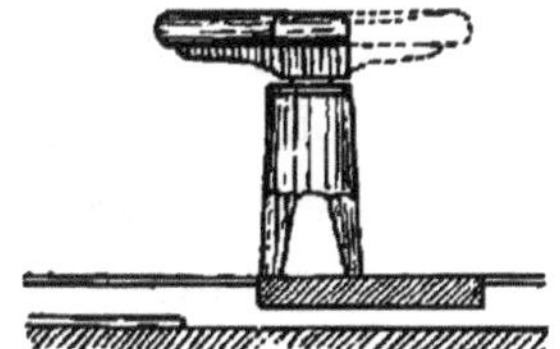

ist bei diesem System die Reinigung des Fussbodens erschwert, was Rettig dadurch beseitigt hat, dass er seine Bank, Fig. 192, um einen festen Punkt drehbar hergerichtet hat, so dass nach dem Aufklappen der Bank die Reinigung des Bodens ausgiebig vorgenommen werden kann.

Früher war allgemein die Plusdistanz üblich, welche es ermöglichste, dass die Schüler auch in eine lange Bank eintreten konnten. Die Mängel dieser Anordnung haben jedoch dazu geführt, sich jetzt der Null- oder der Minusdistanz zu bedienen. Zum Eintreten und Aufstehen der Schüler hat man folgende Anordnung getroffen: 1. Die Tischplatten werden beweglich gemacht und zwar: a) entweder aufklappbar, so dass der aufgeklappte Teil als Lesepult dient, oder b) verschiebbar, Fig. 193, so dass beim Ausziehen der Platte a b bis zum Punkte c sich dieselbe an die untere Platte d e bei e als Verlängerung anlehnt, gestützt durch den federnden Halter g. Oder 2. der Sitz wird beweglich gemacht entweder als a) Klappsitz, Fig. 194, oder als Schiebesitz, Fig. 195, oder als c) Pendelsitz, Fig. 196, oder als d) Rotationssitz, Fig. 197.

3) Es ist aber auch möglich, die Vorteile der Null- und Minusdistanz bei festem Sitze zu erhalten. Die beste Lösung dieser Art ist die bereits erwähnte Schulbank von Rettig, Fig. 192. Dieselbe gestattet aber nur zwei Sitze neben einander anzubringen, was aber jetzt schon allgemein üblich ist, so dass die Schüler von rechts und links her eintreten müssen. Bei den beweglichen Sitzen und Tischplatten kann der Schüler in der Bank selbst aufstehen, bei festem Sitz muss er seitlich austreten. Da diese Bank die Uebelstände der beweglichen Sitze ausschliesst, zudem billig ist und überall hergestellt werden kann, so erscheint sie zur Zeit als die einfachste Lösung der Bankfrage für die Volksschulen und die unteren Klassen der Mittel-Schulen. Für die höheren Klassen der Schulen letzter Art, bei welchen man schon mit verständigeren Schülern zu tun hat, sind auch Systeme mit beweglichen Sitzen anwendbar.

Die Beziehungen von Tisch zu Sitz sind wegen der Körperhaltung der Schüler von grosser Wichtigkeit. Die gerade Haltung bei Unterstützung der Kreuz- und Lendenwirbel zeigt Fig. 198, 1. Ohne Unterstützung zeigen kräftige Kinder eine nur leichte Vorwärtsneigung des Rückens, 2, während schwächliche Kinder eine übermässige Krümmung des Rückens zeigen (runder Rücken) oder die Form des flachen und in stärkerer Form des flach-hohlen Rückens, 3, annehmen. Mit diesen Sitztypen stimmen auch die späteren Haltungstypen überein: 1 und 2 entspricht dann der geraden Haltung, während aus dem Uebermasse von 2 der runde Rücken und aus 3 der flache, der hohle und hohlrunde Rücken hervorgeht.

Fig. 198.

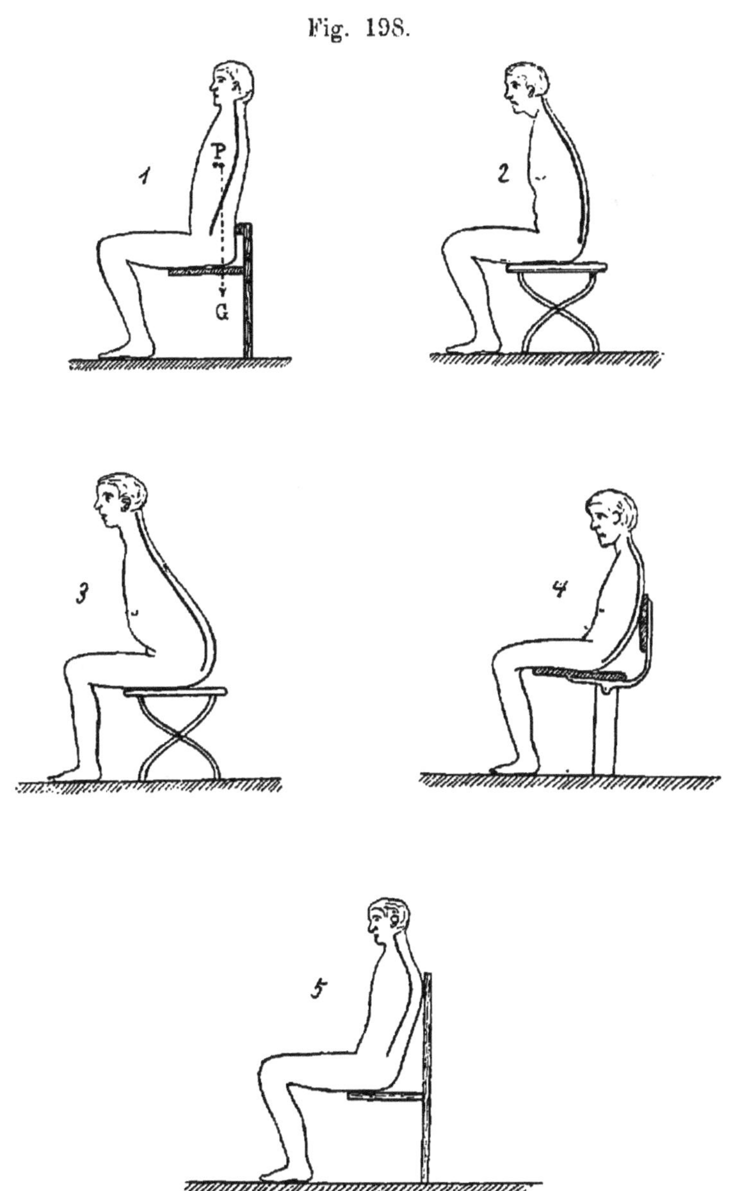

Bei Rückwärtsneigung der Lehnen, Fig. 189, 3 und 4 (Reklinationslage nach Lorenz) ist ebenfalls eine gute Unterstützung der unteren Wirbelsäule möglich. Ist bei an sich richtiger Unterstützung des Rückens die Sitzbank zu lang, Fig. 198, 4, so wird trotz an sich richtiger Konstruktion des Subsells durch Vorrutschen der runde Rücken erzeugt. Die gerade hohe Lehne, wie sie früher üblich war, unterstützt den Rücken zu hoch und führt ebenfalls zum runden oder hohlrunden Rücken (Fig. 198, 5).

Ausser der sagittalen Rückgratskrümmung nach hinten (Kyphosis) oder vorn (Lordose) kommt auch noch die seitliche Verkrümmung (Skoliose) vor und zwar entweder c- oder s-förmig (siehe Fig. 199). Dieselbe entsteht z. B., wenn die Kinder bei Plusdistanz sich zu weit nach vorn beugen müssen, besonders aber, wenn die Differenz zu gross ist, weil die Kinder dadurch gezwungen werden, beim Schreiben die eine Schulter zu stützen, die andere zu senken,

Fig. 199.

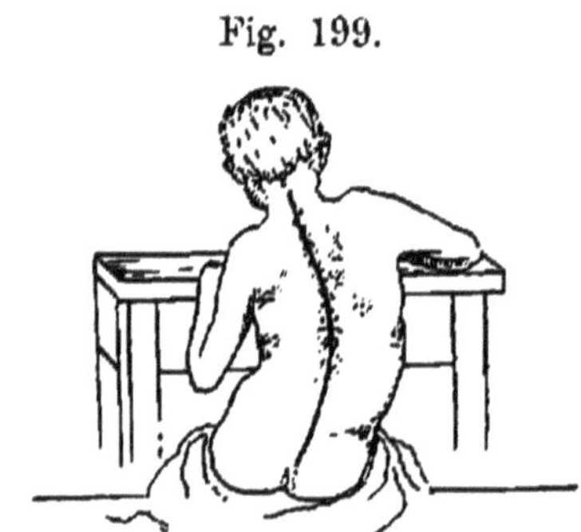

so dass das Gewicht des Oberkörpers an dem rechten Schultergelenk gewissermassen aufgehangen wird. Die Krümmungen der Wirbelsäule sind eine häufige Krankheit des Schulalters. Unter 300 Kranken mit Verkrümmung der Wirbelsäule wurden z. B. beobachtet zwischen dem 6. und 7. Lebensjahre 23,66 pCt., zwischen dem 7. und 10. Lebensjahre 53 pCt., zwischen dem 10. und 14. Lebensjahre 12,66 pCt., im ganzen schulpflichtigen Alter 89,32 pCt. Eulenberg fand 87,7 pCt. im schulpflichtigen Alter zwischen 6 und 14 Jahren. Die Schulskoliose ist jedoch nicht einfache Schreibskoliose, da nur $^1/_4$ die Knaben, $^3/_4$ die Mädchen betrifft. Es dürfte somit noch eine besondere Schwäche des Skeletts und der Muskulatur in Betracht kommen.

Um einen Teil dieser Uebelstände zu vermeiden, muss man Nulldistanz oder eine geringe Minusdistanz nehmen und durch Fussbretter für die richtige Lage der Füsse sorgen.

Ein anderer Teil der Uebelstände wird durch richtige Differenz, also Höhe des Subsells beseitigt, die nach Alter und Grösse der

der Schüler wechselt. Man gewinnt sie am einfachsten, wenn man bei geradem Sitze die Entfernung des Ellbogens vom Sitzknochen feststellt und dann den Vorderarm so nach vorn führt, wie er beim Schreiben gehalten wird. Im Allgemeinen beträgt sie 17 pCt. der Körpergrösse. Die Höhe des Sitzes ist richtig gegeben, wenn der Unterschenkel gerade gehalten werden kann und die Füsse den Boden oder das Sitzbrett bequem erreichen.

Die Länge des Tisches wird derart gefunden, dass man beide Ellbogen auflegen lässt und dann die Fingerspitzen beider Hände sich berühren oder die Fingerspitzen der einen Hand die Wurzel der anderen Hand berühren. Die Breite des Tisches soll um die halbe Länge des Unterarmes plus Hand grösser sein, als die Höhe des Schreibheftes.

Die Anordnung der Bänke muss im Allgemeinen so sein, dass ein Abstand von 2,5 m von der Tafel übrig bleibt. Bei den jetzt üblichen Doppelsitzen hat man mehr Zugänge als früher, was wegen der Ueberwachung der schriftlichen Arbeiten von Vorteil ist.

Die günstige Aufnahme der ärztlichen Forderung nach besseren Subsellien war zum Teil durch die Ansicht bedingt, dass Kinder in diesen passenderen Bänken länger sitzen können, während ein Normalkind auch in einer Normalbank in der Sitzzeit beschränkt bleibt. Die peripathetische Lehrmethode von Aristoteles ist für uns leider unerreichbar. Ebenso ist die Steharbeit, die O. Jäger empfohlen hat, in den Schulen undurchführbar. Es muss deshalb wenigstens, wie Hermann betont hat, ein häufiges Unterbrechen des Sitzens durch Stehen erfolgen.

Lese- und Schreibunterricht, Kurzsichtigkeit.

In der Regel wählt man trotz einiger Bedenken (s. S. 472), schwarze Wandtafeln, die nicht glänzend sind und mit möglichst weisser Kreide beschrieben werden. Mattweisse Schreibtafeln für schwarze Stifte sind vorläufig wegen ihrer technischen Herstellung noch zu kostspielig oder zu mangelhaft. Besonders schlecht sind die Schiefertafeln mit den dazu gehörigen Griffeln, so dass möglichst bald zum Schreiben mit Tinte auf Papier übergegangen werden sollte. Das Verhältnis von Griffel zu Tinte ist etwa 3:4. Das Schreibpapier muss weiss oder hellgelb sein, so dass ein möglichst grosser Helligkeitsunterschied zwischen Tinte und Papier vorhanden ist.

Das Vielschreiben hatte in unserem Jahrhundert vielfach zu einer schiefen Rechtslage des Schreibheftes und zur Schrägschrift geführt. Da hierbei eine Verdrehung von Kopf, Hals, Oberkörper und Augen erfolgt, bei der die Verbindungslinie der Drehpunkte der beiden Augen nicht mehr parallel zur Zeilenrichtung verläuft, so führte besonders diese Schreibweise in Verbindung mit der Plusdistanz und zu grosser Differenz vielfach zu den früher geschilderten Verkrümmungen der Wirbelsäule und zur schlechten Haltung der Kinder, besonders aber auch zu einer zu starken Annäherung der Augen an das Papier und damit zum Auftreten der Schulkurzsichtigkeit. Jetzt wird stets die Medianlage, d. h. die Lage vor der Mitte des Körpers vorgeschrieben und zwar so, dass bei Schräg- oder Kurrentschrift der untere Rand des Heftes mit der unteren Tischkante einen nach rechts hin offenen Winkel von 30—45° bildet, während bei der Steil- und Rundschrift der untere Rand des Heftes dem Tischrande parallel liegt.

Wenn diese Forderungen innegehalten werden, ist es möglich, das Schreiben technisch richtig zu erlernen.

Das Schreiben trägt sicher am meisten zum Entstehen der Kurzsichtigkeit bei, so dass die technische Frage der Schriftform hygienisch ausserordentlich wichtig ist. Die Lösung der Frage stösst aber auf sehr grosse Schwierigkeiten und hat zu den widersprechendsten Urteilen geführt. Fest steht wohl nur, dass bei den kleinsten Kindern, also in den unteren Klassen, wegen des kurzen Oberkörpers bei Steilschrift stets eine bessere Haltung des Körpers angenommen wird als bei Schrägschrift. In den höheren Klassen tritt jedoch dieser Unterschied nicht mehr so scharf hervor. Bei der Steilschrift kommt ferner noch in Betracht, dass dieselbe für das Lesen sofort natürlich geschrieben wird, während die schrägen Buchstaben bei gerader Richtung des Heftes das Lesen erschweren. Aus diesen Gründen, d. h. weil mit derselben ein korrekter Anfang gemacht werden kann und das Lesen richtiger erfolgt, empfiehlt sich vom hygienischen Standpunkte die Steilschrift.

Die Bücher müssen auf starkem weissem Papier gedruckt werden, die Buchstaben müssen möglichst intensiv sein.

Für Schulbücher soll als Druck die Grösse von Korpus antiqua dienen. Hierbei ist das normale kleine n 1,5 mm hoch, der Grundstrich mindestens 0,25 mm dick. Ebenso gross ist der geringste Abstand zwischen den Elementen. Der kleinste Durchschuss, d. h. die grösste Entfernung der in zwei Zeilen über einander stehenden Kurzbuchstaben soll 2,5 mm betragen, die Länge der Zeilen 100 mm. Diese

Minimalforderungen sind im vorliegenden Satze genau innegehalten.

Die Frage Antiqua (Latein) oder Fraktur (Gothisch, Deutsch) wird leider mehr vom politischen als vom sachlichen Standpunkte behandelt. Die sogen. deutsche Schrift ist in Wirklichkeit eine in Süd-Frankreich in der Langeweile des Klosterlebens beim Abschreiben durch Verschnörkelung entstandene verschlechterte Lateinschrift, die im Mittelalter und zur Zeit der Erfindung der Buchdruckerkunst in den schreib- und lesekundigen Kreisen von ganz Europa verbreitet war. Mit dem Buchdrucke verlor sie eigentlich ihre Daseinsberechtigung und wurde auch tatsächlich in den romanischen und den meisten germanischen Ländern aufgegeben oder nur noch als Zierschrift verwendet. Nur in Deutschland und Dänemark glaubte man später diese Schrift als nationale beibehalten zu müssen. Dadurch hat man aber einerseits unseren Unterricht in unnötiger Weise erschwert, andererseits die Verbreitung unserer Kulturbestrebungen im Auslande schwer geschädigt. Die Mönchsschrift ist und bleibt für unsere Kultur eine chinesische Mauer. Die Antiqua ist im grossen und kleinen Alphabete, im gedruckten und geschriebenen deutlich, die Fraktur vielfach undeutlich. Aufschriften, die in grossen Buchstaben besonders deutlich sein sollen, bleiben bei Antiqua

LESERLICH,

während sie bei Fraktur

UNLESERLICH

sind, so dass oft selbst ein Deutscher seine eigene „Nationalschrift“ mühevoll entziffern muss.

Schul-Kurzsichtigkeit.

Die Beurteilung der Kurzsichtigkeit, Myopie, ist eine sehr verschiedene. Die Erklärung als Schulkrankheit trifft die Sache nur zum geringsten Teil. Die Kurzsichtigkeit ist in den gewöhnlichen Grenzen keine Krankheit, sondern eine einfache Anpassungs- oder Akkomodationserscheinung. Sie kann als solche unter Umständen sogar nützlich sein, z. B. bei Berufen mit Nahearbeit. Eine Herabsetzung der Sehschärfe ist bei mässigen Graden nicht vorhanden und für die Ferne ist ein Ausgleich durch passend gewählte Brillen möglich. Die schweren Formen der Kurzsichtigkeit, die mit wirklichen krankhaften

Veränderungen des Auges einhergehen, haben mit der gewöhnlichen Schulmyopie nichts zu tun. Aber wir haben zu überlegen, dass das normalsichtige (emmetrope) Auge erst jenseits des 40. Lebensjahres seinen Nahepunkt so verändert, dass man zum Lesen Brillen nötig hat. Die meisten Menschen kommen bei der durchschnittlichen Lebensdauer im Arbeitsalter überhaupt nicht in die Lage, von einem normalsichtigen Auge Schaden für Nahearbeiten zu haben. Ausserdem sind wir nicht in der Lage zu bestimmen, welches Auge durch Nahearbeit kurzsichtig wird. Die Schule macht manchen kurzsichtig, der für seinen Beruf normalsichtig sein sollte, und lässt manchen normalsichtig, dem eine mässige Kurzsichtigkeit im Berufe durchaus nicht schaden würde. Aus diesen allgemeinen Ueberlegungen müssen wir die Kurzsichtigkeit in der Schule bekämpfen, wir dürfen aber dabei nicht unbeachtet lassen, dass das Elternhaus durch Hausarbeiten, Privatstunden, Lesen verbotener Romane unter den ungünstigsten Beleuchtungsverhältnissen ebenfalls viel zum Entstehen der Kurzsichtigkeit beiträgt und oft mehr als die Schule. Nach Hermann Cohn beträgt die Zahl der Myopen:

in den	Dorfschulen	1,4	pCt.
„	städt. Elementarschulen	6,7	„
	höheren Töchterschulen	7,7	
	Vorschulen	10,3	„
	Realschulen	19,7	„
„	Gymnasien	26,2	

In den Mittelschulen stieg von den untersten Klassen die Myopie von 13—15 pCt. auf 40—60 pCt. in den obersten Klassen.

Ausser der Verhütung durch ungeeignete Subsellien, schlechte Haltung, zu starke Nahearbeit, schlechtes Licht muss die Schule aber auch das Auge noch positiv ausbilden, und dieses geschieht durch die Ballspiele im Freien. Unter dem Einfluss solcher Spiele hat in Braunschweig im Laufe von 20 Jahren die Zahl der Brillenträger in den Oberklassen des Gymnasiums um $^2/_3$ abgenommen.

Weitere Schädigungen durch die Schule.

Der Mangel an ausreichender Bewegung einerseits, das Zusammenpressen der Eingeweide mit seinem lokalen Einflusse andererseits macht sich in der grossen Zahl von Ernährungsstörungen geltend. Ebenso schädlich werden die Kreislaufs- und Athmungsorgane beeinflusst. Die zunehmende Nervosität unserer Zeit hat ebenfalls zum Teile ihre Ursache in dem Mangel an Bewegung, in der zu langen Dauer der einzelnen Sitzstunden, in der mangelhaften Methodik des Unterrichts und in der Ueberbürdung mit zuvielerlei Wissen. Die homöopathische Verabreichung des Turnens in 2 bis 3 wöchentlichen Stunden, das noch dazu wegen der Turnklassenziele nach Spiess in geschlossenen Hallen vorgenommen wird (siehe Kap. Körperübungen S. 419), ist keine angemessene Verbesserung gegenüber den Schäden der Sitzschule. Mit Einführung des Schulzwanges hat der Staat einfach die Pflicht übernommen, dafür zu sorgen, dass die Schule das Kind nicht krank macht, sondern es geistig, sittlich und körperlich ausbildet. Deshalb muss dem obligaten Turnunterrichte angemessener Sport (Schwimmen, Schlittschuhlaufen) und vor Allem das obligatorische Schulspiel hinzugefügt werden. Eine untergeordnete Frage ist es, ob man das Spiel selbst obligatorisch machen soll oder ob man die Spielplatzpflicht nach englischem Muster einführt. Auf jeden Fall gehört zu jeder Schule neben der Turnhalle ein grosser Spielplatz.

Zur Reinlichkeit in den Schulen dienen die Schulbäder, siehe S. 416, die jetzt nach dem Vorgange von Göttingen vielfach als Brausebäder eingerichtet werden.

Die Methodik des Unterrichtes hat in letzter Zeit zweifellos grosse Fortschritte gemacht namentlich unter dem Einflusse des naturwissenschaftlichen Unterrichtes, bei dem man nach dem Grundsatze, dass die Ontogenie eine kurze Wiederholung der Phylogenie ist, das Ueberflüssige beschränkt und so Zeit für das Wichtige gewinnt, ohne aber den Werdegang des betreffenden Gebietes zu vernachlässigen; ferner unter dem Einflusse des neusprachlichen Unterrichtes, bei dem die Aneignung der Sprachen Grammatik und Sprechen verlangt. Vielfach mangelt es noch an der Einsicht, dass die Zeit des Eintrittes in die verschiedenen Unterrichtsgegenstände von einem angemessenen Alter des Kindes abhängt. Besonders der altsprachliche Unterricht setzt zu früh ein und ist zu abstrakt, während der kindliche Geist unbedingt eines Anschauungsmittels bedarf. Auch das Zuvielerlei in den Schulen ist zu tadeln.

Die Reform des Unterrichtswesens, bei der zunächst im direkten Anschlusse an die Volksschule ein einheitlicher, in sich abgeschlossener Unterricht für die mittleren Berufe und erst in den höheren Klassen der Mittelschulen eine Vorbereitung für die gelehrten Berufe ins Auge zu fassen ist, ist auf die Dauer nicht zu umgehen. Bei der Aufstellung der Unterrichtspläne ist die ganz verschiedene Anstrengung des Gehirns durch die einzelnen Fächer mehr zu berücksichtigen. Der anstrengende Unterricht in Mathematik und in den klassischen Sprachen muss an den Anfang verlegt werden. Vorteilhaft wäre es, wenn der wissenschaftliche Unterricht ganz auf den Vormittag beschränkt würde und der Nachmittag der Körperausbildung oder allenfalls daneben den leichteren und mehr mechanischen Fächern, Zeichnen, Singen, Handfertigkeiten, gewidmet würde.

Im ersten und zweiten Schuljahre soll der aufeinanderfolgende Unterricht durch Pausen von $^1/_2$stündiger Dauer unterbrochen werden, in den folgenden Jahren können die Pausen auf $^1/_4$ Stunde abgekürzt werden. In den obersten Klassen muss nach der 2. Stunde eine Pause von $^1/_4$ Stunde, nach den übrigen Stunden allenfals von bloss 10 Minuten eintreten. Die Zeit dieser Pausen ist zur Erholung auf den Spielplätzen zu verwenden. Während derselben sind die Klassen zu schliessen und tüchtig zu lüften. Für kränkliche Kinder sind die Gänge oder besondere Wartezimmer vorzusehen.

Die Hauptferien sollen hintereinander 6 bis 8 Wochen betragen und dürfen nicht durch Schulaufgaben gekürzt werden. Da das stärkste Längenwachstum in die heisse Jahreszeit fällt, in dieser Zeit der Geist am wenigsten aufnahmefähig ist, der Körper der Erholung im Freien am meisten bedarf, sollen diese Ferien in die Monate Juli und August gelegt werden.

Der Eintritt in die Schule ist in den verschiedenen Ländern gesetzlich ganz verschieden vorgeschrieben. Er sollte jedoch nie vor vollendetem 6. Lebensjahre gestattet werden. Mit Rücksicht auf das Schlafbedürfniss der kleinen Kinder sollte der Vormittagsunterricht im Winter nicht vor 9 Uhr, im Sommer nicht vor 8 Uhr beginnen. So wie man wegen besonders grosser Hitze als ein beneficium caloris die Freigabe des Nachmittagsunterrichtes eingeführt hat, würde auch Rücksicht auf strenge Frostperioden zu nehmen sein durch ein Hinausschieben des Unterrichtsbeginnes, damit die Kinder in genügend erwärmte Zimmer eintreten.

Ueber die Trennung der Geschlechter in den Schulen sind die Ansichten sehr geteilt. Bis zur Pubertätsperiode spricht kein physiologischer Grund für eine Trennung. Die Mädchen sind in den ersten Schuljahren den Knaben in der Auffassung oft überlegen, erfordern aber später in der Pubertätszeit eine noch viel grössere Berücksichtigung als die Knaben, welche wiederum nach dieser Zeit kräftiger werden und auch in der Auffassung den Mädchen dann meist zuvorkommen. Trotzdem kann bei genügender Aufsicht und Aufmerksamkeit der sich hieraus ergebende Uebelstand nach den Erfahrungen in Amerika behoben werden. Bei unseren Verhältnissen, wo die Ausbildung des Mittelschulwesens für die Mädchen noch im Rückstande ist und eine einfache Uebertragung des schon für die Knaben nicht mehr zeitgemässen Mittelschulwesens auf die Mädchen erst recht Bedenken erweckt, muss man vorläufig für die Pubertätszeit und die anschliessende Periode der Mittelschule die Trennung der Geschlechter befürworten. Für eine Trennung der Geschlechter in der Volksschule hat sich aber kein stichhaltiger Grund hygienischer oder physiologischer Art anführen lassen.

Die Feststellung der Ermüdung erfolgt in verschiedener Weise. Kräpelin lässt z. B. einstellige Zahlen mit Unterbrechungen addieren und stellt dann die Rechenfehler in den verschiedenen Zeiten zusammen. Oder man lässt nach Diktaten schreiben und vermerkt die Fehler in den verschiedenen Zeiten oder man giebt Ergänzungsaufgaben, indem in vorgedruckten Blättern bestimmte Worte oder Silben ausgelassen werden, welche die Schüler durch Kombinationstätigkeit zu ergänzen haben oder man liest Zahlen vor, welche zur Feststellung der Merkfähigkeit nach einiger Zeit aus dem Gedächtnisse niedergeschrieben werden.

Mosso hat festgestellt, dass nicht nur bei Muskelarbeit die geistige Tätigkeit nachlässt, sondern dass auch anstrengende geistige Tätigkeit die Muskeln ermüdet, so dass dieselben z. B. ein Gewicht weniger hoch heben. Er bedient sich dazu eines Ergographen, bei dem ein über eine Rolle gehendes Gewicht durch Krümmung des Mittelfingers in gleichmässigem Tempo gehoben wird. Griesbach bedient sich des Aesthesiometers, bei dem der Abstand zweier Zirkelspitzen auf der Haut eben noch empfunden werden soll. Dieser Abstand nimmt an ein und derselben Stelle mit der Ermüdung zu.

Kopfschmerzen und Nasenbluten kommen bei Kindern ausserordentlich häufig vor. Ursache derselben sind meist überhitzte Luft, geistige Ueberanstrengung und die durch enge Bekleidung und Vorbeugen des Kopfes bedingte Stauung des Blutes im Gehirn. In verschiedenen Mittelschulen litten in den unteren Klassen 20—30 pCt., in den obersten Klassen 60—80 pCt. an habituellem Kopfschmerz (Céphalalgie scolaire).

Der Mangel an Aufmerksamkeit und das Zurückbleiben mancher Schüler kann aber auch einen einfachen physischen Grund haben, insofern Hypertrophie der Nasenschleimhaut, Polypen, Entzündung der

Rachen- und Halslymphdrüsen dem Kopfschmerz zugrunde liegen, oder aber es können Erkrankungen des Gehörs vorhanden sein, so dass in derartigen Fällen eine ärztliche Beurteilung und Untersuchung notwendig ist.

Der Rat eines Schularztes ist aber auch zur richtigen Beurteilung der seuchenartigen Erkrankungen in den Schulen unerlässlich. Kind und Lehrer sind für den Fall des vereinzelten Vorkommens einer derartigen Erkrankung zu isolieren und von der Schule fernzuhalten. Ebenfalls sind von derselben die noch gesunden Kinder derselben Familie fern zu halten. Der Wiedereintritt in die Schule darf erst nach tatsächlicher Gesundung und ausreichender Desinfektion der Kleidung und Wohnung erfolgen. Bei stärkerem Auftreten der Seuchen in einer Klasse oder Schule muss die betreffende Klasse oder die ganze Schule für einige Zeit gesperrt werden. Die Ansichten und demgemäss auch die gesetzlichen Bestimmungen gehen in diesen Punkten noch sehr auseinander.

Litteratur.

Altschul: Die Frage der Ueberbürdung unserer Schuljugend. 1894.
Baginsky: Handbuch der Schulhygiene. 2. Aufl. 1883.
Bernstein: Die heutige Schulbankfrage. 2. Aufl. 1897.
Burgerstein und Netolitzky: Handbuch der Schulhygiene. 1895.
H. Cohn: Lehrbuch der Hygiene des Auges. 1892.
Tafeln zur Prüfung der Sehschärfe. 5. Aufl. 1897.
Erismann: Artikel: Die Hygiene der Schule in Pettenkofer-Ziemssen's Handbuch. II. 2. S. 1. 1882.
Eulenberg und Bach: Schulgesundheitslehre. 1891. 2. Aufl. im Erscheinen.
Fahrner: Das Kind und der Schultisch. 1865.
Griesbach: Energetik und Hygiene des Nervensystems in der Schule. 1895.
Guillaume: Hygiène scolaire. 1864.
Axel Key's Schulhygienische Untersuchungen. Deutsch von Burgerstein. 1889.
Kräpelin: Zur Ermüdungsfrage. 1897.
Lorinser: Zum Schutze der Gesundheit in den Schulen. 1836.
Mosso: Die Ermüdung. Deutsch von Glinzer. 1892.
Pellmann: Nervosität und Erziehung. 6. Aufl. 1888.
Rettig: Neue Schulbank. 2. Aufl. 1895.
Salomon: Handbok i Pedagogisk Snickerislöjd. 1890.
Staffel: Die menschlichen Haltungstypen. 1889.

---

2. Beruf und Gewerbe.

So lange die Sklaverei gesetzlich anerkannt war, kannte man für die Aussenarbeiten nur männliche Sklaven, aber keine Frauen- und Kinderarbeit. Der erwachsene Feldsklave hatte in Nord-Amerika selbst zur Zeit der Ernte nur 15stündige Arbeit zu leisten und genoss gesetzlich gewährte Sonntagsruhe. Sowohl die Sklavenarbeit als auch das Handwerk waren früher nur auf den Tag beschränkt, weil die Arbeit nicht drängte und die Beleuchtung ungenügend war. Die Handarbeit war ausserdem nicht gefährlich und die Gefahr der Seuchenübertragung war infolge der geringen Anhäufung der Arbeiter in den einzelnen Betrieben sehr gering. Das Altertum und Mittelalter kannten eigentlich nur zwei schwere Arbeiten: Die Beschäftigung in den Bergwerken und die Ruderarbeit auf den Schiffen. Zu diesen beiden Arbeiten wurden im Altertum nur wegen eines Vergehens bestrafte Sklaven verwendet. Im Mittelalter waren die Ruderer zur Galeere verurteilte Verbrecher, die Bergleute jedoch Unternehmer, welche die Gefahren wegen der Hoffnung auf reichen Gewinn auf sich nahmen.

In unserem Jahrhunderte ist zur Aussenarbeit der Männer die der Frauen und Kinder hinzugekommen, zur Tagesarbeit die Nachtarbeit, so dass die im Verkehrswesen Tätigen bisweilen für ihre Familien und den Schlaf im Ganzen nur 7—8 Stunden Zeit übrig behalten. Im Bäckergewerbe wurde die Schlafzeit von Lehrlingen sogar bis auf 4 Stunden herabgedrückt, ebenso bei Heizern auf Dampfschiffen, in Wirtschaften haben jugendliche Arbeiter 15—18stündigen Dienst, noch dazu in einer Atmosphäre, die von Tabak- und Alkoholdunst geschwängert ist. Solchen unwürdigen Zuständen gegenüber darf man wohl die jüdischen Ausbeuter mit Recht auf die Bestimmungen des mosaischen Gesetzes hinweisen, nach denen selbst fremden Sklaven und Lasttieren in der Woche ein Tag Ruhe vergönnt war. Man muss aber auch die Christen daran erinnern, dass eine solche Ausbeutung der Nebenmenschen die sozialen Lehren des Christentums in eine antisoziale Praxis umgestaltet. In einer Zeit, in der man das positive Christentum vielfach als das soziale Allheilmittel hinstellt, muss man unsere Pharisäer darauf aufmerksam machen, dass es ein reiner Hohn auf die Humanitätsaufgaben der Lehre Christi ist, wenn man solche menschenunwürdige Zustände als göttliche und christliche Gesellschaftsordnung hinstellt. Vom Standpunkte des Staates hat man zu beachten, dass derartig unleidliche soziale und hygienische Missstände das ganze Volk mit Minderwertigkeit bedrohen, dass beim Aufrücken der Gesellschaftsstufen das Interesse der Gesammtheit nur dann voll gewahrt ist, wenn die unteren Gesellschaftskreise ein tüchtiges Material zum Nachschub liefern. Privilegien der zur Herrschaft durchgekämpften Stände, welche von diesen die Kampfauslese fernhalten, und Vernachlässigung der untersten Stände waren stets und allerorts das sicherste Mittel, um ein Volk dem Untergange zuzuführen. Die Allgemeinheit hat deshalb ein grosses Interesse daran, dass die sozialen Kämpfe, die seitdem es Menschen giebt vorhanden und zum Fortschritte des Menschengeschlechtes unerlässlich sind, durch planmässige Reformen abgeschwächt werden, ehe sie nach sonstiger Erfahrung in gewaltsamen Ausbrüchen zur Entscheidung kommen.

Der Hygiene sind in diesem Kampfe wichtigste Aufgaben gestellt. Die Anbahnung zur Heilung sozialer Uebelstände ist stets in verschiedener Weise erfolgt. Einmal sind es die Agitationen des immer verspätet zur Anerkennung gelangten Prophetentums, welche den starr gewordenen Formen neues Leben zu verleihen suchen, ohne dabei aber in der Regel die praktischen Aufgaben für die Gegenwart in genügender Weise zu lösen. Wichtiger für die augenblicklichen Aufgaben ist die Erkenntnis der Ursachen der Schäden, und gerade hierin ist der Hygiene eine bedeutsame Tätigkeit zugewiesen. Die Reformen selbst erfordern stets neben der Kenntnis der technischen Seite auch eine Berücksichtigung der Interessen und Machtfragen. Waren es im Mittelalter die seit dem 14. Jahrhunderte unhaltbar gewordenen Zustände der bäuerlichen Bevölkerung, so sind es jetzt in erster Linie die Zustände der Arbeiterbevölkerung in den Industriezentren, welche die sozialen Aufgaben bestimmen.

Alter und Arbeitszeit.

Bei intensiver körperlicher Arbeit beträgt für einen Erwachsenen die mit der Energiezufuhr bei der Ernährung sich deckende Arbeitszeit etwa acht Stunden; s. S. 360. Bei längerer Arbeitszeit, wie sie bei uns üblich ist — 10 bis 12 Stunden, aber selbst bis zu 18 Stunden — ist die Arbeit mit der Ernährung nicht vollständig im Gleichmasse und dies wird durch geringere Intensität der Arbeit ausgeglichen. Die tatsächliche Durchführung der 8stündigen Arbeitszeit stösst jedoch bei uns infolge der Entwicklung der Verhältnisse in der Regel vorläufig noch auf unüberwindliche Schwierigkeiten.

Kinder über 13 Jahre können nur allmälich zur Arbeit herangezogen werden, sie sind nur Lehrlinge, aber keineswegs vollwertige Arbeiter. Inbezug auf die jugendlichen Arbeiter ist daran zu erinnern, dass die Kinder der besser situirten Stände in diesen Jahren in den Mittelschulen in eine ganz ausserordentlich anstrengende Tätigkeit treten, dass sie somit keineswegs gesundheitlich besser daran sind als die gleichalterigen Kinder der Handarbeiter. Kinder unter 14 Jahren dürfen täglich nicht mehr als 6 Stunden beschäftigt werden. Leider ist es jedoch gestattet, dass junge Leute zwischen 14 und 16 Jahren bereits 10 Stunden täglich zur Arbeit herangezogen werden. Diese Zeit muss unbedingt auf 8 Stunden abgekürzt werden. Arbeiterinnen über 16 Jahre dürfen nicht mehr als 11 Stunden beschäftigt werden, was unbedingt zu viel ist. Kinder und Frauen dürfen nur in Tagbetrieben angestellt werden (Gewerbeordnungsnovelle für das Deutsche Reich vom April 1892); leider sind Ausnahmen zulässig. Wöchnerinnen dürfen während der 4 Wochen nach ihrer Niederkunft überhaupt nicht und während der darauf folgenden Wochen nur mit Zeugnis eines Arztes beschäftigt werden. Bei übermässiger Beschäftigung der Kinder wird in diesen der ganze nächste Nachwuchs mit Entartung bedroht. Dasselbe ist bei ungeeigneter Beschäftigung der Frauen der Fall. Diese sollten im Interesse der Gesammtheit dem Hause wiedergegeben werden; s. hierüber auch S. 317 und 382.

Wohlfahrts-Einrichtungen.

Wo die Frau ausserhalb des Hauses dem Erwerbe nachgehen muss, hat sich die Notwendigkeit herausgestellt für die Kinder anderweitig zu sorgen.

Hierzu dienen zunächst die Kinderkrippen, in denen Kinder bis zu 2 Jahren während des Tages Unterkunft und Verpflegung finden. Da jedoch die Ernährung unter diesen Umständen eine mangelhafte ist, so ist die Sterblichkeit dieser Kinder, besonders an Brechdurchfall, eine erhebliche. Die Krippen müssen sehr sauber gehalten werden.

Kinder vom 2. Lebensjahre bis zum schulpflichtigen Alter werden nach Fröbel (1837) in Kinderbewahranstalten und Kindergärten tagsüber beschäftigt. Die Beschäftigungsweise durch Spiel und den Anfang des Unterrichtes hat sich allmälich technisch entwickelt. Hygienisch ist neben einem Spielplatze genügender Platz in den zu dem Essen, Spielen und Schlafen dienenden Räumen erforderlich. Wegen der leichten Uebertragung von Seuchen, wie Diphtherie, Keuchhusten, Scharlach, Blattern, Masern, ist eine ausreichende ärztliche Beaufsichtigung nötig.

Die Ferienkolonien (nach Bion und Schorst 1876) bezwecken kränkliche Kinder besonders der Arbeiterbevölkerung durch einen mehrwöchentlichen Aufenthalt im Freien, im Gebirge oder an der See zu stärken und zu heilen. Die in den Städten während der Ferien zurückgebliebenen Kinder werden bereits vielfach in den sogenannten Halbkolonien in Milchpflege genommen, d. h. während des Tages unter Verabreichung von Milch und Brot beaufsichtigt. Eine wesentliche Verbesserung dieser Form ist durch die Einführung der Ferienspiele in den letzten Jahren in Krefeld (Martha Thurm) gemacht worden, wobei die Kinder durch planmässige Bewegungsspiele gestärkt werden.

Die Kinderhorte dienen dazu, die Kinder der Arbeiter in der schulfreien Zeit, während sie nicht nach Hause können, weil ihre Eltern in den Fabriken beschäftigt sind oder deren Wohnungen zu weit entfernt sind, zu beaufsichtigen, zu den Schularbeiten anzuhalten und mit Speise und Trank zu versorgen.

Eine besondere Sorgfalt erfordern noch die jugendlichen Arbeiter während und kurz nach der Pubertätszeit. Hierzu dienen bei angemessener Beschränkung der sonstigen Arbeitszeit die Fortbildungsschulen und für Mädchen die Haushaltungsschulen; s. S. 383. Ausserdem ist in diesen Jahren ganz besonderes Gewicht darauf zu legen, dass die Kinder obligatorischen Turnunterricht (Lehrlingsturnen) und besonders Bewegungsspiele im Freien erhalten. Bei einer besseren Zeiteinteilung, besonders durch die Beschränkung der Arbeitszeit am Sonnabend, wie sie in England Brauch geworden ist, wird es möglich, dass die Volksspiele zur Volkssitte werden. Damit gewinnt man ein ganz besonders wichtiges Mittel, um gegen die zunehmende Trunksucht (Sonntagstrunk) der Arbeiterkreise anzukämpfen. Die Sonntagsruhe, welche je nach dem Berufe selbstverständlich ganz verschieden ausgenützt werden muss, ist eine unbedingte soziale Notwendigkeit.

Das Wohl des Arbeiters wird auch noch durch die Sorge für die Ernährung (s. S. 382), für die zur Nahrungsaufnahme notwendige Zeit (Mittagsruhe, Vesperpause), durch die Errichtung von gesunden Arbeiterwohnungen (s. S. 463) und durch Volksbäder (S. 416) gefördert. Viele Fabriken haben die sehr empfehlenswerte Einrichtung getroffen, dass Arbeiter, welche weite Wege zurücklegen müssen, in der Fabrik ein gutes und billiges Mittagessen erhalten. Abgesehen von der gesundheitlichen Förderung wird der Arbeiter durch derartige Einrichtungen in seinen ganzen Kulturauffassungen gehoben.

Die durch Unfälle oder infolge des Alters arbeitsunfähig gewordenen Arbeiter waren früher in Deutschland und sind jetzt noch in den meisten anderen Ländern auf die Mildtätigkeit ihrer Mitmenschen oder auf die Gemeindeunterstützung als Arme angewiesen. Nur in einzelnen Betrieben wurde durch die sogenannten Knappschaftskassen oder eingeschriebenen Hilfskassen etwas besser vorgesorgt. Das deutsche Reich hat durch eine diesbezügliche Gesetzgebung, die im Jahre 1883 begonnen und später weiter ausgebildet und auch in Oesterreich zum Teil nachgeahmt wurde, in diesen Fragen einen grundsätzlichen und bedeutenden sozialpolitischen und sozialhygienischen Schritt vorwärts getan. Aber gar manche Unzweckmässigkeiten hätten von vornherein vermieden werden können, wenn bei dieser Gesetzgebung die Hygieniker rechtzeitig zu Rate gezogen worden wären.

Diese Arbeiterschutz-Gesetzgebung umfasst:

1. Die Krankenversicherung.

Durch diese werden Personen, welche in der Industrie, im Handwerk, in ständigen Gewerben, in Land- und Forstwirtschaft mit Lohn oder Gehalt bis zu 2000 Mark angestellt sind, zum Eintritt in Kassen verpflichtet, zu denen die Versicherten $^2/_3$, die Arbeitsgeber $^1/_3$ beizusteuern haben. Man unterscheidet Ortskrankenkassen, welche die Angehörigen eines Gewerbes oder Betriebes an einem Orte umfassen, und Betriebskrankenkassen, wenn ein einzelner Unternehmer mehr als 50 Leute beschäftigt.

2. Unfallversicherung.

Das Unfallversicherungsgesetz soll die Folgen von Unfällen durch Verletzungen und den durch den Tod des Arbeiters der Familie zugefügten Schaden mildern, und zwar sind allgemeine Unfälle und besondere Betriebsunfälle in diese Versicherung eingeschlossen. Die Rente richtet sich nach dem Grade der Erwerbsunfähigkeit.

Invaliditäts- und Altersversorgung.

Diese gewährt den arbeitsunfähig gewordenen Arbeitern und den über 70 Jahre alten Arbeitern eine Rente, durch welche dieselben vor den früheren Gefahren der Arbeitsunfähigkeit, namentlich dem Betteln, bewahrt werden.

Schädigungen durch den Beruf.

1. Unfälle.

In Deutschland betrug in den letzten Jahren die Zahl der Todesfälle durch Betriebsunfälle jährlich rund 6000, während ungefähr 40000 Arbeiter so verletzt wurden, dass sie Unfallsrente bekommen mussten. Die meisten Unfälle werden durch Explosionen, Maschinen, Motoren, Aufzüge und Transmissionen verursacht. Die technischen Vorkehrungen zur Verhütung solcher Unfälle werden von Jahr zu Jahr verbessert. Die Ueberwachung dieses Teiles der Industrie ist ausschliesslich in die Hände von Fabriksinspektoren gelegt. Leider reisst bei den Arbeitern mit der Gewöhnung an die Gefahr eine gewisse Nachlässigkeit ein, die zur Nichtbeachtung der gesetzlichen Vorschriften und damit oft zu traurigen Folgen führt.

Nach Villaret wurden in Deutschland von je 1000 im Berufe Tätigen im Alter unter 60 Jahren durch Unfall arbeitsunfähig:

Bergbau, Hütten-, Salinenwesen	23,7
Chemische Industrie	9,5
Nahrungs- und Genussmittel	6,9
Metallarbeiter.	6,0
Bekleidung und Reinigung	6,0
Maschinen, Werkzeuge, Instrumente	5,6
Textilindustrie	5,1
Holz- und Schnitzstoffe	4,7
Baugewerbe	4,4
Papier und Leder.	3,9
Industrie der Steine und Erden	3,5
Land- und Forstwirtschaft	3,5

2. Berufs- und Gewerbekrankheiten.

Von allgemeinem Interesse ist zunächst die Tatsache, dass die einzelnen Berufe eine ganz verschiedene Sterblichkeit aufweisen. Einen ungefähren Anhalt hierfür zeigt die folgende Zusammenstellung über englische Verhältnisse nach Ogle.

	Auf je 1000 Lebende der betreffenden Berufsgattung starben jährlich		Relative Sterblichkeit für 25—65jährige Männer; die bei Geistlichen beobachtete Minimalsterblichkeit = 100 gesetzt.	Sterblichkeit, wenn die Mortalität der gesamten männlichen Bevölkerung = 1000 gesetzt wird.
	im Alter von 25—45 J.	im Alter von 45—65 J.		
Geistliche	4,64	15,93	100	556
Gärtner	5,52	16,19	108	599
Ländliche Arbeiter . .	7,13	17,68	126	701
Schullehrer	6,41	19,84	129	719
Seefischer	8,32	19,74	143	797
Zimmerleute, Tischler .	7,77	21,74	148	832
Steinkohlengrubenarbeit.	7,64	25,11	160	891
Gerber . . .	7,97	25,37	163	911
Schuhmacher .	9,31	23,36	166	921
Müller	8,40	26,62	171	957
Bäcker . .	8,70	26,12	172	958
Schmiede	9,29	25,67	175	973
Männl. Personen überhaupt	10,16	25,27	179	1000
Schneider .	10,73	26,47	189	1051
Aerzte . . .	11,57	28,03	202	1122
Fleischer .	12,16	29,08	209	1170
Brauer . .	13,90	34,25	245	1361
Feilenhauer .	15,29	45,14	300	1667
Taglöhner	20,62	50,85	361	2020
Angestellte in Gasthäus.	22,63	55,30	397	2205

In Bezug auf das Verhalten einzelner Industrien und Gewerbe wurden von Schuler und Burkhardt in der Schweiz bei 18000 Arbeitern folgende Verhältnisse ermittelt:

Es erkrankten von 1000 Arbeitern an	Krankheiten d. Verdauungsorgane	Krankheiten d. Athmungsorgane	Krankheiten der Zirkulationsorgane	Krankheiten d. Bewegungsorgane	Nervenkrankheiten	Hautkrankheiten	Augenkrankheiten	Krankheiten des Urogenitalsystems	Infektionskrankheiten	Konstitutionskrankheiten	Verletzungen	Verschiedenes
Baumwollspinner	58,7	47,7	2,9	29,6	5,9	16,5	5,4	5,3	7,8	22,9	21,3	11,4
Baumwollweber	103,4	52,5	4,9	21,2	6,3	13,9	10,5	12,9	9,4	31,6	10,4	8,7
Baumwolldrucker	71,3	57,8	3,1	28,9	6,3	19,4	8,6	10,8	6,8	15,8	18,5	10,4
Bleicher und Färber	68,0	53,7	8,9	34,4	7,1	32,3	3,8	4,2	12,2	4,6	36,5	16,4
Sticker	99,9	70,7	4,1	38,7	4,1	24,2	14,7	5,6	8,6	12,1	15,4	9,5
Seidenweber	60,6	38,5	2,9	17,9	2,3	10,7	5,9	8,6	13,9	31,3	5,3	7,2
Buchdrucker	45,6	42,6	2,9	18,6	4,2	13,1	8,9	3,4	10,5	3,4	20,3	6,8
Mechaniker	100,9	76,8	3,9	51,4	4,9	32,8	8,3	5,0	8,6	6,2	108,1	12,9

Als Beispiel des verschiedenen Einflusses einer ganz besonders wichtigen Krankheit, der Tuberkulose, auf verschiedene Erwerbszweige diene die nachfolgende Statistik der Genossenschaftskrankenkasse in Wien aus den Jahren 1892—96.

	Es entfielen auf je 100 Verstorbene überhaupt an Tuberkulose Verstorbene	Durchschnittsalter der an Tuberkulose Verstorbenen
Zuckerbäcker	33,3	25,0
Bäcker	43,9	41,1
Posamentierer	54,5	33,1
Hutmacher	58,3	35,4
Juweliere	59,2	31,2
Tischler	60,0	33,9
Buchdrucker	61,1	34,1
Gürtler	63,3	27,5
Schlosser	64,3	36,4
Buchbinder	66,6	31,7
Drechsler	67,7	34,5
Schuster	71,2	29,1
Tapezierer	71,4	35,8
Kleidermacher	72,3	29,6
Kamm- und Fächermacher	75,0	31,6

Nicht so sehr vom hygienischen, als mehr vom allgemeinen ärztlichen und vom Standpunkte der Unfallgesetzgebung zu beurteilen ist eine Menge von Krankheiten, deren Abstellung und Hintanhaltung anzustreben ist. Hierher gehören die Erkrankungen des Skeletts und der Gelenke, sowie die Muskelhypertrophie und Muskelatrophie, deren Entstehung mit der Ausführung des Berufes in untrennbarer Verbindung zu stehen scheint. Hierher gehören das Bäckerbein, der Plattfuss der Bäcker und Kellner, der krumme Rücken vieler Handwerker, das Scheuerknie der Dienstmägde, Schwielen- und Blasenbildungen der Haut, Entzündungen, der Skrotal- oder Schornsteinfegerkrebs, rheumatische Erkrankungen. Die verschiedene Berufstätigkeit führt auch zu Neurosen, den sogenannten Beschäftigungsneurosen, z. B. Schreibkrampf, der infolge zu häufiger Wiederholung komplizierter Muskeltätigkeit (M. lumbricales) eintritt.

Aehnlich zu beurteilen ist die berufsmässige Asthenopie der Steinschleifer und Stickerinnen, der Nystagmus der Bergleute, die Kurzsichtigkeit in einzelnen Berufen, die Hyperästhesie oder die Herabsetzung der Gehörschärfe der Telegraphen- und Telephonbediensteten und der Arbeiter in geräuschvollen Industrien (Schmiede, Spinnereien). Durch Belehrung über bessere Haltung, durch richtigen Handfertigkeitsunterricht in den Schulen, durch positve Bekämpfung, wie sie Turnen und Volksspiele ermöglichen, lässt sich gegen manche Berufserkrankungen von Skelett und Muskulatur vorbeugend ankämpfen.

Gegen eine Reihe anderer Erkrankungen, die der Beruf mit sich bringt, können hygienische Massnahmen ergriffen werden. Dazu gehören die Erkrankungen des Verdauungsapparates, welche ihre Ursache in gewerblichen Vergiftungen haben, so z. B. die Bleikolik der Bleiarbeiter und Schriftsetzer. die Phosphor-, Arsen- und Quecksilbervergiftung, die Argyrie. Ferner sind die Magenkatarrhe zu erwähnen, die von unmässigem Genusse von Alkohol herrühren. Die „Politursäufer“ trinken sogar denaturierten Spiritus. Erkrankungen der Respirationsorgane, die zum Teil örtlich bleiben, zum Teil jedoch zu Allgemeinerkrankungen führen, finden sich ebenfalls häufig unter den Arbeitern.

Ueber die Staubkrankheiten und Infektion durch Staub siehe S. 150.

Ueber giftige Gase vergleiche S. 149; als Ergänzung dazu diene folgende Tabelle nach Lehmann:

		Rasch gefährliche Erkrankungen bedingen	Es werden $1/2$—$1 1/2$ Stunden ohne schwere Störungen vertragen	Minimale Symptome werden hervorgerufen durch
Salzsäuregas	pro mille	1,5—2,0	0,05—0,1	0,01
Schweflige	pro mille	0,4—0,5	0,05	—
Ammoniak	pro mille	2,5—4,5	0,3	0,1
Chlor oder Brom	pro mille	0,04—0,06	0,004	0,001
Schwefelwasserstoff.	pro mille	0,5—0,7	0,2—0,3	—
Kohlenoxyd	pro mille	2—3	0,5—1,0	0,2
Kohlensäure	pro mille	300	80	10
Schwefelkohlenstoff.	in 1 l	über 10 mg	1,2 mg	0,5 mg

Der Schutz gegen die hygienischen Gefahren der einzelnen Betriebe muss zunächst in der Art des Baues und der technischen Einrichtungen liegen. Zur richtigen Beurteilung ist eine ausreichende hygienische Ausbildung der Fabriksinspektoren ebenso dringend nötig, wie eine angemessene Ausbildung der beamteten Aerzte in der Technologie, damit beide Klassen von Sachverständigen Hand in Hand arbeiten können.

1. Bezüglich des Baumaterials, der Feuersgefahr, der Treppen, Aufgänge und Aufzüge bestehen bereits genaue Vorschriften.

2. Ausreichender Luftkubus. Der für den einzelnen Arbeiter erforderliche Luftraum wechselt je nach den Betriebsgefahren ausserordentlich, darf aber kaum unter 15 m^3 heruntergehen und auch dann nur unter der Voraussetzung, dass die Ventilationsgrösse stündlich 30—50 m^3 beträgt; s. S. 526.

3. Eine hinreichende Lichtmenge und Richtung des Lichteinfalles ist erforderlich.

Diese Anforderungen an die einzelnen Industrien sind leider noch nicht Gegenstand besonderer gesetzlicher Vorschriften. Nur in Bezug auf die Möglichkeit von Verletzungen der Augen bestehen Vorschriften über das Tragen von Schutzbrillen.

Vom hygienischen Standpunkte haben wir den Schwerpunkt darauf zu legen, dass in den einzelnen Betrieben

4. die Entstehung des Staubes möglichst verhütet wird. Das wird erreicht durch Anfeuchten des Materials oder durch eine gleichzeitige Erzeugung genügender Luftfeuchtigkeit in den Arbeitsräumen.

5. der sich bildende Staub darf nicht in die Arbeitsräume oder in den Respirationsbereich des Arbeiters gelangen. Dazu dient:

a) die allgemeine Ventilation, siehe S. 529;

b) die örtliche Ventilation, siehe S. 545, bei der durch einen Ventilationsmechanismus der Staub an seiner Bildungsstätte sofort abgeführt wird;

c) die Filtrierung der Luft durch Respiratoren.

6. Die Einathmung der giftigen Gase muss vermieden werden. Das wird erreicht:

a) durch stärkere Verdünnung infolge der allgemeinen Ventilation;

b) durch Anwendung von Respiratoren, die mit Wasser oder

anderen Flüssigkeiten getränkt sind und die entstehenden Gase absorbieren oder binden;

c) durch Anwendung von grossen Kopfmasken, welche mit der Aussenluft in Verbindung stehen, ähnlich wie bei Taucheranzügen, oder von Freiluftathmern, bei denen ein für das Ein- und Ausathmen dienendes silbernes Ansatzstück in die Nase geführt wird, welches mit der Aussenluft durch einen längeren Schlauch zum Fenster verbunden wird.

Schutz der Umgebung gegen die Belästigung und Schädigung durch Industrie und Gewerbe.

Die Schädigungen durch Industrie und Gewerbe kommen meist durch Vermittelung der Abfallwässer zustande; siehe S. 100—103. Der Schutz gegen diese Verunreinigungen von Boden und Wasser liegt besonders in der Klärung und Desinfektion der Abwässer, wie bereits S. 585 ausführlicher auseinandergesetzt wurde.

Der Schutz gegen die giftigen Gase wird dadurch gewonnen, dass dieselben entweder in besonderen Entgiftungsthürmen kondensiert werden oder dass sie zum Teil durch Einleiten in die Feuergase oxydiert werden.

Der Kampf gegen die Rauchbelästigung kann nur zum Teil in derartiger Weise, zum Teil nur durch Aenderung der Feuerung geführt werden, S. 495.

Der Staub muss bisweilen niedergeschlagen werden, ehe die Luft ins Freie abgelassen wird; Fig. 146, S. 547.

Die Geräusche, welche in manchen Industrien entstehen, können innerhalb der Stadt durch Schliessen der Fenster nur notdürftig behoben werden. Eine Erlaubnis zu Neuanlagen solcher Werkstätten und Fabriken innerhalb der Städte sollte nicht erteilt werden.

Industrien, welche die Nachbarschaft durch Geräusche, Rauch oder giftige Gase zu belästigen vermögen, gehören an die Peripherie der Stadt, in die Fabriksviertel.

Litteratur.

H. Albrecht: Handbuch der praktischen Gewerbe-Hygiene. 1894—96.

Eulenberg: Handbuch des öffentlichen Gesundheitswesens. 1881.

Handbuch der Gewerbe-Hygiene. 1876.

Fuld: Die internationale Fabrikgesetzgebung. 1890.

Hägler: Der Sonntag vom Standpunkte der Gesundheitspflege und Sozialpolitik. 1878.

Hirt: Die Krankheiten der Arbeiter. 1871.
Artikel Fabriken in Pettenkofer-Ziemssen's Handbuch der Hygiene. II, 2. 1882. S. 183.
A. Layet: Allgemeine und spezielle Gewerbe-Pathologie und Gewerbe-Hygiene. Deutsch von F. Meinel. 1877.
P. Niemeyer: Die Sonntagsruhe vom Standpunkte der Gesundheitslehre. 2. Aufl. 1883.
R. v. Wagner: Handbuch der chemischen Technologie. 13. Aufl. von F. Fischer. 1889.
Th. Weyl: Handbuch der Hygiene. Bd. VIII: Gewerbhygiene. 1896.

---

3. Krankenhäuser.

Der Bauplatz für ein **Krankenhaus** soll möglichst wenig umbaut sein. Derartig freie Gelände finden sich in Grossstädten in der Regel nur noch an der Peripherie, so dass jetzt die neueren Krankenhäuser auch meist weit ausserhalb der Stadt gebaut werden. Dieser Uebelstand muss durch einen sorgfältigen Krankentransport ausgeglichen werden, wie derselbe unter Anlehnung an das Vorbild der Wiener freiwilligen Rettungsgesellschaft und an die militärischen Krankentransporte bereits mehrfach organisiert ist. Ausserdem werden auch besondere Krankenwagen bei den Pferdebahnen und elektrischen Bahnen eingestellt werden müssen. In Grossstädten ist es aber unerlässlich, dass auch im Innern kleinere Krankenhäuser vorhanden sind.

In Bezug auf den Bauplatz, das Baumaterial und die Wasserversorgung sind im allgemeinen dieselben Grundsätze massgebend wie bei der Anlage des Wohnhauses. Besonders muss man das Augenmerk auf reichen Zutritt von Luft und Licht richten. Diese sind erfahrungsgemäss bei Verwundeten und an Seuchen Leidenden ein wesentlich unterstützendes Moment für die Heilung. Aber auch bei den anderen Erkrankungen beeinflussen Luft und Licht das Allgemeinbefinden günstig. Von diesen Gesichtspunkten sind die beiden Systeme zu beurteilen, nach denen man derzeit Krankenhäuser aufführt.

Man unterscheidet das geschlossene Krankenhaus oder den Korridorbau und das Zerstreuungs- oder Pavillonsystem.

Der **Korridorbau** (Fig. 200) wird so ausgeführt, dass ein einzelner langer mehrstöckiger Block, der in der Mitte den Haupteingang und das Treppenhaus hat, als Hauptgebäude dient. An den freien

Enden des letzteren können sich dann entweder nach einer Seite hin Flügel anschliessen, so dass ein hufeisenförmiger Grundriss entsteht, oder nach zwei Seiten, so dass die H-Form entsteht (s. Fig. 200). Die Krankenzimmer werden möglichst nach Süden, Südost oder Südwest, die Korridore nach Norden angelegt. Die Verwaltung liegt im Hauptgebäude; für Küche, Waschanstalt ist bei neueren Anlagen ein

Fig. 200.

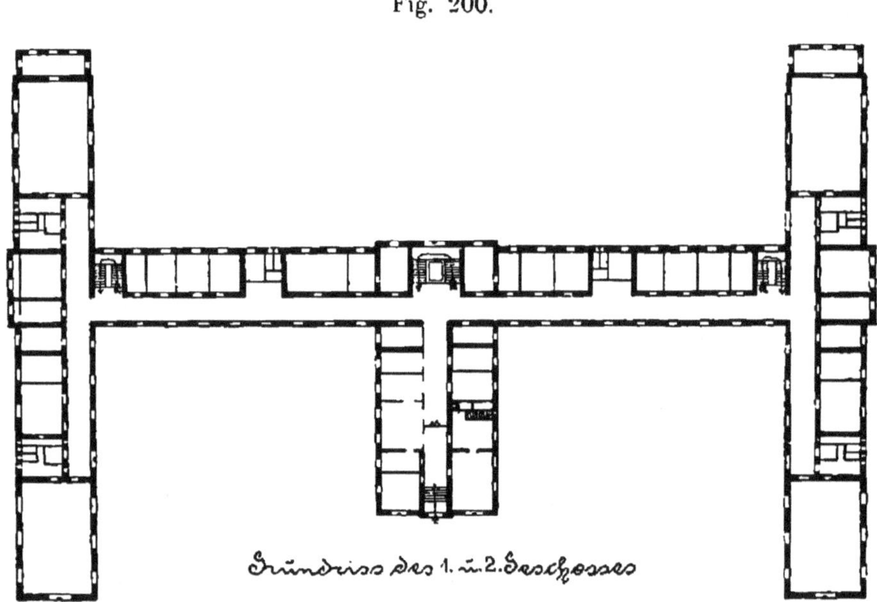

Städtisches Krankenhaus zu Offenbach a. M.

besonderes Gebäude unerlässlich, ebenso ein Isolirpavillon für ansteckende Krankheiten.

Die Hauptschwierigkeit beim Korridorsystem liegt in der Trennung der verschiedenen Krankheitsgruppen, der grosse Vorteil in der Uebersichtlichkeit der ganzen Anlage. Wenn früher in den geschlossenen Krankenhäusern die Sterblichkeit an den Wundinfektionen und an Puerperalfieber eine ungeheuere war, so lag dies in erster Linie an der Vernachlässigung der gesammten Hygiene, wie es zuerst die Verhältnisse des Hôtel Dieu in Paris im vorigen Jahrhunderte in so trostloser Weise enthüllten. Bei dem jetzigen Stande der Einrichtungen für Heizung, Ventilation, Entfernung der Abfallstoffe sind diese allgemeinen hygienischen Bedenken kaum noch stichhaltig und die antiseptische und aseptische Wundbehandlung hat auch die genannten besonderen Gefahren fast ganz beseitigt. Für kleinere Anlagen kann man deshalb einen 2- bis 3-stöckigen Korridorbau, besonders bei beschränkten Platzverhältnissen, nicht ohne weiters verwerfen.

Im allgemeinen wird man jedoch das **Pavillonsystem** vorziehen, weil es den unersetzlichen Vorteil bietet, dass es eine vollständige

Fig. 201.

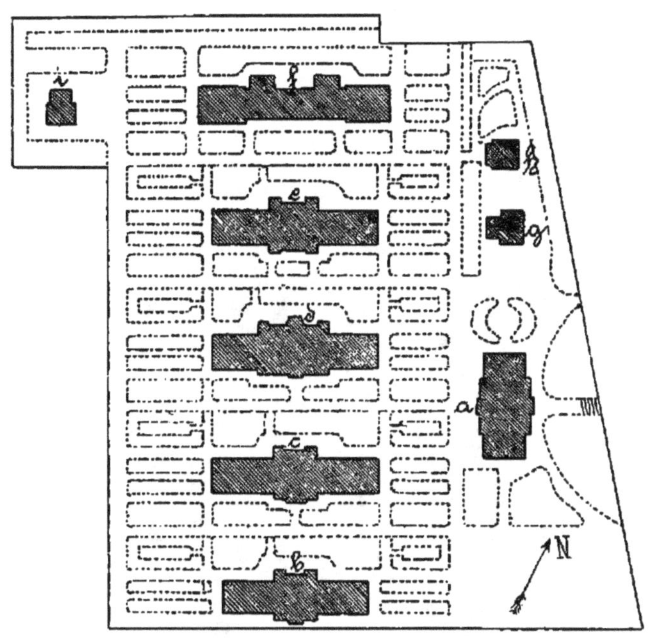

Krankenhaus zu Aussig a. E.

a Verwaltung.
b Kinder-Pavillon,
c Innerer
d Chirurg.
e Hautkrankheiten,
f Infektionskrankheiten,
g Desinfektion.
h Geisteskranke.
i Leichenhaus.

Trennung der einzelnen Krankheitsgruppen von einander gestattet, dass es ferner den Zutritt von Licht und Luft von allen Seiten ermöglicht und dass es durch den grösseren Raum, den es beansprucht, in seiner Gesammtanlage hygienisch günstiger wirkt. Das erste Krankenhaus nach dem Zerstreuungssystem war das 1764 erbaute Marinehospital in Plymouth mit 15 durch einen Korridor verbundenen Gebäuden. Das erste derartige Krankenhaus auf dem Kontinente war das Hospital St. Jean in Brüssel 1838. Ihm folgte das Hospital Lariboisière in Paris, welches durch seine Ventilationsversuche berühmt geworden ist. Darauf folgten die besseren neueren Anlagen in England und Deutschland.

Bei dem Pavillonsysteme muss sich die Verteilung und Grösse der einzelnen Gebäude zunächst nach dem Terrain richten (s. Fig. 201 als Musteranlage für kleine Städte und Fig. 202 als sehr grosse An-

Fig. 202.

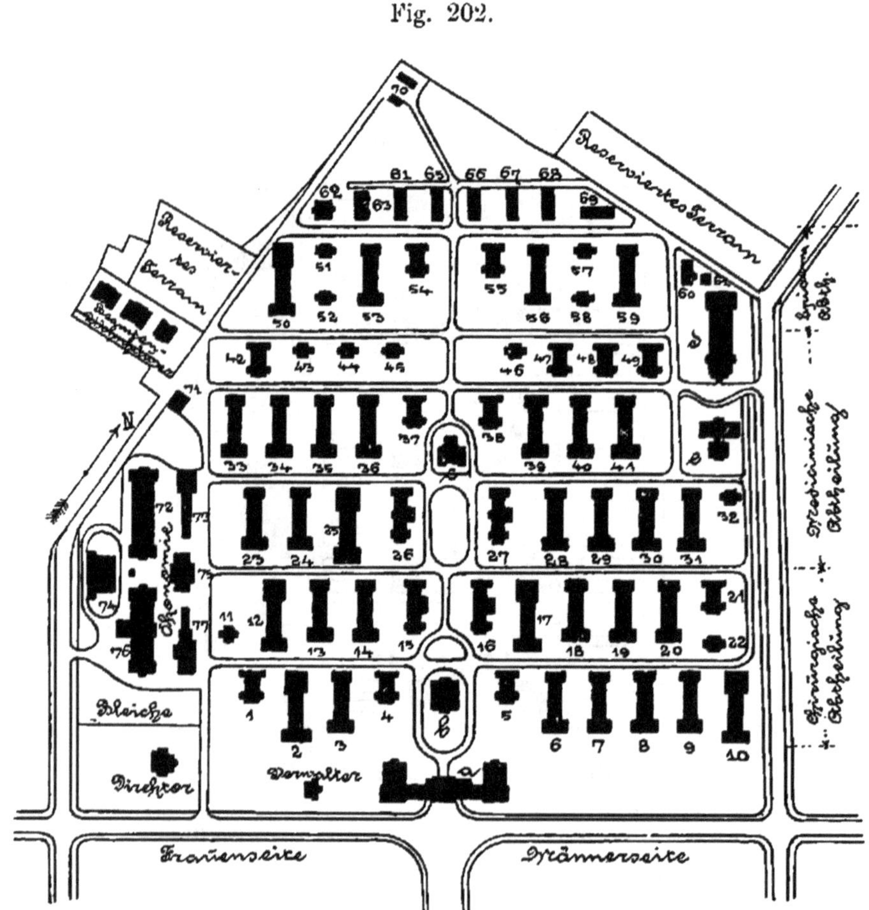

Neues allgemeines Krankenhaus zu Hamburg-Eppendorf.

a Verwaltung,
b Operationshaus,
c Badehaus,
d Leichenhaus, dabei
60. Verbrennungshaus.
61. Sieldesinfektion,

Deliranten:
Seuchen-Abtheilung
mit gesonderter
62 Verwaltung,
63. Küche,
70. Leichenhaus.

lage). Der Abstand der Pavillons von einander muss mindestens dem Doppelten der Höhe entsprechen.

Von der Grösse des Terrains und der Zahl der Kranken hängt ab, ob die einzelnen Pavillons ein- oder zweistöckig sind. Noch mehrere Stockwerke sind auf jeden Fall für neuere Anlagen unzulässig. Am meisten zu empfehlen ist der einstöckige Pavillon. Die Pavillons werden entweder vollständig frei hingestellt (Moabit, Friedrichshain, Urban in Berlin, Hamburg, Aussig) oder um einen Korridor oder eine Wandelbahn (s. Fig. 205) gruppiert. Bei Anreihung an eine Wandelbahn kann sich dieselbe auf einer Seite befinden, so dass die Pavillons senkrecht zu derselben nach einer Richtung stehen oder die Wandelbahn kann in der Mitte sein und die Pavillons werden dann als Doppelpavillons rechts und links an denselben Stellen oder als Einzelpavillons alternierend angebracht. Ob man ein- oder zwei- oder noch mehrere Reihen von Pavillons anbringt, hängt ausschliesslich von den Terrainverhältnissen ab. Die klimatischen Verhältnisse sind in den einzelnen Gegenden so verschieden, dass man den widersprechendsten Angaben über den Nutzen von Verbindungsgängen begegnet. Bei grösseren Anlagen, bei denen die Aerzte, Verwaltungsbeamten, das Pflegepersonal weite Wege zurückzulegen haben und sich bald im Freien, bald in den Pavillons befinden, sind vollständig freie Verbindungen bei schönem Wetter sehr angenehm, aber bei Regen und Schnee um so unangenehmer. Verbindungsgänge, die einen Schutz gegen Regen und Schnee bieten, vollständig offen sind, die Uebersichtlichkeit nicht stören, nur die eben erforderliche Höhe haben, sind bei unseren winterlichen Verhältnissen jedenfalls oft sehr erwünscht, besonders auch deshalb, weil dadurch den Rekonvaleszenten die Möglichkeit geboten wird, unabhängig von der Witterung sich täglich im Freien aufzuhalten.

Die Orientierung der einzelnen Pavillons hängt von der Terrainkonfiguration ab; im allgemeinen wird eine Nordsüdrichtung bevorzugt. Eine Unterkellerung der einzelnen Pavillons soll möglichst vermieden werden und es soll nur eine Luftschicht in der Bodenmauerung angebracht werden, s. Fig. 120, S. 523. Das Gebäude muss durch Asphaltschichten gegen die Bodenfeuchtigkeit geschützt werden, S. 446.

Da ein Krankenwärter nur 10 bis 12 Kranke beaufsichtigen kann, so empfiehlt es sich, die Grösse der Krankensäle für 10 oder ein Vielfaches von 10 Kranken einzurichten (Fig. 203). In jedem Pavillon müssen sich kleinere Isolierzimmer befinden, ferner ein Baderaum mit einer feststehenden und einer auf Rollen beweglichen Wanne, ferner ein Waschraum, eine Theeküche und eine genügende Anzahl von Klosets. Unentbehrlich ist auch ein Tageraum, um die Rekonvaleszenten zeitweilig vom Anblicke der Schwerkranken zu entlasten. Dieser Raum darf aber nicht mit Krankenbetten belegt werden.

Der Gesammtflächenraum für ein einzelnes Bett und den Raum

um das Bett herum muss im Durchschnitt mit 8 bis 10 m² berechnet werden und kann nicht durch grössere Höhe des Saales ersetzt werden. Der Luftkubus beträgt für einen Kranken 40 bis 50 m³ mit Extremen von 36 bis 65 m³. Die Betten sind am besten aus Eisen mit Rosshaarmatratzen; S. 411.

Die Fenster müssen bis an die Decke geführt und horizontal abgeschlossen werden.

Der Fussboden der Pavillons wird entweder in Thonfliesen, die in Zement gebettet werden, oder in Terrazzo d. h. Marmorstücken in

Fig. 203.

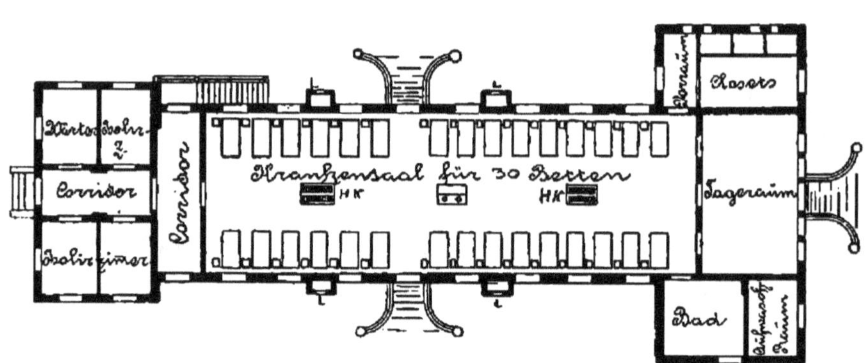

Eingeschossiger grosser Kranken-Pavillon im Krankenhause Hamburg-Eppendorf.
H K Heizkörper. L Luftkanal.

Zementmörtel hergestellt. Dieser Fussboden ist leicht zu reinigen, ist aber, wenn nicht Fussbodenheizung besteht, häufig zu kalt, so dass man oft Holzfussböden verwenden muss. Als solche sind Eichenriemenböden (Parquet) anzuwenden, die mit Leinöl getränkt oder mit Oelfarben oder mit Lackfirnis angestrichen werden.

Die Wände werden vorteilhaft bis zur Höhe von 2 m abwaschbar, mit Oelfarbenstrich, Stuck oder in Fliesen hergestellt. Die Kanten sind überall abzurunden.

Wenn auch das Krankenzimmer aus Gründen der Reinlichkeit und Desinfektion möglichst einfach und das Mobiliar selbst möglichst in Eisen, Glas oder Stein gehalten sein soll, so darf man doch wegen des psychischen Eindruckes auf einen bescheidenen Schmuck in Form von Bildern, Blattpflanzen oder blühenden Gewächsen nicht verzichten. Man ist in Deutschland in dem Fernhalten dieser Dinge weit über das Ziel hinausgeschossen.

Ueber die Beleuchtung, Wasserversorgung, Heizung, Ventilation,

Ernährung vergleiche die diesbezüglichen einzelnen Abschnitte. Ueber die Desinfektion und Reinlichkeit siehe S. 544 und den letzten Abschnitt S. 654.

Die Pavillons von Tollet sind aus hartgebrannten Ziegeln hergestellt, die durch eiserne Rippen gestützt werden. Die Pavillons sind im Querschnitte in Spitzbogenform mit einem Dachreiter hergestellt. Einen besonderen Zweck hat die Sache nicht.

Fig. 204.

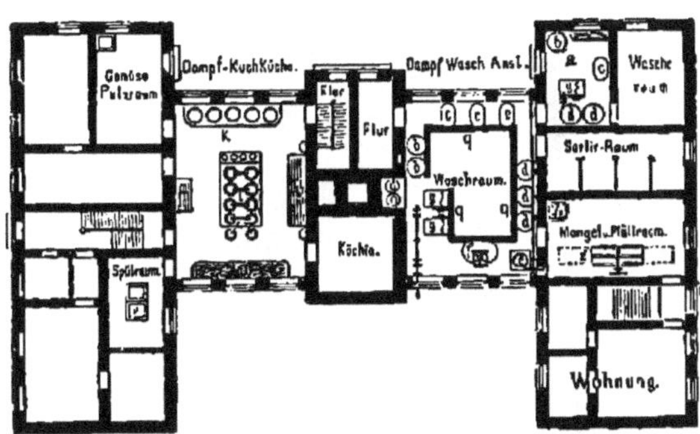

Wirtschaftsgebäude der Universitäts-Kliniken zu Halle a. S.

R Wäsche von ansteckenden Kranken,
a Laugefässer,
b Dampfkochfässer,
c Handwäsche,
d Einweichfässer,
e Schleudertrommel.
f Spülmaschine,
g Waschmaschine,
h Aufzug,
i Mangel,
k Hilfskessel,
l Dampfkochapparat,
m Bratofen,
n Wärmetisch,
o Aufschneidetisch,
p Spülbottich.

Jedes Krankenhaus muss für noch nicht ausgesprochene Fälle Beobachtungszimmer besitzen.

Die Verwaltungs-, Wirtschaftsgebäude, wie Küche, Wäscheküche, die Desinfektionsgebäude, Obduktionssäle, Leichenhalle sind von den Krankenabteilungen selbst zu trennen; s. Fig. 204.

Bei Häufungen von epidemischen Krankheiten muss man besondere Isolierpavillons vorsehen und bisweilen besondere Seuchenlazarette einrichten. Dazu eignen sich die Döcker'schen Baracken vorzüglich. Sie sind auch für das Militär zweckmässig, weil sie transportabel sind und in wenigen Stunden aufgeschlagen werden können. Im Winter sind sie jedoch für unsere Verhältnisse nicht ganz ausreichend. Epidemiebaracken, die für einige Jahre reichen, können mit Gipsdielenwänden erbaut werden, wie man sie z. B. in der

Krankenabteilung des Berliner Institutes für Infektionskrankheiten findet; Fig. 125, S. 532. In grösseren Städten sind besondere Epidemiespitäler wünschenswert, die nach dem Pavillonsystem erbaut werden müssen. Als Muster einer derartigen neueren Anlage ist das Ladislausspital in Ofenpest zu erwähnen; Fig. 205.

Fig. 205.

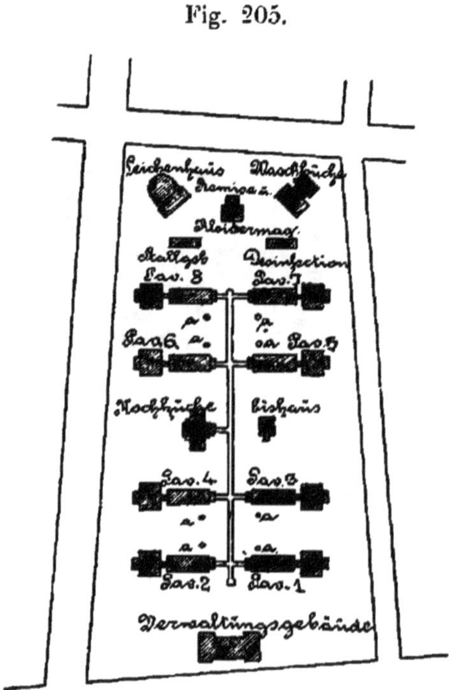

St. Ladislaus Epidemie-Spital zu Ofenpest.

a Luftthürme für die Ventilation.

Für eine geordnete Krankenpflege sind auch noch Sanatorien für bestimmte Krankengruppen erforderlich. Eine besondere Ausbildung haben die Irren- und Nervenheilanstalten und die Tuberkuloseheilanstalten erfahren. Die letzteren tragen zum Teil den Charakter besonderer klimatischer Hospitäler und werden im Gebirge (Davos, Goerbersdorf) und an der Seeküste errichtet. Für skrophulöse Kinder dienen ebenfalls Kinderheilanstalten an der See.

Zur Entlastung der Krankenhäuser sind Rekonvaleszenten- und Siechenhäuser sehr erwünscht. Die Anlage derartiger Anstalten erfolgt nach den allgemeinen hygienischen Gesichtspunkten. Diese Anstalten sind erst neueren Datums.

Die Leitung eines Krankenhauses sollte stets in der Hand eines

Arztes liegen, dem die Verwaltung, der ärztliche Dienst und die Pfleger unterstellt sind. Die Verwaltung ist im einzelnen von einem Oekonomiebeamten zu führen, während der ärztliche Dienst nur inbezug auf die Einteilung der Abteilungen, Verteilung der Kranken vom Direktor, im übrigen von den verantwortlichen Oberärzten zu leiten ist. Bei dem schweren Dienste der Wärter müssen dieselben ausreichende, von den Kranken vollständig getrennte Wohnräume, eine reichliche und gute Kost und eine ihrem schweren aufopferungsvollen Dienste angemessene Entlohnung erhalten.

Im Anschlusse an die Krankenhäuser seien noch die Nervenheil- und Irrenanstalten erwähnt, weil dieselben bei der jetzt herrschenden Nervosität eine ganz besondere Bedeutung und Verbreitung gewonnen haben. Die Oeffentlichkeit hat ein hervorragendes Interesse daran, dass geistig Gesunde nicht in Irrenanstalten interniert werden, so dass zur Unterbringung in einer solchen Anstalt unbedingt das Zeugnis eines beamteten Arztes notwendig ist. Ja es ist vom ärztlichen Standpunkte nicht das geringste dagegen einzuwenden, dass gemischte Komissionen intervenieren, nachdem zweifellos ab und zu Fälle vorkommen, welche die Oeffentlichkeit mit vollem Rechte aufregen. Die moderne Psychiatrie kann glücklicherweise in der Mehrzahl der Fälle sich im vollen Tageslichte blicken lassen. Die Irrenanstalten selbst sind vom hygienischen Standpunkte so zu beurteilen wie die Krankenhäuser. Bei den unreinlichen Gewohnheiten vieler Irren sind ein wasserdichter, leicht zu reinigender Fussboden und glatte Wände erforderlich, sowie bei den Isolierzellen eine Bau-Konstruktion der Fenster und Thüren, welche Verletzungen und Selbstmord ausschliessen.

Litteratur.

Böttger: Das Koch'sche Institut. 1891.

L. Degner: Krankenanstalten in Pettenkofer-Ziemssen's Handbuch der Hygiene. 1882. II, 2. S. 205.

Goltdammer: Artikel Krankenhaus in Dammer's Handwörterbuch der Gesundheitspflege. 1891.

Florence Nightigale: Notes on hospitals. 1853.

" " Deutsch von H. Senftleben. 1866.

F. Ruppel: Anlage und Bau der Krankenhäuser. 1896.

---

4. Kasernen.

Wir unterscheiden bei den Kasernenbauten das Zentralisations- und Dezentralisationssystem.

Das Zentralisationssystem, bei dem grössere Truppenmassen bis zu einem Regimente in einer Kaserne untergebracht werden, wird in zwei Formen ausgeführt. Die Vauban'sche Kaserne hat um einen viereckigen Hof von drei und selbst vier Seiten die mehrstöckigen Kaserngebäude, dass der Licht- und Luftzutritt äusserst behindert ist. Der zweite Typus ist der lineare oder preussische (seit 1874); Diese Kasernen (Fig. 206) bestehen aus einem geradlinigen Hauptge-

Fig. 206.

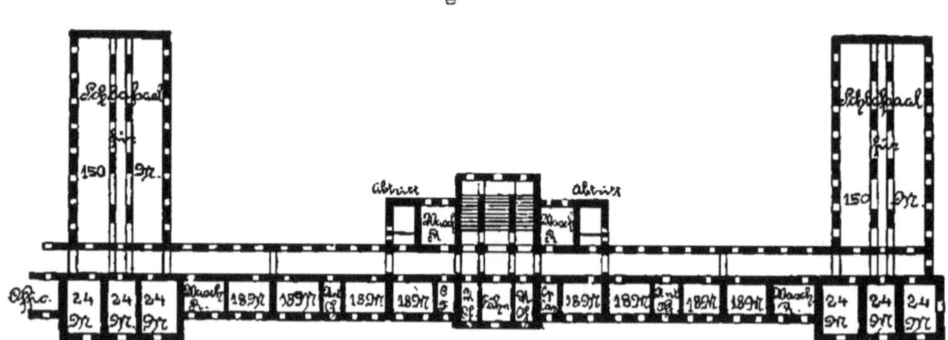

Stock eines Flügels der Grenadier-Kaserne in der Albertstadt zu Dresden.

bäude, an welchem sich senkrecht gestellte Flügel befinden, die den dritten Teil der Länge des Hauptgebäudes nicht überschreiten dürfen. Die Kaserne darf nur drei Stock hoch sein. Die Hauptschwierigkeit des Systems liegt darin, dass die Ventilation erschwert ist. Dieser Uebelstand macht sich besonders bemerkbar, wenn dieselben Räume zum Wohnen, Essen, Putzen und Schlafen dienen. Dann wird ein so ungeheuerer Staub und Schmutz erzeugt, dass sich derselbe durch den „Kaserngeruch" weithin bemerkbar macht. Bei einer Grundfläche von 4,5 m² und einem Luftkubus von 15 bis 16 m³ pro Mann wird dieser Uebelstand ungenügend behoben. Ein grosser Fortschritt wurde von Roth in der Albertstadt in Dresden dadurch erzielt, dass nach seinem Vorschlage die Schlafsäle von den Wohnräumen vollständig getrennt wurden (Fig. 206).

Bei der Aufmerksamkeit, welche die Militärverwaltung in Deutschland dem Militär widmet, sollte es trotz der grossen Schwierigkeit gelingen, die Ventilation der Kasernen zu verbessern. Sicher wird bis jetzt darin noch so viel gefehlt, dass die Vorteile der militärischen Uebungen im Freien oft geradezu in Frage gestellt werden, wie dies die grosse Mortalität an Tuberkulose zeigt. Durch Einführung der Brausebäder beim Militär ist ein wichtiger Schritt für die persönliche Reinlichkeit gemacht worden.

Die schlechten Erfahrungen mit den geschlossenen Systemen führten in England zu dem Dezentralisations- oder Blocksystem, welches in dem stehenden Lager zu Aldershot für 10000 Mann durchgeführt ist. In Frankreich ist hierfür das System von Tollet empfohlen und in mehreren Orten durchgeführt worden.

Die militärischen Krankenhäuser sind nach den früher dargelegten Gesichtspunkten einzurichten. Zur teilweisen Entlastung derselben dienen die Invalidenhäuser. Die übrigen militärischen Unterkunftsräume bieten nur ein speziell militärhygienisches Interesse.

Litteratur.

F. v. Gruber: Der Kasernenbau. 1880.
Helbig: Gesundheitliche Ansprüche an militärische Bauten. 1897.
N. Kirchner: Grundriss der Militär-Gesundheitspflege. 1891—96.
Roth und Lex: Handbuch der Militärgesundheitspflege. I—III. 1872—77.
Schuster: Artikel „Kasernen“ in Pettenkofen-Ziemssen's Handbuch. 1882. II. 2. S. 261.

---

5. Gefängnisse.

Die früheren Gefängnisse liessen inbezug auf Licht, Luft, Ernährung, Reinlichkeit so viel zu wünschen übrig, dass die Sterblichkeit der Gefangenen eine ganz ungeheuerliche war und eine längere Gefängnisstrafe eher der Todesstrafe glich als einer Freiheitsentziehung. Dies ist jetzt schon wesentlich besser geworden.

Wir unterscheiden: 1. Gemeinschaftliche Gefängnisse, bei denen die Arbeitsräume für den Tag von den Schlafräumen getrennt sind. Die Beschäftigung am Tage findet vielfach auch in Baracken in den Höfen statt. Für die Schlafräume wird pro Kopf ein Luftraum von 12—14 m³ berechnet.

2. Die Isoliergefängnisse für Einzelhaft. Jede einzelne Zelle soll einen Kubikinhalt von 25—28 m³, bei ausschliesslicher Benützung für die Nacht von 15—16 m³ enthalten. In jeder Zelle befindet sich eine eiserne Bettstelle, ein Tisch, Stuhl, Kloset, ein Waschgeschirr.

Die Heizung der Zellen erfolgt von aussen; Fig. 94, S. 501. Die Fenster der Zellen sollen mindestens 1 m² gross sein und werden

Fig. 207.

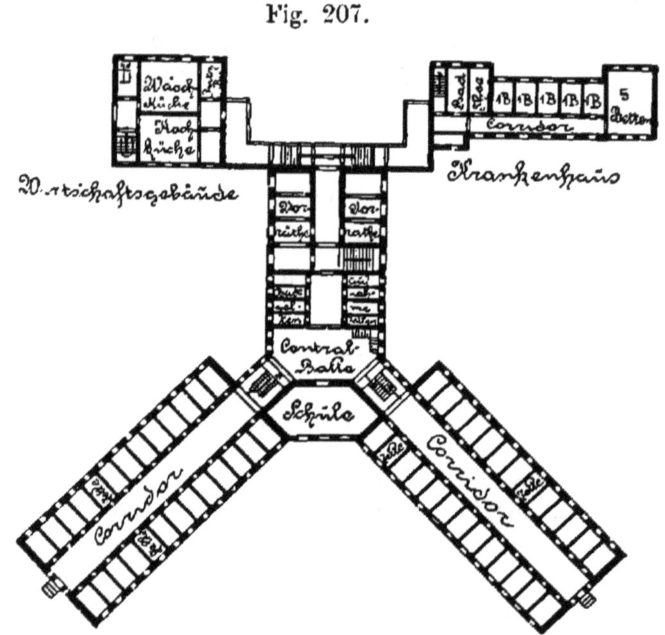

entweder von aussen mit Traillien versehen oder aus eisernen Sprossen hergestellt.

Bei der Anlage der Gefängnisse hat sich am besten das panoptische oder Radialsystem (Fig. 207) bewährt, bei dem von einer kuppelartigen Zentralhalle aus sich radienartig die Flügelgebäude erstrecken, in denen die Zellen zu beiden Seiten eines in der Mitte des Flügels befindlichen Korridors angebracht sind.

In Bezug auf die Heizung, Ventilation, Beleuchtung, Ernährung siehe die betreffenden Kapitel.

Litteratur.

A. Baer: Die Hygiene des Gefängniswesens. 1897.

6. Verkehr.

A. Eisenbahn.

In einer Zeit, die im Zeichen des Verkehres steht, kann eine kurze Besprechung der wichtigsten Verkehrsmittel nicht umgangen werden.

Beim Baue der Bahn ist besonders dafür Sorge zu tragen, dass die Imprägnierung der Schwellen mit antiseptischen und grösstenteils giftigen Stoffen, wie Kupfer-, Zink-, Quecksilbersalzen, Theerölen, so vorgenommen wird, dass weder die Arbeiter, noch die Nachbarschaft darunter leiden.

Die Arbeiter beim Bahnbau und in den Eisenwerkstätten sind im allgemeinen keinen besonderen Gefahren ausgesetzt, während man den Tunnelarbeitern eine grössere Aufmerksamkeit zuwenden muss. Bei diesen muss man wegen der nach dem Erdinnern zunehmenden Temperatur (s. S. 84) und der mit Feuchtigkeit gesättigten Luft einen genügend häufigen Turnus der Arbeitszeit einführen. Wiederholt ist bei den Tunnelarbeitern, sowie auch bei den Bergwerks- und Ziegelarbeitern, Anchylostomosis mit schweren anämischen Erscheinungen und Verdauungsstörungen beobachtet worden; S. 118. Zufuhr unverdächtigen Trinkwassers, angemessene Vorsorge zur Beseitigung der Dejekte und peinliche Reinlichkeit sind zur Verhütung dieser Krankheit dringend geboten.

Beim Fahrpersonal haben durch die Vorkehrungen gegen Zugluft, Rauchbelästigung, Durchnässung die Erkrankungen an Rheumatismus und diejenigen der Athmungsorgane etwas abgenommen, sind aber immer noch sehr zahlreich. Verdauungsstörungen sind bis jetzt nur in Sachsen dadurch herabgemindert worden, dass dort dem Personale je nach den Jahreszeiten passende Getränke unentgeltlich verabreicht werden. Sonst ist gerade der Mangel dieser Einrichtungen und das gewohnheitsgemässe Trinken kalter alkoholischer Getränke nebst der Unregelmässigkeit im Essen die Hauptursache dieser häufigen Verdauungsstörungen. Nervenleiden durch Erschütterungen (Railway spine) sind eine Zeitlang stark überschätzt worden. Für den Bahnarzt ist die genaue Kenntnis der Prüfung auf Farbenblindheit und Schwerhörigkeit sehr wichtig.

Verletzungen kommen bei Eisenbahnbediensteten häufig vor. Während auf zwei Millionen Reisender in Deutschland 1 Verletzung fiel, kam bei Bahnbediensteten schon auf 200 eine solche. Während ferner erst auf 10 Millionen Reisender 1 Todesfall durch Unfall entfiel, kam bei dem Personale schon auf 846 ein Todesfall. In Deutschland und Oesterreich trafen von allen Eisenbahnunfällen etwa 60 pCt. die Eisenbahnbediensteten.

Für die Reisenden kommt in erster Linie die Lüftung der Eisenbahnwagen in Betracht. Diese muss man derzeit als ungenügend bezeichnen. Das Oeffnen der Fenster und der Zug im Sommer können bei erhitztem Körper zu Katarrhen, Ohrenleiden, Rheumatismus führen; und doch ist diese Art der Ventilation die derzeit einzige ergiebige. Der Vorschrift, dass die Fenster auf der Windseite des Zuges auf Verlangen auch nur eines Reisenden geschlossen werden müssen, sollte zur Erzielung der Lüftung die Bestimmung gegenüberstehen, dass die entgegengesetzten Fenster auf Verlangen auch nur eines Reisenden offen bleiben müssen. Die Dachreiter müssen so stellbar sein, dass nicht der Russ von der Lokomotive dadurch in die Wagen gelangt. Auch der feine Flugsand, der sich bei Beschüttung des Bahnkörpers mit Sand (Bayern) bildet, macht oft jedes Oeffnen der Fenster unmöglich; ein fester Belag des Bahnkörpers könnte diesem Unfuge etwas abhelfen. Zur Ventilation im Winter sollte eine Verbindung mit dem Heizkörper hergestellt werden zur Vorwärmung der kalten Aussenluft. Diese Luft darf jedoch nicht über dem Bahndamme, sondern muss von oben durch einen Kanal entnommen werden.

Die Heizung im Winter ist noch sehr unvollkommen. In Russland bestehen zum Schutze gegen den Wärmeverlust Doppelfenster und vielfach auch besondere Heizungen der einzelnen Wagen. Die beste Heizung würde die Heizung mit warmem Wasser sein, welche jedoch aus technischen Gründen durch die Dampfheizung ersetzt wird, bei der aber die vorderen Wagen überhitzt und die hinteren oft zu kalt sind. Die Beleuchtung lässt ebenfalls noch sehr viel zu wünschen übrig, da selbst auf durchgehenden Strecken noch nicht überall elektrische Beleuchtung eingeführt ist.

Das Spucken in den Wagen gehört bei uns noch zu den berechtigten Eigentümlichkeiten, während die im Spuckvirtuosentum unerreichten Amerikaner durch strenge Strafen, aber auch durch angemessene Vorrichtungen sich dagegen schützen. Diese Vorschriften, dass der Fussboden nicht zum Deponieren von Dejekten bestimmt ist, sollten übrigens auch in den Pferdebahnwagen, elektrischen Bahnwagen, kurz auf allen dem Verkehr dienenden Transportmitteln ersichtlich angebracht sein und durch strenge Ueberwachung und unnachsichtliche Bestrafung durchgeführt werden. Auf Strecken, auf denen ein reger Verkehr stattfindet, sind schon wiederholt in dem Staube der Wagen Tuberkelbacillen im virulenten Zustande nachgewiesen worden. Ganz besonders sind die Vorhänge und Teppiche in den Schlafwagen zum Ablagern infektiösen Staubes geeignet; dieselben müssen öfters desinfiziert werden.

Ueber Leichentransport siehe S. 595.

Ueber Viehtransport siehe S. 288.

B. Schiffe.

Bei den modernen Dampfschiffen haben die Maschinisten und Heizer ganz ausserordentlich unter der oft überaus hohen Temperatur zu leiden (siehe S. 160); besonders auch bei einer meist zu langen Arbeitszeit (S. 618). Die Mannschaft auf Segelschiffen leidet häufig unter dem Mangel an Reinlichkeit, weil mit Seewasser gereinigte Wäsche nicht vollständig austrocknet und ferner ein ausreichendes Abseifen des Körpers nicht möglich ist. Nur auf Dampfschiffen, auf denen destilliertes Wasser zu Gebote steht, ist dieser Uebelstand für die Mannschaft und die Passagiere jetzt behoben.

Eine weitere Schwierigkeit ist die Versorgung mit Trinkwasser. Das destillierte Wasser genügt zu diesem Zwecke nicht vollständig und auf längere Zeit, so dass Trinkwasser mitgenommen werden muss. Bei der Aufbewahrung in Fässern macht das Wasser einen Fäulnisprozess durch, so dass es erst durch Kaliumpermanganat oder durch Kochen mit tanninhaltigen Stoffen oder durch Zusatz von Essig- oder Zitronensäure oder Alkohol geniessbar gemacht werden muss. In den eisernen Tanks nimmt das Trinkwasser Eisenoxyd auf und bekommt einen unappetitlichen Bodensatz, so dass es dekantirt oder filtrirt werden muss.

Das Essen ist schwer verdaulich und wenig ausnützungsfähig. Das Salz-Rindfleisch giebt nämlich einen grossen Teil der Salze, der Extraktivstoffe, des löslichen Eiweisses und Myosins an die Lake ab. Das fette Schweinefleisch wird etwas weniger ausgelaugt. Auf Segelschiffen muss für grössere Strecken Brot mitgenommen werden und das ist nur durch Verwendung von Hartbrot (Cake, Bisquit, Schiffszwieback) möglich. Als Früchte müssen leicht konservierbare Cerealien und Kartoffeln mitgenommen werden. Nach den deutschen Vorschriften sind ausserdem Sauerkohl und trocken konservierte Gemüse vorgesehen, welche zur Verhütung von Skorbut und zur Schmackhaftigkeit, sowie zum Wechsel in den Speisen unerlässlich sind. Auf englischen Schiffen wird Zitronensaft zur Verhütung von Skorbut verabreicht. Die Zwischendeckspassagiere auf den Auswandererschiffen bekommen annähernd dieselbe Verpflegung.

Die Lüftung der unteren Räume auf den Segelschiffen kann grosse Schwierigkeiten machen, weil nur der Wind als Motor zur Verfügung steht und zwar in Form von Pulsion zum Einpressen frischer Luft oder zum Absaugen von verdorbener Luft. Auf den Dampfschiffen tritt noch eine künstliche Ventilation mit besonderen Ventilatoren hinzu, die von der Dampfmaschine getrieben werden. Durch die Verwendung des elektrischen Lichtes mit Hilfe der Dampfmaschinen ist auf diesen Schiffen die Frage der Beleuchtung gelöst.

Auf jedem Schiffe muss ein Raum als Krankenzimmer reserviert werden, der so gross sein muss, dass auf 100 Passagiere 4 Betten entfallen. Die Reinigung erfolgt auf Kriegsschiffen vielfach noch durch nasses Scheuern, wodurch eine Reihe von Uebelständen für die tieferen Räume herbeigeführt wird. Sonst wird es jetzt mässig feucht vorgenommen mit Sand, Wasser und Seifenlauge oder trocken mit Sandstein (holy stones).

Ueber den Verkehr in seinen Beziehungen zur Seuchenverbreitung siehe den folgenden Abschnitt.

Litteratur.

Brachmer: Eisenbahnhygiene. 1896.
Fonssagrives: Traité d'hygiène navale. 1877.
Friedel: Die Krankheiten in der Marine. 1866.
Gärtner: Anleitung zur Gesundheitspflege an Bord von Kauffarteischiffen. 1888.
Kulenkampff: Schiffshygiene. 1895.
Löffler: Eisenbahnhygiene. Vierteljahrsschrift für öffentliche Gesundheitspflege. Bd. XXII. H. 1. 1890.
Macdonald: Outlines of naval hygiene. 1881.
Munk und Uffelmann: Handbuch der Diätetik. 1887.

---

7. Der Kampf gegen die Seuchen.

Aus dem Abschnitt III. S. 28 ergiebt sich, dass zur Entstehung von Seuchen erforderlich sind:

1. als innere Ursache eine besondere Krankheitsanlage (Disposition);

2. äussere Bedingungen;
3. die Auslösung durch spezifische Krankheitserreger aus der Klasse der Bakterien, Pilze, Infusorien u. s. w.

Wenn auch die Ansichten der Forscher über den Wert dieser drei Grössen noch auseinander gehen, so hat dies auf die Ansichten über Bekämpfung der Seuchen verhältnismässig weniger Einfluss, weil wir hierbei alles in Betracht ziehen müssen, was Erfolg verspricht.

A. Der Kampf gegen die Krankheitsanlage.

a) Dieser besteht **im Allgemeinen** in einer Hebung der Gesundheit. Diese aufbauende oder positive Hygiene ist in zielbewusster Weise jedoch erst neueren Datums und ihre exakte wissenschaftliche Begründung fand sie zuerst 1893 durch Hueppe. Ihrer Natur nach muss diese Kampfesweise an eine Erziehung des Einzelnen und des ganzen Volkes zur Gesundheit anknüpfen. Dies geschieht in Anlehnung an die unerlässliche bessere körperliche Erziehung von der Schule an durch alle Altersstufen hindurch, bei der planmässige Körperübungen, Turnen, Sport, Volksspiele zur Volkssitte werden müssen.

In einem enger begrenzten Umfange wird dieser Kampf nach Brehmer bereits empirisch erfolgreich gegen die Tuberkulose durch die Sanatorienbehandlung geführt, bei welcher die Heilung tatsächlich nichts anderes ist als eine angemessene Erziehung zur Gesundheit. Durch diese wird der Körper kräftiger, besiegt die eingedrungenen Krankheitserreger und erschwert deren Wiederansiedelung.

Auch in den Bestrebungen der Naturheilmethode ist ein Teil dieser Gesichtspunkte bereits gewahrt, wenn dieselbe Luft, Licht, Wasser, einfache Ernährung als die wichtigsten Heilfaktoren erklärt und ihre Adepten in diesem Sinne nicht nur zu heilen sucht, sondern auch für ihr weiteres Leben zum Befolgen dieser Grundsätze erzieht. Selbst die grössten Einseitigkeiten der einzelnen einschlägigen Schulen und Propheten können an dem gesunden Kern dieser Bestrebungen so wenig irre machen, dass auch die wissenschaftliche Medizin diese Dinge mehr und mehr in ihrem Heilapparate berücksichtigt. Die zweckmässige Lebensweise ist eine der wichtigsten Aufgaben eines Kulturvolkes und der Erfolg dieses Kampfes geradezu ein Massstab für die Kulturhöhe desselben.

b) Die **spezifische** Bekämpfung der Krankheitsanlage ist bis jetzt nur durch die Impfung gegen die Pocken verwirklicht. An sich ist die Beobachtung eines erworbenen Seuchenschutzes durch Ueberstehen einer Seuche uralt. Thukydides hatte aus diesem Grunde empfohlen, dass die von der Pest Genesenen zur Pflege der Kranken verwendet würden. In Europa legten die Mütter ihre gesund gebliebenen Kinder zu den an Pocken, Scharlach oder Masern erkrankten in der Erwartung, dass die gesunden Kinder, wenn sie so absichtlich einer Infektion ausgesetzt würden, eine leichtere Erkrankung durchmachten, als die wegen ihrer Empfindlichkeit vorher schwer erkrankten Kinder. In Indien und China wurde zum Erlangen von Impfschutz gegen Pocken das Einblasen der getrockneten und gepulverten Pustelborken in die Nase vorgenommen. Später war im Orient das Einimpfen der Blattern in die Haut, das sogenannte Pocken oder die Variolation, in Brauch. Dieses Verfahren gelangte 1717—1721 durch Lady Montagu von Konstantinopel nach Westeuropa. Dann beobachteten Hirten und Landwirte, dass Kühe am Euter pockenähnliche Ausschläge bekamen, die sich den melkenden Personen mitteilten und diesen einen Schutz gegen ächte Pocken verliehen. Jesty impfte 1774 sich und seine Familie, Plett in Holstein 1791 einige Kinder absichtlich mit Kuhpocken. Aber erst Jenner arbeitete das Verfahren zielbewusst durch und führte die erste öffentliche Impfung mit Kuhpocken oder Vaccine am 14. Mai 1796 aus. 1839 wies Thiele, später Ceely, dann Bollinger und Stamm nach, dass die originäre Kuhpocke eine durch den Kuhorganismus abgeschwächte ächte Menschenblatter ist.

Man erkannte, dass der Impfschutz nur eine gewisse Zeit anhält, und man fügte deshalb der Vaccination eine ein- oder mehrmalige Revaccination hinzu.

Als Impfmaterial diente Menschenlymphe, die sich in den Vaccinebläschen bildete. Man beobachtete wiederholt, dass von hier aus, wenn die Vaccine kranken Kindern entnommen war, Krankheiten, besonders Erysipel, Phlegmone, gelegentlich auch Syphilis und Tuberkulose, übertragen wurden. Wenn dieses auch nur bei ungenügender Untersuchung des Impflings, des sogenannten Stamm-, Ab- oder Mutterimpflings und seiner Angehörigen geschah, so musste doch mit Rücksicht auf die Erregung der öffentlichen Meinung darauf Rücksicht genommen werden.

Man ging deshalb zur Tierlymphe über, indem man sich Impflymphe durch Impfen von Kälbern verschaffte. Die Versuchstiere werden vorher untersucht, dann wird die ganze Bauchfläche mit kleinen oder mit langen Schnitten skarifiziert und nach Entfernung des austretenden Blutes die Fläche mit Lymphe eingerieben. Die sich bildende Vaccine wird nach genügender Reifung, nach etwa 4 Tagen, abgenommen, mit Glyzerin emulgiert und in Kapillaren aufgesaugt. Nur in der heissen Jahreszeit soll diese Gewinnung nicht vorgenommen werden. Nach Abnahme der Lymphe werden die Tiere getödtet und genau obduziert und nur Lymphe von ganz gesunden Tieren verwendet. Dieses Verfahren ist in Deutschland seit 1885 vorgeschrieben. Die Impfanstalten sind Aerzten unterstellt.

Die Lymphe enthält bis jetzt stets Eiterbakterien, ohne dass daraus besondere Nachteile erwachsen. Nur gelegentlich kommen auch noch jetzt Erysipel und phlegmonöse Prozesse vor. Die mitübertragenen Eitererreger (Staphylokokkus) sind irrelevant, selbst wenn sie an sich infektiös sind, weil die übertragene Menge sehr gering ist und weil der menschliche Organismus auf den durch die Vaccination gesetzten Reiz mit Leukocytose reagirt, so dass durch die weissen Blutkörperchen und die Schutzstoffe des Blutserums die mitübertragenen Bakterien und ihre Gifte bereits lokal unschädlich gemacht werden.

Der Impfung mit Schutzpocken werden alle Kinder vor dem Ablaufe des ersten Lebensjahres unterzogen, ausser sie haben nach ärztlichem Zeugnis die natürlichen Blattern überstanden. Alle Schulkinder werden nochmals im 12. Jahre geimpft. Nur bei Lebensgefahr darf die Impfung bis über 1 Jahr verschoben werden. Bei Erfolglosigkeit einer Impfung ist dieselbe im nächsten Jahre und, wenn diese auch dann erfolglos bleibt, im 3. Jahre zu wiederholen. Die Feststellung des Erfolges findet gegen Ende der ersten Woche nach der Impfung durch den Impfarzt statt.

Dieses Vorgehen in Deutschland ist der durch das Impfgesetz vom 8. April 1874 vorgeschriebene Impfzwang, dessen Erfolge die Tabelle S. 19 zeigt. Beim deutschen Militär bestand derselbe schon länger mit dem Erfolge, dass im Feldzuge 1870/71 nur 261 deutsche Soldaten an Pocken starben, gegenüber 23469 in der französischen Armee.

Die Bekämpfung der Tierseuchen durch spezifische Schutzimpfungen wurde durch die Entdeckung von Pasteur (1880) angebahnt, welcher zeigte, dass man virulente Krankheitserreger künstlich in ihrer Virulenz herabsetzen kann, so dass sie eine leichtere Erkrankung veranlassen. Die auf diese Weise erkrankten Tiere sind dann gegen die virulenten Infektionserreger geschützt. Die Schutzimpfung durch diese Methode hat gewisse Erfolge zu verzeichnen gegenüber dem Milzbrand, dem Rothlauf der Schweine und dem Rauschbrand der Rinder.

Die hieran sich anschliessenden weiteren Impfmethoden durch Verwertung der Krankheitsgifte und der sogenannten Antitoxine stehen derzeit noch im Stadium der Versuche, soweit es sich um vorbeugende Schutzimpfungen durch Beeinflussung der speziellen Krankheitsanlage handelt. Die aus diesen Methoden entwickelten Heilmethoden, z. B. gegen Hundswut, Diphtherie, sind nicht Gegenstand der öffentlichen Gesundheitspflege, sondern gehören dem engeren Gebiete der ärztlichen individuellen Bekämpfung der Krankheiten an. Man muss sich vom Standpunkte der öffentlichen Gesundheitspflege mit Entschiedenheit dagegen verwahren, dass diese noch im Flusse befindlichen, in keiner Weise abgeschlossenen Untersuchungen etwa dazu missbraucht werden, um Massnahmen allgemeiner und öffentlicher Art darauf zu begründen.

B. Der Kampf gegen die Bedingungen der Krankheitsübertragung und Seuchenausbreitung.

Dieser Kampf wird durch die allgemeinen Assanierungsmassnahmen, durch die hygienischen Vorkehrungen zur Wasserversorgung, zur Entwässerung der Städte, zur Ventilation u. s. w., d. h. durch die im Abschnitte VI, Kap. 1—7 geschilderten Massnahmen geführt. In dieser Beziehung kann nicht nachdrücklich genug hervorgehoben werden, dass ein grosser, vielleicht der grösste Teil der Erfolge, die man den im nächsten Abschnitte zu besprechenden Massnahmen zuschreibt, nur dadurch möglich wurde, dass durch die allgemeine Assanierung und die in ihnen sich kundgebenden Verbesserungen des Kulturzustandes, Hebung des Allgemeinwohles und der allgemeinen Sittlichkeit erst die Vorbedingungen geschaffen wurden, um diese weiteren Massnahmen praktisch durchzuführen. Durch die Geschichte der Seuchen ist zum Ueberdrusse festgestellt worden, dass alle derartigen Massnahmen spezieller Art gar nichts oder nur sehr wenig leisten, so lange diese Vorbedingungen fehlen.

C. Der Kampf gegen die Krankheitserreger.

Dieser Kampf ist in Form des Vorgehens gegen die kranken Menschen als die Träger der Krankheitskeime seit uralten Zeiten geführt worden als einfacher Ausfluss des Selbsterhaltungstriebes. Historisch bekannt ist der Kampf der Aegypter und Juden gegen den Aussatz, der noch jetzt in den Leproserien fast in derselben Weise geführt wird. Im Mittelalter versuchte man in ähnlich scharfer Weise gegen die Pest, besonders gegen den schwarzen Tod vorzugehen durch die Quarantänen, deren erste gesetzliche Festlegung zu Rhegium in Modena 1374 erfolgte. In dieser Zeit fingen die Aerzte auch an, als Ursachen der Seuchen nicht mehr ausschliesslich die Konstellation der Gestirne, den Zorn Gottes über die Sünden der Menschen oder Emanationen böser Dünste zu betrachten, sondern sie begannen mehr kontagionistisch zu denken. Besonders die Ermittelungen von Fracastori in der ersten Hälfte des 16. Jahrhunderts leisteten der kontagiösen Auffassung und damit der Ausbreitung der Quarantänen Vorschub.

Sogar im Binnenlande schlossen sich die einzelnen Städte gegen einander durch Landquarantänen ab, die geradezu in Form eines Kriegszustandes eingerichtet wurden. Nur in England erkannte man, dass die Erschwerung der Lebensmittelzufuhr und die Schädigung des Handels das Land viel schwerer treffen, als die geringen Vorteile der Quarantänen demselben nützen.

Nur wenige Aerzte nahmen Stellung gegen diese Art des Vorgehens. Helcher hatte bei der Pest in Schlesien 1709 erkannt, dass ausser der Kontagion auch noch andere Bedingungen zum Zustandekommen der Epidemie nötig sind. Hecquet hatte sich 1722, Stoll 1780 gegen den Nutzen der Quarantänen ausgesprochen.

Der Rückgang der Pest im Laufe des vorigen Jahrhunderts, der anfangs als ein Erfolg der Quarantäne aufgefasst wurde, musste später mehr und mehr auf die allgemeine Verbesserung der Kulturverhältnisse zurückgeführt werden, und so fing man um die Wende des Jahrhunderts an, von den starren Absperrungsmassregeln, die einem vollständigen Prohibitionsmittel gleichkamen, abzusehen.

Die Gelbfieberepidemien, die seit 1821 das Mittelmeer häufig bedrohten, brachten aber dann die Quarantänen von neuem in Form der Hafenabsperrung zur Geltung.

Weniger glücklich war man mit den Absperrungen gegen die erst seit 1831 in Europa auftretende Cholera. Die Landquarantänen in Preussen und Oesterreich hatten vollständig Fiasko gemacht. Die Seequarantänen waren von mindestens zweifelhaftem Werte. Schweden z. B. hatte während seiner Quarantäneperiode von 1834—57 7 schwere Choleraepidemien, seit 1857 nach Aufhebung der Quarantäne nur eine grössere und 3 kleinere Epidemien.

Unter dem Einflusse dieser Erfahrungen hat man überall die Nutzlosigkeit der **Landsperren** eingesehen und dieselben durch ein Revisions- oder Ueberwachungssystem ersetzt. Ueber den Nutzen der **Seequarantänen** sind die Ansichten aber noch geteilt. Die von der Pest und Cholera mehr mittelbar getroffenen Mittelmeerländer haben ein strengeres Quarantänesystem, welches selbst von England in Malta durchgeführt worden ist. Die nördlichen Länder hingegen haben auf Grund ihrer Erfahrungen eine mildere Seequarantäne, mehr in Form eines Ueberwachungssystems. In England selbst sind die Abwehrmassregeln auf der Basis des öffentlichen Gesundheitswesens eingerichtet, während dieselben in den kontinentalen Staaten mehr vielgeschäftig im Sinne einer Sanitätspolizei gehandhabt werden.

Im See- und Landverkehr muss namentlich eine strenge Kontrolle der Auswanderer vor ihrer Einschiffung stattfinden; in Deutschland besonders gegenüber den sehr unreinlichen polnischen und russischen Auswanderern. Ebenfalls sehr genau müssen die Mekkapilger sowohl bei der Hin- als auch bei der Rückreise überwacht werden. Grössere Menschenansammlungen zur Zeit von Epidemien sind zu verbieten, z. B. Wallfahrten, grosse Märkte. Einer strengen Ueberwachung sind dauernd die Ruhestätten für Obdachlose, die sogen. Pennen zu unterwerfen.

Selbstverständlich sollte aber nicht eine angebliche Seuchengefahr zu politischen Zwecken ausgenützt werden. Die öffentliche Gesundheit ist zu wichtig, um politisch oder diplomatisch missbraucht und in Misskredit gebracht zu werden.

Im Mittelmeere unterscheidet man eine Beobachtungsquarantäne (Observationsreserve) und eine strenge Quarantäne (eigentliche strenge Kontumaz). Die Beobachtung dauert 3 bis 7 bis 10 Tage, wenn in 20 bis 30 Tagen vor Abgang des Schiffes in dem Abfahrtsorte kein verdächtiger Krankheitsfall mehr vorgekommen ist. Die strenge Quarantäne dauert 10 bis 15 Tage, wenn im Abfahrtshafen die Seuche herrscht, die Schiffe unreine Patente führen, der Verdacht eines Krankheitsfalles während der Fahrt vorliegt oder wenn ein verdächtiger Hafen angelaufen wurde.

Die Quarantäneanstalten selbst müssen wirklich sanitäre Einrichtungen haben und in einem gesunden Abschnitte des betreffenden Hafenortes liegen. Eine Musteranlage hat Hamburg auf Grund der bösen Erfahrungen von 1892 in Cuxhafen eingerichtet. Die gesunden Passagiere werden nach Ablegen ihrer Effekten in Beobachtungsräume untergebracht. Die Kranken werden sofort isoliert. Die Desinfektion erstreckt sich je nach den Fällen auf die Effekten der Passagiere, auf Waaren überhaupt und auf die Schiffe selbst.

Im Binnenlande ist bei drohender Einschleppung auf den Flüssen eine strengere Ueberwachung des Schiffsverkehres notwendig, weil nach den Erfahrungen bei Cholera die Seuchenausbreitung nicht mit dem Flusse als solchem, sondern mit dem Flussverkehre durch Personen und zwar besonders durch die Schiffsbemannung erfolgt. Diese Gefahr ist besonders dort gross, wo besonders ungünstige soziale Verhältnisse und Mangel an Reinlichkeit obwalten. Für Deutschland ist dies z. B. der Fall auf der Weichsel seitens der polnischen Flösser.

Die Abwehr der Einschleppung durch den **Eisenbahnverkehr** gestattet keine Unterbrechung in Form von Quarantänen aller Ankommenden, sondern muss sich auf die Isolierung der während der Fahrt Erkrankten und auf die Ueberwachung der Verdächtigen beschränken. Bei eingetretener Choleraerkrankung z. B. sind sämmtliche Mitreisende, ausgenommen die Angehörigen des Erkrankten, welche bei demselben bleiben wollen, aus der betreffenden Wagenabteilung zu entfernen und in einer anderen Wagenabteilung abgesondert von den übrigen Reisenden unterzubringen. Der Wagen, in dem sich ein Cholerakranker befunden hat, ist ausser Dienst zu stellen und zu desinfizieren. Die Bedürfnisanstalten auf den Eisenbahnen sind namentlich zu Epidemiezeiten nicht nur reinlich zu halten, sondern auch zu desinfizieren. Eine Desinfektion des Reisegepäcks findet nur bei den Kleidungsstücken und der Wäsche von Kranken und allenfalls noch bei solchen Gütern statt, welche mit Choleraentleerungen beschmutzt sein können.

Beim Eindringen von **Seuchen aus dem Auslande** müssen wir wenigstens theoretisch einen Unterschied zwischen den akuten Exanthemen (Pocken, Scharlach, Masern, Fleckfieber und Rückfallfieber) und den sogenannten kontagiös-miasmatischen Krankheiten (Cholera, Pest, Gelbfieber) machen. Bei der ersten Gruppe ist die Uebertragung ganz streng an den Kranken und allenfalls noch an die von demselben getragenen Kleidungsstücke gebunden. Diese Kranken sind demnach sofort zu isolieren und ihre Kleider sofort zu desinfizieren. Bei der zweiten Gruppe ist aber, für die Cholera wenigstens mit Sicherheit, nachgewiesen, dass auch Gesunde Träger der Krankheitskeime sein können. Praktisch kann aber hiermit nicht gerechnet werden, weil man dann die ganze Bevölkerung einsperren müsste. Als wichtigste Massregel bleibt somit praktisch auch für diese Gruppe die Isolierung der Kranken. Gleichwie es bei einem Brande nicht nur darauf ankommt das von den Flammen ergriffene Gebäude allein zu retten, sondern auch ohne den einzelnen Funken nachzujagen die

Nachbarschaft gegen den Ausbruch und das Weitergreifen desselben zu schützen, genau so sind wir einfach verpflichtet, die wirklich Kranken zu isolieren, damit nicht von ihnen aus ein neuer Herd sich bilden kann.

Diese antikontagiösen Massnahmen werden wahrscheinlich zur Zeit geradeso wie früher die Quarantänen gegen die Pest in ihrer Bedeutung überschätzt. Die öffentliche Gefahr liegt nämlich nicht sowohl in der Einschleppung von einzelnen Krankheitsfällen, als vielmehr in der Ausbildung von Epidemien von diesen Fällen. Je mehr hierzu die Bedingungen fehlen, wie dies in den Kulturländern mehr und mehr der Fall geworden ist, um so geringer ist die Gefahr für die Allgemeinheit, und deshalb scheinen unsere Isolierungsmassnahmen jetzt mehr zu leisten als es in Wirklichkeit der Fall ist. Wir schreiben diesen persönlichen Eingriffen Leistungen zu, die in Wirklichkeit nicht ihnen, sondern den allgemeinen Massnahmen, der grösseren Reinlichkeit und den Fortschritten unserer Kultur zukommen. Noch wichtiger als die Bekämpfung eines Brandes selbst ist es, feuersicher zu bauen. Aber trotzdem sind wir verpflichtet, den Verkehr nicht hindernde Isolierungen durchzuführen, weil dadurch dem Kranken nur genützt und der Umgebung ein grösseres Gefühl der Sicherheit verliehen wird. Dies kann ohne Verbreitung von Bakterienfurcht und mit Wahrung der Humanität geschehen.

Nach Beendigung der Krankheit sind die Kranken zu baden und mit desinfizierter Wäsche und Kleidung zu versehen.

Im Warenverkehre ist damit zu rechnen, dass besonders von Kranken gebrauchte Wäsche Träger von infektionsfähigen Keimen z. B. von Cholera, Gelbfieber, Pest und von akuten Exanthemen sein kann, so dass eine angemessene Desinfektion derartiger Stoffe und Waren stattzufinden hat. Die Einfuhr von Hadern ist strenge zu überwachen, allenfalls zeitweilig zu verbieten. Der übrige Warenverkehr ist nicht einzuschränken.

Bei den **einheimischen Infektionskrankheiten**, bei den akuten Exanthemen, Diphtherie und Keuchhusten ist die Isolierung der ersten Fälle vorzunehmen, soweit dies möglich ist. Solche Isolierungsmassnahmen begegnen jedoch in Form des Krankenhauszwanges dem heftigsten Widerstande und sind als ein oft unbegründeter Eingriff in die persönliche Freiheit nicht recht zu empfehlen. Der Widerstand gegen die Krankenhausbehandlung schwindet übrigens mit der Verbesserung dieser Anstalten von selbst immer mehr.

Gegen Abdominaltyphus ist eine strenge Isolierung ganz überflüssig. Bei örtlicher Häufung der Fälle z. B. im Feldzuge kann sogar die Evacuirung der Lazarette sehr nützlich sein ohne jede Gefährdung der Umgebung.

Gegen Tuberkulose ist die Absonderung überhaupt nicht durchführbar. Gegen Lepra wird zum Teil wie z. B. auf den Sandwichsinseln noch in der strengen Form des Mittelalters vorgegangen, während z. B. in Norwegen die Isolierung in etwas schonender Weise vorgenommen wird. Da die Kontagion nur haftet, wenn durch soziale Missstände eine besondere Krankheitsanlage geschaffen und unterhalten wird, ist auch bei der Lepra die Besserung derartiger Missstände für die Allgemeinheit wichtiger als die blosse Absonderung der Kranken. Der Hauptkampf gegen Lepra, aber auch gegen Tuberkulose liegt für eine wirkliche öffentliche Gesundheitspflege in der Besserung der ganzen sozialen Verhältnisse.

Für die vorbeugende Gesundheitslehre ist die sichere Feststellung der ersten Fälle dringend geboten, um nicht durch falschen Alarm die Bevölkerung unnötig zu beunruhigen. Die Feststellung der Diphtherie erfolgt vielfach bereits so, dass der Arzt mit vorbereiteten Insfrumenten verdächtiges Material den Tonsillen entnimmt und an eine Untersuchungsanstalt einschickt. Dejekte von Cholera und Typhus werden ähnlich wie verdächtiges Wasser nach Seite 121 untersucht; allenfalls wird noch die Agglutinationsmethode mit dem Serum von immunisierten Tieren hinzugefügt. Bei Verdacht auf Tuberkulose wird mikroskopisch nach Koch-Ehrlich untersucht.

Der Kampf gegen die venerischen Krankheiten, Gonorrhoe und Syphilis, ist besonders durch strenge Ueberwachung der Prostitution zu führen. Die Prostitution selbst zu beseitigen ist ein aussichtsloses Beginnen, da durch unsere sozialen Verhältnisse ein grosser Teil der männlichen Bevölkerung gerade im kräftigsten Alter an der Verheiratung verhindert wird. Die Frage, ob die Beaufsichtigung der Prostituirten durch Kasernirung oder Bordelle zu empfehlen oder zu verurteilen ist, wird auch jetzt noch sehr verschieden beantwortet, da sich für beide Arten Gründe finden lassen. Die geheime Prostitution wird auch durch das Bordellwesen nicht beseitigt. Die ärztliche Ueberwachung der Prostitution ist der Syphilis gegenüber bedeutend erfolgreicher als in Bezug auf die Gonorrhoe, die sich leichter verbergen lässt.

Die Ueberwachung der erkrankten Männer ist fast undurchführbar. Nur beim Militär ist dieselbe streng durchführbar und durch die Möglichkeit der sofortigen Behandlung von grossem Nutzen. Bei der

Arbeiterbevölkerung sollte die Behandlung von derartig Erkrankten im Rahmen der Krankenversicherung vor sich gehen, während bis jetzt diese Krankheiten von derselben ausgenommen sind, so dass die Arbeiter gezwungen sind, diese Erkrankungen zu verheimlichen, und so zu deren Ausbreitung beitragen. Zur Verhütung der Erkrankung der Neugeborenen an gonorrhoischer Bindehautentzündung und deren schweren Folgen wird die prophylaktische Einträufelung von Argentum nitricum nach Credé vorgenommen.

Bei der Gonorrhoe ist besonders noch damit zu rechnen, dass scheinbar geheilte Männer Frauen noch infizieren können. Arbeitsunfähigkeit wegen „Unterleibsentzündung" bei den Armen, Kinderlosigkeit in der Ehe sind häufige Folgen, denen durch rechtzeitige Belehrung auch in den Kreisen der Gebildeten vorgebeugt werden sollte.

Der Fortschritt in der allgemeinen Sittlichkeit, wie sie in Mitteleuropa seit dem vorigen Jahrhunderte in eklatanter Weise zu verzeichnen ist, hat am meisten zum Eindämmen der Syphilis beigetragen, während diese Krankheit in anderen europäischen Ländern, z. B. in Russland, Rumänien noch in ungeheuerlicher Weise geradezu als Volksseuche besteht.

Die Entseuchung oder Desinfektion.

Die Desinfektion der Wohnräume s. S. 546.

Die **Dejekte** der Kranken werden in Schüsseln mit etwas Wasser aufgefangen, um das Verspritzen zu verhüten, aber nicht mit Desinfektionsmitteln, weil dieselben als Nebenwirkung eine Verbrennung der Kranken veranlassen können. Aehnlich wird das Sputum aufgefangen. Die Leibschüsseln, Nachtgeschirre, Spucknäpfe werden dann an einem geeigneten Orte, z. B. in Kloseträumen, in grössere Gefässe entleert und darin desinfiziert. Je nach der Grösse des Krankenhauses, also der Menge derartiger Dejekte können dieselben in geeigneten Gefässen durch Kochen oder durch Zusatz von Kalkmilch oder Solutol sterilisiert werden. Bei grösseren Krankenhäusern ist diese Desinfektion besser in besonderen Gruben vorzunehmen, so dass die Dejekte von Seuchenkranken nur in desinfiziertem Zustande in die öffentlichen Kanäle gelangen; Sieldesinfektion.

Die beschmutzte **Wäsche** ist ebenfalls angefeuchtet in Kübeln aus den Krankensälen zu entfernen. Dieselbe wird entweder durch

Behandlung mit Soda, Seife, Lysol oder Karbolsäure oder in Dampfapparaten desinfiziert. Wird Wäsche mit Schmutzflecken ohne weiteres den Dampfapparaten ausgesetzt, so brennen die Schmutzflecke ein, so dass eine vorherige Entfernung mit Seife nötig ist. Da diese ökonomischen Gesichtspunkte bei dem hohen Preise der Krankenwäsche nicht ausseracht gelassen werden können, ist eine schematische Vorschrift für die Krankenwäsche nicht angezeigt, sondern sollte in jedem Krankenhause den besonderen Verhältnissen angepasst werden.

Fig. 208.

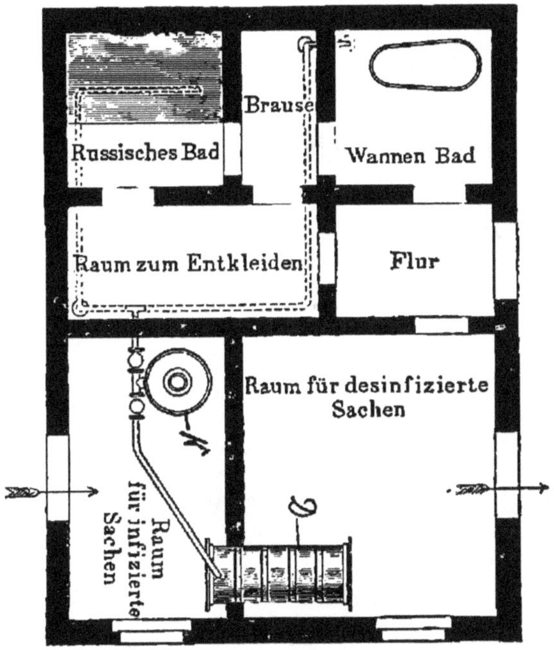

Anordnung einer Desinfektionsanstalt.
K Dampfkessel, D Desinfektionsapparat.

An Ueberwachungsstationen und bei Quarantäneanstalten, wo die Sicherheit der Vernichtung der Krankheitskeime allein bei der Kürze der Zeit in Betracht kommt, ist die Desinfektion mit heissem Dampfe vorzuschreiben.

Für grössere Städte sind besondere Desinfektionsanstalten zu bauen. Die Anordnung einer solchen zeigt Fig. 208. Die Hauptsache ist eine vollständige Trennung der Zufuhr der verseuchten und der Abfuhr der desinfizierten Sachen.

Die Desinfektionsapparate werden in ständiger (Fig. 209) und transportabler Form (Fig. 210) ausgeführt. Letzteres geschieht

Fig. 209.

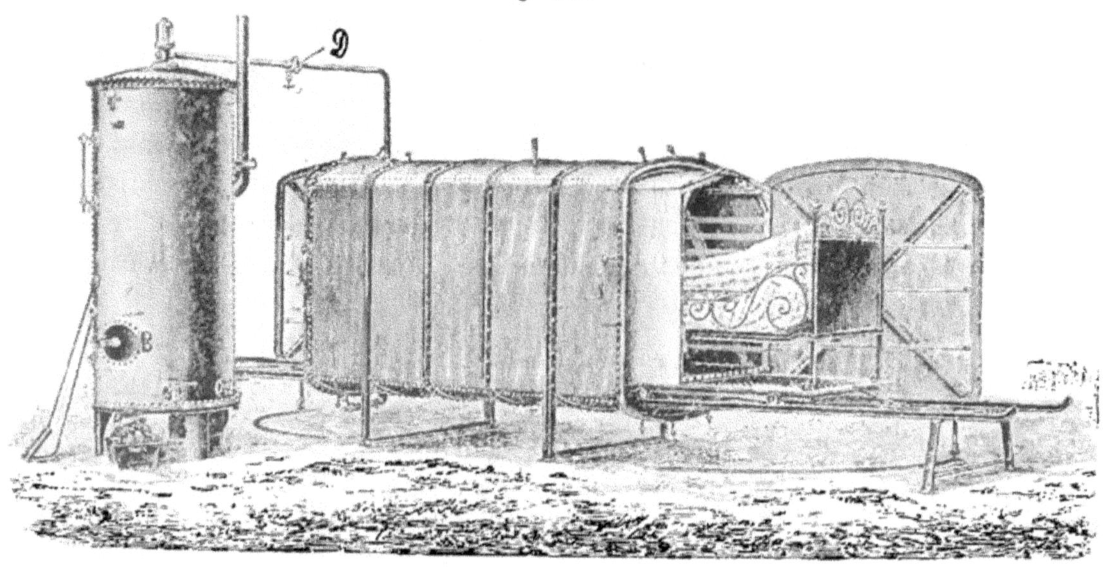

Desinfektionsapparat von Budenberg.
D Absperrventil zur Verbindung des Apparates mit dem Dampfkessel.

Fig. 210.

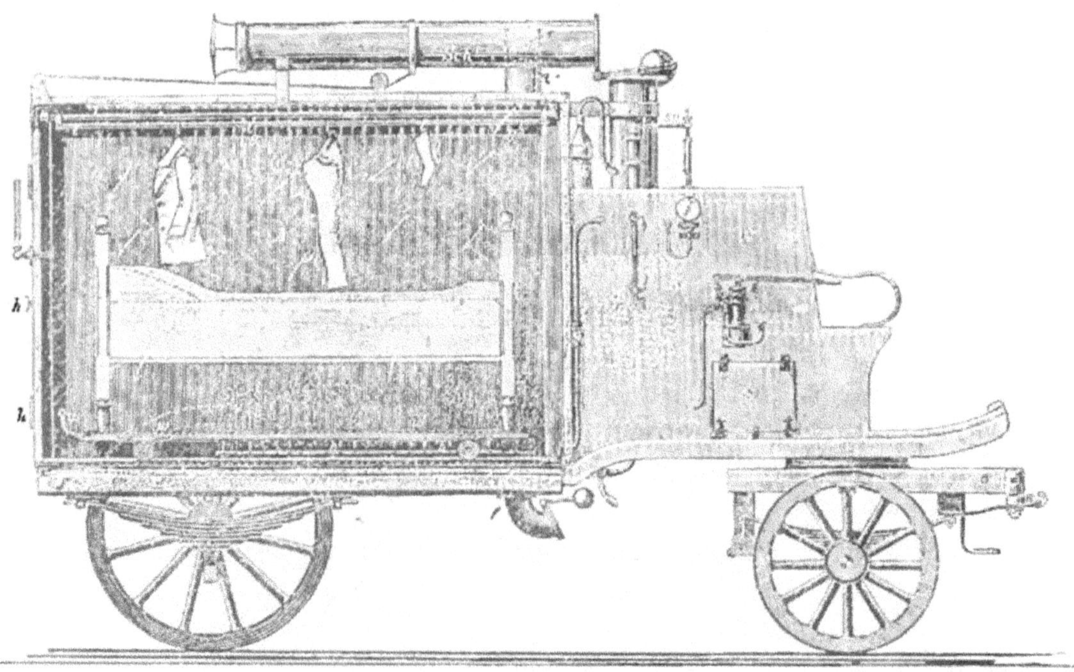

Fahrbarer Desinfektionsapparat von Schäffer und Walcker.
K Dampfentwickler, st Wasserstandszeiger sv Sicherheitsventil, p Speisepumpe, l Regelung für die Dampffüllung und den Luftauslass, S Kasten für Werkzeuge und Heizmaterial, w ausziehbarer Wagen für die Aufnahme der zu desinfizierenden Gegenstände, h Thür, t Thermometer.

dann, wenn man mehreren Orten eines Kreises, einer Bezirkshauptmannschaft diese Apparate zugänglich machen will. Die Einleitung des Dampfes bei diesen Apparaten erfolgt in der Regel oben. Der Dampf wird entweder bei kleineren Apparaten als strömender Dampf von 100° oder bei grösseren Apparaten als mässig gespannter Dampf von 106—110° C. verwendet.

Zum Reinigen und Entseuchen von **Gebrauchsgegenständen** dient heisses Wasser, Seife, Soda; zur nachfolgenden Desinfektion Karbolsäure, Kresol, Solutol.

Das beste Mittel zum **Sterilisieren der Hände** ist Sublimat-Kochsalzlösung. Der Desinfektion muss stets die Reinigung mit Bürste und Seife vorangehen. Mit dieser Reinigung und einem Schluss-Bade beendigt der Desinfektor seinen Dienst. Von grundsätzlicher Bedeutung ist die Erkenntnis, dass nach Hueppe die Reinlichkeit die erste und wichtigere Hälfte jeder Entseuchung ist.

Litteratur.

Behring: Bekämpfung der Infektionskrankheiten. 1894.
H. Buchner: Schutzimpfung und andere individuelle Schutzimpfungen; in dem Handbuche der Therapie innerer Krankheiten von Penzoldt und Stintzing. 2. Aufl. 1897. Bd. I.
Flesch: Prostitution und Frauenkrankheiten. 1898.
Gärtner: Die Verhütung der Uebertragung und Verbreitung ansteckender Krankheiten; im Handbuche von Penzoldt und Stintzing.
Gottstein: Allgemeine Epidemiologie. 1898.
Hueppe: Ueber den Kampf gegen die Infektionskrankheiten. 1889.
Die Choleraepidemie in Hamburg im Jahre 1892. 1893.
Naturwissenschaftliche Einführung in die Bakteriologie. 1896.
„ Naturheilkunde und Schulmedizin. 1895.
R. Koch: Die Bekämpfung der Infektionskrankheiten. 1888.
Ueber Desinfektion. Mittheilungen a. d. K. Gesundheitsamt. I. 1881. S. 234.
Pettenkofer: Zum gegenwärtigen Stande der Cholerafrage. 1887.
Stamm: Krankheitenvernichtungslehre. 3. Aufl. 1886.

Die Form de. Kampfes gegen die gesundheitlichen Missstände ist in den einzelnen Ländern nach deren Verfassung etwas verschieden und doktrinäre Paragraphenmenschen wollten uns eine Zeitlang glauben machen, dass nur die Autonomie öffentliche Gesundheitspflege zeitigen könne. Wir sehen aber, dass das republikanische Frankreich eine sehr schlechte Organisation des Gesundheitsdienstes besitzt, wir erlebten es 1892, dass die Autonomie von Hamburg versagte, wir sehen, dass sich die Vereinigten Staaten von Nordamerika noch jetzt gegen Seuchen absperren wie das autokratische Russland.

Nicht die Form der Verfassung, sondern der Geist, in dem sie gehandhabt wird, kommt für unsere Bestrebungen in Betracht. Dies ist aber entscheidend, weil die neuzeitlichen Kulturstaaten sich nicht schroff gegeneinander abschliessen können, weil die Weltseuchen alle bedrohen.

Der gesonderte Kampf der einzelnen Länder muss so zu einem gemeinsamen Kampfe aller Länder werden und dies erfordert Verständigung in den Hauptfragen. Es ist nicht damit getan, dass die kontinentalen Europäer den Krämergeist von England und Amerika für alles verantwortlich machen. Statt uns den Amtsschimmel in korrekten Schulgängen vorzureiten, würde die kontinentale Bureaukratie gut tun, dem durch die nicht fördernden Gänge in der begrenzten Reitbahn etwas unbeholfen gewordenen Rosse endlich die nötige Kopffreiheit zu geben zu einem nützlichen Galopp querfeldein, damit es wieder lernt, neuzeitliche Hindernisse sicher zu nehmen.

Für den Einzelnen ist die Gesundheit nicht das höchste Gut, wohl aber in der Regel die Voraussetzung zum Erreichen der Ziele, die man sich in körperlicher. sittlicher und geistiger Richtung stellt. In diesem Sinne hat eine gesunde Oeffentlichkeit auch zur Voraussetzung die

öffentliche Gesundheit.

Sach-Register.

A.

B.

C.

D.

E.

F.

G.

H.

I.

K.

L.

M.

N.

O.

P.

Q.

R.

S.

T.

U.

V

W.

Z.

www.ingramcontent.com/pod-product-compliance
Lightning Source LLC
Chambersburg PA
CBHW080351030426
42334CB00024B/2841
* 9 7 8 3 9 5 7 0 0 8 2 0 6 *